AF397291

PATHOLOGIE ET THÉRAPEUTIQUE

DES

Maladies du Système nerveux

MANUEL PRATIQUE

A L'USAGE DES ÉTUDIANTS ET DES MÉDECINS

PAR

le Dr Louis HIRT

Professeur à l'Université de Breslau

Traduit par le Dr M. JEANNE

Assistant à la Clinique médicale de l'Université de Liége

Préface et annotations par le Dr X. FRANCOTTE

Professeur à l'Université de Liége

SECONDE ÉDITION FRANÇAISE

Avec 179 figures dans le texte

LIÉGE

MARCEL NIERSTRASZ, EDITEUR

66, rue de la Cathédrale, 66

1894

LIÉGE. — IMP. A. FAUST, RUE SŒURS-DE-HASQUE, 7.

3415

médecine, neurologie

MALADIES DU SYSTÈME NERVEUX

PRÉFACE

—

La littérature médicale française n'est pas riche en manuels de pathologie nerveuse ; aussi, c'est, à mon avis, une œuvre utile que M. Jeanne a entreprise en traduisant le livre de Hirt.

Parmi les nombreux traités allemands, celui-ci est un de ceux qui me paraissent les mieux conçus au point de vue pratique.

Sobre dans les détails, concis dans l'exposé, il embrasse néanmoins l'ensemble de la matière et présente sous une forme claire, vivante et vraiment didactique, le sujet si vaste et si complexe de la neuropathologie.

Aucune donnée utile, aucun fait important n'a été négligé et les travaux récents en particulier y trouvent une mention sommaire, mais substantielle.

On saura gré à l'auteur d'avoir fait précéder les différentes parties du sujet, de l'exposé des notions d'anatomie et de physiologie qui s'y rapportent et le lecteur se félicitera sans doute de trouver de nombreuses figures, d'un choix toujours heureux et d'une irréprochable exécution qui lui rendront l'étude du texte plus facile, plus claire et plus agréable.

Cette traduction ne diffère pas de l'original. C'eût été chose facile que de l'émailler de notes, de commentaires. Mais de la sorte on eût défiguré l'ouvrage et on lui aurait fait perdre la concision qui est une de ses meilleures qualités.

Aussi me suis-je efforcé de réprimer ma plume et de ne lui permettre que quelques notes discrètes et sommaires sur certains points qui me paraissaient appeler ou bien, une réserve, ou bien, une explication.

La bibliographie a spécialement attiré mon attention : j'y ai fait une part un peu plus large aux ouvrages français qui, d'ailleurs, occupaient une place déjà notable et j'y ai introduit l'indication des principaux travaux parus depuis la publication de l'original.

Xavier FRANCOTTE.

Liége, avril 1891.

Préface de l'Auteur

Il existe déjà plusieurs traités excellents sur les maladies nerveuses, un nouvel ouvrage sur la matière pourrait donc sembler inutile. S'offrir au jugement du public à côté d'auteurs tels que *Erb*, *Eulenbourg*, *Strümpell*, *Zeeligmüller*, *Möbius* et d'autres, est une entreprise certainement périlleuse ; si l'auteur l'a cependant tentée, c'est sur les instances réitérées de ses éditeurs qui ne doutaient pas de la vitalité d'un nouveau traité de l'espèce. Il était persuadé aussi que l'un ou l'autre point pourrait être exposé différemment et de manière à faciliter l'étude du sujet aux étudiants, tout en donnant des conseils qui auront aussi leur utilité pour les médecins.

L'exposition nous semble avoir gagné en clarté par la méthode que nous avons adoptée ; nous avons examiné séparément les maladies du cerveau, celles de la moelle épinière et celles du système nerveux général. Nous avons traité ensemble les affections des nerfs crâniens et celles des nerfs spinaux ; abandonnant l'usage adopté jusqu'ici, de décrire à part les troubles moteurs et les troubles sensibles de ces différents nerfs, nous en avons réuni la pathologie en les examinant successivement suivant leur ordre anatomique ; on arrive ainsi, croyons-nous, à une vue générale de l'ensemble, ce qui offre des avantages incontestables. Nous n'aurons naturellement pas satisfait tous les désirs, et bien des imperfections subsisteront sous le rapport du choix, de la forme, de la division des matières de cet ouvrage ; nous ne nous faisons aucune illusion à cet égard.

Pour ne pas trop grossir notre volume et pour d'autres raisons encore, nous avons renoncé à donner une exposition systématique des affections du sympathique et des maladies bacillaires, du tétanos et de la rage, par exemple. Nous nous sommes également écarté de l'usage ordinaire en divisant les névroses fonctionnelles en deux groupes, en plaçant le tabes parmi les maladies générales du système nerveux et non parmi celles de la moelle ; ces essais soulèveront peut-être de vives objections, de même que nos vues au sujet de l'hypnotisme et de la suggestion ne recevront probablement pas l'approbation générale : à tout ce qui est nouveau ou qui sort de l'usage ordinaire, il faut un certain temps pour être adopté par tous. Si notre livre doit avoir une seconde édition, peut-être aurons-nous le plaisir de constater que nous avons rencontré en certains points l'approbation de l'un ou de l'autre de nos collègues.

Dans l'idée qu'il serait agréable au lecteur de connaître les ouvrages où il pourrait puiser des renseignements plus amples et plus détaillés sur les divers points de notre traité, nous avons adjoint à chaque chapitre une bibliographie qui s'y rapporte. Mais cette bibliographie subira difficilement l'examen d'une critique sévère ; il était impossible de citer toutes les publications, nos connaissances littéraires et les limites de l'ouvrage n'y pouvaient suffire. Nous avons renseigné les travaux les plus importants en même temps que les plus récents.

Nous ne nous dissimulons pas nos nombreuses imperfections, mais nous avons la conviction que, libre de tout préjugé, nous avons exposé avec le plus de concision possible ce que nous avons appris d'autrui et observé nous-même dans une pratique déjà longue exercée à l'hôpital et en ville. Nous sommes convaincu aussi que les nombreuses figures, dues à la munificence des éditeurs, augmenteront l'intérêt de la lecture, et ainsi l'auteur se soumet volontiers à l'ancien adage

« Habent sua fata libelli. »

Breslau, Septembre 1889.

Dr Ludwig Hirt.

TABLE DES MATIÉRES

I.

Maladies du Cerveau

Introduction

Si l'étude de la pathologie cérébrale n'a pas encore atteint le degré de perfection auquel les nombreux travaux de ces dernières années sembleraient devoir la porter, la faute en est en grande partie aux lacunes que présentent encore nos connaissances anatomiques et surtout physiologiques du cerveau. La structure, et particulièrement les fonctions du cerveau humain, sont encore si peu connues, ce que nous en savons repose en général sur une base tellement incertaine, qu'on est encore loin de pouvoir édifier solidement la pathologie du cerveau. Assurément, l'anatomie a largement bénéficié de la méthode des coupes continues de *Stilling*, méthode dont se sont servis des génies tels que *Meynert*, *Henle*, *Wernicke* et autres, de même l'étude de l'embryologie de *Flechsig*, et la méthode de l'arrêt de développement de *Gudden* (méthode de dégénération de *Schwalbe*) et ses élèves, ont fait faire à la science des progrès réellement considérables ; mais, ce ne sont là que des matériaux épars, qu'on n'est pas encore parvenu à utiliser et à unir dans un tout harmonique. La découverte faite par *Fritsch* et *Hitzig* (1870) de l'excitabilité de l'écorce du cerveau et de l'existence de régions motrices sur cette écorce, a été féconde au point de vue physiologique, la méthode expérimentale de *Munk* a mis au jour des résultats inattendus, enfin les observations si fructueuses de *Charcot* et de ses élèves ont fait connaître des faits extrémement importants et du plus haut intérêt clinique. Cependant tout cela ne suffit pas pour nous donner l'intelligence des fonctions des diverses parties du cerveau et des troubles dont elles peuvent être l'objet. Il faut donc continuer à travailler, et on le fera avec le plus de fruit en combinant l'observation clinique aux recherches d'anatomie pathologique. C'est en étudiant fidèlement au lit du malade et en contrôlant par des autopsies soigneuses le plus grand nombre de cas possible, que l'on arrivera à imprimer à la pathologie du cerveau les progrès les plus rapides et les plus durables. Ce desideratum sera le mieux réalisé dans les établissements où se trouvent à la fois et un matériel d'observations suffisant et des moyens adéquats pour les recherches cliniques et l'exécution méthodique des sections du cerveau.

L'exposé des affections du cerveau est fait en trois sections ; la première comprendra les maladies des enveloppes du cerveau, la seconde celles des nerfs crâniens, et la troisième les affections cérébrales proprement dites, c'est-à-dire celles des substances grise et blanche des hémisphères et des ganglions centraux.

Première Section.

Maladies des enveloppes du cerveau.

Les enveloppes du cerveau sont relativement plus souvent atteintes que la substance cérébrale elle-même : bon nombre de cas rangés sous le titre d'inflammations cérébrales appartiennent en réalité aux affections des méninges. Ces affections peuvent se développer dans les conditions les plus diverses, aussi bien primitivement que secondairement ; elles offrent en conséquence un très grand intérêt pratique et il importe de distinguer le plus exactement possible, les différentes formes sous lesquelles elles ont coutume de se manifester.

Quelques réflexions sur les **rapports anatomiques des enveloppes du cerveau** aideront à l'intelligence des phénomènes anatomo-pathologiques.

L'enveloppe la plus externe, appelée d u r e - m è r e, est formée d'un tissu fibreux, résistant ; elle représente en même temps le périoste interne des os du crâne. Sa face externe est rugueuse, sa face interne, lisse. Elle fournit aux nerfs qui sortent du crâne, des enveloppes sous forme de gaines, parmi lesquelles il faut citer la gaine durale du n. optique, *la vagina optici*. La dure-mère se compose de deux feuillets qui, se séparant à certains endroits, laissent entre eux des cavités (*sinus de la dure-mère*). La partie interne, cérébrale, de la membrane, forme deux cloisons proéminant dans la cavité crânienne : l'une, verticale, la f a u x d u c e r v e a u, *processus falciformis major*, allant de l'apophyse crista galli à la protubérance occipitale interne, et qui, plus en arrière, séparant les deux hémisphères cerebelleux, constitue la f a u x d u c e r v e l e t, *processus falciformis minor* — l'autre, transversale, la t e n t e d u c e r v e l e t, qui s'intercale entre la face inférieure des lobes occipitaux du cerveau et la face supérieure du cervelet. La réunion de ces deux appendices a été appelée p r o c e s s u s c r o i s é d e l a d u r e - m è r e. Comme artères, elle possède de petites branches de la méningée moyenne. Certains auteurs *(Luschka)* doutent qu'elle ait une innervation propre, d'autres au contraire *(Rüdinger, Alexander)* l'ont soutenu. Vraisemblablement c'est la cinquième paire qui pourvoit à son innervation.

La seconde enveloppe, l'a r a c h n o ï d e, est une membrane délicate, dépourvue de vaisseaux, dont la face externe, lisse, répond à l'espace

subdural, l'interne, tomenteuse, est dirigée vers la pie-mère. On a donné le
nom d'**espaces sous-arachnoïdiens** à des espaces déterminés par les tissus
de l'arachnoïde tendus entre l'arachnoïde elle-même et la pie-mère : ils contiennent le liquide séreux cérébro-spinal. A la convexité, les deux membranes
sont intimement unies ; au niveau de la base, l'arachnoïde s'éloigne de la
pie-mère, de façon à délimiter de larges espaces nommés **espaces sous-
arachnoïdiens** (Fig. 1).

Les opinions diffèrent sur l'importance des granulations de *Pacchioni*
(franges de l'arachnoïde), excroissances plus ou moins développées,
formées de végétations villeuses, en forme de massue, d'une couleur rose-
pâle, que l'arachnoïde insinue à l'intérieur du tissu de la dure-mère, le plus
souvent au niveau d'un de ses sinus. Elles permettent probablement le passage du liquide séreux de l'espace sous-arachnoïdien dans les sinus veineux
de la dure-mère, dès que la pression baisse dans ces derniers *(Key* et *Retzius)*.

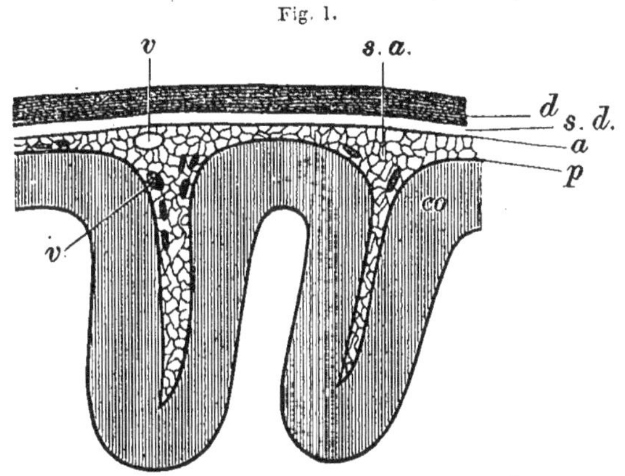

Fig. 1.

Coupe transversale de l'écorce cérébrale et des vaisseaux.

co. écorce, *p.* pie-mère, *a.* arachnoïde, *s. a.* espace sous-arachnoïdien, *s. d.* espace subdural,
d. dure-mère, *vv.* vaisseaux sanguins.

Enfin la troisième enveloppe, la plus interne, la pie-mère, est
appliquée directement sur le cerveau, pénètre jusqu'au fond de la grande
scissure interhémisphérique, tapisse la partie du pédoncule cérébral qui est
recouverte par le cerveau et le cervelet, et pénètre bien visiblement dans
l'intérieur du cerveau par les fissures que celui-ci présente ; elle forme là
des appendices d'un aspect tout particulier, villeux, festonnés, renfermant
un riche réseau capillaire, ce qui leur donne une coloration rougeâtre
(plexus choroïdes). On les appelle les toiles choroïdiennes :
l'une, toile choroïdienne supérieure, est bordée latéralement par le plexus
choroïde latéral, l'autre, toile choroïdienne inférieure (ou du cervelet), est
située entre la face ventrale du cervelet et la face dorsale de la moëlle
allongée. Le revêtement des ventricules ou **épendyme** n'est pas fourni par
la pie-mère : c'est une simple couche de cellules épithéliales. Les nerfs de la
pie-mère lui viennent du sympathique.

Les maladies des enveloppes du cerveau consistent essentiellement en processus inflammatoires atteignant la dure-mère
ou la pie-mère. Nous aurons à les examiner séparément.

CHAPITRE PREMIER.

Inflammation de la dure-mère (face interne), pachyméningite interne hémorragique, hématome de la dure-mère.

On n'est pas encore bien d'accord sur l'origine des épanchements de sang frais que l'on trouve assez souvent, à la section, dans l'épaisseur de la dure-mère, et qui se laissent facilement enlever au couteau. Suivant certains auteurs *(Virchow 1856)*, il y aurait eu primitivement inflammation, et l'hémorragie ne se serait produite que secondairement dans les tissus de néoformation, si riches en vaisseaux capillaires — suivant d'autres au contraire, l'hémorragie serait primitive. Les recherches récentes semblent bien confirmer cette dernière manière de voir *(Sperling)*.

Le sang, après s'être étendu en nappe à la face interne de la dure-mère, s'entoure d'une capsule et forme alors ce que l'on appelle un hématome de la dure-mère. Celui-ci peut contenir jusqu'à 300 et 400 gram. de sang extravasé, sa dimension atteint parfois celle d'un poing, et il exerce sur le cerveau une pression nuisible. La paroi en est tantôt lisse, tantôt inégale, son contenu n'est pas toujours du sang, mais parfois de la sérosité ou du pus. L'hématome siége d'ordinaire à la convexité, dans le voisinage de la faux du cerveau, souvent aussi dans la région frontale, très rarement à la base du crâne.

Le processus s'effectue par couches successives, comme le prouve l'évidente stratification que l'on trouve sur les coupes d'hématomes. Dans les degrés les plus légers, on ne trouve en général qu'une membrane molle, rougeâtre, se laissant facilement isoler de la face interne de la dure-mère et montrant çà et là des taches rougeâtres ou brunâtres.

Le développement successif des différentes couches se fait de telle façon que la plus récente se trouve être la plus superficielle, c'est-à-dire la plus proche du cerveau, tandis que la plus ancienne est en contact avec la dure-mère. Le sang s'épanche entre les couches et si la dernière formée ne résiste pas et se laisse traverser par le liquide hémorragique, ce dernier s'épanche librement entre la dure-mère et l'arachnoïde (apoplexie interméningée).

Les affections du cœur et des reins jouent dans l'**étiologie** des affections chroniques du cerveau, un rôle prépondérant et bien marqué surtout dans les processus aboutissant à l'atrophie du cerveau. Citons encore comme ayant leur importance étiologique, les maladies infectieuses, typhus, scarlatine, rhumatisme articulaire, et aussi ces états que l'on range parmi les altérations du sang, les diathèses générales hémorragiques. Au nombre des causes occasionnelles, il faut mentionner les trau-matismes du crâne et les inflammations propagées du voisinage (du rocher, par exemple). Mais que dire de l'importance que joue, dans le développement de l'affection, l'usage abusif des boissons alcooliques? Presque toujours les autopsies nous montrent, chez les vieux buveurs, des altérations plus ou moins accentuées de pachyméningite interne. D'ailleurs ces mêmes altérations ont été déterminées expérimentalement chez des chiens, par l'administration de doses continues d'alcool *(Leyden)*. Ainsi s'explique ce fait fourni par la statistique, que ce sont les hommes et principalement les vieillards qui sont le plus fréquemment atteints de pachyméningite.

Pour ce qui est des **symptômes,** remarquons tout d'abord qu'ils peuvent faire complètement défaut, l'hémorragie et les néo-membranes consécutives étant de trop peu d'importance. S'il existe des symptômes, on trouvera au premier rang la céphalalgie : elle peut durer, depuis des années, mais natu-rellement ne suffira pas pour poser le diagnostic, disposât-on d'une circonstance étiologique, comme l'alcoolisme, par exemple.

L'augmentation rapide de la pression intracrânienne (« compression cérébrale ») donne lieu à une attaque apoplectiforme subite, avec perte de connaissance de durée variable. Parfois, le malade succombe sans reprendre connais-sance. Des vomissements, un pouls lent, une étroitesse remar-quable des pupilles, sont des phénomènes presque constants. Au stade de coma apoplectique fait parfois suite un état délirant; le malade est complètement désorienté, il y a incontinence des urines et des matières fécales.

Si l'hématome siége dans la zone motrice, il peut en résulter des convulsions épileptiformes, une hémiplégie, de graves troubles de motilité, limités à une moitié du corps. Tous ces troubles se dissipent parfois rapidement, parfois durent des mois entiers. Quelques observations isolées relatent du nys-tagmus unilatéral et l'engorgement de la papille optique *(Fürstner)*.

La marche subséquente de l'affection dépend de la résorp-tion éventuelle de l'épanchement ou de sa reproduction. Des symptômes graves du côté du cerveau, succédant à une amélio-ration aussi rapide qu'étonnante, doivent toujours faire penser à un hématome de la dure-mère, car ces changements fréquents dans l'état des patients, caractérisent précisément le cours de l'affection. Il peut s'écouler des mois et des années, avant que là terminaison n'arrive.

Il est assez rare, beaucoup plus rare qu'on ne pourrait le croire, que le diagnostic soit posé, pendant la vie, avec une entière certitude. Tous les symptômes peuvent en effet se montrer dans d'autres affections cérébrales : hémorragie, embolie, néoplasmes, etc. On n'aura guère que l'alcoolisme comme donnée étiologique, sur laquelle on puisse s'appuyer ; on tiendra compte en outre de la reproduction subite et répétée des phénomènes morbides : ces deux circonstances permettront de poser, avec quelque raison, le diagnostic de pachyméningite — chose toujours très difficile.

Le pronostic est absolument défavorable, *quoad valetudinem,* si les couches successives ont atteint un degré assez marqué. Le pronostic *quoad vitam* est également très sérieux, quand on se trouve en présence d'un hématome volumineux, diminuant considérablement la cavité crânienne. La mort peut d'ailleurs arriver d'une façon subite et inattendue, pour différentes raisons d'ordre anatomique.

Le traitement ne peut guère se montrer efficace que dans les premiers stades de l'affection, alors que malheureusement elle est encore méconnue. Si l'alcool est en cause, on supprimera, ou, tout au moins, on diminuera la quantité des boissons alcooliques. Certainement un traitement antiphlogistique énergique, saignées locales, vessies de glace sur la tête, les dérivatifs à la peau, frictions (unguent. ciner, etc.), vésicatoires, les dérivatifs sur l'intestin (calomel), — tous ces moyens, dis-je, ne resteraient pas sans résultats, mais ils sont généralement employés trop tard, comme nous l'avons déjà fait remarquer, et l'on peut dire que l'intervention médicale n'a presque jamais réussi à enrayer le cours de cette maladie.

Les néoplasmes de la dure-mère, pour autant qu'ils donnent lieu à des phénomènes morbides, seront examinés lorsque nous traiterons des néoplasmes du cerveau (tumeurs cérébrales).

Bibliographie.

Eulenburg, A., Lehrbuch der Nervenkrankheiten. 2. Aufl. Berlin 1878.
Ziegler, Lehrbuch der. allgemeinen und speciellen patholog. Anatomie. Jena 1887.
　　Une traduction française de cet ouvrage est en préparation.
Wernicke, Lehrbuch der Gehirnkrankheiten. Bd. III, pag. 483 ff. Berlin 1883.
Gowers, Vorlesungen über die Diagnostik der Gehirnkrankheiten. Deutsch von Mommsen. Freiburg i. B. 1886, pag. 239 f.
Liebermeister, Vorlesungen über die Krankheiten des Nervensystems, pag. 306 ff. Leipzig. Vogel 1886.

Eichhorst, Traité de pathologie interne. Traduction française, Paris, 1889.
  Tome III.
Grasset, Traité pratique des maladies du système nerveux, 3ᵉ édition.
  Paris 1886.
Strümpell, Traité de pathologie interne. Traduction française, 2ᵉ édition,
  1889. Tome II.
Vanlair, Manuel de pathologie interne, Liége 1890.
Seeligmuller, Lehrbuch der Krankheiten des Rückenmarks und Gehirns.
  Abth. II, pag. 401 ff. Braunschweig 1887.

CHAPITRE SECOND.

Inflammation des membranes molles du cerveau. Leptoméningite. Méningite purulente.

A. Anatomie pathologique. Etiologie.

Les inflammations des membranes molles du cerveau peuvent siéger à la base ou à la convexité, suivant qu'elles surviennent primitivement ou secondairement, qu'elles se montrent à la suite d'autres affections ou en connexion avec elles. Tout en faisant certaines restrictions et en admettant l'existence de formes transitoires, on peut considérer comme établi que les méningites métastatiques, secondaires, évoluent à la convexité, tandis que les méningites primaires se localisent à la base du cerveau.

A l'encontre de ce qui existe pour la dure-mère, sur laquelle on n'observe d'inflammation purulente que dans le cas d'affection propagée du voisinage, ici nous ne rencontrons que des processus purulents.

La leptoméningite cérébrale, inflammation purulente des membranes molles du cerveau, doit être rangée parmi les maladies infectieuses, et se montre épidémiquement sous la forme de méningite cérébro-spinale épidémique. Elle est plus rarement sporadique, et pour des raisons étiologiques, on doit alors encore l'identifier avec la méningite épidémique. A côté de ces formes se range une méningite spécifique, qui se montre dans le cours de la tuberculose, tantôt au début, tantôt à une période avancée, la méningite tuberculeuse.

Les **lésions anatomo-pathologiques** ne siégent pas seulement dans les méninges, on peut également les poursuivre jusque dans la substance cérébrale elle-même. Dans les mailles des premières, on trouve un exsudat purulent, rarement circonscrit à un seul hémisphère. Lorsque cet exsudat est abondant, la pie-mère se laisse facilement détacher de la substance cérébrale;

s'il est rare, au contraire, on ne parvient à l'en séparer qu'en arrachant avec elle des parcelles de cette substance.

La substance cérébrale elle-même est œdématiée ; son volume dans la cavité crânienne s'est accru, au point que les circonvolutions paraissent aplaties. Les ventricules sont occupés par un épanchement assez considérable : hydrocéphalie interne. On trouve en outre, à l'intérieur de la substance cérébrale et surtout dans le voisinage des ventricules, de petites hémorragies isolées, dont les dimensions ne dépassent pas celles d'une tête d'épingle : on leur donne le nom d'apoplexies capillaires. A côté d'elles, on rencontre de petites hémorragies punctiformes appartenant au ramollissement rouge : ce sont de petits points sanguins, très serrés et comme disposés en grappe. Toutes ces altérations doivent être rapportées à l'action du poison morbide.

Si le processus passe à l'état chronique, on observe l'œdème de la pie-mère, l'atrophie de la substance cérébrale, l'hydrocéphalie interne. L'épendyme ventriculaire est tuméfié, ce qui donne à la paroi des ventricules un aspect velouté ; la forme de la cavité est également altérée : les angles s'arrondissent, perdent leur saillie normale. Tout cela caractérise la méningite chronique.

Dans la méningite tuberculeuse, outre les lésions inflammatoires, on constate la présence des tubercules. Le développement de ces derniers n'est d'ailleurs pas toujours proportionné à l'inflammation : on rencontre parfois une très abondante éruption de tubercules, avec une inflammation relativement faible, comme aussi on peut observer le contraire. Chez les enfants particulièrement, la masse principale de l'exsudat gélatineux se trouve vers la base (« méningite basilaire »), entre le bord antérieur de la protubérance et la substance perforée antérieure. Au milieu de l'exsudat, apparaissent les tubercules gris-blancs, petites nodosités, qui peuvent atteindre les dimensions d'un grain de mil et que l'on rencontre en plus grand nombre le long des vaisseaux d'une certaine importance, dans la scissure de Sylvius, au chiasma, à la protubérance, etc. Les vaisseaux semblent plus gorgés que normalement, et il n'est pas rare de constater de petits épanchements hémorragiques dans la pie-mère. La substance cérébrale a subi les altérations que nous avons décrites plus haut : l'épanchement hydrocéphalique dans les ventricules fait rarement défaut. Notons encore un fort engorgement des plexus choroïdes. Les foyers de ramollissement, que l'on rencontre surtout dans la région ganglionnaire centrale, doivent être attribués en partie, à l'obstruction des vaisseaux, en partie, à la pression exercée par l'exsudat sur les vaisseaux, en partie enfin, à l'oblitération de certaines artères.

Des métamorphoses régressives peuvent aussi se présenter dans la forme tuberculeuse de la méningite; la distension des ventricules et autres signes d'augmentation de pression intra-crânienne persistent encore, de même l'accumulation de liquides dans la pie-mère et les ventricules; mais cette sérosité redevient transparente, la pie-mère, humide et l'écorce cérébrale n'y adhère plus; toute trace d'inflammation disparaît dans le voisinage des granulations tuberculeuses de la pie-mère *(Wernicke)*.

Il existe également une forme chronique de méningite basilaire qui se caractérise par un épaississement avec induration de la pie-mère, dont la consistance semble notablement accrue, ou qui aboutit à la formation de membranes cicatricielles fragiles; elle est de nature gommeuse *(Wernicke)*.

Etiologie. La méningite cérébro-spinale doit être considérée comme une maladie infectieuse, affectant parfois la forme épidémique, ainsi que nous l'avons déjà fait observer. Sa nature parasitaire a été démontrée par *Leyden*, qui, en 1883, a découvert des diplocoques dans le tissu de la pie-mère et dans le liquide cérébro-spinal trouble. *A. Fränkel* les a reconnus identiques à ceux de la pneumonie *(Deutsche med. Wochenschr.* 1886. 13). On ignore encore s'ils parviennent aux méninges par les cavités nasales et les trous de la lame criblée. L'affection, qui d'ailleurs n'est pas contagieuse, frappe plus fréquemment les enfants et les adolescents que les personnes âgées. Les malades peuvent transporter la maladie de lieu en lieu. On observe des endémies bien caractérisées dans des endroits renfermés, qu'habitent beaucoup d'hommes (par exemple : prisons, casernes). *Herman* (v. bibliogr.) en a également observé dans quelques maisons particulières.

L'affection peut également se présenter partout, en l'absence de toute épidémie : alors encore on doit la considérer comme étant de nature parasitaire.

Les traumatismes des os du crâne avec lésion des parties molles constituent une cause plus palpable de méningite : l'agent inflammatoire peut s'introduire par les plaies ouvertes. C'est ainsi que l'on y a trouvé le streptococcus (septique?) pyogenes *(Eberth)*, qui offre des dimensions et une résistance plus considérables que le coccus mentionné plus haut. Il est plus difficile d'expliquer la méningite purulente dans les traumatismes du crâne, où l'entrée de l'air est impossible; comme c'est parfois le cas dans les fractures de la base.

Les affections des os du crâne, spécialement du rocher et de l'appareil auditif, jouent un rôle considérable dans l'étiologie de la méningite. Une otite moyenne peut, par exemple, déterminer une carie du rocher qui perforera facilement les minces parois de la cavité du tympan. L'inflammation peut également être propagée des cellules mastoïdiennes, lorsqu'un caillot arrive d'une veine intra-osseuse dans un des sinus veineux, qui est alors frappé d'une thrombo-phlébite purulente.

Pour ce qui concerne la méningite tuberculeuse, on doit, en règle générale, la faire remonter à des processus tuberculeux qui existent dans d'autres organes : cela ressort déjà de sa dénomination. Son étiologie se confond avec celle de la tuberculose en général, par conséquent elle présuppose, sans exception, l'invasion du bacille tuberculeux. Il est à remarquer, toutefois, que l'atteinte primitive des autres organes peut ne s'être pas encore révélée, ou ne l'avoir fait que d'une façon insignifiante, tandis que la pie-mère présente déjà les lésions secondaires, avec les apparences que nous décrirons plus loin. C'est ainsi que l'on voit des enfants, surtout, être frappés d'une méningite, dont l'autopsie révèle la nature tuberculeuse, alors qu'aucun signe n'avait pu faire pressentir chez ces patients l'existence d'une infection antérieure. Dans d'autres cas, la méningite se manifeste à un stade déjà avancé de la tuberculose pulmonaire. Les ganglions bronchiques et mésentériques caséeux peuvent être la source de l'affection méningitique, de même qu'on l'a vue avoir pour point de départ des tubercules solitaires du cerveau. Les processus tuberculeux des os et des articulations, ceux de l'intestin et de l'appareil uro-génital, peuvent, quoique plus rarement, jouer vis-à-vis d'elle un rôle étiologique.

La question des rapports de la méningite avec d'autres maladies (son apparition, par exemple, pendant le cours d'une pneumonie, du typhus, de l'endocardite ulcéreuse, etc.) n'est pas encore suffisamment élucidée, surtout la question de savoir si, dans un cas donné, on se trouve en présence d'une simple coïncidence, ou si c'est le même agent morbide qui a déterminé la méningite, en même temps que les autres affections concomitantes *(Fel. Wolff,* v. bibl.).

Il reste acquis que les enfants et les jeunes gens sont plus fréquemment et plus fortement atteints de méningite que les personnes âgées, que la maladie semble épargner la vieillesse.

C'est dans l'extrême jeunesse, de 2 à 3 ans, qu'elle fait le plus de victimes et donne les pronostics les plus sombres.

B. Symptômes. Diagnostic. Traitement.

La méningite purulente idiopathique des adultes débute d'ordinaire, après quelques prodromes en apparence insignifiants, tels qu'un catarrhe gastrique, le changement d'humeur, débute, dis-je, par une céphalalgie dont la durée et l'intensité attirent bientôt l'attention du médecin. Le malade jouit rarement de quelques heures d'un état moins intolérable, et sa douleur céphalique est telle, qu'il croit en devenir fou : il se lamente et gémit, se déjette sur sa couche, et alors même qu'il n'a plus sa conscience entière, il saisit incessamment entre ses mains sa tête endolorie. Le délire se déclare parfois rapidement et fait place, après une période plus ou moins longue, à un état de sopor, qui se change lui-même en un profond coma, avant-coureur de la mort.

Une raideur de la nuque, bien manifeste, bien accusée, une hyperesthésie très étendue de la peau et des muscles, peuvent, par leur présence, donner, dans certains cas, plus d'assise au diagnostic. La raideur du cou se remarque surtout bien, quand on détermine le patient à se dresser dans le lit, ce qui ne lui est possible qu'au prix des plus vives douleurs; on découvre souvent l'existence de l'hyperesthésie de la jambe, en se livrant à la recherche du réflexe rotulien, qui n'offre d'ailleurs aucune particularité dans l'affection qui nous occupe. Le diagnostic ne présentera plus aucune difficulté si, au début, on constate, outre les symptômes déjà énoncés, l'apparition de vomissements (cérébraux) se produisant de temps à autre, et, avec cela, un ralentissement du pouls, qui offre un contraste remarquable avec l'élévation de la température (39° et plus). Enfin on pourra souvent observer un rétrécissement très marqué des pupilles. Il est exceptionnel que le médecin ait la chance de pouvoir se trouver, au lit du malade, en face d'une telle pléiade de symptômes. Il arrive bien plus souvent que le diagnostic se heurte, comme nous allons le voir, à des difficultés vraiment considérables.

Tout le monde s'accorde à considérer le vomissement comme un symptôme cérébral, mais il reste à savoir où on doit en placer le centre, si c'est dans la moëlle allongée, ou, comme le veut *Hlasko* (Thèse inaugurale de Dorpat, 1887), dans les tubercules quadrijumeaux.

La question de savoir si on se trouve en présence d'une irritation fonctionnelle de ce même centre, n'est pas non plus résolue.

La papille optique est souvent engorgée, de même qu'il existe parfois une paralysie passagère des muscles de l'œil. La première n'est pas facile à constater si le malade tombe rapidement dans le sopor; la seconde, au contraire, est facilement reconnaissable au strabisme et aux mouvements analogues à ceux du nystagmus, qu'elle détermine chez le patient. Citons encore des phénomènes d'excitation, souvent observés, partie du côté de l'écorce cérébrale et se traduisant par des convulsions générales ou limitées à une moitié du corps, partie du côté de quelques nerfs crâniens (grincements de dents, trismus, crampe faciale). Ces phénomènes n'ayant rien de constant, constituent des symptômes de moindre valeur pour le diagnostic.

Quoique **la marche** de la méningite purulente des adultes présente des variations individuelles considérables, il est de règle, cependant, que certains symptômes, céphalalgie, raideur du cou, parfois aussi hyperesthésie d'une certaine étendue, persistent depuis le début et aillent en augmentant, tandis que d'autres manifestations morbides, comme par exemple, les vomissements et les phénomènes dans le domaine des n. crâniens, ne se présentent que d'une façon passagère.

La durée peut comporter 2, 3, 4 à 8 jours, plus rarement 10 à 15. Plus l'individu est jeune, plus grave et plus rapide est la marche de l'affection. Les malades expirent le plus souvent sans reprendre connaissance, après un état comateux qui peut se prolonger plusieurs jours.

Les symptômes de la méningite cérébro-spinale épidémique sont, pour ce qui regarde le cerveau, essentiellement analogues à ceux de la méningite idiopathique. Ici encore la céphalalgie domine tout le tableau. La raideur du cou fait rarement défaut, et, bien plus souvent que dans la méningite idiopathique, un frisson intense ouvre la scène. La marche de la fièvre n'offre rien de bien caractéristique, elle affecte tantôt le type rémittent, tantôt le type intermittent; la température s'élève parfois à 40-42°. Même en l'absence de toute élévation remarquable de la température, on peut observer des troubles de conscience, de gravité et de durée variables. Parmi les manifestations que l'on peut constater dans le domaine des n. crâniens, il faut citer des troubles de l'ouïe; ils sont assez fréquents, et on peut les faire remonter à la participation de l'acoustique au processus inflammatoire. Les troubles de vision sont plus rares; la névrite optique a été constatée à diverses reprises.

On doit considérer comme complications, les convulsions,

l'hémiplégie, l'aphasie, qui peuvent se présenter ici et s'ajouter aux autres manifestations cérébrales : il faut les attribuer à la part que prennent à l'inflammation certaines parties de la substance cérébrale.

Mais il s'ajoute ici des **manifestations spinales** : elles consistent dans des douleurs vives de toute la colonne vertébrale, de l'hyperesthésie des membres et des contractures des extrémités. Ces deux derniers symptômes sont précieux pour le diagnostic. Un autre, bien caractéristique, mais, paraît-il, assez rare, réside dans ce fait que les patients, **quand ils sont assis ne peuvent étendre les genoux** (contracturie de flexion de l'articulation du genou, de *Kernig*). Ce phénomène est dû à une contracture des fléchisseurs, qui disparaît, dès qu'on supprime l'état de flexion du fémur dans l'articulation coxo-fémorale. *Bul* en a publié plusieurs observations (v. bibl.).

Le mécanisme de l'évacuation des urines n'est influencé que pendant l'état d'inconscience du malade; alors leur émission est involontaire, autrement on ne remarque guère de troubles vésicaux. L'urine renferme souvent de l'albumine ou du sucre, parfois aussi quelques cylindres : elle est émise longtemps en grande quantité et on doit interpréter cette polyurie comme un symptôme cérébral.

Il est rare que d'autres **organes** participent à l'affection : d'ordinaire les appareils circulatoire, respiratoire et digestif, ne présentent rien d'anormal ; on n'observe que de loin en loin les complications dont nous avons déjà parlé, maladies graves de l'estomac, endocardite, pneumonie. La rate est souvent un peu tuméfiée. Parmi les **affections cutanées** qui peuvent accompagner la méningite cérébro-spinale, nous mentionnerons spécialement, à côté de l'urticaire et de la roséole (beaucoup plus rare), une éruption d'**herpès labial**, qui n'a aucune signification au point de vue du pronostic, mais qui constitue un élément certain pour le diagnostic.

La marche de l'affection est encore plus incertaine et plus variable que celle de la méningite idiopathique : rapide dans certains cas, elle peut amener la terminaison fatale après un jour, un jour et demi — des convulsions ouvrent alors la scène, suivies d'un profond coma. Dans d'autres cas, au contraire, elle traîne en longueur, offrant des rémissions d'un calme relatif, qui permettent au patient une survie de quelques semaines. D'ordinaire, on observe les cas les plus graves au début de l'épidémie, dont la bénignité augmente avec la durée: il semble qu'il se produise une atténuation de la virulence du bacille. Il se présente d'ailleurs aussi des cas abortifs, dans lesquels ne se montre qu'une insignifiante partie des symptômes, mais qui doivent cependant être considérés comme appartenant à l'épidémie.

La durée de l'incubation comporte 3 à 5 jours.

Les symptômes de la méningite tuberculeuse diffèrent un peu chez l'enfant et chez l'adulte.

a) Chez **l'enfant,** la maladie peut affecter une allure très aiguë ou évoluer avec une chronicité relative. Dans le premier cas, entre le début des accidents et la terminaison mortelle, il peut ne s'écouler que quelques jours; dans le second, on voit parfois des semaines et des mois se passer, avant que le mieux et la guérison ne se montrent, ou avant que la mort n'arrive.

La forme aiguë débute d'ordinaire brusquement par des convulsions épileptiformes: on voit des enfants être pris de convulsions au milieu d'une santé parfaite, florissante même; ils se plaignent d'une très violente céphalalgie, accompagnée de nausées, puis de vomissements répétés. Le pouls devient irrégulier, d'une fréquence singulièrement variable, comme on ne l'observe dans aucune autre maladie. La température est peu élevée, mais les petits malades sont très agités, se déjettent dans leur lit, accusent des douleurs parmi le corps, la poitrine, etc. Souvent, on constate du strabisme, du trismus et des grincements de dents. L'irritation mécanique de la peau y produit des taches circonscrites, d'un rouge bien marqué, dites taches de *Trousseau*. Pendant qu'on procède à son examen, le patient pousse de fréquents et profonds gémissements, ou laisse échapper des cris perçants, inattendus, *cris hydrencéphaliques*, qui constituent un signe défavorable pour le pronostic, et de beaucoup plus de valeur que les taches précitées, dont la présence n'autorise aucune conclusion ni favorable, ni défavorable. La terminaison fatale est annoncée par une extrême fréquence du pouls, des convulsions répétées, un coma profond.

La forme chronique débute insidieusement, sans éveiller l'attention. On est surpris d'abord du changement d'humeur de l'enfant: de gai et sociable qu'il était auparavant, il devient grognon, irritable, entêté, indocile. Pour la moindre raison, il se met à pleurer, se montre récalcitrant, si bien que les parents sont parfois disposés à sévir. Mais lorsque le sommeil, jusque là tranquille, commence à se troubler, lorsque l'enfant se déjette continuellement la nuit, poussant des gémissements plaintifs pendant son sommeil, et qu'enfin, affaibli au réveil, il se plaint de maux de tête, alors l'attention s'éveille. Bientôt, la perte d'appétit, l'apparition de vomissements, une constipation opiniâtre, la pâleur et l'aspect misérable du sujet, inspirent la crainte d'une maladie sérieuse. Ces manifestations peuvent, pendant de longues semaines, demeurer obscures, s'accompagner d'alternatives dans le degré de la température et dans la fréquence du pouls, sans qu'il soit possible de rien décider. Le diagnostic ne devient plus clair que le jour où se déclare une attaque épileptiforme, où la céphalalgie augmente d'intensité, où l'enfant devient somnolent, pousse des cris d'anxiété pendant son sommeil et se dérobe avec effroi à tout attouchement (hyperesthésie cutanée); — il s'impose enfin lorsqu'apparaît un symptôme central, la paralysie des muscles oculaires. A ce moment encore, on peut observer des rémissions et de réelles améliorations, bien que, la plupart du temps, elles ne soient que passagères. Le dénouement est toujours incertain, et peut même devenir fatal malgré les apparences les plus favorables.

b) Chez **l'adulte,** la distinction entre la forme aiguë et la forme chronique est moins caractéristique et moins accusée que chez l'enfant. Les malades, qui peuvent très bien ne présenter aucun signe d'une affection tuberculeuse, se plaignent de douleurs vagues dans la tête, de lassitude générale, d'abattement; leur sommeil est agité, interrompu. Vers le matin surtout, ils se sentent épuisés, somnolents; l'appétit s'en va et les vomissements font souvent leur apparition à cette époque. Dans des cas isolés, on a vu des symptômes cérébraux se montrer au début; on a même vu l'affection s'annoncer sous les apparences du delirium tremens, principalement là où l'usage de l'alcool n'était pas entièrement banni. Le sensorium s'entreprend au bout d'un intervalle de temps plus ou moins long : le malade n'a plus sa conscience exacte, fait des réponses confuses aux questions qu'on lui pose et produit l'impression d'une personne dont l'esprit serait affecté. Le délire se déclare assez souvent, délire où domine surtout l'exaltation, et, par-dessus tout, la céphalalgie, tenace, inquiétante: même au milieu de la perte de connaissance la plus complète, on voit le patient porter la main à son front, se déjeter continuellement dans son lit en poussant des gémissements plaintifs et réagir bien visiblement contre les attouchements et les chocs imprimés au crâne. La participation de quelques nerfs crâniens, principalement de l'oculo-moteur commun et de l'abducteur, se manifeste par du ptosis passager, de l'inégalité des pupilles, du strabisme; l'examen ophtalmoscopique révèle parfois l'engorgement de la papille. Il va sans dire que si l'on parvient à déceler la présence de tubercules dans la choroïde, on possédera un élément de diagnostic précieux. Le facial paraît également assez souvent atteint, d'où contractures spasmodiques ou phénomènes parétiques dans le domaine de ce nerf: ces faits ne peuvent en rien nous surprendre, quand on réfléchit que la base du cerveau est le siége principal de l'inflammation. Il peut se produire aussi des troubles moteurs, consistant, soit en convulsions généralisées ou limitées à une moitié du corps, soit en accidents hémiparétiques ou hémiplégiques, en troubles de langage: ils autorisent à supposer que l'écorce cérébrale est également envahie par la lésion tuberculeuse. Plus on constatera de ces troubles reconnus comme manifestations centrales, plus forte sera la probabilité de l'existence d'un ramollissement circonscrit de nature tuberculeuse dans l'écorce du cerveau.

Il n'est pas rare non plus de voir se développer, dans les quatre extrémités, une raideur tonique particulière, paraissant être d'origine réflexe. Les réflexes qui, au début, se montraient augmentés, n'offrent dans la suite plus rien de caractéristique : ils vont en diminuant peu à peu, pour disparaître complètement vers la fin. Remarquons que le trouble de la sensibilité, l'hypéresthésie, se montre moins souvent ici que dans les formes de méningite dont nous avons parlé antérieurement. La température, d'ordinaire un peu plus élevée que la normale, n'offre rien de régulier : il se produit souvent des rémissions, bientôt suivies de nouvelles élévations; la plupart du temps, elle se tient entre 38°,5 et 39°; on ne peut formuler de règle à ce sujet ; *Strümpell* a observé, pendant l'agonie, un abaissement de température pouvant aller jusqu'à 31°. Le pouls se comporte tout aussi irrégulièrement : en général, il est ralenti dans les premiers temps de l'affection, ne marquant que 40 à 50 pulsations par minute, quoique, quelques heures après, il puisse en accuser de 100 à 120.

Du côté des autres organes, on ne remarque guère de signes pouvant faire croire qu'ils participent sérieusement à l'affection. Particulièrement dans les cas où la tuberculose miliaire est en jeu, on peut observer le phénomène de *Cheyne-Stokes*, qui consiste dans des pauses respiratoires complètes, alternant avec un groupe d'inspirations d'abord superficielles, puis, de plus en plus profondes. Il constitue souvent un signe défavorable pour le pronostic.

La marche de la méningite tuberculeuse des adultes n'offre rien de bien caractéristique; tantôt aiguë, tantôt chronique, elle présente parfois de longues rémissions, parfois est uniformément progressive. Il semble avantageux d'établir une division de son cours en stades, malheureusement, au lit du malade, il n'est donné que bien rarement d'en constater la réalité. D'ordinaire, on distingue une **période d'excitation cérébrale,** une **période de compression cérébrale** et une **période de paralysie.** La première est caractérisée par la céphalalgie, les vomissements, le délire ; la seconde, par la lenteur du pouls, les paralysies ; enfin la troisième, par l'accélération du pouls, l'élévation de la température, le coma profond. Je le répète, cette distinction n'offre aucune utilité pratique, les stades ne se présentent pas à l'observateur séparément et successivement, mais empiètent les uns sur les autres. Les recherches instructives de *Hirschberg* (v. bibl.) ont montré que le début de l'affection lui-même peut se faire de façons très différentes et qu'il est parfois difficile de poser le diagnostic même au stade des symptômes centraux. On doit toujours soupçonner l'évolution d'un processus tuberculeux cérébral chez un phtisique présentant subitement des phénomènes d'excitation ou de paralysie motrice ou sensorielle.

Le diagnostic peut, dans chaque forme de la méningite, offrir de grandes difficultés ; il faut en excepter toutefois la méningite cérébro-spinale épidémique dont le diagnostic sera facilité par l'existence d'autres cas de la même maladie et la coïncidence fréquente d'un herpès labial.

Le typhus est l'affection qui peut le mieux prêter à confusion et les observations si probantes de *Curschmann* établissent à l'évidence que dans certains cas, où il existait manifestement des symptômes méningitiques, on trouvait, comme agent infectieux, le bacille du typhus, dans la substance de la moëlle. On pourrait croire que la courbe si caractéristique de la température, la tuméfaction de la rate, l'aspect des selles et la roséole, suffiraient à rendre impossible toute méprise, il n'en est cependant pas toujours ainsi et les circonstances ne permettent pas d'exclure le typhus dans tous les cas ; en un mot, le diagnostic différentiel est alors simplement impossible.

Si l'urémie doit entrer en ligne de compte, on examinera les urines (cylindres, etc.) ; leur rétention et l'apparition des convulsions permettront d'établir le diagnostic.

Si l'on hésite entre une pneumonie croupale et la méningite, ce qui ne sera que rarement le cas, il faudra se rappeler que les deux affections peuvent se présenter combinées, et ne pas oublier, qu'en l'absence de méningite, on peut très bien observer l'hyperesthésie marquée de la peau, l'incertitude de la démarche et la raideur de la nuque : ainsi, lorsque l'inflammation pulmonaire s'accompagne d'œdème de la glotte, la respiration est tellement laborieuse que le patient fixe la tête pour pouvoir mettre en jeu les muscles accessoires de la respiration, de sorte que la raideur de la nuque peut se montrer même dans la position horizontale (*Wernicke*). On ne pourra considérer comme sûrement méningitiques que les symptômes bien déclarés de la base du cerveau, tels, par exemple, qu'une paralysie des muscles oculaires d'une certaine durée.

On rencontre plus souvent une combinaison de delirium tremens et de méningite, et on serait parfois bien embarrassé de discerner ce qui, du délire, du tremblement et des convulsions épileptiformes, revient à chacune de ces affections.

Nous ne pouvons passer sous silence une particularité remarquable signalée par *Reynaud* (v. bibl.) : il se présente des cas où tous les symptômes de la méningite tuberculeuse semblent réunis et qui sont cependant suivis, après quelques semaines, d'une guérison complète : on en est alors réduit à supposer que l'on avait devant les yeux une pseudo-méningite de nature hystérique. Il est de toute évidence qu'avant de poser pareil diagnostic, qui, à notre avis, sera toujours très douteux, on devra examiner très soigneusement les antécédents et autres symptômes, l'individualité du malade, l'influence héréditaire, etc., etc.

Que la présence de vers intestinaux puisse, comme le prétend *Devaux*, donner lieu à des symptômes méningitiques, cela ne peut se présenter qu'exceptionnellement ; le diagnostic ne pourra d'ailleurs jamais rester longtemps en suspens. De même, un examen rationnel permettra d'éviter facilement la méprise avec l'éclampsie infantile.

Le pronostic est très sérieux dans tous les cas de méningite : jamais, on ne peut prédire, avec quelque certitude, quelle sera la terminaison ; alors même que la marche semble des plus favorable, qu'il y a absence totale de symptômes inquiétants, ceux-ci peuvent se développer subitement en une nuit, et le malade, que l'on avait quitté la veille dans une situation satisfaisante, peut être retrouvé le lendemain matin dans un état désespéré. D'un autre côté, il ne faut pas non plus perdre trop tôt tout espoir ; les symptômes alarmants peuvent s'amender et l'on a vu plus d'une fois l'amélioration se montrer alors que le patient paraissait être perdu sans retour. Cependant, il est incontestable que la méningite reste toujours une des plus graves affections que l'on connaisse, et que sa guérison complète est rare : la méningite cérébro-spinale épidémique seule offre parfois une terminaison plus favorable.

Les guérisons que l'on observe sont, le plus souvent, des guérisons défectueuses; supposons, qu'à côté de la méningite, il se forme à l'intérieur de l'oreille, un épanchement hémorragique de nature inflammatoire, il s'établira une surdité qui, chez les très jeunes enfants, deviendra souvent de la surdimutité; supposons encore que, dans les mêmes conditions, il se soit déclaré une complication purulente du côté du globe oculaire, panophtalmie, choroïdite, il peut en résulter de graves troubles de la vue, parfois une phtisie du bulbe, et, de là, une amaurose complète. Dans ces deux cas, la méningite elle-même pourra aboutir à guérison, mais il persistera, d'un côté, de la surdité, de l'autre, un affaiblissement ou une perte complète de la vue : dans les cas les plus défavorables, ces deux accidents pourront se développer à la fois, sans cependant que l'intelligence en soit altérée.

La cécité peut encore survenir quand, à la suite d'une névrite optique progressive, le nerf optique subit la dégénérescence et l'atrophie de sa papille. Souvent, la guérison des méningites de la convexité est suivie d'un grand état de faiblesse intellectuelle.

Le traitement, dirigé au début contre l'inflammation, doit viser plus tard à la résorption de l'exsudat. On cherche à atteindre le premier but par des saignées locales et des applications froides, des frictions à l'onguent gris (4 à 8 gr. pro die) faites sur la tête préalablement rasée. Parfois, on obtient une atténuation des redoutables symptômes de la maladie, mais, bien souvent aussi, on n'arrive à rien, ou seulement à des résultats passagers.

Le badigeonnage du cuir chevelu avec la teinture d'iode, est bientôt empêché par la tension douloureuse, intolérable, qui se produit et que l'on ne parvient à calmer un peu que par l'application de la glace.

Quoiqu'il n'ait pu être démontré que l'action dérivative sur l'intestin, que l'on cherche à obtenir par de fortes doses de calomel, agisse réellement comme antiphlogistique, on ne doit pas cependant la négliger ; on administre donc le calomel jusqu'à l'apparition des selles caractéristiques. Le second but, la résorption de l'exsudat, sera poursuivi par l'administration de fortes doses d'iodure de potassium (4 à 6 gr. pro die) prises dans du lait chaud, médicament qui semble doublement indiqué dans la forme gommeuse de l'affection.

On combat le coma par des ablutions froides sur la

tête, le patient étant plongé dans un bain tiède : l'eau
employée pour ces ablutions doit avoir 12 à 15° R, celle du bain
doit en comporter 26 à 27. Ce moyen pourra être continué
pendant 8 à 10 minutes ; souvent, on voit le patient revenir à lui,
quoique l'amélioration soit la plupart du temps de courte durée ;
malgré les conditions défectueuses où l'on se trouve et les
inconvénients que le procédé offre, surtout en clientèle privée,
il constitue cependant un moyen indispensable auquel on devra
recourir plusieurs fois pendant la journée.

Symptomatiquement, contre les grands maux de tête et
l'exaltation, on peut donner la morphine : ce médicament sera
encore employé contre les vomissements opiniâtres, souvent
très difficiles à arrêter : il peut arriver que tous les moyens
internes, pilules de glace, champagne frappé, opium, teintures
aromatiques, etc., aussi bien que toutes les frictions à l'essence
de moutarde, échouent complètement; on devra s'adresser alors
à la morphine et il n'est pas rare d'obtenir, avec une seule
injection sous-cutanée, ce que l'on avait inutilement demandé à
tous les autres médicaments. Il va de soi qu'il faudra veiller à la
régularité des selles.

Mais on ne peut espérer retirer de succès de tout le traitement, qu'à la condition de donner au malade une nourriture
convenable et substantielle. Si l'on n'a pas soin de
veiller sur son alimentation, le malade est fatalement condamné,
en dépit de toutes les mixtures et frictions possibles. Ici, plus
que dans n'importe quelle autre maladie, le médecin visera
avant tout à la conservation des forces du patient, de façon que
celui-ci se trouve éventuellement en état de traverser une
maladie de plusieurs semaines. Même dans les cas désespérés,
l'administration continue du vin trouve ici la meilleure et la
plus pressante de ses indications, elle est de beaucoup plus
importante que le traitement médicamenteux. En même temps
que le vin, on donnera, toutes les heures, une cuillerée à café
de jus de viande de bœuf, que l'on fait préparer de la façon suivante: de la viande de bœuf bien tendre, débarrassée de sa
graisse, est découpée en morceaux de la grosseur d'un dé; on
la chauffe insensiblement, après addition d'un peu de sel, dans
un récipient en verre hermétiquement clos et placé dans un
bain-marie. La cuisson doit être prolongée jusqu'au moment où
l'on constate la disparition des morceaux : deux livres de viande
donnent à peu près une tasse à café de jus.

L'intervention opératoire n'est indiquée que tout à
fait exceptionnellement; ainsi, si les circonstances sont favorables et si l'on est en droit de supposer un épanchement consi-

dérable dans les ventricules, épanchement qui se traduit par l'accroissement des symptômes de compression cérébrale, alors on pourra recourir à la trépanation.

Le traitement de la méningite tuberculeuse des enfants sera exactement conforme aux données que nous venons d'exposer. Cependant, on en retranchera les frictions à l'onguent gris, et on administrera à l'intérieur le calomel, 3-5 centigr. toutes les deux heures. On essaiera, de plus, les frictions de pommade à l'iodoforme sur le cuir chevelu, chaudement recommandées dans ces derniers temps. Ici encore, l'entretien des forces du malade joue le principal rôle; on aura toujours à sa portée du lait additionné d'un peu de vin de Hongrie ou de quelques gouttes de cognac.

Bibliographie.

Gottwald, Meningitis tuberculosa. Diss. inaug. Breslau 1870.

Seitz, Die Meningitis tubercul. der Erwachsenen. Berlin 1874.

Strümpell, Zur Pathologie und pathol. Anatomie der epidemischen Cerebrospinalmeningitis. Deutsches Arch. f. klin. Med.

Chantemesse, Étude sur la méningite tubercul. de l'adulte. Thèse de Paris, 1884.

Leichtenstern, Ueber epidemische Meningitis. Deutsche med. Wochenschr. 31, 1885.

Bull, Ueber die Kernig'sche Flexionscontractur der Kniegelenke bei Gehirnkrankheiten. Berl. kl. Wochenschr. 47, 1885.

Reynaud, Arch. de Neurol. XIV, 42, pag. 409, 1887.

Schultze, Verhandl. des VI. Congresses für innere Med. Wiesbaden 1887.

Hirschberg, Abnorme Form der Meningitis tuberculosa. Deutsches Arch. f. klin Med. Bd. 41, Heft 6, 1887.

Leyden, Bemerkungen über Cerebrospinalmeningitis und über das Erbrechen in fieberhaften Krankheiten. Zeitschr. f. klin. Med. XII, 4, 1887.

Lardier, Méningite a frigore, effet remarquable du tannin. Rambervillers 1887.

Herrmann, Breslauer ärztl. Zeitschr. 16, 1887.

Richter, Ibid. 11, 14, 1887.

Devaux, Oxyures et symptómes pseudo-méningitiques. Progr. méd. Nr. 46, 1887.

J. Simon, Diagnostic différentiel de la méningite tuberculeuse. Gaz. des Hóp. Nr 132. Novbr. 1887.

Ferret, Progrès méd. XV, 41, 1887.

Wolff, Félix, Bemerkungen über das Verhalten der Cerebrospinalmeningitis zu den Infectionskrankheiten. Deutsche med. Wochenschr. 50, pag. 1080, 1887.

Weichselbaum, Ueber die Aetiologie der acuten Mening. cerebro-spin. Fortschr. d. Med. 18, 19, 1887. (« Diplococcus intercellularis meningitidis. »).

Hofmann v., Ueber die acute Meningitis in angeblich ursächlichem Zusammenhange mit Misshandlungen oder leichten Verletzungen. Wiener med. Wochenschr. 6, 1888.

Deuxième Section.

Maladies des nerfs crâniens.

On distingue aux n. crâniens une origine, très vraisemblablement située dans l'écorce cérébrale et dans la zone nucléaire de la moëlle allongée, et un trajet, en partie central, s'effectuant dans la substance cérébrale, en partie périphérique, comprenant tout leur cours en dehors du cerveau; or, la maladie peut atteindre les n. crâniens soit à leur origine, à leur centre, soit dans leur trajet. Dans la section suivante nous nous occuperons des affections de la substance cérébrale elle-même: comme il est facile de le comprendre, nous allons être exposés, ou bien à parler de faits qui appartiennent plutôt à la suite, ou bien à nous répéter quand nous les retrouverons plus tard. Malgré ces inconvénients, nous croyons devoir, pour des raisons pratiques, traiter ici in toto la pathologie des n. crâniens. En général, on peut avancer que les lésions centrales des n. crâniens ne constituent le plus souvent qu'une partie des manifestations de maladies générales du système nerveux, et que les lésions périphériques peuvent survenir d'une façon complètement indépendante, à la suite du refroidissement ou de traumatisme, par exemple. Dans bien des cas, il nous est impossible de nous prononcer sur la nature, centrale ou périphérique, de l'affection.

Pour l'intelligence des chapitres suivants, il ne sera pas inutile de remettre en mémoire les rapports anatomiques des n. crâniens. Les quelques considérations que nous présentons ne peuvent remplacer les études spéciales, mais elles sont données pour permettre de s'orienter plus facilement.

CHAPITRE PREMIER.

Maladies du nerf olfactif.

Le nerf de l'odorat sort du trigone olfactif (caroncule mamillaire), petit lobule dont la face basale est située au devant du bord antérieur de la substance perforée antérieure. Le nerf, d'abord aplati, se rétrécit bientôt en un cordon triangulaire, le tractus olfactif, qui se change à son tour en un renflement ovale, grisâtre, le bulbe olfactif, (v. Fig. 2).

Fig. 2.

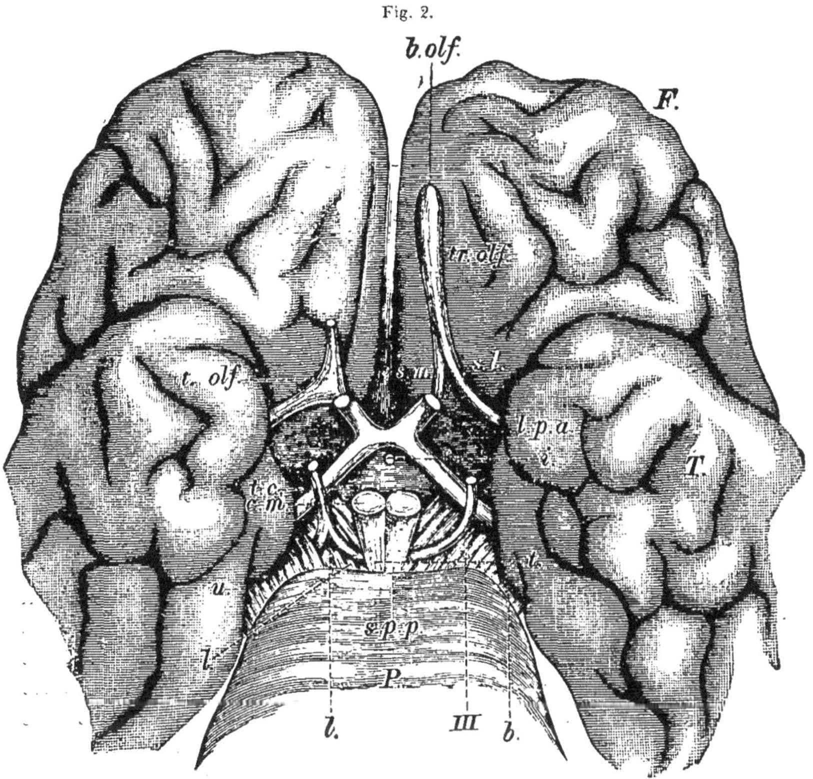

Partie antérieure et moyenne de la base du cerveau.

b. olf. Bulbe olfactif, tr. olf. Tractus olfact., t. olf. Trigone olfactif, s. m. Bandelette olfactive médiane, s. l. id. latérale, i. Infundibulum (enlevé), t. c. Tuber cinereum, c. m. Corps mamillaire, t. Calotte, l. Racine latérale de l'oculo-moteur.

De la face inférieure du bulbe, qui repose sur la lame criblée de l'ethmoïde, se détachent deux rangées de filets nerveux qui pénètrent dans les fosses nasales à travers les trous de la lame criblée. A proprement parler, on ne doit considérer, comme nerfs de l'odorat, que l'ensemble de ces nerfs, filets olfactifs. La bandelette et le bulbe sont des parties d'un lobule cérébral, désigné sous le nom de lobe olfactif.

On ne connait ni l'origine, ni le trajet des racines de l'olfactif (Riechstreifen, Striæ Olfactorii, *Schwalbe*). Généralement, on en admet trois, dont la plus externe, qui est également la plus volumineuse, peut être poursuivie jusqu'à l'insula. *Schwalbe* suppose une racine olfactive latérale, (Radix later., s. longa, s. extern.) dont le point de départ serait dans la circonvolution de l'hippocampe, et une racine olfactive médiane (Radix méd., s. interna, s. brevis), qui aurait son origine dans la circonvolution du corps calleux. D'autres considèrent la commissure antérieure et le corps strié comme point de départ de l'olfactif : en résumé, on ne connaît rien de certain jusqu'à présent.

On présume l'existence d'un c e n t r e d e l'o l f a c t i f dans la circonvolution de l'hippocampe et dans le *gyrus uncinatus* (partie antérieure de la circonvolution de l'hippocampe). Récemment encore, *Zuckerhandl* (v. bibl.) désignait la corne d'Ammon comme centre du n. de la première paire.

Si les affections de l'olfactif n'ont pas une grande importance pratique, elles offrent cependant un vif intérêt, car, en premier lieu, elles peuvent jeter quelque lumière sur des questions anatomo-physiologiques touchant le trajet et l'origine des nerfs (et ce sera le cas si, après avoir suivi attentivement une maladie, on peut arriver à établir un rapport d'autopsie rigoureusement exact); en second lieu, elles peuvent devenir un élément précieux pour le diagnostic de certaines affections cérébrales.

L'olfactif peut être atteint dans sa p o r t i o n c e n t r a l e ou dans sa portion p é r i p h é r i q u e. Dans le premier cas, il peut s'agir, soit d'une affection du centre de l'odorat lui-même, soit d'un arrêt de conduction intracérébral.

Puisque l'on connaît fort peu de choses du siége du centre olfactif, il est difficile de parler longuement des maladies qui peuvent l'atteindre; il semble se présenter aussi bien des états d'e x c i t a t i o n que des états de p a r a l y s i e. Les premiers s'accompagnent d'h a l l u c i n a t i o n s d e l'o d o r a t, les derniers, de la p e r t e d e l'o d o r a t (anosmie). Parmi les affections au cours desquelles on a observé des hallucinations olfactives, il faut citer différentes p s y c h o s e s, ensuite la migraine, le tic douloureux, l'épilepsie et le tabes. Il s'agit le plus souvent de sensations désagréables, répugnantes : le malade est obsédé par des odeurs d'immondices, de plantes vireuses, de substances en pourriture, etc. (cacosmie); exceptionnellement, ces sensations sont agréables. Un de mes clients, dont on galvanisait la tête à cause d'une paralysie des muscles de l'œil, affirmait sentir l'huile de lavande, depuis le moment de la fermeture du courant jusqu'à son ouverture. Il semble que l'on puisse conclure de ce fait que le courant galvanique est capable, dans certaines circonstances, d'amener une excitation du centre olfactif. On observe l'a n o s m i e centrale dans des lésions cérébrales ayant entraîné à leur suite de l'hémiplégie et de l'aphasie ; elle se localise alors à la fosse nasale correspondant à l'hémisphère lésé. Elle se présente aussi dans l'hystérie, et, assez rarement, dans une vieillesse avancée, probablement causée alors par l'atrophie (anosmie sénile). On a souvent remarqué que les néoplasmes de la partie antérieure de la cavité crânienne, les exostoses, les processus méningitiques atteignant le lobe frontal, pouvaient la produire.

On peut admettre l'existence d'arrêt dans la conduction des n. olfactifs, lorsqu'il s'agit d'un traumatisme, d'une chute sur la tête, surtout sur l'occiput. D'après *Carbonieri*, la perte complète des fonctions de l'odorat fait supposer une affection des bandelettes ou du bulbe olfactifs.

Le traitement des maladies centrales de l'olfactif s'adressera nécessairement à l'endroit atteint.

Les affections périphériques de l'olfactif présentent un très grand intérêt pratique ; elles consistent essentiellement dans la diminution du sens de l'odorat. Abstraction faite des cas, que l'on rencontre tous les jours, de diminution ou même de perte momentanée du pouvoir olfactif à la suite d'un catarrhe, soit aigu, soit chronique, des fosses nasales, on peut encore observer cette altération de l'odorat consécutivement à la sécheresse anormale des cavités nasales par diminution des larmes dans l'anesthésie du trijumeau, ou par obstacle à leur écoulement dans les fosses nasales, dans la paralysie du facial. Il n'est pas rare de voir les occupations professionnelles devenir la cause de l'anosmie : dans certains cas, l'olfactif, soumis continuellement à des exhalaisons désagréables, en est d'abord fort incommodé, puis s'y habitue et finit par s'émousser : c'est ainsi que les savonniers, les fabricants de corde à boyau, les tanneurs, écorcheurs, bouchers, sont souvent affectés d'une notable diminution de l'odorat; dans d'autres cas, il s'agit de troubles de nutrition, de cautérisations, de lésions de l'appareil périphérique de l'olfaction, déterminés par la composition chimique des substances inhalées; exemple, l'anosmie des ouvriers occupés à la préparation du chlorure de chaux, et la baisse de l'odorat chez ceux employés à broyer le fer chromé. *Stricker* l'a signalée chez un entomologiste qui était resté exposé, pendant un certain temps, aux vapeurs d'éther.

Le traitement consiste dans la faradisation (*Beard* et *Rockwell*) et la galvanisation (*Fieber*) des fosses nasales, et leur badigeonnage avec une solution de strychnine à 1 pour cent (dans l'huile d'olive). On voit souvent conseiller, contre l'anosmie périphérique, l'usage, sous forme de prises, de poudres irritantes qui, le plus souvent, ne sont d'aucune efficacité : les guérisons spontanées ne sont pas rares.

Nous devons encore noter, en terminant, qu'il faut éviter de faire usage, pour l'examen de l'état de l'odorat, de toute substance pouvant agir d'une façon irritante sur le trijumeau, telle que l'acide acétique, l'ammoniaque, le tabac à priser ; ce n'est pas l'odeur, mais la sensation d'irritation, que le patient percevrait, et la donnée induirait en erreur. On fera usage, pour l'examen de l'odorat, d'eau de Cologne, d'huile de romarin, du musc, camphre, anis, de l'huile de térébenthine, de l'assa fœtida, de l'hydrogène sulfuré ; inutile d'ajouter que chaque narine devra être examinée séparément.

Bibliographie.

Notta, Recherches sur la perte de l'odorat. Arch. génér. de méd. Avril 1870.

Ogle, Anosmia, or cases illustrating the physiol. and pathology of the sense of smell. Med.-chir. Transact. 1870, LIII.

Mollière, Note pour servir à l'histoire du nerf olfactif. Lyon méd. 1871, Nr. 20.

Carbonieri, Zur Localisation des Centrum olfactorium, Riv. clin. XXIV, 9, pag. 657. Sett. 1885.

Erben, Wien. med. Blätter. 1886, Nr. 43, 44 (Kakosmie bei Tabes).

Moldenhauer, Die Krankheiten der Nasenhöhlen u. s. w. Leipzig, Vogel, 1886.

Gowers, Vorlesungen über die Diagnostik der Gehirnkrankheiten. Deutsch von Mommsen. Freiburg i. Br. 1886, pag. 86.

Thudichum, On the nature and treatment of hypertrophies and tumours of the nasal and pharyngeal cavities. The Lancet. 27. August 1887, pag. 401.

Zuckerkandl, Ueber das Riechcentrum. Stuttgart, Enke 1887.

Roth, Die Erkrankungen der Nasenschleimhaut, ihre Beziehungen zum übrigen Organismus und Behandlung derselben. Centralbl. für d. ges. Therapie. V. Heft X, Oct. 1887.

DEUXIÈME CHAPITRE

Maladies du nerf optique.

Le nerf de la vision reçoit ses fibres du lobe occipital, de la couche optique, des corps genouillés latéraux et médians, des tubercules quadrijumeaux antérieurs et du cervelet, par la voie des pédoncules cérébelleux supérieurs.

Après avoir formé les bandelettes optiques et le chiasma, le n. prend la forme d'un cordon plein, arrondi, de 4 millim. de diamètre, qui se dirige, en divergeant, vers la cavité orbitaire dans laquelle il pénètre en traversant le trou optique. Il chemine alors dans la capsule graisseuse du bulbe, il aborde ce dernier, traverse la sclérotique et la choroïde pour venir enfin s'étaler, et constituer la rétine.

On donne le nom de gaine durale du nerf, à un prolongement de la dure-mère entourant comme d'une gaine le tronc du n. optique, tandis que le prolongement de la pie-mère est appelé gaine piale ou interne. Ces deux gaines délimitent entre elles un espace en forme de fente, qui fait partie du système lymphatique et qui a reçu la dénomination d'espace intra ou subvaginal. Une branche de la carotide interne, l'artère centrale de la rétine, pénètre, à une distance de 15 à 20 millim. du bulbe, à l'intérieur du n. optique et s'anastomose, sur la rétine, avec les veines du même nom.

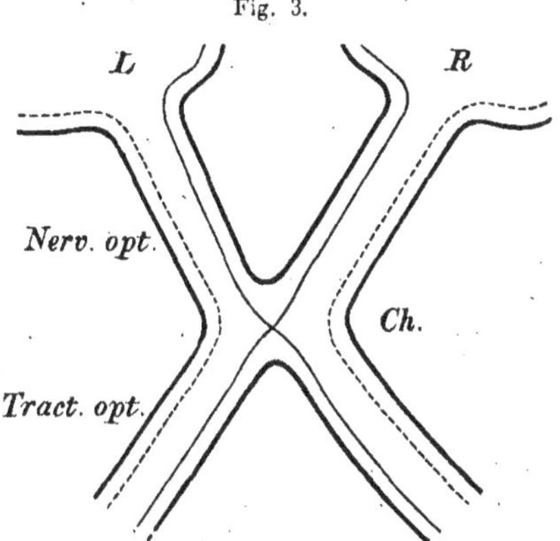

Schéma du trajet des fibres optiques dans le chiasma.

Le chiasma, formé par la réunion des bandelettes optiques, a la forme d'un petit quadrilatère aplati: à son intérieur s'opère un entre-croisement des fibres de l'optique. Il s'agit là, à n'en pas douter, d'une demi-décussation, d'un croisement partiel: les fibres destinées aux deux demi-rétines externes (........ sur la figure) ne s'entrecroisent pas, celles destinées aux demi-rétines internes s'entrecroisent au centre (v. Fig. 3). Il en résulte que chaque lobe occipital reçoit des fibres, aussi bien de la moitié temporale que de la moitié nasale de la rétine; ainsi, par exemple, le lobe occipital gauche reçoit des fibres de la moitié externe (temporale) de la rétine gauche et de la moitié interne (nasale) de la rétine droite: devient-il malade, les images, faisant partie de la moitié droite du champ visuel ne sont plus perçues: Hémiopie du côté droit.

Les bandelettes optiques, dont les fibres de la face supé-rieure se laissent poursuivre jusque dans le revêtement blanc du pulvinar (qui a reçu le nom de stratum zonale), les bandelettes, dis-je, possèdent deux racines, l'une, externe, beaucoup plus forte, dont les ganglions terminaux sont les tubercules quadrijumeaux antérieurs, le corps genouillé externe et le pulvinar, l'autre, interne, que l'on peut suivre jusqu'au corps genouillé interne (*Wernicke*).

Les ganglions terminaux des bandelettes jouent en même temps le rôle de stations terminales vis-à-vis d'une certaine partie de la couronne rayonnante: il existe en effet un faisceau allant de la couronne rayonnante aux trois ganglions originaires des bandelettes optiques: émanant du lobe occipital, il se porte en avant, en suivant une direction longitudinale et aboutit à une couche médullaire de forme triangulaire qui est en rapport avec le pulvinar, avec le pédoncule du tubercule quadrijumeau antérieur et le corps genouillé externe. Ce faisceau, c o u c h e m é d u l l a i r e s a g i t- t a l e d u l o b e o c c i p i t a l, est représenté à la lettre *s* dans le schéma suivant.

Fig. 4.

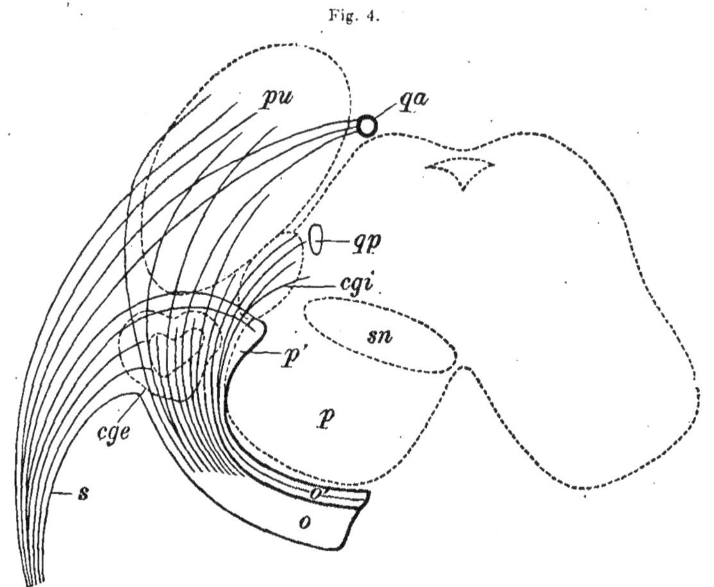

Schéma de l'origine du n. optique (d'après *Wernicke*).

p Pied du pédoncule cérébral, (*p'* faisceaux des hémisphères dans la coupe transversale du pied), *sn* Substantia nigra, *cgi* Corps genouil. int., *cge* Corps genouil. externe, *qp* Bras postér., *qa* bras antér. des tubercules quadrij., *pu* Pulvinar, *s* couche médull. sagittale du lobe occipital.

La localisation exacte du c e n t r e c o r t i c a l de la vision, (Sehsphäre, *Munk*), n'est pas encore bien connue; d'après *Ferrier*, ce centre réside dans le lobe pariétal inférieur, d'après *Munk*, à la face convexe du lobe occipital.

Il ne peut entrer dans le cadre de cette étude de traiter in extenso les affections du n. optique qui sont du ressort de l'ophtalmologie, aussi ne les examinerons-nous que pour autant qu'elles fassent partie des maladies du système nerveux.

On trouve d'abord certains états inflammatoires qui atteignent la papille, terminaison intra-oculaire du nerf, états que l'on a désignés sous le nom de papillite. On leur donne souvent encore, d'une façon inexacte, la dénomination de *névrite optique*, qui s'applique aussi bien au tronc même du nerf.

Cette papillite (papille de stase, Stauungspapille, d'après

A. de Graefe 1859) est souvent, mais non constamment, observée dans les néoplasmes intracrâniens: d'après *de Graefe*, on doit la considérer comme conséquence d'un haut degré de stase veineuse causée par l'obstacle qui s'oppose au reflux du sang veineux dans la cavité du crâne. Plus tard, après que *Schwalbe* eut découvert que le liquide de la cavité crânienne pouvait communiquer avec l'espace intravaginal du n. optique, on constata que l'espace subdural avait subi une dilatation ampullaire constituée par une accumulation liquide de sérosité inflammatoire: le n. optique subirait un étranglement à son passage à la lame criblée (*Schmidt-Rimpler*). Enfin, *Deutschmann* en est arrivé à cette conclusion que l'engorgement de la papille (Stauungspapille) ne serait pas de cause purement mécanique, mais résulterait de l'action d'un germe inflammatoire venant de l'extérieur et serait donc de nature infectieuse. L'avenir nous apprendra ce qu'il y a d'exact dans cette opinion.

Outre cette papillite simple, il existe encore une papillo-rétinite, dont l'image ophtalmoscopique diffère de celle de l'affection dont nous venons de parler: il s'agit ici d'une méningite propagée le long de la gaine du n. optique.

Comme nous l'avons déjà signalé, c'est au cours du développement des tumeurs intracrâniennes que l'on rencontre le plus souvent la papillite pure. Si l'on a quelque raison de soupçonner, chez un malade, l'existence d'une tumeur cérébrale, on pratiquera l'examen du fond de l'œil, alors même qu'il n'existe, de ce côté, aucun trouble subjectif; il est prouvé, en effet, que la vision peut rester bonne malgré l'existence avérée de la papille de stase. Ce n'est que lorsque le nerf et le chiasma subissent une compression forte, qu'apparaissent rapidement l'amblyopie et l'amaurose.

Le siége de la tumeur paraît sans importance pour la production de la papillite: un néoplasme qui siégerait à la base, pourrait, par compression directe du nerf, en amener l'atrophie simple. La nature des tumeurs joue un rôle tout aussi secondaire que leur siège: les gommes, les tubercules, les kystes d'entozoaires (cysticerques, échinocoques), le carcinome, le gliome, peuvent, indistinctement, provoquer son apparition. Elle est le plus souvent bilatérale (dans 93 pour cent des cas, *Annuske et Reich)*, mais la lésion n'acquiert pas le même degré dans les deux yeux.

Les cas de cécité se montrant brusquement dans le cours d'une papillite, offrent un grand intérêt pratique. *H. Jackson* les désigne sous le nom d'amaurose épileptiforme.

On doit les attribuer au gonflement temporaire de certaines tumeurs amenant ainsi la compression de territoires particuliers du cerveau ou des vaisseaux qui s'y distribuent *(Leber)*. Ces accidents durent des heures, parfois des jours entiers, pour disparaître ensuite, sans laisser de traces ou en entraînant une augmentation définitive de l'amblyopie. L'ophtalmoscope ne fournit aucun éclaircissement sur ces cécités périodiques.

La papillite n'aboutit que très rarement à la guérison; elle conduit le plus souvent, par atrophie de la papille, à une amaurose complète, atteignant les deux yeux, l'un après l'autre. Il est presque exceptionnel de rencontrer, comme chez le malade que j'ai observé avec *Magnus*, une atteinte très prononcée d'un œil, l'autre restant encore complètement indemne; en règle générale, les deux s'entreprennent à peu d'intervalle. L'hydropisie des ventricules peut donner lieu à une amaurose simultanée des deux yeux.

La papillo-rétinite s'observe assez souvent au cours de la méningite tuberculeuse de la base, exceptionnellement dans la méningite cérébro-spinale épidémique. Les affections cérébrales chroniques de l'enfance peuvent également y donner lieu et l'amaurose qui en résulte se développe d'ordinaire rapidement, en même temps que se produit un accroissement subit des symptômes généraux.

L'inflammation idiopathique des troncs nerveux optiques peut se présenter à la suite du refroidissement ou au cours d'affections fébriles; on peut aussi la rattacher à des troubles de la menstruation et à l'influence héréditaire : l'examen ophtalmoscopique ne révèle rien de particulier, à part un léger trouble de la papille. L'inflammation porte surtout sur cette portion du nerf qui fait suite au globe oculaire (névrite rétrobulbaire de *Graefe*). Les troubles visuels s'établissent petit à petit, progressivement, et atteignent soit la périphérie du champ visuel, soit le centre, évoluant alors sous forme d'amblyopie centrale ou de scotome central, circonscrit. L'affection ne conduit pas toujours à la cécité complète, mais entraîne fréquemment à sa suite un trouble profond du sens chromatique.

Les cas de névrite optique, que l'on découvre chez des sujets entachés d'hérédité, offrent le plus puissant intérêt pour les neuropathologues. Dans leur extrême jeunesse déjà, les patients ont souffert surtout de migraine, de palpitations nerveuses, de vertiges et même parfois d'accès épileptiques. C'est entre 20 et 30 ans qu'ils commencent à se plaindre de troubles visuels; ils sont sujets à des hallucinations de lumière et de couleurs; dans d'autres cas, les objets leur paraissent entourés d'un nuage épais. La cécité complète peut s'établir en quatre ou six semaines, mais, le plus souvent, elle n'est que temporaire : après sa disparition, il persiste une amblyopie centrale avec conservation de l'étendue périphérique du champ visuel.

L'atrophie du n. optique doit, en second lieu, solliciter notre attention. Cette atrophie, qui frappe l'élément nerveux de l'optique, peut être ou simple, primitive, ou inflammatoire, consécutive à une névrite. Elle peut atteindre le nerf aussi bien à son origine qu'à sa terminaison intraoculaire. La disparition de la myéline des fibres nerveuses amène la diminution de son volume, au point de le faire ressembler à un cordon gélatineux grisâtre, ce qui a valu, à cette atrophie, le nom de dégénération grise.

Des tumeurs, des exsudats inflammatoires, des esquilles osseuses peuvent déterminer l'atrophie, soit par la pression qu'ils exercent, soit par l'interruption de l'apport sanguin (par embolie de l'artère centrale de la rétine, par exemple), soit par les troubles de nutrition qu'entraîne leur présence.

L'atrophie progressive ou, mieux, la dégénération grise progressive, qui peut être aussi bien d'origine cérébrale que spinale, est caractérisée par la diminution de l'acuité visuelle centrale, le rétrécissement du champ visuel et le trouble du sens chromatique. L'examen ophtalmoscopique permet facilement de reconnaître la coloration blanc-bleuâtre de la papille et l'excavation atrophique du nerf due à la disparition de la substance de la papille. La diminution de l'acuité visuelle, à peine sensible au début, progresse petit à petit jusqu'à l'amaurose complète, qui peut ne s'établir qu'après des mois ou même des années. Dans des cas exceptionnels, le processus évolue entièrement en deux ou trois semaines. Il est rare que le rétrécissement périphérique du champ visuel soit régulièrement concentrique; d'ordinaire, on trouve, dans une direction, des lacunes, qui se sont développées en forme de secteurs *(Leber). Schweigger* relate un cas de rétrécissement énorme des deux champs visuels, avec une acuité excellente au centre, ayant abouti finalement à la cécité. Le trouble du sens chromatique porte d'abord sur le vert, qui est confondu avec le blanc ou le gris. Le bleu et le jaune sont reconnus relativement le plus longtemps.

L'atrophie atteint les deux yeux; cependant, au début, un seul œil peut s'entreprendre, l'autre restant indemne pendant des années.

Il n'est pas rare de rencontrer cette affection dans le ramollissement cérébral en foyers, dans la paralysie progressive des aliénés, souvent aussi dans l'épilepsie. Elle se présente également ment au cours de la sclérose multiple, mais ici, elle ne conduit pas à l'amaurose complète, ainsi que l'enseigne *Charcot*.

Le tabes dorsal, au contraire, amène relativement souvent l'atrophie du n. optique. D'après les observations de *Wharton Jones (British. méd. Journ.*, 24 Juillet 1869), on devrait mettre en cause le sympathique, en ce sens que la paralysie des n. vaso-moteurs conduirait d'abord à un état hyperémique, puis à l'atrophie du nerf. Ce qui infirme cette manière de voir c'est que jamais atrophie optique d'origine tabétique n'a montré de signes d'hyperémie. Nous reviendrons sur cette question au chapitre du tabes, où il sera fait mention du traitement.

L'atrophie congénitale du n. optique est souvent due à l'hérédité, aux mariages consanguins des parents : l'hydrocéphalie peut également en être la cause. Il est rare qu'elle soit consécutive à des lésions du crâne produites, pendant la naissance, par l'intervention de l'art.

Les affections du chiasma et des bandelettes optiques peuvent être traitées ensemble : elles offrent un vif intérêt pour les neuropathologistes, surtout à cause d'un symptôme morbide, l'hémiopie (hémianopsie, *Hirschberg),* que l'on rencontre souvent aussi dans les affections qui atteignent le centre cortical du n. optique, dans le lobe occipital. C'est la seule forme de troubles visuels que l'on puisse considérer avec certitude comme dépendant d'une affection centrale du n. optique; la lésion de l'écorce est d'autant plus probable que l'hémiopie se déclare subitement, comme unique symptôme, sans que rien ne se décèle à l'examen ophtalmoscopique. Au contraire, s'il existe en même temps d'autres symptômes, de l'aphasie, de l'hémiplégie, ou autres semblables, alors on doit éloigner la supposition d'une lésion corticale.

Par *hémiopie*, on entend, en général, la perte de la moitié, droite ou gauche, du champ visuel ; le patient atteint d'hémiopie droite ne voit que les objets situés dans la partie gauche du champ visuel, rien de ceux qui se trouvent dans la droite. Si l'hémiopie frappe les deux demi-champs visuels du même côté, de telle sorte que, dans un œil, le côté médian, dans l'autre, le côté temporal soient atteints, l'hémiopie est alors dite homonyme (latérale). Si ce sont les deux moitiés externes qui font défaut dans les deux champs visuels, on parle d'hémiopie médiane. Cette variété est plus rare et il semble que la perte des deux moitiés médianes ne se produise jamais. Il est exceptionnel de rencontrer une hémiopie supérieure ou inférieure, c'est-à-dire dans laquelle la ligne de démarcation est horizontale au lieu de verticale.

On s'explique facilement la possibilité de l'hémiopie dans les lésions du centre cortical de la vision, si on admet, et c'est l'opinion la plus répandue aujourd'hui, l'existence de la demi-décussation des fibres dans le chiasma, telle que nous l'avons décrite plus haut. On peut diviser la voie optique, depuis les bandelettes jusqu'à l'écorce du lobe occipital, en trois parties *(Wernicke)* : la première comprend le trajet du faisceau médullaire sagittal dans le lobe occipital — hémiopie homonyme, sans autre phénomène central; la seconde comprend le point d'immergence du faisceau médullaire sagittal dans la capsule interne et les ganglions terminaux des bandelettes, à savoir le pulvinar et le corps genouillé externe — hémiopie avec hémianesthésie; la troisième enfin comprend les bandelettes optiques pendant leur trajet à la base — hémiopie avec hémiplégie.

S'il se produit, dans l'étendue du centre cortical de la vision ou en un point du trajet de la couche médullaire sagittale du lobe occipital, une affection centrale bilatérale, on peut voir survenir, brusquement, une cécité bilatérale, que l'on devra considérer comme une hémiopie bilatérale double *(Wernicke)*. On recourt, pour la distinguer, à un moyen qui cependant ne mérite pas toute confiance, la « réaction hémiopique de la pupille » *(Heddaens, Wernicke)*. On projette, à l'aide d'un miroir, un rayon lumineux tantôt sur la moitié droite, tantôt sur la moitié gauche de la rétine et on observe la réaction de la pupille. Si l'on constate l'existence du réflexe normal, on peut en conclure que les bandelettes possèdent encore leurs propriétés conductrices et qu'il ne peut y avoir qu'une lésion bilatérale de la couche médullaire dans le lobe occipital ou dans le centre cortical de la vision. Le reflexe manque-t-il, alors on doit admettre pour cette demi-rétine qui ne donne pas de réflexe, une lésion des bandelettes optiques. Dans ce cas la perception de la lumière et le reflexe procèdent parallèlement.

On a également observé des manifestations hémiopiques dans les affections du chiasma, mais il ne s'agit pas là d'une hémiopie homonyme, mais d'une médiane; ainsi, dans le cas *d'Oppenheim*, où il existait une lésion gommeuse du chiasma (Voyez *Virchow's Arch.* 1886, Bd CIV, 2, pag. 306). Dans ces derniers temps, le même auteur a décrit une hémianopsie bilatérale oscillante, qui se montrait au cours d'une affection du chiasma et qui, pour lui, est le criterium de la syphilis de la base du cerveau (v. bibl.).

L'hémiopie peut aboutir à la guérison totale, si la cause de l'affection est susceptible de disparition, comme l'est, par exemple, un épanchement hémorragique ou une inflammation. Elle peut aussi rester stationnaire, sans aggravation des troubles visuels; le *statu quo*, qui s'établit souvent immédiatement après une apoplexie, peut ainsi durer des années, sans que l'on ait à redouter une seconde attaque, frappant le centre et l'autre bandelette à son tour: du moins, rien de semblable ne s'est jamais observé.

Fig. 5.

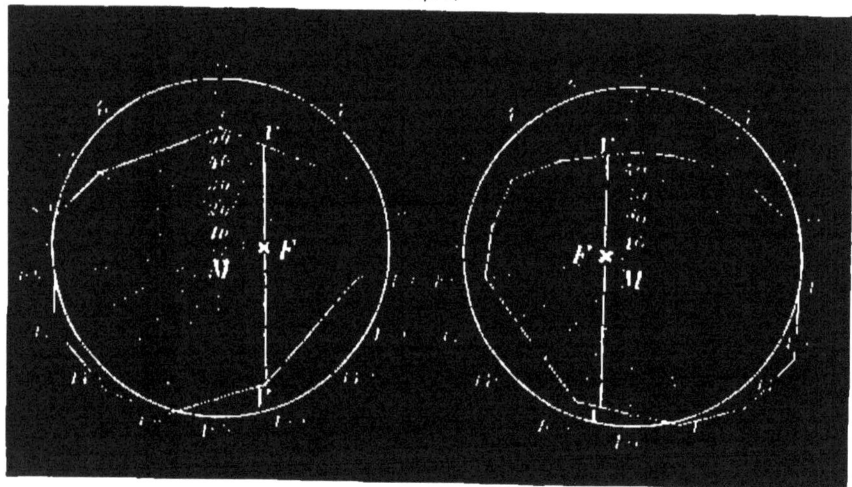

Chaque moitié de bandelette droite et gauche. — D'après Landolt.

La recherche de l'hémiopie chez un malade peut se faire *grosso modo*, de la façon suivante: on place le sujet vis-à-vis de soi, à une distance de deux pieds et on couvre, de la main, l'œil qu'on ne doit pas examiner. De l'œil resté libre, le patient fixe droit devant lui l'œil opposé de l'examinateur, celui-ci, enfin, a soin de fermer son autre œil. Cela fait, de sa main restée libre et tenue à peu près à égale distance du patient et de lui, l'examinateur explore son propre champ visuel, en suit les limites extrêmes et demande au malade s'il continue à voir cette main. On peut encore se servir d'un petit morceau de papier blanc, fixé à l'extrémité d'un porte-plume de couleur sombre, que l'on promène aux différents points du champ visuel, en faisant en sorte que le papier reçoive constamment un bon éclairage. Comme le point à fixer par le patient est précisément l'œil de l'examinateur, celui-ci peut immédiatement se rendre compte s'il ne dirige point son regard vers l'objet, et contrôler son champ visuel par le sien propre : de cette façon, jamais on ne porte l'objet au delà des limites du champ visuel (*Donders, Gowers*).

On pourra ainsi constater l'existence des grandes lacunes du champ visuel, mais il sera nécessaire, pour déceler celles de moindre importance, de recourir au périmètre. L'examen à l'aide de cet instrument ne pouvant être enseigné que pratiquement, nous ne nous attarderons pas à en donner la description ni le maniement. Les figures ci-jointes 5 et 6 montrent, l'une, le champ visuel normal de l'œil droit et de l'œil gauche, l'autre, le champ visuel dans un cas d'hémiopie du côté gauche.

Fig. 6.

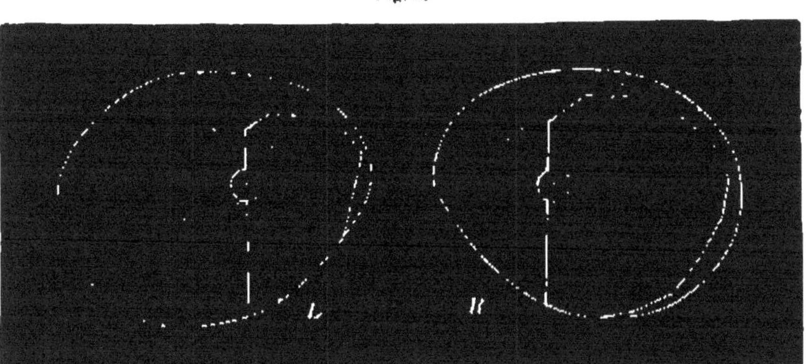

Champs visuels de l'œil gauche et de l'œil droit, dans une hémiopie du côté gauche (d'après Gowers).

Il est extrêmement probable que l'affection connue sous le nom de scotome scintillant (amaurose partielle fugace, hémianopsie temporaire), doit être regardée comme une affection du centre optique. Il s'agit d'une maladie procédant par attaques : il se forme dans le champ visuel de chaque côté, un point aveugle, qui s'allonge en forme de faux ou de fer à cheval, est animé d'un mouvement de scintillement et présente un contour en zigzag d'une couleur remarquablement éclatante. Après 15 à 20 minutes, il atteint la limite du champ visuel, s'évanouit en commençant par le centre, et le champ visuel s'éclaire comme auparavant. Dans la majorité, peut être dans la totalité des cas, le phénomène se montre dans les deux yeux, l'attaque dure $\frac{1}{2}$ à 3/4 d'heure, elle peut se représenter à reprises très variables, parfois une seule pendant la vie ; elle présente cette particularité de s'accompagner presque toujours d'accès de migraine. Les causes de l'attaque nous sont méconnues : s'il est vrai que les individus livrés aux travaux intellectuels y sont prédisposés, il existe bon nombre de cas où les excès *in baccho et in venere*, le refroidissement, etc., doivent être incriminés. Nous sommes désarmés contre l'affection elle-même : dans l'occurrence, on prescrira une diététique tonique et roborante, la quinine, et, avant tout, le repos corporel et intellectuel.

On n'est pas complètement d'accord sur la nature et sur le siége de ces amblyopies qui se montrent sous l'influence de certaines substances toxiques. Le plus souvent, toute altération appréciable fait défaut sur la rétine, et ce n'est qu'à une époque avancée que l'on peut constater un changement de teinte léger, partiel, de la papille optique.

Parmi les substances capables d'amener l'affection, il convient de citer au premier rang l'alcool, le tabac et le plomb.

L'amblyopie alcoolique est la plus commune : dans les cas légers, elle consiste en une simple amblyopie centrale, sans scotome notable, sans trouble du sens chromatique, sans rétrécissement du champ visuel. Dans une forme plus grave, où elle affecte une acuité remarquable, elle se montre à la suite d'excès d'eau-de-vie, surtout chez des individus habituellement sobres, et se traduit par une cécité presque complète. Après des récidives répétées, il se déclare une forme plus grave encore, l'atrophie douloureuse du n. optique, qui s'accompagne d'une décoloration de toute la papille. Il n'est pas rare de rencontrer dans ces cas un scotome central coloré, un scotome simple, un trouble du sens chromatique, s'étendant sur tout le champ visuel. L'examen ophtalmoscopique n'offre jamais rien de bien caractéristique à ce sujet. L'acuité visuelle descend rarement de plus de $^1/_{10}$—$^1/_{20}$, et la *restitutio in integrum* n'est pas impossible, même dans les degrés les plus avancés de la maladie. Les quelques recherches que l'on a pu faire sur l'optique, *post mortem*, semblent prouver qu'il s'agit d'une action nocive directe de l'alcool sur le nerf : celui-ci montrait, à différentes reprises, les signes de la dégénérescence graisseuse, avec ou sans cellules granuleuses, et un épaississement de la charpente conjonctive entourant les vaisseaux *(Erismann, Leber*, v. bibl.). On a démontré, depuis lors, que l'alcool peut agir de la même façon sur la périphérie des nerfs. Il n'existe aujourd'hui plus de doutes à cet égard.

L'amblyopie nicotinique, relativement plus rare que l'affection similaire de nature alcoolique, évolue d'une façon à peu près identique. Elle offre moins de gravité que l'autre, en ce sens qu'elle disparaît presque sûrement, *sublata causa*. Le diagnostic n'offre généralement aucune difficulté, à cause de la présence d'autres manifestations d'intoxication nicotinique chronique (troubles digestifs, palpitations, insomnie). L'affection semble ne se présenter que chez ceux qui font usage du tabac, ainsi les fumeurs et les chiqueurs : les fabricants, les ouvriers, qui sont exposés aux poussières de tabac et aux exhalaisons de la nicotine, ne paraissent pas, d'après nos observations, être sujets à contracter la maladie.

L'amblyopie par le plomb, amblyopie saturnine, est connue depuis plus longtemps et a fait l'objet de nombreuses recherches, sans être pour cela ni mieux connue ni mieux comprise que les précédentes : elle peut se présenter, soit avec un champ visuel normal, soit avec un scotome central, elle peut aussi amener un rétrécissement périphérique du champ visuel. On y a également observé de la névrite, à un haut degré, avec forte tuméfaction de la papille, et même des hémorragies péripapillaires : la cécité n'est pas une terminaison exceptionnelle. Dans certaines conditions, peu connues d'ailleurs, on peut voir s'établir subitement, sans que le pouvoir visuel ait subi auparavant la moindre altération, une cécité complète bilatérale, amaurose saturnine; d'ordinaire, elle est précédée d'une colique de plomb. Cette amaurose, qui rappelle celle de l'urémie, prend parfois une tournure favorable, aussi rapide qu'imprévue, dès que l'on a éloigné la cause.

On ne devra jamais négliger, pour la sûreté du diagnostic, d'ailleurs peu difficile, de porter son attention sur d'autres manifestations cérébrales, telles que attaques épileptiformes, hémiplégie, troubles de langage, qui font rarement défaut dans le cours de l'intoxication saturnine chronique.

On ne peut formuler de règle sur la fréquence relative de cette maladie; il n'est pas possible non plus de dire quelle est, dans l'industrie du plomb, l'occupation relativement la plus exposée, ni le temps que demande, pour son apparition chez l'ouvrier, l'affection oculaire qui nous occupe : la prédisposition individuelle joue ici un rôle aussi important qu'inexpliqué.

Quant au **traitement**, il sera avantageux, dans l'amblyopie alcoolique, d'avoir recours aux saignées locales, pratiquées avec le scarificateur de *Heurteloup*, aux dérivatifs intestinaux, aux diaphorétiques, et, plus tard, aux injections de strychnine. Le même traitement sera applicable à l'amblyopie nicotinique, abstraction faite des saignées. Contre l'affection saturnine, on prescrira les purgatifs, puis l'opium et les injections sous-cutanées de morphine. Dans les trois cas, la *summa lex* consiste dans l'éloignement complet et immédiat de l'agent nuisible. Lorsque cette condition ne peut être remplie, la guérison complète est toujours très douteuse.

Outre les substances dont nous venons de parler, la quinine, le mercure, sont également capables de déterminer des troubles visuels qui, à certains égards, peuvent ressembler aux affections décrites plus haut.

Bibliographie.

Tanquerel des Planches, Traité des Maladies de Plomb ou saturnines. Paris 1839, T. II, pag. 208—225.

Hirschler, Amaurosis saturn. Wien med. Wochenschr. Nr. 7 u. 8, 1866.

Haase, Amaurosis saturn. geheilt durch subcutane Morphiuminjection. Zehender's M. Bl. V, pag. 225—228. 1867.

Cyon, Die Lehre von der Tabes dorsalis. Berlin 1867.

Erismann, Ueber Intoxications-Amblyopien. Zürich. Diss. inaug. 1867.

Leber, Graefe's Archiv. Bd. XV, 3, pag. 60 ff. 1869.

Förster, Ueber den schädl. Einfluss des Tabakrauchens auf das Sehvermögen. Jahresber. d. schles. Gesellsch. für 1868.

Samelsohn, Zur Casuistik der Amblyopia saturn. Zehender's M. Bl. XI, pag. 246—250. 1873.

Hutchinson, Report on the prognosis in tobacco-amaurosis. Ophthalm. Hosp. Rep. VIII, 3. 1876.

Graefe-Saemisch, Handbuch der gesammten Augenheilkunde. Bd. V, Theil V.

Leber, Die Krankheiten des Sehnerven, pag. 757 ff. Leipzig 1877.

Reich, Zur Statistik der Neuritis optica bei intracraniellen Tumoren. Klin. Monatsschr. f. Augenheilk. XII. Stuttgart 1874.

Förster, Beziehungen der Allgemeinleiden u. Organerkrankungen zu Veränderungen u. Krankheiten des Sehorgans. Leipzig, Engelmann, 1877.

Plobin, Des troubles oculaires dans les maladies de l'encéphale. Paris, Baillière, 1880.

Magnus, Die Blindheit, ihre Entstehung und Verhütung. Breslau, Kern, 1883.

Grossmann, Zur Diagnostik der Augenkrankheiten mit Bezug auf Localisation von Cerebrospinalleiden. Wiener Klinik, X. Heft. Oct. 1884.

Schoeler und Uhthoff, Beiträge zur Pathologie des Sehnerven und der Netzhaut bei Allgemeinerkrankungen. Berlin, Peters, 1884.

Jacobson, Beziehungen der Veränderungen u. Krankheiten des Sehorgans zu Allgemeinleiden u. Organ-Erkrankungen. Leipzig, Engelmann, 1885.

Peltesohn, Ursachen u. Verlauf der Sehnervenatrophie. Centralbl. f. prakt. Augenheilk. pag. 45, 75, 106. 1886.

Bergmeister, Die Intoxicationsamblyopien. Wien 1886.

Gowers, a. a. O. pag. 87. 1886.

Michel, Ueber Sehnervendegeneration und Sehnervenkreuzung. Wiesbaden 1887 (Festschrift).

Nettleship, Lancet. 16. July 1887 (Chinin-Amblyopie).

Uhthoff, Untersuchungen über den Einfluss des chronischen Alkoholismus auf das menschl. Sehorgan. v. Graefe's Arch. Bd. XXXIII. Abthl. 1.

Oppenheim, Die oscillirende Hemiopia bitemporalis als Kriterium der basalen Hirnsyphilis. Berl. klin. Wochenschr. Nr. 36. 1887.

Deutschmann, Ueber Neuritis optica, bes. die sogen. Stauungspapille.
        Jena, Fischer, 1887.
Siemerling, Ein Fall von gummöser Erkrankung der Hirnbasis mit
        Betheiligung des Chiasma. Arch. f. Psych. XIX, 2, pag. 401 ff. 1888.

TROISIÈME CHAPITRE

Affections des nerfs fournissant aux muscles de l'œil, oculo-moteur commun, pathétique et abducteur ou oculo-moteur externe.

L'oculo-moteur émerge de la substance cérébrale, au bord interne du pédoncule cérébral, immédiatement au devant de la protubérance; il se dirige alors obliquement en avant et en dehors pour gagner la paroi externe du sinus caverneux, et, divisé en deux branches, il pénètre dans la cavité de l'orbite, à travers la fissure orbitaire supérieure. Sa branche supérieure (destinée aux m. releveur de la paup. sup. et droit supér.) est la moins volumineuse; des trois rameaux de sa branche infér., celui qui est destiné au petit oblique, est le plus long; les deux autres doivent innerver respectivement le droit infér. et le droit interne. Du plus long de ces trois rameaux (celui du petit oblique), se détache la courte racine du ganglion ciliaire, dont les fibres atteignent les muscles intérieurs de l'œil, le tenseur de la choroïde et le sphincter de la pupille: ces muscles sont donc également animés par l'oculo-moteur, tandis que le dilatateur de la pupille l'est par le sympathique.

Les noyaux de l'oculo-moteur, constitués par une colonne de cellules ganglionnaires multipolaires, se trouvent situés au dessus du faisceau longitudinal postérieur, entre celui-ci et l'aqueduc de Sylvius; les fibres radiculaires qui en sortent, réunies en plusieurs groupes, traversent le faisceau longitudinal postérieur, la région de la calotte, avec le noyau rouge et la substantia nigra, pour arriver à l'endroit d'émergence dont nous avons parlé plus haut.

L'expérimentation, aussi bien que l'observation clinique, attestent qu'il existe trois centres parmi les cellules ganglionnaires du noyau du nerf qui nous occupe: le premier de ces centres, le plus antérieur par sa position, représente *le centre pour le muscle ciliaire* (accommodation); le second, *le centre pour l'excitabilité réflexe de l'iris* à la lumière, et le troisième, de beaucoup le plus volumineux, *le centre pour les muscles externes de l'œil (Gowers)*. Il n'existe d'ailleurs, parmi les observateurs, encore aucune entente parfaite quant au nombre et à la position respective des divers noyaux et centres de l'oculo-moteur. Nous avons exposé, dans la figure schématique 8, la manière de voir de *Gowers*.

Il n'est pas douteux qu'il existe quelque part sur l'écorce cérébrale un centre cortical pour les muscles du globe oculaire et l'élévateur de la paupière supér., mais on n'a pas encore réussi à en déterminer exactement la localisation: très vraisemblablement, il se trouve situé dans le lobule pariétal supérieur ou dans le lobule pariétal inférieur (comparez *Exner, Untersuchungen über die Localisation der Functionen in der Grosshirnrinde des Menschen*. Wien, Braumüller, 1881, pag. 42 et suiv.).

Le pathétique, le plus grêle et le plus long des n. crâniens, a son origine apparente au côté dorsal, c'est-à-dire à la face supérieure du pédoncule cérébral, immédiatement en arrière des tubercules quadrijumeaux et en dehors du frein de la valvule de Vieussens, sous laquelle il se prolonge en décrivant un arc; puis il se dirige latéralement vers le bas, contourne le bord externe du pédoncule et atteint la base du crâne pour se porter ensuite en avant. Il traverse la dure mère, derrière l'apophyse clinoïde antérieure et parcourt un petit canal du sinus caverneux, à côté de l'oculo-moteur, atteint la fissure orbitaire supérieure, dont il traverse la membrane fibreuse, pour pénétrer dans l'orbite et se perdre à l'intérieur du m. grand oblique.

Fig. 7.

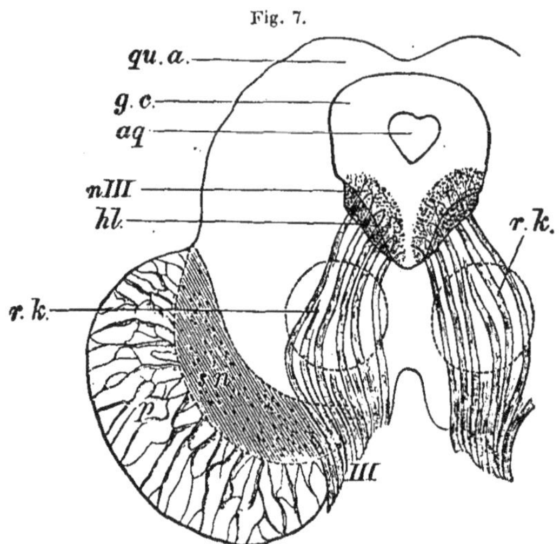

Coupe transversale au niveau des tubercules quadrijumeaux antérieurs.

qu. a. Tuberc. quadrij. antér., *g. c.* substance grise centrale, *aq.* aqueduc de Sylvius, *nIII* noyau de l'oculo-moteur, *hl.* faisceau longitudinal postérieur, *r. k.* noyau rouge (calotte), *s. n.* substant. nigra, *p.* pédoncule cérébral.

Le noyau du pathétique est situé à l'extrémité postérieure de ce même amas de cellules d'où naît l'oculo-moteur *(Wernicke)*, sous l'aqueduc de Sylvius, contre le faisceau longitudinal postérieur et plongé dans la

Fig. 8.

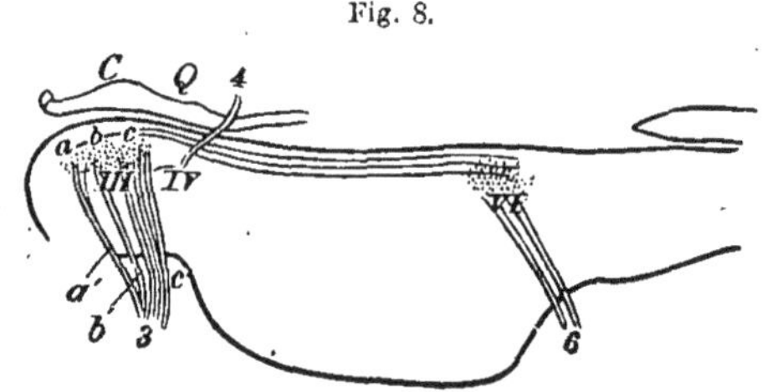

Coupe longitudinale schématique à travers la protubérance, intéressant les noyaux des nerfs crâniens fournissant aux m. oculaires. (D'après Gowers).

CQ Corp. quadrij., *aa' bb'* et *cc'* représentent le centre et les fibres nerveuses : *a* pour l'accommodation, *b* pour le réflexe de l'iris, *c* pour les muscles externes de l'œil. Tous les trois se trouvent dans l'oculo-moteur *(III)*. *IV* est le pathétique, *VI* l'abducteur.

substance grise du canal encéphalo-rachidien. La racine, qui en sort, arrive au côté interne de la racine ascendante du trijumeau (Fig. 9 *Vd*), se dirige alors, sous forme d'un faisceau arrondi *(IV')*, vers les tuberc. quadrij. postér., puis se croise, dans l'intérieur de la substance de la valvule de

Vieussens, avec la racine de l'autre côté, pour sortir enfin de la substance du cerveau en un point inversement situé à la position de son noyau.

L'abducteur ou oculo-moteur externe quitte la substance cérébrale au bord postérieur de la protubérance, entre celui-ci et les pyramides : de là, il se porte en avant, traverse la paroi postérieure du sinus caverneux à l'intérieur duquel il se place, entouré d'une gaine durale, à côté de la carotide interne. Il atteint, en passant par la fissure orbit. sup., le m. droit externe auquel il se distribue.

Fig. 9.

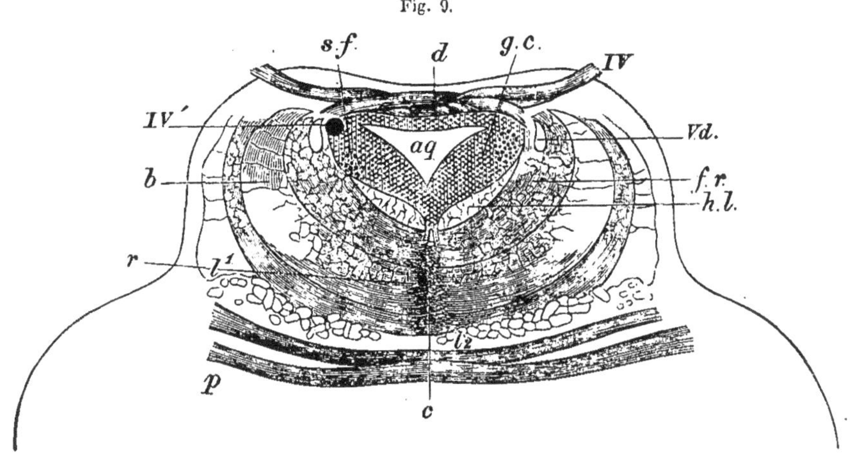

Coupe transversale au niveau de la calotte (D'après *Schwalbe*).

d. Entrecroisement du pathétique, *IV* pathétique à son émergence, *IV'* pathétique sectionné transversalement dans son trajet vers le noyau, *V.d.* racine ascendante du trijumeau (coupée transversalement), *aq* aqueduc, *g. c.* substance grise centrale, *s. f.* substance ferrugineuse, *b* pédoncule cérébell. sup. se croisant en *c*, *r* raphé, *f. r.* formation réticulée, *h. l.* faisceau longitud. postér.

Le noyau de l'abducteur, que l'on croyait autrefois en relation avec la racine du facial (d'où son nom de noyau facial-abducteur, *Meynert*, *Stilling*), se trouve au plancher du 4ᵐᵉ ventricule, dont il est séparé par l'épendyme. Partie de là, sa racine se dirige directement en avant, « s'approche de la ligne médiane en décrivant une légère courbe, puis s'en éloigne « cheminant ainsi, dans la portion pédonculaire de la protubérance, latéralement aux pyramides, et enfin, dans la région de la calotte, au côté interne de l'olive supérieure (v. fig. 10). La région de la calotte, en arrière du ruban de Reil, se trouve partagée, par les racines de l'abducteur et du facial en trois territoires contigus : *Meynert* a désigné les deux tiers internes sous le nom de champ des fibres motrices de la calotte.

Les différentes affections qui atteignent les nerfs animant les muscles de l'œil, appartiennent, surtout dans leurs détails, à l'ophtalmologie : elles constituent cependant, pour le diagnostic et le pronostic de certaines maladies du système nerveux, un élément tellement précieux, qu'il est indispensable de donner ici une description, si courte soit elle, de leurs symptômes et des méthodes d'investigation.

·Les affections isolées des muscles de l'œil consistent en des états de paralysie ou des états d'excitation (spasmes). A ce propos, remarquons immédiatement que les états d'excitation sont relativement plus tenaces que les paralysies, tandis que celles-ci sont de beaucoup les plus fréquentes.

Le siége de ces affections peut être central ou périphérique, cependant on n'a pas, jusqu'à présent, observé sûrement la lésion centrale du pathétique ou de l'abducteur.

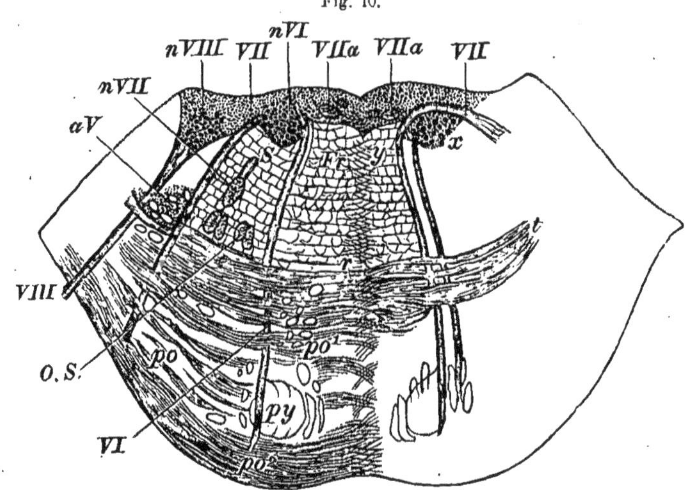

Fig. 10.

Coupe transversale de la protubérance (D'après *Schwalbe*).

n VI Noyau de l'abducteur, *VI* abducteur, *O. S.* olive supérieure, *a V* racine ascendante du trijumeau, *n VII* noyau du facial, *n VIII* noyau de l'acoustique (appelé noyau externe), *VII* partie émergente du facial, *po* fibres transvers. du pont qui se divisent en un plan supér., *po¹*, un plan profond *po²*, *py* voie pyramidale.

Par contre, nous connaissons une forme périphérique et une forme centrale de paralysie de l'oculo-moteur commun : la première atteint le tronc ou les branches, la seconde le noyau ou le centre cortical supposé du nerf dont il s'agit.

L'affection périphérique se caractérise par l'absence de tout symptôme cérébral, ce qui n'arrive que bien rarement dans l'affection centrale. Elle peut être due à quelque processus évoluant dans l'orbite, auquel cas le bulbe devient assez souvent proéminent et immobile. Son origine *a frigore* est probable, quand on l'observe au cours d'affections rhumatismales contractées par le fait du refroidissement. Elle se présente assez souvent dans la syphilis constitutionnelle, la diphtérie, les maladies infectieuses aiguës. Enfin, on l'observe exceptionnellement à la suite d'un traumatisme : dans un cas de ma pratique, il s'agissait d'un coup de corne de vache, reçu par un domestique, à l'œil droit; après la disparition des phénomènes réactionnels intenses, il persista, pendant des mois, une paralysie de l'élévateur de la paupière supérieure. La vision n'avait pas été endommagée.

La paralysie centrale s'observe au cours de la méningite, de la sclérose multiple, de la paralysie bulbaire progressive, et, par dessus tout, dans le tabes. Elle atteint, ou bien seulement les muscles intérieurs de l'œil, ou bien les m. extérieurs, rarement les deux à la fois. On l'a encore remarquée à la suite d'empoisonnement par les poissons *(Alexander. Bresl. ärztl. Zeitschr*. 3, 1888). La diplopie dont se plaignent les tabétiques n'est pas, il est vrai, un symptôme constant, ni pathognomonique, mais son développement brusque et passager chez des personnes paraissant jouir d'une bonne santé, doit toujours mettre en éveil et engager à procéder à un examen plus complet. La cause intime des paralysies temporaires des muscles des yeux chez les tabétiques, nous est aussi peu connue que leur siége anatomique.

Nous ne savons pour ainsi dire rien de la paralysie corticale de l'oculo-moteur : il est seulement acquis que la paralysie isolée de l'élévateur de la paupière supérieure peut se montrer au cours d'affections cérébrales telles que l'hémorragie cérébrale et l'hémiplégie consécutive : la raison en est peut-être dans ce fait *(Moebius)* que le releveur est le seul des muscles animés par les nerfs qui nous occupent, que la volonté puisse mettre en mouvement d'un seul côté : si son action était forcément liée à celle du même muscle du côté opposé, aucune paralysie ne pourrait s'y montrer. Ce « blépharoptosis cérébral » mérite d'ailleurs des recherches plus étendues.

Dans des cas tout à fait exceptionnels, on a vu s'établir, chez des individus dont la santé ne laissait rien à désirer, des paralysies des muscles de l'œil, qui pouvaient persister des années en dépit de toute intervention médicale, et ne s'accompagnaient d'aucune autre manifestation cérébrale ou spinale. Je possède plusieurs observations de ce genre, mais comme aucun de ces cas n'a été suivi de l'autopsie, je renonce à en parler plus longuement.

Nous parlerons en premier lieu des **symptômes** de la paralysie de l'oculo-moteur, notamment de la paralysie totale où toutes les branches nerveuses sont affectées en même temps.

La paupière supérieure tombe au devant de l'œil sans le moindre pli et la fente palpébrale peut à peine être légèrement entr'ouverte avec le secours du m. frontal. Pour peu que le globe oculaire dévie en dehors, tout mouvement lui est impossible, il ne peut plus être ramené en dedans : sa motilité vers le haut, est également perdue, assurée qu'elle était par les m. droit supér. et obl. infér. Les mouvements en dehors (droit ext.) sont au contraire complètement libres ; enfin, le bulbe peut être mu vers le bas par le grand oblique dont l'action propre, indépendante, apparaît alors librement à l'observateur : en effet le droit inf. n'agit plus, comme à l'ordinaire, pour concourir au mouvement vers le bas.

De la différence de direction des axes des deux yeux, résulte un phénomène fort apparent, la l o u c h e r i e ou s t r a b i s m e, qui, selon les muscles affectés, est convergent ou divergent. Le strabisme dû à une paralysie des m. de l'œil (« s t r a b i s m e p a r a l y t i q u e ») se distingue de celui qui est produit par une contracture des mêmes muscles (« s t r a b i s m e s p a s m o-d i q u e »), de la manière suivante : 1— Le dernier persiste dans toutes les positions de l'œil, tandis que le premier n'apparaît que dans la zone d'action du muscle affecté. 2— Dans le stra-bisme spasmodique, la déviatioñ secondaire de l'œil sain fait défaut (voir page 50).

La v i s i o n d o u b l e, « d i p l o p i e », liée au strabisme, trouble beaucoup le patient, surtout au début de l'affection, alors qu'il ne sait pas encore faire abstraction de l' « image fausse » perçue par l'œil affecté, et ne tenir compte que de l' « image vraie », que lui procure l'œil sain : cette formation de deux images l'affecte énormément. Plus tard, il s'efforce de fermer l'œil malade à l'aide d'une énergique contraction de l'orbicu-laire, ou bien il place la tête dans une position telle que l'action du m. paralysé ne soit pas mise en réquisition : il échappe de cette façon, non seulement au désagrément de la vision double, mais aussi aux conséquences de la « fausse projection du champ visuel », parmi lesquelles une sensation particulièrement désa-gréable, voisine du vertige, à laquelle on a donné le nom de v e r t i g e o c u l a i r e : nous y reviendrons plus tard.

Les phénomènes qui s'observent du côté des p u p i l l e s nous fournissent l'occasion de rappeler brièvement l'état normal des réactions pupillaires, telles qu'on les observe dans l'œil sain. La pupille réagit directement aux variations de lumière, se rétrécit à l'arrivée subite de celle-ci ; quand on couvre l'un des deux yeux, la pupille de l'autre s'élargit sympathiquement. Elle réagit encore dans la convergence et l'accommodation un peu forcées et se rétrécit dans les deux cas. Toutes ces réactions sont complètement abolies dans la paralysie totale de l'oculo-moteur : la pupille est médiocrement élargie et complètement immobile, aussi bien sous l'action des rayons lumineux que dans l'impulsion accommodatrice. Si la paralysie est incomplète, si le sphincter ou le tenseur de la choroïde, ou les deux, sont indemnes et qu'ainsi les muscles extérieurs seuls ne fonctionnent plus, alors la béance des pupilles pourra varier et réagira sous l'effort de l'accommodation.

Le phénomène d'*Argyll-Robertson*, encore nommé rigidité pupillaire *(Erb)*, s'observe fréquemment dans le tabes : il consiste dans la présence de la réaction des pupilles pour l'accommodation, et son absence pour la lumière (« réflexe »). On trouve en outre chez les tabétiques les pupilles le plus souvent contractées, très étroites, grosses comme une tête d'épingle — Myosis spinal.

L'inégalité des pupilles, l'anisocorie, n'est pas rare dans l'ataxie, non plus que dans la démence paralytique; elle ne se présente qu'exceptionnellement chez des gens d'ailleurs bien portants.

La paralysie de l'abducteur peut se montrer aussi bien d'un côté que des deux côtés; elle est relativement fréquente dans le tabes dont elle peut constituer pendant longtemps le seul symptôme initial : elle offre cette particularité que l'œil, une fois dévié de la ligne médiane vers l'angle interne, ne peut plus être ramené d'aucune façon vers l'angle externe. Tous les autres mouvements du globe oculaire sont conservés. On l'a parfois vue combinée à une paralysie faciale et *Moebius* a, dans ces derniers temps, publié un cas semblable où la paralysie était congénitale (v. bibliogr.).

La paralysie unilatérale du pathétique est toujours difficile à constater, même si le système musculaire de l'autre œil est complètement intact; on n'y parvient alors qu'à l'aide des doubles images; si la musculature de l'autre œil est, au contraire, frappée d'une paralysie de l'oculo moteur, il devient absolument impossible de la reconnaître : il faut alors recourir à une épreuve ophtalmologique spéciale permettant de fixer la limite d'action de l'oblique. La parésie bilatérale du pathétique est très rare; on ne l'a observée que dans quelques cas spéciaux de tumeurs de la glande pinéale. Les conditions anatomiques de son apparition sont complètement inconnues (v. bibl. *Remak*).

La paralysie du pathétique survenant en même temps qu'une paralysie de l'oculo-moteur peut être décelée par ce fait que, lorsque le regard se porte vers le bas, le mouvement de rotation caractéristique autour de l'axe longitudinal, fait défaut *(Wernicke)*.

Si plusieurs muscles d'un œil, innervés différemment, sont

frappés de paralysie, ou s'il se présente une paralysie musculaire des deux yeux, on parle alors d'ophtalmoplégie *(Hirschberg, Mauthner)*. Elle est dite extérieure ou externe, lorsque la musculature externe est seule atteinte, et interne, lorsque le système musculaire interne de l'œil est seul intéressé (sphincter, dilatateur, tenseur). Nous parlerons dans le 11e chapitre de cette section, de l'ophtalmoplégie progressive *(de Graefe)*, en traitant de la polioencéphalite supérieure.

On a récemment attiré l'attention sur des paralysies à répétition de l'oculo-moteur : *Mauthner* en a analysé quatorze cas : cette affection offre cette particularité qu'un seul oculo-moteur, et toujours le même, est frappé de paralysie, et cela dans toutes ses branches. Le sexe féminin y semble prédisposé ; la fréquence et la durée des attaques sont variables : la première, de 4 semaines à un an, la seconde, depuis 1 jour jusqu'à 3, 4 et même 6 mois. Il peut ou non coexister des symptômes nerveux plus étendus, tels que migraines, vertiges, etc. Pendant l'intervalle des attaques, qui parfois se représentent pendant toute la vie, on remarque assez souvent un léger reste de paralysie *(Moebius, Remak)*. Les matériaux dont nous disposons ne nous permettent pas de décider si, dans tous les cas, on doit admettre une lésion anatomique, ou si, dans certaines circonstances, il ne s'agit pas d'un trouble purement fonctionnel ; nous ne pouvons pas nous prononcer avec plus de certitude sur la question de savoir si l'affection doit être rangée parmi les affections centrales ou les affections périphériques. Le cas publié par *Richter* (v. bibl.) prouve que, dans certaines circonstances, son origine peut être périphérique : il s'agissait en effet d'un néoplasme développé à l'intérieur du nerf lui-même.

Lorsque l'on soupçonne chez un sujet une paralysie des muscles de l'œil, il s'agit de rechercher les défectuosités qui peuvent exister dans la motilité du bulbe. Pour cela, après avoir immobilisé la tête du patient, on lui fait fixer avec les deux yeux un doigt que l'on promène devant lui, dans toutes les directions, en observant bien si les mouvements du bulbe s'opèrent tout à fait symétriquement. S'il existe une défectuosité de motilité dans la zone d'action d'un muscle affecté (« déviation primaire »), on remarque parfois, dans le mouvement de rotation extrême du bulbe, une sorte de tremblement qui ressemble au nystagmus. Il peut très bien se faire, surtout lorsque l'on innerve fortement le muscle, que la parésie reste tout d'abord inaperçue, mais le muscle correspondant de l'autre œil reçoit dans ce cas, une innervation tellement exagérée que l'effet, dans ce dernier, dépasse les limites normales; c'est la déviation secondaire de l'œil sain qui se produit alors. Pour la mettre en évidence, on commence par couvrir de la main l'œil indemne, tandis que de l'autre, on fait fixer fortement un point situé devant le patient, de façon à avoir de ce côté l'action musculaire limite; on couvre cet œil et on examine si l'œil sain se trouve bien dans la direction de l'objet à fixer.

Mais cette méthode peut ne donner aucun renseignement; on devra alors recourir à la recherche des doubles images: on place devant l'œil du patient un verre coloré, en lui recommandant de suivre attentivement du regard la flamme d'une bougie, que l'on promène de part et d'autre en veillant naturellement que la tête du sujet reste immobile. Un muscle est-il affaibli ou paralysé, le patient accuse l'existence de deux images dans le domaine d'activité du muscle atteint, images qui sont d'autant plus éloignées l'une de l'autre, que le muscle malade est plus fortement innervé. Mais, supposons que, son regard étant dirigé vers la gauche, le patient voie double, il s'agira encore de décider si c'est le droit externe gauche ou le droit int. droit, qui est en faute, car les deux concourent au mouvement vers la gauche. Il suffit, pour cela, que le patient nous dise si l'image double est homonyme ou croisée, en d'autres termes si l'image colorée se trouve du côté de l'œil couvert par le verre coloré ou du côté contraire (respectivement diplop. homonyme et diplop. croisée); dans le premier cas c'est l'abducteur (droit ext.), dans le second, l'oculo-moteur (droit int.), qui est malade. Pour approfondir l'étude de la double image dans les paralysies oculaires, on se servira avec avantage du tableau schématique composé à Paris par *Landolt*, traduit et commenté par *Magnus* (v. bibliogr.).

Les troubles suivants peuvent être apportés aux mouvements latéraux associés des yeux vers la droite et vers la gauche *(Wernicke)* :

1. — « Déviation conjuguée des yeux » : elle consiste dans la persistance de la direction du regard des deux yeux vers un seul côté : les mouvements vers le côté opposé ne sont possibles qu'au prix d'un effort énergique de la volonté. Nous aurons à revenir sur ce symptôme en parlant de l'hémiplégie.

2. — « Paralysie du regard » : ici, la motilité des yeux s'est fixée d'une façon permanente d'un seul côté, de sorte que le malade est tout à fait hors d'état de jeter un regard du côté opposé; il y a paralysie de l'abducteur d'un côté et du droit interne de l'autre, et la direction des yeux

ne concorde pas avec le siége de la lésion, mais avec le côté inverse. La lésion elle-même se trouve dans la moitié latérale de la protubérance, dans le voisinage du noyau de l'abducteur. Si les deux centres qui sont d'ailleurs assez rapprochés l'un de l'autre, sont frappés de paralysie, alors les deux yeux restent dirigés droit devant eux : les mouvements latéraux sont supprimés, tandis que la motilité dans le sens vertical, avec jeu normal de la paupière supérieure, est parfaitement intacte *(Wernicke)*.

3. — Les mouvements des globes oculaires peuvent devenir impossibles vers le haut et vers le bas, avec conservation de la motilité dans le sens horizontal. Cette forme de paralysie associée, à laquelle peut se joindre encore celle de la paupière supérieure, est provoquée par une lésion du centre situé dans la substance grise du troisième ventricule et de l'aqueduc de Sylvius, c'est-à-dire dans le territoire du noyau de l'oculo-moteur : s'il y a coexistence d'hémiplégie, on peut admettre une atteinte des voies pyramidales au niveau du tubercule quadrijumeau supérieur, de la commissure postérieure et de la partie avoisinant la couche optique *(Wernicke)*.

Le traitement des paralysies des muscles de l'œil est d'une efficacité douteuse et s'accompagne rarement d'un succès rapide. D'ordinaire, on essaie l'iodure de potassium à l'intérieur, dont l'emploi peut être justifié par l'existence antérieure d'une affection syphilitique : très souvent, on n'en obtient aucun résultat même après une administration de plusieurs mois. Le traitement électrique sera appliqué de telle façon que le courant parcoure toute la voie des muscles oculaires ; pour cela, on pose une électrode sur la paupière fermée de l'œil malade et l'autre sur la nuque, ou bien, on fait passer transversalement le courant par les apophyses mastoïdes : électrode moyenne, courant faible, durée 1 à 2 minutes, 4 fois par semaine. On a parfois la chance d'obtenir, par une galvanisation de longue durée, une amélioration ou même la disparition complète de la paralysie ; il reste cependant très douteux que le traitement puisse être vraiment efficace, vu qu'il est complètement impossible d'exciter, par l'électricité, le muscle de l'œil qui est en souffrance. Pour la même raison, on ne pourra poser l'électro-diagnostic de la paralysie des muscles oculaires (v. *Erb, Electrotherapie,* p. 428).

Nous passerons sous silence les irritations spastiques des muscles des yeux, que l'on observe dans diverses affections cérébrales et consistant, entre autres, en des mouvements de rotation des yeux, leurs déplacements; nous voulons seulement rappeler ici une sorte de mouvement convulsif qui ne peut rester inconnu des neuropathologistes, le nystagmus. On désigne sous ce nom un certain mouvement oscillatoire qui se produit dans les yeux, dans un sens déterminé (surtout horizontalement, n. oscillatoire). Ces oscillations ne mettent pas obstacle aux déplacements volontaires des globes oculaires, mais sont elles-mêmes hors de la dépendance de la volonté. Le plus souvent on les observe des deux côtés, et il n'est pas difficile de constater que l'action de regarder fixement le malade ou de changer la direction de son regard, influe singulièrement sur leur rapidité et leur amplitude. Parmi les causes étiologiques, on a coutume de citer une faiblesse de la vue datant de la première enfance : on suppose que les fonctions de la rétine ont été troublées à une époque où ces fonctions ont à agir d'une façon déterminante et régulatrice, pour obtenir une position normale et fixe des deux yeux *(Graefe)*. Quoi qu'il en soit, il existe à cela des exceptions incontestables :

1. — C'est un fait connu de tous que le nystagmus peut dans certaines circonstances constituer, *in optima forma*, une maladie professionnelle : ainsi, il se montre très souvent chez les mineurs, astreints à faire des efforts oculaires dans l'obscurité *(Schröter, Mooren, Nieden, Förster,* et autres. Voir également là-dessus *Hirt, Krankheiten der Arb.,* p. 189, Leipzig 1878).

2. — Le nystagmus se produit au cours de certaines affections nerveuses, accompagnant peut-être une anémie cérébrale intense et répétée *(Knoll, Ueber die nach Verschluss der Hirnarterien auftretenden Augenbewegungen. Sitzgs.-Ber. d. Akadem. d. Wissensch. in Wien,* III. Abthlg., 1886). Comme on le voit, dans ces deux cas où l'acuité visuelle est généralement bonne, la cause doit être cherchée dans d'autres considérations que celles dont il a été question plus haut : le nystagmus des mineurs provient tout simplement des efforts que ceux-ci doivent accomplir, avec les yeux, dans un éclairage insuffisant, et le nystagmus qui se montre au cours de certaines maladies du système nerveux, particulièrement de la sclérose multiple, du tabes et de l'épilepsie, doit être envisagé comme un symptôme de la maladie et rapporté aux mêmes influences que l'affection fondamentale elle-même. Une récente observation que j'ai publiée (v. *Deutsche Med. Wochenschr.* Nr. 30, 1887), prouve que le nystagmus peut aussi compter parmi les manifestations de l'hystérie, et persister pendant toute la durée de cette affection.

Bibliographie.

Kahler & Pick, Zur Localisation central bedingter, particller Oculomotoriuslähmungen. Arch. f. Psych. u. Nervenkr. X, pag. 334. 1880.

Lichtheim, Ueber nucleäre Augenmuskellähmungen. Schweizer. Corresp. Bl. XII, 1, 2. 1882.

Leeser, Die Pupillarbewegung in physiologischer und pathologischer Beziehung. Wiesbaden, Bergmann, 1881 (mit sehr vollständiger Literatur).

Blanc, Le nerf moteur oculaire commun et ses paralysies. Paris, Delahaye & Lecrosnier, 1886.

Heddaeus, Die Pupillarreaction auf Licht, ihre Prüfung, Messung und klinische Bedeutung. Wiesbaden, Bergmann, 1886.

Parinaud-Juler, Paralysis of the movement of convergence of the eyes. Brain. Oct. 1886.

Mauthner, Die nicht nucleären Lähmungen der Augenmuskeln. Wiesbaden, Bergmann, 1886.

Mauthner, Die Nucleärlähmung der Augenmuskeln. Wiesbaden, Bergmann, 1886.

Schmidt-Rimpler, Beitrag zur Diagnose der Nucleärlähmung. Centralbl. f. prakt. Augenheilkunde, pag. 276. 1886.

Moebius, Ueber die Localisation der Ophthalmoplegia exterior. Centralbl. f. Nervenheilk. IX, 17. 1886.

Richter, Ein Fall von typisch ricidivirender Oculomotoriuslähmung mit Sectionsbefund. Arch. f. Psych. und Nervenkrankh. XVIII, 1, pag. 259. 1887.

Westphal, Ueber einen Fall von chronischer progressiver Lähmung der Augenmuskeln (Ophthalmoplegia externa) nebst Beschreibung von Ganglienzellengruppen im Bereiche des Oculomotoriuskernes. Arch. f. Psych. und Nervenkrankh. XVIII, 3, pag. 846. 1887.

Blanc, L'ophtalmoplégie nucléaire. Arch. génér. de Méd. Janvier 1887, pag. 57.

Beevor, Ophthalmoplegia externa. Brit. med. Journ. 19. March 1887.

Lee, Henry, On the functions of the fourth pair of Nerves. Lancet. 1. Febr. 1887, pag. 9.

Wattewille, Lähmung der Convergenzbewegungen der Augen im Beginn der Tabes. Neurol. Centralbl. Nr. 10. 1887.

Kojewnikoff, Ophtalmoplégie nucléaire. Progr. méd. Nr. 36. Septbr. 1887.

Suckling, Brain. XXXVIII, pag. 241. 1887 (Migräneanfälle, jedesmal gefolgt von vorübergehender Oculomotoriuslähmung).

Senator, Ueber periodische Oculomotoriuslähmung. Zeitschr. f. klin. Med. XIII, 3, 4, pag. 252. 1887.

Salgó, Die unregelmässigen Reactionen der Pupillen. Wien. med. Wochenschr. 45. 1887.

Lemoine, De la Blepharoptose cérébrale. Revue de Méd. VII, Mr. 7. 1887.

Landolt-Magnus, Uebersichtliche Zusammenstellung d. Augenbewegungen im physiolog. und pathol. Zustande. Breslau, Kern, 1887.

Sigaud, Progr. méd. 36. 1887 (d'après une autopsie, le centre cortical de l'oculomoteur serait situé dans le pli courbe).

Bull, Passive motion in the treatment of paralysis of the ocular muscles. New-York med. Record. XXXII. Aug. 1887.

Wadsworth, Ibid. Aug. 1887 (Paralysie à répétition de l'oculomoteur).

Remak, E., Doppelseitige Trochlearisparese. Neurol. Centralbl. f. 1888.

Bernhardt, Beitrag zu der Lehre von den basalen und nucleären Augen-
      muskellähmungen. Arch. f. Psych. XIX, 2, pag. 505. 1888.
Moebius, Ueber angeborene doppelseitige Abducens-Facialislähmung.
      Münchener med. Wochenschr. 6. 1888.

QUATRIÈME CHAPITRE.

Maladies du trijumeau.

Le trijumeau, à sa sortie, est le plus volumineux des nerfs crâniens.
Il abandonne le cerveau par deux racines distinctes, l'une, antérieure, petite,
exclusivement motrice, l'autre, postérieure, plus importante, qui est la
portion sensible. Son point d'émergence se trouve à la base de la protubérance, ses limites latérales répondent aux pédoncules cérébelleux moyens.

Fig. 11.

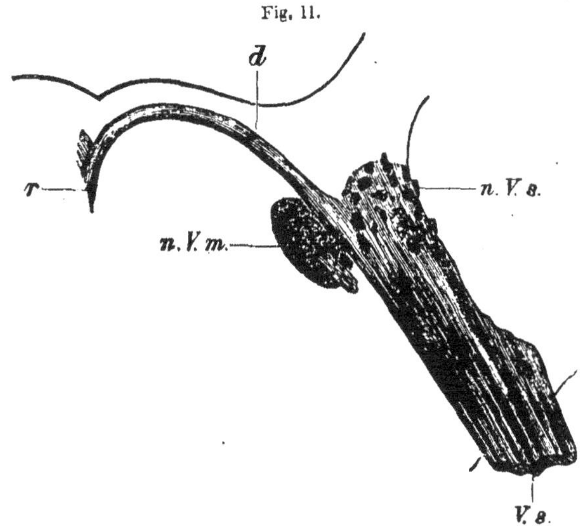

Noyau du trijumeau (D'après Schwalbe).

n. V. s. Noyau de la racine sensible, n. V. m. Noyau de la racine motrice, d Faisceau se dirigeant
vers le raphé, r. V. s. Racine sensible.

Les deux racines s'unissent et atteignent une cavité, la dépression de Meckel,
formée par la dure-mère sur l'extrémité interne de la face supérieure de la
pyramide du rocher, là même où la racine postérieure forme un ganglion
semi-lunaire, le ganglion de Gasser. De ce ganglion sortent les trois branches,
l'ophtalmique, le maxillaire supér. et le maxillaire infér., qui quittent la
cavité du crâne par la fissure orbitaire supérieure, le trou rond et le trou
ovale.

Le trijumeau possède deux noyaux, un moteur et un sensible. Le
premier, le moins considérable, situé dans la région latérale de la calotte,
possède des cellules ganglionnaires dont la dimension est relativement considérable (60 à 70 μ suivant leur plus grand diamètre); le noyau sensible, plus
volumineux, est situé en dehors du précédent : les cellules ganglionnaires
qu'on y trouve plongées dans la masse de substance grise, sont de très petite
taille (20 à 30 μ).

Les opinions, concernant l'o r i g i n e d e s d e u x r a c i n e s, sont extrêmement variées, et il n'y a que bien peu de choses que l'on puisse considérer
comme certainement acquis. Il est certain que la racine motrice sort du
noyau moteur; qu'il existe, de plus, un certain nombre de minces fibres
nerveuses qui, venues de tout au dessus dans la région des tuberc. quadrij.
ant., descendent, sur le côté de l'aqueduc de Sylvius, pour se diriger vers le
point d'émergence du trijumeau, dont elles viennent renforcer la racine sensible. Ces faisceaux constituent la
racine descendante du trijumeau (antérieure ou supé-
rieure de *Henle*). Sur une coupe
transversale passant par la protubérance (v. fig. 9 V d), cette racine
présente une section semi-lunaire à
convexité dirigée en dehors. Il est
probable, mais non prouvé, que
la racine sensible sort du noyau
sensible dont il a été question plus
haut. Rappelons en outre que déjà
dans la région du second nerf cervical, vers le sommet de la corne
postérieure, on peut suivre une traînée longitudinale de filaments nerveux, dont la coupe transversale, en
forme de demi-lune, est bien caractéristique : ce faisceau gagne en dimensions au fur et à mesure qu'il s'élève,
et on le poursuit vers le haut jusqu'au point d'émergence du nerf de
la cinquième paire. Des coupes longitudinales convenables démontrent
clairement comment ce faisceau longitudinal devient une partie principale de la racine sensible du trijumeau : il a reçu le nom de g r a n d e
r a c i n e a s c e n d a n t e. La fig. 12
le représente coupé transversalement.

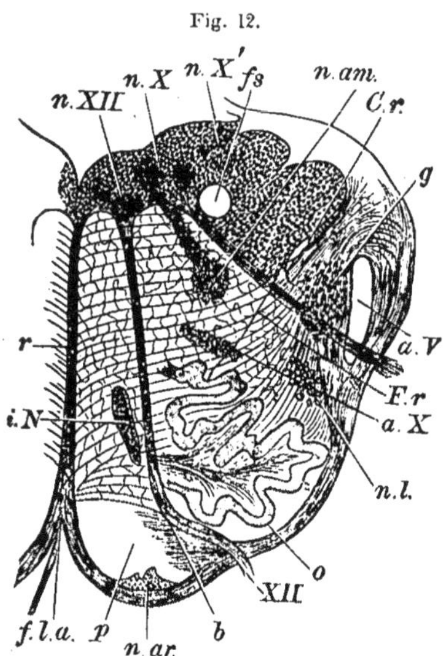

Fig. 12.

*Coupe transversale de la moelle allongée
(d'après Schwalbe).*

a. V Racine ascendante du trijumeau, *n. XII*
Noyau de l'hypoglosse, *n. X* et *n. X'* Noyau
du vague, *XII* N. hypoglosse, *fs* Faisceau
solitaire (faisceau respiratoire), *p* Faisceau
pyramidal, *o* Olive, *i. N* Noyau justa-olivaire
interne, *f. l. a.* Fissure longitudinale antérieure, *n. am.* Noyau ambigu.

On ne connaît pas encore d'une façon certaine le c e n t r e c o r t i c a l
du trijumeau. Cependant, eu égard aussi bien aux expérimentations sur les
animaux qu'aux observations cliniques (d'ailleurs en trop petit nombre), on a
toute raison de supposer qu'il se trouve, du moins pour ce qui regarde la
partie motrice du nerf, dans la région antérieure de la fosse sylvienne. Nous
ne savons rien concernant la portion sensible.

Les affections du trijumeau se divisent avant tout, en centrales et en périphériques : parmi les premières, nous rangeons
la lésion corticale et la lésion bulbaire du trijumeau ; parmi les
secondes, les lésions intra-crâniennes et les lésions extracrâniennes. Le trijumeau, on le sait, est un nerf mixte, c'est-à-
dire qu'il se compose de fibres sensibles et de fibres motrices,
les premières, il est vrai, en majorité, les secondes cependant
très importantes et contenues dans sa troisième branche.

Puisque c'est toujours l'excitation, ou la dépression qui est en jeu, il en résulte qu'au point de vue clinique il nous faudra distinguer, pour la portion sensible du nerf, l'hyperesthésie (névralgie, névrite) de l'anesthésie, et pour la portion motrice, l'hyperkinésie (convulsion) de l'akinésie (paralysie, parésie).

I. Affections centrales du trijumeau.

Des affections centrales du trijumeau, les unes sont dues à l'augmentation de l'excitation du centre cortical, les autres à la paralysie de ce centre (faiblesse relative, parésie). A la première catégorie appartiennent les contractures, à la seconde, les paralysies de l'appareil musculaire de la mastication.

La crampe des muscles masticateurs (trismus, crampe faciale masticatoire, *Romberg)* se montre souvent comme manifestation partielle de convulsions générales *(Senator, Petrina, Seligmüller)*. Ce n'est que très rarement qu'on l'observe comme indépendante, isolée de toutes convulsions plus étendues *(Lépine, Pfungen, v. Langer)*. On distingue une forme tonique, dans laquelle les rangées dentaires sont fortement pressées les unes contre les autres par l'action de la mâchoire inférieure et dans laquelle les masséters (d'ordinaire des deux côtés) acquièrent une dureté ligneuse, et une forme clonique qui imprime à la mâchoire inférieure des mouvements dans tous les sens, verticalement et horizontalement, donnant lieu ainsi à des mouvements convulsifs de mastication. Un de mes clients, souvent atteint de légères attaques apoplectiques, présente chaque jour, des heures durant, des mouvements de mastication, qui parfois deviennent si prononcés que, malgré lui, il lui arrive souvent, en fumant, de trancher le bout de son cigare.

L'affection est souvent de nature réflexe : une irritation dentaire, la périostite du maxill. infér., des douleurs de la face, peuvent en être le point de départ. Dans certains cas, il peut réellement s'agir d'une affection corticale, cependant nous ne possédons à ce sujet aucune confirmation *post-mortem*.

La paralysie des muscles de la mastication se présente plus rarement que la contracture; *Barlow, Oulmont* et *Kirchhoff,* qui en ont rapporté des exemples, ont trouvé des lésions de l'écorce cérébrale ou bien isolées, ou bien associées à des lésions d'autres parties du cerveau. Tous les cas avaient ceci de commun, au point de vue anatomo-pathologique, que les lésions corticales étaient toujours bilatérales, atteignaient ainsi les deux centres d'innervation. La première observation qui ait relaté une lésion unilatérale, a été publiée par moi (v. bibl.).

Elle confirme l'opinion que le centre cortical du trijumeau comprend le tiers inférieur de la circonvolution centrale antérieure et le pied voisin des 2e et 3e circ. frontales ; elle démontre encore qu'une lésion cérébrale siégeant d'un seul côté (le gauche dans le cas qui nous occupe), est suffisante pour amener une paralysie bilatérale des muscles de la mastication. La lésion avait été déterminée par un psammome qui, gros comme une noisette, siégeait sur la dure-mère et la partie du cerveau dont nous venons de parler : à son niveau, la substance cérébrale semblait ramollie et déprimée. La faiblesse des muscles masticateurs avait acquis un degré très élevé, et le cas était d'autant plus intéressant qu'il y avait en même temps coexistence de douleurs faciales se montrant par accès, et de convulsions dans la région gauche de la face.

La parésie et la paralysie des muscles de la mastication se rencontrent parfois comme manifestation partielle de la paralysie bulbaire progressive et de la paralysie pseudobulbaire. Sans vouloir contester *à priori* qu'elles puissent également subsister comme maladie purement périphérique, atteignant isolément la portion motrice de la troisième branche, il faut cependant bien reconnaître que rien de semblable ne s'est encore offert à l'observation. L'examen électrique permettrait seul de poser le diagnostic entre l'affection centrale et l'affection périphérique : s'il se montre, sous l'influence de l'excitation faradique et galvanique de ces muscles, une réaction qui ne diffère de la normale ni en intensité, ni en qualité, on peut conclure à une lésion centrale ; dans le cas contraire, si, par exemple, on constate la réaction de dégénérescence, le siége est périphérique. Dans ce dernier cas seulement, l'affection est accessible au traitement électrique, sans que pour cela, on puisse en attendre beaucoup de succès ; nous sommes au contraire complètement désarmés contre la maladie centrale.

Nous ne connaissons pour ainsi dire rien des affections pouvant atteindre les n o y a u x et l e s r a c i n e s d u t r i j u m e a u dans le pont de Varole : les connaissances anatomiques concernant ces noyaux et ces racines sont d'ailleurs elles-mêmes très-incomplètes. On n'a pas encore pu établir si ces affections peuvent se rencontrer isolées, ou bien plutôt, si elles ne font pas toujours partie de quelque processus atteignant en même temps les centres nerveux du bulbe ; il semble cependant que les centres du trijumeau soient affectés relativement tôt dans le cours de certaines maladies générales du système nerveux, telles que la sclérose multiple et particulièrement le tabes. *Erben (Wiener med. Blätter*, Nr 43, 44. 1886) prétend avoir remarqué qu'il se produisait, chez les tabétiques, des accès très pénibles d'une paresthésie du goût, siégeant dans l'arrière bouche et très marquée surtout au bord antérieur de la langue, accompagnée d'anesthésie dans le domaine de la troisième branche du trijumeau. On pourrait, par analogie avec les crises gastriques que l'on rapporte à une affection du noyau du vague, faire remonter ceci à une atteinte des nerfs gustatifs. Il existe également une anesthésie centrale du trijumeau : abstraction faite de ce qu'elle peut affecter les deux côtés à la fois, ses symptômes peuvent la faire confondre complètement avec la périphérique : son origine centrale pourra être décélée par la participation, du même côté, d'autres nerfs, aussi bien sensibles que moteurs, au processus morbide *(Romberg)*. L'obstacle à la conduction peut se trouver à la base du crâne.

Bibliographie.

Romberg, Lehrbuch der Nervenkrankheiten des Menschen. 3. veränderte Auflage. Berlin 1853, pag. 367 ff.
Senator, Berl. klin. Wochenschr. 4. 1879.
Petrina, Prager Vierteljahrschrift. Bd. 133.
Seligmüller, Archiv für Psychiatrie. Bd. VI, pag. 825.
Gerhardt, Festschrift der Würzburger Universität. Leipzig 1882.
Barlow, Brit. med. Journ. 28. July 1877.
Oulmont, Revue mensuelle 1877.
Kirchhoff, Arch. f. Psychiatrie. Bd. XI, pag. 133.
Hirt, Zur Localisation des corticalen Kaumuskelcentrums beim Menschen. Berl. klin. Wochenschr. Nr. 27. 1887.

II. Affections périphériques du trijumeau.

Le nerf peut être atteint dans sa partie périphérique intra ou extra-crânienne. Si l'affection s'attaque au tronc et s'étend à toutes les trois branches, la distinction du siége peut n'être pas toujours facile ni même possible. Dans l'état actuel de nos connaissances, il nous est impossible de distinguer si le mal siége ou sur le tronc nerveux en deçà du ganglion de Gasser, ou sur ce ganglion lui-même, ou enfin, sur les branches après leur sortie de la cavité crânienne.

On ne pourra admettre, avec quelque vraisemblance, que le tronc nerveux est atteint en deçà du ganglion de Gasser, que si le territoire sensible complet du nerf se trouve en souffrance et s'il se montre, en même temps, des troubles trophiques d'une certaine étendue ; pour le moment, on ne peut pas attacher grande importance pratique aux maladies du ganglion de Gasser lui-même (inflammations, néoplasmes, ramollissement).

Le diagnostic du siège de l'affection deviendra facile au

contraire, si le mal, au lieu de frapper le tronc, atteint les ramifications extrêmes des branches nerveuses : nous aurons ainsi à étudier, parmi les affections intracrâniennes, les maladies des plus fines ramifications du trijumeau dans la dure-mère, et parmi les extracrâniennes, celles de ses branches qui s'épanouissent sur la face et dans les fosses nasales.

A. *Maladies intracrâniennes.*

Le mal de tête, céphalée. La migraine, hémicrânie.

Il est à peu près certain que les cas de céphalalgie idiopathique, sans intervention du trijumeau et spécialement de ses terminaisons dans la dure-mère (v. p. 5), ne se présentent qu'exceptionnellement. Il nous a donc paru convenable de traiter ici ce symptôme morbide, tout en prévenant cependant que nous allons nous trouver en présence d'états très disparates, tant au point de vue étiologique que pathologique.

Il s'agit en premier lieu de bien déterminer si la céphalalgie est simplement un symptôme lié à une autre affection, ou si elle constitue une maladie indépendante. Lorsqu'elle se montre au début d'une grave maladie générale, d'une maladie infectieuse aiguë, par exemple, ou lorsqu'elle apparaît au cours d'une affection organique du cerveau, telle qu'une tumeur, ou enfin, lorsqu'elle se manifeste liée à de notables troubles de nutrition, comme dans la chlorose et l'anémie, personne assurément ne s'avisera de la prendre pour une maladie indépendante, idiopathique, contre laquelle il faille diriger une thérapeutique spéciale : elle ne représente qu'une manifestation partielle de l'affection fondamentale et sera traitée en conséquence.

Il en est autrement de cette céphalalgie qui, procédant par accès ou existant d'une manière continue, atteint, pendant de longues années, certaines personnes d'une santé générale irréprochable, chez lesquelles un examen minutieux, plusieurs fois répété, n'a fait découvrir aucune affection. Dans ces conditions, il faut bien admettre une c é p h a l a l g i e e s s e n t i e l l e, idiopathique, et l'on doit s'efforcer de déterminer : *a)* son siége, *b)* ses particularités et sa marche, *c)* son étiologie, et *d)* sa thérapeutique.

a) Le **siége** de la c é p h a l a l g i e ne peut presque jamais être fixé d'une façon certaine.

Cependant, étant donné que la substance cérébrale elle-même est insensible, on est autorisé à admettre que ce sont les terminaisons sensibles du trijumeau dans la dure-mère, qui interviennent pour produire cette céphalalgie.

Pour ce qui est des conditions capables d'amener l'état
d'irritation de ces fibres nerveuses qui se traduit par le mal de
tête, elles ne sont encore que bien imparfaitement connues,
ce que nous en savons fait plus ou moins partie du domaine
de l'hypothèse. Ce qui paraît le plus vraisemblable, c'est que
la quantité de sang que contient le cerveau joue un rôle
important, qu'il s'agisse d'un excès ou d'une insuffisance, ou de
variations d'un degré modéré, mais se répétant fréquemment.
L'excès constitue l'hypérémie; l'insuffisance, l'anémie du cerveau. On admet l'existence du premier chez des personnes très
sanguines, sujettes aux congestions cérébrales et souffrant
d'accès de céphalalgie; la seconde, au contraire, sera supposée
lorsque ces maux de tête fréquents se montreront chez les sujets
anémiques, exposés aux lipothymies. Nous ne connaissons d'ailleurs rien de positif à cet égard et nous nous réservons de développer plus tard cette question.

Les oscillations de pression sanguine constituent
probablement la cause de l'irritation des ramifications terminales du trijumeau dans la dure-mère et la pie-mère; elles
offrent beaucoup plus d'intérêt et sont d'ailleurs vraisemblablement plus fréquentes. Que l'on suppose que de telles oscillations
se répètent souvent, de façon qu'il se fasse dans les deux moitiés
du cerveau, un apport inégal de sang, alors l'excitabilité des
terminaisons sensibles peut s'accroître d'une façon anormale et,
petit à petit, l'état pathologique se constitue. Les observations
cliniques semblent prouver qu'il peut se produire, sans causes
déterminées, une augmentation de l'excitabilité des terminaisons
du trijumeau, coïncidant avec l'apparition d'oscillations de la
pression sanguine. Si l'accès de céphalalgie, qui en résulte,
s'accompagne de phénomènes vaso-moteurs, soit d'excitation,
soit de paralysie, on lui donne alors le nom de migraine ou
d'hémicrânie. Cette dernière désignation est réservée pour
les cas (d'ailleurs assez restreints) où la douleur se circonscrit
bien nettement à une moitié de la tête. Eu égard aux phénomènes vaso-moteurs précités, on est disposé à placer le siége de
l'affection dans le sympathique : on ne parvient cependant pas à
prouver que ces phénomènes attribués au sympathique ne soient
pas uniquement secondaires, consécutifs à la douleur, par conséquent de nature purement réflexe *(Mœbius)*. Aussi longtemps
que cette démonstration n'est pas faite, on peut parfaitement
considérer la migraine comme dépendant du trijumeau et la
traiter en même temps que les affections de celui-ci.

Dans certains cas particuliers, qui semblent ne se présenter
qu'exceptionnellement, on devrait reporter le siége du mal de

tête dans certains muscles qui présenteraient des points douloureux à leurs insertions ou sur leur trajet *(O. Rosenbach,* v. bibliogr.). Parmi ces muscles, on a signalé, à côté du frontal, de l'occipital et du temporal, le sterno-cleido-mastoïdien et la partie supérieure du trapèze. Un examen attentif permettra de constater l'existence de cette myalgie, occasionnée souvent par une position défectueuse de la tête pendant le sommeil.

b) Pour ce qui concerne les **particularités** et la **marche** de la céphalalgie coexistant avec une affection du trijumeau, hâtons-nous de dire que, la qualité et le siège de la douleur, peuvent déjà varier extrêmement. Alors que l'un la qualifie de sourde et térébrante, chez l'autre elle sera cuisante et pongitive; certains sujets en placent le siége principal au front, d'autres au contraire souffrent à l'occiput, au vertex, aux tempes, etc. Il arrive plus rarement que le patient accuse avec persistance, comme siége de la douleur, un endroit bien circonscrit des téguments du crâne. Le degré diffère également beaucoup : il varie depuis la simple lourdeur jusqu'aux pressions intolérables, aux douleurs qui privent du repos de la nuit : chez les uns, le moindre choc, le moindre attouchement les exaspèrent, chez d'autres, une constriction énergique de la tête semble les calmer. Dans des cas heureusement rares, la céphalalgie dure des jours, des semaines, des mois même, sans être interrompue; le plus souvent, elle présente des rémissions ou cesse complètement pendant un certain temps. Il est impossible d'établir de règle pour ces alternatives; chaque cas a sa physionomie spéciale : c'est ainsi que dans l'un, il peut se produire un léger mouvement fébrile qui manquera complètement dans tel autre; certain patient se félicite d'avoir un excellent appétit malgré les plus vives douleurs, c'est le contraire chez un autre, et ainsi de suite.

L'accès de migraine offre parfois certaines particularités que nous devons signaler. L'accès est ordinairement précédé de quelques heures par des phénomènes prodromiques : ils consistent en abattement général, frissons, tendance aux baillements, bourdonnements d'oreilles, etc. Si l'accès proprement dit se produit le matin, le patient s'éveille d'ordinaire pendant la nuit et en reconnaît l'approche avec certitude. Ainsi que nous en avons déjà fait la remarque plus haut, la douleur se circonscrit parfois à une moitié de la tête, surtout à la moitié gauche. Il arrive aussi très souvent que le siége du mal se déplace pendant l'attaque, et que le patient se plaigne tantôt de la moitié droite, tantôt de la gauche. On peut fréquemment remarquer que le patient pâlit pendant l'attaque, du côté douloureux ; l'élargissement des pupilles, une abondante salivation font alors rarement défaut; dans d'autres cas, au contraire, la figure est rouge et brûlante d'un côté, les artères battent avec force et les pupilles sont contractées : le premier de ces deux tableaux est celui de l'hémicrânie spastique ou sympathico-tonique, qui est liée à une excitation du sympathique, le second, celui de l'hémicrânie paralytique qui dépend d'une paralysie du sympathique. *Du Bois Reymond* a décrit la première et *Môllendorf* la seconde, tous deux d'après des observations faites sur eux-mêmes. Mais ces rapports n'ont rien de constant, et qui voit beaucoup de migraines, sait parfaitement que les patients changent souvent de coloration, pâlissent et rougissent successivement, se plaignent tantôt de sensations de chaleur, tantôt de froid à la tête.

Si la douleur est très prononcée, l'état général s'en ressent profondément. Dans les cas les plus sérieux, le malade est complètement affaissé, ne semble plus porter le moindre intérêt à ce qui l'entoure, et cela pendant de longues heures; chaque question qu'on lui adresse, le moindre dérangement, ne lui arrachent que des signes d'ennui ou d'irritation. La nourriture est refusée, l'estomac est malade et des nausées fort pénibles se montrent. Mais dès qu'apparaissent les vomissements répétés et copieux de mucosités bilieuses, alors le mieux s'établit petit à petit et s'affirme enfin quand surviennent une vive sensation de faim et une véritable polyurie; un sommeil réparateur termine la scène. L'attaque est d'ordinaire plus longue dans les cas où le vomissement fait défaut. On a signalé, au cours de l'accès, de la photophobie, un scotome scintillant et même de l'hémiopie : ces formes ont été particulièrement traitées par *Féré*, dans une excellente monographie, sous le nom de migraine ophtalmique (1).

Il n'est pas rare de voir les accès n'atteindre qu'une partie de leur développement, ou être remplacés par des symptômes spéciaux (scotome scintillant, vomissements, troubles vaso-moteurs) : ces symptômes isolés peuvent être considérés comme des « équivalents de l'hémicrânie » *(Mœbius)*.

La durée des accès varie de quelques heures à 24 heures; en présence d'une plus longue durée il faut avoir

---

(1) Charcot distingue deux formes de migraine ophtalmique : d'une part, *la migraine ophtalmique simple*, qui ne se compose que de scotome scintillant, d'hémiopie, de douleurs frontales et d'éblouissements, et, d'autre part, *la migraine ophtalmique accompagnée* qui comprend, en outre, l'aphasie et l'engourdissement permanent de la main. Cette dernière peut se transformer en affection organique et doit être traitée énergiquement. Charcot prescrit le bromure de potassium, 3, 4, 5, 6 grammes par jour et continue cette médication pendant six mois, un an. (V. CHARCOT, *Leçons du mardi à la Salpétrière*, 1887-1888. p. 24 et passim). X. F.

des doutes sur la justesse du diagnostic. Dans l'intervalle des accès, les patients se trouvent généralement bien, il ne faut cependant pas oublier que si les accès sont très violents et très rapprochés — un ou deux par semaine, par exemple — les suites se prolongent parfois si longtemps qu'il n'est plus question pour le malade de bien-être réel. Heureusement ces cas sont rares : d'habitude, l'attaque se présente une fois par mois, six à huit fois par an, sans y comprendre toutefois les petites attaques abortives.

La durée de l'affection elle-même est toujours extrêmement longue ; assez souvent, elle persiste toute la vie. La ménopause a parfois une influence favorable, mais qui est loin d'être constante. C'est au moment de la menstruation que l'accès se produit de préférence, et même si l'attaque n'est pas complète, il est bien rare que les femmes, atteintes de la migraine, n'aient pas à souffrir, à ces époques, d'une céphalalgie plus ou moins intense. La souffrance exerce souvent à la longue, sur l'humeur et le facies des malades, une influence défavorable : ils deviennent mécontents, difficiles et sont, même dans l'intervalle des attaques, peu aimables et d'un commerce peu agréable. Ils restreignent d'ordinaire le plus possible leurs rapports sociaux, par le fait même qu'ils peuvent rarement disposer d'eux-mêmes et de leur temps à cause de l'imminence des attaques.

L'apparition de troubles trophiques tels que le grisonnement précoce, fréquemment observé, les fait paraître plus âgés qu'ils ne le sont en réalité. Il est cependant des cas où les patients conservent longtemps, malgré de pénibles attaques, la vivacité et la fraîcheur de la jeunesse : on est assez bien en droit de l'espérer lorsqu'ils jouissent d'un sommeil naturel dans l'intervalle des attaques. Ce n'est malheureusement pas souvent le cas, et les malades sont obligés de recourir à des moyens artificiels de toute espèce, parmi lesquels le bromure joue le principal rôle.

Il n'est pas toujours facile de s'édifier sur les causes de l'insommie (agrypnie) qui accable les personnes atteintes de migraine et les névropathes : la difficulté dépend surtout de ce qu'en dehors de ce symptôme, il paraît ne rien exister d'anormal, le malade semble en parfaite santé, mais ses nuits sont sans sommeil, ou à peu près : c'est cependant l'étiologie qu'il est important d'éclaircir, le succès de la thérapeutique en dépend. Parfois, on constate soit un catarrhe d'estomac méconnu jusqu'alors, soit une hyperémie du foie ; dans ces cas, avec l'administration de l'eau de Mühlbrunnen de Carlsbad, on obtient souvent ce que l'on avait en vain demandé à la morphine et au

bromure. L'anémie peut aussi être en jeu, la pâleur des tégu--
ments, la petitesse du pouls et la froideur des extrémités
permettent facilement de la reconnaître : l'huile de foie de
morue, le fer, la quinine rendront alors des services autrement
précieux que les hypnotiques, d'ailleurs difficilement supportés
à la longue. En présence d'un névropathe se plaignant d'insomnie, il convient de se livrer d'abord à un examen minutieux
et répété des organes thoraciques, abdominaux et sexuels ; si
l'on n'arrive à aucun résultat, il faudra recourir à un traitement
symptomatique, consistant en premier lieu dans l e m a s s a g e :
bien dirigé et exécuté prudemment, nous lui avons vu rendre
de réels et fréquents services. Ensuite vient la g a l v a n i s a t i o n
systématique du cerveau : on en trouvera les détails techniques
dans le traité d'électrothérapie de *Erb*, p. 333 (Leipzig, 1882).
Enfin, si cela est absolument nécessaire, on donnera des cal-
mants, des hypnotiques, dont le meilleur est toujours la morphine. On essaiera de plus : l'hydrate de chloral, la paraldéhyde,
l'uréthane, l'hypnone, la coniine, la lupuline et l'hydrate d'amyle
(alcool amylique tertiaire), récemment recommandé par *von
Mehring* : donné à la dose de 3,5 à 4 gr. en une fois, par
24 heures, ce dernier médicament semble efficace dans un
certain nombre de cas, il mérite d'être essayé. Sa saveur désagréable nécessite l'addition de correctifs, la menthe poivrée, par
exemple (amyl. hydrat. 7, aq. menth. piper. 40, ol. menth.
pip. 10, syr. simpl. 30, à prendre la moitié le soir). Le sommeil
est profond et réparateur : le médicament, tout en provoquant·
très rarement des accidents, doit cependant être manié avec
prudence. *Dietz (Deutsch. Medic. Zeitung*, 1888, 18) signale la
possibilité de symptômes d'intoxication (1).

La migraine se complique fréquemment de m a l a d i e s
d'estomac : la c a r d i a l g i e (gastralgie) et une forme particulière de dyspepsie nerveuse, désignée par *Rossbach* sous le
nom de g a s t r o x y n s i s (γαστηρ, οξυς), en sont les plus habituelles. Nous parlerons de la cardialgie au chapitre des névroses
du vague : remarquons cependant ici qu'elle s'accompagne de
ralentissement du pouls, de météorisme, flatulence et vomissements. La gastroxynsis débute par une sensation très pénible
d'acidité siégeant à l'estomac, due à une hypersecrétion d'acide
chlorhydrique libre. En même temps s'établit une céphalalgie
intense, intolérable : l'accès se termine par un vomissement
copieux dont le produit est très fortement acide. Les faits sui-

---

(1) On pourrait aussi employer le sulfonal qui a été récemment introduit dans la thérapeutique. Dépourvu d'odeur et de goût, il est pris sans difficulté et conviendrait surtout dans les
insomnies purement nerveuses. On le donne à la dose de 1, 2, ou 3 grammes (V. KAST. *Sulfonal,
ein neues Schlafmittel. Berliner klin. Wochenschr.* 1888, n° 6. p. 304). X. F.

vants prouvent qu'il existe un rapport intime entre la céphalalgie et la présence, dans l'estomac, de ces matières acides *(Rossbach)* :

1. — La céphalalgie cesse après le vomissement ou après qu'une absorption considérable d'eau chaude a délayé le contenu acide de l'estomac.

2. — La céphalalgie se montre souvent chez les personnes souffrant de gastroxynsis, après l'ingestion de mets acidulés, par exemple, de salade.

Quoi qu'il en soit, chacun sait que la plupart des personnes qui souffrent de céphalalgie habituelle ou de migraine, ont l'estomac plus ou moins avarié : le hoquet fréquent, l'inappétence et l'odeur de l'haleine en témoignent suffisamment; il est bien rare qu'un de ces trois symptômes n'existe pas.

Au point de vue de leur **étiologie,** la céphalalgie et la migraine typique offrent de nombreux points de contact. L'hérédité joue un rôle très important, bien manifeste surtout dans la migraine. Pour que son influence se fasse sentir, il n'est pas du tout nécessaire que ce soient les ascendants directs qui aient souffert de l'affection : la trace de cette dernière ne se retrouve parfois que chez des grands-parents, des oncles, etc. Il est bon d'en tenir compte dans l'examen du malade. Nous n'avons jamais observé de migraine dans la première enfance, chez de petites filles de 6 à 7 ans, que lorsque l'hérédité était en jeu : autrement, elle n'apparaît, dans la majorité des cas, que vers l'âge de la puberté. L'affection frappe, d'une façon particulièrement grave, les jeunes gens à croissance rapide, astreints à un travail intellectuel assez considérable comme celui qu'exige, par ex., la préparation aux examens *(hémicrania adolescentium).* Il a déjà été question du rôle important que joue l'estomac dans la production de la maladie, aussi n'est-il pas rare de constater le développement de la céphalalgie ou de la migraine typique, à la suite d'excès de table. Cependant, il faut bien reconnaître que, la plupart du temps, les deux affections marchent de pair. Récemment *Legal* a signalé les maladies du pharynx et de l'oreille moyenne comme causes occasionnelles dans certains cas où la céphalalgie se localisait vers la région temporo-occipitale. Il recommande, après examen minutieux, l'insufflation d'air d'après la méthode de *Politzer.*

C'est au Dr *A. Bickerton* (v. bibliogr.) que l'on doit d'avoir mis en lumière le rôle étiologique joué, dans la genèse de l'affection, par les vices d'accommodation et de réfraction, surtout par l'astigmatisme hypermétropique.

La migraine, dans certains cas très rares, doit être considérée comme une névrose réflexe, déterminée par un état pathologique chronique de l'utérus ou de l'intestin (ténia) : il faudra également en tenir compte.

On voit, exceptionnellement il est vrai, les accès de migraine se développer au cours du rhumatisme, liés, semble-t-il, à la présence de l'acide urique. L'examen des urines accuse notamment la disparition de cet acide avant l'attaque, et, après celle-ci, au contraire, un excès qui se maintient pendant un certain temps. Après l'attaque, il n'est pas rare de constater de la polyurie persistant plusieurs heures : l'urine, d'un jaune clair, limpide comme de l'eau, donne la réaction acide et possède un poids spécifique très peu élevé : 1005 à 1007. Nous parlerons plus tard des accès de migraine qui se montrent parfois aux stades initiaux du tabes, et de leur importance pour le diagnostic et le pronostic de cette maladie.

Le **pronostic** de l'affection qui nous occupe est toujours embarrassant, sinon impossible, à poser. Dans les cas où l'affection est purement fonctionnelle, c'est-à-dire lorsque la c´ lalgie ou la migraine constituent à elles seules toute la mal.. et ne dépendent d'aucun processus fondamental, le pronostic *quoad vitam* est certainement favorable : le malade se relève relativement vite de ses plus graves attaques, et si même celles-ci se représentent fréquemment, il est bien rare que la défectuosité de la nutrition et l'affaiblissement qui en est la conséquence, inspirent de sérieuses inquiétudes.

Mais peut-on parler de guérison? le pronostic *quoad valetudinem completam,* est-il aussi favorable que l'autre? Non, bien évidemment. On ne peut se dissimuler que l'espoir du rétablissement complet est presque nul, d'autant plus faible que l'affection dure depuis plus longtemps et ne peut être rattachée à aucune cause saisissable. C'est surtout bien vrai pour les malades entachés d'hérédité : chez eux, la guérison est exceptionnelle. On sera donc toujours très prudent dans son pronostic et ses promesses de guérison. Il est bien peu d'affections qui puissent, comme la migraine ou la céphalalgie habituelle, faire tort au médecin dans son autorité, faire douter de ses affirmations et de ses ressources thérapeutiques. Il existe cependant des guérisons spontanées : on pourra y appeler l'attention dans les cas où l'arsenal médical n'aurait rendu aucun service.

Le **traitement** de la céphalalgie habituelle et surtout de la migraine, est presque toujours de très longue durée : il met souvent à une rude épreuve la patience du malade et celle du médecin. Après avoir accepté de traiter un cas donné et avoir fait un examen minutieux du patient, il importe de se tracer un plan bien arrêté que l'on devra faire exécuter à la lettre. Il ne s'agit pas de prescrire un jour tel remède, le lendemain tel autre que l'on viendra d'entendre préconiser contre la migraine et dont on n'obtiendra, tout au plus, qu'un résultat passager. Le traitement sera donc avant tout systématique; il devra en outre s'appuyer sur des données bien établies que nous allons exposer brièvement.

Il faudra s'assurer tout d'abord s'il n'existe pas en même temps, quelque maladie essentielle. Les affections de l'estomac, si fréquentes chez les patients qui nous occupent, se trouveront généralement bien d'une cure à Carlsbad ou à Kissingen. Contre l'hyperacidité, on prescrira l'ingestion régulière de boissons alcalines ou d'eau tiède. On devra toujours surveiller particulièrement la diététique, signaler les dangers de la surcharge de l'estomac le soir; assurer enfin la liberté du ventre par l'emploi de l'irrigateur ou de petits lavements de glycérine pure (5 à 6 cent. cubes par lavement); recourir au besoin aux purgatifs végétaux, à la rhubarbe, par ex.: toute obstruction peut, en effet, avoir une influence défavorable. On traitera spécialement les affections qui pourraient éventuellement siéger au pharynx ou dans l'oreille moyenne. De même, si on constate une diathèse rhumatismale ou goutteuse, on prescrira, outre le lithium, un régime spécial. Il est toujours bon de déterminer exactement l'accommodation et la réfraction du patient, et, si elles sont défectueuses, de les corriger par des moyens appropriés (lunettes): on a pu, de la sorte, guérir des cas résistant à tout traitement *(Bickerton, Brailey, Weir-Mitchell,* etc.).

Après s'être bien rendu compte qu'il n'existe aucune autre affection en dehors de la migraine, on s'attachera à fortifier l'organisme entier. Dans ce but, on prescrira le traitement à l'eau froide, la faradisation générale de *Beard* et *Rockwell,* la franklinisation (avec la machine de *Holtz),* la gymnastique de chambre pratiquée systématiquement: tout peut conduire au but. On a remarqué que le changement de séjour, les longs voyages, les climats maritimes ou celui des montagnes, pouvaient amener, dans certains cas, un résultat durable.

Contre l'accès lui-même ou pour en abréger la durée, il existe toute une série de médicaments plus ou moins chaudement recommandés, mais sur le succès desquels il ne faut pas fonder d'espoir trop vif: la plupart du temps, après avoir à deux ou trois reprises, procuré quelque soulagement, ils deviennent complètement infidèles. Nous avons vu plus haut, parmi les phénomènes vaso-moteurs que présente l'affection, qu'il était parfois donné d'observer soit une contraction, soit une dilatation des vaisseaux. Dans le premier cas, on pourra recourir aux inhalations prudentes de nitrite d'amyle; 3 à 5 gouttes suffisent. Dans le même but, on donnera la nitroglycérine à l'intérieur (3 fois par jour une goutte de la solution alcoolique à 1 pour cent). On sera toujours très prudent dans l'administration de ce dernier médicament; commencer avec des doses minimes, d'après l'état du pouls: si celui-ci est plein, tendu, on commencera par des doses ne dépassant pas ¹/₂ goutte *(Trüssewitsch)*. Son emploi ne sera pas prolongé au delà de deux semaines, car il occasionne facilement des symptômes cérébraux (bourdonnements, vertiges).

Si c'est la dilatation vasculaire qui domine, on recourt au seigle ergoté, soit sous forme d'injections sous-cutanées d'ergotine (ergotin. dialys. 1, aq. dest. 4·0, ¹/₂ seringue), soit à l'intérieur (extr. secal. corn. Denzel 2·0, aq. cinnam. 180, 1 c. à b. 2 heures). *Kraepelin* a recommandé tout récemment la cytisine, administrée par voie sous-cutanée, à la dose de 3 à 4 mgrm. *(Neurol. Centralbl.* 1, 1888).

Si l'état des vaisseaux ne fournit aucune indication spéciale, on recherchera ce qui peut le mieux soulager son malade. Au premier rang, nous plaçons le citrate de caféine (0.15, 3 f. par jour) dont nous avons toujours constaté la supériorité sur l'aethoxycaféine, préconisée par *Filehne*. Si on administre ce dernier médicament à la dose de 0.25, comme le veut *Filehne*, on provoque de violents vomissements et les malades se plaignent encore plus qu'avant. A petite dose, elle ne procure aucun effet, jamais elle ne nous a donné de succès durable, tandis que la caféine prolonge très souvent ses effets salutaires pendant bien des mois. La pâte de guarana, 2 gr. 2 fois par jour, agit à peu près de la même façon, mais détériore plus l'estomac.

L'acide salicylique agit parfois d'une façon surprenante, surtout au début; mais, administré pendant un certain temps, les malades le prennent en horreur à cause de ses effets éloignés. Nous n'avons jamais obtenu de résultat remarquable de l'emploi de l'antipyrine (1) (5 gr. en 2 h.), recommandée aussi dans ces derniers temps par *Germain Sée;* quant à l'antifébrine, ses vertus contre la migraine ne sont pas encore

---

(1) L'efficacité de l'antipyrine contre la migraine a été si souvent reconnue, en ces derniers temps, qu'il y a lieu de s'étonner que Hirt la conteste.

La phénacétine agit également d'une façon très favorable dans un grand nombre de cas d'hémicrânie. On en fait prendre un gramme dès que se manifeste l'approche d'un accès : au besoin, on y ajoute, à des intervalles d'une demi-heure, deux doses de 50 centigrammes (V. Rumpf. *Ueber das Phenacetin. Berl. klin. Wochenschr.* 1888. n° 23). X. F.

suffisamment éprouvées ; c'est, en tout cas, un nouveau remède à essayer.

Le patient retire un certain soulagement en enduisant, d'une solution alcoolique de m e n t h o l (3:20), la partie de la tête, siége principal du mal; il existe aussi un c r a y o n contre la migraine, contenant d'ailleurs du menthol, qui procure également ment un calme passager.

Dans les cas où on aura pu reconnaître la présence de points douloureux dans les téguments du crâne ou la musculature *(vide supra)*, il sera indiqué d'exercer à leur niveau d'abord une pression douce avec léger pétrissage, que l'on fera suivre dans la suite d'un massage un peu plus énergique.

L'é l e c t r i c i t é s'emploie : 1° Sous forme de courant constant que l'on fait passer à travers la tête longitudinalement ou transversalement. On peut encore pratiquer la galvanisation du sympathique au cou.

2° Sous forme de courant faradique : la main humide du médecin, appliquée sur le front du patient, sert d'électrode, l'autre main tient la seconde électrode. Cette méthode, connue sous le nom de « main faradique », réclame l'emploi d'un courant très faible (voyez *Erb, Electrotherapie*, p.327, Leipzig 1882).

Comme on le voit, la migraine ne manque pas de remèdes destinés à la combattre ; il ne manque pas non plus de patients qui ont renoncé à tout médicament et à tout médecin, après cent tentatives infructueuses. Dès qu'ils pressentent une attaque, ils se retirent chez eux, assombrissent leur appartement et se couchent tranquillement : le thé russe, additionné de jus de citron, est un des principaux remèdes familiers auxquels ils aiment à recourir ; le repos absolu leur fait toujours le plus de bien. Nous voulons, en terminant, mettre en garde contre les hypnotiques et surtout la morphine, à laquelle on s'adresse le plus souvent : ses avantages sont nuls; par contre, elle peut beaucoup nuire.

<h3 style="text-align:center">Bibliographie.</h3>

B r ü g e l m a n n, Ueber Hemicrania spastica. Berliner klin.Wochenschr. 16, pag. 242. 1883.

K e l l e r, De la Céphalée des adolescents. Arch. de Neurol. 16, 17. 1883.

F é r é, Revue de Méd. 3. 1883.

T. C l i f f o r d A l l b u t t, Neurosen der Eingeweide. Lancet. I, 11, 12, 14. 1884.

R o s s.b a c h, Nervöse Gastroxynsis als eine eigene, genau charakterisirbare Form der Dyspepsie. Deutsches Arch. f. klin. Med. XXXV, pag. 383. 1884.

F i l e h n e, Das Aethoxycoffeïn als Substitut des Coffeïns bei Migräne. Arch. f. Psych. und Nervenkrankh. XVII, 1, pag. 273. 1886.

S t o r c h, O., Remarques sur l'étiologie et la thérapeutique de la migraine et

de la céphalalgie nerveuse. Congr. intern. de Copenhague. III. Psych.
    et Neurol., pag. 151. 1886.
Rosenbach, O., Ueber die auf myopathischer Basis beruhende Form
    der Migräne und über myopathische Cardialgie. Deutsche med.
    Wochenschr. 12, 13. 1886.
Legal, Ueber eine öftere Ursache der Schläfe-Hinterhauptskopfschmerzen.
    Deutsches Arch. f. klin. Med. XL, 2. 1887. Bresl. ärztl. Zeitschr. VIII,
    20. 1887.
Haig, Lancet. May 28, pag. 1088. 1887.
Eulenburg, Zur Aetiologie und Therapie der Migräne. Wien. med. Presse.
    1887.
Faust, W., Antifebrin gegen Kopfschmerz. Deutsche med. Wochenschr.
    Nr. 26. 1887.
Thomas, La Migraine. Paris. Delahaye. 1887.
Bickerton, On Headache due to errors of the refractive media of the eye.
    Lancet. August 13, 1887. pag. 303.
Strümpell, Krankheiten des Nervensystems. 4. Aufl. Leipzig 1887.
Trussewitsch, Ueber Anwendung und Dosirung des Nitroglycerins als
    Arzneimittel. Petersburger med. Wochenschr. Nr. 3. 1887.
Müller-Lyer, Ueber ophthalmische Migräne. Berliner klin. Wochenschr.
    Nr. 42. 1887.
Gilles de la Tourette et P. Blocq, Sur le traitement de la migraine
    ophthalmique accompagnée. Progr. méd. Nr. 24. 1887.
Glasgow, Boston med. and surg. Journ. CXVI, 24. June 1887.
Grout, De la migraine dentaire. Gaz. des Hôp. 106. 1887.
Suckling, Brain. XXXVIII, pag. 241. 1887.
Edward Liveing, On Megrim, Seck-Headache and some allied Disorders,
    Londres, 1873.

B. Affections extracrâniennes.

Ces affections sont très fréquentes, mais là ne réside pas
leur seul intérêt : elles permettent de résoudre certaines questions physiologiques d'une haute importance, ainsi, par ex., le
trajet des fibres nerveuses trophiques et gustatives. Il est inutile
d'ajouter que pour atteindre ce but, on ne pourra s'appuyer que
sur des observations rigoureusement exactes.

Nous examinerons, en premier lieu, les affections qui se
rapportent aux branches nerveuses de la face, en restant toujours fidèle à notre division en excitations et en paralysies.

1. Névralgie du trijumeau. Prosopalgie, Tic douloureux, Douleur faciale de Fothergill.

C'est une des affections du trijumeau que l'on rencontre le
plus souvent. Son degré varie extrêmement : débutant par une
sensation modérée de douleur sourde, pénétrante, toujours fort
accablante, elle atteint parfois une acuité extrême, telle qu'on
ne la rencontre dans aucune autre névralgie. Elle est le plus
souvent unilatérale et affecte de préférence la première ou la
seconde branche : la partie sensible de la troisième semble être
assez à l'abri, au moins isolément, car il n'est pas rare de voir

les trois branches atteintes simultanément. La nature de la douleur varie à l'infini : tel patient ressent un mal comparable à celui que produirait un fer rouge enfoncé dans les os, tel autre accuse une brûlure ressemblant à celle des orties, un troisième croit sentir une vrille lui perforer les os, etc. Presque chaque cas présente ses particularités, quant à la fréquence et la durée des paroxysmes qui sont souvent séparés par des intervalles d'accalmie complète.

Les points douloureux de *Valleix* font rarement défaut. On les trouve assez régulièrement aux trous sus-et sous-orbitaires, au point d'émergence du malaire sous-cutané au trou mentonnier et, au devant du conduit auditif externe, au point où l'auriculo-temporal s'étend sur l'arcade zygomatique; le point palpébral, sur la paupière supérieure, le point pariétal, sur la tubérosité pariétale, le point labial, sur la lèvre supérieure, et d'autres encore, sont beaucoup moins constants. Par une pression un peu énergique, exercée au niveau de ces points, on détermine toujours une certaine douleur, même en dehors des attaques, dont on peut parfois ainsi provoquer le retour.

La névralgie de la première branche atteint généralement le n. sus-orbitaire, se traduisant alors par de la douleur dans le front, le nez et la paupière supérieure, et les n. ciliaires, donnant lieu à des douleurs du bulbe. Les autres branches sont rarement frappées. La névralgie de la deuxième branche occupe la joue, la paupière inférieure, le nez et la lèvre supérieure, souvent aussi la rangée de dents supérieures (n. alvéolaire supér.) et la voûte palatine (n. sphéno-palatin). Le n. sous-orbitaire est le plus souvent affecté isolément. Enfin la névralgie de la troisième branche atteint la mâchoire inférieure, le menton, la joue, le pavillon de l'oreille et le conduit auditif externe; la rangée de dents inférieures, la langue et la muqueuse buccale, sont fréquemment le siége de douleurs très vives. Ainsi qu'on l'a vu plus haut, la troisième branche est rarement frappée isolément : le n. alvéolaire fait seul exception, les douleurs dentaires qu'il occasionne, ont souvent déterminé les patients à se faire dégarnir, sans résultat naturellement, toute la mâchoire, dent par dent.

Les fibres vaso-motrices et trophiques du nerf peuvent prendre part à l'affection : la rougeur intense, l'hyperhydrose, les énergiques pulsations de l'artère temporale, sont des symptômes qu'il est souvent donné d'observer du côté malade. Il en est de même pour l'augmentation de secrétion des larmes et de la salive, les affections des cheveux, telles que le grisonnement et la chute, surtout aux points où la douleur est la plus forte. On a signalé, sur la partie malade, des éruptions d'herpès, surtout d'herpès zoster, ophtalmique et frontal.

L'anatomie pathologique de l'affection est fort peu avancée : on a signalé dans certains cas, une tuméfaction du névrilème, la dégénérescence du ganglion de Gasser et des troncs nerveux, mais ces altérations n'avaient rien de constant et on ne peut leur attribuer aucune importance particulière. On peut en dire autant des petites concrétions inorganiques trouvées çà et là sur le névrilème. L'origine de l'affection pourrait peut-être bien aussi remonter à des lésions intéressant l'écorce ou les noyaux et racines du nerf; rien n'est venu, jusqu'à présent, confirmer cette hypothèse, cependant admissible (v. le cas publié par moi, *Berlin. klin. Wochenschr*, 1887. 27).

La **durée** de l'affection est d'ordinaire extrêmement longue; les cas où le patient en est tourmenté jusqu'à ses derniers jours, sont tout aussi fréquents ici que dans la migraine, mais les souffrances sont bien plus intolérables, elles assombrissent toute son existence. On comprend facilement que le malade après avoir demandé en vain la guérison à tous les remèdes possibles, en arrive, comme dans la migraine, à ne plus recourir aux moyens médicaux.

Dire que l'affection peut durer toute la vie, c'est avouer l'impuissance, malheureusement trop fréquente, de la **thérapeutique.** A dire vrai, on n'a d'espoir de guérison que là où existe une maladie fondamentale, la malaria, par ex., dont la névralgie constitue alors une simple manifestation, ou bien encore, dans les cas où l'on découvre une cause locale qu'il est possible de faire disparaître, affections des os, corps étrangers, néoplasmes, etc. Un traitement interne approprié, l'intervention chirurgicale, pourront avoir raison de ces cas.

Il en est tout autrement de ceux où manquent une base pour le diagnostic et un objectif pour la thérapeutique . on en est alors réduit à essayer les soi-disant nervins et remèdes spécifiques. On s'exposerait à de cruels mécomptes si on s'attendait à les voir souvent réussir.

L'a r s e n i c, le z i n c, la q u i n i n e, le b r o m u r e et l'i o d u r e de p o t a s s i u m, ensuite l'assa foetida, le castoreum, la valériane et bien d'autres médicaments encore, aujourd'hui tombés dans l'oubli, ont été essayés et le sont encore actuellement. Chacun a ses partisans, tous sont capables de procurer, dans des circonstances favorables, un certain soulagement mais qui, le plus souvent, n'est pas durable et ne s'est jamais montré définitif. S'il existe de la chlorose, c'est au fer, dont les pilules de *Blaud* constituent une excellente préparation, à l'arsenic, à la quinine et à l'iodure de potassium, qu'il faudra s'adresser de préférence. Restent-ils impuissants, on recourra au salicylate de soude (4 à 6 gr. par jour, en capsules), puis au salol et à la teinture de gelsemium que l'on administre à la dose de 20 gouttes toutes les 2 heures, jusqu'à apparition des premiers phénomènes d'intoxication. Le sublimé (0,05 *pro die*, en pilules), m'a parfois rendu quelques services. Quant au butylchloral (butyl. chloral. hydr. 7·5, glycer. 20, aq. 130 : 1 c. à b. toutes les 10 min.) je ne puis absolument en faire aucun éloge; dans toutes mes observations, je l'ai toujours trouvé en défaut, aussi bien que le bichlorure de méthyle, que l'on applique extérieurement à l'aide d'un pulvérisateur. On retire tout autant de succès des autres anesthésiques, du chloroforme avant tout, et les narcotiques se montrent au moins supérieurs. *Trousseau* le savait déjà lorsqu'il déclarait, comme seules efficaces, de fortes, ou mieux, d'énormes doses de morphine ou d'opium. Quant à la morphine, il sera bien difficile de s'en abstenir dans le tic douloureux, surtout dans les attaques sérieuses; unie à l'atropine, ou administrée alternativement avec ce dernier médicament, elle rendrait certains services *(Althaus)*. L'hydrate de chloral, 4 à 6 gr. *pro die*, donné isolément n'offre aucune utilité, tandis qu'associé à la morphine, il se montre très efficace. On pourra encore essayer l'antipyrine, si recommandée, dans ces derniers temps, dans toutes les affections imaginables.

Les dérivatifs sont capables d'adoucir passagèrement la douleur : tels sont le lavement d'eau froide répété chaque jour *(Gussenbauer)*, les sinapismes, de légers moxas, des applications froides et chaudes, le pinceau électrique. On peut en dire autant de l'électricité, que l'on appliquera soit d'après la méthode polaire (anode stabile, *loco morbi*, cathode indifférent, courant faible d'intensité croissante et décroissante), soit d'après la méthode basée sur la direction du courant (courant descendant, stabile). La galvanisation du cou a été recommandée. On peut aussi essayer le courant constant administré en même temps que la chloroformisation, ainsi que l'a proposé *Adamkiewicz* dans une communication concernant le traitement au moyen de la cataphorèse : j'ai expérimenté avec succès, à diverses reprises, l'électrode à diffusion *(Diffusionselectrode)* que cet auteur préconise (v. bibl.). On obtient également un grand soulagement à l'aide du pinceau faradique, dont on parvient à mitiger l'effet en interposant une feuille de papier brouillard. Je puis enfin recommander en conscience une énergique faradisation de la peau pratiquée aussi pendant les accès douloureux.

L'intervention opératoire (névrectomie) est tombée en discrédit dans ces derniers temps ; ce n'est que justice, les résultats qu'elle donnait, étaient ou nuls ou passagers. On pourra encore prescrire les bains, surtout les thermes indifférents, le séjour à la mer ou sur les montagnes, les cures à l'eau froide, les bains de vapeur.

L'**étiologie** est obscure : l'hérédité et le refroidissement jouent peut être un certain rôle, mais ils n'expliquent rien des particularités des névralgies du trijumeau. Par contre, les anomalies anatomiques sont plus significatives (exostoses, rétrécissements des canaux osseux de cause syphilitique, etc.). L'âge, le sexe, le travail professionnel, ne semblent exercer aucune influence ; cependant, la névralgie est très rare chez les enfants et quand elle existe, elle est toujours d'origine héréditaire.

Bibliographie.

Peyrounet de Lafonvielle, De la névralgie du Trijumeau et en particulier de son traitement par les pulvérisations de Chlorure de Méthyle. Thèse de Paris. 1886.

Gussenbauer, Ueber Behandlung der Trigeminusneuralgie. Prag. med. Wochenschr. XI, 31. 1886.

Schech, Klonische Krämpfe des weichen Gaumens mit objectivem Ohrgeräusch in Folge von nasaler Trigeminusneuralgie. Münchener med. Wochenschr. 22. 1886.

Adamkiewicz, Die Diffusionselektrode. Neurol. Centralbl. Nr. 18 1886.

Hirt, Breslauer ärztl. Zeitschr. Nr. 22. 1886.

Krieger, Centralbl. f. klin. Med. 44. 1886. (Antifebrin.)

Seifert, Ueber Antifebrin als Nervinum. Wiener med. Wochenschr. 35. 1887.

Vanlair, Les névralgies, leurs formes, leur traitement. 2e édit., Bruxelles, 1882.

2. Anesthésie du trijumeau. Paralysie du trijumeau.

Moins fréquemment observée que le tic douloureux, la paralysie des branches sensitives du nerf de la cinquième paire n'intéresse qu'exceptionnellement les trois branches à la fois, y compris la portion motrice de la troisième. L'expérience prouve qu'elle n'affecte le plus souvent qu'une seule branche, et encore pas dans toute son étendue. Plus la région où s'établit l'anesthésie est restreinte, et plus on aura de motifs de croire que l'affection est périphérique *(Romberg)*. On sera en droit de conclure à la lésion d'une des branches entières « si la perte de sensibilité occupe, outre une partie des téguments externes, une des cavités correspondantes de la face » *(Romberg)*. Il est impossible de distinguer si l'affection siége sur le trajet intra-crânien ou extracrânien du nerf.

Si c'est la **première branche** qui est affectée, on observe, entre autres, l'anesthésie de la partie supérieure du bulbe oculaire. Les agents extérieurs ne sont plus ressentis (corps étrangers, poussières, coups) ; il peut s'en suivre le développement d'une kératite, dont le point de départ est souvent le segment inférieur de la cornée, pouvant dégénérer en une inflammation de l'œil entier qui peut être complètement perdu (ophtalmie paralytique). Les expériences sur les animaux ont prouvé qu'il ne s'agissait pas d'une lésion spécifique des fibres trophiques *(Senftleben)*.

L'**anesthésie de la seconde branche** enlève aux nerfs nasaux leurs propriétés, le nez devient insensible aux attouchements, en même temps le malade ne peut plus, du côté affecté, distinguer les odeurs les plus fortes, comme celle du tabac à priser.

Fig. 13.

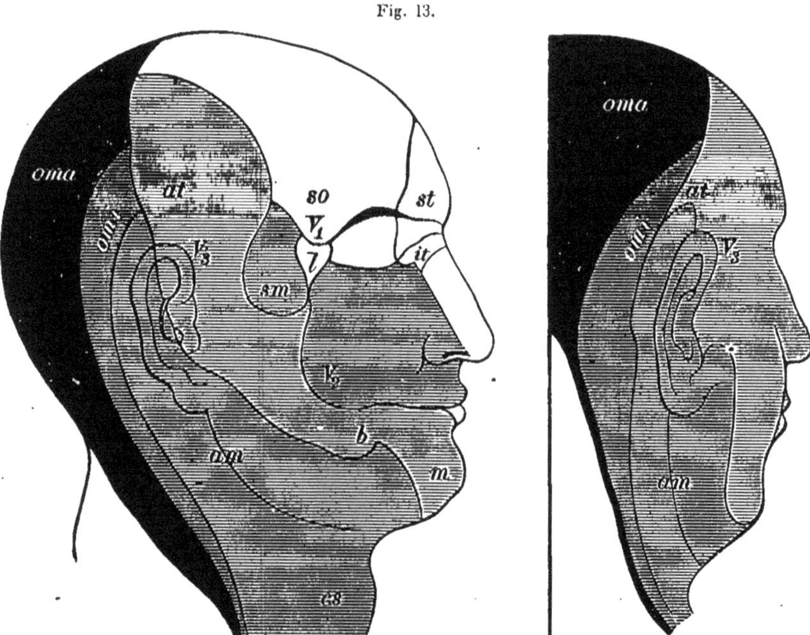

Distribution des n. cutanés sensibles à la tête.

*V*1, *V*2, *V*3, les 3 branches du trijumeau, *at* nerf auriculo-temporal, *so* n. sus-orbitaire, *st* n. grand oblique supér., *it* n. grand oblique infér., *l* nerf lacrymal, *m* n. mentonnier, *b* nerf buccinateur, *am* n. grand auriculaire, *sm* n. sous-cutané malaire, *omi* et *oma* n. petit et grand occipital, *cs* n. cervical et superficiel.

Lorsque la **troisième branche** est atteinte, il y a, du côté correspondant, perte de sensibilité dans les deux tiers antérieurs de la langue, et les facultés gustatives disparaissent à ce niveau (n. lingual). Dans certains cas où l'on observe cette perte de sensibilité spéciale du goût à la partie antérieure de la langue, malgré la conservation des fonctions de la troisième branche, on doit admettre que les fibres de la corde du tympan, en totalité ou en majeure partie, sortent de la seconde branche pour se joindre au facial *(Heusner)*. Ces fibres, après avoir fait partie du facial jusqu'au ganglion géniculé, retournent sans doute au trijumeau (deuxième et troisième branches). La fig. 13 est destinée à représenter les différentes zones de développement de l'anesthésie à la surface des téguments de la face. On a, en outre, signalé l'existence de phénomènes vaso-moteurs, de sensations subjectives de froid et de chaleur, d'impressions de gonflement, des troubles de mastication, de la difficulté d'ouvrir la bouche (parésie du ptérygoïdien externe et du ventre antérieur du digastrique) *(Müller)*.

La **durée** de l'affection est essentiellement subordonnée à son siége : si celui-ci est périphérique, la maladie est généralement susceptible d'amélioration ; mais la guérison est rarement complète, il persiste le plus souvent une perte définitive de diverses qualités de sensations ; la sensibilité surtout est émoussée et il n'est pas rare de constater des paresthésies dans le domaine de la sensibilité tactile.

Le **traitement** consiste principalement dans l'application des stimulants. Le plus efficace d'entre eux est certainement le pinceau faradique et galvanique : une seule application du pinceau peut déjà amener une évidente amélioration dans les affections périphériques : c'est le meilleur stimulant de la peau, bien supérieur aux excitations produites par frictions.

Le traitement interne est superflu, à moins qu'il n'existe quelque affection fondamentale particulière.

Bibliographie.

M ü l l e r , Zwei Fälle von Trigeminuslähmung. Arch. f. Psych. u. Nervenkrankh. XIV, 2, 3. 1883.

U t h o f f , Fall von Neuritis des rechten Trigeminus mit Affection des Lacrymalis und einseitigem Aufhören der Thränensecretion. Deutsche med. Wochenschr. XII, 19. 1886.

D a n a , A case of paralysis of the trigeminus followed by alternate hemiplegia — its relation to the nerve of taste. Journ. of ment. and nerv. diseases. XIII, 2, pag. 65. 1886.

H e u s n e r , Eine Beobachtung über den Verlauf der Geschmacksnerven. Berliner klin. Wochenschr. XIII, 44. 1886.

F e r r i e r , Lancet. Vol. I. Nr. 1. 1888.

3. Toux du trijumeau.

Nous allons examiner en dernier lieu, une névrose réflexe du nerf de la cinquième paire, que *Schadewald*, et, après lui,

Wille, ont observée et décrite. Elle consiste en accès paroxystiques d'efforts de toux, se montrant malgré une intégrité parfaite des organes respiratoires, et provoqués uniquement par l'irritation des fibres terminales du trijumeau qui s'épanouissent dans les cavités nasales, le pharynx et lè conduit auditif externe. Les auteurs précités distinguent une toux nasale, une toux pharyngienne et une toux auriculaire : ils regardent la toux nasale comme de loin la plus fréquente. Cette névrose est souvent en jeu dans ces toux opiniâtres, dont les accès sont appelés par les sensations vives de l'odorat, par les changements de température, et qui s'accompagnent d'hypersécrétion de la muqueuse nasale.

Le **traitement** consiste dans l'emploi des douches nasales, l'application directe de faibles courants d'induction dans les cavités nasales, et l'administration de l'iodure de potassium.

On ne peut encore, à vrai dire, se prononcer sur la question de savoir si c'est une simple affection du trijumeau ou si le vague n'y joue pas aussi un certain rôle, ou si enfin, comme c'est l'opinion de *Hack,* on ne doit pas plutôt la mettre sur le compte des corps caverneux du nez.

On a récemment avancé que certaines irritations périphériques du trijumeau causées, par ex., par l'inspiration de fumées âcres ou la présence de néoplasmes, pouvaient par voie réflexe, déterminer l'apparition de vertiges (vertige nasal, *Joal).* Cette communication nécessite encore confirmation.

Bibliographie.

Herzog, Der acute und chron. Nasencatarrh mit besonderer Berücksichtigung des nervösen Schnupfens (»Rhinitis vasomotoria«). 2 Aufl. Graz 1886, Leuschner & Lubenski.

Wille, Der Trigeminushusten. Deutsche med. Wochenschr. XI, 16, 17. 1885.

Joal, Nasal vertigo. Lancet. 1. Febr. 1887, pag. 31.

CINQUIÈME CHAPITRE.

Affections du facial.

Le facial émerge de la substance cérébrale à la base du cerveau, à côté de l'abducteur et en arrière du trijumeau, au bord postérieur du pédoncule cérébelleux moyen. L'acoustique se trouve directement en arrière et, entre les deux, existe un petit filet nerveux particulier, une seconde racine du facial, le n. intermédiaire ou portion intermédiaire de Wrisberg. Le facial se dirige, avec l'acoustique, en avant et en dehors, pour gagner le méat auditif interne qu'il traverse pour s'engager dans le canal de Fallope (v. fig. 16). Parvenu à l'hiatus de ce canal, il change de direction et se courbe à angle droit (genou du facial) pour se porter obliquement en arrière et en dehors; enfin il présente un trajet presque vertical pour aboutir au trou stylomastoïdien et quitter ainsi le crâne : en dedans de la parotide, il fournit ses deux branches terminales, les nerfs temporo-facial et cervico-facial, qui vont former entre eux le *plexus anserinus major*. Le nerf présente, à la première courbe qui porte le nom de genou, un renflement, le ganglion géniculé, d'où se détache le nerf grand pétreux superficiel (v. le schéma fig. 16), filaments qui sont destinés à former une anastomose avec le trijumeau et interviennent dans la formation des sensations gustatives pour les deux tiers antérieurs de la langue (v. p. 76).

Le n o y a u   d u   f a c i a l consiste en une groupe de cellules ganglionnaires multipolaires situé à 4 1/2 mm. en dessous et en avant du plancher du quatrième ventricule, dans la région de la formation réticulaire, et, du côté dorsal, à la même distance de l'olive supérieure. La fig. 14 montre, en outre, la racine ascendante du trijumeau ayant à son côté interne la partie émergente de la racine du facial *(VII)*, tandis que la racine antérieure de l'acoustique se trouve placée en dehors. Les cylindres-axes des cellules ganglionnaires du noyau se réunissent en un faisceau volumineux, la b r a n c h e   d ' o r i g i n e d u   f a c i a l (*W. Krause*). Au plancher du 4ᵉ ventricule, ce faisceau se transforme en un cordon compact, nommé partie intermédiaire *(VIIa)*, qui se courbe à l'extrémité antérieure de l'*eminentia teres* pour se continuer, à angle droit (g e n o u   d u   f a c i a l), dans la branche d'émergence *(VII)*. Celle-ci, après avoir traversé les faisceaux transversaux de la protubérance, arrive au point d'émergence dont nous avons parlé plus haut.

Fig. 14.·

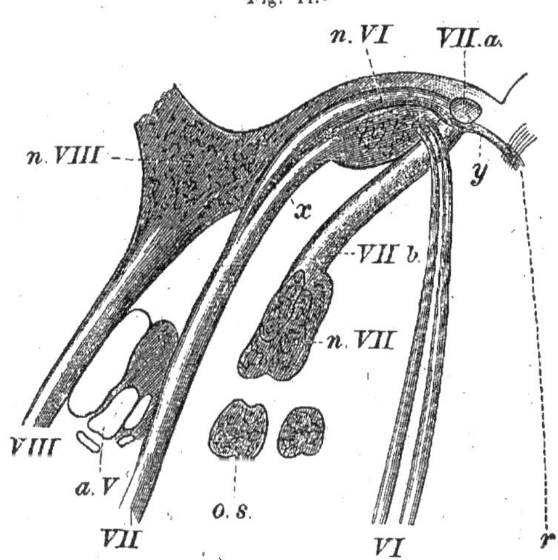

Schéma du trajet du facial dans la protubérance. (D'après *Schwalbe*).

n. VII Noyau du facial, *VII b.* faisceau radiculaire du noyau du facial, *VII a.* partie intermédiaire coupée transversalement, *VII* partie émergente du facial, *n. VI* noyau de l'abducteur, *n. VIII* noyau et *VIII* racine de l'acoustique, *y* fibres sortant du raphé, *x* fibres sortant du noyau de l'abducteur, *o. s.* olive supérieure, *a. V* racine ascendante du trijumeau.

Les expériences faites par *Mendel* sur les animaux (v. bibl.) ont démontré que chez le lapin et le cochon d'Inde, la portion du facial destinée à l'œil *(Augen-Facialis)* (1) a son noyau d'origine dans celui de l'oculomoteur. Nos connaissances actuelles anatomo-pathologiques ne nous permettent pas encore d'affirmer qu'il en est de même chez l'homme.

____

(1) Les Allemands désignent sous le nom d'*Augen-Facialis*, *facial oculaire*, la portion du facial qui innerve l'orbiculaire des paupières et le frontal. X. F.

Nous pouvons maintenir ici la division que nous avons établie pour le trijumeau et distinguer des lésions centrales (corticales et bulbaires) et des lésions périphériques (intra et extracrâniennes) du facial.

Le facial est un nerf purement moteur; il s'en suit que ses lésions se traduisent, pendant la vie, par des phénomènes d'excitation (convulsions) ou de paralysie. Nous allons les examiner séparément.

I. Convulsion du facial, spasme mimique de la face, tic convulsif.

Le siége anatomique de l'affection peut être central ou périphérique : dans le premier cas, la lésion peut affecter l'écorce cérébrale, le noyau ou la racine pendant son trajet dans la moelle allongée.

Le centre cortical du facial est situé dans la moitié inférieure de la circonvolution centrale antérieure et le tiers inférieur de la circonv. centrale postér.; on admet en outre, que les moitiés postér. des deux circonv. frontales infér. et la partie antérieure de la circonv. supra-marginale, font également partie de ce centre cortical, tout en leur reconnaissant une importance moindre *(Exner)*. Nous ignorons, ou du moins nous n'avons trouvé aucun renseignement à cet égard, si l'excitation de cette région donne lieu à une convulsion de la face, en d'autres termes, si elle produit une crampe faciale corticale. Il est possible que les cas rapportés par *Gilles de la Tourette, Dana* et *Wilkin*, où le tic était accompagné de l'explosion involontaire de mots obscènes (1), soient dus à une irritation atteignant l'écorce au niveau du centre du facial et du centre de la parole. Il paraît, au contraire, bien établi que l'affection peut survenir à la suite d'une excitation réflexe du noyau du facial (v. le cas rapporté par *Berger* et son traitement). En général, on pourra considérer l'affection comme périphérique, lorsqu'elle se montrera bien limitée à la région innervée par le facial ou une de ses branches: nous avons vu qu'il en était de même pour le trijumeau. On distingue une convulsion clonique et une convulsion tonique.

Le patient, atteint de convulsion diffuse clonique des muscles de la face, a perdu tout empire sur la musculature d'une, ou plus rarement, des deux moitiés de la figure. La partie malade se trouve en proie à une mimique désordonnée, qui fait accomplir involontairement au malade les grimaces les plus extraordinaires; le front se plisse, les ailes du nez battent avec force, l'œil se ferme fortement, etc. L'attaque

---

(1) C'est là ce qu'on appelle *la coprolalie.* X. F.

passée, il se produit un certain répit qui n'est malheureusement pas de longue durée. Il n'est d'ailleurs pas complet, de temps en temps, une rapide crispation vient encore sillonner la figure. La moindre excitation exaspère les paroxysmes; l'action de parler, de manger, les provoque. Le degré peut en être tel, que le malade se voit obligé de soustraire aux regards sa face défigurée.

Dans la c r a m p e t o n i q u e, la moitié de la figure atteinte se montre singulièrement rigide; elle ne prend aucune part à la mimique de la face, mais est contractée en un rictus grimaçant: les muscles sont durs et saillants, la bouche, dont l'angle est tordu du côté malade, est convulsivement fermée, le sourcil est tiré vers le haut. Tous ces signes permettent d'éviter facilement la confusion avec la paralysie où les muscles de la partie atteinte ne prennent non plus aucune part à la mimique. Le plus souvent, il n'existe ni troubles trophiques, ni troubles vaso-moteurs.

Si la crampe n'intéresse qu'une partie du nerf, ce sont presque toujours les muscles voisins de l'œil qui sont atteints. La paupière est animée d'un mouvement convulsif clonique ou frappée d'une crampe: on voit ainsi se développer les affections connues sous le nom de *spasme clignotant* et de *blépharospasme*.

Le s p a s m e c l i g n o t a n t consiste en un clignotement convulsif: la paupière est relevée et abaissée avec la rapidité de l'éclair; les muscles voisins (frontal, zygomatiques) sont également animés de mouvements convulsifs: l'affection se remarque souvent, à un très léger degré, chez beaucoup de personnes, à titre d'habitude vicieuse.

Le b l é p h a r o s p a s m e se distingue par l'apparition paroxystique de contractions spastiques de l'orbiculaire des paupières, pouvant durer de quelques secondes à plusieurs minutes, pendant lesquelles l'œil se ferme complètement. Dans certains cas, heureusement très rares, les attaques se suivent de si près et durent tellement longtemps, que le patient réclame les mêmes soins qu'un aveugle. L'accès se présente prompt comme l'éclair, sans s'annoncer, appelé par une occlusion un peu énergique des paupières, un effort visuel, l'influence de la lumière: pendant toute sa durée, il est complètement impossible au malade d'entrouvrir l'œil. *De Graefe* a découvert l'existence de certains points dits d e p r e s s i o n, au niveau desquels on peut, par une pression assez forte, suspendre l'attaque et mettre fin au spasme: le médecin pourra donc, dans le cas où ces points existent, réussir à éloigner les accès pour un certain temps: malheureusement, ils font le plus souvent défaut et leur position n'a rien de fixe : la plupart du temps, leur découverte est due à un pur hasard. Il en est un cependant qui offre une certaine constance : il correspond au trou sus-orbitaire. Il en existe encore dans toute la région innervée par le trijumeau, aux apophyses épineuses et transverses de la colonne vertébrale, souvent aussi au plexus brachial. Il sera toujours bon de les rechercher sans se décourager, car on possède là un moyen de procurer au patient un immense soulagement.

La **durée** de l'affection est le plus souvent très longue, qu'elle se présente sous sa forme totale ou partielle. Le pronostic *quoad valetudinem* ne sera posé qu'avec une prudence et une réserve extrêmes. Les chances de guérison sont des plus minimes s'il y a complication d'autres troubles nerveux moteurs; il m'a été donné de le constater dans deux cas où la crampe faciale était accompagnée de la crampe des écrivains. Ces complications sont d'ailleurs rares : elles assombrissent tellement le pronostic, qu'il faudra bien se garder, dans l'occurrence, d'inspirer au malade des espérances prématurées.

Nous savons peu de choses de l'**étiologie** du blépharospasme. Il est établi que l'affection peut être d'origine réflexe : les affections oculaires, même les plus bénignes, celles du trijumeau, surtout le tic douloureux, la carie dentaire, la présence de vers intestinaux, les maladies utérines, peuvent lui donner naissance. On ne pourra être certain de l'origine de l'affection, que si le blépharospasme disparaît subitement dès que la maladie fondamentale est écartée. J'ai vu guérir un cas, dont l'existence remontait à plusieurs années et que l'on regardait comme désespéré, à la suite d'un traitement dirigé spécialement contre une flexion utérine.

Certains états pathologiques des vaisseaux ont parfois amené indirectement la production de la crampe : *Buss* cite un cas où la pression, exercée sur le facial par une artère athéromateuse, était la cause de tout le mal; *Schultze* rapporte un fait analogue : il s'agissait d'un anévrisme de l'artère vertébrale du côté gauche. Il semble enfin que l'hystérie puisse intervenir dans l'étiologie de l'affection qui nous occupe : c'est l'opinion que *Charcot* a récemment formulée à propos de l'hémispasme glosso-labial décrit par *Marie* dans le *Progrès médical* (6 juin 1887).

Lorsqu'il s'agira d'instituer le **traitement,** il faudra tenir compte de toutes ces causes. En tous cas, ce ne sera qu'exceptionnellement qu'on arrivera à guérir une crampe faciale, au moyen de l'électrisation. Parmi les éléments de succès dont on peut disposer, on doit compter, en première ligne, l'existence des points de pression : on y applique le pôle anode, le cathode sera placé sur un point indifférent quelconque, le sternum, la nuque : courants faibles, durée 1 à 2 minutes, éviter soigneusement l'ouverture et les variations brusques de courant. On obtient parfois des résultats excellents de l'application de l'anode stabile à l'occiput *(Berger)*. Mais, l'insuccès fréquent qu'offre cette méthode n'a rien qui doive nous étonner : le centre réflexe que l'on veut atteindre et qui se trouve dans la moelle allongée, échappe très facilement à l'action du courant, malgré l'application de l'anode sur la nuque : lorsqu'il en subit l'action, c'est bien plutôt le fait du hasard, et c'est ainsi que l'on doit interpréter les guérisons publiées par *Berger* (v. bibl.) La moelle allongée contient, en effet, massés l'un près de l'autre, sur un espace très restreint, un très grand nombre de noyaux extrêmement importants : elle me paraît donc l'endroit le moins approprié pour une électrisation locale destinée à agir isolément sur les nerfs ou sur leurs racines. On pourra, suivant la grandeur de l'électrode dont on se sert, soit les atteindre tous, soit n'en atteindre aucun. Cependant cette méthode ne peut être négligée; c'est le seul moyen de guérison que nous possédions. Le traitement interne nous promet encore bien moins de succès, on fera bien d'en prévenir le patient : il consiste naturellement dans l'administration des nervins et des antispasmodiques. La névrectomie du n. sus-orbitaire ou l'élongation du facial *(Bernhardt)* seront proposées en désespoir de cause, sans trop compter sur la durée des résultats.

Bibliographie.

Berger, Neurolog. Centralbl. 10. 1883.
Bernhardt, Arch. f. Psych. und Nervenkrankh. 3, 1884.
Buss, Neurol. Centralbl. 14. 1886.
Henschen, Reumatick tic convulsif med törtjocking af nervi facialis stam.
    Upsala läkarefören förh. 1887. XXIII. 3.
Guinon, Tics convulsifs et Hystérie. *Revue de Méd.* 1887. Juni.
Voir en outre les traités de Strümpell, Seeligmüller, Eichhorst,
    Eulenburg, Grasset, etc.

2. Paralysie du facial, Paralysie mimique de la face. Hémiplégie ou Monoplégie faciale, Prosopalgie.

En raison de sa fréquence, la paralysie faciale est certainement une affection d'un haut intérêt pratique. A l'encontre de ce qui existe pour beaucoup de névropathies, le public sait juger, sans la moindre difficulté, ce que l'art du médecin est capable d'obtenir ici en un temps donné. On ne devra en être que plus prudent, lorsqu'après un premier examen, on se verra interrogé et sur le pronostic de la guérison et sur le temps qu'elle nécessitera. Ces deux circonstances dépendront avant tout du siége, central ou périphérique, de l'affection, absolument comme pour le tic convulsif, dont nous venons de nous occuper.

A. *Paralysie centrale du facial.*

Elle pourra résulter soit d'une lésion de l'écorce cérébrale (p a r a l y s i e   c o r t i c a l e), soit d'une atteinte des fibres du facial dans leur trajet intracérébral entre l'écorce et la protubérance (p a r a l y s i e   i n t r a c é r é b r a l e   p r o p r e m e n t   d i t e), soit, enfin, d'une affection frappant le noyau et les racines du nerf à l'intérieur de la protubérance.

Les paralysies corticales peuvent se présenter à la suite de tumeurs, d'abcès, d'inflammations chroniques intéressant la région des centres moteurs; les paralysies cérébrales sont le plus souvent causées par des affections syphilitiques des vaisseaux du cerveau, par la déchirure de vaisseaux amenant des lésions de la capsule interne et des pédoncules cérébraux. La paralysie de *Duchenne* nous offre un exemple de paralysie faciale par lésion bulbaire, le tabes également, quoique beaucoup plus rarement. On n'est pas encore fixé sur la question de savoir si la paralysie du facial, que l'on voit apparaître et disparaître au cours de l'hystérie, mérite d'être rangée parmi les centrales (1).

La distinction, que nous venons d'établir au point de vue du siége anatomique, ne se retrouve pas dans la symptomatologie : le diagnostic différentiel entre les trois genres décrits ne reposera, dans la plupart des cas, que sur l'existence de circonstances spéciales accompagnant la maladie. Ainsi, la paralysie intracérébrale est d'ordinaire précédée d'une attaque apoplectique, et s'accompagne en même temps de paralysie d'une moitié du corps, souvent aussi d'embarras de la parole. Les affections spinales qui s'accompagnent de paralysie faciale, intéressent généralement plusieurs noyaux nerveux à la fois.

Les trois espèces de paralysie centrale possèdent deux caractères communs, pathognomoniques d'une lésion centrale, qui permettront de les distinguer des périphériques : 1. La c o n s e r v a t i o n   d e   l'e x c i t a b i l i t é   é l e c t r i q u e   n o r m a l e e t   d e s   n e r f s   e t   d e s   m u s c l e s   p o u r   l e s   d e u x   s o r t e s d e   c o u r a n t s. 2. L'i m m u n i t é   d e   l a   b r a n c h e   s u p é - r i e u r e   d u   n e r f :   t a n d i s   q u e   l'a f f e c t i o n   p é r i p h é - r i q u e   c o m p o r t e   l a   p a r a l y s i e   d e s   t r o i s   b r a n c h e s,

---

(1) D'après Charcot, la paralysie faciale fait régulièrement défaut dans l'hémiplégie d'origine hystérique. X. F.

la supérieure reste d'ordinaire indemne lorsque le siége de la lésion est central : le patient conserve la liberté de mouvement des m. frontal et palpébraux. Cette règle souffre cependant quelques exceptions : il existe des paralysies centrales où la branche supérieure est également entreprise. Il est à supposer que les branches naso-labiale et orbiculo-frontale possèdent une origine corticale distincte : si un petit foyer de ramollissement, ou toute autre cause capable d'amener la paralysie, siége en un point du cerveau situé en deçà de la réunion des deux branches, une de celles-ci restera indemne (le plus souvent, la supérieure); s'il se trouve, au contraire, occuper un point situé au delà de leur réunion, les deux branches seront atteintes à la fois.

On devra particulièrement porter son attention sur l'état des mouvements de la mimique *(Bechterew)* : leur disparition, coïncidant avec la conservation de l'innervation volontaire du visage, parle pour l'existence d'un foyer dans la couche optique qui est le centre pour les mouvements mimiques, ou dans son voisinage immédiat *(Bechterew)*. Inversement, si les mouvements expressifs sont conservés, malgré l'existence manifeste d'une paralysie du facial, on pourra conclure à l'intégrité de la couche optique et des fibres rayonnantes partant de cette couche optique pour se rendre à l'écorce cérébrale. *Rosenbach* relate un cas *(Neurol. Centralbl. 11. 1886)* où l'on ne constatait qu'une paralysie mimique isolée du facial gauche avec hémiopie bilatérale du côté gauche; on avait admis une lésion de la couche optique du côté droit.

Les remarques qui vont suivre pourront, dans l'occurrence, permettre de distinguer la paralysie corticale de la paralysie bulbaire.

On pourra admettre, avec vraisemblance, une lésion corticale, lorsque le facial sera atteint isolément (monoplégie faciale), c'est-à-dire, sans que la moitié du corps correspondante soit également frappée de paralysie, ou bien encore, lorsque l'affection se limitera aux branches inférieures du nerf, l'excitabilité électrique restant normale. Le voisinage du centre cortical de l'hypoglosse explique suffisamment que ce nerf puisse être englobé dans la lésion : il s'ensuivra une monoplégie facio-linguale, qui est loin d'être rare, et que l'on découvrira en procédant à l'examen de la motilité de la langue, si un certain embarras de la parole ne l'a déjà révélée.

Chaque fois que l'on sera porté à admettre l'existence d'une lésion corticale, on devra procéder à l'examen de la sensibilité, ·

dont les troubles ne sont pas rares ici (analgésie, altération de la sensibilité tactile). Nous reviendrons sur ces troubles corticaux de la sensibilité dans la section suivante, lorsque nous parlerons d'une façon plus étendue des lésions corticales.

On devra songer à une affection bulbaire, lorsque la paralysie faciale s'accompagnera d'une paralysie de toute une moitié de corps : le tableau varie suivant que la lésion siège dans la partie supérieure ou la partie inférieure de la protubérance. Dans le premier cas (foyer *a* dans la figure 15), le facial et la moitié du corps sont frappés du même côté; dans le second (foyer *b*), le facial et le corps sont atteints du côté opposé (hémiplégie alterne, *Gubler* 1859). En *a*, les fibres du facial et celles destinées aux extrémités, sont lésées avant leur entrecroisement, en *b*, au contraire, les fibres du facial (*F* dans la figure) se sont déjà entrecroisées (voir ce qui sera dit à ce propos, dans la section suivante, sur les lésions du pont de Varole).

La paralysie faciale, provoquée par un foyer siégeant à la partie supérieure de la protubérance, ressemble beaucoup à celle qui accompagne l'hémiplégie déterminée par une lésion de la capsule interne; en effet, toutes deux sont caractérisées par ce fait que la paralysie frappe le facial et les extrémités du même côté. Il existe cependant une différence qui permettra le plus souvent de poser le diagnostic exact : dans l'affection protubérantielle, toutes les branches du nerf seront atteintes, tout comme dans l'affection périphérique, tandis que si le siége de la lésion se trouve à la capsule interne ou aux ganglions de la base, les branches inférieures du nerf seront seules intéressées. On sait déjà que la conservation de l'excitabilité électrique des nerfs et des muscles permettra, dans les cas douteux, d'éviter la confusion avec l'affection périphérique du nerf.

Le symptôme le plus frappant de la paralysie centrale du facial est l'aspect de la physionomie du patient. Du côté malade, la partie inférieure de la figure est flasque et sans expression, le pli naso-labial plus ou moins effacé, la commis-

Fig. 15.

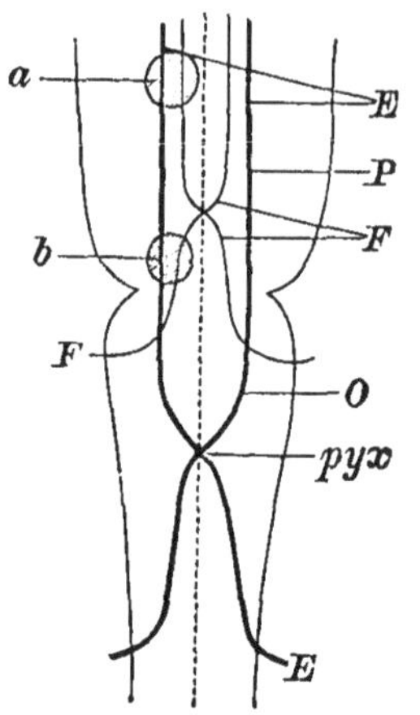

Schéma de l'entrecroisement des fibres dans la protubérance et dans la moelle allongée.

F fibres de facial, *E* fibres destinées aux extrémités, *P* protubérance, *O* moelle allongée, *pyx* entrecroisement des pyramides, *a* un foyer situé dans la partie supérieure, *b* dans la partie inférieure de la protubérance. (Le dernier se trouve en dessous de l'entrecroisement du facial).

sure labiale, légèrement entr'ouverte et abaissée; la bouche semble déviée du côté sain. Le malade est incapable d'élever la lèvre supérieure et de siffler; lorsqu'il veut gonfler ses joues, l'air s'échappe, il boit avec une certaine difficulté et, à cause de l'émission défectueuse des consonnes labiales, la parole est devenue difficile. Pendant la mastication, les aliments vont se loger entre les arcades dentaires et la joue, d'où les mouvements normaux ne peuvent plus les faire sortir, le malade se voit ainsi obligé de se servir des doigts pour les replacer sous l'action des mâchoires ; la muqueuse des joues est fréquemment le siége de morsures. La partie supérieure de la figure paraît normale, au moins dans la grande majorité des cas : le front a ses rides habituelles, les deux sourcils se laissent froncer de la même façon, les deux yeux peuvent être fermés également et complètement.

L'état du voile du palais et de la luette peut varier; sa valeur pour le diagnostic ou le pronostic est donc secondaire; tantôt, la luette est attirée du côté paralysé, tantôt elle paraît déviée du côté sain; dans d'autres cas, elle semble tout à fait normale.

L'innervation des muscles du voile du palais ne nous est encore que bien imparfaitement connue : de là viennent toutes les difficultés que l'on éprouve à donner une interprétation satisfaisante des différences de position de la luette. Ces difficultés n'ont d'ailleurs pas de quoi nous étonner : le m. petro-salpyngo-staphylin, le releveur du voile du palais, reçoit son innervation du facial, par l'intermédiaire du n. grand pétreux superficiel, et, très vraisemblablement aussi, de l'accessoire du vague; le sphéno-salpyngo-staphylin, le tensur du voile, la reçoit de la troisième branche du trijumeau : trois nerfs crâniens, au moins, interviennent donc dans les mouvements de la luette. Enfin, même chez les personnes bien portantes, il n'est pas rare d'observer des positions anormales de cet organe. On pourra cependant conclure à une lésion du n. grand pétreux superficiel, si l'on parvient à constater, pendant la phonation, qu'il existe de la parésie du voile du palais, avec déviation de cet organe vers le côté sain (paralysie du releveur du voile du palais et de l'azygos de la luette).

La conservation des réflexes constitue un excellent élément de diagnostic pour les paralysies centrales du facial : si l'affection est périphérique, ils sont affaiblis ou complètement abolis.

De plus, les troubles de l'ouïe, les altérations du goût et de la sécrétion salivaire, si fréquents dans les paralysies périphériques, manquent presque toujours dans les paralysies centrales.

Là bilatéralité de l'affection (diplégie faciale) parle pour son origine centrale et spécialement pour une lésion de la protubérance : il est exceptionnel de voir se développer une paralysie périphérique des deux côtés à la fois.

Le **pronostic** dépendra évidemment de la cause anatomique du mal : les affections corticales et protubérantielles donnent le plus souvent lieu à une paralysie faciale incurable, tandis que la paralysie qui se développe assez rapidement à la suite d'une lésion de la capsule interne, est, la plupart du temps, susceptible d'amélioration.

De **traitement** véritable, il ne peut être question que si nos moyens thérapeutiques peuvent atteindre la lésion fondamentale, cause de la paralysie : comme cela n'est possible que dans les cas exceptionnels, on en est le plus souvent réduit à l'expectation en face d'une paralysie centrale : les moyens thérapeutiques que nous indiquerons plus loin contre les affections périphériques, seront bien rarement couronnés d'un succès notable.

B. Paralysie périphérique du facial.

Le nerf facial est souvent atteint dans sa portion périphérique, c'est-à-dire depuis son émergence de la protubérance jusqu'au trou stylo-mastoïdien. La partie extracrânienne est plus fréquemment lésée que l'intracrânienne : elle est en effet éminemment accessible aux influences atmosphériques, spécialement au refroidissement. Différentes considérations pratiques nous dictent d'établir de nouveau une distinction.

1. Lésion intracrânienne.

La caractéristique de cette lésion est de se traduire d'abord par la paralysie de toutes les branches destinées à la face, ensuite par l'existence fréquente de certains symptômes concomitants, dont l'interprétation exige la connaissance du trajet du nerf. Le schéma de *Erb*, que nous reproduisons ici, facilite singulièrement la tâche, il permet une localisation exacte des diverses lésions intracrâniennes.

a) Si la lésion siége entre le point d'émergence du facial hors de la protubérance, et le ganglion géniculé, on observe de la paralysie du voile du palais, une acuité auditive anormale et une diminution de la secrétion salivaire.

b) Si la région du ganglion géniculé est elle-même atteinte, aux symptômes précités vient s'ajouter une altération du goût.

c) Lorsque la lésion atteint le nerf entre le ganglion géniculé et le nerf du m. de l'étrier, on observe les symptômes mentionnés en *a* et *b*, exception faite de la paralysie du voile.

d) Lorsque la lésion réside en un point situé entre le nerf du m. de l'étrier et le départ de la corde du tympan, elle détermine

Fig. 16.

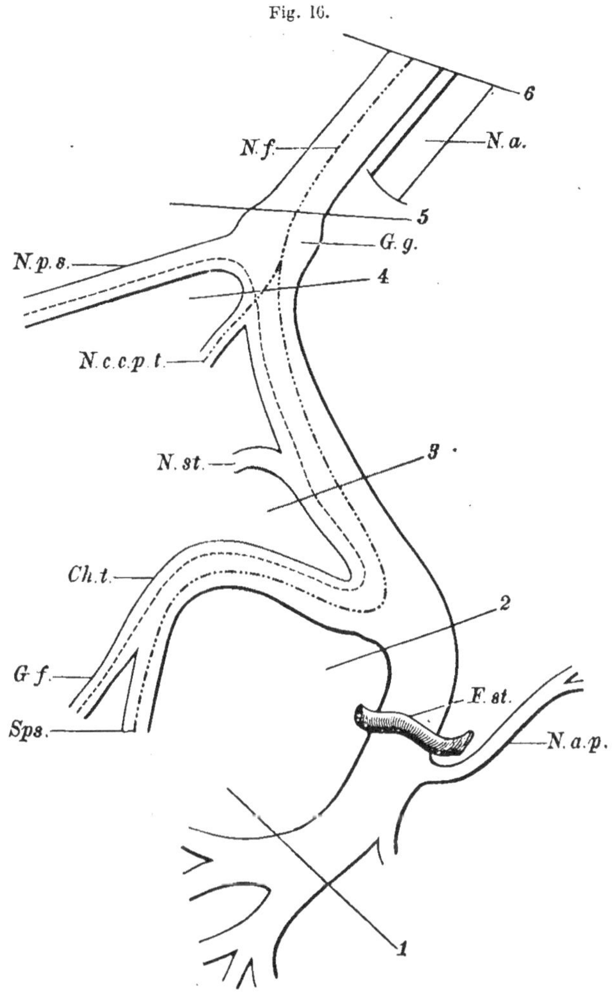

Schéma de Erb, pour la paralysie du facial.
Le tronc du facial est représenté schématiquement depuis la base jusqu'à la patte d'oie.
N. a. n. acoustique, *N. f.* n. facial, *N. p. s.* n. grand pétreux superficiel, *G. g.* ganglion géniculé,
N. c. c. p. t. n. commun avec le pl. tympan., *N. st.* n. de l'étrier, *Ch. t.* corde du tympan,
G. f. fibres du goût, *Sps.* fibres pour la secrétion salivaire, *F. st.* trou stylo-mastoïd., *N. a. p.*
n. auriculaire post.

des troubles du goût et une diminution de sécrétion salivaire, mais aucune anomalie du côté de l'ouïe et du voile du palais.

e) Enfin, si le nerf est atteint en un point situé au-dessous de la région où la corde du tympan abandonne le tronc du facial, à l'intérieur du canal de Fallope, on n'observe plus que la paralysie des branches de l'auriculaire postérieur, sans altération du goût, de l'ouïe, sans anomalie du voile du palais ou de la sécrétion salivaire.

Ainsi que nous l'avons déjà fait remarquer, toutes les branches destinées à la face sont, dans tous ces différents cas, frappées de paralysie.

Ce schéma est plein de valeur au point de vue théorique, mais, en pratique, on a bien rarement l'occasion de rencontrer des cas qui y répondent exactement. Nonobstant, il est toujours très important de rechercher, en toute circonstance, la localisation du mal.

Il n'est pas toujours facile de donner une interprétation physiologique satisfaisante de la présence des symptômes concomitants relatés plus haut. Les troubles du goût reposent sur une lésion de la corde du tympan : leur existence autorise à conclure que cette lésion se trouve entre le ganglion géniculé et le point de départ de la corde du tympan. Leur absence indique que le siége du mal doit se trouver au-dessous de ce point. Le trouble des facultés gustatives n'intéresse que les deux tiers antérieurs de la langue, du côté paralysé : il ne s'accompagne pas nécessairement d'altération de la sensibilité de l'organe. La diminution de sécrétion salivaire est moins facile à expliquer : l'existence de cette anomalie indique que la lésion siége au-delà du ganglion géniculé *(Wachsmuth)*.

Les troubles de l'ouïe comptent parmi les symptômes les plus fréquents et les mieux connus. Ils consistent en une finesse anormale de l'ouïe *(hyperacusis)*, ouïe perçante *(oxyacoïe)*, ou en une diminution du pouvoir auditif *(baryecoïe)*. La première, sorte d'hyperesthésie pour les sons musicaux, doit être attribuée à la paralysie du m. de l'étrier, qui est innervé par le facial, et à la prédominance consécutive du tenseur du tympan *(Lucae, Hitzig, Roux)*. La dureté de l'ouïe peut résulter de différentes causes : d'une affection de l'oreille moyenne et du rocher, propagée au facial, d'une participation de l'acoustique au processus morbide. *O. Rosenbach* a récemment attiré l'attention sur la fréquence de cette combinaison de la paralysie faciale avec une légère paralysie de l'acoustique (v. bibl.).

2. Lésions extracrâniennes.

C'est ici que nous rencontrons les paralysies les plus fréquentes : les deux formes les plus communes sont la paralysie dite r h u m a t i s m a l e, due à l'action du froid *(a frigore)*, et la paralysie t r a u m a t i q u e, qui s'observe souvent après des opérations, des blessures par arme à feu, etc. Quelqu'un sort d'une chambre bien chauffée et s'expose, sans transition, au vent glacial d'une nuit d'hiver, ou bien encore un voyageur reçoit, pendant un certain temps, dans la figure, le courant d'air qui pénètre par une portière de chemin de fer ; quelques heures après, il se déclare une paralysie du n. facial : nul doute qu'il s'a g i s s e là d'une paralysie r h u m a t i s m a l e, le nerf a été atteint à sa sortie du canal de Falloppe. Les t r o i s b r a n c h e s s o n t f r a p p é e s à l a f o i s, l'altération de la physionomie du patient est frappante. Le public lui-même remarque que le sujet ne plisse qu'une moitié du front, et que les quelques plis et rides qui existaient ont disparu d'un côté. Le clignement de l'œil n'est possible que d'un côté, l'autre œil est largement ouvert et malgré les plus grands efforts, le patient ne parvient pas à le fermer : la fente palpébrale reste béante, le bulbe est roulé en dedans et en haut, et la pupille ramenée derrière la paupière supérieure ; c'est là tout ce que produisent les essais infructueux du malade. C'est aussi la position que prend l'œil pendant le sommeil *(lagophtalmus)*. L'absence d'occlusion de la paupière fait que les larmes ne s'écoulent plus par le canal nasal. De plus, les corps étrangers, les poussières, ne sont plus éloignés de l'œil : les larmes tombent sur la joue, et l'irritation mécanique due aux corps étrangers, provoque le développement d'une conjonctivite, voire même d'ulcérations cornéennes. Nous avons décrit plus haut l'état de la partie inférieure de la figure.

Les s y m p t ô m e s c o n c o m i t a n t s que nous avons rencontrés lorsqu'il s'agissait de lésions intracrâniennes, font ici ordinairement défaut : le malade ne souffre que de l'impossibilité où il se trouve d'animer sa physionomie, et des désagréments qu'il éprouve du côté des yeux. La parole et la mastication ne sont compromises que dans des cas exceptionnellement graves. Il a déjà été question plus haut de la diminution ou de la suppression des r é f l e x e s.

Parmi les particularités dignes de remarque, qui distinguent la paralysie périphérique du facial, il nous reste à mentionner la complication d'h e r p è s z o s t e r, décrite récemment par *Letulle, Strübing* et *Voigt* (v. bibl.). S'agit-il là d'une propagation de l'inflammation du facial aux extrémités du trijumeau *(Strübing)*, ou bien, le tronc du facial contient-il certaines fibres dont l'inflammation se traduit par une éruption de zoster *(Eulenburg)*, c'est ce qu'il est bien difficile de déterminer.

Pour ma part, je n'ai que rarement observé cette complication, mais j'ai remarqué que les cas où elle se présente, se distinguent généralement par une durée exceptionnelle.

Les r é c i d i v e s m'ont également paru plus tenaces que les premières attaques : elles sont d'ailleurs assez rares. *Möbius*, qui en a observé plusieurs, n'a pas tiré de conclusions aussi défavorables quant à la rapidité de la guérison. Dans une de mes observations, où la récidive s'était montrée après 8 années d'intervalle, la guérison s'était produite au bout de 4 semaines lors de la première attaque, tandis que la récidive avait exigé un traitement qui dura 6 mois et demi.

Cette forme récidivante de paralysie faciale forme un parallèle intéressant avec les cas où cette affection frappe plusieurs membres de la même famille et même à différentes reprises, ainsi que l'a relaté *Neumann* en se fondant sur les observations recueillies à la policlinique de *Charcot* à la Salpètrière. *(Du rôle de la prédisposition nerveuse dans l'étiologie de la paralysie faciale dite a frigore. Arch. de neurol.* Juill. 1887, XIV, 40). Il semble en résulter que le refroidissement ne porte souvent que le dernier coup à l'explosion de la maladie; si l'individu n'avait pas quelque tare héréditaire, « n'appartenait à une famille de névropathes », l'affection ne se serait probablement pas déclarée *(Charcot)*.

La **marche** et la **durée** de la paralysie faciale rhumatismale sont extrêmement variables. Il est certainement très important pour le médecin de pouvoir se prononcer dès le début du traitement, avec une certitude relative, sur la durée vraisemblable de la maladie : or il n'existe pour cela qu'un seul criterium, c'est la f a ç o n d o n t s e c o m p o r t e n t l e s m u s c l e s p a r a l y s é s v i s - à - v i s d e l'e x c i t a t i o n é l e c t r i q u e : on devra donc toujours recourir, dès l'abord, à l'examen électrique, et seulement alors se prononcer sur le pronostic, en se guidant sur les règles suivantes :

1. Si l'on ne constate aucune altération de l'excitabilité électrique, ni faradique, ni galvanique, le pronostic sera favorable. Guérison en 7 à 20 jours (f o r m e l é g è r e).

2. Si l'excitabilité faradique et galvanique du n. est diminée, mais non disparue, et si, en même temps, celle des muscles est augmentée pour le courant galvanique de façon que la formule soit modifiée (An. F > Ka F), le pronostic sera relativement favorable. La guérison exige 4 à 6 semaines (f o r m e m o y e n n e. *Erb)*.

3. Si l'on constate l'existence de la r é a c t i o n d e d é g é - n é r e s c e n c e, c'est-à-dire la disparition de l'excitabilité fara-

dique et galvanique du nerf et de l'excitabilité faradique des
muscles, avec augmentation et altération qualitative de l'excitabilité galvanique des muscles, si en même temps l'excitabilité
mécanique de ces derniers est compromise, alors le pronostic
devient relativement défavorable, la guérison ne se montre
qu'après 2, 4, 6, 8 et même 12 mois (forme grave). Dans certains de ces cas malheureux, il peut apparaître, à un moment
donné, des contractures secondaires et des convulsions. *Hilzig* les rapporte à un état d'excitation, complètement énigmatique, de la moelle allongée (1).

Au début de la guérison, il est assez remarquable que la
motilité se relève bien avant l'excitabilité électrique, le malade
exécute déjà de légers mouvements volontaires, alors que
l'excitation faradique ne provoque encore aucune contraction.

Le **diagnostic** est de ceux qu'il est le plus facile de
poser, même pour les débutants. Il existe cependant des cas où
la difficulté sera de décider, non pas s'il y a paralysie, mais
de quel côté de la face elle siége. Ceci peut paraître
étonnant au premier abord: il n'en est pas moins vrai que
l'erreur est facile chez les vieillards : chez eux, en effet, la perte
d'élasticité de la peau laisse des plis qui donnent à la physionomie des expressions comme stéréotypées, variant à peine
lorsque les muscles de la face sont mis en action. Si la paralysie vient priver, d'un côté, les muscles de leur innervation,
les traits, moins tendus, semblent d'un âge moins avancé; le
contraste avec l'autre côté peut être tel, que le malade lui-même
se trompe et prend la moitié de sa figure qui est raide, parsemée de rides, pour la partie paralysée, et celle qui est réellement affectée, pour la bien portante *(Gowers)*. Il faut noter aussi
que les zygomatiques non malades attirent vers eux le côté
paralysé : le public est ainsi entraîné à faire siéger de ce côté
l'anomalie. Il n'en reste pas moins établi, que le diagnostic de.
la paralysie faciale est regardé, avec beaucoup de raison, comme
un des plus aisés de la neuropathologie.

Dans le **traitement** des cas tout-à-fait récents, on pourra
faire usage des bains de vapeur et des vésicatoires à la peau ; on
ne s'adressera aux moyens internes que s'il y a indication
spéciale : ils sont parfaitement inutiles si la paralysie faciale ne
se complique pas de rhumatisme. L'emploi méthodique de
l'électricité est à conseiller dans les cas plus anciens : sans

---

(1) Ces règles pronostiques, fondées sur l'état de la contractilité électrique, s'appliquent
certainement à l'immense majorité des cas de paralysie faciale. Toutefois, comme le rappelle
Charcot, on peut voir exceptionnellement des cas qui, paraissant, au point de vue des réactions
électriques, comporter un pronostic grave, guérissent cependant, rapidement, tandis que certaines
paralysies dites bénignes au point de vue des réactions électriques, peuvent persister pendant
longtemps. (V. CHARCOT. *Leçons du Mardi à la Salpêtrière.* 1888-1889. p. 101). X. F.

doute, l'affection est susceptible de guérir seule, surtout si elle offre un pronostic satisfaisant, mais il est bien prouvé que le traitement électrique accélère manifestement la guérison : il faudra donc toujours y recourir. Il n'existe pas de règles spéciales pour son application; il est bon de rappeler que le courant galvanique n'est pas seul à posséder des vertus curatives : le pinceau faradique, appliqué sur le tronc et les branches isolées du nerf, est également capable de rendre d'excellents services. On devra faire valoir ces considérations pour engager le patient à subir ce procédé réellement pénible.

Fig. 17.

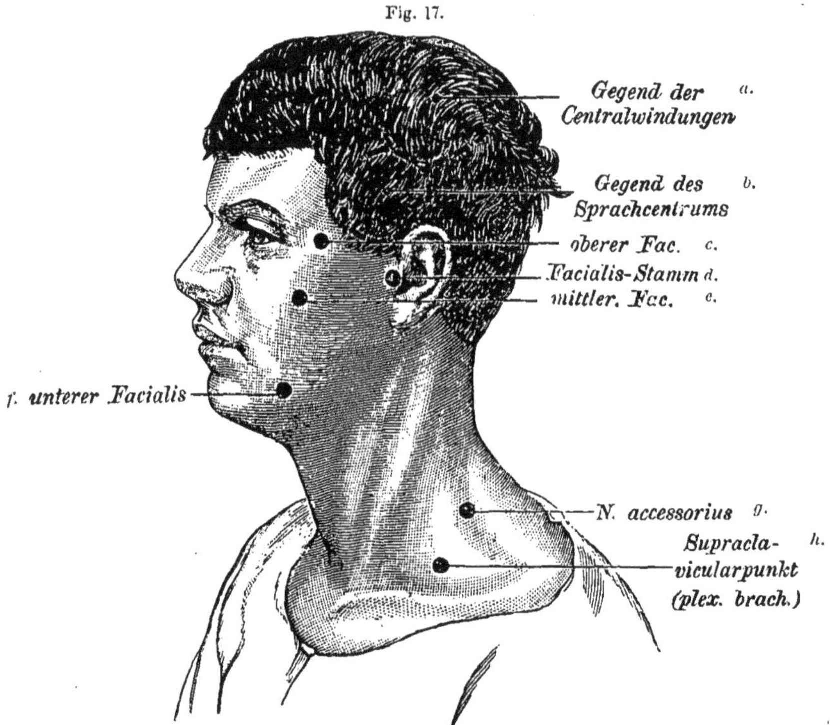

Quelques-uns des points « moteurs » de la face et du cou.

a. Région des circonv. centrales. *b*. Région du centre de la parole. *c*. Facial supérieur. *d*. Tronc du facial. *e*. Facial moyen. *f*. Facial inférieur. *g*. N. accessoire. *h*. Point sus-claviculaire (plexus brachial).

La fig. 17 renseigne les points les plus favorables pour solliciter les contractions des muscles de la face : à leur niveau, les branches nerveuses motrices des muscles paralysés, se trouvent très près de la surface cutanée, on leur a donné le nom de points moteurs *(Ziemssen)*.

Pour la galvanisation, chaque spécialiste possède sa méthode de prédilection et sa manière de voir particulière, aussi bien sur l'intensité que sur la direction du courant. L'un préconise la galvanisation passant par les apophyses mastoïdes du temporal, l'anode ou le cathode posé sur le côté paralysé. Un autre recommande d'électriser en même temps le sympathique au cou. Un troisième place l'anode sur l'endroit paralysé et le cathode en un point indifférent, etc., etc. Le principal c'est que, par l'ouverture et la fermeture fréquentes du courant, on détermine des contractions musculaires capables de relever le tonus des muscles paralysés. Je crois devoir mentionner que le pinceau faradique et le courant galvanique combinés (d'après *de Watteville*) nous ont souvent donné d'excellents résultats.

Bibliographie.

Romberg, loco citato, pag. 349 ff.

Erb, Arch. f. klin. Med. V, 5 und 6, pag. 518. 1869.

Huguenin, Schweizer Correspondenzbl. 7, 8, 9. 1872.

Letulle, Arch. de Physiol. 2. Ser., IX, pag. 662. 1882.

Eulenburg, Ueber Complicationen von peripherer Facialislähmung mit Zoster faciei, Centralbl. f. Nervenheilk. 5. 1885.

Voigt, Petersburger med. Wochenschr. IX, 45. 1885.

Remak, Centralbl. f. Nervenheilk. 5. 1885.

Remak, Sitzungsbericht d. med. Gesellsch. zu Berlin vom 22. April 1885. Berliner klin. Wochenschr. 22. 1885.

Gilles de la Tourette, Arch. de Neurol. IX, pag. 19. 1885.

Strübing, Deutsches Arch. f. klin. Med. XXXVII, pag. 513. 1885.

Möbius, Schmidt's Jahrb. Bd. 207, pag. 249. 1885.

Möbius, Centralbl. f. Nervenheilk. IX, 7. 1885.

Dargaud, De l'hémiplégie faciale dans la période secondaire de la Syphilis. Thèse de Paris, Nr. 178. 1885.

Dana & Wilkin, Journ. of mental and nerv. diseases Nr. 7. 1886.

Gowers, a. a. O., pag. 110. 1886.

Sinkler, Med. News. 25. Sept. 1886.

Grancher, Gaz. méd. de Paris, pag. 47. 1886.

Marie, Progrès méd. 6. 7. 1887.

Brieger, Charité-Annalen. XII, pag. 150. 1887.

Rosenbach, O., Centralbl. f. Nervenheilk. X, Nr. 12. 1887.

Neumann, Archives de Neurol. XIV, 40. Juillet 1887.

Eichhorst, Traité de pathologie interne et de thérapeutique, Paris, 1889.

Chisolm, Arch. f. Augenheilk. XVII, 4. pag. 414. 1887. (Congenitale Lähmung des 6. u. 7. Hirnnervenpaares).

Mendel, Ueber den Kernursprung des Augenfacialis. Neurol. Centralbl. Nr. 23. 1887.

Huet, Hysterische Facialisparalyse. Weekblad v. d. Nederl. Tijdschr. v. Geneesk. 25. 1887.

SIXIÈME CHAPITRE
Affections de l'acoustique.

L'acoustique émerge de la substance cérébrale immédiatement en dehors du facial et se dirige avec celui-ci, comme nous l'avons vu, obliquement en avant et en dehors, pour gagner le méat auditif interne, au travers duquel il pénètre dans le vestibule auditif interne. Arrivé à la lame unissante, il se divise en deux branches principales, l'une antéro-inférieure, l'autre postéro-inférieure. La première prend le nom de b r a n c h e c o c h l é a i r e, la seconde celui de b r a n c h e v e s t i b u l a i r e, branche du vestibule du labyrinthe.

Son c e n t r e c o r t i c a l siégerait dans le lobe temporal. Le t r a j e t d e s e s f i b r e s peut être suivi dans le tiers postérieur du segment postérieur de la capsule interne, le corps genouillé moyen, le pédoncule postérieur des tubercules quadrijumeaux, les tubercules quadrijumeaux postérieurs et le ruban de Reil *(v. Monakow et Baginsky)*.

Les anatomistes ne sont pas encore d'accord sur la position exacte du n o y a u d e l ' a c o u s t i q u e. D'ordinaire, on lui reconnait un noyau interne, le plus important, et un noyau externe, situé en dehors du premier, et qui s'en distingue essentiellement par sa texture. Le noyau interne ne contient que de petites cellules ganglionnaires, clairsemées (15 à 20 μ de long), l'externe possède au contraire des cellules gangl. d'une certaine dimension (60 à 100 μ de long, sur 15 à 21 μ de large). La fig. 18 indique la portion respective de ces deux noyaux. Des d e u x r a c i n e s de l'acoustique, l'une, la supérieure, aboutit au noyau interne, la plus profonde passe entre le corps restiforme et la racine ascendante du trijumeau, pour gagner le noyau externe, ainsi que le montre le schéma suivant qui est emprunté à *Wernicke* et résume les opinions de *Meynert*.

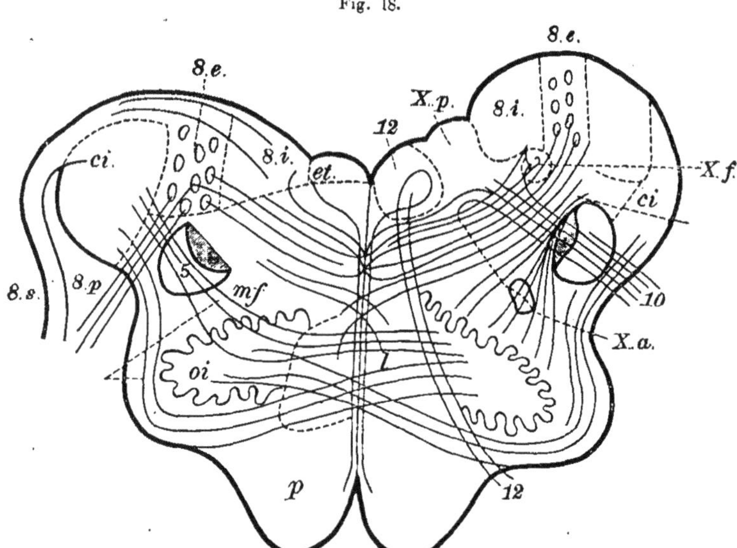

Fig. 18.

Coupe transversale schématique à travers la moelle allongée au niveau de l'olive inférieure.
La moitié droite appartient à un niveau plus inférieur. (D'après *Wernicke*).

p. pyramide, *oi.* olive inférieure, *l.* ruban de Reil, *mf.* champ moteur de la calotte, *5.* racine ascendante du trijumeau, *ci.* corps restiformes, *8. e.* noyau externe de l'acoustique, *8. i.* noyau interne de l'acoustique, *e. t.* eminentia teres, *12.* noyau et racine de l'hypoglosse, *10.* Racine du vague, *X. a.* noyau antérieur du vague, *X. p.* noyau postérieur du vague, *X. f.* racine commune du « système latéral mixte » (v. p. 81), *8. s.* racine superficielle, *8. p.* racine profonde de l'acoustique.

D'habitude, les affections de l'acoustique ne sont point traitées dans les ouvrages de neuropathologie. Elles présentent cependant de si nombreux points de contact avec les autres maladies nerveuses, et leur importance pratique est telle, malgré leur peu de fréquence, que nous croyons pouvoir, et même devoir en parler ici brièvement. Comme nous l'avons déjà fait remarquer, il est rare que le nerf soit atteint primitivement : la cause la plus fréquente de la diminution ou de la perte de l'ouïe est bien plutôt le fait d'affections variées de l'oreille moyenne et de l'oreille interne, par conséquent d'affections périphériques.

On peut ici encore distinguer deux classes : celle des états d'excitation, d'hyperesthésie, et celle des paralysies et parésies.

1. Hyperesthésie de l'acoustique.

On parle d'hyperesthésie de l'acoustique, lorsque la perception de certains tons ou bruits devient pénible, douloureuse, pour l'organe auditif : elle s'observe souvent chez les sujets facilement excitables, nerveux, atteints d'hémicrânie ou de tic douloureux, lorsque leur oreille est frappée par des tons musicaux aigus, des sifflements et autres sons analogues. Il faut éviter de confondre l'hyperesthésie avec l'acuité auditive (oxyacoïe) qui est plus rare, et dont nous avons parlé au chapitre de la paralysie faciale.

Il est assez fréquent d'entendre des malades se plaindre de sensations auditives subjectives (bruissement, bouillonnement, sifflement, chant, bourdonnement). D'autres accusent l'existence d'un bruissement d'oreille nerveux, pouvant persister toute la vie, sans qu'il soit possible de constater le moindre trouble fonctionnel ; d'autres fois, ce bruissement est le précurseur d'une inflammation scléreuse de l'oreille moyenne.

Le **traitement** consistera, en premier lieu, dans l'enlèvement des masses de cerumen ou d'épiderme qui obstruent souvent le conduit auditif externe. On appliquera ensuite des vésicants, on fera faire des frictions alcoolisées au niveau de l'apophyse mastoïde du temporal. Les injections sous cutanées de morphine, le bromure, la digitale et l'atropine à l'intérieur, pourront aussi donner des résultats. Si la cause du mal résidait dans certaines anomalies de tension des milieux conducteurs amenant à leur suite une augmentation de pression dans le labyrinthe, on emploierait avec succès l'insufflation d'air dans l'oreille moyenne et sa raréfaction dans le conduit auditif externe.

2. Parésies et paralysies de l'acoustique.

Parmi les états paralytiques de l'acoustique se traduisant par une diminution ou une perte complète des fonctions auditives, il convient de citer au premier rang la paralysie rhumatismale, qui présente avec l'affection similaire du facial, de nombreuses analogies : toutes deux sont dues à l'action du froid, mais celle de l'acoustique est beaucoup plus rare. Les paralysies d'origine centrale ne donnent lieu qu'à une diminution de l'ouïe d'un seul côté : jusqu'ici, on n'a pas encore observé de surdité unilatérale complète, comme conséquence d'une affection en foyer des hémisphères cérébraux *(Wernicke).* On ne sait pas encore si les affections auditives décrites par *Baginsky,* dans la commotion de la moelle *(Railway-spine)* sont de nature centrale ou périphérique.

Nous mentionnerons, en second lieu, l'anesthésie et la parésie de l'acoustique, qui se déclarent subitement au cours de l'hystérie, durent un temps plus ou moins long, pour disparaître enfin tout aussi brusquement qu'elles s'étaient montrées. Nous en parlerons plus longuement au chapitre de l'hystérie.

La surdité nerveuse, qui s'établit à la suite de la méningite cérébro-spinale épidémique et que *Moos* a si bien étudiée, est certainement très intéressante au point de vue anatomo-pathologique : il s'agit là de masses purulentes qui ont fusé des méninges, le long de la gaine de l'acoustique, jusque dans l'oreille interne. Le pronostic en est défavorable. On peut mettre sur le compte de troubles passagers de circulation, la diminution de l'ouïe que l'on observe parfois après les attaques d'épilepsie : quoique rares, leur existence est hors de doute.

Nous rencontrons ici certaines affections de l'ouïe dont l'étiologie présente un intérêt tout particulier : nous voulons parler de celles que contractent les conducteurs et chauffeurs de locomotive dans l'exercice de leurs fonctions. Elles sont le résultat d'abord du bruit continuel, et aussi des changements brusques de température et des influences atmosphériques auxquels ces ouvriers sont journellement soumis. Nous ne connaissons rien de bien positif sur la fréquence relative de l'affection, qui consiste essentiellement en une diminution plus ou moins importante de la faculté auditive. Dans l'intérêt de la sécurité générale, il serait désirable que l'administration apportât à cet égard la même sollicitude que celle dont elle a fait preuve, il y a quelques années, à l'occasion de la cécité des couleurs. Les serruriers, les forgerons

et les chaudronniers, dont les nerfs acoustiques sont également
surmenés, souffrent de troubles de l'ouïe analogues. On a remarqué exceptionnellement que certains ouvriers à l'ouïe très dure,
entendaient mieux au milieu du vacarme de leurs travaux que
lorsque tout est tranquille autour d'eux : Paracusie de
Willis. Ce fait, très remarquable, doit être attribué probablement à une diminution de la faculté vibratoire des osselets :
il en résulte un obstacle à la transmission du son, qui disparaît
pour des commotions plus violentes *(Bürkner, Roosa)*. Nous
devons noter encore qu'une excitation exagérée des nerfs acoustiques peut, à la longue, rendre certaines personnes très nerveuses et même exposer à des maladies mentales.

Pour le **traitement,** on pourra s'adresser aux frictions
endermiques de strychnine (0,1 : 10 glycérine, 10 gouttes)
faites sur la peau, au niveau de l'apophyse mastoïde du temporal, et à l'introduction, par le cathéter, de vapeurs d'éther
sulfurique dans la cavité du tympan; on agit ainsi sur l'épanouissement terminal de l'acoustique. On ne peut espérer de
succès du traitement galvanique, que si l'examen a démontré
l'influence modificatrice du courant sur les bruits subjectifs et
respectivement sur l'audition. Mais ce mode de traitement exige
que celui qui l'entreprend soit familiarisé avec la méthode de
Brenner sur la recherche de la réaction galvanique du n. acoustique (v. *Erb, Handbuch der Elektrothérapie*, 1882, p. 226).

3. Maladie de Ménière. Vertige de Ménière.
Vertigo ab aure laesa.

Du vertige en général.

Sous le nom de maladie de *Ménière*, on désigne un complexus de symptômes comprenant : 1. l'existence de bruits subjectifs de l'oreille, 2. du vertige accompagné de vomissements,
3. une diminution de l'ouïe, augmentant progressivement, et
aboutissant souvent à une surdité complète.

La sensation à laquelle on donne le nom de vertige est
aussi importante à connaître pratiquement que scientifique-
ment : qu'il nous soit donc permis de faire, à son sujet, quelques
remarques générales, avant d'aborder l'étude du vertige de
Ménière.

On entend par vertige une sensation de mouvements fictifs
qui saisit le patient subitement, ou s'établit petit à petit, au
milieu d'une entière connaissance, et lui donne en même temps
l'impression d'équilibre instable. Ces mouvements fictifs occupent le corps entier ou une partie de celui-ci, ils peuvent aussi
s'étendre aux objets environnants; ils peuvent s'exécuter dans

diverses directions, c'est une gyration tantôt horizontale, tantôt verticale, dans un sens ou dans l'autre. Les anciens auteurs distinguaient un *vertigo titubans, fluctuans*, etc., une nutation, mouvements hallucinatoires en ligne droite. D'autres symptômes peuvent l'accompagner : céphalalgie, surtout localisée à l'occiput, angoisse, tremblement musculaire, sueur froide à la figure, nausées et vomissements. Dans les cas particulièrement graves, le sensorium peut être entrepris passagèrement de la même façon qu'au stade prodromique de l'attaque apoplectique. Si la connaissance est complète, comme c'est le plus souvent le cas, l'existence de ces mouvements fictifs entraîne souvent l'exécution de mouvements réels et volontaires, destinés, semble-t-il, à préserver le patient de l'imminence d'une chute : le malade prend un solide appui sur ses pieds, étend les bras et se cramponne à tout ce qui se trouve à sa portée. Malgré ces précautions, la chute peut se produire, sans perte de connaissance, déterminée par ce sentiment d'équilibre instable qui le poursuit : *vertigo caduca*. Si le malade n'a pas sa conscience, dans le sommeil, par exemple, il se sent comme précipité d'une haute montagne, éprouve la sensation d'une chute dans un escalier, par une fenêtre, il croit disparaître dans le sol entrouvert, etc. Ce vertige, dit du s o m m e i l *(vertigo nocturna)*, affecte surtout les patients qui souffrent déjà de vertige à l'état de veille. Je l'ai observé deux fois, d'une façon bien caractérisée, chez des brightiques.

D'ordinaire, le vertige se présente par accès, dont l'apparition et la durée n'ont rien de régulier. Entre la première et la seconde attaque, il peut s'écouler des heures, des journées, plus rarement, des mois ou des années entières. Ce n'est qu'exceptionnellement, dans des affections du cervelet, par ex., que l'on voit ces mouvements hallucinatoires continuer sans rémission, et le vertige exister d'une façon permanente.

La position du corps n'exerce pas toujours d'influence sur le vertige : si, dans certains cas, il suffit de s'asseoir pour mettre fin à cette sensation, il en est d'autres, par contre, où elle persiste même dans le décubitus horizontal.

Nous savons peu de choses de la p a t h o g é n i e de l'affection, c'est-à-dire des altérations anatomiques du cerveau donnant lieu à la sensation de vertige. D'une façon générale, on pourrait la mettre sur le compte d'oscillations de pression sanguine, déterminées par un état d'excitation ou de paralysie des vaso-moteurs, ou la rapporter à une diminution ou à une augmentation durables du contenu sanguin du cerveau. Tant que l'on ne connaîtra pas plus exactement les conditions nécessaires à la production du vertige chez les individus en parfaite santé, on ne parviendra pas à élucider les conditions patholo-giques capables de l'amener. A ce sujet, nous trouvons, au premier rang, les expériences si intéressantes faites, il y a 60 ans déjà, par *Purkinje*, sur l'influence que possèdent les mouvements d'oscillation, surtout d'oscillation giratoire, sur l'apparition du vertige. Ces expériences se trouvent relatées dans le *Magazin für die gesammte Heilk.*, Thl. 23, 1827, de *Rust*; elles ont été publiées dans le traité de *Romberg* sur les maladies du système nerveux (loc. cit., pag. 118).

Jean Müller, qui a également fait des recherches sur ce sujet, est porté à expliquer le vertige par l'action des impres-sions visuelles sur la rétine : mais, celle-ci ne doit pas être toujours mise en cause, puisque l'affection peut se montrer quand l'œil est fermé, et même chez les aveugles. Nous avons déjà attiré l'attention sur l'apparition du vertige au cours de la paralysie des muscles de l'orbite (p. 47). Rappelons ici que ce vertige oculaire ou visuel disparaît lorsque le malade ferme l'œil paralysé ou donne à la tête une position telle que le muscle affecté n'intervienne plus dans l'acte de la vision.

Nous avons encore à examiner, dans le présent chapitre, les rapports que peuvent avoir, avec le phénomène qui nous occupe, les maladies de l'oreille moyenne et de l'oreille interne. On a souvent remarqué que le vertige pouvait être également provoqué par des altérations pathologiques de la muqueuse du nez, l'hypertrophie des corps caver-neux; ajoutons enfin que l'intestin lui-même (vers rubanés, tœnia, ascaris) et l'estomac, ont été rendus responsables de son apparition (vertige stomacal, *vertigo a stomaco laeso. Trous-seau*). On peut juger par là de la complication et de l'obscurité de nos connaissances étiologiques sur cette question. Néan-moins, que la cause ultime de l'affection se trouve où l'on voudra, dans l'absence de contractions de muscles oculaires, dans le nez, l'oreille, l'estomac, etc., il n'en est pas moins vrai que la condition essentielle de son apparition est la participation du cerveau et du cervelet. Il ne paraît pas encore démontré positivement que la maladie d'or-ganes particuliers ait donné lieu à une forme déterminée de vertige.

Gerlier a décrit, à Ferney, une affection qui se caractérise par des accès de vertige très prononcés, s'accompagnant de faiblesse paralytique des extré-mités, de ptosis, et d'une lassitude générale extraordinaire : la connaissance n'est pas altérée. L'affection porte le nom de « vertige paralytique ». Elle se montre épidémiquement parmi les journaliers et les bergers du canton de Genève. Son étiologie est complètement énigmatique. *Gerlier* accuse les émanations des marécages et des étables, mais cela n'explique point l'immunité remarquable du sexe féminin. *Gerlier* propose de donner le nom de « vertige paralysant » à cette nouvelle névrose, dont les causes sont encore si obscures. *(Progrès médical,* 1887. 26. — *Deutsche médic. Zeitung,* 1887. 44. 1888. 24).

Parmi les prédispositions au vertige, il faut citer l'âge moyen et l'âge avancé, le sexe féminin, surtout à l'époque de la ménopause; les individus forts, robustes, paraissent atteints de préférence. Sa fréquence dans la vieillesse n'a rien qui nous étonne, quand on réfléchit aux irrégularités que l'athéromasie entraine fatalement dans la distribution du sang à la substance cérébrale.

Une des principales causes occasionnelles du vertige est certainement le mouvement de balancement giratoire tel qu'on l'éprouve sur mer. Il est remarquable que l'enfance semble échapper à son influence, on sait que les nourrissons ne souffrent que bien rarement du mal de mer. La position courbée longtemps conservée, des efforts de défécation, la surcharge de l'estomac, peuvent aussi donner lieu au vertige. Le vertige des hauteurs, que l'on attribue à tort à la crainte du danger, est peut-être déterminé par un mouvement réflexe, que provoque une illusion optique sur notre position dans l'espace : le fonctionnement de la rétine est nécessaire pour cette forme du vertige, indépendamment de la participation du cerveau et du cervelet.

Le **pronostic** du vertige est entièrement subordonné à la nature de l'affection fondamentale; la sentence de *Boerhaave :* « *Vertigo est omnium morborum capitis levissimus et facillime curabilis* », mérite d'être acceptée *cum grano salis.* Si l'on se trouve en présence d'une lésion organique du cervelet, spécialement du ver, on ne doit pas compter sur une amélioration, tandis que si on peut attribuer le vertige à l'existence d'une anémie cérébrale, à une anémie générale, on pourra espérer y porter remède.

D'après cela, on comprend que le **traitement** devra varier d'un cas à l'autre, et avoir pour objectif la maladie fondamentale. Symptomatiquement, comme aussi dans le but de prévenir la répétition des attaques, on prescrira les mesures suivantes : administration fréquente de laxatifs légers, excitants cutanés énergiques et répétés (douches froides, brossage de la nuque et du dos, sinapismes), exercices corporels réguliers, diététique soignée, éviter surtout la réplétion de l'estomac, particulièrement au repas du soir. Malgré les nombreux médicaments soi-disant efficaces (cocaïne, etc.), nous ne possédons encore aucun bon remède contre le mal de mer et le vertige des hauteurs.

Revenons maintenant au vertige lié aux affections de l'organe auditif. Quoiqu'il ne soit pas absolument certain que les symptômes si complexes exposés plus haut puissent être le résultat d'une simple névrose de l'acoustique, nous avons cru cependant pouvoir les signaler ici, car la participation du nerf de l'ouïe y est, en tous cas, prépondérante.

L'affection que *Ménière* décrivait en 1861 a, depuis lors, fait l'objet de sérieuses études de la part de médecins allemands : l'anatomie pathologique n'en est pas moins restée fort obscure. *Ménière* attribuait l'affection à l'existence d'un épanchement sanguin, voire même d'un exsudat, à l'intérieur du labyrinthe : il se produisait ainsi, pensait-il, les mêmes symptômes que ceux que l'on observe chez les animaux, à la suite de la blessure des canaux semi-circulaires. Cette opinion ne peut être admise sans réserve; il existe, en effet, incontestablement des affections cérébrales et des affections de l'oreille moyenne, qui occasionnent ces mêmes symptômes : des amas de cerumen peuvent même y donner lieu. Il faut aussi remarquer que ce ne sont ni l'épanchement sanguin, ni l'exsudat qui, par eux-mêmes, déterminent l'apparition des manifestations dont il s'agit, mais bien l'influence qu'ils exercent sur certaines parties du labyrinthe membraneux *(Politzer)*. On pourrait supposer que les symptômes de *Ménière* se montrent quand l'extravasat produit une certaine irritation sur les n. ampullaires, et qu'ils manquent, au contraire, dans les cas où l'épanchement n'agit pas directement sur ces nerfs ou sur ceux du vestibule *(Politzer)*.

Récemment, *Brünner* (v. bibl.) a émis, à ce sujet, une hypothèse qui nous paraît digne d'être prise en considération : d'après lui, il pourrait bien s'agir là d'une névrose vaso-motrice des vaisseaux labyrinthiques. Il compare la pression qui existe à l'intérieur du labyrinthe, à celle de la cavité crânienne, où les variations, même considérables, sont supportées, pour autant que les émonctoires des espaces subdural et subarachnoïdal soient intacts. La diminution, par rétrécissement des émonctoires labyrinthiques créerait, peut-être, une prédisposition à la maladie de *Ménière*.

Cette hypothèse gagne en probabilité si l'on réfléchit que l'affection procède par attaques, séparées l'une de l'autre par une complète euphorie; elle a encore le mérite d'expliquer l'effet bienfaisant de la quinine, en admettant que celle-ci agisse en dégorgeant les canaux semi-circulaires; on sait que cette action a été démontrée par *Horner* pour les vaisseaux rétiniens; à la suite de l'administration de fortes doses de quinine, il fut observé une ischémie notable et d'une certaine durée. Cependant la chose n'est pas encore admise en principe et, provisoirement, il faut s'en tenir à l'étude aussi exacte que possible des symptômes de l'affection.

Ces **symptômes** de la maladie de *Ménière* varient beaucoup d'un cas à l'autre, et le cours de l'affection offre tellement peu d'uniformité qu'il n'y a pas lieu de s'étonner de l'incertitude fréquente du diagnostic. Les débuts sont déjà extrêmement variables : tantôt, l'attaque se déclare subitement par une perte de connaissance et autres phénomènes apoplectiques; tantôt, au contraire, on la voit s'établir petit à petit, s'annonçant par la perception de bruits subjectifs, sifflement de locomotive, bruissement de feuillage; puis, arrivent les sensations de vertige, parfois modérées, parfois si violentes que le patient est jeté contre terre ; il peut s'y ajouter des vomissements.

La baisse de l'ouïe vient compléter la scène, elle débute d'un seul côté, pour s'étendre ensuite aux deux oreilles. Certains cas offrent les caractères d'une progression manifeste, les symptômes se reproduisent, à court intervalle, avec une gravité toujours croissante; le vertige devient tel que le patient est précipité, à plusieurs reprises, par terre, avec une extrême violence; les vomissements deviennent de plus en plus fréquents, le malade n'est plus en état de remplir sa profession ou de vivre en société. D'autres cas s'améliorent sensiblement et cela pendant de longues années, l'ouïe redevient meilleure, le pronostic perd de sa gravité. On a remarqué que les symptômes, tels que les bourdonnements d'oreilles, le vertige et les vomissements, disparaissaient à jamais lorsque la surdité est définitivement établie : c'est là une guérison, mais relative et défectueuse. Dans aucun cas, on ne peut prévoir la tournure que prendra l'affection, ce qui doit nous engager à être très réservé sur le pronostic.

Il faut noter, et cela peut aider beaucoup le **diagnostic,** que l'examen de la membrane du tympan et celui de la trompe d'Eustache ne fournissent que des résultats négatifs; on ne constate non plus aucun trouble fonctionnel du côté des n. crâniens et rachidiens. La méthode d'exploration recommandée par *Rinne*, est loin d'offrir des résultats constants : on sait qu'elle consiste à placer un diapason, en pleine vibration, contre l'apophyse mastoïde, en employant une pression modérée : on l'y laisse aussi longtemps que l'instrument résonne, puis, aussi rapidement que possible, on le place à l'entrée du pavillon de l'oreille, sans cependant la toucher.

104   Maladies des nerfs crâniens.

Si le patient continue à entendre, c'est que la conduction par
l'air est supérieure à la conduction osseuse, ce qui est la normale; si le contraire a lieu, on doit admettre un trouble de
conduction des sons par la voie aérienne. Le diagnostic pourra,
à l'occasion, tirer parti de ce renseignement.

Dans le **traitement,** on s'adressera d'abord aux fortes
doses de quinine (0.7-1.0 gr. *pro die*), chaudement recommandées par *Charcot; Féré, Moos,* et d'autres encore, leur
doivent plusieurs succès. Elles produisent, dans beaucoup de
cas, des résultats très favorables, et dès lors, on s'en tiendra à ce
médicament. D'autres fois, elles sont complètement inefficaces,
on s'adressera alors à la pilocarpine, en solution à 2 %; elle agit
en favorisant la résorption : 9 à 10 gouttes par jour, en injection
sous-cutanée. Les résultats sont parfois étonnants, j'ai vu cette
médication faire disparaître, en trois ou quatre jours, des symptômes excessivement graves. On continue ces injections, tous
les deux jours, pendant 3 à 4 semaines, et on peut ordinairement
interrompre après la 15ᵉ injection. On doit naturellement surveiller soigneusement l'état général, et prévenir, par les excitants, le vin, etc., les menaces de collapsus qui pourraient se
montrer.

Bibliographie.

Moos, Ueber Meningitis cerebrospinalis epidemica, insbesonders über die
    nach derselben zurückbleibenden combinirten Gehörs-u. Gleichge-
    wichtsstörungen. Heidelberg 1881.
Moos, Erkrankungen des Gehörorganes bei Locomotivführern und Heizern.
    Zeitschr. f. Ohrenheilk. X, 4. 1881. XI, 2. 1882.
Gottstein u. Kayser, Breslauer ärztl. Zeitschr. III, 18. 1881.
Bürkner, Arch. f. Ohrenheilk. XVII, 1 u. 2, pag. 8. 1881.
Jacoby, Ibid. XVII, 4, pag. 258. 1881.
Burckhardt-Merian, Schweizer Correspondenzbl. XIV, 1, 6. 1884.
Roosa, Zeitschr. f. Ohrenheilk. XIII, 2, 3. 1884.
Finkelstein, Wratsch, Nr. 1. 1886.
Baginsky, Ueber Ohrerkrankungen bei Railway-spine. Berliner klin.
    Wochenschr. 3. 1888.

Maladie de Ménière.

Charcot, Leçons sur les maladies du système nerveux. Tome II.
Guye, Arch. f. Ohrenheilk. XVI, 1 u 2. 1880.
Féré et Damars, Revue de Méd. I, 10. 1881.
Woakes, Edward, Remarks on Vertigo and the group of Symptoms some-
    times called « Ménière disease ». Brit. med. Journ. April 28, 1883,
    pag. 801.
Bechterew, Neurol. Centralbl. 9. 1887 (travail sur l'origine de l'acous-
    tique).
Brunner, Zum Morbus Ménière. Zeitschr. f. Ohrenheilk. XVII, 1, 2, pag. 47.
    1887.

Politzer, Lehrbuch der Ohrenheilkunde. 2. Aufl., pag. 488 ff. Stuttgart 1887.
Strümpell, a. a. O., pag. 420 ff. 1887.

SEPTIÈME CHAPITRE.

Affections du glosso-pharyngien.

Le glosso-pharyngien abandonne le cerveau entre les racines de l'acoustique et celles du vague, sur les côtés de la moelle allongée. Les cinq ou six filaments radiculaires qui le constituent à son origine, se réunissent bientôt en deux faisceaux : un antérieur (le plus grêle), et un postérieur. Ces deux faisceaux se dirigent vers le trou déchiré postérieur, en passant sous le lobule du pneumogastrique, et quittent la cavité crânienne en traversant la portion antérieure de cet orifice. Il n'est pas encore prouvé que le ganglion jugulaire, qui se trouve interposé sur le trajet du nerf, avant sa sortie du crâne, en soit indépendant, ou qu'il ne doive pas plutôt être considéré comme un groupe de cellules nerveuses qui se seraient séparées du ganglion pétreux, que le nerf fournit immédiatement à sa sortie.

Le glosso-pharyngien ne possède pas de noyau propre : il provient d'un amas considérable de cellules nerveuses, que l'on regarde comme noyau commun du vague, de l'accessoire et du n. de la 9e paire. Ce noyau commun, situé entre les racines antérieures et postérieures de la moelle, fait suite, en partie aux nerfs types sensibles, en partie aux nerfs types moteurs *(Wernicke)*. Cette circonstance lui a valu le nom de système latéral mixte (latéral, parce qu'il est situé dans la région latérale de la moelle allongée) *(Deiters)*. On admet que le glosso-pharyngien provient de l'extrémité supérieure du noyau, le vague de la partie moyenne, et l'accessoire de l'extrémité inférieure (voir la fig. 18). On ne sait pas encore positivement comment ce noyau commun est constitué, ni combien de groupes distincts de racines émergent du système latéral mixte. On trouvera à ce sujet des données exactes dans le traité de *Wernicke*, I, p. 155 et suiv.

D'après l'état actuel de nos connaissances, le glosso-pharyngien doit être considéré comme le nerf spécial et unique du sens du goût. Nous avons vu déjà deux nerfs intervenir dans les fonctions gustatives : le trijumeau, par le n. lingual (2e branche) et peut-être par la 3e branche, et le facial, par la corde du tympan. Il nous reste à traiter les affections isolées du glosso-pharyngien, à déterminer sous quelles conditions elles peuvent se présenter et de quelle façon elles altèrent le goût. Il est souvent bien difficile d'affirmer que l'on a sous les yeux une maladie isolée de ce nerf; cela provient de ce que le glosso-pharyngien ne donne la sensibilité qu'au tiers postérieur de la langue (par son rameau lingual).

L'affection centrale nous est peu connue : on connaît l'existence d'une affection bulbaire, dégénérescence grise du noyau, qui se présente dans le tabes *(Erben)*. On admet que les voies gustatives, irritées, donnent lieu à des altérations du goût, de la même façon qu'il se produit de la paresthésie, lorsqu'il existe un état irritatif des voies tactiles dans les cordons postérieurs. On observe aussi des anesthésies de conduction, mais il est bien difficile de discerner si elles atteignent le glosso-pharyngien seul, ou, en même temps, le trijumeau et le facial (v. *Fränkel, Berlin. klin. Wochenschr.* n° 3, 1875). Jusqu'ici, on n'est pas encore parvenu à démontrer l'existence d'une paralysie centrale du goût qui n'intéresserait exclusivement que le tiers postérieur de la langue. Le centre cortical du nerf de la 9ᵉ paire est inconnu.

On observe une anesthésie périphérique, anesthésie gustative, ageusie (γεῦσις, sens du goût), à la suite d'états pathologiques des organes terminaux : les affections de la muqueuse linguale, l'action d'une basse température (usage de la glace), les substances très irritantes (vinaigre, tabac à chiquer, poivre), peuvent y donner naissance. L'examen doit être fait de la façon suivante : le malade, les yeux fermés, fait sortir la langue, la bouche largement ouverte. On dépose, sur la partie de l'organe que l'on veut explorer, une quantité, aussi petite que possible, d'une substance sapide. Avant de retirer la langue, le patient doit faire signe de la main, s'il a goûté quelque chose et à quel endroit précis. Alors seulement, on lui permet de retirer la langue et de traduire ses impressions gustatives.

La recherche se fait au moyen de substances amères, douces, acides, salées, choisies à volonté, à la condition qu'elles ne soient ni nuisibles, ni vénéneuses. Le courant galvanique peut également servir à délimiter exactement les zones d'anesthésie. Comme on le sait, lorsqu'on place l'électrode sur la langue, il apparaît, à la fermeture du courant, une saveur métallique acide, dite galvanique; ce même phénomène se produit aussi quand on galvanise le cou, la nuque, la tête; il est probablement dû à ce que le courant se propage jusqu'aux nerfs du goût, et les atteint dans leur trajet périphérique ou central. La galvanisation constitue d'ailleurs un moyen recommandable contre les affections dont nous venons de nous occuper.

Bibliographie.

Romberg, o. c., pag. 148.
Erb, Handbuch der Krankheiten des Nervensystems, pag. 219. 1876.
Heusner, Eine Beobachtung über den Verlauf der Geschmacksnerven. Berliner klin. Wochenschr. Nr. 44. 1886.

HUITIÈME CHAPITRE.

Affections du vague. « Névroses du vague. »

Le vague émerge de la partie latérale et postérieure de la moelle allongée, en arrière des racines du glosso-pharyngien. Les 10 à 15 filaments radiculaires, qui le constituent à son origine apparente, se réunissent bientôt en un tronc arrondi qui, accompagné de l'accessoire, se dirige vers la partie antérieure du trou déchiré postérieur, en passant en dehors du lobule du pneumogastrique. La dure-mère fournit à ces deux nerfs une gaine commune. A l'intérieur du trou déchiré postérieur, le vague forme son ganglion jugulaire. Après sa sortie du crâne, il reçoit une importante anastomose de l'accessoire et forme le ganglion cervical ou ganglion plexiforme, dans lequel n'interviennent qu'une partie de ses fibres. Nous aurons à revenir brièvement plus tard sur les différences qu'offre le trajet ultérieur du vague droit et du vague gauche.

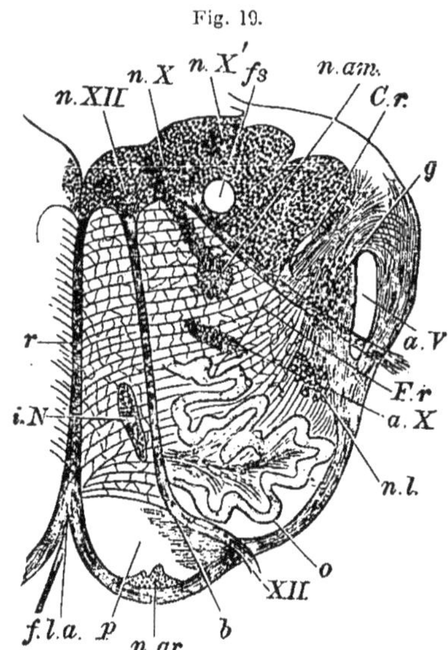

Fig. 19.

Coupe transversale de la moelle allongée.
(D'après *Schwalbe*).

a. V Racine ascendante du trijumeau, *n. XII* noyau de l'hypoglosse, *n. X n.* *n. X* noyau du vague, *XII* n. hypoglosse, *f. s.* cordon solitaire (faisceau respiratoire), *p.* cordon des pyramides, *o* olive, *i. N* noyau olivaire accessoire, *f. l. a.* sillon longitudin. antér., *n. am.* noyau ambigu.

Dans le chapitre précédent, nous avons vu que le noyau du pneumogastrique n'était qu'une portion d'un noyau commun pour le glosso-pharyngien et l'accessoire. Les cellules de la partie qui lui est propre, sont fusiformes, multipolaires, mesurant 30 à 45 μ de long, sur 12 à 15 μ de large, donc beaucoup plus petites que celles du noyau de l'hypoglosse, comme nous le verrons plus tard. Il existe encore un lieu d'origine important pour les fibres radiculaires du vague ; c'est un faisceau nerveux compact, arrondi, qui suit l'axe longitudinal de la moelle allongée. *Meyer* l'a décrit sous le nom de faisceau solitaire. *Krause* l'appelle faisceau respiratoire, à cause de la liaison qu'il établit entre le vague et le centre des principaux muscles de la respiration (v. fig. 19). Le noyau ambigu (*n. am.* dans la figure) est encore considéré comme un noyau du vague : c'est un amas de cellules nerveuses particulières, situé au sein de la formation réticulaire, en dedans du noyau des cordons latéraux.

Il est hors de doute que le vague, à l'exemple de la plupart des autres nerfs crâniens, peut être atteint dans sa partie centrale et dans sa partie périphérique. Dans le premier cas, il ne s'agit le plus souvent que de symptômes partiels d'une maladie générale (tabes, hystérie), tandis que l'affection périphérique peut subsister par elle-même, indépendamment de tout autre état pathologique. Elle peut, dans ce cas, remonter à des causes périphériques (indigestion, refroidissement), ou être de nature réflexe (affections de l'intestin, de l'utérus). Le siège exact de la lésion est, il est vrai, souvent incertain et indéterminé, aussi bien pendant la vie que *post mortem* : cela n'est pas étonnant, étant donnée l'insuffisance de nos connaissances sur l'anatomie pathologique du vague. Parmi les recherches faites jusqu'aujourd'hui, il en est bien peu qui éclaircissent les phénomènes observés pendant la vie : dans la plupart des cas, on ne constate rien d'anormal du côté du nerf et l'on en est réduit à admettre une maladie fonctionnelle, c'est-à-dire une maladie dont on ne parvient pas à découvrir la lésion anatomique. Aussi, nous trouvons-nous dans un des chapitres les plus obscurs de la pathologie des nerfs crâniens. Nous n'avons d'autre prétention ici que de présenter, dans leur ensemble, les affections si intéressantes que l'on peut faire remonter au pneumogastrique.

Les symptômes morbides peuvent être identiques dans certains cas, que l'affection soit centrale ou périphérique : pour éviter de nous répéter, nous abandonnerons donc la méthode suivie jusqu'à présent, et nous envisagerons exclusivement les différentes façons dont les lésions du vague peuvent influencer et altérer *a)* les organes respiratoires, *b)* les organes circulatoires et *c)* les organes digestifs, que le vague innerve, comme on le sait, de la manière la plus large et la plus intime. Nous y rattacherons la maladie de Basedow, qui, vraisemblablement, doit être considérée comme une névrose de ce nerf.

Affections des voies aériennes produites par lésion du vague.

1. Le larynx doit tout d'abord attirer notre attention. Il est innervé par le vague et l'accessoire, mais on ne sait pas encore exactement si ce dernier nerf assure la motilité complète de l'organe, ou bien, s'il innerve seulement les muscles actifs pendant la phonation, les mouvements respiratoires des cordes vocales restant alors sous la dépendance du vague. La sensibilité du larynx lui vient exclusivement de ce dernier.

Les branches nerveuses, que le pneumogastrique fournit à la musculature du larynx pendant son trajet cervical, sont le laryngé supérieur et le laryngé inférieur ou récurrent. Le premier quitte le tronc nerveux à l'extrémité inférieure du ganglion plexiforme, et se divise en une branche motrice (b. ext.), destinée au m. crico-thyroïdien, et une branche sensible, destinée à la muqueuse de l'épiglotte et de toute la partie du larynx située au-dessus des cordes vocales. Le récurrent offre à droite, un trajet plus court que du côté gauche : à l'ouverture supérieure de la cage thoracique déjà, il contourne la sous-clavière et remonte vers le larynx en suivant un sillon formé par la trachée et l'œsophage. A gauche, il doit dépasser la crosse de l'aorte. Son rameau terminal (b. terminale) se divise en deux branches qui, en commun, fournissent des fibres motrices pour les muscles du larynx, à l'exception, bien entendu, des crico-thyroïdiens dont nous avons déjà parlé, et des fibres sensibles pour la muqueuse située en dessous des cordes vocales.

Quant aux muscles du larynx, les crico-aryténoïdiens postérieurs assurent l'abduction des cordes vocales, ce sont les abducteurs, les « dilatateurs »; les crico-aryténoïdiens latéraux, combinés aux thyro-aryténoïdiens latéraux, produisent l'adduction, ce sont les adducteurs, les « constricteurs. » La situation de ces muscles est la suivante : le

crico-arytén. postér. est dirigé obliquement de haut en bas et de dehors
en dedans, s'insérant, d'une part, à la face interne du cartilage cricoïde,
d'autre part, à l'extrémité de l'apophyse musculaire du cartil. arytén.; le
crico-arytén. latéral s'étend du bord supér. du cartil. cricoïde, à la face
externe de l'apophyse musculaire du cartil. arytén. ; il tire cette apophyse
vers le haut, et est donc l'antagoniste du crico-arytén. postérieur. Les crico-
thyroïdiens produisent l'allongement et la tension des cordes vocales. Les
thyro-aryténoïdiens internes, placés dans l'épaisseur même des cordes
vocales, ont le même office.

Les muscles du larynx peuvent être le siége de paralysies
ou de contractures, mais ces dernières sont de loin les plus
rares.

Les principales formes de paralysie sont :

1. — La paralysie dite du récurrent, dans laquelle
tous les muscles innervés par le récurrent sont atteints de paralysie ou seulement parésiés.

2. — La paralysie du crico-aryténoïdien postérieur, le dilatateur de la glotte : elle est encore nommée
paralysie postérieure.

3. — La paralysie dite interne, qui frappe les m.
thyro-aryténoïdiens.

Nous ne voulons pas entrer ici dans les différentes questions, encore controversées, du mécanisme des paralysies : nous
ne présenterons que leurs particularités cliniques, en y joignant
les résultats fournis par le laryngoscope, dont l'importance est
si grande pour le diagnostic (voyez le tableau de la page 113).

L'existence d'un centre cérébral de la musculature du
larynx, est mise hors de doute par le fait même que certaines
affections du cerveau (paralysie pseudo-bulbaire, tumeurs du
cerveau) s'accompagnent de parésie ou de paralysie des cordes
vocales. Dans la chorée, on observe de la parésie des adducteurs. *Krause* a signalé une perversion singulière des cordes
vocales se manifestant au cours de l'hystérie : les cordes se
rapprochaient pendant l'inspiration et la glotte devenait largement béante pendant l'expiration.

La paralysie nucléaire constitue une seconde forme de
paralysie centrale. Dans un cas où il avait existé une paralysie
unilatérale complète des cordes vocales, on constata, du côté
correspondant, une affection du noyau de l'accessoire.

La cause la plus ordinaire des paralysies du larynx, semble
résider dans la lésion périphérique du tronc du vague
ou du récurrent, lésion due aux circonstances les plus diverses :
compression, contusions, blessures accidentelles ou opératoires,
tumeurs, anévrismes, etc. Il est cependant parfois bien difficile
de se prononcer sur le siége, central ou périphérique, de l'affec-

tion, dans un cas donné. Il règne encore la plus profonde obscurité sur la nature des paralysies du larynx qui s'observent au cours des névroses générales (hystérie, épilepsie), de l'empoisonnement (plomb) et dans certaines maladies infectieuses (diphtérie, dyssenterie, choléra). On comprend mieux celles qui se produisent à la suite d'efforts excessifs de phonation et d'affections du larynx lui-même (catarrhe, périchondrite). On consultera à ce sujet, avec fruit, *B. Fränkel* : Mogiphonie (v. bibl.).

Le **pronostic** dépend naturellement de l'affection fondamentale et de sa curabilité. Les fonctions des muscles paralysés doivent aussi entrer en ligne de compte ; on ne devra pas perdre de vue que la paralysie des m. crico-aryténoïdiens postérieurs expose à un danger permanent d'asphyxie : il est, en tous cas, imprudent de vouloir fixer le terme de la guérison. La durée de l'affection, est, le plus souvent, très longue.

Le **traitement** exige, dans la plupart des cas, les soins d'un spécialiste : il sera surtout local et consistera dans l'attouchement des cordes vocales au moyen de la sonde *(Rossbach)*, et dans l'application de l'électricité à travers les téguments externes ou à l'intérieur du larynx. La faradisation des muscles du larynx en particulier, nécessite une dextérité que peut seule donner une grande habitude de la technique laryngoscopique. Le traitement général, dirigé contre les affections fondamentales, n'offre ici rien de particulier.

Ainsi que nous l'avons vu plus haut, il est rarement donné d'observer la contracture des muscles du larynx. Le spasme de la glotte présente seul un grand intérêt pratique. Les muscles le plus souvent atteints sont les constricteurs (adducteurs) : le tableau morbide, qui en est la conséquence, est assez bien le même que celui de la paralysie des crico-aryténoïdiens postérieurs, avec cette différence que le spasme est rarement de longue durée, tandis que la paralysie est souvent très tenace. L'aphonie spastique, décrite par *Schnitzler*, consiste en un trouble de coordination des muscles des cordes vocales, se traduisant par une crampe au moindre essai de phonation. On l'observe parfois dans la chorée et l'hystérie.

Le spasme de la glotte (laryngite striduleuse, laryngospasme. Asthme thymique) est dû à une contracture des adducteurs qui se montre de préférence au premier âge de la vie. Il procède par attaques, le plus souvent imprévues et sans causes appréciables. Il consiste essentiellement dans l'arrêt complet de la respiration, pouvant durer de quelques secondes à une minute et demie : une inspiration profonde semble le déterminer. Pendant cet arrêt, il se produit naturellement des symptômes d'asphyxie, mais la mort est rarement la conséquence de l'attaque ; d'ordinaire, il survient quelques inspirations profondes et bruyantes qui annoncent la fin du spasme, et tout rentre bientôt dans l'ordre. On ne peut établir de règle concernant le nombre et la gravité des attaques en particulier, tant leur variabilité est grande.

Le siége anatomique de l'affection est complètement inconnu ; il est assez probable qu'on se trouve en présence d'une excitation passagère du centre cortical de la musculature du larynx, ainsi que semble le prouver le fait que l'éclampsie et le rachitisme se compliquent souvent de spasme de la glotte. La coïncidence fréquente du rachitisme a conduit certains auteurs *(Elsässer)* à émettre la supposition que le ramollissement rachitique des os du crâne pourrait bien, en permettant la compression de la substance cérébrale, jouer un rôle prépondérant dans l'apparition du spasme. Comme on le voit, on en est réduit aux hypothèses, et les causes nous échappent.

Le **traitement** consiste tout d'abord à endurcir les enfants dès les premiers temps et à leur assurer une alimentation convenable : il est exceptionnel qu'un enfant bien nourri, pouvant supporter impunément les changements de température, soit victime de l'affection ; au contraire, elle frappe ceux qui sont malingres, amollis, nourris de bouillie ou substances analogues remplaçant mal le lait maternel. Pendant l'attaque, on surveillera la glotte, on fera des ablutions d'eau froide sur le corps, on brossera ou chatouillera la plante des pieds ; après l'attaque, on administre les nervins (belladone, bromure) et, dans l'occurrence, les narcotiques, dans le but d'en prévenir le retour trop fréquent (morphine, 1 à 3 milligr. en injection sous-cutanée). On devra toujours instituer un traitement contre le rachitisme, si on soupçonne qu'il est en jeu.

Les altérations de la sensibilité du larynx consistent en anesthésie ou, plus rarement, en hyperesthésie. C'est la région du laryngé supérieur qui est le plus souvent atteinte. Elles sont fréquemment liées à des troubles de motilité, paralysie, faiblesse musculaire du pharynx (voir le onzième chapitre), mais elles peuvent aussi se présenter isolément. La forme la plus fréquente est l'anesthésie qui accompagne la paralysie diphtéritique. Elle se caractérise par l'absence des mouvements réflexes de dyspnée et de toux, que l'on provoque normalement par l'attouchement de la muqueuse du larynx à l'aide de la sonde pharyngienne, le doigt, le laryngoscope, etc. Elle offre le danger de la pénétration des aliments dans le larynx ; à cause de l'insuffisance de fermeture de la glotte, les efforts de toux sont parfois impuissants à les en expulser, de là, menace d'asphyxie ou de pneumonie par engouement. Cette dernière semble ne jamais se présenter à la suite de la simple anesthésie hystérique de la muqueuse.

L'hyperesthésie se montre dans les processus ulcératifs et le catarrhe violent et aigu ; elle joue souvent un grand rôle chez les hystériques, quoiqu'elle n'existe en réalité que bien rarement : mais le malade, toujours occupé de lui-même, ou bien la simule, ou bien se figure faussement en être atteint.

L'anesthésie réclame un **traitement** électrique, la galvanisation du larynx et des muscles masticateurs, l'application du pinceau faradique au cou, etc. Contre l'hyperesthésie, les narcotiques donnent d'excellents résultats, mais, bien souvent, elle ne nécessite aucun traitement et disparaît seule quand on est parvenu à persuader au malade de se montrer raisonnable.

Bibliographie.

Lazar, Ueber doppelseitige Lähmung der Glottiserweiterer. Diss. inaug. Breslau 1879.

Omerod, Ueber Recurrenslähmung. Lancet. I. 11, March 1880, I.

Rosenbach, O., Ueber einen Fall von doppelseitiger Stimmbandlähmung. Breslauer ärztl. Zeitschr. I, 2, 3. 1880.

Hayes, Dubl. Journal. 3 S., LXIX, pag. 34. Jan. 1880.

Rosenbach, O., Monatsschrift f. Ohrenheilk. etc. Nr. 3. 1882.

Schech, Zur Aetiol. der Kehlkopflähmungen. Ibid. Nr. 8. 1883.

Dehio, Petersburger med. Wochenschr. 22. 1883.

Aysaguer, L'Union. 46. 1885. (Paralysie postérieure double pendant la grossesse, trachéotomie à deux reprises. Guérison).

Bäumler, Deutsches Arch. f. klin. Med. Bd. XXXVII, Heft 4, 5. 1885. (Paralysie du récurrent à la suite d'inhalations de poussières).

Gerhardt, Stimmbandlähmung und Icterus. Deutsche med. Wochenschr. Nr. 16. 1887.

Wegener, Ueber Kehlkopfmuskellähmung als Symptom der Tabes. Inaug.-Dissert. Berlin 1887.

Fränkel, Bernh., Ueber die Beschäftigungsschwäche der Stimme, Mogiphonie. Deutsche med. Wochenschr. 1887.

Holmes, Gordon, Paralysis of the abductors of the vocal bands. Lancet. 22. Oct. 1887.

Kidd, Bilateral paralysis of the dilator muscles of the glottis, with subsequent paresis of the constrictors. Lancet. 16. July 1887, pag. 108.

Küssner, Zur Kenntniss der Vagus-Symptome bei der Tabes dorsal. Berliner klin. Wochenschr. Nr. 20. 1887.

Ziemssen, v., Ueber diphtheritische Lähmung und deren Behandlung. Klin. Vorträge. IV. Leipzig, Vogel, 1887.

Eisenlohr, Zur Pathologie der centralen Kehlkflähmungen. Arch. f. Psych. und Nervenkr. XIX, 2, 314. 1888.

Aperçu des paralysies des muscles du larynx se présentant le plus fréquemment.

	Nature de la paralysie.	États dans lesquels elles se présentent.	Symptômes.	Image au laryngoscope.
Laryngé inférieur ou récurrent.	Paralysie totale du récurrent.	Dans les paralysies par compression du vague ou du récurrent (cancer de l'œsophage). Souvent unilatérale (surtout du côté gauche), elle constitue un des premiers symptômes de l'anévrisme de l'aorte. Dans le tabes.	L'émission de la parole est peu claire ; légère fatigue en parlant. Impossibilité de tousser.	Les cordes vocales, en abduction légère, montrent la « disposition cadavérique » (Fig. 20). Dans les intonations fortes, la corde vocale indemne dépasse la ligne médiane. Cartilages aryténoïdes croisés. (Fig. 21, 22).
	Paralysie des crico-arythénoïdiens postérieurs. « Paralysie postérieure. »	Dans les affections des nerfs eux-mêmes, de causes souvent inconnues	Si elle est bilatérale : violente dyspnée inspiratoire. Si elle est unilatérale : inspiration laborieuse, longue, bruyante. Dyspnée au moindre effort. Parole peu affectée.	La glotte est transformée en une fente étroite qui se rétrécit encore dans l'inspiration (Fig. 23). L'abduction de la corde vocale paralysée est impossible (Fig. 24).
	Paralysie des thyro-aryténoïdiens internes. « Paralysie interne. »	Dans le catarrhe de la muqueuse du larynx, dans la fatigue de l'organe, dans l'hystérie.	Voix enrouée, fausse. Parole difficile.	La glotte ne se ferme pas complètement pendant la phonation (Fig. 25). Dans l'affection simultanée des deux aryténoïdiens, la glotte offre une ouverture en sablier (Fig. 26). Il n'y a fermeture, ni de la portion antérieure, ni de la portion postér. de la glotte ; avec cela, position normale des cordes vocales.
	Paralysie des crico-aryténoïdiens latéraux.	Rarement isolée. Dans l'hystérie.	Aphonie complète. Le malade peut encore tousser. « Paralysie phonétique » (*Türck*).	Rien de caractéristique.
Laryngé supérieur.	Paralysie du crico-thyroïdien.	Après l'invasion de la diphtérie.	Voix rauque, impossibilité d'émettre les sons élevés.	Cordes vocales excavées. Leurs vibrations ne sont plus sensibles.

Image laryngoscopique de quelques paralysies du larynx.

Fig. 20.

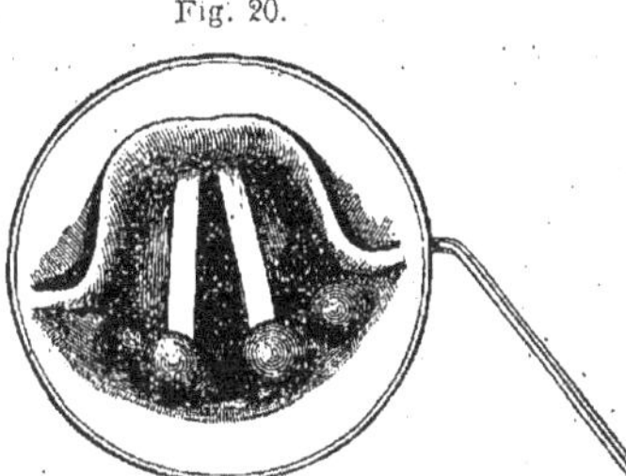

Paralysie bilatérale du récurrent.
Position cadavérique des cordes vocales.

Fig. 22.

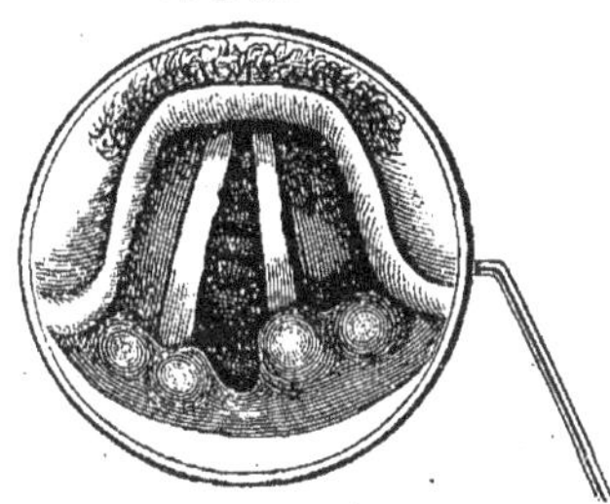

Paralysie du récurrent gauche.
Position dans l'inspiration.

Fig. 24.

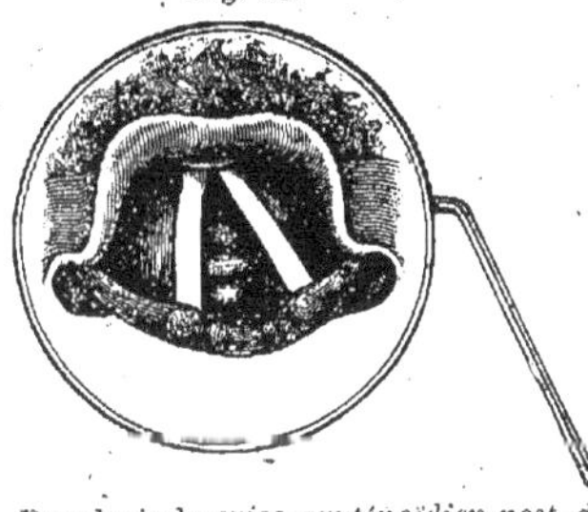

Paralysie du crico-aryténoïdien post. droit.
Position dans l'inspiration.

Fig. 21.

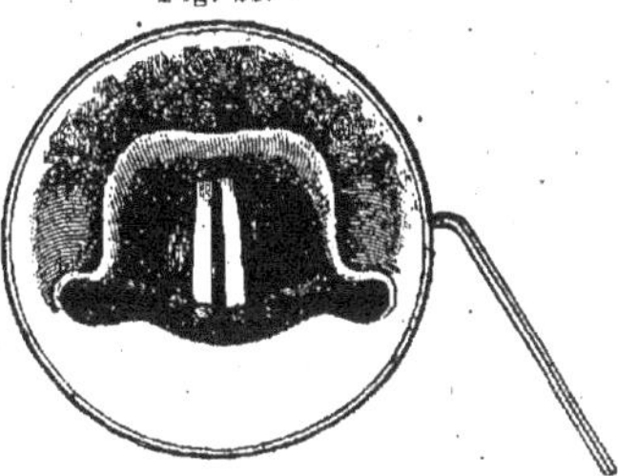

Paralysie du récurrent.
Cartilages aryténoïdes entrecroisés.

Fig. 23.

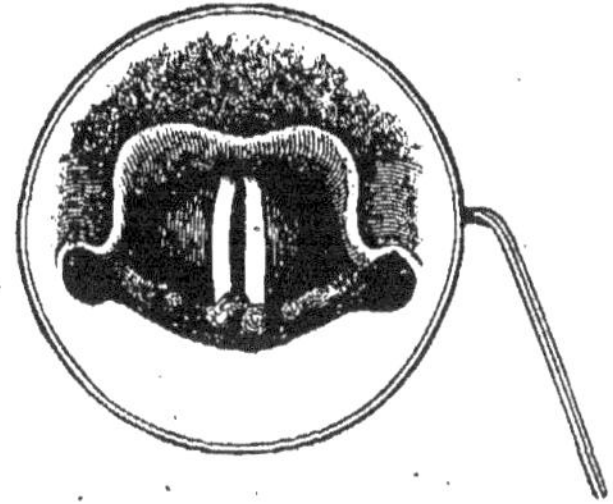

Paralysie des deux crico-arytén. postér.
Position dans l'inspiration.

Fig. 25.

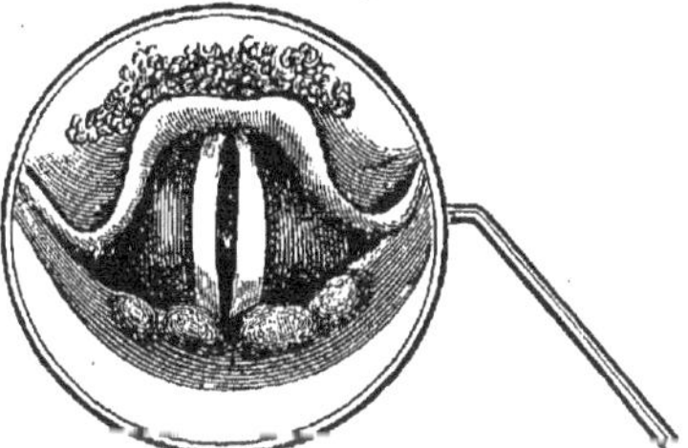

Paralysie des deux thyro-arytén. internes.
(Laryngite aiguë).

Fig. 26.

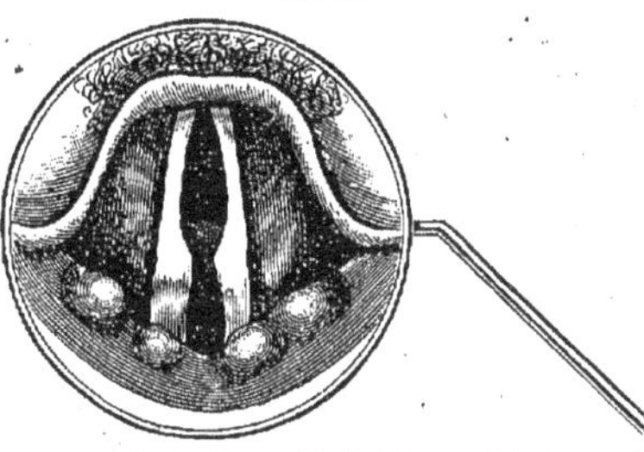

Paralysie interne bilatérale combinée à la parésie des aryténoïdiens.
Fig. 20 — 26, en partie d'après *Strümpell,* en partie d'après *Eichhorst.*

2. Le vague fournit aux p o u m o n s, pendant son trajet thoracique, les n. bronchiques ou pulmonaires, dont les uns, antérieurs, contribuent à former le plexus bronchique, développé à la paroi antérieure des bronches, et pénètrent avec celles-ci à l'intérieur du poumon ; les autres, les postérieurs, forment, en commun avec les rameaux fournis par les quatre ganglions thoraciques supérieurs du sympathique, un plexus analogue sur la paroi postérieure des bronches. Ils c o n t i e n n e n t l'é l é m e n t m o t e u r p o u r l e s m u s c l e s l i s s e s d e l'a r b r e b r o n c h i q u e.

L'état pathologique des nerfs bronchiques semble donner lieu à des altérations de l'innervation des muscles pariétaux des bronches, et entraîner à sa suite une affection sur laquelle on a beaucoup discuté dans ces derniers temps. Nous voulons parler de l'

Asthme bronchique, ou convulsif, ou nerveux.
Spasme bronchique (Romberg).

Les opinions sur la nature de l'asthme bronchique sont encore très partagées : certains auteurs *(Störk, Fräntzel)* veulent y voir une tuméfaction aiguë de la muqueuse des bronches ; d'autres le font remonter à une crampe du diaphragme *(Bamberger, Wintrich)* ; d'autres, enfin *(Trousseau, Biermer)* considèrent l'affection comme une névrose du vague : ils supposent que certains troubles dans l'innervation de ce nerf, produisent une convulsion tonique des muscles pariétaux des bronches moyennes et des fines bronches, à la suite de laquelle il se développe un emphysème aigu du poumon. Déjà les expériences de *Bert*, en 1870, avaient démontré que l'excitation du vague pouvait déterminer une contraction réelle des bronches moyennes et de plus petit calibre. Dans ces derniers temps, *Biermer* a développé son opinion avec tant de talent et de succès, qu'elle est considérée aujourd'hui comme la meilleure ; elle a le mérite d'expliquer les symptômes caractéristiques de l'affection, tels que l'arrivée et la disparition subites des accès, la dyspnée expiratoire, l'abaissement du diaphragme, etc.; le spasme bronchique constitue donc un obstacle plus facile à vaincre à l'inspiration qu'à l'expiration, et la gêne expiratoire qui en résulte, influencera non seulement les alvéoles, mais aussi les petites bronches d'où l'air ne peut s'échapper qu'imparfaitement : ainsi s'expliquent la dyspnée à l'expiration et le développement de l'emphysème. A l'auscultation, on entend partout des râles sibilants.

Reste maintenant à trouver la cause de ce spasme bronchique : on pourrait la chercher dans une affection de la muqueuse bronchique elle-même ; en faveur de cette supposition, on peut invoquer la présence, dans les crachats des asthmatiques, des spirales dites de *Curschmann*; ce sont des filaments contournés en spirale, que l'on doit considérer comme reproduisant le moule des plus fines ramifications bronchiques. On pourrait encore admettre que le spasme est d'origine réflexe : *Leyden* a découvert, dans les crachats, certains cristaux octaédriques, très pointus, qui irriteraient la muqueuse et provoqueraient l'apparition du spasme. Différentes observations laissent planer certains doutes sur la justesse de cette opinion. D'un autre côté, on a pu démontrer à l'évidence *(Voltolini, Hack, Sommerbrodt)* que les accès d'asthme sont souvent sous la dépendance de certains états pathologiques de la muqueuse nasale (excroissances polypeuses, catarrhe chronique, etc.) : on aurait donc affaire à une névrose réflexe. Il se peut que la dilatation réflexe des vaisseaux de la muqueuse bronchique, ainsi que *Störk* et *Weber*, et plus tard *Sommerbrodt*, l'ont affirmé, joue aussi un rôle, à côté du spasme des muscles bronchiaux.

Un sentiment d'angoisse et de suffocation caractérise les accès de la maladie, qui peuvent être précédés, pendant plusieurs jours, d'un malaise particulier s'accompagnant souvent d'abattement intellectuel, de troubles digestifs, de diarrhée, etc. L'accès lui-même éclate subitement, d'ordinaire pendant la nuit; la respiration est entreprise au plus haut point, l'inspiration et l'expiration surtout, deviennent pénibles, bruyantes, sifflantes. L'accès dure de quelques heures à quelques jours : chez le même malade, on peut observer une extrême variabilité dans le caractère des attaques. A la fin de l'accès, l'auscultation révèle l'existence de râles humides et, dans l'expectoration, on trouve les spirales et cristaux précités. Dans l'intervalle des attaques, le patient jouit d'ordinaire d'une santé excellente.

L'étiologie de l'affection est assez obscure. Il est certain que l'hérédité joue un rôle, en ce sens que les sujets, issus de névropathes, contractent plus facilement cet asthme nerveux ; mais nous ne connaissons qu'imparfaitement la nature des causes déterminantes de la maladie.

Nous avons souvent remarqué que les personnes hystériques souffraient d'un asthme dont l'origine nerveuse nous était prouvée par l'examen des organes thoraciques. Pendant des jours entiers, ces malades se plaignaient d'accès de suffocation, l'expiration était laborieuse et bruyante, sans que l'auscultation et la percussion permissent de découvrir la moindre anomalie. Nous reviendrons plus tard sur cet asthme hystérique.

L'inhalation de certaines poussières peut, parfois, provoquer des accès d'asthme, surtout dans les cas où l'agent nuisible a exercé son influence pendant un laps de temps considérable : ainsi, dans certaines professions, comme celle de meunier, de boulanger, etc. On connait l'exemple classique des droguistes et des pharmaciens, atteints d'accès d'asthme chaque fois qu'ils ont pulvérisé des racines d'ipécacuanha. On a également incriminé la poussière farineuse de certaines céréales, de l'avoine par exemple; les ouvriers occupés à battre le blé en grange, sont souvent asthmatiques (v. *Hirt, Krankheiten der Arbeiter*, 1871. Bd I, p. 12).

On ne peut non plus révoquer en doute l'influence de certains poisons : à ce titre, nous citerons en premier lieu l'asthme de plomb, asthme saturnin : c'est une affection excessivement remarquable, se développant parfois quelques minutes après le début du travail, très pénible et d'un caractère essentiellement aigu : elle semble cependant n'avoir jamais eu de terminaison mortelle (v. *Hirt. loco cit.* Bd III, p. 40). Les exemples en sont rares, même parmi les ouvriers employés à la fabrication du plomb : sur cent maladies dues à l'intoxication saturnine, on observe tout au plus deux cas d'asthme. La pathogénie en est obscure, on ignore si le poison agit sur les organes nerveux centraux, ou sur les terminaisons périphériques du vague.

Traitement. Nous ne possédons aucun moyen curatif certain de l'asthme bronchique : l'iodure de potassium, que l'on a tant recommandé (2 à 5 gr. par jour), reste fréquemment sans effet; les différents nervins en usage, l'arsenic, la quinine, le brome, ne rendent pas de grands services. L'électricité ne nous a pas paru plus efficace. On pourra obtenir une diminution de l'intensité et de la fréquence des attaques, par des cures d'eau froide dirigées avec intelligence et méthode. Contre l'accès lui-même, je puis recommander au premier rang la pyridine, proposée par *Sée*; cette substance, obtenue par distillation sèche de matières organiques, est incolore et jouit de la propriété de s'évaporer rapidement à l'air. Pour s'en servir, il suffit de laisser se volatiliser, trois ou quatre fois par jour, une demi-cuillerée à thé de cette substance, sur une assiette plate. L'odeur en est répugnante, mais elle agit très efficacement : au fur et à mesure qu'elle se volatilise, le malade respire plus librement, l'oppression diminue et les contractions cardiaques deviennent plus régulières. Les effets ne sont pas définitifs, mais il m'a été donné de constater maintes fois que les inhalations de pyridine, continuées régulièrement pendant des semaines, non seulement coupaient les attaques, mais les rendaient aussi beaucoup moins fréquentes. Naturellement, ce médicament peut échouer; pas plus qu'aucun autre, il n'est infaillible.

Les résultats que j'ai obtenus avec les fumigations de papier nitré, remises en honneur par *Kochs*, n'ont jamais été que passagers; on peut en dire autant des cigarettes de stramoine, du nitrite d'amyle et des vapeurs de térébenthine. La teinture de lobélie leur est bien supérieure et agit parfois d'une façon surprenante (tinct. lobeliœ 5.0, aq. laur. cer. 15, toutes les 2 heures, 15 à 20 gouttes). Je ne possède aucune expérience personnelle bien étendue sur l'extrait de québracho, recommandé par *Penzoldt*. *Walker* donne l'hyoscyamine, combinée à de très petites doses de strychnine, plusieurs fois dans la journée (*Lancet*, 20 août. 1887, p. 368).

Bibliographie.

Biermer, Ueber Bronchialasthma. Volkmann'sche Sammlung klin. Vorträge. 1870.

Mahaux, Pathogénie de l'accès d'asthme. Journ. de Brux. Bd. LXXIII, pag. 205. 1881.

Riegel und Edinger, Deutsche Zeitschr. f. klin. Med. 1882.

Hack, Ueber eine operative Radicalbehandlung bestimmter Formen von Migräne, Asthma, Heufieber, sowie zahlreicher verwandter Erscheinungen. 1883.

Schech, Die sogen, Reflexneurosen und ihre Beziehungen zu den Krankheiten der Nase und des Rachens. Bayer, ärztl. Intelligenzbl. Bd. XXXI, pag. 30. 1884.

Schäffer, Aus der Praxis : Nasenleiden und Reflexneurosen. Deutsch. med. Wochenschr., pag. 23—24. 1884.

Sommerbrodt, Mittheilungen von Heilungen patholog. Zustände, welche durch Reflexvorgänge von der Nase her bemerkt wurden. Berl. klin. Wochenschr., pag. 10, 11. 1884.

Sommerbrodt, Ueber Nasenreflexneurosen. Ibid. Nr. 11. 1885.

Sée, Germain, Bull. de Thérapeut. 30 Juin 1885, Vol. CVIII, pag, 529. (Il recommande la pyridine).

Biermer, Berliner klin. Wochenschr. 41. 1886.

Kochs, Beitrag zur Kenntniss der Verbrennungsproducte des Salpeterpapieres und der Ursachen des Asthma bronchiale. Centralbf. f. klin. Med. Bd. VII, pag. 40. 1886.

Grocco, Pietro, Sulla patologia dei nervi cardiaci. Rivist. clin. di Bologna, pag. 12. 1886.

Dusscaud, De l'asthme d'origine nasale. Thèse de Paris. 1887.

Calmettes, Les névroses réflexes d'origine nasale. Progr. méd. Nr. 28, pag. 20. 1887.

Fraser, On dyspnoea especially on the dyspnoea of Asthma and Bronchitis and the effects of the Nitrites upon it. Lancet. 9. Juli 1887, pag. 51.

Brügelmann, Ueber Asthma. Deutsche Medicinal-Zeitung. 29 ff. 1888.

Sée, Germain, Les maladies simples des poumons. Paris 1886.

B. *Affections cardiaques déterminées par des lésions du vague.*

Les rameaux cardiaques supérieurs et inférieurs, provenant des portions cervicale et thoracique du vague, s'unissent aux filets cardiaques du sympathique et forment les plexus cardiaques superficiel et profond. On n'est pas encore fixé sur la nature de ces branches afférentes : on doit, en tout cas, y distinguer des nerfs modérateurs ou d'inhibition, dont l'excitation

produit un ralentissement des battements du cœur, et des n. accélérateurs, qui, dans les mêmes circonstances, amèneront une augmentation du
nombre de contractions cardiaques.

C'est également le vague qui pourvoit à la sensibilité du cœur.

L'angine de poitrine (sténocardie, névralgie
du coeur, douleur nerveuse du coeur) est une des
névroses du cœur que l'on peut le plus vraisemblablement
attribuer à des troubles d'innervation du vague. Depuis plus de
100 ans déjà, on la connait symptomatiquement *(Heberden,*
1772); aujourd'hui nous sommes encore loin d'avoir pénétré sa
nature intime. Elle se caractérise essentiellement par des accès
douloureux, siégeant dans la région mammaire gauche; la
douleur est térébrante, cuisante, elle s'irradie vers le bras
gauche et s'étend même jusqu'à l'extrémité des doigts; elle
s'accompagne d'un sentiment d'anéantissement intolérable.
L'accès, qui peut durer plusieurs minutes, et parfois plusieurs
heures, débute brusquement, sans prodromes, surprend le
patient au milieu de ses occupations ou pendant son sommeil.
L'intensité de la douleur n'est pas toujours la même; tantôt,
elle est supportable; chez d'autres, au contraire, elle atteint un
degré d'acuité extrême. La respiration reste souvent régulière
et tranquille, il ne se montre pas de dyspnée, mais l'angoisse
est telle que le front du patient se couvre d'une sueur froide.
S'il n'existe aucune lésion organique du cœur, l'état du patient,
entre les accès, ne laisse rien à désirer.

Lé **pronostic** est entièrement subordonné à l'existence ou
non de complications : si le patient est porteur d'une affection
du myocarde due à des troubles de la circulation intracardiaque,
à l'athéromasie des artères coronaires, par ex., la mort pourra
survenir au milieu d'une attaque. Ce danger n'est pas à redouter
si le cœur est intact, et l'affection une simple névrose fonctionnelle du vague.

Pour le **traitement** de l'angine de poitrine, on a proposé
à peu près les mêmes moyens que pour l'asthme bronchique :
on a aussi obtenu à peu près les mêmes résultats. Si l'on
doit absolument prescrire une médication interne, il faudra
s'adresser tout d'abord à la digitale; on essayera ensuite le
strophantus, puis l'arsenic, que l'on associera avantageusement
à la strychnine. Symptomatiquement, on ne connaît rien de
mieux que les inhalations prudentes de nitrite d'amyle,
5 à 10 gouttes. Le chloroforme, associé aux injections sous
cutanées de morphine, a l'avantage de soulager immédiatement
le malade et de le débarrasser du sentiment d'angoisse qui
l'accable. Il est exceptionnel de rencontrer ces collapsus graves
signalés par *Bamberger.*

L'étiologie ne nous est pas mieux connue que la nature de l'affection. Il faut naturellement distinguer soigneusement les cas où l'angine n'est qu'un symptôme d'une affection fondamentale (états pathologiques des vaisseaux cardiaques, cœur gras, lésions valvulaires), de ceux, infiniment plus rares, où elle est complètement indépendante de toute complication cardiaque appréciable. Un âge assez avancé de la vie, le sexe masculin, semblent particulièrement prédisposés *(Gauthier)*; nous avons cependant vu des cas de sténocardie bien caractérisée chez des enfants de 13 à 15 ans. On doit aussi tenir compte de certaines altérations psychiques, comme on en trouve dans l'hystérie, et de l'influence de substances toxiques, telles que le tabac.

La douleur jouant ici le rôle principal et la sensibilité du cœur lui venant du vague, on peut considérer, à juste titre, l'affection comme une névrose du nerf de la Xe paire. Le sympathique y prend cependant une certaine part; on est même disposé à placer le siége principal de l'affection dans le plexus cardiaque du sympathique. *Lancereaux*, le promoteur de cette opinion, constata, à plusieurs reprises, une injection de ce plexus; toutefois le vague interviendrait également. On peut citer, à l'appui de la participation de ce nerf, le cas publié par *Leroux*, où l'autopsie permit de démontrer l'adhérence du vague avec un ganglion bronchique : les attaques de sténocardie avaient persisté jusqu'à la mort. Dans un assez grand nombre des observations relatées ici, on n'a constaté l'existence d'aucune lésion anatomique.

Bibliographie.

Lustig, Zur Lehre von den vasomotor. Neurosen (Angina pectoris). Inaug-Diss. Breslau 1875.

Balfour, Edinb. med. Journ. March. 1881. Bd. XXVI, pag. 769.

Mackenzie, John Roland, A contribution of the Pathology and treatment of the respiratory Vasomotor Neuroses. New-York med Journ. 26. Febr. 1887.

Huchard, The weekly med Rev. St. Louis. 7. 1887. (Préconise le traitement méthodique à l'iodure : pendant 1 — 1 1/2 an, 1 à 3 grm. d'iodure de sodium par jour).

Le Clerc, L'angine de poitrine hystérique. O. Doin, Paris, 1887.

v. Basch, Die cardiale Dyspnoe und das cardiale Asthma. klin. Zeit- und Streitfragen. I, 3. 4. 1887.

Nous trouvons, en second lieu, les **palpitations nerveuses** ou **hyperkinésie du coeur** : on doit entendre par là l'accélération et le renforcement des battements du cœur, se montrant par accès : le malade les perçoit distinctement, et son entourage peut également en constater l'existence. Dans les cas purs, il n'existe ni douleur, ni dyspnée.

Les palpitations nerveuses constituent, plus souvent que la sténocardie, une affection indépendante, isolée. L'accès arrive d'ordinaire subitement, surtout la nuit, quand le patient est couché sur le côté gauche; il s'accompagne d'un sentiment d'angoisse très vive et le nombre des battements du cœur peut dépasser 200 par minute. Le ton systolique est frappé parfois d'une façon particulière (cliquetis métallique); le premier ton est extraordinairement faible, les carotides battent avec force, le pouls radial devient dur et plein. *Dehio* (v. bibl.), qui a recherché le tracé du pouls au sphygmographe de *Dudgeon*, a constaté des courbes très élevées à descente abrupte, presque verticale; la première élevure d'élasticité était déplacée vers le bas, au pied de la courbe, il existait également un abaissement de l'élevure du dichrotisme. Cet auteur rapporte ces phénomènes à l'augmentation et au raccourcissement de la durée des contractions ventriculaires. Outre les palpitations, le malade ressent du vertige, des bourdonnements d'oreille et offre une certaine tendance aux syncopes. L'accès qui, d'habitude, ne dure que quelques minutes, disparaît aussi subitement qu'il s'est montré, et le patient se sent bientôt complètement remis. La fréquence des attaques est très variable : une ou deux fois, et même plus, en 24 heures; elles peuvent aussi être beaucoup plus espacées, survenir une fois par semaine ou par mois.

Il est certain que l'on se trouve en présence d'une névrose du vague; son siége peut être central ou périphérique, mais, le plus souvent, il est impossible de le déterminer. Dans un grand nombre de cas, il s'agit d'une affection centrale intéressant le noyau bulbaire; on peut aussi rattacher la diminution momentanée du tonus vasculaire à une parésie passagère du centre vaso-moteur *(Dehio)*.

Il est particulièrement important de se renseigner sur les autres symptômes morbides qui pourraient accompagner l'affection qui nous occupe. Il suffit très souvent de les faire disparaître, pour voir cesser subitement les palpitations nerveuses : parmi eux il convient de citer tout d'abord l'anémie des jeunes personnes, *cardiogmus juvenilis*, la constipation habituelle, plus rarement le rhumatisme, et enfin, la malaria : l'augmentation de la masse du sang, la régularisation des selles, l'accélération de l'excrétion des acides urinaires, le traitement de la malaria par la quinine, pourront améliorer sensiblement ces palpitations de nature symptomatique. Mais si on ne dispose d'aucun point d'appui pour l'établissement d'une thérapeutique raisonnée, on se trouve réduit à l'effet douteux des nervins et des narcotiques. Chez les hystériques, on a pu

122 Maladies des nerfs crâniens.

retirer quelque service de certaines pratiques manuelles, telles
que la pression sur le ventre, la compression rapide du cou.
L'application d'une vessie de glace à la région précordiale, peut
parfois se montrer efficace. Le traitement moral a aussi sa
valeur, il consiste surtout à persuader au patient qu'il est gué-
rissable, que les accès ne présentent aucun danger vital. Chez
les enfants surtout, on peut obtenir beaucoup par ce moyen.

En l'absence de maladie générale donnant lieu aux palpitations, l'étiologie de l'hyperkinésie du cœur est tout-à-fait
obscure. Nous ignorons absolument comment il peut se produire
ainsi une parésie passagère du vague chez des sujets parfaitement sains, sans tare névropathique et sans aucun symptôme
de neurasthénie. On pourrait, dans certains cas suspects, incriminer des excès de masturbation.

Bibliographie.

Preisendorfer, Ueber reflectorische Vagusneurose. Deutsches Arch. f.
    kl. Med. XXVII, 3, 4, pag. 387. 1880.
Langer, L., Ueber Vaguslähmung, Wiener med. Wochenschr. XXXI, 30,
    31. 1881.
Pick, Prager med. Wochenschr. Nr. 44. 1884.
Fothergill, Les névroses goutteuses du cœur. Edinb. Med. Journ. XXX,
    pag. 393. Nov. 1884.
Semmola, Mar., De l'ataxie paralytique du cœur, d'origine bulbaire.
    l'Encéphale. VI, 6, pag. 413. 1886.
Dehio, Ueber nervöses Herzklopfen. Petersb. med. Wochenschr. 2 u. 9.
    Aug. 1886.
Mackenzie, Nol., A contribution to the Pathology and Treatment of the
    respiratory Vaso-motor Neuroses. New-York Med. Journ. 26 Febr.
    1887.

On est parfois appelé à constater, assez rarement chez des
personnes bien portantes, plus souvent chez des cardiopathes,
l'existence d'une accélération passagère des battements du cœur,
(tachycardie), durant quelques minutes, puis faisant place
au rhythme habituel des contractions. L'accès s'accompagne
d'un sentiment d'angoisse particulier : il est parfois précédé de
troubles vaso-moteurs, rougeurs irrégulières se montrant sur
la peau, à certains endroits. Le nombre des pulsations peut
s'élever à 150 et au-delà. On parvient, dans certains cas, à
couper l'accès en comprimant le vague au cou, en faisant
prendre un verre d'eau froide au patient, ou par toute autre
excitation des extrémités périphériques du nerf. Contre l'accès,
on ne connait d'ailleurs aucun remède efficace.

Nothnagel (Wien. med. Blätter, 1, 2, 3. 1887) indique la
façon suivante de distinguer si, dans un cas donné, on se trouve
en présence d'une excitation des nerfs accélérateurs du cœur
ou d'une paralysie paroxystique du vague : une excessive accé-

lération du pouls avec impulsion cardiaque faible, la coexistence d'autres troubles dans le domaine du vague, parlent pour la paralysie de ce nerf. Si l'impulsion cardiaque est énergique, les artères périphériques pleines et tendues, et s'il existe en même temps d'autres symptômes plus généraux d'une excitation des voies vaso-motrices, on devra admettre que le trouble porte sur les nerfs accélérateurs. *Traube* pense qu'il se produit, dans certains cas, une anémie passagère de la moelle allongée, ayant pour conséquence la parésie du système nerveux dépresseur. Le cas publié par *Dehio* (v. bibl.) semble appartenir à cette catégorie.

L'action de la n i c o t i n e sur le vague est intéressante et digne de recherches plus étendues. Les symptômes de l'i n t o x i-c a t i o n n i c o t i n i q u e c h r o n i q u e, tels qu'on les observe chez les fumeurs et, plus rarement, chez les ouvriers manipulant le tabac, ne peuvent pas toujours nous donner là-dessus beaucoup de renseignements. Ainsi, mise directement en contact avec les nerfs, la nicotine en produit rapidement la paralysie, tandis que la paralysie du vague ne se montre pas toujours au cours de l'intoxication. En règle générale, l'activité du cœur est augmentée, mais le contraire peut aussi se présenter: on doit alors conclure à une e x c i t a t i o n d u v a g u e, telle qu'on l'observe à la suite de l'ingestion d'eau glacée, où le pouls peut tomber jusqu'à 20 et 30 pulsations en-dessous de la normale. C'est à cause de l'état réellement pitoyable de la ventilation des fabriques de tabac, que l'on peut, malgré la rareté de l'intoxication, y trouver néanmoins l'occasion de faire des études sur les effets de la nicotine.

Il est rare qu'une névrose du vague entraîne e n m ê m e temps des t r o u b l e s p a s s a g e r s d u c ô t é d e s a p p a r e i l s r e s p i r a t o i r e e t c i r c u l a t o i r e. *Tuczek* en rapporte un exemple *(Deutsches Arch. f. klin. Médic.*, 1887. XXI, 1); *Kredel (ibid.* 1882. XXX, p. 547) en a publié deux autres. Du côté de l'appareil respiratoire, on observa de l'emphysème pulmonaire avec dyspnée et manifestations catarrhales, en même temps que de la tachycardie paroxystique (a s t h m e c a r d i a q u e d'après *Kredel)*. On avait admis une paralysie des filets du vague régulateurs du cœur, en même temps qu'une excitation des branches pulmonaires du même nerf, excitation ayant pour conséquence un spasme musculaire des bronches: la pression qu'exerçait un ganglion lymphatique rapidement tuméfié, sur le tronc du vague, aurait été la cause de tout le mal. Les attaques avaient une durée de 12 à 36 heures et atteignaient des individus souffrant en partie d'affections cardiaques.

Bibliographie.

Langer, Ueber Vaguslähmung. Wien. med. Wochenschr. XXXI, 30, 31. 1881.

Pröbsting, Ueber Tachycardie. Deutsch. Arch. f. kl. Med. Bd. XXXI, Heft 3 u. 4.

Déjérine, Sur l'existence d'une névrite du pneumogastrique au cours de la paralysie alcoolique. Soc. de Biol. de Paris. 16 Juill. 1887.

Dehio, Tachycardie nach der Punction eines Hydrops-Ascites. Petersb. med. Wochenschr. 2, 14. Mai 1887.

Farvarges, Ueber die chronische Tabakvergift ung und ihren Einfluss auf das Herz und den Magen. Wien. med. Wochenschr. Nr. 11 — 14. 1887.

Spengler, Deutsche med. Wochenschr. Nr. 38. 1887.

Bristowe, Brain, XXXVIII, pag. 164. 1887.

C. Affections des organes digestifs consécutives aux lésions du vague.

Les plexus gastriques, fournis par la portion abdominale du vague, se trouvent situés, l'un à la face antérieure de la petite courbure de l'estomac, l'autre, à la face postérieure. L'antérieur est formé par le vague gauche, le postérieur, par le vague droit, dont le volume est un peu supérieur. Les branches sortant du plexus en question, se joignent à des filaments du sympathique qui accompagnent les ramifications des artères coronaires. Une partie des fibres sorties du vague droit (postérieures) atteignent le plexus cœliaque ; la préparation permet de les poursuivre jusqu'à la rate, le foie, les reins et l'intestin grêle.

Le vague innerve la musculature de l'œsophage et de l'estomac, ses filaments sensibles déterminent une série d'actes réflexes, la déglutition, le hoquet, le vomissement.

En parlant de la migraine, nous avons fait mention d'une affection des organes digestifs déterminée par une lésion du vague, la gastroxynsis. Au chapitre du tabes, nous aurons à nous occuper des crises gastriques *(Charcot)*, autre affection procédant par accès que l'on doit considérer comme ayant son siége au noyau du nerf de la Xe paire. Mais nous avons encore à examiner ici d'autres symptômes importants, à savoir, la cardialgie, la dyspepsie nerveuse et l'oœsophagisme. Les deux premiers constituent souvent des affections indépendantes, le dernier n'est le plus souvent qu'une simple manifestation d'autres névroses, surtout de l'hystérie.

La cardialgie (gastralgie, gastrodynie) est une maladie des filets sensibles ; elle se montre d'ordinaire par accès. *Romberg*, qui croyait devoir en distinguer deux formes, pensait qu'il s'agissait d'une hyperesthésie soit des filaments gastriques du vague (« gastrodynie névralgique »), soit du plexus solaire (« névralgie cœliaque »). Dans la pratique, on rencontre des cas que l'on ne peut absolument pas ranger dans l'une ou l'autre de ces deux catégories, de même qu'on en trouve, et de plus nombreux encore, se rapportant aussi bien à la première qu'à la seconde.

La gastrodynie se caractérise par des accès d'une douleur violente, constrictive, débutant dans l'estomac et s'irradiant dans le dos ; les traits du patient s'altèrent, les extrémités se refroidissent, le pouls devient petit et intermittent, il éprouve un sentiment d'anxiété indéfinissable. Le **diagnostic** gagnera en certitude, lorsqu'un examen des plus minutieux aura permis de constater l'absence de toute lésion anatomique de l'estomac, catarrhe aigu ou chronique, tumeur ou ulcère. On devra aussi pouvoir écarter l'éventualité de la cholélithiase, et s'assurer si le malade n'a pas souffert, pendant un certain temps, d'une névralgie quelconque. En tout cas, le diagnostic ne sera posé que très prudemment, et seulement après qu'on se sera livré, à plusieurs reprises, à un examen minutieux, effectué partie avant, partie après le repas. Il arrive souvent que la douleur, qui s'était montrée à jeun, disparaît après l'ingestion de la nourriture ; beaucoup de patients vous diront également qu'une pression constante et uniforme, exercée au niveau de l'estomac, atténue le mal : ces deux circonstances se rencontrent rarement dans les affections anatomiques de l'organe.

Le **traitement** devra, autant que possible, satisfaire tout d'abord à l'indication causale : travail corporel ou intellectuel trop considérable, excès *in venere*, masturbation, affections utérines. Comme moyens thérapeutiques, outre l'application de vésicatoires à l'épigastre, on peut recommander l'arsenic, continué pendant des semaines. On se verra souvent obligé de recourir à la morphine pendant l'attaque elle-même. La diététique sera l'objet d'attentions spéciales, il faudra cependant éviter de trop la restreindre : on conseillera au malade de prendre le plus souvent possible, 4 ou 5 fois par jour, une nourriture substantielle et facile à digérer.

Bibliographie.

Sawyer, J., Clinical lecture on the treatment of Gastralgie. Lancet, 13. Aug. 1887.

La dyspepsie nerveuse est une forme très fréquente de névrose de l'estomac ; elle s'observe surtout chez la femme. La perte de l'appétit, une sensation douloureuse dans la région épigastrique, des vomissements, et, plus souvent encore, des éructations, tels sont ses **symptômes** caractéristiques. D'ordinaire les malades se plaignent encore d'autres troubles nerveux, céphalalgie sourde, vertiges, palpitations, lassitude légère. Il n'est pas rare de rencontrer, chez eux, la sensation dé la boule, des faims impérieuses se montrant de loin en loin ; la constipation est de règle. Il se produit, dans certains cas, des vomissements périodiques, 20 à 30 en 24 heures, accompagnés d'un oedème cutané aigu et circonscrit *(Quincke, Strübing)*. Malgré l'état misérable où se sentent les patients, la nutrition peut rester très longtemps satisfaisante, un petit nombre d'entre eux seulement, arrivent rapidement à un haut degré d'anémie. On n'est pas encore fixé sur la question de savoir si l'affection siége simplement dans les terminaisons nerveuses de l'estomac, ou si on doit l'envisager comme une névrose générale (neurasthénie dyspeptique *Ewald*). *Leube* y a consacré une étude remarquable *(Berl. klin. Wochenschr.* Nr. 21. 1884).

Le **diagnostic** se heurte souvent à de réelles difficultés. D'après *Leube*, on est en droit de conclure à la dyspepsie nerveuse dans les cas où se sont montrés les symptômes morbides dont nous avons parlé et où le lavage de l'estomac, pratiqué 6 ou 7 heures après le repas, donne un résultat négatif. *Ewald* et d'autres, ont attaqué cette manière de voir ; ils ont démontré qu'en cas d'ulcère, l'estomac était vide 7 heures après le repas, tandis qu'il pouvait encore contenir des restes d'aliments en cas de dyspepsie nerveuse; on pourrait tenir compte de l'augmentation de l'acide chlorhydrique (hyperacidité) qui se montre dans l'ulcère de l'estomac. En tout cas, le lavage n'autorise aucune conclusion certaine et l'on devra plutôt s'en rapporter à l'allure de l'affection et à l'état général du patient. Malgré toutes les précautions, malgré une grande expérience, le diagnostic pourra bien n'être pas à l'abri de l'erreur. Nous voulons signaler encore un point dont on devra tenir compte dans certaines circonstances : chez les femmes enceintes, dans les premiers mois de la grossesse, il se montre souvent une névrose de motilité de l'estomac, qui a reçu le nom d'hyperemesis nervosa, vomissements nerveux de la grossesse.

Le **traitement** consistera, d'abord, à assurer au malade une alimentation convenable. En fait de médicaments jouissant d'une certaine réputation, il convient de citer la quinine, l'arsenic et le chloral (1 gr. plusieurs fois par jour). Les dérivatifs salins, les cures à Carlsbad ne donnent pas plus de résultats que l'électricité. On devra essayer successivement le séjour des montagnes, les cures d'eau froide, les bains de mer, etc. Enfin, et ce n'est pas le moins important, on ne négligera pas le traitement moral.

Bibliographie.

Cherchewsky, Contributions à la pathologie des névroses intestinales. Revue de Méd. 3. 1884.

Schüle, Arch. f. Psych. u. Nervenkrankh. XV, 3, 828. 1884. (Complication de dyspepsie nerveuse avec névrose réflexe du vague amenant de la dyspnée).

Allbutt, Ueber Neurosen der Eingeweide. Lancet I, 11, 12, 14. 1884.
Ihring, Die nervöse Dyspepsie und ihre Folgekrankheiten. v. Volkmann's
    Sammlung klin. Vorträge. Nr. 283.
Neustab, Neurosen des Magens. Russ. med. 26—28. 1887.

L'affection connue sous le nom d'oesophagisme, dysphagie spasmodique, est souvent la conséquence de troubles dyspeptiques, de vomissements opiniâtres; elle dépend parfois d'une irritation du pharynx provoquée par des aliments trop chauds ou par certaines substances irritantes (champignons, poivre de Paprica). D'autres fois, la crampe se produit par action réflexe, déterminée par une souffrance utérine : très souvent, elle constitue un symptôme partiel de l'hystérie; elle n'a été observée qu'exceptionnellement comme affection indépendante. Elle consiste, dans tous les cas, dans le fait que la déglutition devient, à certains moments, périodiquement, difficile ou impossible pour le malade : arrivé à un endroit déterminé, le bol alimentaire est régurgité. La sonde exploratrice se trouve arrêtée à cette même place. Dans le cas où cette espèce d'étranglement siége à la partie supérieure de l'œsophage, le patient ressent de vives douleurs en mangeant, surtout s'il s'agit de mets froids; il refuse bientôt toute nourriture et l'amaigrissement se montre petit à petit. Cependant cet amaigrissement est loin d'atteindre, dans la majorité des cas, un degré aussi prononcé que celui que l'on observe dans les rétrécissements de l'œsophage causés par les néoplasmes : la raison en est facile à saisir, le patient jouit de certaines périodes où la déglutition n'offre aucune difficulté.

Les personnes hystériques, nerveuses, facilement impressionnables, sont spécialement prédisposées à l'affection : il suffit souvent d'une vive émotion, pour que, subitement, sans cause pathologique, l'œsophagisme se montre chez elles. On l'a encore observé à la suite de la suppression des règles, au cours de la grossesse et de la lactation. Chez d'autres, l'affection remontait à un ancien traumatisme de l'œsophage, brûlure, cautérisation par l'acide sulfurique.

La durée et le cours de l'affection n'offrent rien de régulier. Disons seulement que le pronostic des cas purs est favorable, la guérison peut s'obtenir complètement à l'aide de sondages répétés, ou par l'application du pinceau faradique.

Bibliographie.

Chamaillac, Journ. de Méd. et de Chir. prat. pag. 311. 1846.
Matthieu, Gaz. médic. de Lyon, pag. 102. 1852.
Gendron, Arch. génér. 5 Sér., T. XI, pag. 293. 1858.
Vigla, Gaz. des Hôp. 25 Sept. 1869.

Axenfeld, L'Union 73. 1872.
Hulke, Transact. of the clin. Society. Vol. VI. 1873.
Roux, Thèse de Paris. Nr. 105. 1873.
Smith, Dubl. Quart. Journ. March 1864.
Peter, Gaz. des Hôpit. 85. 1875.
Mackenzie, Morell, Med. Times and Gaz. 21 Oct. 1876.
Eloy, Contribution à l'étude de l'œsophagisme. Gaz. hebd. 2. Serie. Bd.
    XVII, 46, 47, 50. 1880.
Strübing, Ueber acutes angioneurotisches Oedem. Zeitschr. für klin. Med.
    Bd. IX, 5, 1885.
Meltzer, Ein Fall von Dysphagie nebst Bemerkungen. Berl. klin.
    Wochenschr. 8. 1888. (Symptômes de sténose œsophagienne ayant
    persisté pendant 19 ans).

D. *Maladie de Basedow (goître exophtalmique, cachexie exophtalmique, maladie de Graves (Graves' disease), tachycardie strumeuse exophtalmique).*

La triade de symptômes que l'on considère comme caractérisant la maladie de *Basedow*, comprend : 1. L'exagération et l'accélération de l'activité cardiaque, battements visibles des carotides. 2. La tuméfaction du corps thyroïde. 3. L'exophtalmie (1).

D'après leur ordre d'apparition, les manifestations cardiaques sont certainement les premières dans la majorité des cas. L'accélération du pouls est variable, on compte de 100 à 150 battements à la minute, les contractions du cœur sont visiblement renforcées, ce qui contribue beaucoup à l'accablement du patient. L'auscultation ne révèle souvent rien d'anormal, parfois un souffle systolique ; mais il existe fréquemment de l'hypertrophie de l'organe. L'énergie des battements des carotides, qui frappe dès l'abord et que le toucher permet de contrôler, offre un contraste remarquable avec la petitesse du pouls radial *(Parry)*

La tuméfaction du corps thyroïde atteint rarement un haut degré et est le plus souvent uniforme. On peut facilement constater l'existence de pulsations dans la glande ; la main y perçoit une vibration bien marquée. J'ai vu différents cas où le volume du goître variait d'un jour à l'autre, le changement s'accomplissait parfois très rapidement, en quelques heures.

L'exophtalmie, régulièrement bilatérale, varie aussi beaucoup en intensité ; cependant elle est d'ordinaire bien marquée : dans certains cas, elle atteint un degré tel que les paupières ne peuvent plus, pendant le sommeil, recouvrir entière-

---

(1) Charcot range parmi les symptômes cardinaux de la maladie de Basedow, le tremblement dont il sera question plus loin. (X. F.).

ment le bulbe proéminent. L'exophtalmie donne au malade un aspect particulier, assez effrayant, surtout lorsque la paupière supérieure, ne suivant plus l'abaissement du regard, découvre entre elle et la cornée une zone de sclérotique large de 1 à 2 millim. Ce défaut d'accord entre les mouvements de la paupière et ceux du globe oculaire, porte le nom de symptôme de *Gräfe* : il est heureux qu'il ne soit pas très fréquent, car il fait du patient un objet d'effroi pour les siens. Le symptôme de *Stellwag*, absence presque complète du clignotement machinal, est d'autant plus remarquable que le clignotement volontaire ne présente ordinairement aucune difficulté. Ajoutez à cela la largeur démesurée de la fente palpébrale, et il est facile de comprendre que les malades de la bonne société, surtout les femmes, évitent autant que possible tout commerce avec leurs semblables.

Parmi les particularités que révèle l'examen ophtalmoscopique, il en est une bien caractéristique, signalée par *O. Becker*, c'est l'existence de pulsations des artères rétiniennes, pulsations qui ne se limitent pas à la papille, mais s'étendent sur la rétine. Le fond de l'œil est normal, les fonctions visuelles, l'accommodation et la pupille complètement intactes. Il arrive parfois de constater une diminution de sensibilité de la cornée, due probablement à l'insuffisance d'humectation du bulbe : en effet, la sécrétion des larmes ne répond plus à la béance des paupières et à la rareté du clignotement, circonstances qui favorisent l'évaporation et lasécheresse de la face antérieure du bulbe.

Un symptôme assez fréquent, c'est l'insuffisance de convergence, qui a été signalée en premier lieu par *Möbius* : si l'on fait exécuter au patient un effort assez considérable de convergence, un des yeux se laisse bientôt dévier vers l'extérieur.

Nous avons déjà vu que la violence des contractions cardiaques constituait un symptôme subjectif très pénible pour le patient : il en existe encore d'autres ; ainsi la tendance fréquente aux transpirations profuses. Le moindre effort détermine chez lui une sensation de chaleur, bien marquée surtout à la tête et au cou ; cette circonstance lui fait rechercher les endroits frais et ombragés, il couvre son lit aussi légèrement que possible, et ainsi de suite : cependant la température objective ne subit pas toujours d'augmentation. Outre cette disposition à la transpiration, on remarque souvent que le moindre effort intellectuel ou corporel, fait rougir fortement les malades ; j'ai souvent vu cette particularité, ainsi que la transpiration, ne se montrer que d'un côté de la face. *Trousseau* déjà avait attiré l'attention sur le fait que, par une légère irritation, on pouvait déterminer à la surface de la peau de la figure ou du cou, l'apparition d'une tache d'un rouge foncé disparaissant après 1 à 1 ½ minute : il lui a donné le nom de tache cérébrale : ce phénomène ne paraît pas constant. Tous ces symptômes doivent être rapportés à une asthénie des vaso-moteurs : de même ce phénomène signalé par *Charcot* de la diminution de résistance de la peau à la conduction électrique; cette particularité, qui n'existe d'ailleurs pas toujours, s'explique par le degré plus élevé d'imbibition que la peau doit aux capillaires dilatés et qui la rend meilleure conductrice qu'à l'état de sécheresse normale. Ainsi, chez les gens bien portants, la résistance qu'offre l'enveloppe cutanée à la conduction électrique est représentée par un courant d'une force de 10 à 15 volts, de 4 à 5000 ohms, tandis que, dans la maladie de *Basedow*, cette résistance descend jusque 300 à 600 ohms, et ne se relève que lorsque l'amélioration se montre.

Le goître exophtalmique s'accompagne souvent de différents troubles nerveux, au premier rang desquels il convient de citer des vomissements bilieux très copieux : ils peuvent se répéter si fréquemment, que les forces du malade en sont sérieusement compromises. On signale encore l'existence de vertiges, de bourdonnements d'oreille, d'insomnies et même parfois, d'une dyspnée passagère. La chute des cheveux et des sourcils n'est pas rare : une campagnarde de mes clientes, âgée de 38 ans, arrivée à un degré excessif d'amaigrissement dû aux vomissements opiniâtres et à la diarrhée, perdit peu à peu ses cheveux et finit par être affligée d'une calvitie complète.

La chorée, l'épilepsie, le diabète sucré peuvent venir compliquer l'affection. *Oppenheim* a décrit une combinaison du goître exophtalmique avec la maladie d'*Addison* (*Neurol. Centralbl.* 1, pag. 29. 1888).

Au **cours** de l'affection, on peut observer des rémissions de plusieurs mois et même de plusieurs années; une nouvelle aggravation se produit alors, qui, dans certains cas, peut avoir une terminaison fatale. Il est important, pour le pronostic, de connaître l'existence de ces rémissions; on ne rencontre que très exceptionnellement des cas où elles fassent complètement défaut. La maladie peut débuter brusquement, il suffit parfois de 12 à 48 heures pour voir s'établir le trio de symptômes pathognomoniques. D'autres fois, les débuts sont lents, insidieux, les symptômes se montrent successivement, d'abord les palpitations, puis le goître et enfin l'exophtalmie.

Il existe des cas où la maladie n'atteint pas son entier développement; vu leur fréquence, ils offrent le plus grand intérêt; il ne s'y montre qu'une partie des symptômes, les autres sont à peine marqués ou font complètement défaut : c'est la forme fruste de *Trousseau*, qui leur attachait beaucoup d'importance. Dans une excellente monographie, *P. Marie* a démontré que le goître et même l'exophtalmie, pouvaient manquer dans certaines circonstances, la tachycardie existe seule alors, souvent accompagnée, il est vrai, d'un symptôme dont *Marie* a fait une étude détaillée, le tremblement. Celui-ci possède ici un rhythme très régulier, on compte 8 ou 9 oscillations par seconde. Les observations de *Marie* ont été entièrement confirmées dans la thèse inaugurale de *Ern. Cramer (Ueber das Wesen des Zitterns*, Breslau. 1886), élaborée dans mon service.

Quant au **pronostic,** l'affection semble plus grave lorsquelle atteint l'homme, les vieillards. Les malades appartenant au sexe féminin ont la chance de voir une grossesse interrompre le cours de la maladie *(Charcot).*

Nous ne possédons aucune **donnée étiologique** certaine : les affections de l'abdomen, le refroidissement, les émotions et l'hérédité jouent ici un rôle comme dans toutes les névroses, il ne faut cependant pas leur attribuer une trop grande valeur.

L'anatomie-pathologique n'est pas en état de jeter plus de clarté sur l'affection. Les lésions observées au sympathique du cou et à ses ganglions, n'offrent absolument rien de constant, et si réellement on constate parfois de la tuméfaction et de l'induration des ganglions du sympathique et du nerf luimême, nous ne pouvons absolument rien conclure d'aucune de ces altérations. Il existe d'ailleurs, dans la littérature, bon nombre d'observations où les recherches du côté du sympathique n'ont donné qu'un résultat négatif. Le cœur et le corps thyroïde ne présentent non plus aucune altération constante et caractéristique. Notons seulement que l'exophtalmie constatée pendant la vie, se trouve, immédiatement après la mort, notablement diminuée, parfois disparaît complètement.

Il est bien évident que la **pathogénie** ne peut qu'être obscure avec des données anatomiques aussi insuffisantes. En tout cas l'opinion de *Koeben*, défendue plus tard par *Trousseau, Fletscher, Reith, Eulenburg, Gutlmann* et autres, qui veut faire remonter l'affection à une lésion du sympathique, semble au moins douteuse; il faudrait d'abord supposer un état d'excitation permanent de certaines fibres du sympathique, ce qui n'est guère admissible : en outre, il est difficile de rattacher le goître et l'exophtalmie au sympathique.

Ces raisons ont déterminé *Sattler* à supposer une lésion
circonscrite dans le domaine central du vague,
lésion ayant pour effet d'affaiblir ou de suspendre complètement
l'action d'inhibition sur le cœur. D'après lui, le fait qu'il ne se
montre aucun autre symptôme dans le domaine du vague, ne
peut prévaloir contre son opinion, car, comme on le sait, cette
action inhibitrice peut être supprimée isolément. *Filchne* admet
aussi une lésion du vague, du moins pour l'explication de certains symptômes : après avoir sectionné, chez des animaux, les
corps restiformes dans leur quart antérieur, il observa des
symptômes de la maladie de *Basedow*; le goître et l'exophtalmie
sont, pour lui, une conséquence de la paralysie des vaisseaux;
il est d'ailleurs porté à envisager toute l'affection comme un
ensemble de phénomènes paralytiques.

Toutes les tentatives faites jusqu'à présent dans le but de
fixer le siège anatomique de cette maladie ont échoué en ce
sens que l'on ne parvient à expliquer qu'un petit nombre de
symptômes. Vu l'insuffisance de nos connaissances, il convient
pour le moment de rassembler le plus grand nombre possible
d'observations et d'analyser exactement les cas isolés qui peuvent
se présenter; cela vaut certainement mieux que d'ajouter une
nouvelle hypothèse à toutes celles qui existent déjà.

Sattler rapporte le symptôme de *Gräfe* à une lésion
d'un centre de coordination destiné à assurer l'action
harmonique de l'élévateur et de l'orbiculaire d'une part, et des
muscles imprimant au globe oculaire les mouvements autour
d'un axe horizontal, d'autre part. Le symptôme de *Stellwag* doit
être considéré comme dû à une lésion de ces centres
réflexes qui assurent les mouvements réflexes de l'appareil
palpébral, et dont le point de départ se trouve dans la rétine et
dans les nerfs sensibles de la conjonctive et de la cornée.

Le **traitement** n'a, dans la plupart des cas, aucune
influence marquée sur la maladie : certaines mesures thérapeutiques sont parfois suivies d'une amélioration de plus ou moins
longue durée, mais cette amélioration se produit tout aussi
souvent dans les cas non traités. On ne peut donc pas trop y
compter. La médication interne a du moins l'avantage de
soulager le malade : à ce titre, il convient de citer d'abord le fer
et la quinine, dont on n'obtient pas grand chose, pas plus que de
l'iodure et du bromure de potassium. Les opiacés et le seigle
ergoté n'ont pas donné de résultats particuliers. On a retiré plus
de succès du traitement à l'eau froide, appliqué soit sous forme
d'enveloppements de *Priessnitz*, soit sous forme de douches
froides longtemps continuées. Les malades de la classe aisée
seront envoyés chaque année, pendant quelques mois, dans un

établissement hydrothérapique; c'est encore là que la majorité d'entre eux se sentent le mieux.

Si je m'en rapporte à mon expérience personnelle, c'est cependant la galvanisation systématique du cou qui semble donner les plus beaux résultats : on applique le pôle catode à l'angle du maxillaire inférieur, l'anode sur le côté opposé des vertèbres cervicales inférieures. Le courant doit être faible, l'application de courte durée, 1 minute à 1 minute et demie. On voit, souvent après 10 à 15 séances, généralement après 20 à 35, les symptômes disparaître progressivement. L'amélioration ainsi produite peut durer des années *(Erb, Benedikt, Güttmann, Mor, Meyer*, etc.). Il est impossible de décider si le résultat obtenu est dû au vague ou au sympathique, la galvanisation faisant sentir ses effets sur ces deux nerfs.

Les publications de *Hack* (v. bibl.) prouvent qu'il existe des cas isolés pour lesquels on doit admettre la nature périphérique du mal : cet auteur a réussi à plusieurs reprises à faire disparaître quelques-uns des symptômes de l'affection en détruisant au galvano-cautère des tumeurs caverneuses du nez; l'exophtalmie, entr'autres, disparaissait immédiatement du côté opéré. Il sera donc toujours bon de pratiquer l'examen rhinoscopique.

Bibliographie.

Basedow, v., Exophthalmus durch Hypertrophie des Zellgewebes in der Augenhöhle. Casper's Wochenschr. f. d. ges. Heilkunde. Nr. 13, pag. 197 und Nr. 14, pag. 220. 1840.

Koeben, De exophthalmo ac struma cum cordis affectione. Diss. inaug. Berolini. 1855.

Charcot, Sur la maladie de Basedow (cachexie exophth.). Gaz. hebdom. Nr. 14. 1859.

Trousseau, Du goitre exophth. Union méd. Nr. 142, 143, 145, 147. Gaz. hebdom., pag. 219 u. 267. Gaz. des hôp. Nr. 139 u. 142. 1860.

Oppolzer, Ueber Basedow'sche Krankh. Wien. med. Wochenschr. Nr. 48 u. 49. 1866.

Chvostek, Weitere Beiträge zur Pathologie und Elektrotherapie der Basedow'schen Krankheit. Wien. med. Presse. Nr. 23, 27, 32, 39, 41—46. 1872.

Meyer, M., Ueber Galvanisation des Sympathicus bei der Basedow'schen Krankheit. Vortrag, gehalten in der Berl. med. Ges. v. 17. Juli. Berl. klin. Wochenschr. Nr. 19 u. 20. 1872.

Eulenburg & Guttmann, Die Pathologie des Sympathicus. Berlin, pag. 32 ff. 1873.

Eulenburg, Vasomotorisch-trophische Neurosen. Die Basedow'sche Krankh. pag. 73. 1875.

Sée Germain, Symptômes de la maladie de Basedow. France méd. Nr. 87 ff. 1878.

Filehne, Zur Pathologie der Basedow'schen Krankheit. Sitzungsbericht der physik.-med. Societät zu Erlangen. 14. Juli, pag. 177. 1879.

Guttmann, P., Basedow'sche Krankheit. Eulenburg's Real-Encyclop. der ges. Heilkunde. Bd. II, pag. 15. 1880.

Sattler in Gräfe-Sämisch' Handbuch der Augenheilkunde. Bd. VI. Leipzig. Engelmann. 1880.

Marie, P., Contribution à l'étude et au diagnostic des formes frustes de la maladie de Basedow. Paris. Aux Bureaux du Progr. méd. 1886.

Jendrassik, Arch. f. Psych. u. Nervenkrankheit. XVII, pag. 301. 1886.

Möbius, Centralblatt für Nervenheilkunde. 12. 1886.

Hack, Arch. f. Psych. u. Nervenkrankheiten XVIII, pag. 274. 1887. (Guérison de la maladie de Basedow obtenue par la cautérisation de la muqueuse nasale tuméfiée.)

Durdufi, Zur Pathogenese des M. Basedowii. Deutsche med. Wochenschr. Nr. 21. 1887.

Sainte-Marie, M., Contribution à l'étude de la maladie de Basedow. Thèse de Paris. 1887.

Vigouroux, Sur le traitement et sur quelques particularités cliniques de la maladie de Basedow. Progr. méd. Nr. 43. 1887.

Wolfenden, A new point in the diagnosis of Graves disease. Practitioner. 234. 1887 (Sur la diminution de conduction électrique.)

NEUVIÈME CHAPITRE.

Affections de l'accessoire.

A ses origines réelle et apparente, l'accessoire est constitué par deux groupes distincts de filaments nerveux : le supérieur est réuni en totalité au

Fig. 27.

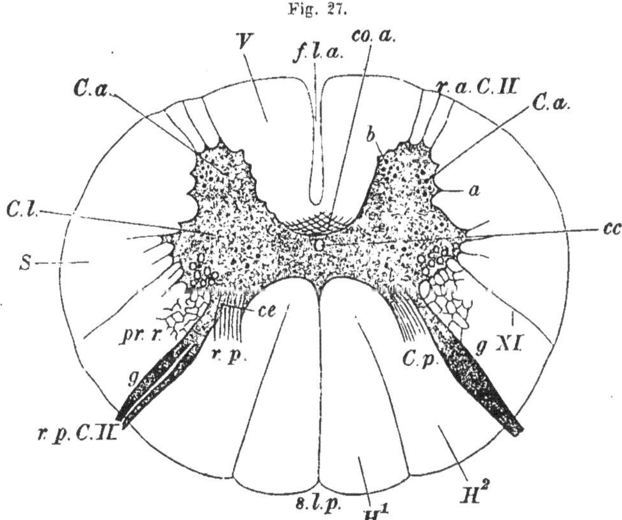

Coupe transversale de la moelle cervicale.

r. p. C. II racine postérieure de la deuxième paire cervicale, *XI* fibres de l'accessoire, *C. a.* corne antérieure, *C. p.* corne postérieure, *C. l.* corne latérale, *H¹* cordon de Goll, *H²* cordon cunéiforme, *S* cordon latéral, *V* cordon antérieur, *ce.* col et *g.* substance gélatin. de la corne postér.

vague, il sort avec lui et porte le nom d'accessoire du vague; l'inférieur commence à la hauteur du premier nerf cervical (v. fig. 27) et s'étend jusqu'au niveau de la sixième ou de la septième vertèbre cervicale, c'est l'accessoire spinal. Dans son trajet ascensionnel vers le grand trou occipital, il est placé contre la face latérale de la moelle cervicale ; à l'intérieur du crâne il s'unit temporairement à l'accessoire du vague pour constituer un tronc unique, l'accessoire commun, puis se divise de nouveau en ses deux parties dès qu'il a abandonné la cavité crânienne à travers le trou déchiré postérieur. L'accessoire du vague devient alors le rameau interne, l'accessoire spinal le rameau externe.

Dans les deux chapitres précédents, nous avons décrit le noyau de l'accessoire du vague; celui de l'accessoire spinal se trouve dans la région des cornes antérieures de la moelle cervicale : de là vient que ses fibres sont purement motrices (*Schwalbe*). Dees (*Allgem. Zeitschr. f. Psychiatrie von Laehr*, Bd. 43, Heft 45, 1887) distingue trois régions d'origine du noyau de l'accessoire : la supérieure siégerait au-dessus du 1er nerf cervical, au milieu de la corne antérieure dans la moelle allongée; la moyenne du 2e au 4e nerf cervical, au bord externe de la corne antérieure ; l'inférieure du 4e au 6e nerf cervical, à la base de la corne latérale. Le noyau lui-même consiste en amas de grosses cellules ganglionnaires multipolaires (motrices), disposées en chapelet.

Les affections de l'accessoire peuvent être centrales ou périphériques, et, comme pour les autres nerfs moteurs, elles se traduisent soit par des symptômes d'excitation, soit par des états de paralysie (hyperkinésie, crampe — akinésie, paralysie).

1. Crampe de l'accessoire, torticolis, tic rotatoire, crampe de la nuque.

Le sterno-cleido-mastoïdien et le trapèze recevant leur innervation de l'accessoire, et spécialement de sa branche postérieure qui est la plus importante, ce sont ces deux muscles qui se ressentent des affections du nerf qui nous occupe. Chacun d'eux peut être atteint séparément et présenter la forme clonique ou tonique de la crampe. Il en résulte un grand nombre de variétés qui s'accroît encore ce que la maladie peut être unilatérale ou bilatérale. Rappelons que la forme clonique s'observe dans la même proportion au sterno-cleido-mastoïdien et au trapèze, tandis que la forme tonique semble ne jamais affecter que le premier de ces muscles.

Les contractions rhythmiques de l'un des sterno-cleido-mastoïdiens impriment à la tête des mouvements bien caractéristiques : le menton est porté du côté sain en même temps qu'il se relève et l'oreille est rapprochée de la clavicule. La contracture du muscle (crampe tonique) fixe la tête dans cette position : *Caput obstipum spasticum*. Si les deux sterno-cl.-m. sont affectés, la tête est portée tantôt d'un côté, tantôt de l'autre (branlement, oscillation de la tête), ou bien, dans la forme tonique, elle est fortement tirée en avant et inclinée vers la poitrine.

Les contractions du trapèze tirent la tête en arrière et vers le côté malade, relèvent les épaules et rapprochent l'omoplate de la colonne vertébrale. La crampe tonique les fixe dans cette position.

On observe parfois l'atteinte simultanée des deux muscles du même côté, souvent avec participation de la musculature de la moitié de la figure, mais il est plus rare de constater que les deux sterno-cl.-mast. et les deux trapèzes soient affectés : les mouvements et positions qui en sont la conséquence, se déduisent de ce que nous avons vu plus haut.

Les affections dont il s'agit se présentent soit sous forme de paroxysmes, soit sous forme de contractions permanentes, atténuées ou cessant complètement pendant le sommeil. Les guérisons sont exceptionnelles. Tous les moyens **thérapeutiques,** y compris l'électricité et le traitement chirurgical orthopédique, restent le plus souvent infructueux. Le fer rouge (thermocautère) est à essayer. Le traitement interne sera institué d'après les principes énoncés à l'occasion de la crampe du facial.

Les **causes de l'affection** sont de plusieurs ordres : les tumeurs cérébrales, la méningite, certains foyers de ramollissement, de même la carie de la colonne vertébrale, les néoplasmes de la moelle allongée, des influences nuisibles venues du dehors, le refroidissement, etc., peuvent y donner lieu. On connaît une crampe réflexe de l'accessoire, des observateurs sérieux en ont rapporté des exemples dans lesquels l'irritation causée par des vers intestinaux, une souffrance utérine, la frayeur ou la colère, servaient de point de départ. L'étiologie est la plupart du temps obscure : dans une de mes observations, le patient était une jeune fille de 27 ans, épileptique; il apparaissait de temps en temps chez elle des convulsions dans le domaine de l'accessoire, les contractions, très violentes, se produisaient pendant plusieurs semaines, puis cessaient complètement, également pendant un certain nombre de semaines.

2. Paralysie de l'accessoire.

Cette affection, assez rare, atteint tantôt un seul muscle, tantôt les deux muscles dont nous avons parlé plus haut. La paralysie unilatérale du sterno-cl.-mast. donne à la tête une position oblique, le menton, légèrement relevé, est reporté du côté malade; les mouvements de rotation de la tête deviennent plus difficiles, mais comme d'autres muscles y interviennent, ils ne sont pas impossibles. La paralysie bilatérale du même muscle laisse la tête dans sa position normale ; mais elle se caractérise par l'absence des saillies musculaires habituelles.

La **paralysie unilatérale du trapèze** fait basculer l'omoplate en dehors, l'intervalle qui sépare celle-ci de la colonne est augmenté. Par suite de l'affaissement du bras, la clavicule paraît plus saillante et la fosse sus-claviculaire plus profonde ; l'angle postéro-inférieur de l'omoplate fait une saillie plus prononcée. Le haussement d'épaules volontaire et le rapprochement de l'omoplate à la colonne vertébrale, deviennent plus difficiles et exigent l'intervention du deltoïde et du rhomboïde ; bien que le fonctionnement du deltoïde soit normal, le bras ne peut plus être élevé plus haut que l'horizontale, parce que le secours que lui fournissait le tiers supérieur du trapèze est supprimé.

Dans la **paralysie bilatérale du trapèze**, les omoplates pendent en dehors et en avant, ce qui augmente la voussure du dos : le patient tient difficilement la tête droite. La **paralysie associée du sterno-cleido-mastoïdien et du trapèze**, combine les deux formes ; si la portion interne (la plus grêle) du nerf est également atteinte, il en résulte de la paralysie des muscles du larynx et de la parésie des muscles du voile du palais et du pharynx, qui se traduisent par de l'enrouement, le ton nasillard de la parole et une certaine difficulté d'avaler. L'**accélération du pouls**, observée par *Seeligmüller* dans la paralysie bilatérale, doit être attribuée à la participation des filets cardiaques du vague.

Le **pronostic** et le **traitement** sont les mêmes que pour la crampe du nerf ; l'**étiologie** n'en diffère pas non plus : ajoutons cependant que la paralysie a été observée à la **suite d'occupations professionnelles**, les porteurs d'eau, sujets à être fréquemment mouillés, nous en offrent un exemple *(Seeligmüller)*. On la rencontre encore, à titre d'affection bulbaire, dans le cours du tabes. L'accessoire peut aussi être lésé pendant les accouchements laborieux, on doit en tenir compte dans le diagnostic des paralysies musculaires de la nuque chez les nouveau-nés qui, pendant la première année, sont incapables de tenir la tête droite.

Bibliographie.

Seeligmüller, Arch. f. Psych. III, 2, pag. 433. 1872.

Kropff, Beobacht, über Krämpfe im Bereiche des Accessorius und der oberen Cervicalnerven. Diss. inaug. Göttingen 1875.

Remak, Doppelseitige Lähmung des Accessorius Willisii. Deutsche med. Wochenschr. 27. 1885.

Duchenne, Physiologie des mouvements. Paris. 1867.

Martius, Berliner klin. Wochenschr. Nr. 8. 1887.

DIXIÈME CHAPITRE
Affections de l'hypoglosse.

L'hypoglosse sort de la moelle allongée dans le sillon situé entre la pyramide et l'olive; il est constitué à son origine par 10 à 15 filaments radiculaires qui se réunissent bientôt en deux faisceaux volumineux traversant séparément l'enveloppe durale pour se réunir, à l'entrée du canal de l'hypoglosse, le trou condylien antérieur, en un tronc commun et quitter la cavité du crâne. Dans son trajet à la face inférieure de la base du crâne, il est situé en dedans du vague; il se dirige d'abord obliquement en dehors et en avant, pour s'élever ensuite sur la face externe du m. hyo-glosse, et atteindre enfin la partie rayonnante du m. genio-glosse à l'intérieur de la langue. Il forme plusieurs anastomoses avec le vague, avec les n. cervicaux supérieurs (branches antérieures), et avec le lingual du trijumeau. Les figures 28 et 29 montrent clairement les points d'émergence respectifs de l'hypoglosse et des autres nerfs crâniens ainsi que leur sortie à la base du crâne.

Le centre cortical de l'hypoglosse se trouve, d'après *Exner*, à la partie inférieure de la circonvolution centrale antérieure et à la partie avoisinante de la circonv. frontale inférieure (v. fig. 30).

Le noyau de l'hypoglosse est situé au plancher du quatrième ventricule (fig. 37). Les cellules ganglionnaires qui le constituent sont de très grande taille, ont jusqu'à 60 μ de diamètre et ressemblent complètement aux grosses cellules multipolaires de la corne antérieure de la moelle.

Les racines de l'hypoglosse (fig. 31 et 12) sortent certainement en partie du noyau du côté correspondant. On n'est pas encore fixé sur la question de savoir jusqu'à quel point on peut encore considérer comme lieux originaires de ces racines, d'abord le noyau du côté opposé, ensuite un amas de cellules ganglionnaires siégeant dans le voisinage du noyau, et le noyau ambigu dont il a déjà été question (fig. 31 Xa). On ne sait pas au juste non plus si l'hypoglosse reçoit certaines fibres provenant directement du cerveau.

Tandis que pour quelques-uns des nerfs crâniens, pour le facial par ex., les affections périphériques sont au moins aussi fréquentes que les affections centrales, pour l'hypoglosse il en est tout autrement: autant ses noyaux prennent souvent part à différentes affections, surtout à celles de la moelle épinière et de la moelle allongée, autant il est rare de se trouver en présence d'une maladie périphérique de ce nerf. Celle-ci se distinguera de l'affection centrale, et spécialement de la lésion bulbaire, par l'absence de certains symptômes d'origine bulbaire, et éventuellement par la présence de la réaction complète de dégénérescence : exemple le cas récemment publié par *Erb* (v. bibl.). Quant aux symptômes, ils ne diffèrent pas de ceux de l'affection centrale.

La paralysie centrale de l'hypoglosse peut, en premier lieu, dépendre d'une lésion corticale. Ainsi que nous l'avons vu, le champ cortical de la langue se trouve situé à peu près au point de confluence des circonvolutions frontales moyenne et inférieure et de la circonvolution centrale antérieure. Une lésion de cette zone détermine très vraisemblablement des troubles de la motilité de la langue : rien ne plaide contre cette opinion, mais on ne peut encore l'accepter comme prouvée, la sanction de l'autopsie lui faisant défaut.

Fig. 28.

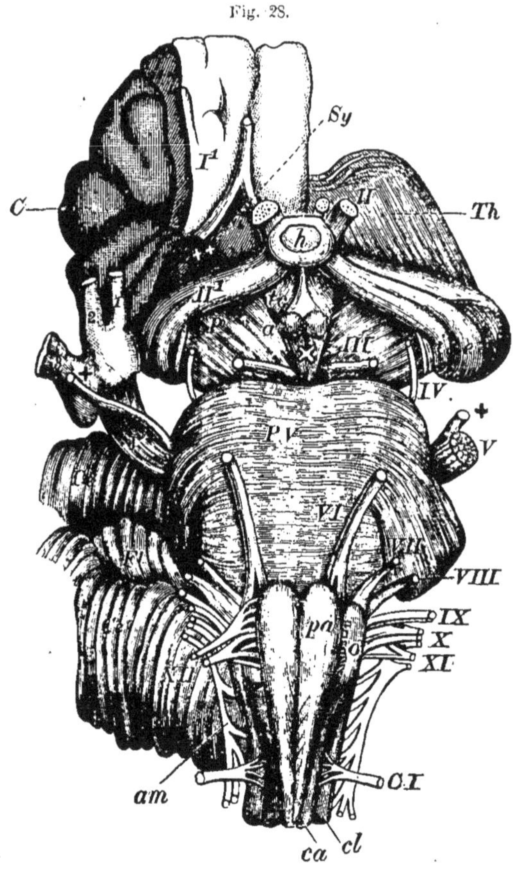

Points d'émergence des nerfs crâniens hors de la substance cérébrale.

I—XII. Les douze nerfs crâniens. *CI.* Racines antérieures du premier n. cervical. *ca.* Cordon antérieur. *cl.* Cordon latéral de la moelle épinière. *pa.* Pyramide. *o.* Olive. *P.V.* Pont de Varole. *i.* Corps genouillé int. *e.* Corps genouil. externe. *t. c.* Tuber ciner. *h.* Hypophyse. *P.* Pédoncule cérébral. *S. y.* Région de la Fossa Sylvii. *a.* corp. mamillaire. *C.* Insula de Reil. *Th.* Couche optique.

Les lésions bulbaires, c'est-à-dire les lésions du noyau de l'hypoglosse, nous sont un peu mieux connues. Il est prouvé, par quelques observations, que ces lésions peuvent se présenter d'un seul côté. Il s'agit alors d'une atrophie du noyau, les cellules ganglionnaires et les fibres diminuent de nombre ou disparaissent complètement, tandis que les racines prennent l'apparence de filaments grêles. Lorsque le malade sort la langue, au lieu de s'étendre en droite ligne, cet organe dévie du côté atteint (m. génioglosse et génio-hyoïdien) (voyez surtout la fig. 32); de plus la langue montre, du côté

Fig. 29.

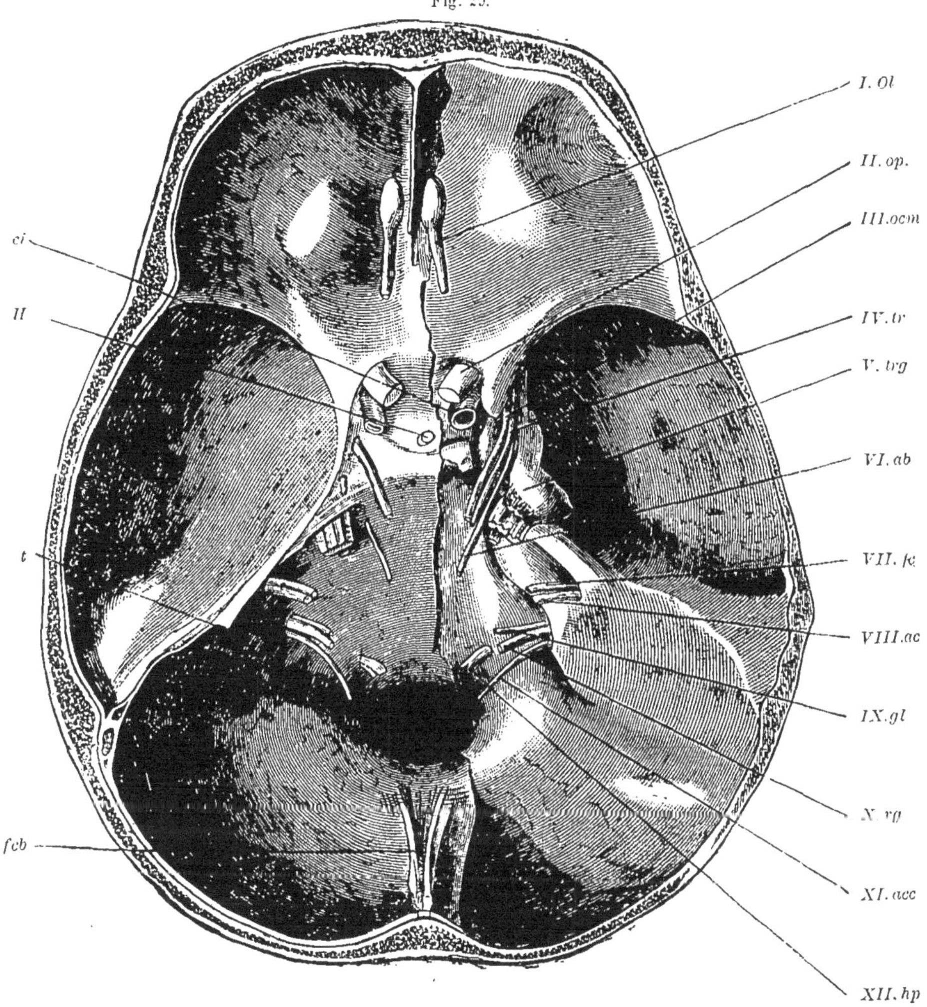

Base du crâne avec les nerfs à leur sortie. (D'après *Henle*).

I. Ol. N. olfactif. *II. op.* N. optique. *III. ocm.* N. oculomoteur. *IV. tr.* N. pathétique. *V. trg.* N. tri-jumeau. *VI. ab.* N. abducteur. *VII. fc.* N. facial. *VIII. ac.* N. acoustique. *IX. gl.* N. glosso-pharyngien. *X. vg.* N. vague. *XI. acc.* N. accessoire. *XII. hp.* N. hypoglosse. *ci.* Carotide interne, *H.* Hypophyse. *t.* Pointe de la tente du cervelet. *fcb.* Faux du cervelet.

malade, des contractions fibrillaires et de l'atrophie: Hémiatrophie de la langue. Ce côté est flasque et ratatiné comparativement à l'autre qui est élastique et ferme; il est en outre

légèrement ridé et de dimensions inférieures à l'autre moitié
(v. fig. 32 et 33, représentant deux de mes cas). L'examen
électrique donne tantôt la réaction normale, tantôt la réaction

Fig. 30.

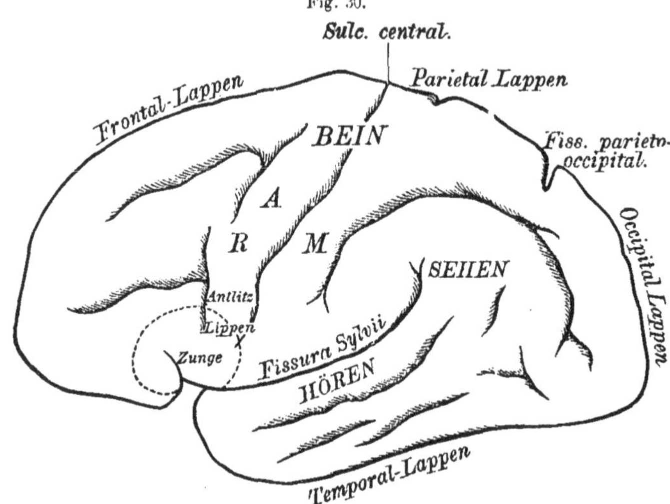

Centres corticaux de l'hémisphère gauche. (D'après Goicers).

Hören: ouïe; Sehen: vue; Bein: membre infér.; Antlitz: visage; Lippen: lèvres; Zunge: langue.

de dégénérescence : celle-ci peut, en effet, se présenter également en cas de lésion centrale, comme le démontre une de mes

Fig. 31.

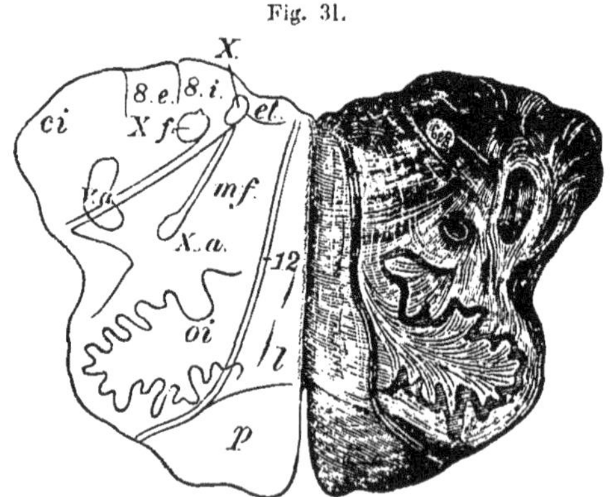

Coupe transversale de la moelle allongée. (D'après Wernicke).

12. Fibres radiculaires de l'hypoglosse. X. a. Noyau ambigu (noyau antérieur du vague). X. Noyau
postérieur du vague. X. f. Racine commune du « système mixte latéral ». 8.e. et 8.i. Noyaux
ext. et int. de l'acoustique. ci. Corps restiforme. oi. Olive. V.a. Racine ascendante du trijumeau. p. Pyramide.

observations, à laquelle il manque, il est vrai, la confirmation de
l'autopsie. La parole, la mastication et la déglutition deviennent

difficiles ; cependant la moitié indemne de la langue peut développer une sorte d'activité vicariante, suffisante pour que les troubles deviennent peu apparents.

La paralysie unilatérale de l'hypoglosse peut être due au traumatisme, à des affections des artères vertébrales, aux néoplasmes de la moelle allongée : elle peut encore se montrer à la suite de ramollissement d'origine embolique dans la région du noyau. Malgré la communication faite par *Remak*, il me paraît douteux qu'elle puisse être d'origine saturnine. *Koch* et

Fig. 52.

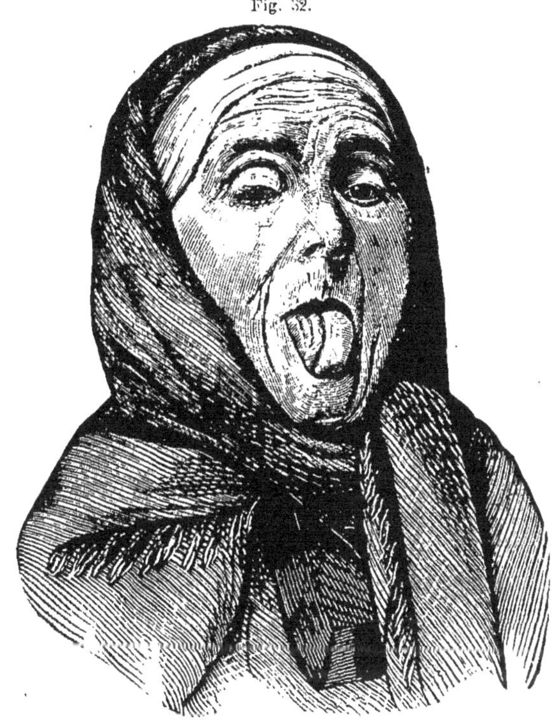

Hémiatrophie de la langue. Observation personnelle.

Marie (v. bibl.) ont récemment publié et analysé dans leurs détails, tous les cas parus jusqu'aujourd'hui.

La paralysie bilatérale de l'hypoglosse s'accompagne de l'atrophie de toute la langue, on trouve cet organe ridé, ratatiné, presque sans mouvements, au fond de la cavité buccale ; le patient ne peut plus la sortir de la bouche, sa volonté n'a plus d'action sur elle.

La parole et la mastication sont devenues fort difficiles, souvent même complètement impossibles : ce tableau pénible se rencontre fréquemment dans la paralysie bulbaire progressive de *Duchenne*, parfois aussi dans l'atrophie musculaire progressive, très rarement dans le tabes. L'hémiatrophie de la langue est également beaucoup plus rare dans cette dernière affection que ne le prétend *Ballet* (v. bibl.).

La paralysie périphérique est accessible au traitement par l'électricité (faradisation et galvanisation) : jusqu'aujourd'hui nous sommes désarmés contre la paralysie centrale.

La crampe de l'hypoglosse, le plus souvent bilatérale, est une affection rare, peu connue, sur laquelle il existe bien peu de bonnes publications.

Fig. 33.

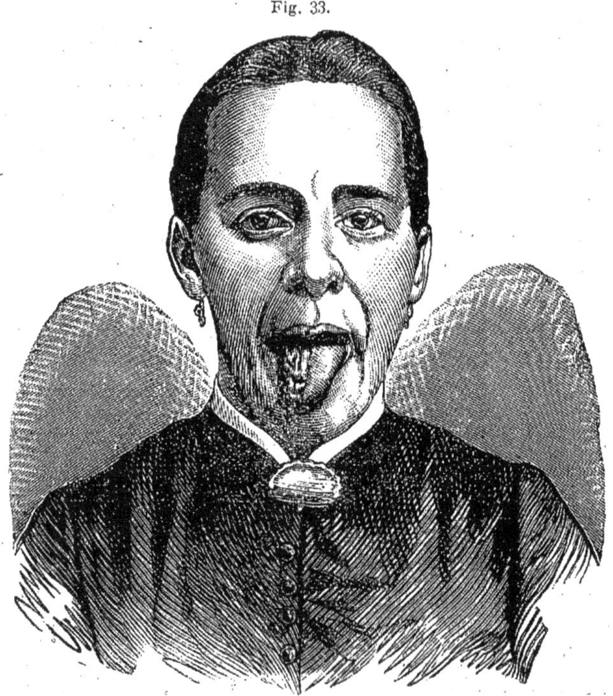

Hémiatrophie de la langue. Observation personnelle.

La langue s'agite brusquement dans la bouche ; malgré la volonté du patient, elle est sortie, rentrée, serrée contre les dents, avec tant de violence parfois, qu'elle en est meurtrie. Ces mouvements convulsifs se montrent par accès. Dans certains cas isolés, la langue entière se livre à des contractions rhythmiques, rapides, cessant par moment. *Berger* a vu se produire, avant l'attaque, une aura consistant en un sentiment de constriction et de tuméfaction de la langue. Dans l'observation de *Dochmann* les attaques se montraient de préférence la nuit ; leur violence était telle que la patiente était brusquement tirée de son sommeil, par la projection convulsive de la langue. Dans un de mes cas, les muscles de la mastication prenaient part à l'affection; avant l'apparition de la crampe de la langue, le maxillaire inférieur était le siége de mouvements convulsifs qui l'agitaient dans tous les sens : puis ces mouvements s'arrêtaient, la bouche restait à moitié ouverte, et la langue commençait à son tour un manège qui pouvait durer une minute environ. Les attaques se répétaient 10 et 20 fois par jour, elles existaient, sans aucun changement, à peu près depuis trois années, et la première s'était montrée trois jours après une attaque épileptiforme. La patiente jouit d'ailleurs d'une bonne santé et ne provient pas d'une famille de névropathes.

La **pathogénie** de cette maladie et ses raisons anatomiques (irritation du centre de l'hypoglosse? cortical ou bulbaire?) sont entourées d'obscurité. Elle se présente bien plus rarement seule, indépendante, que comme symptôme secondaire dans la chorée ou l'hystérie. Pour le **traitement,** les considérations mentionnées à propos de la paralysie de la langue, trouveront aussi leur place ici.

Bibliographie.

1. Paralysie de l'hypoglosse. Hémiatrophie de la langue.

Fairlie-Clarke, A treatise on the diseases of the tongue. London 1873.

Möser, Beitrag zur Diagnostik der Lage und Beschaffenheit von Krankheitsherden der Oblongata. Deutsches Arch. f. klin. Med. XXXV, pag. 418. 1884.

Ballet, De l'hémiatrophie de la langue. Arch. de Neurol. VII, 20. 1884.

Hirt, Ueber Hemiatrophie der Zunge. Berl. klin. Wochenschr. Nr. 25. 1885.

Erb, Ein seltener Fall von atrophischer Lähmung der N. hypogl. Deutsches Arch. f. klin. Med. XXXVII, pag. 265. 1885.

Schiffers, De l'hémiatrophie de la langue. Revue mens. de Laryngologie, d'Otologie et de Rhinologie.

Remak, E., Ueber saturnine Hemiatrophie der Zunge. Berl. klin. Wochenschr. XXIII, 25. 1886.

Sauer, Fall von traumat. Hypoglossus- u. Accessoriuslähmung. Inaug.-Diss. Göttingen 1886. (Luxation unilatérale entre l'atlas et l'axis).

Peel, Berl. klin. Wochenschr. Nr. 29. 1887. (Hémiatrophie de la langue avec paralysie du récurrent du côté gauche).

Koch et Marie, Hémiatrophie de la langue. Revue de Méd. VIII, 1. 1888.

Francotte, Hémiatrophie congénitale de la langue : paralysie spastique des extrémités inférieures. Annales de la Société médico-chirurgicale de Liége. 1888.

Limbeck, Ein Fall von Hemiatrophia Linguæ. Prag. med. Wochenschr. 1889, 16.

2. Convulsion de l'hypoglosse.

Berger, Ueber idiopathischen Zungenkrampf. Neurol. Centralbl. I, 3. 1882.

Dochmann, Petersb. med. Wochenschr. 1. 1883.

W e n d t, Ueber einseitigen Zungenkrampf. Americ. Journ. of med. Sc. CLXXVII, pag. 173. Jan. 1885.
E r l e n m e y e r, Centralbl. f. Nervenheilk. IX, Nr. 5. 1886. (Un cas de convulsion idiopathique de la langue).
B e r n h a r d t, Ueber idiopathischen Zungenkrampf. Ibid. Nr. 11. 1886.

ONZIÈME CHAPITRE.

Affection simultanée de différents nerfs. " Paralysie multiple de nerfs crâniens. „

Nous ne nous sommes occupés jusqu'à présent que des lésions isolées des nerfs crâniens; il nous reste encore à examiner dans quelles conditions peut se présenter une lésion simultanée d'un certain nombre d'entre eux, et par quels symptômes elle se traduit. L'expérience prouve que la lésion peut siéger en un point quelconque de l'étendue des nerfs, aussi bien dans leur portion périphérique et leur trajet central, que dans leurs centres corticaux ou nucléaires. Il faut remarquer, cependant, que ceux-ci peuvent seuls nous offrir l'exemple d'affections indépendantes, isolées; les lésions périphériques, au contraire, ne sont jamais que l'expression de maladies plus générales. Le traumatisme accidentel ou opératoire nous fournit parfois l'occasion d'observer un de ces rares cas où plusieurs nerfs sont frappés en même temps dans leur partie périphérique : tel est celui que publie *Remak* : à la suite de l'extirpation d'une tumeur caverneuse du cou, pratiquée par *Israel*, l'accessoire, l'hypoglosse et le sympathique, lui-même, avaient été atteints et réséqués. *Remak* rapporte fidèlement les symptômes qui suivirent *(Berlin klin. Wochenschr.* 7, 1888).

Möbius (v. bibl.) cite également des exemples d'origine traumatique très instructifs.

Au nombre des affections générales pouvant s'accompagner de l'affection simultanée de différents nerfs crâniens, la tuberculose et la syphilis occupent sans contredit le premier rang.

La méningite tuberculeuse, dont le siége habituel est la base du cerveau, enveloppe dans son processus la plus grande partie des nerfs qui s'y rencontrent : nous en avons déjà parlé à propos des affections des méninges. La syphilis donne parfois lieu à une névrite périphérique des nerfs crâniens; à côté des symptômes cérébraux, il s'établit une paralysie lentement progressive, atteignant les nerfs crâniens l'un après l'autre, sans ordre régulier : *Kahler* a récemment attiré l'attention sur cette affection (v. bibl.)..

A la suite de la diphtérie, on peut aussi observer des

paralysies spéciales, localisées principalement aux muscles du
voile du palais et du pharynx. Ces paralysies sont, le plus
souvent, d'origine périphérique, surtout lorsqu'elles sont unilatérales ; on ne peut cependant nier parfois l'existence d'une
lésion centrale ; l'innervation du palais et du pharynx étant
assurée par quelques nerfs crâniens, nous allons en donner ici
une courte description :

L'innervation des muscles du palais et du pharynx n'est
précisément pas un des chapitres les plus clairs de la neurologie. On ne sait
pas exactement quels sont les n. crâniens qui y participent, ni de quelle
manière elle s'accomplit. Le m. péristaphylin interne *(levator palati)*, un
des principaux muscles du voile du palais, est innervé par le n. grand pétreux
superficiel (du trijumeau), parti du ganglion sphéno-palatin ; il reçoit également des fibres motrices du facial, en commun avec le m. palato-staphylin
(azygos de la luette). Il n'est pas encore définitivement prouvé que l'accessoire
du vague et le glosso-pharyngien (v. p. 106) interviennent dans cette innervation ; *Gowers* semble vouloir l'admettre en se fondant sur des raisons
cliniques.

Quant à la musculature du pharynx, on admet que le stylo-
pharyngien et le constricteur moyen sont innervés par le glosso-pharyngien,
et que le palato-pharyngien ainsi que les constricteurs supér. et inför.,
reçoivent leurs fibres du pneumogastrique ; l'intervention de l'accessoire est
encore à discuter *(Schwalbe)*. D'après ce qui vient d'être dit, les nerfs en cause
dans les paralysies du pharynx, seraient le facial, le glosso-pharyngien, le
vague, peut-être aussi le trijumeau et l'accessoire.

La paralysie du pharynx peut être unilatérale ou
bilatérale. Dans le premier cas, le diagnostic ne pourra être posé
qu'en faisant exécuter au patient certains mouvements auxquels
participe le voile du palais, en lui faisant prononcer A, par ex. :
tandis qu'au repos, on n'observe rien d'anormal, sous l'influence
du mouvement, la base de la luette s'incline légèrement du côté
malade : par suite de cette déviation, il se produit, sur la moitié
déviée, un peu en dehors de la ligne médiane, une légère
dépression qui manque sur l'autre moitié. Il arrive cependant
que, déjà au repos, on puisse constater un certain affaissement
du côté paralysé.

La paralysie complète bilatérale du voile du
palais, se caractérise par les symptômes suivants : le voile
pend sans tonicité, la luette paraît allongée, les inspirations
profondes ou la phonation n'y déterminent aucun mouvement :
la titillation de la muqueuse n'y provoque plus de réflexe. La
parole est altérée : par suite de l'absence de fermeture de la
cavité naso-pharyngienne, l'air s'échappe par les fosses nasales
et la prononciation des consonnes explosives *b* et *p*, devient
impossible ; le manque de pression de l'air fait qu'elles sonnent
comme *m* ; ainsi que l'a fait remarquer *Duchenne*, elles reprennent leur caractère acoustique normal si on ferme herméti-

quement le nez du patient. Par suite de la béance de l'ouverture postérieure des fosses nasales, les liquides peuvent facilement régurgiter par le nez ; la déglutition devient d'ailleurs plus difficile, plus laborieuse.

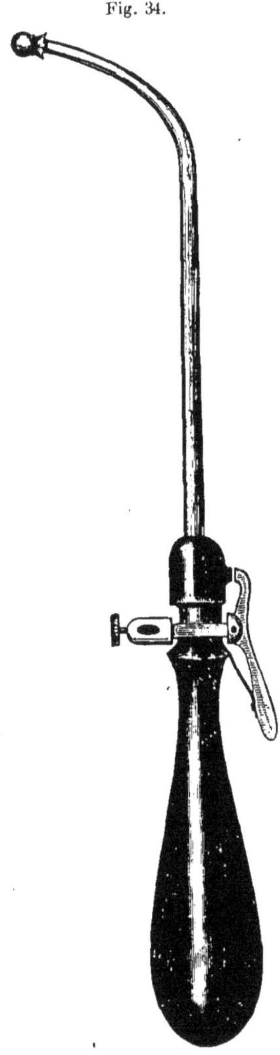

Fig. 34.

Electrode pour le larynx et le pharynx, avec mécanisme interrupteur. (D'après *Erb*).

Le **pronostic** de la paralysie post-diphtéritique n'est pas défavorable lorsqu'il ne s'agit que du voile du palais. Si la musculature de l'œsophage est également intéressée, ce qui a pour conséquence une insuffisance dans l'assimilation, le pronostic devient alors plus sombre, surtout si le malade ne peut être nourri régulièrement et soigneusement à l'aide de la sonde œsophagienne : la mort peut survenir par suite de l'insuffisance de nutrition, ou être la conséquence d'une pneumonie par engouement.

Pour le **traitement** de la paralysie, on peut recommander l'électricité appliquée dès le début ; on pratique la faradisation directe, éventuellement la galvanisation du voile ; on provoquera fréquemment, au cou, l'exécution de mouvements réflexes de déglutition ; la luette, la voûte membraneuse du palais, devront être souvent excitées et amenées directement à se contracter : on se servira à cet effet d'une électrode à bouton (v. fig. 34). Les mouvements de déglutition s'obtiennent en posant l'anode sur la nuque et en passant rapidement avec le catode à bouton sur une des faces latérales du larynx : 10 à 12 éléments suffisent. Cette gymnastique des muscles de la déglutition produit d'excellents effets, aucun autre moyen ne peut la remplacer ; très souvent, elle procure une amélioration, puis une guérison rapides.

Il peut aussi arriver que différents nerfs crâniens soient lésés ensemble dans leur partie centrale, et cela non seulement dans leur trajet intra-cérébral, qui ne nous est connu — et encore imparfaitement — que pour la minorité d'entre eux, mais également dans leurs centres eux-mêmes. Il faut bien avouer que nos connaissances, concernant le contenu de l'écorce cérébrale, sont excessivement restreintes, ce n'est pas la première fois que nous nous trouvons dans l'obligation de le constater. On peut cependant admettre qu'une lésion corticale d'une certaine étendue, puisse, dans certaines circonstances, intéresser plusieurs centres à la fois; il se peut aussi que la lésion de ces mêmes centres se produise à titre d'effet éloigné, à la suite ou au cours d'une attaque d'apoplexie.

Les affections nucléaires des nerfs crâniens présentent le plus haut intérêt pratique. Nous renvoyons aux chapitres précédents pour ce qui est du siége anatomique des différents noyaux pris isolément; rappelons ici que ces noyaux se trouvent situés, partie dans la substance grise du cerveau moyen et du cerveau intermédiaire, partie dans la moelle allongée. Au-dessus de cette dernière, dans la région s'étendant de la paroi postérieure de l'infundibulum, dans le troisième ventricule, jusqu'au niveau du noyau de l'abducteur, on rencontre les noyaux nerveux destinés à la musculature des yeux *(Wernicke)*; tous les autres noyaux font partie de la section inférieure.

L'observation clinique démontre que chacun de ces deux groupes de noyaux peut être atteint isolément : dans le cas où c'est le groupe supérieur qui est frappé, l'affection porte le nom de polioencéphalite supérieure *(Wernicke)*, et celui de polioencéphalite inférieure, dans le cas contraire. On distingue à chacune d'elles, une forme aiguë et une forme chronique; il en résulte que les affections des noyaux des nerfs crâniens présentent, en tout, quatre tableaux morbides dont nous allons avoir à nous occuper.

La polioencéphalite supérieure aiguë a été rarement observée; c'est à *Wernicke* que nous en devons les meilleures relations. D'après lui, l'affection consiste en un processus inflammatoire aigu atteignant les noyaux des muscles de l'œil, et conduisant à la mort en 10 à 14 jours. Les symptômes de foyer consistent en une paralysie associée des muscles de l'œil, les symptômes généraux, en graves troubles de la conscience. La marche accuse une raideur particulière compliquée d'ataxie. Au point de vue anatomique, on se trouve en présence d'un foyer de ramollissement siégeant dans la région des noyaux, et provenant soit de l'obstruction d'un vaisseau, soit de l'infiltration inflammatoire des tissus.

Quant à l'**étiologie,** l'alcoolisme tient ici la première place.

La polioencéphalite inférieure aiguë, paralysie bulbaire aiguë, myélite bulbaire aiguë, constitue également une affection extraordinairement rare; après s'être manifestée pendant quelques jours, par tous ces symptômes que nous apprendrons à connaître dans la forme chronique de la paralysie bulbaire, elle aboutit aussi rapidement à la mort. Les recherches microscopiques ont démontré l'existence d'une inflammation aiguë dans la région inférieure des noyaux.

La polioencéphalite supérieure chronique a été décrite, il y a 20 ans déjà, par *Graefe*, qui lui donna le nom d'ophtalmoplégie progressive (1868). Le premier cas qui existe dans la littérature, offrait, d'après *Graefe*, un tableau morbide bien caractéristique *(Berlin. klin. Wochenschr.* 11, 1868). « Les muscles de l'œil sont tous frappés, en même temps,
» d'une paralysie lentement progressive; le champ visuel se
» trouve d'abord réduit, plus tard le bulbe oculaire devient
» complètement immobile. Le releveur de la paupière supé-
» rieure est d'ordinaire intéressé, cependant le ptosis paraly-
» tique, qui en est la conséquence, atteint rarement un degré
» aussi prononcé que celui que nous avons appris à connaître
» dans la paralysie complète de l'oculo-moteur. Chose très
» remarquable, l'examen des mouvements de la pupille et de
» l'état de l'accommodation, permet de constater l'intégrité com-
» plète du sphincter pupillaire et du tenseur de la choroïde :
» cette particularité, que nous savons n'exister qu'à titre d'ex-
» ception dans les paralysies de l'oculo-moteur de cette étendue,
» semble constante et caractéristique dans l'affection qui nous
» occupe. Une autre circonstance, qui contribue encore à lui
» donner une physionomie spéciale et à la distinguer des autres
» formes de paralysie dans le domaine de l'oculo-moteur, du
» pathétique et de l'abducteur, c'est l'égalité des progrès de la
» paralysie dans les muscles antagonistes : il ne se manifestera
» jamais de strabisme divergent bien prononcé par prépondé-
» rance de la paralysie de l'oculo-moteur, car celle-ci se trouve
» compensée par celle du droit externe. Somme toute, la vision
» du patient souffre moins ici, malgré la combinaison des para-
» lysies, que dans une simple paralysie de l'oculo-moteur ou de
» l'abducteur. » « Nonobstant, dit *Wernicke*, il peut exister un
» certain degré d'asymétrie, aussi bien dans l'affection des divers
» muscles d'un œil, que dans le développement de la maladie
» aux deux yeux » *(loco citato*, Bd III, pag. 463). A part cette invasion lente de la paralysie associée des muscles de l'œil, les patients jouissent d'une santé satisfaisante, et ne souffrent ni de céphalalgie, ni d'aucun symptôme pouvant faire croire à l'augmentation de la pression intracrânienne. Arrivée à un certain degré, la maladie reste stationnaire, sans que la paralysie soit complètement symétrique. Parfois, on a constaté qu'elle se

doublait plus tard d'une paralysie bulbaire; la sclérose multiple en foyers pourrait aussi venir la compliquer.

Les **lésions anatomiques** consistent soit en une altération primitive des cellules ganglionnaires des noyaux, soit dans l'existence d'un processus de sclérose plus étendu, englobant les noyaux nerveux. Il est aussi des cas, exceptionnellement rares, où les recherches anatomiques n'ont abouti à aucun résultat, alors que, pendant la vie, s'étaient montrés les symptômes que *Graefe* a décrits : l'interprétation de ces cas nous est provisoirement impossible *(Eisenlohr, Oppenheim)*.

Nous allons avoir à nous occuper, en dernier lieu, d'une affection qui, tout en présentant le même intérêt scientifique que les précédentes, l'emporte beaucoup en importance pratique, vu sa fréquence relative. C'est à *Duchenne* (de Boulogne) que nous devons la première bonne description de la paralysie bulbaire progressive; après lui, de nombreux observateurs en ont approfondi l'étude, beaucoup avec succès : parmi les auteurs allemands, il convient de citer *Wachsmuth, Kussmaul, Leyden*.

Paralysie de la langue, du voile du palais et des lèvres (Duchenne 1860), Paralysie glosso-labio-laryngée (Trousseau), Paralysie bulbaire progressive chronique (Wachsmuth 1864), Paralysie bulbaire atrophique (Leyden), Paralysie bulbaire nucléaire (Kussmaul), Polioencéphalite inférieure chronique (Wernicke).

Maladie de Duchenne.

C'est, en général, une affection à débuts lents, insidieux; on ne l'a vue que très rarement se déclarer brusquement, par une attaque apoplectiforme. Après avoir ressenti, pendant des semaines et même des mois, des tiraillements douloureux dans la nuque et le dos, le patient constate un jour, qu'il s'en soit aperçu lui-même ou qu'on le lui ait fait remarquer, que la prononciation de certains mots exige de sa part plus d'effort et d'attention. Il lui devient impossible de prononcer avec exactitude les mots dans la composition desquels entrent certaines lettres, I, L, R, par exemple, et si, par hasard, il se rencontre un mot contenant ces trois lettres à la fois, comme trille, artillerie, l'obscurité et l'embarras de son langage commencent à inspirer de vives inquiétudes au patient lui-même. Il s'efforce, en se reprenant, de corriger son défaut de prononciation; mais, les mouvements de sa langue n'en deviennent que plus difficiles, il ne peut plus l'employer avec la volubilité d'autrefois : en réalité, c'est le début de la paralysie musculaire de l'organe de la parole qui constitue l'obstacle à une élocution exacte. Le rapprochement du dos de la langue du palais osseux, nécessaire pour la prononciation de l'I, ne s'effectue plus qu'imparfaitement; il en est de même des mouvements plus délicats de l'organe, pour l'émission des consonnes linguales; la parole se ressent alors nécessairement de ces défectuosités qui s'accentuent encore au fur et à mesure des progrès de l'affection. Peu à peu, les lettres S, G, T, enfin aussi D et N, s'entreprennent à leur tour, dès lors certains mots deviennent inintelligibles, d'autres difficiles à comprendre, et la conversation avec le patient devient réellement pénible. Les inquiétudes du malade redoublent le jour où il s'aperçoit que ses lèvres ne remplissent plus qu'imparfaitement leur service; les labiales O, U, E, B, P sont d'abord prononcées avec incertitude, plus tard, on n'en comprend plus rien; la présence d'étrangers, à qui il doit répondre, agite et irrite le patient, il craint la société et préfère la tranquille monotonie du cercle de sa famille où l'on semble ne prêter aucune attention aux changements qu'a subis son langage (a l a l i e, a n a r t h r i e).

Une autre raison encore le détermine à fuir la société : il s'est aperçu, en consultant son miroir — l'entourage ne le remarque pas dès l'abord — que sa p h y s i o n o m i e a é p r o u v é u n c h a n g e m e n t appréciable, si léger qu'il soit (Fig. 35). Lorsqu'il sourit, il ressent une certaine raideur des lèvres qui en contrarie l'épanouissement; s'il veut siffler, il ne parvient plus à effiler ses lèvres. La musculature des joues semble également ment devenir plus rigide, plus paresseuse. A une période plus avancée, toute la moitié inférieure de la face offre un cachet particulier, un singulier mélange d'étonnement et de tristesse, conséquence de l'affaissement de la lèvre inférieure et de l'accentuation du pli naso-labial : au contraire, la partie supérieure de la figure paraît ne prendre aucune part à l'affection, le plissement du front et la mobilité des yeux restent intacts. Le malade n'en est pas moins défiguré au point d'être devenu complètement méconnaissable quand la maladie est avancée.

Il se développe ainsi, petit à petit, des symptômes qui, à première vue, trahissent une affection grave et compromettent tôt ou tard la position sociale du patient; le malheureux acquiert peu à peu la triste conviction que sa vie est menacée dans les fonctions inséparables de l'existence : il commence à é p r o u v e r c e r t a i n e s d i f f i c u l t é s à p r e n d r e s a n o u r r i t u r e, ce qui ne s'était pas encore montré jusqu'alors; la

déglutition devient laborieuse, et, plus tard, la mastication
s'entreprend à son tour : la parésie des muscles masticateurs
rend les mouvements du maxillaire inférieur plus lents et plus
faibles, et les aliments ne peuvent plus, que très imparfaitement,
être convertis en bol, la langue paresseuse ne parvenant plus à
les ramener des culs-de-sac des joues pour les placer sous
l'action des muscles de la déglutition; c'est ainsi que le malade
se voit obligé de s'aider des doigts, de sa cuillère, pour refouler
le bol alimentaire dans le pharynx; ou bien encore, il reporte
fortement la tête en arrière pour permettre aux aliments de
s'engager dans l'œsophage. L'absorption des liquides devient
elle-même incommode; ceux-ci atteignent facilement le larynx

Fig. 35.

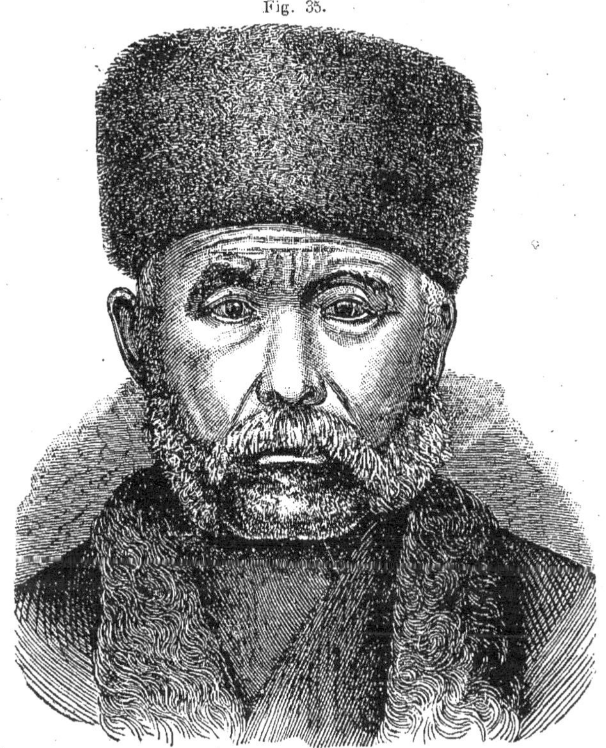

Physionomie dans un cas de paralysie bulbaire progressive. (D'après Leyden, Eichhorst).

et provoquent une toux violente; il leur arrive aussi de régurgiter par le nez, tous symptômes qu'il faut attribuer à la parésie
musculaire du larynx et du pharynx.

L'envahissement du larynx par l'affection est, pour
le malheureux patient, un nouveau sujet de tribulations et de

dangers. Par moment, la voix lui manque, la parole réclame un certain effort et devient monotone, l'émission des tons élevés (pour le chant par ex.), n'est plus possible. Plus tard se montre de la raucité, plus tard encore une aphonie complète. Les troubles moteurs que nous venons de passer en revue changent le langage en un murmure inintelligible : le défaut d'occlusion complète de la glotte a encore pour conséquence de rendre la toux impossible, les mucosités ne peuvent plus être expulsées des voies aériennes et occasionnent différents troubles respiratoires.

Un symptôme d'un autre ordre, qui, sans être constant, est cependant assez fréquent et se montre relativement de bonne heure, c'est l'augmentation, plus ou moins marquée, de la sécrétion salivaire; il n'est pas bien rare de trouver le patient, pendant des semaines, tenant un mouchoir devant la bouche pour empêcher l'écoulement de la salive : on peut facilement reconnaître la nature de la sécrétion à la viscosité du liquide qui mouille le linge. Il est établi qu'il n'y a pas seulement écoulement de salive par manque d'occlusion de la bouche, mais qu'il s'agit d'une hypersécrétion réelle. On n'est cependant pas d'accord sur l'appréciation du degré de cette hypersécrétion.

Le malade peut rester dans la position que nous venons de décrire, pendant 2, 3 et même 5 ans, sans qu'il se montre aucun symptôme nouveau de quelqu'importance : seulement les premiers gagnent constamment en intensité; la face, principalement, par les progrès incessants de l'atrophie des lèvres et de la musculature des joues, témoigne de plus en plus, de la façon la plus évidente, de l'état avancé du mal. Le médecin constate la diminution, et enfin, la disparition complète des réflexes du voile du palais, l'atrophie progressive de la langue, qui, ratatinée et notablement diminuée de volume, semble clouée au plancher de la cavité buccale. C'est en vain que le malade s'efforce de la faire sortir ou de lui imprimer quelque mouvement; parfois on y remarque des contractions fibrillaires bien manifestes. L'examen électrique, d'ailleurs très difficile, démontre l'existence de la réaction de dégénérescence, aussi bien dans les muscles de la langue que dans ceux du pharynx.

Le plus souvent, la mort reconnait pour cause l'insuffisance de l'assimilation, le malade décline lentement et meurt littéralement de faim, sans même pouvoir bénéficier du soulagement qu'apporterait le trouble de sa conscience à une situation aussi lamentable. Parfois la terminaison fatale est précipitée

par quelque complication survenant du côte du ponton pneu
monie par engouement.

Il n'existe peut-être pas d'autre affection du système nerveux
qui possède une base anatomo-pathologique aussi bien
établie et aussi complète que la paralysie bulbaire progressive.
Duchenne, déjà, avait démontré qu'il existait une dégénérescence pigmentaire primitive avec atrophie des grosses cellules
ganglionnaires des noyaux bulbaires ; les observateurs qui l'ont
suivi, ont pleinement confirmé son opinion. Les recherches
microscopiques permettent de constater l'atrophie des
cellules ganglionnaires, la figure 35 représente cette atrophie
au noyau de l'hypoglosse, les cellules de ce noyau ont complètement disparu, après avoir perdu leurs prolongements devenus
de plus en plus grêles. Le tissu conjonctif, au contraire, a pro-
liféré, et les parois vasculaires de la région du noyau, sont
épaissies. Les mêmes altérations s'observent au noyau de l'accessoire du vague et du glosso-pharyngien, système mixte latéral,
v. p. 35. Quant au noyau du facial, on doit admettre, pour expli-

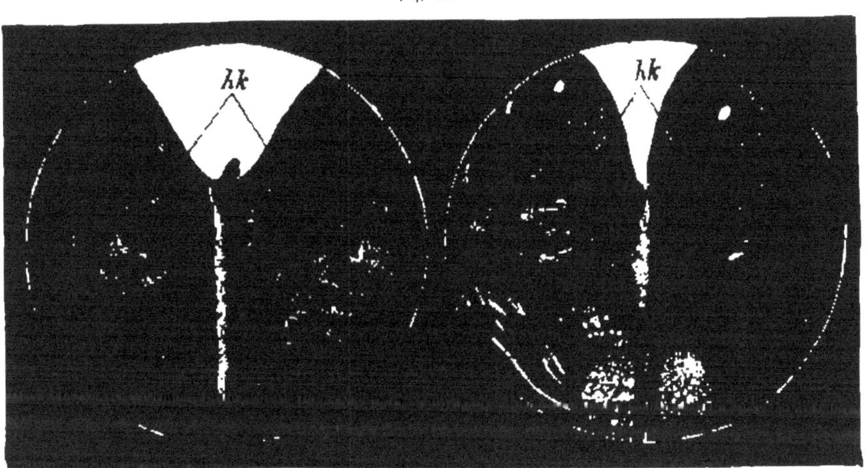

Fig. 35

Coupe transversale passant par la partie supérieure de la moelle allongée. A gauche se trouve la
coupe de cette même, à droite la coupe de ce côté malade.

hh, à gauche, noyau normal de l'hypoglosse ; *hk*, à droite, coupe malade du même, les cellules
ganglionnaires ont entièrement disparu.

quer l'intégrité de la partie supérieure de la face, que les
muscles, restés indemnes, reçoivent leurs fibres d'un noyau
particulier, qui pourrait bien être représenté par une partie du
noyau de l'abducteur *Meynert*, d'où son nom de noyau facial-
abducteur voir p. 13 et 78, la position de ce noyau. Ce dernier,
ainsi que tous les autres noyaux de nerfs crâniens, à part ceux

dont nous venons de parler, ont toujours été trouvés normaux. L'atrophie dégénérative s'étend également sur les fibres qui sortent des noyaux : à l'œil nu déjà, leurs faisceaux se montrent plus grêles et d'une coloration grisâtre.

La position topographique des différents noyaux sous le plancher du quatrième ventricule (fig. 37), fait comprendre facilement que, de l'hypoglosse atteint en premier lieu, l'affection envahisse le vague, son voisin immédiat. L'éloignement relatif du trijumeau (partie motrice) du foyer primitif, explique suffisamment que ce nerf reste le plus souvent étranger à la maladie ; la paralysie des muscles de la mastication n'a été observée, en effet, qu'exceptionnellement. Il serait désirable que l'on recherchât les raisons pour lesquelles l'acoustique échappe toujours au processus, et le facial y échappe en partie.

La paralysie bulbaire présente une complète analogie avec l'atrophie musculaire progressive, dont il sera question dans la suite : dans cette dernière maladie, les cornes antérieures grises de la moelle épinière, et leurs grosses cellules ganglionnaires, subissent des altérations pathologiques identiques à celles que nous avons constatées, ici, dans les noyaux du bulbe. Ces cellules ganglionnaires jouent le rôle de centres trophiques-moteurs vis-à-vis des muscles innervés par les nerfs spinaux, tout comme les noyaux bulbaires le jouent vis-à-vis des mucles desservis par les nerfs crâniens. Des deux côtés, se montrent l'atrophie et l'insuffisance fonctionnelle des muscles où l'impulsion innervatrice a baissé ; des deux côtés, l'élément moteur est seul frappé, la sensibilité reste intacte, car son territoire, aussi bien cérébral que médullaire, n'a subi aucune atteinte.

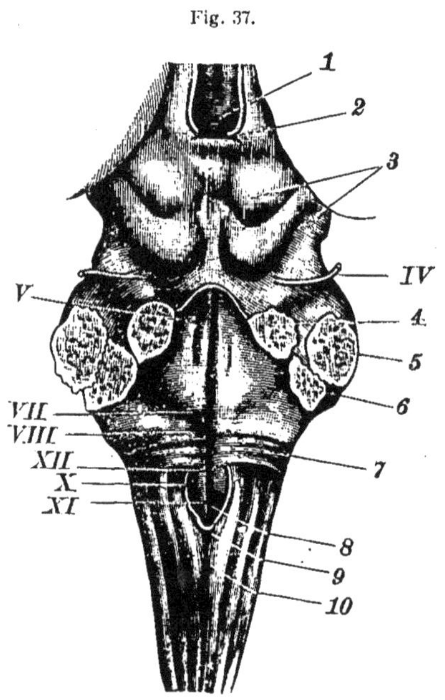

Fig. 37.

Face postérieure (dorsale) de la moelle allong'e.

1. Commissure postér., 2. Pédoncules antér. de la glande pinéale, 3. Tuberc. quadrijum. 4. Pédoncule cerebell. supér. 5. Pédoncule céreb. infér., 6 Cordons restiformes, 7. Striae medullaires, 8 Funiculus teres, 9. Obex, 10. Cordon grele.

La similitude de ces deux affections explique qu'on les trouve parfois réunies : elles se complètent réciproquement. En effet, la paralysie bulbaire peut s'accompagner d'atrophie musculaire des extrémités, tout comme on peut observer, au cours de l'atrophie musculaire progressive, des manifestations d'origine bulbaire (difficulté de la phonation et de la déglutition).

La sclérose latérale amyotrophique présente également beaucoup d'analogie avec la paralysie bulbaire; outre qu'elle atteint les cellules ganglionnaires des cornes antérieures, l'affection s'étend encore sur la voie motrice des cordons latéraux. Au point de vue de l'anatomie pathologique, ces trois maladies sont donc, sinon identiques, du moins très proches parentes; seule, leur localisation les distingue. Aussi devrait-on les étudier ensemble, commencer par les embrasser dans le même aperçu général, pour passer ensuite à l'examen de leurs symptômes particuliers, dont l'intelligence offrirait, dès lors, bien moins de difficulté.

Le **diagnostic** ne peut être douteux si l'on a bien présent à la mémoire que tout se passe dans la sphère motrice, que la maladie consiste en troubles de motilité, s'étendant à la musculature des joues, de la langue, du pharynx et du larynx : tous les symptômes décrits se ramènent à cela. Là où il se montrera des troubles de sensibilité de quelqu'importance, douleurs, paresthésie, etc., ou bien, on devra abandonner le diagnostic de paralysie bulbaire, ou bien, on devra admettre l'existence de complications. Le facies caractéristique, la salivation, le tremblement et l'atrophie de la langue devenue paresseuse ou complètement immobilisée, les difficultés de la phonation et de la déglutition, donnent une physionomie tellement particulière à cette affection, qu'on la reconnait toujours quand, une fois, on l'a bien vue et comprise.

Il existe cependant une maladie qui pourrait tenir le diagnostic en suspens par la ressemblance qu'elle offre, dans certains cas, avec la paralysie bulbaire; il s'agit d'une affection cérébrale en foyers, sur laquelle nous reviendrons en détail plus tard; cette ressemblance lui a valu le nom de paralysie pseudo-bulbaire. Avec un peu d'attention et de circonspection, on pourra cependant éviter la confusion. On devra surtout s'attacher à la marche de l'affection : la paralysie bulbaire marche sans interruption vers le dénouement fatal, la paralysie pseudo-bulbaire peut, au contraire, offrir des rémissions et même une amélioration de l'état du malade, pouvant persister pendant des années, avant que la mort n'arrive. Cette dernière affection présente l'un ou l'autre symptôme cérébral, tel que de la céphalalgie, des attaques apoplectiformes, qui n'appartiennent pas en propre à la paralysie bulbaire. On trouvera de plus amples détails au chapitre du ramollissement cérébral, quand il sera question du diagnostic pathologique.

Les considérations que nous venons de passer en revue, prouvent suffisamment que le **pronostic** de la paralysie bulbaire est tout à fait défavorable : il n'existe, à notre connaissance, aucun cas de guérison. Aussi doit-on bien se garder de tromper l'entourage du malade, en le berçant d'un espoir qui ne se réalisera pas. Le diagnostic une fois posé avec certitude, il convient d'exposer à la famille toute la gravité de la situation.

Le **traitement** ne sera de quelque utilité qu'à la condition d'être établi dès le début de la maladie; il consiste dans l'application systématique de l'électricité. La faradisation et la galvanisation régulières des muscles menacés, surtout de ceux de la langue et du pharynx, la provocation fréquente de mouvements de déglutition, par les moyens exposés à la page 147, sont les seules pratiques dignes de confiance. En dehors de ce traitement, il n'est rien qui puisse avoir une action, même passagère, sur la marche de l'affection. Jamais, je n'ai vu les cures d'eau froide ou la balnéothérapie, procurer de résultat durable : malheureusement, on les voit souvent recommandés à une époque où le traitement électrique pourrait encore donner de bons résultats. Le traitement interne est absolument infructueux. Il n'y a rien à objecter contre l'administration de l'atropine ($\frac{1}{2}$ à 1 milligr. par jour) dans le but de modérer de temps à autre la secrétion salivaire. Il est inutile de rappeler que, dans les stades avancés de la maladie, le principal but de l'intervention médicale, sera d'assurer scrupuleusement au patient une alimentation convenable.

L'**étiologie** de l'affection est obscure. On a parfois remarqué que les personnes atteintes de paralysie bulbaire, avaient été obligées, de par leur travail professionnel, à de grands efforts des muscles de la langue et du voile du palais; tels sont, par exemple, les souffleurs de verre, les musiciens. Mais ces cas sont si rares qu'il serait téméraire de considérer spécialement les occupations professionnelles comme causes de la maladie. On peut en dire autant de la syphilis. En réalité, dans la plupart des cas, les causes restent ignorées. Constatons seulement que l'âge avancé et le sexe masculin, sont prédisposés à l'affection. L'hérédité est rarement en cause, et l'influence du refroidissement, si toutefois elle existe, est tout aussi inexpliquée ici que dans toutes les autres maladies nerveuses.

Bibliographie.

Bourdon, Gaz. hebdom. 2 Sér., IX, 22. 1872 (distingue trois groupes de maladies de la moelle allongée, celles des parties antér., celle des parties moyennes et celle des parties postérieures).

Leyden, Traité clinique des maladies de la moelle épinière. Traduction française, 1879.

Halloppeau, Des paralysies bulbaires. Paris 1875.

Kayser, Zur Lehre von der progressiven Bulbärparalyse. Inaugural.-Diss. Berlin 1876.

Wernicke, Loco citato III, 470 ff. 1883.

Möbius, Ueber mehrfache Hirnnervenlähmung. Erlenmeyer'sches Centralbl. f. Nervenheilk. X, 15, 16. 1887.

Kahler, Die multiple syphilitische Wurzelneuritis. Zeitschr. f. Heilk. VIII, 1 Heft, 1. 1887.

Thomsen, Ueber eigenthümliche, aus veränderten Ganglienzellen hervorgegangene Gebilde in den Stämmen der Hirnnerven des Menschen. Virchow's Arch. Bd. 109, pag. 459. 1887.

Eisenlohr, Fall von Ophthalmoplegia ext. progressiva mit bulbären Symptomen ohne Befund. Aerztl. Verein zu Hamburg. Sitzung vom 19. April 1887. Deutsche med. Wochenschr. Nr. 32. 1887.

Strümpell, Loco citato.

Eichhorst, Loco citato.

Dutil, Gaz. des Hôp. Nr. 34, pag. 399. 1887.

Oppenheim & Siemerling, Die acute Bulbärparalyse und die Pseudobulbärparalyse. Charité-Annalen. XII. 1887.

Unverricht, Ueber multiple Hirnnervenlähmung. Fortschr. d. Med. 24. 1887.

Pel, Berl. klin. Wochenschr, XXIV. 29. 1887.

Möbius, Centralbl. f. Nervenheilk. X, 15, 16. 1887.

Ziemssen v., Ueber diphtherische Lähmungen u. deren Behandlung. Leipzig. Vogel 1887.

Semmola, Ueber die paralytische Herzataxie bulbären Ursprungs. Prag. med. Wochenschr. 9. 1887.

Troisième Section.

Affections de la substance cérébrale.

En présence d'un malade chez qui il soupçonne l'existence d'une lésion du cerveau, le médecin a toujours deux questions à résoudre : la première : « Où siége la lésion », la seconde : Quelle est sa nature pathologique ». Toutes deux sont importantes pour le médecin, pour le patient la dernière offre un intérêt capital.

La recherche du siège de la lésion porte le nom de « d i a g-n o s t i c t o p o g r a p h i q u e » (τοπος, lieu); celle du caractère, de la nature de cette lésion, se nomme « d i a g n o s t i c p a t h o-l o g i q u e ».

Il n'y a pas bien longtemps que l'on s'est préoccupé, dans les affections cérébrales, d'établir un d i a g n o s t i c t o p o g r a-p h i q u e, en d'autres termes de « localiser la maladie. » Les efforts, dans cette voie nouvelle, sont encore peu nombreux, et leurs résultats imparfaits.

Après que *Broca* (1861) eut fait la mémorable découverte de la relation qui existe entre certains troubles de la parole et les lésions de la 3ᵉ circonvolution frontale gauche, après que *Fritsch* et *Hitzig* (1870) eurent démontré que l'excitation de certaines parties de l'écorce cérébrale provoquait, dans la moitié opposée du corps, des contractions musculaires de toute une région déterminée, enfin, après l'apparition d'autres obser-vations pathologiques sur lesquelles nous reviendrons dans la suite, on en vint à supposer, avec une probabilité voisine de la certitude, que certaines fonctions du cerveau appartiennent en propre à certaines sections ou parties déterminées de cet organe, en un mot qu'elles sont localisées. Cette doctrine des localisa-tions cérébrales, bien qu'elle ne soit encore qu'à l'état embryon-naire, malgré les résultats négatifs ou contradictoires qu'offrent souvent l'expérimentation sur les animaux et l'observation clinique, cette doctrine, dis-je, doit être le f o n d e m e n t d e t o u t e s l e s r e c h e r c h e s q u e l ' o n f e r a d a n s l ' a v e n i r s u r l a p a t h o l o g i e d u c e r v e a u.

Mais la nature de la lésion doit aussi être l'objet de notre attention. Un symptôme déterminé, par ex. une paralysie durable, siégeant d'un seul côté du corps, devra toujours être rapporté à une lésion des voies motrices; mais cette lésion peut être due à différentes causes, à un épanchement hémorragique, à une tumeur, à un abcès. Il est donc de la plus grande importance, au point de vue du pronostic et du traitement, de pouvoir déterminer, dans un cas donné, quelle est la nature de la lésion. On le voit, les deux espèces de recherches se complètent mutuellement, on ne peut en négliger aucune si l'on veut atteindre, dans le diagnostic, à une certitude aussi grande que possible.

Nous les examinerons toutes deux séparément, en commençant par exposer nos principales connaissances sur les localisations cérébrales. Plus tard, nous nous occuperons des lésions cérébrales envisagées au point de vue anatomo-pathologique.

I. Des lésions cérébrales envisagées d'après leur siége. Diagnostic topographique. Localisations cérébrales.

On divise les symptômes qui se développent à la suite d'une lésion cérébrale, en symptômes généraux ou diffus *(Griesinger)* et en symptômes locaux. Les premiers se rapportent aux troubles subjectifs qui se montrent dans l'état général et les fonctions végétatives (température, pouls, respiration, constitution de l'urine); à ce titre, ils sont étudiés et décrits de la même façon que pour toute autre maladie que celles du cerveau. Les symptômes locaux offrent cette particularité d'être de deux ordres différents : les uns sont directs, les autres indirects. Les symptômes directs servent à désigner les troubles fonctionnels durables d'une partie déterminée du cerveau : on leur donne encore le nom de symptômes de foyer *(Griesinger);* les symptômes indirects ne comprennent que le trouble temporaire des fonctions de la substance cérébrale, déterminé par gêne de la circulation, par compression, etc. Ce sont, en quelque sorte, des phénomènes concomitants; dans certains cas, ils font complètement défaut; dans d'autres, au contraire, ils dominent toute la scène au point de rendre toute localisation impossible.

Lorsqu'une région circonscrite du cerveau est lésée, il en résulte des phénomènes de paralysie ou, plus rarement, d'excitation. Les premiers, lorsqu'il y a abolition définitive d'une fonction, ont été désignés par *Goltz* sous le nom de symptômes par suppression *(Ausfallssymptome);* s'il y a seulement arrêt passager de la fonction, ils prennent le nom de symptômes d'arrêt *(Hemmungserscheinungen).* Le plus souvent, ceux-ci font partie des symptômes indirects, car il s'agit ordinairement d'une action éloignée.

Il n'est pas toujours possible de discerner si tel symptôme est un phénomène de foyer direct ou indirect. Ainsi, on peut se trouver en présence d'un malade privé de connaissance et dont la moitié du corps est paralysée : cette paralysie unilatérale est-elle un symptôme de foyer direct, ou dépend-elle seulement d'une action éloignée? Dans le premier cas, elle persistera, dans le second, elle disparaîtra après quelques heures ou quelques jours. Ou bien encore, outre la paralysie, le malade éprouve certains troubles de langage, comme cela se rencontre souvent à la suite d'hémorragie dans la substance cérébrale; ce phénomène nouveau peut être, ou non, un symptôme de foyer. Si, après que le malade est revenu à lui complètement, la parole s'améliore petit à petit, mais d'une façon continue, alors l'aphasie dépend d'une action éloignée; si, au contraire, le langage reste, pendant des mois et des années, embarrassé et incompréhensible, l'aphasie constitue un symptôme de foyer. Il n'est donc pas toujours possible de se prononcer, immédiatement après une lésion aiguë, sur ce qui, dans le tableau morbide, revient aux symptômes de foyer directs et aux symptômes de foyer indirects.

Les phénomènes d'excitation consistent, soit en convulsions épileptiformes généralisées, soit en convulsions partielles, mouvements des extrémités sur lesquels la volonté du patient n'a aucun empire (hemichorée, athétose), soit enfin, en tremblements ou en mouvements forcés de tout le corps. Nous aurons à y revenir.

Tous les symptômes, qui s'offrent à l'observation, ne possèdent pas la même valeur au point de vue du diagnostic de localisation : cette valeur dépend, d'abord de la façon dont ces symptômes se sont présentés, lentement ou subitement, en même temps que d'autres ou successivement, etc. Dans une lésion aiguë, les symptômes qui ont apparu en même temps, ont seuls de la valeur. Supposons que nous constations, chez un malade, de l'hémiplégie et une paralysie de l'oculomoteur du côté opposé; si on nous affirme que cette dernière existait avant l'autre, il ne nous arrivera évidemment pas d'attribuer, à ces deux paralysies, la même valeur, ni de les considérer toutes deux comme des symptômes de foyer : on ne le fera que si elles se sont montrées en même temps, à la suite d'une lésion aiguë.

Mais il ne suffit pas d'envisager la manière dont les symptômes ont apparu, pour juger de leur valeur pour le diagnostic : un certain nombre d'entre eux seulement ont, à ce point de vue, une véritable importance; ceux dont nous venons de parler, par ex., hémiplégie avec paralysie de l'oculo-moteur du côté opposé, sont tout-à-fait pathognomoniques pour l'existence d'une affection du pédoncule cérébral. D'autres, comme la déviation conjuguée des yeux accompagnant une grave hémiplégie, sont communs à différentes lésions et perdent, par conséquent, de leur importance. Il en est d'autres, enfin, qui ne peuvent entrer en ligne de compte pour le but qu'on se propose : tels sont la névrite optique et le groupe des symptômes dits généraux (céphalalgie, vertiges, perte de connaissance).

On voit déjà, par ce qui précède, que tous les cas ne peuvent convenir pour l'étude des localisations : on ne devra tenir compte que de ceux où l'affection est stable, chronique, en second lieu de ceux où elle est bien circonscrite et isolée *(Nothnagel)*, et, enfin, de ceux où le voisinage du foyer n'est intéressé que dans la plus faible mesure possible. Ces conditions se trouvent le mieux réalisées dans l'hémorragie et l'embolie, c'est-à-dire dans les foyers de ramollissement que cette dernière détermine : c'est là que l'on trouvera le plus riche matériel pour le diagnostic topographique, surtout s'il s'est déjà écoulé un certain laps de temps depuis leur production (6 à 8 semaines d'après *Nothnagel*), car alors seulement, il deviendra possible, de distinguer les symptômes de foyer directs, des symptômes indirects. D'autres maladies cérébrales, la méningite, par exemple, l'encéphalite et surtout les tumeurs, ne peuvent être utilisées qu'avec une extrême réserve pour la localisation et, malgré tout, donnent très souvent lieu à des erreurs de diagnostic.

A. Des phénomènes morbides se rattachant aux lésions de l'écorce du cerveau.

Quand on parle de lésions corticales, « affections de la surface », il ne faut pas oublier que cette expression a une toute autre portée au point de vue clinique qu'au point de vue anatomique. Dans le sens anatomique, la notion précise de lésion corticale, suppose l'intégrité parfaite de la couche médullaire sous-jacente de l'hémisphère. Cliniquement, on parle d'affections de la surface cérébrale alors que, outre l'écorce, la substance blanche du cerveau prend part au processus morbide, et c'est si vrai, que, dans les procès-verbaux d'autopsie, il est souvent impossible de distinguer si les symptômes, dont il est rendu compte, doivent être rapportés, dans un cas donné, ou exclusivement à une affection des éléments cellulaires corticaux, ou à une maladie des fibres de la substance blanche située immédiatement sous l'écorce.

Le matériel casuistique dont nous disposons présentement est assez important, mais son emploi judicieux n'est pas facile. Dans le but d'arriver à des résultats exacts, on doit se servir de certaines méthodes dont *Exner* (v. bibl.) a donné une description extrêmement claire et détaillée. Ainsi, par exemple, on ne sera pas autorisé à conclure que telle zone de l'écorce

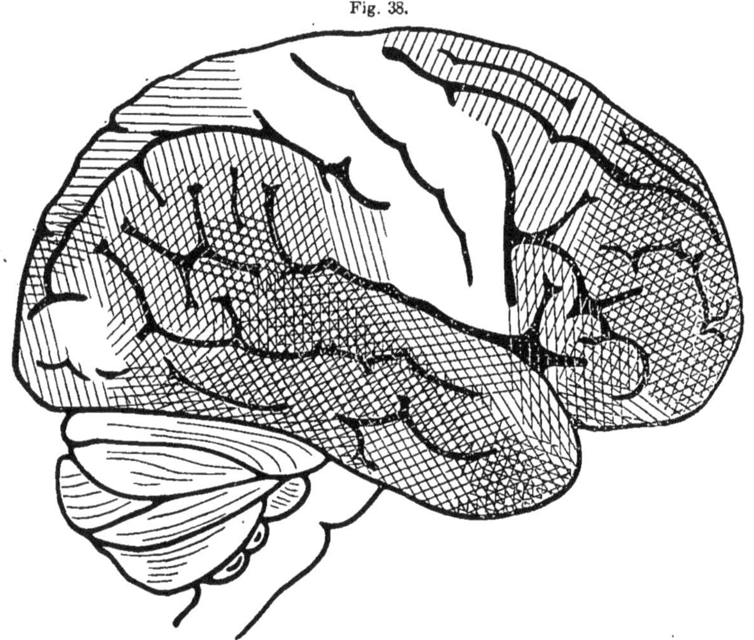

Fig. 38.

Hémisphère droit. (D'après *Exner*).
Les parties hachurées sont celles dont la lésion n'entraîne aucun trouble de la motilité ou de la sensibilité. Les parties laissées en blanc sont manifestement motrices ou sensibles.

cérébrale représente le centre pour les actes moteurs d'une extrémité, par le fait seul que, dans un grand nombre de cas de paralysie de cette extrémité, on aura constaté une lésion de la zone corticale en question. Il existe, en effet, diverses lésions corticales circonscrites qui se traduisent par ce même symptôme, et pour cette raison cette « méthode des cas positifs » comme l'appelle *Exner*, est défectueuse : les faits prouvent qu'elle peut conduire à des résultats erronés, on doit donc la rejeter. La « méthode des cas négatifs » *(Exner)*, est préférable, « on se représente, réunies sur un hémisphère, les lésions constatées dans tous les cas où la fonction que l'on envisage n'était pas troublée ; on arrive ainsi, par exclusion, au but que l'on se propose. » On doit disposer d'un nombre suffisant de cas ; le champ cortical correspondant à cette fonction ne portera aucune marque distinctive, tandis que le reste de l'écorce, où les lésions ont été observées, sera indiqué par des signes conventionnels.

La méthode du pourcentage donne encore de plus beaux résultats *(Exner)* : on divise l'écorce cérébrale en zones arbitraires, et on détermine, pour chaque zone, d'abord combien

Fig. 39.

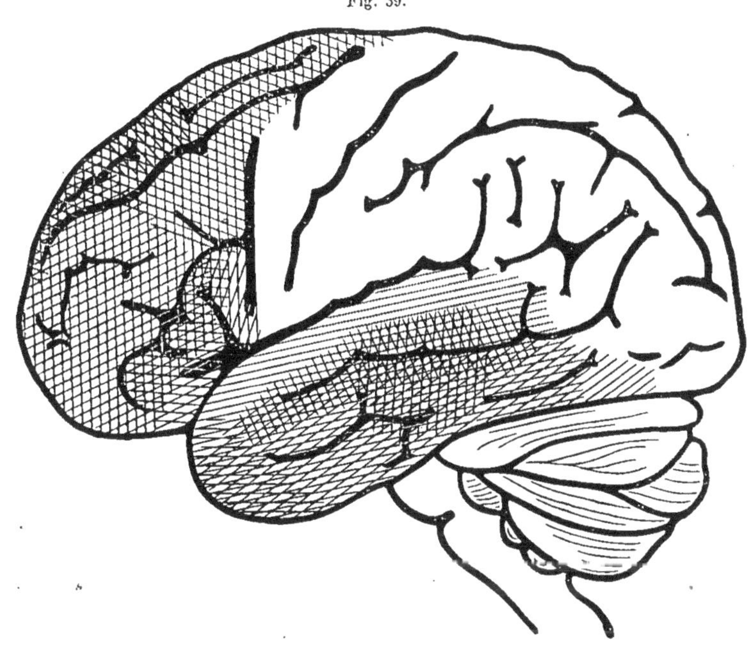

Hémisphère gauche. (D'après *Exner).*

Comme [on le voit, les parties exclusivement motrices ou sensibles occupent ici une plus grande
étendue que sur l'hémisphère droit.

de fois celle-ci a été intéressée dans un certain nombre de cas, ensuite, dans combien de ces cas le symptôme envisagé était présent. Le rapport de ces deux estimations sera exprimé en pour cent. Cette méthode, laborieuse mais indispensable, permet seule de constater que les champs corticaux de l'hémisphère droit diffèrent de ceux du gauche ; elle a également prouvé qu'il existe des champs corticaux dont la lésion pro-

voque chaque fois un symptôme déterminé, tandis qu'il en est
d'autres qui produisent ce même symptôme, non pas fatalement, mais souvent : *Exner* a donné aux premiers le nom de
champs corticaux absolus *(absolute Rindenfelder)*, et
aux seconds, celui de champs corticaux relatifs *(relative
Rindenfelder)*.

Malgré l'existence de certains troubles pendant la vie, on ne
trouve pas toujours de lésion corticale à l'autopsie. D'un autre
côté, il arrivera tout aussi souvent qu'on découvre des lésions
là où on n'y avait pas compté. Il existe sans aucun doute une
partie, et même une partie très importante de l'écorce cérébrale,
qui peut être lésée sans qu'il en résulte le moindre symptôme
morbide. Cette partie est désignée sous le nom de champ

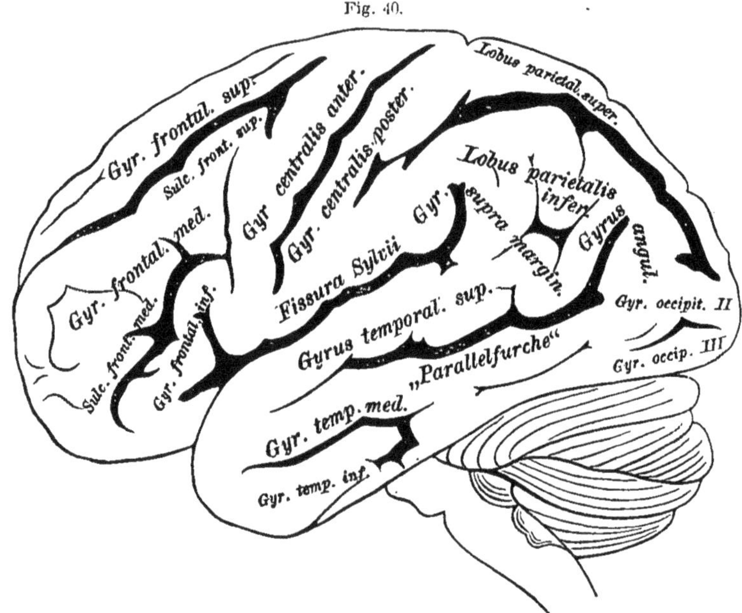

Circonvolutions et sillons des faces latérales du cerveau.
Cerveau vu de côté. (D'après *Exner*).

cortical des lésions latentes *(Rindenfeld der latenten
Läsionen) (Exner)* : il est assez remarquable qu'elle soit de
moindre étendue sur l'hémisphère gauche que sur le droit, que
les champs moteurs, c'est-à-dire les champs de l'écorce dont la
lésion entraîne des troubles de la motilité, soient plus largement et plus fortement marqués sur l'hémisphère gauche que
sur le droit; les fig. 38 et 39 représentent, la première, l'hémisphère gauche, la seconde, l'hémisphère droit : sur les deux, on

a figuré toutes les lésions dont l'existence n'entraîne ni troubles moteurs, ni troubles sensibles : les champs restés libres sont donc les champs corticaux moteurs ou sensibles; leur plus grande étendue sur l'hémisphère gauche est ainsi rendue apparente.

Avant d'aller plus loin dans la description des lésions de l'écorce, nous remettrons brièvement en mémoire ses dispositions anatomiques.

La mince couche de substance grise qui entoure de toute part la substance blanche et que l'on considère comme l'écorce du cerveau, présente, à chaque hémisphère, t r o i s f a c e s, une face externe, une face inférieure et une face interne. Les deux faces latérales constituent, par leur réunion, la

Fig. 41.

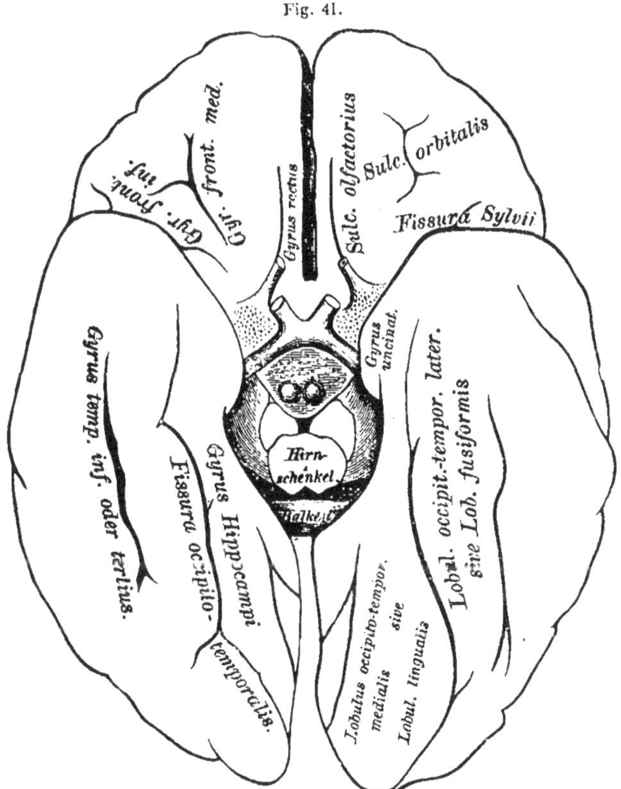

Circonvolutions et scissures de la base du cerveau. Schématisé d'après Ecker.
Hirnschenkel, Pédoncule cérébral. Balken, Voûte du corps calleux.

convexité du cerveau, les deux faces inférieures représentent la base de l'organe. L'écorce est divisée en l o b e s comprenant eux-mêmes un certain nombre de c i r c o n v o l u t i o n s. La connaissance de ces circonvolutions, de leur position aussi bien que de leur dénomination, est d'une nécessité

absolue pour la localisation des lésions de l'écorce et la description exacte de
leur siège. Les trois figures qui suivent, sont destinées à l'étude des circonvo-

Fig. 42.

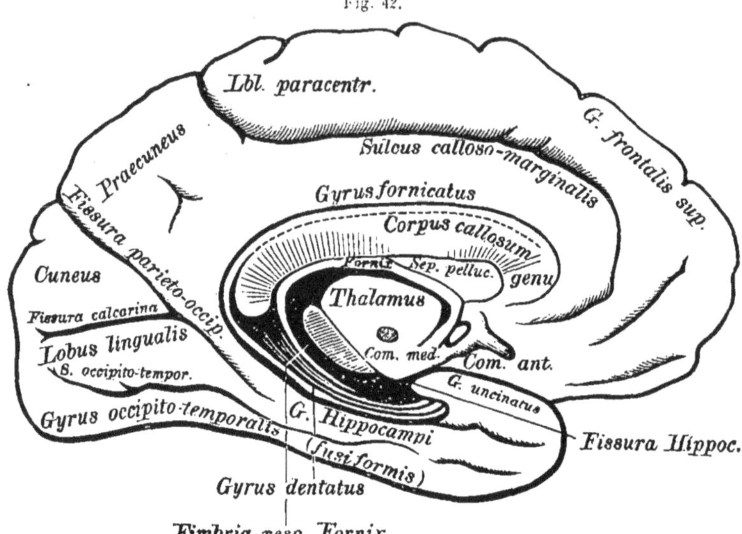

Circonvolutions et sillons de la face interne des hémisphères.
La partie postérieure du thalamus et le pédoncule cérébral sont enlevés.

lutions et des scissures et sillons qui les limitent; la figure 40 représente
celles des faces latérales (c'est-à-dire de la convexité) du cerveau; la figure 41,

Fig. 43.

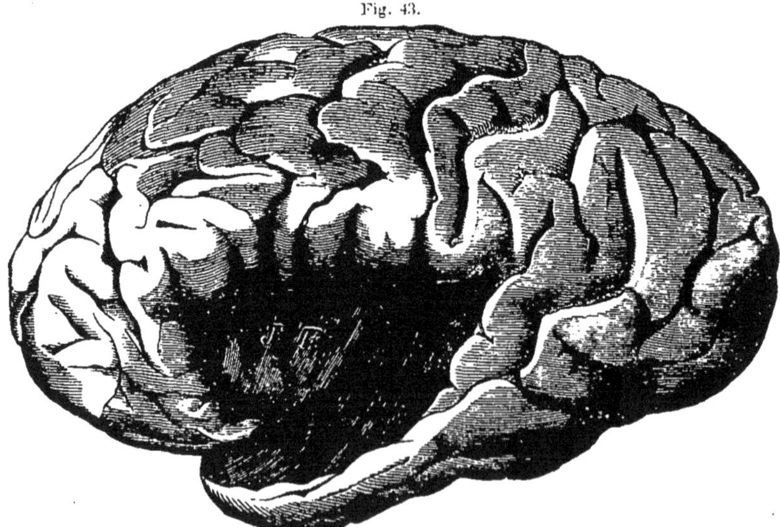

Circonvolutions de l'insula de Reil (J. R.) rendues visibles par enlèvement de l'opercule.

celles de la base, et la figure 42, celles des faces internes.
Sur la fig. 40, on peut voir les lobes frontal, pariétal, temporal et occi-

pital, tout au moins ce que ces lobes fournissent de circonvolutions et de sillons aux faces externes du cerveau : on y trouve représentées les 3 circonvolutions frontales du lobe frontal et la circonv. centrale antér. (circonv. frontale ascendante), la circonvolution centrale postér. du lobe pariétal (circonv. pariétale ascendante), et, entre ces deux circonvolutions, le sillon de Rolando; ensuite une partie du lobe pariétal supérieur et le lobe pariétal inférieur en entier, lequel se subdivise en une partie antérieure, le lobule du pli courbe, et une postérieure, le pli courbe. Des trois circonvolutions supérieures du lobe temporal, la première, la plus élevée, se trouve comprise entre la scissure de Sylvius et un profond sillon qui est parallèle à celle-ci, la scissure parallèle. La scissure de Sylvius possède deux branches qui embrassent une partie de l'écorce à laquelle on a donné le nom d'opercule. Enfin le lobe occipital présente, sur cette face latérale, trois circonvolutions irrégulières, qu'il n'est pas toujours facile de distinguer : on décrit deux sillons occipitaux qui les séparent.

A la face basale du cerveau, on trouve la partie correspondante des trois circonvolutions frontales, la première, la supérieure, qui prend ici le nom de gyrus rectus, puis le tractus (enlevé) avec le sillon du

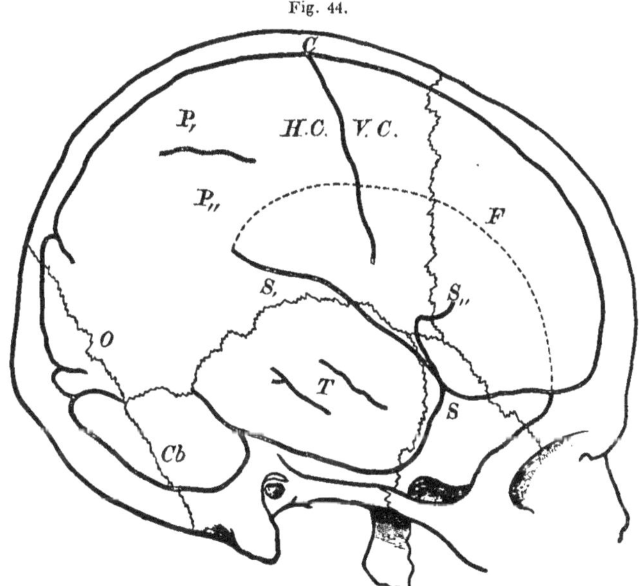

Fig. 44.

Rapports topographiques du crâne et de la surface des hémisphères (D'après *Ecker.*)

C Sillon de Rolando, *V. C.* circonv. centr. ant., *H. C.* circonv. cent. post., *SS, S,,* scissure de Sylvius, *T.* lobe temporal, *F* lobe frontal, *P,* lobe pariétal supér., *P,,* lobe pariét. infér. *O.* occiput, *Cb.* cervelet.

nerf olfactif, ensuite le crochet qui fait partie de la circonvolution du corps calleux et qui se présentera mieux encore à la face interne; la partie basale de la 3e circonv. temporale (circonv. tempor. infér.) et deux lobules communs aux lobes pariétal et occipital, dont l'interne est nommé lobule lingual, et l'externe, lobule fusiforme.

La face interne (fig. 42) présente, vers le milieu, la voûte, le corps calleux (en avant le genou, en arrière le bourrelet), immédiatement en dessous, le septum lucidum et, immédiatement au-dessus, la circonvol. du corps calleux dont la partie temporale prend le nom de circonvolution d'Hippocampe et se prolonge dans le crochet d'Hippocampe. Au-dessus de la circonv. du corps calleux, et séparées d'elle par le sillon calloso-marginal, on trouve les circonv. frontales, et en arrière de celles-ci, le lobule paracentral, auquel aboutissent les deux circonvolutions centrales ; plus en arrière encore, l'avant-coin, qui appartient au lobe pariétal et auquel fait suite le coin, partie du lobe occipital. Le coin est limité par deux scissures profondes : en bas et en arrière par la scissure calcarine, en avant par la scissure occipito-pariétale dont la partie latérale constitue le « pli simien » *(Affenspalte)*. La scissure d'Hippocampe s'étend de l'extrémité postérieure de la voûte jusqu'au crochet d'Hippocampe.

Au fond de la scissure de Sylvius et recouvert par l'opercule (déjà mentionné), on trouve le lobe intermédiaire ou couvert, encore appelé insula de Reil ; on lui distingue 5 à 7 circonvolutions de peu d'étendue. La fig. 43, où l'opercule a été enlevé, est destinée à en démontrer les rapports.

La figure 44 représente les rapports topographiques entre la surface des hémisphères et la boîte crânienne.

Parmi les parties du cerveau qui peuvent être lésées sans qu'il en résulte, *intra vitam,* de troubles de la motilité ou de la sensibilité, il faut citer en premier lieu le lobe frontal. Plusieurs de ses circonvolutions, la première et la seconde par exemple, ne font certainement pas partie des champs moteurs de l'écorce (v. les fig. 38 et 39, où sont indiquées les lésions du lobe frontal). Au contraire, la circonvolution centrale antérieure, ou frontale ascendante, et la circonvolution frontale inférieure de l'hémisphère gauche, jouent à cet égard un rôle très important ; la première appartient à la région dite motrice, la seconde contient le champ cortical de la parole. La région motrice, outre la circonvol. centrale antérieure, comprend encore la circonv. centrale postérieure ou circonvolution pariétale ascendante, et le lobule paracentral. Les lésions étendues de cette région, les foyers de ramollissement amenant la dégénérescence de la substance corticale à ce niveau, ont pour conséquence l'apparition de phénomènes morbides que l'on désigne, dans leur ensemble, sous le nom d'hémiplégie cérébrale ; nous en reparlerons plus tard en détail. Les lésions circonscrites donnent lieu à des affections des centres isolés (champs corticaux absolus, *Exner)* pour les extrémités : elles se traduisent par des manifestations de paralysie ou d'excitation (convulsions). Parmi celles-ci on trouve, entr'autres, l'épilepsie symptomatique ou *Jacksonienne.*

Le lobe frontal est le siége des hautes fonctions p s y c h i - q u e s ; les recherches que l'on a faites après différentes formes de démence et après la démence paralytique, permettent de l'affirmer : on trouvait des affections étendues et bilatérales, processus inflammatoires chroniques, atrophies des circonvolutions des lobes frontaux, aussi bien du côté droit que du côté gauche.

Les fonctions de l'écorce du l o b e p a r i é t a l ne nous sont encore que très imparfaitement connues. Souvent on a constaté, à la suite de paralysies des extrémités, des lésions siégeant au lobe pariétal supérieur, mais on ne peut exclure l'influence de la .circonvolution pariétale ascendante qui fait partie de la région motrice. L'opinion tendant à placer le champ cortical pour les mouvements du releveur de la paupière supérieure, dans les lobules pariétaux, surtout dans la partie postérieure (pli courbe) *(Landouzy)*, réclame confirmation. Le lobe pariétal joue-t-il un rôle vis-à-vis de la sensibilité? Il serait difficile de répondre catégoriquement à cette question, bien que, dans les lésions de ce lobe, on ait souvent observé des t r o u b l e s d u s e n s m u s c u l a i r e (v. *Bastian*, dans la bibliogr.).

Le l o b e t e m p o r a l, et spécialement l'écorce de la pre- mière circonvolution temporale, du côté g a u c h e le plus sou- vent, renferme des centres importants pour l'acoustique : les lésions de cette circonvolution entraînent très vraisemblable- ment une surdité centrale de l'oreille du côté opposé. La lésion de la première circonvolution temporale gauche, a pour consé- quence l'«aphasie sensorielle» *(Wernicke)*, la «surdité verbale» *(Kussmaul)*. Jusqu'à présent, on n'a pas constaté de troubles moteurs dans les affections atteignant les circonvolutions tem- porales.

Enfin, l'écorce du l o b e o c c i p i t a l renferme le centre o p t i q u e ; des lésions d'une certaine étendue entraînent l'hé- miopie (v. pag. 36). D'après les résultats tout-à-fait concordants des autopsies, on est autorisé à admettre que le centre propre de la vision siége dans la première circonvolution occipitale et dans le lobule cunéiforme. *Fürstner* a, le premier, attiré l'at- tention sur ce fait que certains malades, atteints d'affections du lobe occipital, conservent une vue excellente, mais ne reconnais- sent pas les objets qu'ils ont devant les yeux : ils en ont oublié la signification, le souvenir des images optiques est perdu. *Munk* a donné à cet état le nom de «c é c i t é p s y c h i q u e». La destruction des circonvolutions occipitales n'entraîne à sa suite aucun trouble de la motilité tel que paralysie ou con- tracture.

Il est extrêmement rare qu'une affection atteigne exclusivement les c i r c o n v o l u t i o n s   d e   l ' i n s u l a : d'ordinaire, le processus morbide s'étend en même temps sur d'autres parties du cerveau, la 3ᵉ circonvolution frontale, le centre ovale, etc. Cette circonstance nous empêche de nous faire une opinion sur les rapports qui peuvent exister entre l'insula gauche et le langage, et sur les conditions nécessaires à l'apparition des symptômes d'aphasie.

On le voit, une grande partie de l'écorce cérébrale nous reste inconnue au point de vue de ses fonctions, et le « c e n t r e c o r t i c a l   d e s   l é s i o n s   l a t e n t e s », il faut bien en convenir, est vraiment trop vaste. Néanmoins, il nous est possible de désigner avec une certitude suffisante, un certain nombre de champs corticaux : il est vrai qu'ils appartiennent, pour la plupart, à la catégorie des champs corticaux « relatifs » (dans le sens d'*Exner*) : d' « absolus », il n'en existe que très peu, comme nous allons le voir.

Sont considérés comme champs corticaux moteurs pour les extrémités supérieures : sur l'hémisphère droit, le lobule paracentral, la circonv. frontale ascendante et la moitié supérieure de la circonv. pariétale ascendante; sur l'hémisphère gauche, le lobule paracentral, les trois quarts supérieurs des deux circonv. centrales, c'est-à-dire la frontale et la pariétale ascendantes et une partie du lobule pariétal supérieur; t e l   e s t   l e   c e n t r e c o r t i c a l   a b s o l u   d e s   e x t r é m i t é s   s u p é r i e u r e s   *(Exner)*. L e   c e n t r e   c o r t i c a l   a b s o l u   d e s   e x t r é m i t é s   i n f é r i e u r e s est représenté : du côté droit, par le lobule paracentral et le tiers supérieur des deux circonv. centrales; du côté gauche, par le lobule paracentral, la moitié supér. de la circonv. centrale postér. et la majeure partie du lobe pariétal supérieur.

Il a été question, à la page 46, du champ cortical du trijumeau, à la page 79, de celui du facial et à la page 138, de celui de l'hypoglosse. Nous avons vu, dans le 3ᵉ chapitre de la 2ᵉ section, qu'il existait un centre cortical des muscles de l'œil, spécialement pour le releveur de la paupière supérieure (blépharoptosis cérébral, page 46).

L e   c e n t r e   c o r t i c a l   d e   l a   p a r o l e, comme nous l'avons dit, se trouve en partie dans le lobe frontal, en partie dans le lobe temporal, et cela exclusivement sur l'hémisphère gauche. Son étendue est certainement plus considérable qu'on ne semble l'admettre en général. En 1825 déjà, *Bouillaud* désignait le lobe frontal comme le centre de la parole; plus tard, en 1836, *Marc Dax* démontra qu'il n'existait que sur l'hémisphère gauche, enfin *Broca*, en 1861, affirma que la partie postér. de la 3ᵉ circonv.

front. gauche, cette partie à laquelle il a donné son nom, renfermait le centre de la parole : en effet, l'autopsie des cas où se sont montrés des troubles de langage, vient, la plupart du temps, confirmer cette opinion. Mais cette circonvolution de *Broca* est loin d'être la seule partie de l'écorce qui joue un rôle dans les troubles du langage : sans parler de l'insula de Reil, des circonvolutions centrales, le lobe temporal, particulièrement la circonvol. temporale supérieure, ne lui cède que peu en importance. Aussi en est-on arrivé, après bien des travaux, après avoir comparé, contrôlé, un nombre considérable d'observations, à admettre que l'aphasie affecte diverses formes de troubles du langage, suivant que la lésion qui la détermine, siége au lobe frontal ou au lobe pariétal (toujours de l'hémisphère gauche). Dans le premier cas, le patient a parfaitement dans l'idée le mot à prononcer, mais il ne parvient pas à exprimer ce mot parce qu'il a perdu la mémoire des mou-

Fig. 45.

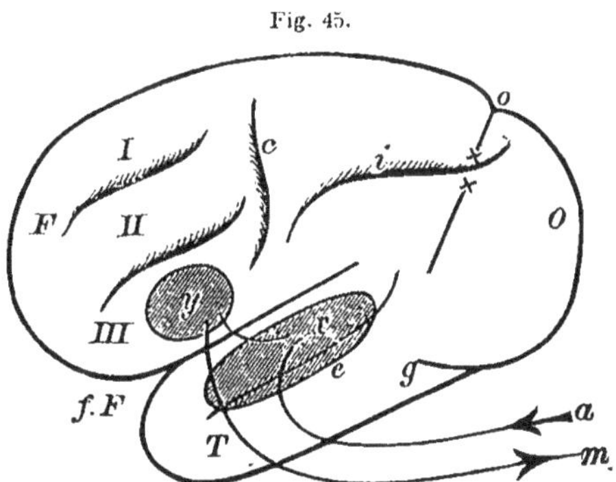

Schéma du mécanisme cortical de la parole, d'après *Wernicke*.

vements nécessaires à cet effet, parce qu'il ne sait plus comment se servir de sa langue et de ses lèvres pour parler : c'est l'aphasie motrice. Dans le second cas, le malade sait exactement ce qu'il veut dire, il peut parfaitement répéter le mot si on le prononce devant lui, mais il ne trouve plus l'expression, il a «oublié» le mot : c'est l'aphasie sensorielle.

Wernicke a émis, le premier, l'opinion que l'intelligence des mots devait être localisée dans le lobe temporal ; les désignations d'aphasie motrice et sensorielle, émanent également de lui.

Dans le schéma de *Wernicke*, que nous reproduisons ici, y représente le centre moteur de la parole, x le centre sensoriel : à ce dernier aboutit, en dernière analyse, la voie centripète de l'acoustique $a\,x$; du centre y part la voie centrifuge $y\,m$ vers la musculature de la parole. $x\,y$ est une voie d'association qui existe probablement entre x et y; ce dernier centre se trouve dans la 3e circonvolution frontale, x dans la 1re temporale. Suivant qu'il y a destruction de l'un ou des deux centres, ou de leur voie d'association, *Wernicke* distingue quatre formes principales d'aphasie :

1. Destruction du centre $y =$ a p h a s i e m o t r i c e : malgré la conservation des mouvements de la musculature de la parole, le malade peut, ou bien ne pas parler du tout, ou seulement ne prononcer que quelques mots ou quelques syllabes. L'intelligence et la mémoire des mots sont intactes.

2. Destruction du centre $x =$ a p h a s i e s e n s o r i e l l e « surdité verbale » *(Kussmaul)* : le vocabulaire est intact, mais en parlant, le patient se sert d'autres mots que ceux qui traduisent son idée; l'i n t e l l i g e n c e d e s m o t s e s t p e r d u e, le malade ne comprend plus ce qu'on lui dit, bien que son ouïe soit en parfait état.

3. Destruction de la voie de transmission x y (située dans l'insula?) a p h a s i e d i t e d e c o n d u c t i o n *(Wernicke)*. Le vocabulaire est intact, les mots sont changés en parlant. L'i n t e l l i g e n c e d e s m o t s e s t c o n s e r v é e.

4. Destruction des deux centres x et y : a p h a s i e t o t a l e : l'usage de la parole et l'intelligence des mots sont complètement perdus.

Du moment où l'on admet la localisation à l'écorce cérébrale d'un ensemble déterminé de représentations motrices et d'images sensorielles, et que l'on reconnaît d'une part, que les représentations motrices correspondent à un groupe de muscles concourant à un but commun, et d'autre part, que les images sensibles correspondent à l'épanouissement terminal d'un nerf sensoriel, on est en droit de supposer que pareille disposition existe également pour les autres groupes musculaires et pour les autres nerfs de sens. En tous cas il est facile de s'expliquer pourquoi, chez les aphasiques, on observe en même temps d'autres troubles moteurs moins complexes, ainsi l'impossibilité d'accomplir certains mouvements simples, de tirer la langue par ex., ou de se livrer à des actes moins simples, comme l'écriture (a g r a p h i e, aphasie de la main, *Charcot)*. C'est ainsi encore qu'à la suite de lésions corticales de la région centrale où aboutit le nerf optique, les malades perdent la connaissance des images des lettres et sont ainsi dans l'impossibilité de lire (« a l e x i e »). Si ces images de mémoire optique viennent à faire défaut, non plus seulement pour les caractères d'écriture, mais pour tous les objets, il se constitue alors cet état auquel on a donné le nom de « cécité psychique » *(Munk)*.

Il n'est pas toujours facile d'arriver à découvrir, chez l'aphasique, laquelle des voies de conduction est lésée; établir, dans un cas donné, la nature de l'aphasie, présentera d'autant plus de difficulté que l'on n'a pas toujours affaire à des affections nettement caractérisées, telles qu'on croirait les trouver, le schéma à la main : les nuances et les formes de transition sont tellement nombreuses en pratique, que le médecin le plus expérimenté ne pourra guère poser le diagnostic différentiel de la nature de l'aphasie, qu'avec une extrême réserve. Ainsi, combien il en existe de ces nuances et de ces degrés dans cette forme d'aphasie motrice que l'on qualifie d'habitude d'ataxique, et qui consiste dans l'impossibilité pour le patient, de prononcer le mot qu'il a en tête! Cette impuissance peut atteindre un degré tel, que le malade ne parvient plus à émettre que quelques mots, quelques syllabes (monophasie); il confond involontairement les mots, sans cependant être brouillé sur le sens qui leur est attribué; dans d'autres cas, ce n'est plus qu'une simple imperfection de langage, portant seulement sur la position ou l'omission de certaines lettres (tou au lieu de trou, turc au lieu de truc, etc.). On dit alors qu'il y a maladresse syllabaire. La même variabilité se rencontre dans l'aphasie amnestique, qui se caractérise par la perte, ou seulement par la diminution, de la mémoire des mots, perte ou diminution ne portant parfois que sur les mots d'une langue étrangère étudiée à un âge assez avancé.

La maladie peut aussi altérer plus ou moins la lecture et l'écriture du patient: il ne faudra pas le perdre de vue pendant l'examen. Chaque aphasique offre une source d'observations particulières et intéressantes, dont la description détaillée ne peut naturellement entrer dans le cadre de cet ouvrage.

On pourra, en général, se conformer à la règle suivante quand on procédera à l'examen d'un aphasique :

1) Après s'être assuré de l'intégrité des facultés intellectuelles et de l'ouïe du patient, après s'être convaincu qu'il n'a pas perdu l'intelligence des mots, supposons que l'on constate qu'il ne lui est possible ni de répéter ce que l'on dit, ni de prendre la parole *sua sponte*, mais qu'il ne parvient à proférer que quelques mots ou quelques syllabes; alors on doit admettre l'existence de lésions atteignant la 3e circónvolution frontale (et éventuellement la partie inférieure de la circonvolution centrale antérieure).

2) Si le patient, bien que sachant parler, ne comprend pas de simples questions, c'est alors la première circonvolution

temporale qui est atteinte dans toute son étendue; si l'intelligence des mots n'est qu'amoindrie, cette même circonvolution n'est lésée que partiellement.

3) Parfois on constate que le malade se trouve dans l'impossibilité de lire, sans qu'il y ait cependant de signe d'aphasie motrice; on est, dans ce cas, en présence d'une lésion du centre optique (v. p. 31).

4) Si le malade, après une perte subite de la parole, la recouvre peu à peu, on peut exclure toute affection du centre cortical du langage, et si l'hémiplégie, qui s'était montrée, en même temps que cette aphasie passagère, à la suite d'une apoplexie, persiste, on doit supposer que la lésion siége dans la substance blanche au voisinage de l'écorce *(Gowers)*.

Nous le répétons, il ne peut entrer dans le cadre de cet ouvrage de décrire la symptomatologie de l'aphasie dans tous ses détails si complexes et souvent encore si obscurs : il existe d'ailleurs sur ce sujet un certain nombre de travaux spéciaux remarquables qu'il est indispensable de consulter si l'on veut approfondir la matière. Qu'il nous suffise d'esquisser à grands traits les différentes formes de l'affection, but que nous croyons pouvoir atteindre très facilement et très rapidement en nous servant d'un schéma (il en existe un grand nombre en dehors de celui de *Wernicke* que nous avons déjà reproduit). Celui de *Lichtheim* (fig. 46 et 47) nous paraît réunir les conditions les plus favorables pour l'enseignement, c'est donc à lui que nous nous adresserons. L'auteur l'a présenté et en a fait la démonstration au Congrès de neurologie de Baden-Baden en 1884.

L'arc réflexe nécessaire pour redire lȇ mot que l'on entend, comprend le centre des images phoniques A, celui des images de mouvements M, la voie centripète pour l'entrée des impressions auditives aA, une voie de raccordement AM., et une voie motrice centrifuge Mm. En B se forment les concepts. Le parler volontaire suppose une liaison centrifuge entre B (écorce cérébrale) et M; en O se produisent les images du souvenir pour les signes optiques de l'écriture, E représente le siége de l'innervation pour les mouvements de l'écriture. Suivant que l'une ou l'autre de ces voies est atteinte, on observe sept formes d'aphasie particulières :

1. Interruption au point A : aphasie de *Broca* (motrice).

2. Interruption au point B : aphasie de *Wernicke* (sensorielle).

3. Interruption de la voie de conduction MA : aphasie de conductibilité *(Wernicke)*.

4. Interruption de la voie de conduction *M B*: variété d'aphasie motrice avec conservation de la faculté de répéter le mot après l'avoir entendu prononcer.

5. Interruption de la voie de conduction *Mm*: variété d'aphasie motrice avec conservation de la faculté d'exprimer la pensée par l'écriture.

6. Interruption de la voie de conduction *A B*: variété d'aphasie sensorielle avec conservation de la possibilité de répéter les mots prononcés par d'autres, de lire à haute voix et d'écrire sous la dictée.

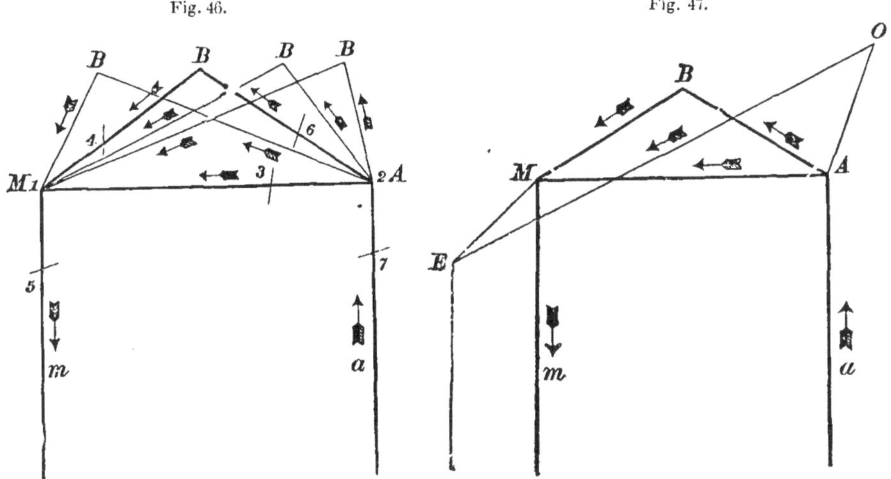

Schéma de Lichtheim pour les sept différentes formes d'aphasie.

a A Voie d'entrée centripète pour les impressions auditives, *A* Centre pour les images auditives, *M* Centre pour les images de mouvements, *Mm* Voie motrice centrifuge, *B* Lieu de formation des idées, *O* Siége des images visuelles des signes de l'écriture, *E* Siége de l'innervation des mouvements pour l'écriture (Les 7 formes d'aphasie sont numérotées de 1 à 7 dans la fig. 46).

7. Interruption de la voie de conduction *Aa* : perte de l'intelligence des mots, de la possibilité d'écrire sous la dictée et de répéter le mot prononcé par d'autres.

Les formes 6 et 7 n'ont pas encore été observées.

L'aphasie se montre d'ordinaire à la suite d'une attaque apoplectique, elle constitue alors un symptôme de foyer direct ou indirect; quand il est indirect, sa durée n'est pas longue, de quelques minutes à quelques jours, comme nous le verrons plus tard. Quand l'aphasie est directe, elle persiste parfois pendant toute la vie du patient, alors même que celui-ci conserve toute la vigueur de son intelligence. C'est l'aphasie motrice qui est le plus souvent en cause, et cela à des degrés très variables : chez tel malade, la parole n'est que légèrement confuse, chez tel autre, elle est devenue complètement inintelligible. Les considérations que nous avons émises plus haut suffisent pour expliquer comment l'aphasie se montre surtout à la suite des hémorragies siégeant dans l'hémisphère gauche (c'est-à-dire en même temps que la paralysie du côté droit). Mais cette règle souffre des exceptions: on peut la voir accompagner une paralysie du côté gauche, et manquer lorsque celle-ci est localisée au côté droit du corps. L'aphasie peut encore provenir d'affections cérébrales d'autre nature, processus de ramollissement, méningites chroniques, dépôts tuberculeux, etc., quand ces lésions intéressent le centre cortical de la parole. Il en est de même du traumatisme atteignant le côté gauche du cerveau. On l'a encore observée à la suite d'affections aiguës, spécialement des maladies infectieuses, typhus, scarlatine, le plus souvent chez des enfants; nous aurons bientôt à y revenir. L'aphasie due à la frayeur est certainement fort remarquable : elle appartient à la forme totale ou à la forme motrice de l'affection, et se développe, tantôt subitement et immédiatement après une frayeur, tantôt petit à petit et lentement. Virgile savait déjà qu'un effroi extrême, à faire « dresser les cheveux à la tête » , était capable de couper la parole « *steteruntque comæ*, *vox faucibus hæsit.* » On n'est pas encore parvenu à expliquer complètement cette aphasie par frayeur. Il est possible, qu'à l'exemple de la pâleur émotive de la face, qui est due à un spasme vasomoteur, il se produise, dans le cerveau, une contraction des plus fines ramifications corticales des artères sylviennes qui desservent la circonvolution de *Broca*. Etant données la structure de ces vaisseaux et les fonctions des régions qu'ils nourrissent, il est facile de comprendre que leur spasme, s'il est de quelque durée, entraîne des conséquences autrement graves et persistantes que la contraction des vaisseaux cutanés.

Il ne s'agit, en pareil cas, que d'un trouble fonctionnel et non point d'une lésion anatomique de l'écorce : l'aphasie par frayeur forme ainsi une sorte de transition naturelle vers ces observations où la section ne donne que des résultats négatifs, où l'on trouve, complètement intactes, toutes les régions corticales et sous-corticales du centre de la parole, bien que l'on ait constaté, pendant la vie, un état aphasique persistant depuis des années. Il existe donc, en dehors de l'aphasie de cause anatomique, une aphasie fonctionnelle qui peut d'ailleurs se présenter de différentes façons. Il est vraisemblable qu'elle est subordonnée, pour une grande part, aux irrégularités de l'irrigation sanguine des centres cérébraux. Dans ces derniers temps, *Grashey* a démontré dans un travail excellent (v. bibl.) qu'il pouvait encore exister une troisième espèce d'aphasie, c'est-à-dire une aphasie qui ne résulterait ni d'un trouble fonctionnel des centres ni d'une perte de la conductibilité des voies, mais que l'on devrait simplement faire remonter à une trop grande brièveté des impressions des sens; les troubles de perception et d'association qui en résultent se traduisent par l'aphasie. Peut-être est-ce cette « aphasie de *Grashey* » qui se montre à la suite de commotion cérébrale ou d'affections aiguës. Savoir reconnaître, en pratique, cette forme d'aphasie, être sûr que l'on se trouve en présence d'un trouble fonctionnel des centres ou simplement d'une diminution dans la durée des impressions des sens, n'est pas toujours facile, et, cependant, quelle importance cela peut avoir au point de vue du **pronostic!** Celui-ci est, en effet, absolument défavorable lorsqu'il s'agit d'une lésion de l'écorce, d'une destruction complète du centre de la parole due à des processus de ramollissement, à des dépôts tuberculeux, à une atrophie de l'enveloppe grise des hémisphères, etc. Il est, au contraire, sensiblement meilleur, si les centres existent encore et ne sont frappés que passagèrement d'incapacité fonctionnelle, peu à peu la parole se rétablit et souvent redevient ce qu'elle était auparavant, d'autres fois s'améliore jusqu'à un certain degré. A cet égard, on ne peut méconnaître que par un exercice systématique, une sorte d'apprentissage de la parole, on ne soit en état de hâter les progrès de la guérison et même de la rendre complète.

Ce sera surtout le cas si le patient est encore jeune, condition qui est d'ailleurs souvent réalisée. L'aphasie, chez les enfants, s'observe après certaines maladies infectieuses aiguës; elle peut reconnaître pour cause une frayeur, la présence de vers intestinaux (aphasie réflexe); on l'a vue se montrer au cours de la paralysie cérébrale infantile ou succéder — le cas est plus rare — à une hémorragie cérébrale; elle ne diffère de celle des adultes que par son pronostic, qui, toutes proportions gardées, est toujours favorable chez les enfants : cela tient à la facilité relative avec laquelle l'autre moitié du cerveau est en état de suppléer à l'inactivité de la moitié malade. Il est évident que les cas les plus favorables sont ceux où il ne s'agit que de troubles fonctionnels des centres ; je me souviens avoir vu l'emploi démesuré de la santonine déterminer chez un enfant, un embarras de la parole qui persista quelques heures. Dans ces cas, on peut être presque certain d'obtenir la restitution. Mais alors même qu'une lésion corticale ou sous-corticale a suspendu et frappé d'incapacité une des voies verbales, celle de gauche le plus souvent, on peut encore espérer, chez l'enfant, que le côté droit suppléera au trouble fonctionnel; cette suppléance se fera d'autant plus facilement et plus rapidement que le malade aura montré, avant son affection, une adresse égale à se servir du bras gauche et du bras droit. Il sera donc bon, à l'époque où l'on s'occupe du développement corporel des enfants par les soins et la gymnastique, de songer à l'éventualité d'une affection cérébrale : on devra exercer et fortifier également les

Fig. 48.

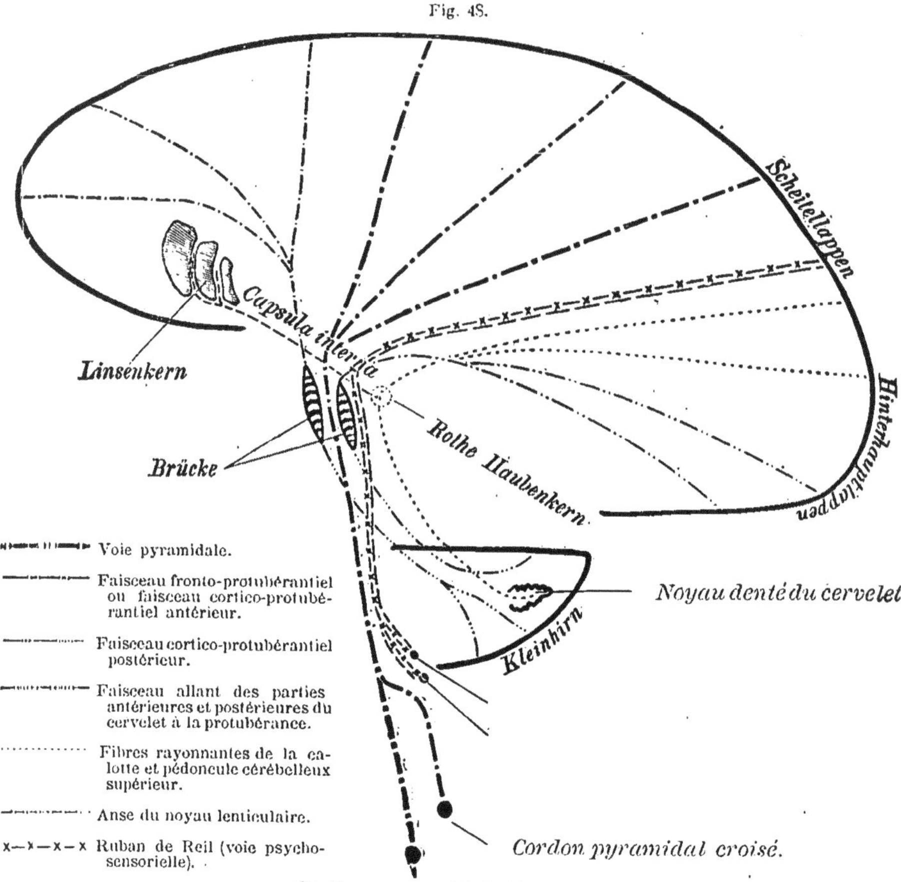

Schéma du système des fibres périphériques directes. (D'après *Flechsig-Mendel*).

Linsenkern : Noyau lenticulaire; *Rothe Haubenkern* : Noyau rouge de la calotte; *Brücke* : Protubérance; *Kleinhirn* : Cervelet.

extrémités des deux moitiés du corps, faire en sorte que l'enfant soit aussi apte à se servir d'une main que de l'autre; outre les avantages hygiéniques qui en résulteront, l'hémisphère droit sera en état de suppléer, en cas de besoin, à l'hémisphère gauche, et le parler du côté gauche du cerveau pourra remplacer celui du côté droit.

Nous avons vu, déjà plus d'une fois, que les troubles de motilité qui accompagnent les affections cérébrales, consistaient en phénomènes de paralysie (perte de la fonction), ou en phénomènes d'excitation. Les premiers comprennent la paralysie et la parésie (affaiblissement), les derniers se traduisent par les convulsions, mouvements involontaires se passant dans différents groupes de muscles.

Les troubles moteurs corticaux, c'est-à-dire ceux qui se trouvent sous la dépendance d'une affection corticale, offrent un certain nombre de particularités remarquables, sur lesquelles nous allons attirer l'attention.

Comme on l'a déjà vu, les centres moteurs, la zone corticale motrice, embrassent les deux circonvolutions centrales, le lobule paracentral et les parties les plus voisines. Les extrémités supérieures et inférieures, la nuque, la face, possèdent chacune leur centre particulier situé, à certaine distance l'un de l'autre, sur les circonvolutions centrales. De ces centres partent des fibres qui, en convergeant fortement, viennent se réunir dans les deux tiers antérieurs du segment postérieur de la capsule interne(fig. 48). En tenant compte de la disposition de ces fibres, il est aisé de prévoir que, dans les lésions corticales, la paralysie ou la parésie se circonscrira facilement à une seule extrémité, au bras, à la jambe, par ex., tandis qu'une lésion qui viendrait atteindre les voies motrices en une partie plus profonde de leur trajet, vers les régions inférieures du cerveau, au niveau de la capsule interne, par ex., entraînerait presque fatalement une hémiplégie complète : sous ce nom, on désigne une paralysie étendue à tout un côté du corps, tandis qu'on réserve celui de monoplégie (monoparésie) à la paralysie qui se localise à une seule extrémité. L'autopsie est là pour prouver que dans la majorité des cas de monoplégie, on se trouve en présence d'une lésion corticale : pour qu'une hémiplégie puisse être considérée comme de nature corticale, il faut qu'elle se soit développée lentement, petit à petit, comme si le mal s'étendait en gagnant de proche en proche, la lésion atteignant un centre après l'autre. Dans le diagnostic d'une lésion corticale, on doit, naturellement, tenir compte des autres symptômes, et se garder surtout de confondre la paralysie corticale avec une paralysie périphérique.

Pour les distinguer l'une de l'autre, on a, d'abord, leur façon différente de s'établir : tandis que l'affection corticale peut se constituer rapidement, en quelques heures, il faut souvent des semaines et des mois à l'affection périphérique pour se développer, et cela par les progrès successifs de ses symptômes. La paralysie périphérique se distingue encore par des changements dans l'excitabilité électrique (l'apparition de la réaction de dégénérescence, par ex.) et l'atrophie de la musculature de l'extrémité frappée. Un autre signe en sa faveur, est l'absence de tout phénomène cérébral morbide; il est bien rare que cette absence soit complète quand la lésion siège à l'écorce du cerveau. Enfin, l'affection périphérique s'accompagne d'ordinaire de douleurs plus ou moins prononcées, tandis que les affections d'origine corticale peuvent évoluer complètement sans présenter ce symptôme pénible. Ces considérations, contrôlées au besoin, dans les cas douteux, par l'examen électrique, suffiront pour éviter toute erreur dans le diagnostic.

La perte des mouvements du membre affecté, est le plus souvent incomplète dans les lésions corticales : on a ordinairement affaire à de la parésie plutôt qu'à de la paralysie, le malade parvient encore à remuer en totalité, parfois, il est vrai avec une certaine difficulté, le bras ou la jambe frappé : les mouvements sont au contraire entièrement abolis aux doigts et aux orteils.

Les patients sont souvent dans l'impossibilité d'accomplir certains actes assez compliqués, comme boutonner leur habit, compter de l'argent; ils y mettent une maladresse qui est très caractéristique pour l'affection, et que l'on doit rapporter à la perte des images motrices. Cet état a reçu le nom d'ataxie et, spécialement ici, celui d'ataxie corticale; il est dû à la lésion de cette partie de l'écorce qui renferme la sphère de sensibilité tactile *(Munk)* pour les extrémités atteintes d'ataxie. Le malade se trouve toujours fort accablé, aussi bien dans la monoplégie brachiale que dans la monoplégie crurale. Son état devient presqu'intolérable quand il s'y ajoute des troubles de la sensibilité. Nous en parlerons plus tard (v. *Bernhardt*, bibl.).

Les phénomènes d'excitation qui correspondent à la paralysie, les monocontractures, sont dues à un état d'irritation portant sur les voies conductrices volontaires dans l'un ou l'autre hémisphère *(Wernicke)*. On les voit se produire en cas de tumeurs infectieuses, gommes et tubercules, de la surface du cerveau; elles s'accompagnent souvent de douleurs très violentes. Dans certaines circonstances, il peut être très difficile de décider si l'on se trouve réellement en présence d'une affection corticale ou si l'on a affaire à de l'hystérie (v. le chapitre sur l'hystérie.).

L'irritation directe ou indirecte de l'écorce cérébrale peut

déterminer des attaques épileptiformes, avec ou sans
perte de connaissance, qui offrent le plus haut intérêt pratique.
Leur existence plaide hautement pour une lésion corticale,
surtout si elles se montrent chez un sujet déjà atteint d'une
monoplégie ayant débuté par des phénomènes apoplectiques.
Ces symptômes d'excitation ne consistent pas toujours en
attaques de convulsions généralisées; dans certains cas, il ne
s'agit que de convulsions partielles, crampes, contractures,
circonscrites à une moitié du corps ou à une seule extrémité :
ce sont tantôt des contractions musculaires cloniques (c'est-à-
dire une succession assez rapide de contractions alternant avec
de la résolution musculaire), tantôt des contractions musculaires
toniques (c'est-à-dire se soutenant sans varier pendant un temps
plus long); lorsqu'elles se montrent dans des parties déjà
frappées de paralysie, on est en droit de conclure à l'existence
d'une affection des surfaces cérébrales, sans que l'on puisse
toujours distinguer si l'excitation de l'écorce est directe ou si
elle est indirecte, comme, par exemple, dans le cas de tumeurs
amenant une augmentation de la pression intracrânienne.

Nous exposerons dans la suite, avec plus de détails, le
tableau clinique de l'«épilepsie corticale» et ses
particularités pathologiques.

Les affections de l'écorce cérébrale donnent lieu à des
troubles de la sensibilité fort remarquables, que l'on
n'est pas encore parvenu à expliquer complètement. Ainsi que
nous l'avons déjà fait remarquer, le symptôme douleur fait
défaut dans la majorité des cas, mais il peut se présenter
d'autres altérations dans la sphère de la sensibilité, auxquelles
on a donné le nom de paresthésies. Citons, parmi elles, des
sensations particulières d'engourdissement, les fourmillements,
une somnolence continue, etc. On rencontre en outre, fréquemment, une certaine diminution de la sensibilité douloureuse,
une analgésie légère, une diminution ou une augmentation
du sens de la pression, du toucher, et de la température; il peut
aussi exister une altération du sens musculaire à différents degrés, de préférence, semble-t-il, dans les lésions des
lobes pariétaux; alors il devient impossible, ou à peu près,
pour le patient, de dire, lorsqu'il a les yeux fermés, quelle est
la position occupée par ses membres dans l'espace. L'ataxie
dont nous avons parlé plus haut, vient très souvent s'y ajouter :
ce dernier symptôme, joint aux troubles de la sensibilité, peut
parfaitement faire penser à une autre affection qu'à une affection
de l'écorce cérébrale, à une maladie de la moelle épinière, par
ex., spécialement au tabes, bien que l'ataxie des tabétiques se

présente tout différemment que dans les affections corticales. Si l'on tient compte des autres symptômes, tels que la présence ou l'absence du réflexe patellaire, la réaction des pupilles, les troubles de sécrétion urinaire, les douleurs lancinantes, etc., le diagnostic différentiel n'offrira, dans la majorité des cas, aucune difficulté.

Les troubles de sensibilité dont il vient d'être question, ne sont cependant pas constants dans les affections de l'écorce cérébrale; jusqu'à présent leur existence a toujours coïncidé avec la lésion simultanée de l'écorce et de la substance blanche de l'hémisphère. On ne peut donc, en aucune façon, les considérer comme pathognomoniques; leur interprétation exige, au contraire, beaucoup de prudence. Ceci est encore plus vrai pour les troubles vaso-moteurs et trophiques, dans la production desquels le rôle joué par l'écorce cérébrale est encore imparfaitement connu.

Bibliographie.

A. Physiologie.

Hitzig, Ueber den heutigen Stand der Frage von der Localisation im Grosshirn. v. Volkmann's Sammlung klin. Vortr. 113. Leipzig 1877.
Ferrier, Les fonctions du cerveau. Trad. franç. Paris 1879.
Nothnagel, Traité clinique du diagnostic des maladies de l'encéphale, basé sur l'étude des localisations. Traduction française, Paris 1885.
Munk, Zur Physiologie der Grosshirnrinde. Gesammelte Mittheil. aus den Jahren 1877-1880. Berlin 1881. Centralbl. f. Nervenheilk. 17. 1881. 12. 1883.
Exner, Untersuchungen über die Localisation der Functionen in der Grosshirnrinde des Menschen. Wien 1881.
Goltz, Ueber die Verrichtungen des Grosshirns. Bonn 1881.
Flechsig, Zur Anatomie und Entwicklungsgeschichte der Leitungsbahnen im Grosshirn des Mensch. Arch. f. Anat. u. Physiol. 1, pag. 12. 1881.
Flechsig, Plan des menschlichen Gehirns. Leipzig 1883.
Goltz, Ueber die Verrichtungen des Grosshirns. 5 Abhandlg. Arch. d. ges. Physiol. XXXIV, 9, 10. 1884.
v. Gudden, Ueber die Frage der Localisation der Functionen der Grosshirnrinde. Centralbl. f. Nervenheilk. VIII, 19. 1885.
Christiani, Zur Physiologie des Grosshirns. Berlin 1885.
Goltz, Centralbl. f. Nervenheilk. VIII, 20, 21. 1885.
Franck et Pitres, Recherches expérimentales et critiques sur l'excitabilité des hémisphères cérébraux. Arch. de Phys. 1, 2. 1885.
Eulenburg, Ueber das Wärmecentrum im Grosshirn. Verhandl. d. phys. Gesellsch. in Berlin. 16. 1885.
Luciani & Sepilli, Die Localisation auf der Grosshirnrinde. Uebers. v. O. Fränkel. Leipzig 1886.
François Franck, Leçons sur les fonctions motrices du cerveau. Paris 1887.
Bechterew, Le cerveau de l'homme dans ses rapports et connexions intimes. Paris 1887.

B. Pathologie.

1. Centres moteurs et sensibles, à l'exception du centre de la parole (comparez à ce sujet la bibliographie du chapitre de l'épilepsie).

Petrina, Ueber Sensibilitätsstörungen bei Hirnrindenläsionen. Zeitschr. f. Heilk. II, 5. 1881.

Wernicke, loco citato, I, pag. 199, 334 ff. 1881.

Spitz, Zwei Fälle von circumscripter Läsion der motorischen Rindenregion des Grosshirns. Deutsche med. Wochenschr. 14. 1882.

Féré, Contribution à l'étude des troubles fonctionnels de la vision par lésions cérébrales. Paris 1882.

Benedikt, Wiener Klinik. 5, 6. 1883.

Charcot et Pitres, Étude critique et clinique de la doctrine des localisations motrices dans l'écorce des hémisphères cérébraux de l'homme. Paris 1883.

Vetter, Ueber die sensorielle Function des Grosshirns. Deutsches Arch. f. klin. Med. XXXII, pag. 486. 1883.

Alexander, Ein Fall von gummösen Geschwülsten in der Hirnrinde. Bresl. ärztl. Zeitschr. 22. 1884.

Rosenthal, Fall von corticaler Hemiplegie mit Worttaubheit. Centralbl. f. Nervenheilk. VII, 1. 1884.

Berger, Zur Localisation der corticalen Sehsphäre beim Menschen. Bresl. ärztl. Zeitschr. 1, 3—5. 1885.

Desnos, Localisations cérébrales. Gaz. hebdom. XXXII, 47. 1885.

Rumpf, Ueber syphilitische Mono- und Hemiplegien. Tagebl. d. Naturforscher-Vers. in Strassburg. 1885.

Köhler, Zur Casuistik der reinen traumatischen Rindenläsionen. Charité-Annalen. XI, pag. 538. 1886.

Janeway, Journ. of nerv. and ment. diseases. XII, 45. 1886.

Buffet, Bull. de la Soc. des Sc. méd. 1886. Luxemburg.

Blanc, Sur le centre cortical de la déviation conjuguée. Lyon méd. 22. 1886.

Bastian, The muscular sense, its nature and cortical localisation. London, Clowes & sons, 1886.

Gowers, loco citato, pag. 205 ff. 1886.

Reichard, Zur Frage der Hirnlocalisation mit besonderer Berücksichtigung der corticalen Sehstörungen. Arch. f. Psych. und Nervenkrankh. XVIII, 3. 1880 u. XIX, 1. 1887.

Joffroy, Arch. de Physiol. 15 Févr. 1887. (Monoplégie des extrémités inférieures, lésion du lobule paracentr.).

Leyden, Beitr. z. Lehre v. d. Localisation im Gehirn. Deutsche med. Wochenschr. 47. 1887.

Bouveret, Lyon méd. LVI, pag. 337, 1887.

Bernhardt, Ein Fall von Hirnrindenataxie. Ibid. 52. 1887.

Horsley, Victor, Ueber Gehirnchirurgie. Referat über einen im Jahre 1886 gehaltenen Vortrag. Centralbl. f. Nervenheilk. X, 1, 2. 1887.

Ceci (Genova), Emiparesi progressiva sinistra iniziatasi due mesi dopo di un trauma alla regione parietale destra e giunta ad emiplegia completa. Rivista clin. Settembre 1887.

Hun, H., A clinical study of cerebral localisation. Amer. Journ. of med. Sc. Jan. 1887.

Poore, Clin. Soc. Transact. XX, pag. 226. 1887.

Nothnagel, Ueber Diagnostik bei Gehirnkrankheiten. Deutsche med. Wochenschr. XIII, 15, 16. 1887.

Senger, Ueber topische Hirndiagnostik und Hirnchirurgie etc. Deutsche med. Wochenschr. XIII, 10—13. 1887.

Siemerling, Deutsche med. Zeitung. VIII, 25. 1887.

Chauffard, De la cécité subite par lésions combinées des deux lobes occipitaux. Revue de Méd. 2. 1888.

Welt, Leonore, Ueber Charakterveränderungen des Menschen in Folge von Läsionen des Stirnhirns. Deutsches Arch. f. klin. Med. Bd. 42, Heft 4 (Affaiblissement de l'intelligence, tendance à la méchanceté).

2. Centre de la parole (Aphasie).

Wernicke, Der aphasische Symptomencomplex. Breslau 1874.

Wernicke, Lehrbuch der Gehirnkrankheiten a. a. O. V. pag. 366 ff. 1881.

Charcot, Des variétés de l'aphasie. Progr. méd. 23—27. 1883.

Lichtheim, Arch. f. Psych. und Nervenkrankh. XV, 3, 1884.

Kussmaul, Les troubles de la parole. Paris 1884.

Wernicke, Die neueren Arbeiten über Aphasie. Fortschr. d. Med. III, 24. 1885.

Grashey, Ueber Aphasie und ihre Beziehungen zur Wahrnehmung. Arch. f. Psych. und Nervenkrankh. XVI, 3. 1885.

v. Gudden, Ueber das Sprachcentrum. Münch. med. Wochenschr. XXXIII, 4. 1886.

Coën, N., Pathologie und Therapie der Sprachanomalien. Wien 1886.

Kauders, Wiener med. Jahrb. N. F. I, 6, pag. 251. 1886. (Perte du centre gauche de la parole, activité vicariante de l'hémisphère droit).

Ross, James, On aphasia. London 1887.

Sigaud, Note sur un cas d'amnésie verbale avec autopsie. Progr. méd. XV, 36. 1887.

Berlin, Eine besondere Art von Wortblindheit. Wiesbaden 1887.

Ferrand, L'exercice du langage et l'aphasie. Gaz. des Hôp. 28, 31. 1887.

Heinzelmann, Münch. med. Wochenschr. XXXIV, 12. 1887.

Knecht, Deutsche med. Wochenschr. 37. 1887.

Berlin, Eine besondere Art der Wortblindheit (« Dyslexie »). Wiesbaden 1887.

Bruns, Ein Fall von Dyslexie mit Störungen der Schrift. Neurol. Centralbl. 2. 1888.

Charcot, De l'aphasie en général et de l'agraphie en particulier. Progr. méd. 5 Févr. 1888.

Ballet, G., Le langage intérieur et les diverses formes de l'aphasie. Paris 1886.

Bernard, D., De l'aphasie et de ses diverses formes. Seconde édition avec une préface et des notes par Ch. Féré. Paris 1889.

B. Des phénomènes morbides que l'on doit attribuer à la lésion de la substance blanche des hémisphères et à celle des ganglions de la base.

Il convient de rappeler, au point de vue anatomique, que de l'écorce du cerveau, partent un grand nombre de fibres qui se rendent au pédoncule cérébral en traversant la substance blanche de l'hémisphère. Celle-ci, au niveau des lobes frontal et pariétal, prend le nom de centre semi-ovale de Vieussens. Dans le voisinage du pédoncule cérébral, ces fibres sont disposées en faisceaux rangés les uns à côté des autres, ce qui eur a valu, depuis longtemps déjà, le nom de couronne rayonnante.

Avec cette couronne rayonnante, commence la grande voie médullaire
destinée à assurer la liaison entre les hémisphères et toutes les parties situées
plus bas, y compris la moelle épinière. A son passage à travers le cerveau
intermédiaire, la couronne rayonnante prend le nom de c a p s u l e i n t e r n e.
Ainsi que le montre la fig. 49 (coupe horizontale passant en-dessous du thalamus), la capsule interne est située, en avant, entre le noyau caudé et le noyau
lenticulaire, en arrière, entre ce dernier et la couche optique. Le point où
ces deux parties se joignent est nommé g e n o u de la capsule.

Fig. 49.

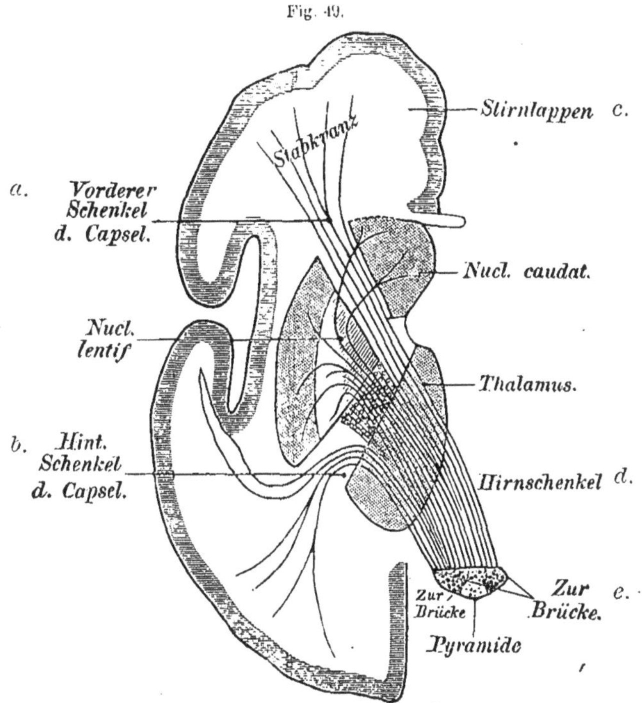

Trajet des fibres de la capsule interne au pédoncule cérébral
(Schématisé d'après Wernicke-Edinger).

a. segment antér., b. segment postér. de la capsule interne. *Stabkranz*, couronne rayonnante,
c. lobe frontal, d. pédonc. cérébral, e. fibres se dirigeant vers la protubérance.

Plus loin, la capsule se porte en arrière en même temps que vers le haut,
et les fibres passent dans le pied du pédoncule cérébral; de là elles atteignent
la partie inférieure (antérieure ou ventrale) de la protubérance, d'où elles
sortent pour constituer les faisceaux pyramidaux de la moelle allongée. Vers
la fin de leur trajet dans cette dernière, les fibres subissent, pour le plus
grand nombre, un entrecroisement et se continuent, du côté opposé de la
moelle, dans les cordons postéro-latéraux. Ce système de fibres, le plus
important de tous les systèmes directs, a été découvert en 1865 par *Deiters*;
Flechsig en a fait, en 1876, une étude fort détaillée; il est généralement connu
sous le nom de « v o i e p y r a m i d a l e d e s c o r d o n s l a t é r a u x ». Il
constitue la voie d'innervation pour les mouvements volontaires; les lésions
qui l'atteignent, compromettent gravement la motilité du corps.

La fig. 50 montre la position du centre semi-ovale; la fig. 51, coupe horizontale passant par un plan plus profond, montre la situation du noyau caudé par rapport à la couche optique; on y trouve, en outre, le corps calleux, la voûte à 3 piliers, les deux commissures blanches, la postérieure et l'antérieure, ainsi que la commissure grise médiane; ensuite, la glande pinéale et les tubercules quadrijumeaux.

La fig. 52 passe, par un plan horizontal plus profond encore, dans les hémisphères cérébraux : elle est comparable au schéma de la fig. 48.

La fig. 53 représente la base du cerveau avec le lieu d'émergence des douze paires de nerfs crâniens (v. fig. 28).

Les fig. 54, 55 et 56 sont des coupes dites frontales, la première

Fig. 50.

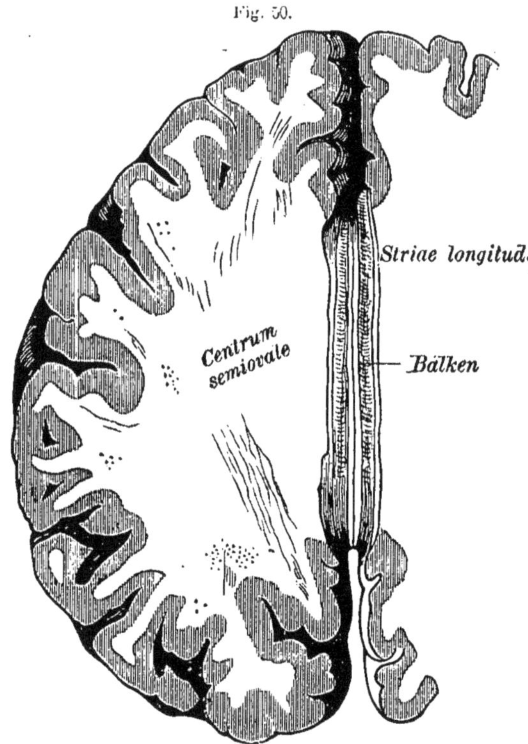

Coupe horizontale à travers les hémisphères.
Bälken : Corps calleux.

passe au niveau de la commissure antérieure, la seconde en avant, et la troisième en arrière de la commissure moyenne (grise). Elles faciliteront également l'intelligence du trajet de la capsule interne et de la capsule externe, et de la position des ganglions basaux : les noyaux caudé et lenticulaire, désignés ensemble sous le nom de corps strié, et le thalamus ou couche optique.

Le schéma de la fig. 57, qui est une coupe frontale plus éloignée, est destiné à démontrer la direction des fibres.

Pitres a publié une série de coupes frontales dont l'adoption facilitera singulièrement, dans les procès-verbaux d'autopsie, la localisation exacte des

lésions, tumeurs, etc., à l'intérieur de la masse médullaire si étendue du
cerveau. *Nothnagel* a modifié légèrement la disposition et la description des
« coupes de *Pitres*. » On trouvera à ce sujet, au tableau, page 196, tous
les éclaircissements nécessaires. Grâce à ces coupes, on n'en sera plus réduit
à se contenter des renseignements tels qu'on les trouve dans les anciens
protocoles d'autopsie, relatant, par exemple, qu'on a constaté l'existence d'une
tumeur « dans le cerveau antérieur » ou « dans le lobe temporal ». A l'avenir,
on pourra désigner le siége du néoplasme par la coupe qui y correspond, on
arrivera ainsi à une exactitude bien nécessaire pour pouvoir se servir
plus tard avec utilité des renseignements fournis par l'autopsie.

Fig. 51.

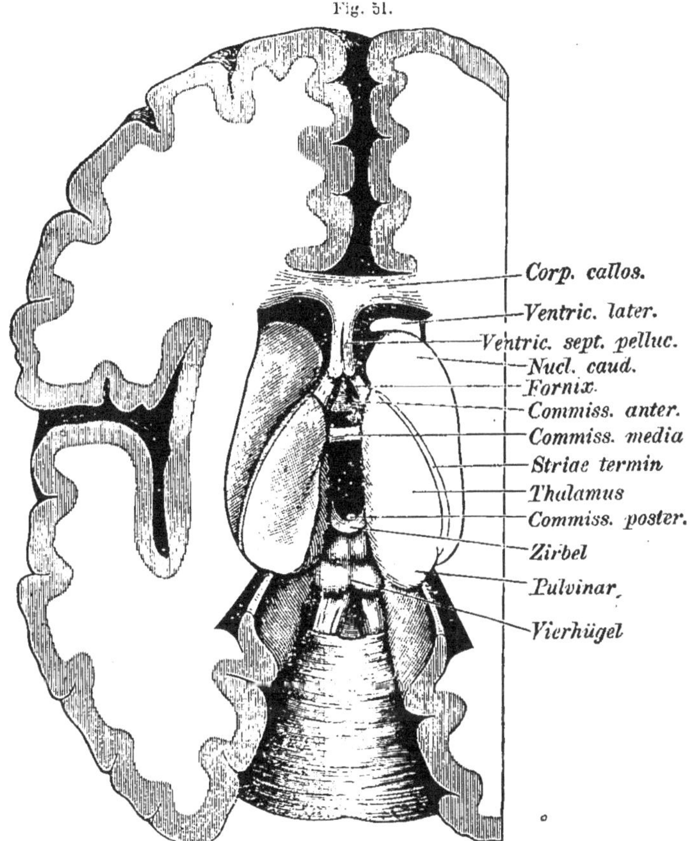

Vue des ventricules ouverts par le haut à l'aide d'une coupe horizontale. (D'après *Edinger*).

Fornix : Voûte à trois piliers.   *Zirbel :* Glande pinéale.   *Vierhügel :* Tubercules quadrijumeaux.

Les fig. 58 à 63 représentent les coupes de *Pitres* (schématisées); la
fig. 64 est destinée à montrer la disposition générale des coupes (v. *Pitres,
Recherches sur les lésions du centre ovale des hémisph. cérébr. étudiées
au point de vue des localisations cérébrales*, Paris, 1877).

On pourra encore retirer les plus grands fruits de l'usage du modèle
de cerveau humain, publié par *Exner* (2 tableaux avec 12 figures,
Vienne, Braumüller, 1888). A l'aide des coupes du cerveau qui y sont repré-

sentées, il sera toujours possible, dans chaque cas important, de désigner l'étendue et la position des lésions constatées.

Les lésions du centre ovale reproduisent en général les mêmes symptômes que le segment d'écorce correspondant. C'est ainsi qu'on observera principalement des troubles moteurs, si les faisceaux pariéto-frontaux de la couronne rayonnante, sortant de la région motrice, sont atteints; au contraire, les lésions atteignant les faisceaux préfrontaux et occipitaux ne se traduisent le plus souvent par aucun symptôme. Si le faisceau pédiculo-frontal inférieur gauche est également intéressé, il

Fig. 52.

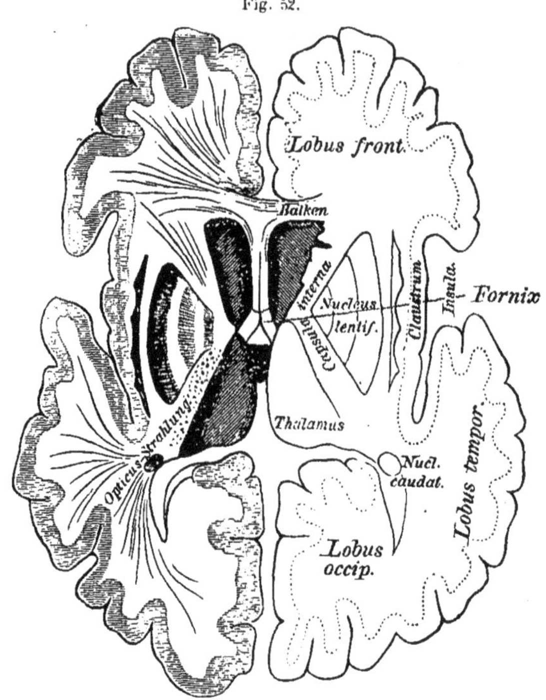

Coupe horizontale à travers le cerveau, passant 2 centim. plus bas que la fig. 51 *(Edinger)*.

apparaît de l'aphasie, mais qui ne persiste qu'à la condition que la lésion atteigne les parties situées immédiatement sous l'écorce. Les lésions siégeant dans la substance blanche du lobe occipital peuvent donner lieu à de l'hémiopie, celles du lobe temporal, à des troubles de l'ouïe. Il n'est pas à notre connaissance que des affections du lobe pariétal puissent produire des troubles de sensibilité, l'anesthésie, par ex.; on ne sait pas non plus s'il peut se présenter des troubles vaso-moteurs trophiques à la suite d'une lésion du centre ovale.

On a abandonné l'opinion qui plaçait les centres moteurs propres dans les g a n g l i o n s d e l a b a s e et faisait remonter la forme commune de l'hémiplégie à leur lésion. Les recherches de *Flechsig* et *Wernicke* ont démontré qu'il n'existait aucune

Fig. 53.

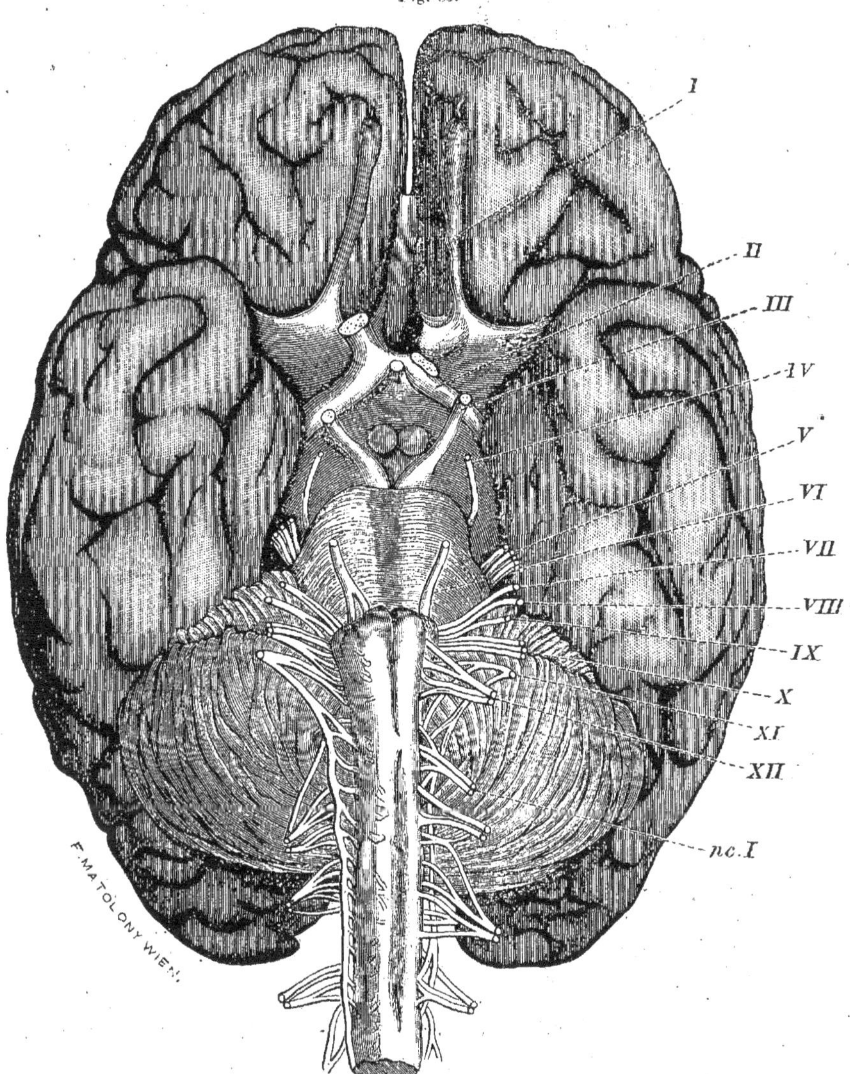

Face inférieure du cerveau (avec une partie de la moelle épinière.)
Du côté droit les racines antérieures sont coupées et rabattues vers la ligne médiane.
I-XII : les 12 nerfs crâniens, *nc. I* premier nerf cervical

liaison directe entre ces ganglions et les centres moteurs de l'écorce.

Différents observateurs dignes de confiance, ont prouvé que ni la destruction du noyau lenticulaire, ni celle du noyau caudé, ne conduisaient à une paralysie motrice. Souvent, on a

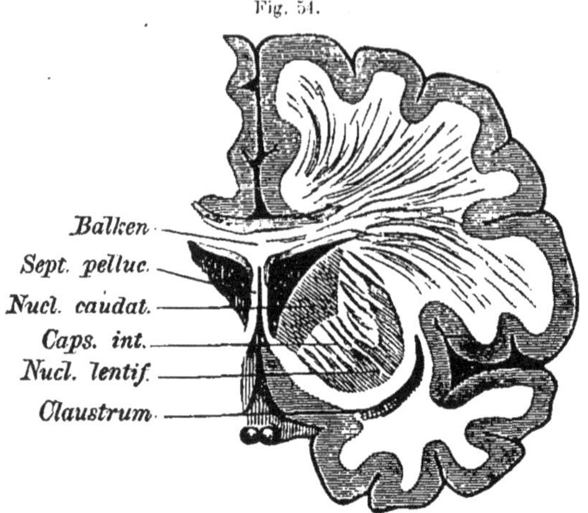

Fig. 54.

trouvé un, et même les deux noyaux lenticulaires détruits, sans qu'il y ait jamais eu de paralysie motrice *(Lépine* et *Nothnagel)*.

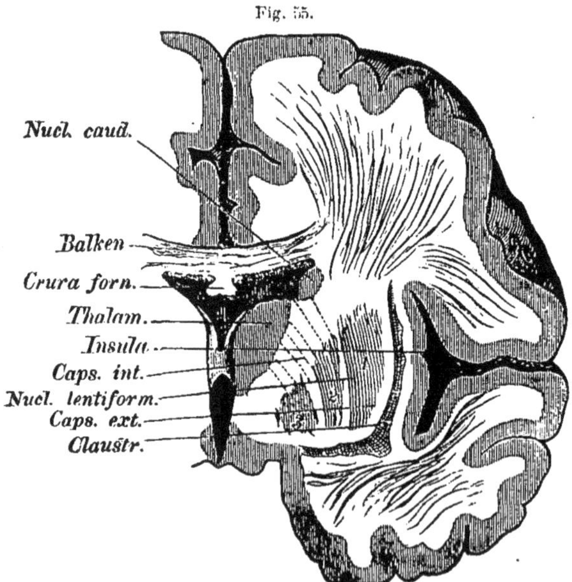

Fig. 55.

Naturellement, le processus morbide avait respecté la capsule interne et la capsule externe. Dès que la première est atteinte, que ce soit directement ou indirectement (par action éloignée), l'hémiplégie se constitue, passagèrement ou pour toujours, sui-

Fig. 56.

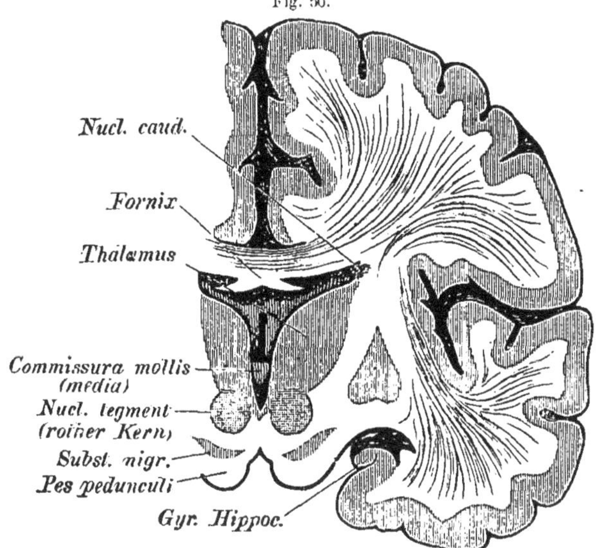

Rother Kern. : Noyau rouge. *Gyr. Hippoc.* : Circonv. d'Hippocampe.

Fig. 57.

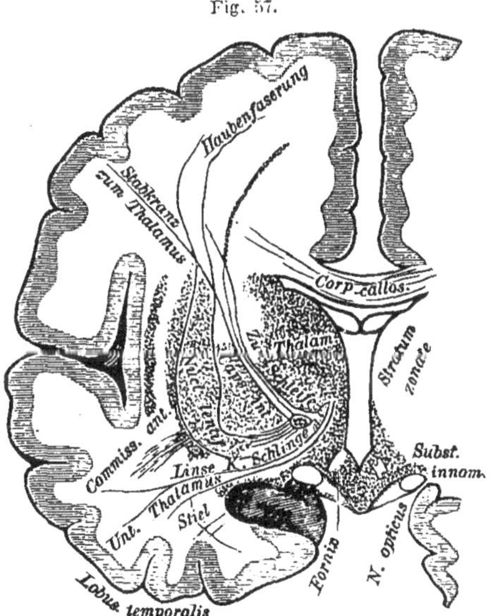

Fig. 54—58. *Coupes dites frontales du cerveau.*

Fig. 54. Au niveau de la commiss. antér., Fig. 55, au devant de la commiss. moyenne.
Fig. 56. Derrière la commiss. moyenne, Fig. 57. Immédiatement en arrière du chiasma,
le trajet des fibres y est représenté schématiquement (d'après *Edinger*).

Haubenfaserung : Faisceau de la calotte. *Stabkranz zum Thalamus* : Fibres rayonnantes vers la
couche optique. *Zur Schleife* : Vers le ruban de Reil. *Linsen-Kern Schlinge* : Anse du noyau
lenticulaire. *Unt. Thalamus Stiel* : Faisceau inférieur vers la couche optique.

vant la nature de la lésion. Il n'existe pas de symptômes capables de faire reconnaître une lésion isolée du noyau lenticulaire ou du noyau caudé.

La couche optique peut aussi être le siége de lésions, surtout dans ses parties moyenne et antérieure, sans qu'il se

Fig. 58. Coupe A.

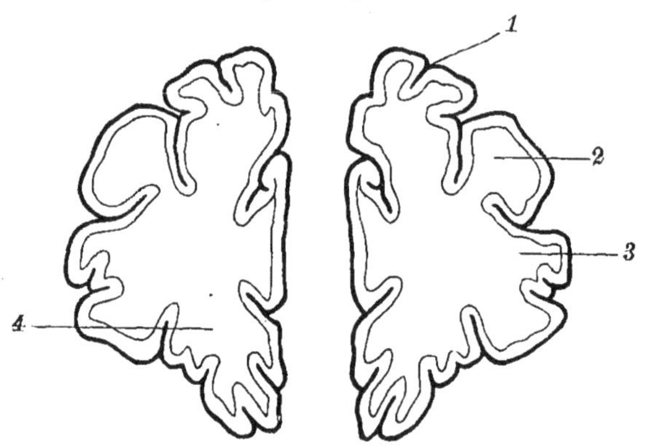

1, 2, 3 : 1re, 2e et 3e circonv. front. 4, Faisceau pré-frontal du centre semi-ovale.

manifeste de symptômes particuliers. Il est impossible actuellement d'attribuer aux affections du thalamus un rôle dans la production de paralysies motrices; chaque fois que ce symptôme

Fig. 59. Coupe B. (B. Nothnagel).

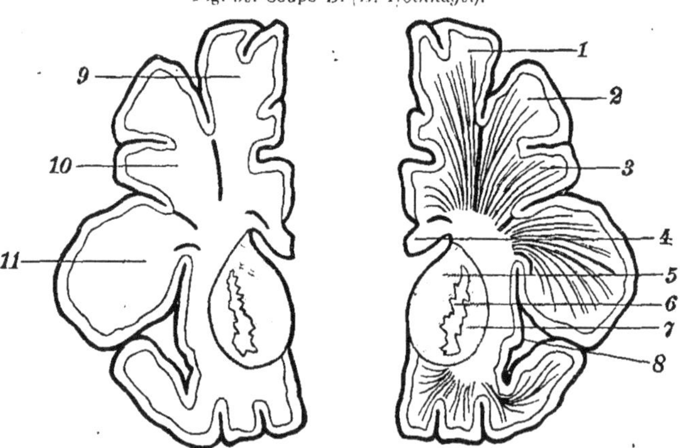

1 et 2 : 1re et 2e circonv. frontale. 3, Faisceau pédiculo-frontal moyen. 4, Corps calleux. 5, Noyau caudé. 6, Caps. int. 7, Noyau lentic. 8, Insula. 9, 10, 11, Faisceau frontal supérieur, id. moyen, id. inférieur.

s'est montré, on a pu mettre en cause les parties avoisinantes (capsule interne, pédoncule).

On peut accorder un peu plus de confiance à l'opinion qui

attribue aux lésions du pulvinar (partie la plus reculée de la

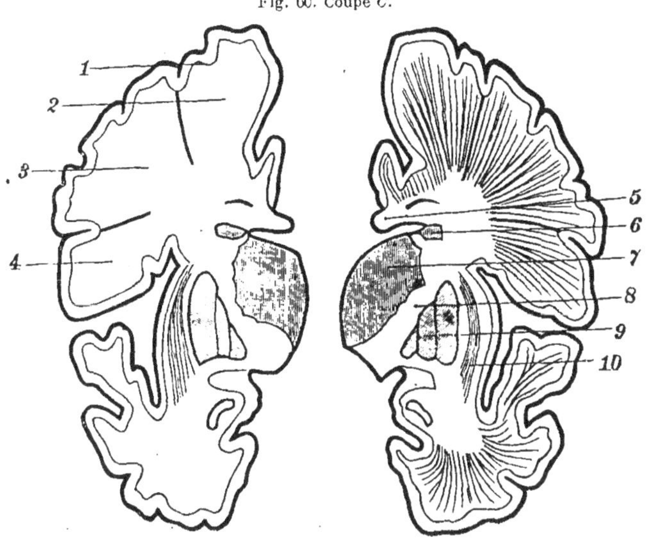

Fig. 60. Coupe *C*.

1, 1ʳᵉ circonv. front. *2, 3, 4*, Faisceau frontal supér., moyen et infér. *5*, Corps calleux. *6*, Noyau caudé. *7*, Thalamus. *8*, Caps. int. *9*, Noyau lentic. *10*, Avant-mur.

couche optique), certains troubles visuels, amblyopie croisée ou

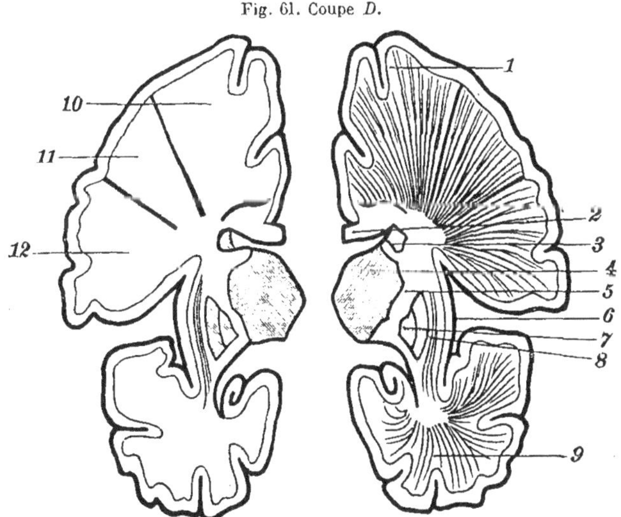

Fig. 61. Coupe *D*.

1, Circonv. centr. antér. *2*, Voûte. *3*, Noyau caudé. *4*, Thalamus. *5*, Caps. int. *6*, Insula. *7*, Noyau lentic. *8*, Caps. ext. *9*, Faisceau tempor. *10, 11, 12*, Faisc. pariét. supér. moyen et infér.

hémiopie homonyme bilatérale : il est vrai que l'on ne peut

jamais exclure l'existence d'une interruption dans la partie postérieure de la voie optique. On a voulu faire dépendre les mouvements d'athétose et les symptômes d'excitation motrice (hémichorée, tremblement posthémiplégique, athétose) d'une

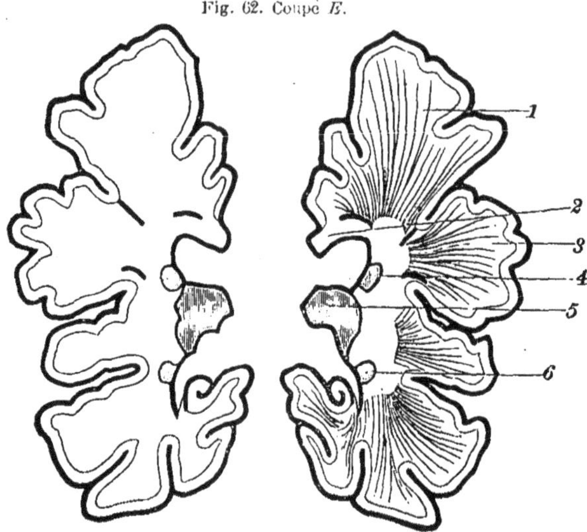

Fig. 62. Coupe *E*.

1, Faisceau pariét. sup. 2, Voûte. 3, Faisceau pariét. infér. 4 et 6, Noyau caudé. 5, Thalamus.

affection du thalamus ou couche optique : quoi qu'il en soit, il n'y a là rien de caractéristique *(Greif,* v. bibl.). On peut en dire autant des troubles du sens musculaire, signalés dans les

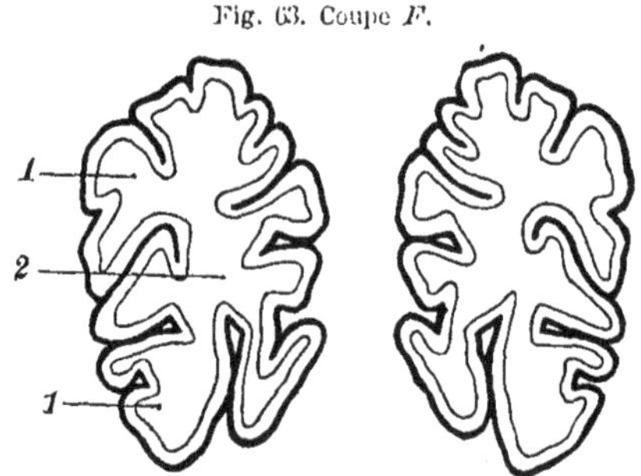

Fig. 63. Coupe *F*.

1, Circonvolutions occipit. 2, Faisceau occipital du centre semi-ovale.
Fig. 58—63. *Coupes de Pitres et Nothnagel. Le tableau de la p. 196 renseigne sur leur situation exacte.*
(A—F sert à les désigner).

maladies de la couche optique *(Meynert, Jackson).* Au chapitre 5 de la 2de section (page 84), nous avons parlé de la relation intime qui existe, dans la paralysie centrale du facial, entre les

Coupes frontales de Pitres-Nothnagel.

Dési-gnation	La coupe est conduite :	Nom donné par *Pitres*.	D'après *Nothnagel* elle intéresse : la
A.	Immédiatement en avant du genou du corps calleux	Coupe pré-fron-tale.	Partie frontale antér. du centre ovale.
B.	A l'origine de la scissure de Sylvius		Partie frontale moyenne.
B₁.	Entre la circonv. centrale ant. et les circonv. fron-tales.	Coupe pédiculo-frontale.	Partie frontale postérieure
C.	Au niveau du sillon de *Rolando*	Coupe frontale.	Partie centrale antérieure.
D.	Entre la circonv. centrale post. et le lobe pariétal	Coupe pariétale.	Partie centrale postérieure.
E.	Au niveau de la scissure pariéto-occipit.	Coupe pédiculo-pariétale.	Partie pariétale.
F.	Au niveau de l'extrémité du lobe occipital.	Coupe occipitale.	Partie occipitale.

Fig. 64.

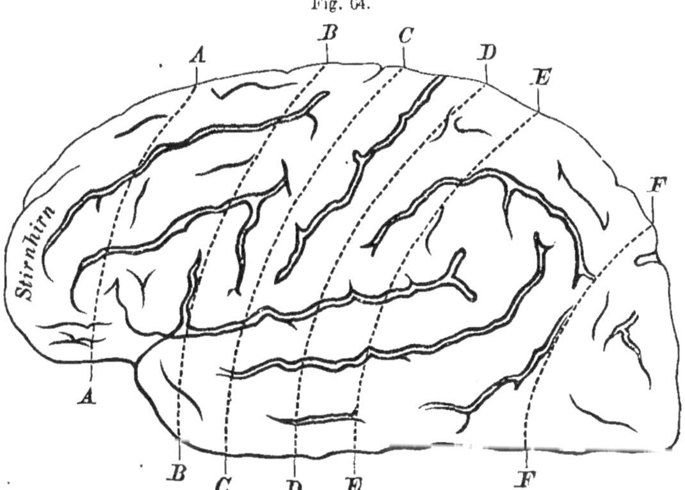

Disposition des coupes de Pitres-Nothnagel; elles passent par des plans parallèles au sillon de *Rolando.*

lésions de la couche optique et la perte des mouvements ex-pressifs *(v. Bechterew).*

Les lésions de la capsule interne se traduisent par des symptômes différents, suivant qu'elles portent sur le segment antérieur ou sur le segment postérieur. Il est bon de faire remarquer qu'il est extrêmement rare de rencontrer des lésions bien circonscrites à la capsule interne, n'intéressant ni le noyau caudé ni le noyau lenticulaire. On a parfois constaté l'existence de pertes de substance, en forme de sillon, sans qu'il se soit montré de troubles moteurs pendant la vie (v. *Nothnagel, loco citato*, p. 272). N'oublions pas non plus que nous ignorons le rôle de la partie antérieure de la capsule interne, et que ses lésions ne provoquent aucun phénomène morbide. Le segment postérieur nous est mieux connu et c'est un fait acquis que les lésions des deux tiers antérieurs du segment postérieur entraînent à leur suite l'hémiplégie typique ordinaire avec paralysie des branches inférieures du facial. Une lésion de très peu d'étendue, circonscrite au genou de la capsule, peut produire une paralysie faciale isolée. Si c'est la partie postérieure des deux tiers antérieurs qui est le siége de la lésion, la paralysie occupera principalement la jambe. Le tiers postérieur contient la voie sensorielle (« carrefour sensitif » de *Charcot*), les lésions qui y sont localisées entrainent la perte de la sensibilité de la moitié opposée du corps : hémianesthésie ; en même temps, du côté anesthésié, les nerfs des sens prennent part à l'affection : l'ouïe, l'odorat sont abolis ou du moins affaiblis. Souvent, les lésions de la capsule donnent lieu concurremment à de l'hémiplégie et à de l'hémianesthésie, une partie ne pouvant guère être endommagée, sans que l'autre s'en ressente : pour la même raison, l'hémiplégie qui, au début, accompagne l'hémianesthésie, disparaît d'ordinaire assez rapidement ; les troubles moteurs n'occupent d'ailleurs qu'un rang secondaire quand il s'agit d'une hémianesthésie qui doit persister. Certains symptômes d'excitation motrice se joignent assez souvent à l'hémiplégie, la chorée post-hémiplégique, par ex. ; on ne sait pas encore exactement s'ils sont dus à des lésions de la capsule ou à une affection des ganglions voisins.

Les tubercules quadrijumeaux, séparés l'un de l'autre par un sillon cruciforme, constituent la limite postérieure du 3ᵉ ventricule. En avant, ils répondent à la commissure postérieure, tendue entre les deux couches optiques ; la glande pinéale, ou conarium, se trouve placée au-dessus d'eux. Les deux tubercules antér. ont des dimensions supérieures à celles des deux autres ; d'ailleurs, on peut voir, par l'état et la composition de ces organes chez les mammifères inférieurs, que la paire antérieure et la paire postérieure sont de formation complètement différente. Au-dessus des tuberc. quadrij., on rencontre le bourrelet du corps calleux, et, entre les deux, la fente choroïdienne, la fente transversale du grand cerveau, la grande fente de Bichat.

La coupe frontale suivante qui passe par les tuberc. quadrij. antér. (fig. 65), montre les 3 étages comprenant, de chaque côté, le pied, la calotte et les tubercules quadrij. Un peu en dehors, on trouve le pulvinar et le corps genouillé externe. Sous le pulvinar, on voit, sortant de la profondeur, le pied du pédoncule cérébral par lequel passe la voie pyramidale. Entre le pied et la calotte, au milieu de laquelle on reconnaît facilement le noyau rouge, se trouve la *substantia nigra*. Sous l'aqueduc, se montrent les fibres radiculaires de l'oculo-moteur ainsi que le faisceau longitudinal postérieur, avec sa coupe transversale si caractéristique. La position de ce faisceau ressort également bien de la fig. 66, une coupe longitudinale dans la même région.

Fig. 65.

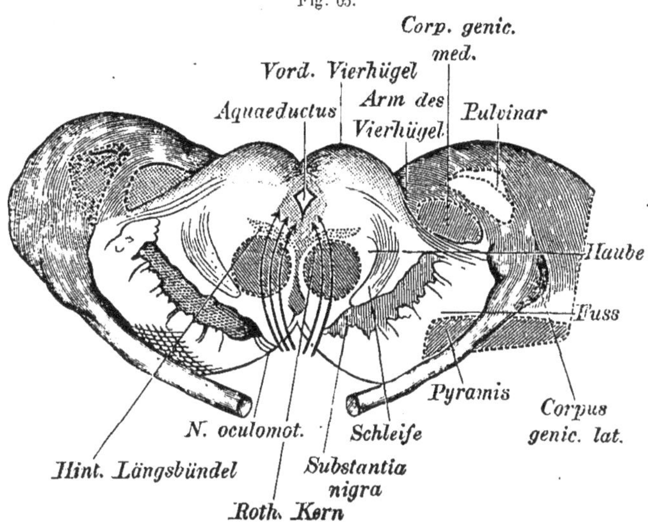

Coupe transversale schématique, au niveau des tuberc. quadrij. antér. (D'après *Edinger*).
Vord. Vierhügel : Tuberc. quadrij. antér. *Arm des Vierhügel :* Bras des tuberc. quadrij. *Hint. Längsbündel :* Faisceau longitud. postér. *Roth. Kern :* Noyau rouge. *Schleife :* Ruban de Reil. *Fuss :* Pied. *Haube :* Calotte.

Fig. 66.

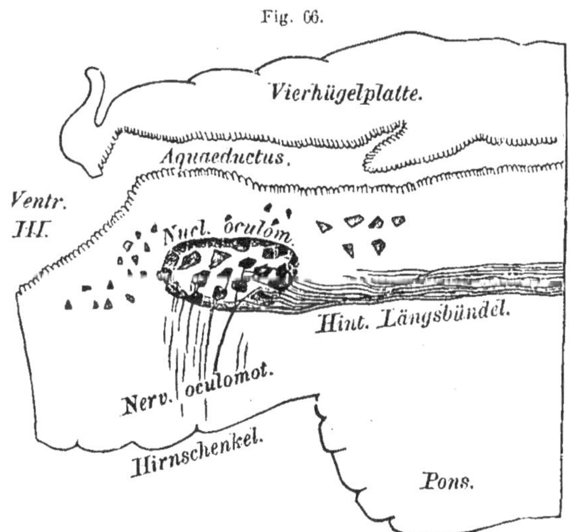

Coupe longitudinale dans la région des tuberc. quadrijum. (*Fœtus humain de 28 semaines*). (D'après *Edinger*).

Terminaison du faisceau longitud. post. dans le noyau de l'oculo-moteur.

Vierhügelplatte : Lame des tuberc. quadrij. *Hirnschenkel :* Pédoncule cérébral. *Hint. Längsbündel :* Faisceau longitud. postér.

La fig. 67 est destinée à faire ressortir le trajet des fibres du *noyau rouge :* on les voit, s'étendant sous les tubercules quadrijumeaux postérieurs, gagner la ligne médiane et s'y entrecroiser, elles constituent là « l'entrecroisement des pédoncules cérébelleux supérieurs ».

Des lésions nettement localisées sont aussi rares aux tubercules quadrijumeaux qu'à la capsule interne, presque toujours les parties voisines sont intéressées en même temps. Pour autant qu'on puisse en juger, les lésions des tubercules antérieurs semblent déterminer certains troubles de la vision, l'amblyopie, l'amaurose, la perte de la réaction des pupilles. Des tubercules quadrijumeaux antérieurs, sort une racine destinée aux bandelettes optiques; d'autres fibres à direction radiée se rendent au noyau de l'oculo-

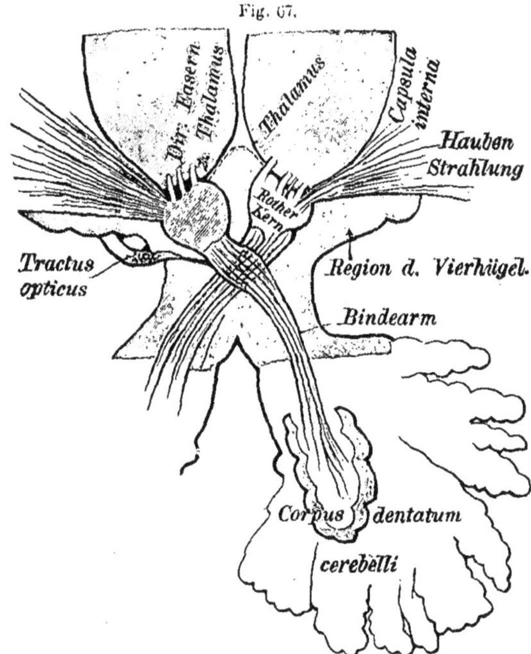

Coupe horizontale schématique passant par l'entrecroisement des pédoncules cérébell. supér.
(D'après *Edinger*).

Hauben Strahlung : Rayonnement de la calotte. *Vierhügel :* Tuberc. quadrijum: *Bindearm :* Pédoncule cérébell. supér. *Rother Kern :* Noyau rouge.

moteur; il en résulte que l'excitation du n. optique retentit sur l'oculo-moteur (réflexe pupillaire) *(Mendel):* on n'est pas d'accord jusqu'à présent, sur l'influence que peuvent avoir les maladies des tuberc. quadrij. ant. sur ce réflexe. Un fait certain d'observation c'est la perte d'un mouvement déterminé de l'œil, surtout du mouvement vers le haut *(Gowers);* d'après *Nothnagel,* une affection qui siégerait sur une branche isolée des deux oculo-moteurs et qui se manifesterait avec la même intensité des deux côtés, et cela en l'absence de toute paralysie alterne des extrémités, dénoncerait l'existence d'une lésion des tubercules quadrijumeaux *(loco citato* p. 220). On ne peut guère poser que des conjectures sur le rôle des tuberc. quadrij. postérieurs. *Baginsky* leur attribue la même importance vis-à-vis de l'ouïe que celle que l'on accorde aux tubercules antérieurs par rapport à la vision; cette opinion a besoin d'être confirmée. Leur lésion se traduirait par des

Fig. 68.

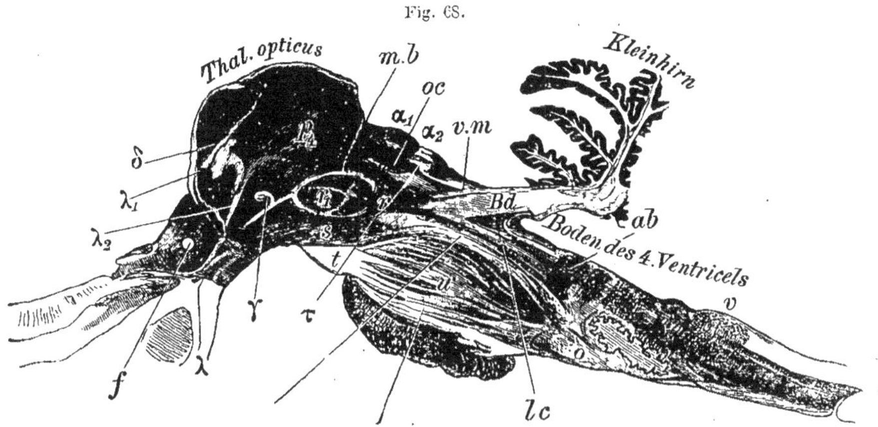

Coupe longitudinale passant par la protubérance et la moelle allongée (D'après *Mendel*).

f Commissure antér., *p₄* Pulvinar ou noyau postér. gris de la couche optique, *r* Calotte du pédoncule cérébr., *r₁* Noyau rouge de la calotte, *s* Subst. nigra, *t* Pied du pédonc. cérébr., *u* Pont de Varole. *v* Noyau de l'hypoglosse et ses racines, *α₁* Corpusc. quadrij. ant., *α₂* Corp. quadr. post., *γ* Anse du noyau lenticulaire, *δ* Faisceau de Vicq d'Azyr, *λ* Bandelette opt., *λ₁* Racine externe de la bandel. opt., *λ₂* Racine interne de la bandel. opt., *v* Olive de la moelle allong., *o* Pyramides de la moelle allong., *τ* Faisceau longitud. postér. (le tractus fibreux blanc sur *r*), *lc* locus cœruleus, *v.m* Valvule de Tarin, *m.b* Cordon de Meynert, *ab* Noyau de l'abducteur avec les fibres qui en sortent, *Bd* Pédonc. cérébel. sup., *oc* Noyau de l'oculo-moteur avec les fibres qui en sortent. *Kleinhirn* : Cervelet. *Boden des 4 Ventricels* : Plancher du 4ᵉ ventricule.

troubles de l'équilibre, mais ceux-ci peuvent parfaitement être dus à la compression du ver du cervelet, qui se trouve là dans le voisinage; en somme, on ne sait rien de positif à cet égard.

A leur sortie du pont de Varole, les pédoncules cérébraux forment deux gros troncs cylindriques de substance blanche, allant en divergeant et délimitant ainsi, entre eux, un espace occupé par la lame perforée antérieure et les tubercules mamillaires. Les fig. 68 et 69 représentent la position occupée par le pied et la calotte, et par les nombreux faisceaux nerveux qui y sont contenus. La fig. 68 est une coupe longitudinale antéro-postérieure, conduite à peu près sur la ligne médiane,

La physiologie n'a pas encore confirmé l'opinion de *Meynert* qui place, dans le pied du pédoncule, la voie pour les mouvements volontaires, et, dans la calotte, celle pour les mouvements réflexes, ainsi que les voies sensibles. Mais ce dont on est certain, c'est que les voies motrices traversent le pied et sont spécialement contenues dans le cordon compacte des pyramides : aussi les lésions du pied du pédoncule cérébral ont-elles, pour nous, le plus grand intérêt pratique. Il existe peu d'observations relatives aux affections de la calotte: *Buss* (v. bibl.) en rapporte un cas, où il s'était produit de l'ataxie des quatre extrémités, de l'anesthésie, des troubles du sens musculaire et une affection dans le domaine de l'hypoglosse droit; à l'autopsie, on découvrit un foyer siégeant dans la calotte du pédoncule cérébral et dans la protubérance. Grâce aux rapports intimes qu'affecte l'oculo-moteur avec la face interne du pédoncule cérébral (v. fig. 69), il est aisé de comprendre que ce nerf se ressente souvent des lésions qui atteignent le pédon-

Fig. 60.

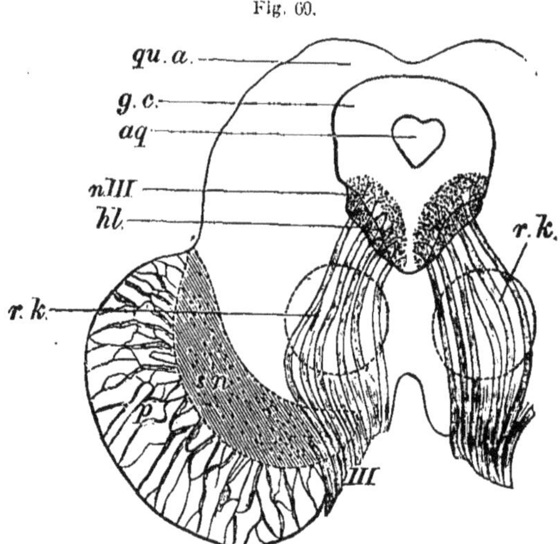

Coupe transversale passant par les tuberc. quadrij. antér.

qu. a. Tuberc. quadrij. ant. *g.c.* Subst. grise centrale, *aq* Aqueduc de Sylvius, *nIII* Noyau de l'oculo-moteur, *hl* Faisceau longit. post., *r.k.* Noyau rouge (calotte), *sn* Subst. nigra, *p* l'édoncule cérébral.

cule; l'expérience prouve que ce dernier peut être désigné avec certitude comme siége de la lésion lorsque celle-ci se traduit par une paralysie de l'oculo-moteur combinée à une paralysie des extrémités du côté opposé. Constate-t-on, par exemple une paralysie de l'oculo-moteur droit combinée à une paralysie de la moitié gauche du corps (les deux

s'étant montrées en même temps), on peut sans hésiter, diagnostiquer un foyer dans le pédoncule cérébral droit. De plus, si l'on
constate l'existence d'anesthésie sur les extrémités paralysées,
on doit présumer que la calotte participe à la lésion.

Le pont de Varole, protubérance annulaire ou ganglion cérébral, relie ensemble les deux hémisphères du cervelet. Comme nous l'avons vu antérieurement, il renferme les
noyaux de plusieurs nerfs crâniens. Ainsi, dans sa partie supérieure, les noyaux du trijumeau, du facial et de l'abducteur,
avec les fibres qui en sortent pour remonter au cerveau. Il est
également traversé par les voies motrices : à sa partie inférieure
ou ventrale, on trouve les fibres motrices proprement dites,
tandis que les faisceaux sensibles traversent sa partie dorsale.

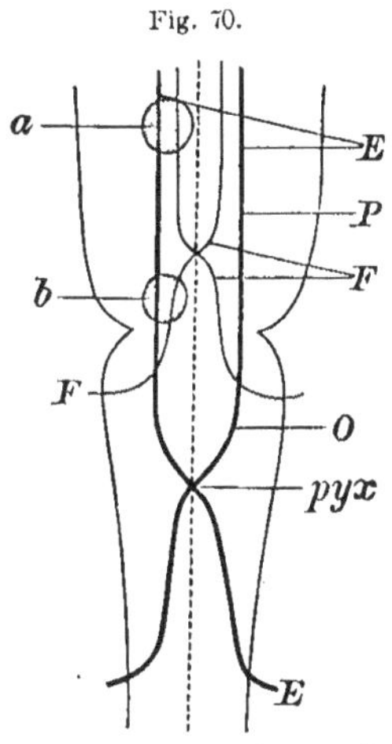

Fig. 70.

Schéma de l'entrecroisement des fibres dans la protubérance et la moelle allongée.

F Fibres du facial, *E* Fibres des extrémités, *P* Protubérance, *O* Moelle allongée, *pyx* Entrecroisement des pyramides, *a* un foyer dans la partie supérieure de la protubérance,
b un foyer dans la partie infér. (le dernier siège en dessous de l'entrecroisement du facial).

Il en résulte que les lésions du pont
peuvent s'accompagner, dans certaines
circonstances, d'un ensemble de symptômes aussi caractéristique que celles du
pédoncule cérébral.

Les fibres du facial s'entrecroisant à un niveau plus élevé que les fibres
motrices du cordon pyramidal (v. fig. 70),
il est facile de comprendre qu'une lésion
siégeant à la partie la moins élevée de la protubérance, atteint les
fibres du facial après, et les fibres des
extrémités, avant leur entrecroisement.
Il en résulte donc une paralysie du facial
du côté correspondant à la lésion, et une
paralysie des extrémités du côté opposé
(Hémiplégie alterne, *Gubler*, 1859).
Au contraire, une lésion siégeant dans
la partie supérieure de la protubérance,
frappe les deux tractus fibreux avant
leur entrecroisement et détermine une
paralysie des extrémités et du facial du
même côté. Cette paralysie se distingue
du type ordinaire de l'hémiplégie par ce
fait que la paralysie du facial se com-
porte en partie comme une paralysie périphérique (v. p. 83),
c'est-à-dire qu'elle atteint les trois branches du nerf et que,
exceptionnellement il est vrai, on peut voir apparaitre la réaction de dégénérescence (v. p. 85).

Une paralysie alterne, constituée de la sorte, c'est-à-dire
paralysie simultanée du facial d'un côté et des extrémités de

l'autre, indique une lésion du pont, et spécialement de sa partie inférieure. Mais si le facial est entrepris d'abord, tandis que les extrémités ne le sont que plus tard, et si la paralysie ne s'établit que petit à petit, alors on peut avoir affaire à une tumeur de la base du cerveau — enfin si, aux symptômes précités, vient s'ajouter de la douleur faciale, c'est que le trijumeau est également intéressé. La lésion de l'abducteur ou oculo-moteur externe se traduit par la paralysie du droit externe; celle-ci s'accompagne souvent de parésie du droit interne de l'autre œil, ce qui donne lieu à la déviation conjuguée des yeux vers les extrémités paralysées, c'est-à-dire du côté opposé au foyer.

On pourra supposer une lésion bilatérale de la protubérance, quand on se trouvera en présence d'une sorte de combinaison de paralysies des extrémités et des nerfs crâniens, ou bien encore, si la paralysie occupe, bilatéralement, le facial ou les extrémités (les 2 jambes ou les 4 membres à la fois). Le diagnostic sera d'ailleurs, la plupart du temps, incertain.

Une lésion aiguë, déterminant l'irritation du centre des convulsions, donne lieu à l'apparition de mouvements convulsifs *(Nothnagel)*. Les membres paralysés sont fréquemment le siège de convulsions toniques. Les troubles psychiques signalés au cours d'affections de la protubérance, présentent une grande irrégularité quant à leur existence et leurs manifestations; leur étude n'est encore que bien imparfaite. Ils peuvent d'ailleurs manquer complètement. On a observé, relativement souvent, de l'anesthésie aussi bien dans le domaine du trijumeau qu'aux extrémités, mais sa présence n'a, provisoirement, aucune valeur pour le diagnostic de localisation.

Le petit cerveau, ou cervelet, se compose, comme on sait, d'une partie médiane, le ver, et de deux parties latérales, les hémisphères. La fig. 71 représente le *vermis superior* (la face supérieure, postérieure, ou dorsale), la fig. 72 *le vermis inferior* (la face inférieure, antérieure ou ventrale), avec les différentes parties des hémisphères. Le cervelet est relié aux tubercules quadrijumeaux par les pédoncules cérébelleux supérieurs, à la protubérance par les pédoncules cérébelleux moyens, et enfin, à la moelle allongée, par les pédonc. cérébel. inférieurs ou corps restiformes; les fig. 73 et 75 montrent la position de ces trois bras ou pédoncules.

On ne peut reconnaitre l'existence d'une lésion du cervelet qu'à la condition que le ver soit intéressé. *Nothnagel* a démontré que les hémisphères peuvent être détruits sur une étendue assez considérable, sans qu'il se manifeste de symptômes pendant la vie. Mais dès que le ver est atteint par la lésion, il apparaît des troubles de coordination et

Fig. 71.

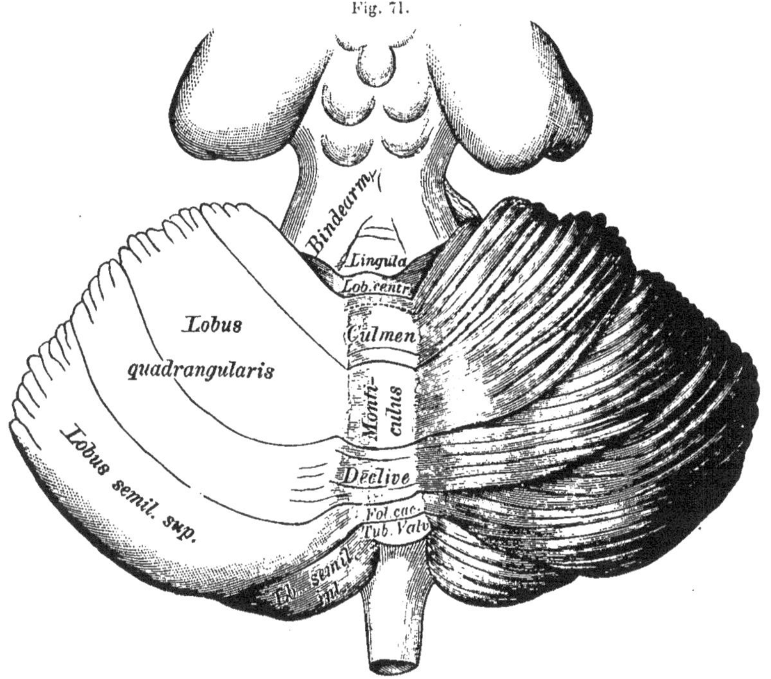

Face postéro-supérieure du cervelet.
Bindearm : Pédoncule cérébelleux supérieur.

Fig. 72.

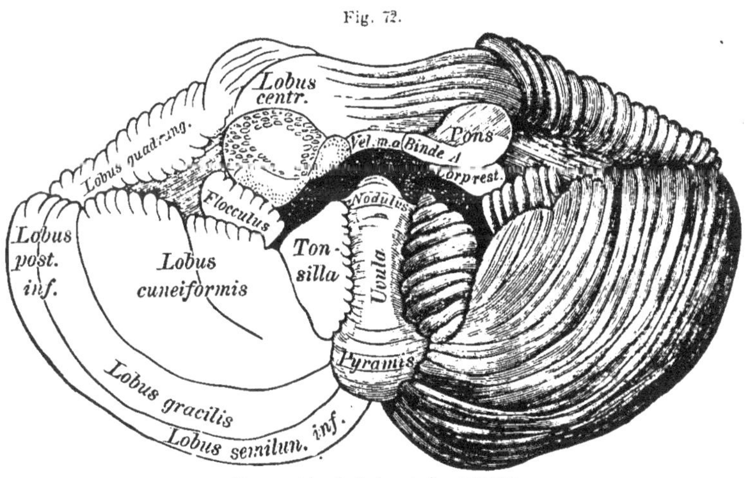

Face antéro-inférieure du cervelet.
Binde A : Pédonc. cérébell. supér.

d'équilibre, de la titubation et un violent vertige pendant la marche ou la station debout. Ce dernier symptôme dénoncera plus sûrement une lésion du cervelet s'il s'accompagne de temps à autre de vomissements plus ou moins violents. Evidemment, quand on se trouve en présence de tels symptômes, on se souviendra qu'on peut les rencontrer dans la maladie de Ménière, et l'on devra rechercher les circonstances capables d'assurer le diagnostic différentiel; ce n'est pas toujours chose facile et l'on se verra assez souvent obligé de laisser en suspens le diagnostic d'une maladie du ver, dans les cas, par exemple, où le vomissement se montre seul, sans être accompagné des vertiges. Le caractère titubant de la marche, est au contraire, un symptôme bien caractéristique dont la présence facilite singulièrement le diagnostic.

Les lésions du pédoncule cérébelleux moyen se traduisent par des symptômes tellement particuliers, qu'il est aisé d'en poser le diagnostic : un des principaux symptômes consiste dans un mouvement involontaire, dit mouvement forcé, qu'exécute le tronc suivant son grand axe, de telle sorte que le corps se plie dans une direction donnée. Cela ne s'observe cependant que s'il s'agit d'une irritation des pédoncules cérébelleux moyens; le symptôme en question manque complètement s'il y a destruction de ces pédoncules (par une hémorragie, par ex.). Souvent le patient éprouve une tendance invincible à se placer sur un côté; si les autres symptômes y concourent, cette particularité mérite d'être interprétée comme un mouvement forcé. En tout cas, cette tendance à se placer obliquement, à laquelle se joint souvent une déviation conjuguée de la tête et des yeux vers le même côté, n'implique pas nécessairement une affection des pédoncules cérébelleux moyens. Cette déviation se fait tantôt du côté sain, tantôt du côté malade : elle ne peut donc fournir aucune indication.

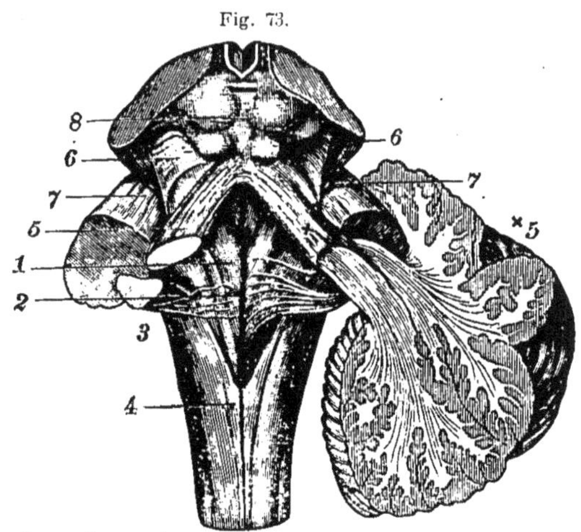

Raccordement du cervelet avec *a)* le cerveau moyen (pédonc. cérébell. supér.) 5, *b)* la protubérance (péd. céréb. moyens) 7, *c)* la moelle allongée (corps restif.) 3. *1*, Sinus rhomboïdal. *2*, Barbes du calamus. *4*, Cordon grêle. *6*, Ruban de Reil. *8*, Tubercules quadrijumeaux.

Dans l'état actuel de nos connaissances, il est impossible de diagnostiquer les affections atteignant les autres pédoncules cérébelleux, supérieurs ou inférieurs.

La moelle allongée est ce cône médullaire blanc qui se continue dans la moelle épinière à travers le trou grand occipital. A sa face inférieure (antérieure ou ventrale) on trouve (fig. 74) : les pyramides et leur entre-croisement, les olives avec le noyau dentelé (fig. 19) et, en dehors de celles-ci, les corps restiformes, (dont il a déjà été question) ou *processus cerebelli ad oblongatam*, ou encore pédoncules cérébelleux inférieurs; à l'intérieur de ces corps restiformes se trouve le cordon latéral céré-belleux (KIS) qui, constituant d'abord la partie la plus externe du cordon latéral de la moelle épinière, (faisceau cérébelleux direct), atteint, à travers la commissure antérieure du ver, l'écorce du cervelet. Dans la suite, nous reviendrons encore sur cette dernière. L'olive est une dépendance du cervelet, elle s'atrophie fatale-ment quand il existe une atrophie congénitale du cervelet *(Flechsig)*.

Fig. 75.

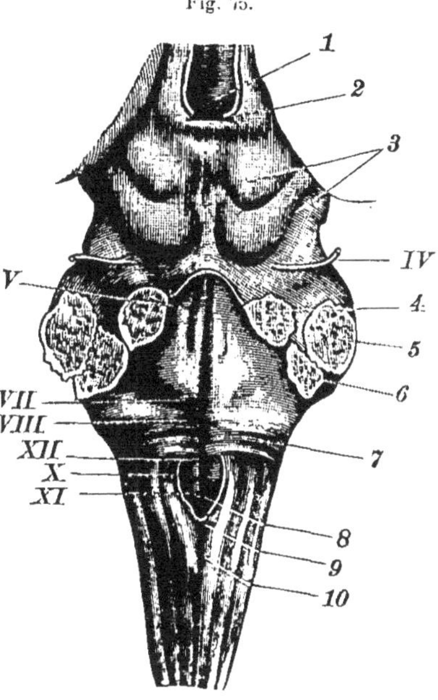

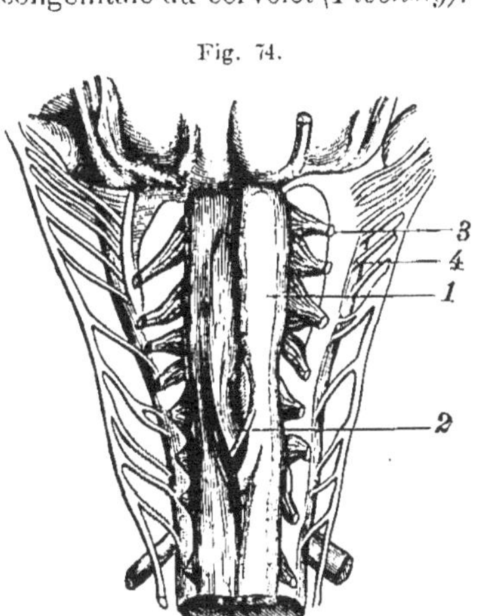

Fig. 74.

Face antérieure (infér.) de la moelle allon-gée. 1, Pyramides. *2,* Décussation des py-ramides. *4,* Racines nerveuses antérieures et *3,* postérieures. (Le sillon médian antér. est rendu béant).

Face postérieure (dorsale) de la moelle allongée. 1, Commissure postér. 2, Pédonc. coronaires. 3, Tuberc. quadrij. *4,* Pédonc. cérébel. supér. 5, Pédonc. céréb. moyens. *6,* Cordons restiformes. 7, Stries méd. *8,* Eminentia teres. *9,* Obex. *10,* Cordon grêle.

A la face postérieure (supérieure ou dorsale), on trouve le sinus rhomboïdal, *fovea rhomboïdalis*, qui forme le plancher du 4ᵉ ventricule (fig. 75); il est compris, d'une part, dans l'angle que forment, en divergeant, les corps restiformes pour gagner le cervelet (angle inférieur), et, d'autre part, entre les pédoncules cérébelleux supérieurs qui descendent des tuberc. quadrij. (angle supérieur). Les cordons médians, *funiculi graciles* (10, fig. 75), sont les prolongements des cordons de Goll de la moelle épinière. Les cordons latéraux, situés plus en dehors, prennent le nom de cordons cunéiformes ou faisceaux de Burdach.

Il n'est possible de diagnostiquer les affections de la moelle allongée que si les noyaux nerveux, qui se trouvent sous le plancher du 4ᵉ ventricule, prennent part au processus et donnent lieu à cette forme de paralysie bulbaire que nous avons décrite à la page 150; il n'existe pas d'autres symptômes caractéristiques. Il ne faut cependant pas oublier que, dans certaines circonstances, un foyer, siégeant dans la moelle allongée, peut très bien n'entraîner qu'une paralysie des extrémités — dont le diagnostic topographique sera impossible *intra vitam*. Mais dès que les noyaux des nerfs cérébraux sont affectés, apparaît un tableau clinique si caractéristique qu'il serait difficile de le méconnaître: on devra seulement se mettre à l'abri d'une confusion avec cette affection en foyers du cerveau, dont nous avons déjà parlé à la page 156, et qui offre une symptomatologie tout aussi complexe, la paralysie pseudo-bulbaire. D'autres lésions de la moelle allongée, traumatisme, compression brusque ou lente, hémorragie et embolie, produisent le plus souvent la mort à courte échéance, de sorte qu'il ne peut être question de diagnostic; leur importance pratique est si faible qu'il est inutile de les passer en revue. Nous aurons à nous occuper plus tard, des tumeurs de la moelle allongée.

Bibliographie.

Brissaud, Dégénérations secondaires dans le pédoncule cérébral. Publications du Progr. méd. 1879.

Tomaszewski, Zur Pathologie des Grosshirnschenkels. Inaug.-Dissert. Breslau 1881.

Greiff, Zur Localisation der Hemichorea. Arch. f. Psych. und Nervenkranhk. XIV, 3. 598 ff. 1883.

Senator, Zur Diagnostik der Herderkrankungen in der Brücke und dem verlängerten Marke. Arch. f. Psych. und Nervenkrankh. XIV, 3. pag. 643 ff. 1883.

Schrader, Ein Grosshirnschenkelherd mit secundären Degenerationen der Pyramide und Haube. Inaug.-Dissert. Halle 1884.

Bleuler, Zur Casuistik der Herderkrankungen der Brücke. Inaug.-Dissert. aus Bern (Lichtheim). Leipzig 1885.

Meyer, Beitrag zur Lehre der Degenerationen der Schleife. Arch. f. Psych. und Nervenkrankh. XVII, 2, pag. 439 ff. 1886.

Edinger, Deutsche med. Wochenschr. Nr. 14. 1886 (petit foyer dans le centre semi-ovale ayant déterminé de l'aphasie et une parésie double de l'hypoglosse).

Jelgersma, Centralbl. f. Nervenheilk. IX, 16. 1886.

Leube, Deutsches Arch. f. klin. Medicin. 40, 2, pag. 217. 1887 (Foyers dans le pédoncule cérébral).

Siemerling, Casuistischer Beitrag zur Localisation im Grosshirn (Foyer de ramollissement dans le lobe occipital gauche, hémiopie droite) Arch. f. Psych. XVIII, pag. 877. 1887.

H u n , Henry, A clinical study of cerebral localisation illustrated by seven cases. Amer. Journ. of the Med. Sciences Jan. 1887.

B e c h t e r e w. Die Bedeutung der Sehhügel auf Grund von experimentellen u. pathologischen Daten. Virchow's Archiv. Bd. 110, Heft 2 pag. 322. 1887.

B u s s , Ein Fall von acuter disseminirter Myelitis bulbi nebst Encephalitis bei einem Syphilitischen. Deutsches Arch. f. klin. Med. Bd. 41. Heft 3. Sept. 1887.

S p i t z k a , Deutsche med. Wochenschr. 8, pag. 157. 1887 (Affection en foyer s'étendant à la protubérance et à la moelle allongée).

D e m a n g e , Ataxie symptomatique (« hémiataxie bilatérale ») par lésions symétriques du cerveau. Revue de Méd. 2. 1888.

J a s t r o w i t z, Beiträge zur Localisation im Grosshirn und deren praktische Verwerthung. Deutsche med. Wochenschr. 5 ff. 1888 (L'auteur s'étend sur le chapitre des tumeurs).

A r n d t , Zur Frage der Localisation der Functionen der Grosshirnrinde. Berl. klin. Wochenschr. 8. 1888.

II. Des lésions cérébrales envisagées au point de vue de leur nature pathologique.

Diagnostic pathologique.

Antérieurement déjà, nous avons attiré l'attention sur l'intérêt que le diagnostic de la nature de la lésion présente non-seulement pour le médecin, mais aussi, et surtout, pour le patient : c'est d'elle en effet, que vont dépendre et le pronostic et le traitement. Supposons même que l'on se trompe sur le siége exact du mal, cette faute, passible d'un reproche au point de vue de la science, n'entraînera pas fatalement des suites fâcheuses pour le patient ; mais que, dans l'examen d'un malade, on méconnaisse la nature de la lésion, que l'on croie avoir affaire à un néoplasme quand il existe en réalité une maladie des vaisseaux, que l'on ne s'aperçoive pas qu'une affection est de nature syphilitique ou tuberculeuse, ou enfin, que l'on suppose une intoxication alcoolique là où il s'agit d'une apoplexie, alors on aura commis une erreur qui va retentir probablement sur le traitement ; s'il est vrai que les malades ne peuvent pas toujours être guéris, il est tout aussi certain qu'on peut leur nuire beaucoup par un traitement irrationnel. Ces raisons suffisent amplement à nous engager à apporter tous nos soins pour arriver à un diagnostic scrupuleusement exact, et à ne négliger aucun symptôme qui, paraissant insignifiant en lui-même, peut, à un moment donné, acquérir une valeur inestimable au point de vue du diagnostic.

Le nombre des affections qui vont faire ici l'objet de notre examen, n'est pas bien grand. Nous nous occuperons en premier lieu des m a l a d i e s d e s v a i s s e a u x qui sont fréquemment la cause de lésions au cerveau : nous aurons à examiner la nature de ces affections vasculaires et à en donner la description, comme aussi à établir la distinction entre ces affections elles-mêmes et les états pathologiques auxquels elles peuvent donner lieu : n'oublions pas que c'est à ces derniers seuls que se rapportent les symptômes cliniques, les plaintes du patient et les signes objectifs de la maladie. Ce n'est pas aux affections vasculaires, comme telles, que nos soins s'adressent dans la pratique, mais bien à leurs conséquences pathologiques ; le tableau clinique de celles-ci dépendra et de la situation des vaisseaux affectés et de la région cérébrale à laquelle ils se distribuent. Après avoir parlé de la nature anatomo-pathologique des lésions vasculaires dans le cerveau, nous consacrerons une étude approfondie aux maladies dont elles sont le point de départ.

1. Affections de la substance cérébrale reposant sur des altérations vasculaires.

A. Des maladies des artères du cerveau et de leurs conséquences.

Le sang arrive au cerveau par la carotide interne et par l'artère basilaire qui provient de la sous-clavière. La première a, comme branches terminales, l'art. cérébrale antérieure (ou art. du corps calleux) et l'art. cérébr. moyenne (ou art. sylvienne); la dernière se termine dans les deux artères cérébrales postérieures. La carotide envoie à chacune de celles-ci une anastomose; d'un autre côté, les deux artères du corps calleux sont réunies par une branche transversale; de là résulte un cercle vasculaire complet (ou plutôt un heptagone, *Hyrtl*), connu sous le nom de cercle artériel de Willis; il joue un rôle important dans la répartition du sang au cerveau (v. fig. 76).

La carotide gauche, quittant l'aorte à peu près dans la direction de l'ondée sanguine lancée dans l'arc aortique, et la carotide droite provenant de l'art. innominée qui quitte l'aorte presqu'à angle droit, il est facile de comprendre que la majorité des embolies affectent le cerveau gauche. On pourrait attribuer une importance analogue, dans la production des lésions du cerveau, à l'artère vertébrale gauche qui naît du point culminant de la sous-clavière gauche dont le volume est souvent supérieur à celui de la droite; mais le sang devant traverser la basilaire avant d'aborder la substance cérébrale, ce détail anatomique est beaucoup moins significatif.

Chacune des trois artères cérébrales (antérieure, moyenne et postérieure) possède deux systèmes de vaisseaux différents, complètement indépendants l'un de l'autre, à savoir : 1) les artères dites corticales et 2) les artères des ganglions de la base. Les deux systèmes diffèrent essentiellement par ce fait que les artères corticales, ainsi que l'ont démontré *Heubner* et *Duret*, possèdent de riches anastomoses, tandis que les artères des ganglions sont des artères terminales *(Cohnheim)*, n'ayant entre elles aucune communication, aboutissant directement aux capillaires. Il est à peine besoin de faire ressortir l'influence capitale de cette disposition sur les conséquences de l'obstruction vasculaire, qui entraîne presque fatalement la nécrose du territoire desservi par le vaisseau.

Des trois artères, la moyenne ou artère sylvienne, l'emporte de beaucoup par son développement et son importance. L'antérieure fournit au corps calleux, au gyrus rectus, au lobule paracentral et à l'avant-coin; la postérieure dessert le pédoncule cérébral, le lobe temporal, le lobe occipital et le lobule cunéiforme; elle envoie en outre quelques petites branches à la couche optique (art. optiques postérieures); il reste donc encore, pour l'artère moyenne, tout le noyau lenticulaire, le noyau caudé, la capsule interne, et, d'un autre côté, les régions motrices, corticales et centrales, la zone de l'écorce qui préside au langage (du côté gauche), le centre de l'ouïe et, probablement aussi, le centre cortical de la vision.

Fig. 76.

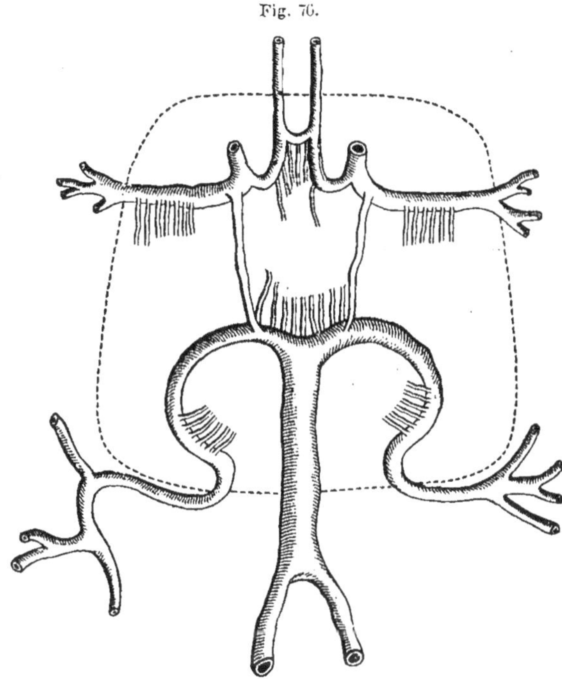

Tracé schématique du cercle artériel de Willis.

D'un côté, la carotide et les art. cérébrales antérieures, de l'autre, l'art. basilaire (c'est-à-dire les vertébrales) et les art. cérébr. post., sont réunies par des anastomoses.

On verra la distribution corticale de l'artère sylvienne, à la fig. 77, ainsi que ses branches de division, les art. frontale, pariétale, pariéto-sphénoïdale et sphénoïdale. La fig. 78 représente sa distribution au noyau lenticulaire: l'artère interne du corps strié est celle qui se distribue au premier et au second segment du noyau lenticulaire, tandis que les plus externes sont les lenticulo-striées et les lenticulo-optiques. Parmi ces dernières, il en est une qui dessert le troisième segment du noyau lenticulaire, les parties supérieures de la capsule interne et le noyau caudé: elle est si souvent atteinte de déchirure, que *Charcot* l'a nommée l'artère de l'hémorragie cérébrale par excellence.

Le cerveau intermédiaire et le cerveau moyen sont principalement desservis par la communicante postérieure et ses ramifications; le cervelet reçoit le sang artériel de plusieurs art. cérébelleuses, branches de la verté-

Fig. 77.

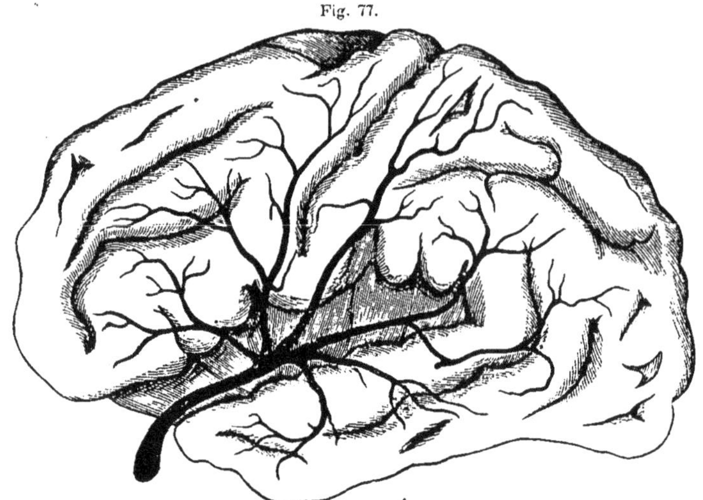

Distribution corticale de l'artère sylvienne. (D'après *Charcot*).
De gauche à droite, les 5 petites branches se nomment : art. de la circonv. de *Broca*, art. frontale ascendante, art. pariétale ascendante, art. pariéto-sphénoïdale, et artère sphénoïdale.

brale (art. cérébell. supér. et infér.); la protubérance et la moelle allongée sont également desservies par des branches que leur fournit la vertébrale. (Pour de plus amples détails, voyez *Duret*).

Fig. 78.

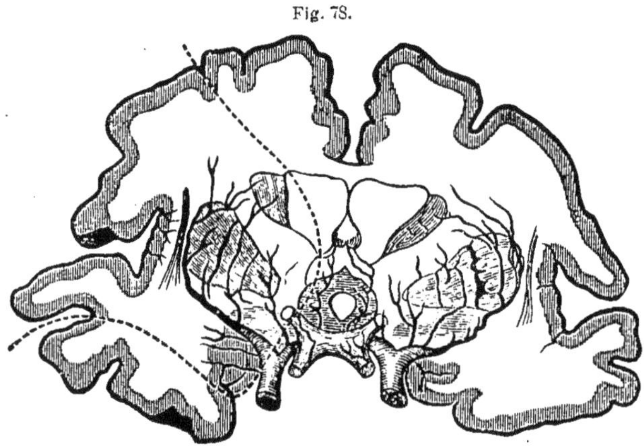

Coupe frontale passant par les hémisphères cérébraux à un centimètre en arrière du chiasma.
Distribution de l'art. sylvienne au noyau lenticulaire. (D'après *Charcot*).

Quant au calibre des grosses artères du cerveau, la carotide interne et la basilaire mesurent 4 millim., la vertébrale 3,5 millim. *(Luschka)*; la pression sanguine dans la carotide s'élève à 140—160 millim. de mercure. *Löwenfeld* a montré que ces données ne devaient être acceptées que sous réserve, et cite comme preuve les variations fréquentes qu'il a rencontrées dans le développement des artères cérébrales : il est vraisemblable que cette circonstance joue un rôle étiologique d'une certaine importance dans l'apparition de certaines affections du cerveau. *(Löwenfeld, Arch. f. Psych. und Nervenkrankh.* Bd. XVIII, 3, p. 819 ff. 1887).

1. Hémorragie cérébrale. (Périartérite cérébrale, anévrismes miliaires des artères du cerveau).

a. Anatomie pathologique. — Étiologie.

L'hémorragie due à la déchirure d'un vaisseau est, de loin, l'affection la plus fréquente et la plus importante du cerveau. Si l'on fait abstraction du traumatisme (lésions du crâne avec ou sans fracture) qui peut également donner lieu à des hémorragies de différentes natures, entre la face interne du crâne et la dure-mère décollée, ou bien dans le sac dural ou pial (« hémorragies sous-méningées »), l'hémorragie cérébrale est le plus souvent la conséquence d'un processus pathologique, spécialement de la périartérite diffuse. Décrite pour la

Fig. 79.

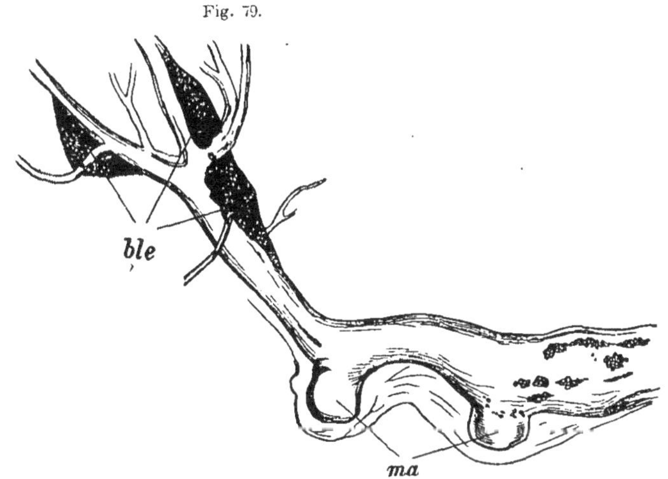

Vaisseau artériel venant d'un foyer apoplectique du cerveau.

ma, Anévrisme miliaire, *ble,* sang extravasé dans l'espace lymphatique de l'adventice.
(D'après *Cornil* et *Ranvier*).

première fois par *Charcot* et *Bouchard* (1868), cette affection débute par la tuméfaction des gaines lymphatiques, puis la musculaire s'entreprend à son tour, ce qui favorise et détermine la formation d'un anévrisme miliaire (fig. 79 et 80) : la rupture de cet anévrisme est la cause de l'hémorragie — et la cause la plus fréquente, puisqu'il a été possible, aux auteurs précités, de démontrer qu'elle intervenait 77 fois sur 77 observations.

Pour se produire, cette déchirure ne nécessite pas toujours l'intervention d'un facteur particulier tel que l'augmentation de la pression sanguine qui se montre passagèrement à la suite d'efforts corporels, de l'éternuement, de la toux, du vomissement ou, d'une façon permanente, dans les affections valvulaires et le rein contracté avec hypertrophie du cœur; assez souvent, aucune de ces causes ne semble intervenir dans sa production.

Les anévrismes miliaires ont un diamètre variant entre 1 et 2 millim., leur consistance et leur coloration sont également très variables; on les trouve de préférence dans le corps strié et la couche optique, dans les circonvolutions et le pont de Varole; elles sont plus rares dans le centre ovale, les pédoncules cérébraux et la moelle allongée : on peut en trouver 2, 3, jusqu'à 100 dans le même cerveau. Par la pression, on en fait sortir des corpuscules blancs du sang, des gouttelettes de graisse et une masse amorphe, granuleuse.

Fig. 80.

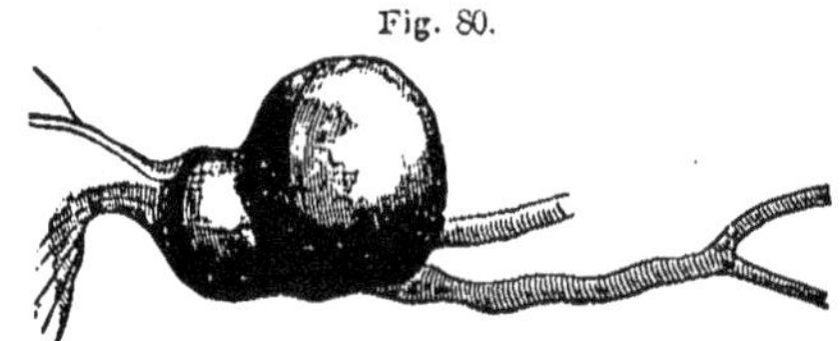

Anévrisme miliaire d'une artériole du noyau caudé. (D'après Marchand).

L'extravasat sanguin, qui résulte de leur déchirure, se présente, à l'état frais, sous forme d'un caillot foncé, de consistance molle; la paroi du « foyer » est rouge, parsemée de petites hémorragies ponctiformes (apoplexies capillaires), déchiquetée. Peu à peu la coloration du foyer devient plus claire, le voisinage s'imbibe d'une sérosité jaunâtre (« œdème couleur citron »). Plus tard, on trouve d'ordinaire le foyer enkysté par une couche de névroglie; la masse fibrineuse du sang extravasé s'est confondue avec les éléments nerveux détruits, et il en résulte la formation d'une cavité à parois lisses et à contenu liquide, qui a reçu le nom de « kyste apoplectique »; l'espace que ce kyste occupe, est moindre que celui de l'hémorragie originaire. Les parois du kyste peuvent se rapprocher par suite des métamorphoses que subit l'épanchement, le développement d'un tissu conjonctif fibrillaire vient alors constituer une « cicatrice apoplectique ».

Les conséquences de l'hémorragie varient d'après son siége, d'après l'importance du vaisseau qui donne — donc, d'après le volume de l'extravasat — et enfin d'après la vitesse d'écoulement du sang. Le siége le plus fréquent de l'hémorragie se trouve dans les gros ganglions *(Charcot, Andral, Rochoux)*, puis, par ordre de décroissance *(Nothnagel)*, dans les autres parties des hémisphères cérébraux, très rarement dans la protubérance ou le cervelet. Cette prédominance est en rapport direct avec la pression sanguine et le volume des différents vaisseaux du cerveau : la section transversale de toutes les artères qui fournissent au tronc du cerveau, est notablement supérieure à celle des vaisseaux de l'enveloppe; l'artère « de l'hémorragie cérébrale » (voyez ci-dessus) a un calibre relativement important (1,5 millim. en coupe transversale), l'hémorragie déterminée par sa rupture est très abondante à cause de sa durée. Son effet, « le moment traumatique de l'hémorragie » est égal au produit de la masse (de sang pénétrant dans le cerveau) par le carré de la vitesse. Celle-ci est proportionnelle à l'élévation de pression sanguine qui règne dans le vaisseau; il s'ensuit que, au point de vue de l'effet produit par l'hémorragie, la pression sanguine est plus importante que la dimension du vaisseau qui saigne.

Dans l'examen des **circonstances étiologiques** jouant un rôle dans la production de l'hémorragie cérébrale, il convient d'établir une distinction entre celles qui provoquent les affections vasculaires favorisant l'hémorragie, et celles qui occasionnent l'hémorragie elle-même : les unes sont les causes médiates, les autres les causes immédiates.

Les causes médiates, prédisposantes, nous sont en général peu connues; on a attribué à la vieillesse un rôle capital dans l'apparition des maladies des vaisseaux, et, en fait, celles-ci sont beaucoup plus rares dans le jeune âge et le minimum de la mortalité par apoplexie tombe entre 5 et 30 ans. Mais vouloir accorder à l'âge une importance prépondérante, serait méconnaître grossièrement la réalité : l'apparition de l'hémorragie cérébrale chez des jeunes gens de 20 à 30 ans, n'est pas excessivement rare, elle démontre péremptoirement que les anévrismes miliaires peuvent déjà se développer dans le jeune âge; et l'hérédité n'est point pour cela une condition essentielle, les jeunes gens victimes de l'apoplexie, peuvent provenir d'une famille parfaitement saine. Nous pouvons répéter ici pour l'hérédité ce que nous avons dit de la vieillesse : son importance dans l'apparition des maladies des vaisseaux, a été exagérée; s'il est vrai qu'il existe des familles où l'attaque d'apoplexie est pour ainsi dire à l'ordre du jour, elles sont, heureusement, exceptionnellement rares; dans la majorité des cas, les affections vasculaires se développent en dehors de toute influence héréditaire. Un habitus particulier semble parfois trahir une prédisposition : certains sujets de taille moyenne, corpulents, au cou trapu et au thorax large, chez qui la moindre excitation, le moindre effort, colorent les joues d'un rouge foncé, sont signalés comme spécialement prédisposés — et souvent avec raison. Mais le médecin qui, dans une pratique étendue, a eu maintes fois l'occasion de voir mourir d'hémorragie cérébrale des hommes maigres, de haute stature et à la poitrine étroite, abandonnera vite l'idée que l'apoplexie exige un habitus spécial.

Le sexe joue évidemment un rôle, les hommes y sont beaucoup plus prédisposés que les femmes; nous verrons plus loin que dans l'embolie cérébrale, c'est tout l'opposé. Cette prédominance du sexe masculin ne me paraît cependant qu'un des facteurs, d'autres méritent d'être pris en considération : en première ligne, le travail professionnel, ensuite, l'abus de l'alcool. Nous ne connaissons presque rien de positif à l'égard de l'influence professionnelle sur l'origine des anévrismes miliaires, et la statistique offre un matériel trop insuffisant pour qu'on puisse apprécier la fréquence des hémorragies cérébrales mortelles dans les diverses professions. Néanmoins, on possède certains points de repère sur l'exactitude desquels il ne peut exister aucun doute, ainsi on sait que les manipulations de certains poisons, du plomb notamment, prédisposent aux affections vasculaires et, par conséquent, à l'apoplexie. Dans une dissertation, écrite sous ma direction, sur l'encéphalopathie et l'arthralgie saturnines, *Schultz* (1885) a attiré l'attention sur la fréquence de l'hémiplégie saturnine, d'accord en cela avec *Berger*. Plus tard, lorsque nous parlerons de l'intoxication par le plomb, nous aurons à revenir sur ce sujet et à expliquer comment on se représente l'action du métal sur le système nerveux. Le danger existe encore pour les ouvriers exposés à la chaleur rayonnante, pour ceux qui travaillent au feu, comme les puddleurs, etc., principalement s'ils sont astreints, de par leur travail, à de grands efforts corporels. Cela n'a rien qui doive nous étonner quand on réfléchit aux troubles de circulation que de telles conditions favorisent; le même inconvénient se présente quand le travailleur doit prendre des attitudes pénibles, se tenir longtemps couché sur le ventre, comme les polisseurs d'agathe, ou rester courbé pendant des heures, comme c'est le cas chez certains houilleurs.

Lorsque nous parlons d'abus de l'alcool, nous avons en vue, non pas tant les ivrognes, mais surtout ce grand nombre d'individus qui, d'habitude, prennent plus d'alcool ou de bière que cela ne paraît raisonnablement indiqué; ces personnes ne s'enivrent pas ou ne le font que très-exceptionnellement, mais, journellement, absorbent, à reprises trop fréquentes, un ou deux

verres de bière ; ils prennent de l'embonpoint par manque
d'exercice, et peu à peu, acquièrent une prédisposition marquée
à l'affection désignée sous le nom de cœur gras, et aux maladies
des vaisseaux, principalement à la sclérose : là réside la véritable cause de la prédominance de l'hémorragie cérébrale dans
le sexe masculin. La dégénérescence graisseuse du cœur peut
d'ailleurs se produire sans que le corps gagne sensiblement en
volume.

L'importance que l'on accorde à la s y p h i l i s dans l'origine de l'hémorragie cérébrale est pleinement justifiée : on ne
peut s'en étonner quand on songe au rôle que joue la syphilis
dans les affections vasculaires du cerveau ; nous reviendrons
encore sur ce sujet dans le courant du présent chapitre ; plus
tard, nous aurons à donner la description des particularités
cliniques de l'hémiplégie syphilitique.

Il est rare de voir l'hémiplégie succéder à la d i p h t é r i e,
accompagnée ou non de paralysie du voile du palais. Dans une
de mes observations où il s'agissait d'une jeune fille de 15 ans,
l'hémiplégie s'établit, quinze jours après la diphtérie, sans
s'accompagner d'aucun trouble de conscience : un traitement
poursuivi des années ne parvint à l'améliorer qu'incomplètement. L'hémiplégie ne s'observe non plus qu'exceptionnellement à la suite d'autres maladies infectieuses, la scarlatine,
par exemple.

Ainsi que nous l'avons déjà fait remarquer, les c a u s e s
i m m é d i a t e s o c c a s i o n n e l l e s de l'apoplexie, ne peuvent pas
toujours être déterminées. Quand elles existent, il est presque
toujours possible de les rapporter à l'augmentation brusque
et plus ou moins considérable, de la pression sanguine : on
comprend facilement que les commotions morales violentes, un
rude travail corporel, un pénible accès de toux, parfois un bain
froid pris après un repas copieux, deviennent chez les gens
dont les artères cérébrales sont malades, l'occasion d'une
attaque d'apoplexie. On prétend que les mois les plus froids de
l'année fournissent le plus de victimes à l'apoplexie — et que,
dans le courant de la journée, il existe deux minima et deux
maxima relativement au nombre des cas mortels. En supposant
la justesse de ces observations, on serait bien embarrassé d'en
donner une explication satisfaisante. On les doit à *Sormani*, qui
s'est fondé sur des recherches statistiques très étendues *(Rev.
clin.* ser. 2, I. 12 décembre 1881). L'état b a r o m é t r i q u e
aurait aussi, d'après lui, son influence : les oscillations brusques
du baromètre élèveraient sensiblement le chiffre de la mortalité
par apoplexie.

b. Symptômes, marche, diagnostic et traitement.

La rupture d'un vaisseau important du cerveau, quel que soit l'endroit où elle se produise, s'accompagne toujours d'un plus ou moins grand nombre de phénomènes sérieux.

Dans des cas exceptionnels, la rupture est précédée de symptômes prémonitoires : il se montre, de temps à autre, dans les extrémités d'une moitié du corps, des troubles de sensibilité, des fourmillements, de l'engourdissement et de la pesanteur dans les membres, des douleurs à la plante des pieds ; de même il se produit, dans les muscles de la face et des bras, certains mouvements choréiformes (hémichorée præ-hémiplégique. *Raymond*). En outre, la moindre cause, une excitation psychique, un verre de vin, occasionnent de la céphalalgie, de la congestion : tous signes qui annoncent que l'ordre normal des choses est troublé. Mais il est bien rare que ces avertissements soient interprétés comme ils le méritent par le médecin ; le plus souvent, ils passent inaperçus et on ne se les rappelle que lorsque la catastrophe est imminente ou qu'elle s'est déjà produite.

L'attaque débute d'ordinaire par une perte de connaissance, s'établissant subitement ou petit à petit ; sa durée varie, suivant la gravité de l'attaque, de quelques minutes ou quelques heures, à un jour ou deux. Plus forte est la pression sanguine, plus grande est la vitesse du sang qui s'épanche, et plus prononcés seront les symptômes généraux dont l'ensemble constitue l'attaque apoplectique. Les troubles de connaissance peuvent s'établir de diverses façons : chez tel malade, pendant des heures avant l'attaque, il se manifeste une surexcitation particulière ; il est agité, troublé, désorienté, même dans la maison, il ne se retrouve pas chez lui, parle avec exaltation ; tel autre se plaint de maux de tête et de vertiges, un troisième, de sensations de chaleur à la tête et d'abattement général — différentes formes d'attaques lentes.

Tous ces prodromes immédiats peuvent faire défaut, et il n'est pas rare de voir un individu être comme frappé de la foudre au milieu de la santé la plus parfaite en apparence, et tomber inanimé, terrassé par l'attaque : apoplexie foudroyante.

Différents tableaux s'offrent alors aux regards du médecin ; le malade semble reposer, dans son lit, d'un sommeil qui tantôt est tranquille, profond, tantôt s'accompagne d'une respiration pénible et d'un ronflement bruyant. Il ne réagit plus d'aucune façon, les appels réitérés, les excitations, même vives, de la peau (piqûres, chatouillements, etc.), restent sans effet. Les yeux

sont clos, et les pupilles, moyennement dilatées, ne réagissent
plus. L'air expiré enfle légèrement les joues, et bientôt on
remarque qu'une des commissures des lèvres est plus abaissée
que l'autre. Si l'on soulève les extrémités, elles retombent lourdement; on n'y provoque plus le moindre réflexe tendineux;
dans les cas graves, les réflexes cutanés sont également perdus,
on n'obtient plus ni le réflexe crémastérien, ni le réflexe plantaire. Le pouls est plein, un peu ralenti, la température normale
ou légèrement en-dessous de la moyenne. L'urine peut parfois
contenir des traces d'albumine, plus rarement de sucre.

Nous avons vu plus haut que cet état pouvait se prolonger
pendant un temps assez variable, depuis quelques minutes à 1
ou 2 jours : suivant que l'hémorragie s'arrête plus ou moins tôt,
cet état se modifie peu à peu, ou bien persiste jusqu'à la mort.
Dans le premier cas, le malade commence à réagir aux excitations fortes, aux appels faits à haute voix, au contact de l'eau
froide, etc.; il ouvre momentanément les yeux, bâille et imprime, de lui-même, quelques petits mouvements à ses membres:
petit à petit, la connaissance revient, le patient cherche à se
faire comprendre par gestes et par mots. Dans les cas les plus
favorables, malheureusement exceptionnels, le médecin peut
assister ainsi à une véritable résurrection, le malade rentre
en pleine possession de lui-même, recouvre la parole, tous ses
mouvements redeviennent libres : on dit alors qu'il y a eu
attaque sans symptômes de foyer.

Mais là où l'hémorragie dure un temps assez long, sous une
pression peu élevée, et ne se termine qu'insensiblement, les
symptômes s'établissent lentement et ne disparaissent pas complètement. Pendant des jours entiers, le patient reste somnolent,
on constate qu'il y a abaissement d'un des angles de la bouche,
d'où la salive s'écoule passivement. Si, à force d'engager le
malade, on parvient à obtenir qu'il exécute de lui-même quelques
petits mouvements, on reconnaît alors qu'il ne remue jamais
que les membres du même côté du corps, que l'autre moitié
reste complètement immobile. Quand le patient sera tout-à-fait
sorti de cet état de somnolence, on devra se rendre à l'évidence :
la moitié du corps a perdu sa motilité, elle est paralysée :
attaque avec symptômes du foyer.

Ou bien enfin, l'hémorragie ne s'arrête pas, elle continue de
par l'élévation de la pression; le malade reste alors plongé dans
le coma, la respiration devient irrégulière, accélérée, le phénomène de *Cheyne-Stokes* apparaît; le pouls augmente de fréquence en même temps que son amplitude diminue, le facies
pâlit, s'altère; en s'introduisant dans les voies aériennes, la

salive détermine le râle trachéal, la mort arrive enfin sans que le malade ait repris connaissance, après un coma qui peut avoir duré des heures et même plusieurs jours. Dans les derniers moments, on observe une élévation lente de la température.

Parfois, au milieu d'une attaque lente, on voit la respiration se modifier brusquement; de tranquille et régulière qu'elle était, elle devient rapide, déréglée et stertoreuse, le trouble de connaissance se change en un profond coma, les réflexes disparaissent et des convulsions tétaniques éclatent dans tout le corps, en même temps qu'il se déclare de la contracture du côté paralysé. On peut admettre alors que l'hémorragie a fait irruption dans un ventricule; le malade est, par le fait même, condamné; d'ordinaire la mort ne se fait guère attendre : quelques heures, c'est la règle, quelques jours c'est l'exception. L'autopsie permet de constater que la quantité de sang ainsi épanché dans le ventricule. est souvent minime, mais on l'y trouve même dans des cas où l'épendyme est épaissi, sclérosé, ce qui plaide de la façon la plus significative pour l'élévation de la pression artérielle *(Wernicke)*. L'irruption du sang dans le 4e ventricule est surtout rapidement mortelle, elle s'accompagne parfois de nystagmus.

La perte de connaissance, à ses différents degrés, depuis le léger vertige jusqu'au coma profond, est le symptôme le plus caractéristique ou du moins le plus significatif d'une attaque d'apoplexie d'origine hémorragique. Elle a encore sa signification quand elle n'est que peu développée, qu'elle ne se trahit que par un embarras passager de la parole, accompagné d'un sentiment de faiblesse qui rappelle la syncope. Chez nombre de patients, il se produit assez bien de ces troubles passagers avant qu'ils ne prennent les proportions d'une attaque apoplectique : ils souffrent de vertiges, de faiblesse ou de lourdeur dans une main, un pied ; de temps en temps, ils ne trouvent plus l'expression juste, ou bien même la parole leur manque complètement pendant un instant; ce sont autant d'avertissements, non point des prodromes directs, mais des signes qui annoncent qu'il se produit, dans le cerveau, des variations de la pression sanguine; si les parois artérielles sont en mauvais état, ces variations peuvent, à un moment donné, aboutir à des phénomènes de la plus haute gravité. Ils constituent des « équivalents apoplectiques ».

Il est excessivement rare d'observer l'absence complète de tout trouble de connaissance, cela n'est possible qu'à la condition que l'hémorragie se fasse goutte à goutte et que la pression intracrânienne n'augmente ainsi qu'insensiblement. Le patient se sent alors frappé subitement d'une défaillance purement corporelle, il s'affaisse sur un siége, et après quelques instants, sans aucun trouble de connaissance, il s'établit une sorte d'état paralytique qui, dans les cas les plus défavorables, se change bientôt en une paralysie complète d'un côté « symptômes de foyer sans attaque ». Il faut aussi ranger ici les cas rapportés par *Romberg, Graves, Andral, Senator*, etc. : pendant la vie, on avait observé de l'hémiplégie et, à l'autopsie, on ne constata aucune trace d'hémorragie, mais seulement une hypérémie cérébrale diffuse ; d'où leur nom de « pseudo-apoplexies ».

Il n'est pas tout-à-fait aussi rare d'observer des cas où le malade se réveille le matin à moitié paralysé, après une nuit d'un sommeil tranquille ; il est difficile de se faire une idée de la façon dont se serait comportée la connaissance du malade si l'accident était arrivé à l'état de veille.

Toute paralysie unilatérale, hémiplégie, survenue au cours ou à la suite d'une hémorragie cérébrale, est, jusqu'à un certain point, susceptible de réparation, mais il est impossible, au début, de reconnaître si cette restitution aura lieu, à quelle époque elle se fera et si elle sera complète ou non. A cette question sont subordonnés des facteurs que nous avons déjà énumérés, tels que l'existence d'une interruption réelle de la voie de conduction cortico-musculaire (p. 186), la destruction irrégulière de ses fibres par l'hémorragie, dans la capsule interne, par exemple ; il se peut aussi qu'elles ne soient que temporairement frappées dans leurs fonctions par l'élévation de la pression : dans ce cas, l'hémorragie arrêtée, la *restitutio in integrum* des tissus nerveux pourra se faire et la paralysie disparaîtra après quelques heures ou quelques jours. Mais s'il existe une réelle interruption de la voie de conduction, l'hémiplégie est incurable, le patient est à jamais privé de la liberté de ses membres du côté affecté : c'est tout au plus si, à la longue, il parviendra à leur imprimer quelques mouvements toujours bien insuffisants.

Il n'est pas rare qu'une première attaque soit parfaitement supportée, que la paralysie disparaisse rapidement et complètement ; mais que quelques jours après, pour une cause insignifiante, il s'en reproduise une seconde qui s'accompagne, celle-là, d'une hémiplégie durable, si elle n'est déjà mortelle dès le début. On doit toujours s'attendre à semblable éventualité, et, pour cette raison — nous voulons le signaler à l'avance — le pronostic de l'apoplexie devra s'entourer d'une réserve extrême, malgré les apparences les plus favorables.

L'attaque peut comprendre certains symptômes con-comitants, dont la durée n'est longue que dans des cas exceptionnels et que, pour cette raison, on peut considérer comme des symptômes de foyer indirects. Parmi eux se trouve la déviation conjuguée des yeux et de la tête (déviation conjuguée de *Prévost)*, qui se fait le plus souvent dans la direction du foyer, de sorte que « les yeux regardent le foyer ». Ce symptôme est lié à l'atteinte du lobe pariétal. *Prévost* et *Landouzy* ont établi la règle suivante : « le malade regarde son hémisphère altéré s'il y a paralysie, il regarde ses membres convulsés s'il y a excitation » (dans l'épilepsie corticale, mentionnée à la p. 181, par ex.). Dans cet état, la tête semble tournée d'un côté, comme par force, les yeux occupent, de la même façon, l'angle correspondant au côté de la déviation, ce qui rend presqu'impossible l'examen des pupilles. Avec ce symptôme, se montre presque toujours une atteinte plus ou moins marquée du sensorium. On s'explique facilement la dispa-rition, d'ordinaire rapide, de la déviation conjuguée, par la faculté, que possèdent les muscles des yeux et de la nuque, de recevoir leur innervation de chacun des hémisphères; si l'un de ceux-ci est frappé d'incapacité, l'autre supplée à ses fonctions. Aussi n'est-ce guère que dans l'hémorragie bilatérale, amenant une paralysie durable des muscles de l'œil, qu'on a vu persister la déviation conjuguée des yeux (v. page 50).

Il est rare que la paralysie de l'oculo-moteur siége du même côté que la paralysie des membres; lorsque cela existe, on se trouve en présence de lésions intéressant le lobul pariétal inférieur.

Après une grave attaque, on peut observer de la polyurie, mais passagèrement, c'est-à-dire pendant un ou deux jours; le poids spécifique de l'urine, qui est faiblement acide, tombe alors à 1003—1002; parfois, on constate la présence d'albumine ou de traces de sucre. Il s'agirait là *(Ollivier)* d'une action sur certains centres siégeant sous le plancher du quatrième ventricule et dont *Claude Bernard*, déjà, avait démontré l'existence. A la suite d'une apoplexie, on n'a jamais observé de polyurie durable; elle se présente au contraire dans les tumeurs de la fosse crânienne postérieure, dans les affections en foyer de la protubérance et de la moelle allongée. Ici on doit l'interpréter comme un symptôme de foyer *(Kahler, Zeitschr. f. Heilk.* VII, 2, 3. 1886).

Dans l'examen d'une hémiplégie récente, c'est-à-dire ne datant que de quelques jours à une semaine, on devra tenir compte des considérations suivantes :

Le facial et l'hypoglosse méritent surtout d'attirer notre attention. Le facial est atteint dans son trajet central, lésion qui se traduit par une paralysie bien caractérisée, ou seulement par de la parésie, occupant ses branches inférieures; la supérieure est ordinairement indemne; le patient est dans l'impossibilité de gonfler la joue paralysée, de siffler, tandis qu'il peut plisser son front symétriquement et avec facilité. Un examen attentif permet en outre de constater que la difficulté des mouvements des muscles faciaux se borne, du côté malade, plus spécialement aux mouvements volontaires qui peuvent s'effectuer d'un seul côté à la fois; les mouvements d'expression mimique, le rire, l'action de pleurer, sont au contraire exécutés d'une manière satisfaisante, pour cette raison, déjà citée, que les mouvements involontaires des muscles de la face sont assurés par chacun des hémisphères cérébraux. Cet état pathologique du facial peut durer plus ou moins de temps : parfois, il suffit de quelques jours pour que toute trace de cette asymétrie de la figure disparaisse complètement; d'autres fois elle est encore visible après des semaines, exceptionnellement elle est définitive.

Sous ce rapport, elle ressemble aux troubles de langage que la lésion de l'hypoglosse détermine, troubles qui reposent essentiellement sur un défaut d'articulation et gênent plus le malade lui-même que ses interlocuteurs. L'embarras de la parole disparaît parfois déjà après quelques heures, d'autres fois, il est encore manifeste après des mois, des années même, alors que depuis longtemps, la restitution des fonctions de la moitié du corps paralysée est déjà fort avancée. C'est à l'atteinte de ce même nerf, (qui innerve le génio-glosse, comme on le sait), qu'il faut attribuer l'impossibilité où se trouve le patient de tirer la langue sans qu'elle dévie. La déviation a lieu du côté malade, parce que le génio-glosse indemne l'emporte sur l'autre et le refoule de côté.

L'état du voile du palais varie suivant les cas : le voile est parfois abaissé du côté de l'hémiplégie, d'autres fois, il paraît normal. La luette se trouve déviée tantôt du côté sain, tantôt du côté malade; on peut aussi la trouver à sa place habituelle; quoi qu'il en soit, il n'en résulte aucun trouble fonctionnel.

L'examen de la sensibilité permet de constater, pendant les premiers jours, une notable diminution, surtout de la sensibilité douloureuse, de la sensibilité tactile et de la sensibilité à la pression : du côté paralysé, le malade ne ressent plus du tout, ou seulement imparfaitement, les piqûres d'épingle.

Parmi les **nerfs des sens**, c'est surtout le n. optique qui prend part aux troubles fonctionnels : l'hémiopie du côté correspondant à la lésion, est souvent la conséquence de l'apoplexie *(Govers)*; fréquemment aussi l'amblyopie.

L'odorat et le **goût** ne paraissent pas sensiblement affectés. On observe assez communément une **diminution** de **l'ouïe** ne permettant plus au patient de distinguer la parole à une distance de 15 à 20 mètres. La surdité complète semble, au contraire, ne s'être jamais présentée à la suite d'une attaque d'apoplexie.

L'examen de la motilité démontre que les extrémités d'une moitié du corps sont frappées de paralysie (hémiplégie) ou qu'elles ne se meuvent plus qu'avec peine (hémiparésie). Dans le dernier cas, le bras paraît généralement plus gravement atteint que la jambe, et la main plus que le bras; il arrive même que les mouvements s'accomplissent à peu près normalement dans les articulations de l'épaule et du coude, et que les doigts seuls soient raides; avec cela, la motilité de la jambe peut être intacte. Nous avons déjà énoncé les raisons pour lesquelles les muscles de la mastication et de la respiration échappaient, pour ainsi dire complètement, à l'action de la paralysie; la musculature du tronc n'y participe que très modérément; c'est le trapèze qui est le plus affecté parmi eux; l'épaule malade ne peut plus être relevée aussi facilement que l'autre.

Dans les premiers jours qui suivent l'attaque, les **réflexes tendineux et cutanés** sont entièrement abolis ou seulement affaiblis : comme nous le verrons bientôt, cet état de choses subit bientôt de notables changements.

D'habitude, le **sensorium** redevient complètement libre après 1 à 4 jours, surtout dans les cas qui ont une tendance à l'amélioration; les malades reprennent l'entière possession d'eux-mêmes, se souviennent exactement de ce qui s'est passé jusqu'aux moments qui ont précédé l'attaque; ils ne peuvent naturellement donner aucun renseignement sur les faits plus récents, pas plus qu'il ne leur est possible d'avoir conscience de l'état où ils se trouvaient immédiatement à leur sortie du coma. Le **moral** du patient se ressent nécessairement de son incapacité corporelle, il est cependant, en règle générale, meilleur qu'on n'oserait l'espérer. Le sommeil est troublé et interrompu pendant plusieurs semaines encore, les malades sont agités, se retournent sur leur couche, ne peuvent garder longtemps la même position.

La **marche ultérieure** de l'affection varie essentiellement, suivant que l'hémiplégie constitue un symptôme direct ou un symptôme indirect.

Les cas les plus favorables d'hémiplégie indirecte, sont d'ordinaire sensiblement améliorés, sinon complétement guéris, au bout de quelques semaines; l'asymétrie de la figure, la déviation de la langue, disparaissent; la parole redevient ce qu'elle était auparavant, le membre inférieur a recouvré tous ses mouvements; une certaine faiblesse, un peu de maladresse de la main affectée, rappellent seules le danger couru. Dans des cas plus sérieux, le rétablissement nécessite deux ou trois mois. Plusieurs semaines après l'attaque, on constate encore la persistance de troubles bien marqués de la motilité et de la sensibilité, le patient ne parvient à se déplacer qu'avec peine dans sa chambre et en s'aidant d'une canne, le bras et la main sont encore complètement hors de service. On peut cependant reconnaître, dans les muscles paralysés, des progrès légers, mais continuels, vers la guérison.

Si l'hémiplégie est directe, il peut aussi se présenter des variantes dans la marche.

Toutes sont caractérisées par la persistance des symptômes de foyer : on se convaincra une fois de plus que l'hémiplégie incurable ne suppose pas toujours une attaque d'apoplexie grave avec symptômes initiaux inquiétants; seule, la déviation conjuguée des yeux est un signe qui se présente volontiers dans l'hémiplégie définitive, son existence engage *a priori* à poser un pronostic défavorable quant au rétablissement complet.

Pendant les 3 ou 4 premières semaines, il ne se produit que des changements insignifiants dans l'état du patient. Les parties paralysées sont inertes, elles accusent une certaine élévation de température, $\frac{1}{2}$ à 1° C : le moindre mouvement reste toujours impossible, la parole est encore embrouillée et la figure de travers. Ce n'est qu'après un laps de temps variant de 3 à 6 mois, que l'on pourra s'attendre à voir survenir quelque amélioration de la motilité qui permette au malade, toujours au lit, de remuer faiblement quelques orteils et la jambe; les mouvements de la cuisse sont à peine possibles, ceux du bras et de la main, complètement impraticables. En pareil cas, l'amélioration que l'on pourra espérer ne sera jamais que faible, il persistera toujours des défectuosités fort sensibles. Au bout de 6 à 12 mois, le patient parvient à se servir d'une façon très caractéristique de sa jambe paralysée, devenue plus longue grâce à la laxité des articulations du pied : pour marcher, le patient, qui se trouve dans l'impossibilité de fléchir l'articulation coxo-fémorale du côté malade, porte la jambe de ce côté en avant en exécutant le mouvement avec tout le bassin, cette jambe décrit ainsi, en traînant par terre, un demi-cercle autour de la jambe saine. Cela fait, le poids du corps est porté sur la jambe parétique dont l'articulation du genou s'est étendue passivement, et le restant du pas s'accomplit en se servant de cette jambe comme d'une échasse *(Wernicke)*. Plus tard les progrès s'affirment par la disparition des mouvements de circumduction du bassin : dès lors la jambe parétique n'est plus que traînée. Le relèvement du bassin et la flexion de la hanche rendent la m a r c h e si caractéristique que l'on peut poser le diagnostic à première vue, surtout quand il existe en même temps de la parésie du membre supérieur.

Le b r a s est dans une légère abduction, l'avant-bras fléchi et la main pendante; les doigts accusent de la c o n t r a c t u r e d e s f l é c h i s s e u r s, qui les rend impropres à tout usage; le malade ne peut saisir aucun objet à sa portée, de quelque dimension qu'il soit : il lui est pour ainsi dire impossible de lever le bras, et il ne parvient à exécuter que d'insignifiants mouvements de l'avant-bras sur le bras. A la j a m b e, il se développe plus fréquemment de la contracture dans l'extension que dans la flexion, et, fait assez remarquable, cette contracture est moins accusée et moins gênante le matin au réveil; elle s'accentue au contraire pendant la journée.

Les c o n t r a c t u r e s, qui ne font que bien rarement défaut dans les hémiplégies anciennes, sont très vraisemblablement dues à l'absence de mouvements du bras et au raccourcissement des muscles qui en est la conséquence. La preuve en est dans ce fait qu'on peut les empêcher d'apparaître en imprimant au membre, aussitôt que possible, des mouvements passifs systématiques; de plus, lorsqu'elles existent déjà, l'application du courant galvanique, qui provoque des mouvements passifs, permet de les modifier favorablement dans une certaine mesure. On ne peut cependant pas expliquer comment il se fait que les contractures n'apparaissent pas dans tous les cas, et que, chez certains malades, les extrémités paralysées demeurent flasques pendant toute la vie. On doit admettre également, dans l'apparition des contractures, l'intervention d'altérations anatomopathologiques, principalement de la dégénérescence secondaire des voies pyramidales, comme l'admet *Charcot;* les contractures seront d'autant plus marquées que la dégénérescence secondaire est plus avancée.

Un phénomène qui accompagne les contractures et se montre même souvent avant elles, est l'e x a g é r a t i o n des réflexes tendineux. En percutant les tendons du biceps et du triceps du bras, le tendon rotulien et le tendon d'Achille, on provoque d'énergiques contractions; la percussion du tendon d'Achille détermine encore le phénomène du pied — nous aurons à y revenir plus tard — celle des os, du tibia par ex., s'accompagne d'une contraction de la jambe (« réflexe périostique »). On n'est pas non plus fixé sur la question de savoir si l'exagération des réflexes doit être attribuée aux modifications dégénératives de la voie pyramidale ou à la perte de certains mécanismes d'inhibition des réflexes, dont le siége serait dans le cerveau. En faveur de cette dernière hypothèse, on pourrait citer ce fait que l'augmentation des réflexes est souvent observée déjà quelques jours après l'attaque, alors qu'il ne peut encore être question de dégénérescence de la moelle épinière.

Les réflexes cutanés se comportent d'une façon complètement opposée à celle des réflexes tendineux; du côté paralysé, ils sont, dans la majorité des cas, ou bien entièrement abolis, ou tout au moins diminués : c'est surtout le cas pour le réflexe abdominal et le réflexe crémastérien, dont la conservation est exceptionnelle.

La sensibilité peut être redevenue normale après que les troubles du début se sont dissipés, ou bien elle est perdue à jamais: il existe alors de l'hémiplégie et de l'hémianesthésie et la lésion siége dans la partie postérieure du segment postérieur de la capsule interne. L'hémianesthésie embrasse, dans ce cas, toute la moitié du corps, y compris les muqueuses, elle s'étend jusqu'à la ligne médiane en occupant et le tronc et la face : on constate parfois que le domaine du trijumeau est resté indemne.

Dans les cas légers, les troubles de sensibilité sont seulement limités aux extrémités, ils intéressent plus le sens du toucher que la sensibilité douloureuse. Les patients ressentent les piqûres d'épingle, mais, les yeux fermés, il leur est impossible de les localiser; ils se trompent dans l'appréciation des objets qu'on leur donne à reconnaître au toucher, ils ne parviennent plus à attacher un bouton de petites dimensions. Le sens musculaire est assez souvent entrepris au point que le malade ne peut se rendre compte de la position que l'on a fait prendre à sa main, pendant qu'il a les yeux fermés.

A propos de la sensibilité, *Oppenheim* (v. bibl.) a fait cette observation que, dans l'hémiplégie nucléaire, le malade ne ressent souvent que d'un côté une irritation portant sur les deux moitiés, ainsi, par ex., si on le pique en même temps aux deux cuisses, il ne ressent qu'une seule piqûre, naturellement celle du côté non paralysé.

Une hypéresthésie durable, siégeant du côté de la paralysie, décrite par *M. H. Fischer (Arch. de physiol. norm. et pathol.*, 15 février 1887, IX, p. 185), est certainement une forme des plus rares de troubles de sensibilité.

L'état psychique des patients varie de l'un à l'autre : parfois le malade semble avoir repris ses facultés premières, c'est à peine si, à l'examen le plus minutieux, on parvient à déceler une certaine faiblesse de l'intelligence et de la volonté ; d'autres fois, il se développe une sorte de faiblesse irritable, le patient pleure facilement, change rapidement d'humeur ; quoiqu'il se montre récalcitrant, on en vient cependant aisément à bout. Enfin, dans certains cas, la dépression des facultés psychiques saute aux yeux : le malade oublie les choses les plus ordinaires, le nombre et le nom de ses enfants, par exemple, confond les lieux, les heures, ne sait plus les dates ; outre cela, il peut aussi exister chez lui des idées vraiment délirantes, des hallucinations. Dans certains cas, il s'établit une démence complète qui évolue de la même façon que la paralysie progressive. A ce sujet, *Legrand du Saulle* a publié une étude intéressante, faite sur les apoplectiques de la Salpétrière *(Gazette des hôpit.* 68-71. 1881).

A la suite des hémiplégies graves, incurables, il peut se développer certains troubles moteurs auxquels on a donné le nom de posthémiplégiques (v. l'ouvrage de *Greidenberg*, cité à la bibliographie). A leur tête se trouve l'hémichorée, qui consiste en mouvements involontaires et désordonnés, dont les membres paralysés sont le siége, mouvements qui augmentent sous l'influence des excitations morales et pendant les actes intentionnels, et disparaissent au contraire complètement pendant le sommeil. C'est surtout aux extrémités supérieures qu'ils se font le plus remarquer ; ils succèdent le plus souvent à l'hémiplégie infantile. L'hémiataxie, décrite par *Grasset* (v. bibl.), accompagne d'ordinaire la chorée, dont elle n'est d'ailleurs qu'une variété. *Charcot* place le siége de la lésion dans les parties postérieures de la capsule interne, de la couche optique et dans le pied de la couronne rayonnante. Nous parlerons de l'hémiathétose, lorsque nous traiterons des paralysies cérébrales chez les enfants.

On a décrit, sous le nom de « mouvements associés », une seconde espèce de troubles moteurs consistant également en mouvements involontaires ; ces mouvements sont exécutés par le membre paralysé pendant que le patient se sert du membre sain ; ainsi, lorsque le malade imprime au bras droit indemne un mouvement quelconque, le bras gauche paralysé exécute ce même mouvement, bien entendu dans les limites compatibles avec l'existence des contractures. Il ne faut pas confondre les mouvements associés avec les mouvements réflexes que l'on provoque dans l'extrémité paralysée en excitant le membre sain (à l'aide de piqûres, du courant d'induction, etc.). Il m'a été donné d'observer, pendant des mois, un singulier mouvement associé. C'était chez un vieil hémiplégique; chaque fois qu'il bâillait, le bras gauche se relevait involontairement en se mouvant dans l'articulation de l'épaule; pendant toute la durée du bâillement, il restait ainsi suspendu en l'air, puis retombait lourdement. Le membre sain pèut aussi se remuer involontairement lorsque le patient veut se servir du membre malade, et il est arrivé à plus d'un hémiplégique qui essayait en vain de fléchir sa jambe malade, de voir, à son grand étonnement, se plier sa jambe saine sans que sa volonté fût le moins du monde intervenue. Dans l'exécution des mouvements intentionnels auxquels coopèrent un groupe de muscles déterminé, parfois il apparaît d'abord une contraction des antagonistes, ainsi, par ex., si le malade veut étendre ses doigts fléchis, le mouvement débute par une augmentation de la flexion, et alors seulement, l'extension se produit *(Hitzig)*. D'après nos observations, ces faits sont exceptionnels. Des mouvements associés que l'on peut remarquer souvent, sont ceux qui se passent dans la moitié paralysée de la face lors des mouvements de la moitié saine; pendant le rire, par ex., les muscles du côté paralysé se contractent tout autant et même davantage que ceux de l'autre côté; mais ici, la cause est tout autre que celle des mouvements associés cités en premier lieu.

On a émis différentes hypothèses pour expliquer les mouvements associés *(Westphal, Benedikt, Broadbent, Ross.)*; aucune ne satisfait complètement. Il est très possible que les troubles moteurs dont il s'agit, soient de nature réflexe *(Charcot* et *Brissaud)*.

Nous rencontrons, en troisième lieu, le t r e m b l e m e n t : ce n'est pas un symptôme rare, surtout cette forme de tremblement qui se montre dans les membres paralysés pendant les mouvements intentionnels; il est au contraire exceptionnel que le tremblement posthémiplégique se continue pendant le repos absolu des extrémités. Je l'ai rencontré le plus fréquemment chez les sujets qui souffraient, en outre, de troubles de la sensibilité, d'accès douloureux, dans les extrémités paralysées. A première vue, on pourrait assez facilement confondre le tremblement posthémiplégique avec la paralysie agitante unilatérale (hémiparalysie agitante), d'autant plus facilement que, dans les deux affections, le nombre d'oscillations est sensiblement le même, 4 3/4 à 5 1/4 par seconde. Jamais, je n'ai observé chez les hémiplégiques, ce tremblement intentionnel tel qu'on le décrit comme pathognomonique de la sclérose multiple. Le tremblement posthémiplégique reconnaît probablement pour cause l'augmentation générale de l'excitabilité réflexe : disons-le en passant, cette augmentation, que l'on ne constate qu'exceptionnellement dans les cas de tremblement d'autre nature, semble au contraire jouer ici le rôle principal.

Un fait certainement très intéressant, et qui a son importance pratique, c'est que les extrémités non paralysées, qui semblent donc complètement saines, subissent, au cours de l'hémiplégie définitive, certaines altérations que l'on doit considérer comme absolument pathologiques. *Pitres* (v. bibl.) a observé que le bras valide perd de sa force, surtout au début de l'hémiplégie : d'après lui, cet affaiblissement se chiffre, en moyenne, par une perte de 38 à 40 %; il n'y a pas d'augmentation des phénomènes tendineux. La jambe subit le même sort, plus fortement même que le bras, et perd jusqu'à 50 %. C'est ainsi que le malade, qui, au lit, pouvait remuer facilement la jambe saine, ne peut guère s'en servir lorsqu'il est debout et veut marcher. *Pitres* a encore signalé une augmentation du phénomène du genou (réflexe patellaire) du côté sain chez les hémiplégiques, et on peut contrôler tous les jours la justesse de cette observation. *Westphal* et *Déjérine* ont affirmé l'existence du phénomène du pied; presque tous les observateurs *(Hallopeau, Brissaud, Féré),* sont unanimes à reconnaître qu'il est exceptionnel d'observer l'apparition de contractures tardives aux extrémités saines (bras ou jambe). Les altérations que subit ainsi la moitié du corps soi-disant saine, sont souvent plus importantes et plus sensibles pour le malade qu'on ne pourrait le croire à première vue.

Il est assez fréquent que les extrémités paralysées deviennent le siége de troubles trophiques vaso-moteurs. Au début, la peau, du côté malade, se montre plus rouge et plus chaude que de l'autre côté; plus tard, elle devient plus froide, et offre souvent une teinte cyanosée. Le gonflement œdémateux qui apparaît fréquemment aux extrémités affectées, doit être rapporté au ralentissement des courants sanguin et lymphatique par défaut de contractions musculaires. Chez un de mes malades, dont la première attaque, assez grave, remontait à deux ans, et qui en avait gardé certaine défectuosité de la parole, il se reproduisait de temps à autre de légers retours de l'hémorragie; la parole, de passable qu'elle était, redevenait incompréhensible, et, en même temps, sur tout le corps, non pas seulement du côté malade, apparaissait une éruption d'urticaire qui durait aussi longtemps que se maintenaient les manifestations cérébrales. Il s'agissait, sans aucun doute, d'une perturbation dans l'innervation des vaso-moteurs destinés aux vaisseaux cutanés, avec récidive chaque fois qu'augmentait passagèrement la pression intracrânienne.

Charcot a décrit un décubitus malin aigu, débutant, du 2ᵉ au 4ᵉ jour, à la région fessière du côté paralysé, par une tache rouge qui, en quelques jours, aboutit à des escharres gangréneuses, brunâtres, sèches, mesurant 6 à 7 centim. de largeur : la terminaison est toujours fatale. *Charcot* attribue ce décubitus à un trouble trophique, à une altération des tissus dépendant uniquement de l'influence nerveuse.

La nutrition des parties paralysées reste généralement assez satisfaisante pendant des années. Il se développe parfois un certain degré d'atrophie par inactivité, mais l'excitabilité reste normale pour les deux courants. Dans certains cas exceptionnels, une atrophie musculaire prononcée atteint les extrémités affectées, bien que celles-ci, tout en ayant perdu leur motilité, aient continué à être utilisées : il faut bien alors exclure l'atrophie par inaction et supposer que certains centres trophiques de l'écorce cérébrale, dont le siége est d'ailleurs inconnu, ont été intéressés par la lésion.

La production simultanée d'une hémorragie dans chacun des hémisphères, est certainement une grande rareté. On comprend facilement que semblable éventualité puisse donner lieu à des symptômes d'une gravité peu commune — hémiplégie bilatérale, c'est-à-dire paralysie des quatre extrémités, paralysie bilatérale du facial et de l'hypoglosse, amaurose, anesthésie totale.

Le **diagnostic** de l'hémorragie cérébrale peut se heurter à de sérieuses difficultés; il n'est réellement facile à poser que dans le cas où il se produit, chez un sujet ne souffrant pas d'affection valvulaire, une perte de connaissance, subite ou non, suivie d'une paralysie ou parésie de la moitié du corps : si l'on parvient à exclure l'hystérie, il ne peut plus exister aucun doute sur l'existence d'une hémorragie cérébrale avec hémiplégie consécutive.

Il en serait tout autrement si l'on devait poser son diagnostic avant que l'on ait pu se rendre compte de l'existence et de l'extension des troubles moteurs, en n'ayant pour tout point d'appui que la perte de connaissance. Quels sont donc, outre l'hémorragie cérébrale, les affections qui peuvent s'accompagner de cette perte de connaissance, et à quels caractères particuliers pourra-t-on les distinguer?

La défaillance, syncope, sera difficilement confondue avec l'apoplexie ; les symptômes concomitants, particulièrement la pâleur de cire, la petitesse et l'accélération du pouls, la sueur froide qui couvre la figure et le corps, permettront d'éviter toute erreur ; d'ailleurs, le symptôme capital, la perte de connaissance, n'est généralement pas de longue durée : le malade reviendra vite à lui si l'on a soin de le coucher la tête basse, si on lui jette de l'eau froide à la figure et lui fait respirer de l'ammoniaque, de l'eau de Cologne, etc. Ici donc, le diagnostic pourra être posé, *ex juvantibus*, en quelques minutes.

On pourrait encore avoir affaire à une attaque épileptique sans convulsions, ou au coma qui fait ordinairement suite à l'attaque d'épilepsie : ici aussi, la perte de connaissance est complète, et si l'entourage ne peut fournir de renseignements sur l'existence des convulsions, ou si l'on ne découvre pas de morsures à la langue, il sera impossible de poser le diagnostic avec une entière certitude. En l'absence de convulsions, on peut parfois retirer quelque indice utile de l'aspect du patient : chez certains épileptiques, la figure est très pâle, dans l'hémorragie cérébrale, elle est souvent d'un rouge foncé ; cette règle n'a cependant rien d'absolu.

La perte de connaissance qui se montre si fréquemment au cours de la méningite, sera reconnue à l'état du pouls et de la température, à la forme du ventre creusé en bateau, à l'agitation et à la raideur de la nuque, enfin parfois, à la papille de stase.

Au début et au cours de la paralysie générale progressive (démence paralytique), il peut se produire des attaques apoplectiformes ressemblant, à s'y méprendre, à celles de l'hémorragie : les anamnestiques, et plus tard la section, sont seules capables de déceler leur nature paralytique ; en l'absence d'anamnèse, le diagnostic différentiel est impossible.

Les intoxications chloroformique et alcoolique, s'accompagnent parfois de perte de connaissance complète ; l'homme à un degré d'ivresse excessif est tout aussi difficile à réveiller qu'un apoplectique ou un épileptique : on pourrait donc se trouver un peu embarrassé en certains cas, si on ne peut, par exemple, se procurer aucun renseignement sur les circonstances qui ont précédé la perte de connaissance. Cependant, on n'éprouvera d'ordinaire aucune difficulté à asseoir son diagnostic, l'odeur des substances absorbées, l'apparition rapide de la réaction à la suite de frictions cutanées énergiques, etc., mettront facilement sur la voie. Aussi longtemps qu'il y aura du doute, on devra s'abstenir de tout moyen thérapeutique.

Il n'est permis de songer à une **intoxication par l'opium ou la morphine**, que si l'on trouve les pupilles du malade remarquablement rétrécies : le myosis excessif de l'intoxication par l'opium ne se rencontre, et encore très rarement, que dans l'hémorragie de la protubérance, rapidement suivie de mort dans la plupart des cas.

Il sera aisé d'exclure le **coma urémique** si l'on peut se procurer de l'urine et qu'on n'y découvre ni albumine, ni cylindres : outre les anamnestiques, on aura encore à tenir compte de l'état du cœur, éventuellement de l'hypertrophie de cet organe.

On peut en dire autant du **diabète**, le **coma diabétique** se distingue souvent par l'odeur spéciale de l'haleine, rappelant les fruits; mais on ne pourra faire entrer cette particularité en ligne de compte que si l'on trouve du sucre dans les urines, ou si antérieurement, la présence du sucre a été constatée à différentes reprises.

La distinction de la **nature anatomique** d'une hémiplégie peut aussi, dans certaines circonstances, présenter de sérieuses difficultés. On pourra s'aider des observations suivantes :

Les circonstances concomitantes permettront seules de reconnaitre si l'hémiplégie consécutive à l'attaque est d'origine **hémorragique ou embolique** : la présence de lésions valvulaires et l'athéromasie plaident pour l'embolie ; une affection des reins, l'hypertrophie du cœur, l'albuminurie, pour l'hémorragie. Mais on peut poser comme règle qu'un diagnostic certain n'est possible que dans la moitié des cas.

L'hémiplégie méningitique, qui présente en commun avec l'hémiplégie hémorragique l'étendue à toute la moitié du corps et la déviation conjuguée des yeux, s'accompagne, comme nous l'avons vu, de la raideur caractéristique de la nuque et de la forme de l'abdomen en bateau, signes qui serviront à la différencier ; s'ils n'existaient pas, il deviendrait impossible d'affirmer que l'hémiplégie dépend exclusivement de la méningite.

Enfin, l'hémiplégie hystérique ne pourra être diagnostiquée avec certitude, si sa durée est longue et si elle ne s'accompagne d'aucune autre manifestation hystérique, d'anesthésies, de contractures. Elle peut affecter les mêmes particularités que l'hémiplégie hémorragique et, dès lors, le praticien le plus adroit ne pourrait asseoir sa conviction. Dans ces derniers temps, *Charcot* a signalé un symptôme particulier, véritable stigmate de l'hémiplégie hystérique : il consiste dans l'existence passagère d'une contracture dans la musculature de la joue d'un côté, avec déviation prononcée de la langue dans le même sens. Cet « hémispasme glosso-labial » ne se montre jamais en cas de lésion organique des voies pyramidales, on peut le considérer comme pathognomonique pour l'hémiplégie hystérique (v. *Brissaud* et *Marie*, bibl.).

Lorsqu'il s'agira, dans le diagnostic, de préciser le **siége de l'hémorragie,** il ne faudra pas oublier que l'existence d'une hémiplégie ne permet pas, par elle-même, de répondre à cette question : aussi longtemps qu'on ignore si l'hémiplégie est directe ou indirecte, on en sera réduit aux conjectures ; et si l'on considère que l'hémiplégie indirecte peut, dans certains cas, persister des années, on comprendra facilement à combien de causes d'erreur le diagnostic de localisation est exposé. Sans doute, dans un grand nombre de cas d'apoplexie suivie d'hémiplégie, il est permis de soupçonner une lésion de la capsule interne, et en pratique, on a pris l'habitude d'associer une certaine forme typique de paralysie unilatérale, accompagnée de troubles plus ou moins étendus de la sensibilité, avec l'existence d'une lésion de la capsule ; mais il ne faut jamais oublier, en présence d'un cas semblable, qu'il peut apparaître de l'hémiplégie indirecte à la suite de lésion de n'importe quelle partie du cerveau, du lobe frontal, du lobe temporal ou occipital, de la couche optique, du noyau caudé et de la capsule interne, et que ces hémiplégies indirectes peuvent fort bien avoir une durée dépassant quelques jours ou quelques semaines. Aussi le praticien prudent conservera-t-il toujours certaine réserve et ne se prononcera-t-il avec une entière certitude que s'il a à sa disposition d'autres symptômes de foyer directs : parmi ceux-ci, citons l'aphasie sensorielle pour le lobe temporal gauche, l'hémiopie pour le lobe occipital, la chorée posthémiplégique pour la couche optique (très vraisemblablement), la paralysie alterne de l'oculo-moteur pour le pédoncule cérébral, et la paralysie alterne du facial pour la protubérance.

Après tout ce que nous avons dit, il n'y a pas grand chose à ajouter touchant le **pronostic.** Toute hémorragie cérébrale est une maladie grave, compromettant l'existence, ou plutôt, elle est l'indice d'une affection grave des artères, sans laquelle l'hémorragie ne se produirait jamais, affection arrivée à un degré tel que la vie est sérieusement menacée. Du jour où une hémorragie s'est déclarée, on peut s'attendre à chaque instant à la voir se répéter, la condition *sine qua non*, la fragilité des parois artérielles, constitue en effet une prédisposition permanente et irrémédiable à sa reproduction.

Lorsqu'on se trouve en présence d'une attaque d'apoplexie récente, poser un pronostic certain, dire quelles en seront les suites, est chose complètement impossible. L'intensité de la perte de connaissance peut, il est vrai, offrir quelques points d'appui; plus les troubles de la conscience sont prononcés, plus grande est l'importance traumatique de l'hémorragie, et plus défavorables seront en général, toutes proportions gardées, les prévisions relatives à la vie aussi bien qu'au rétablissement. Mais, il peut se présenter des exceptions; on peut voir un coma grave, ayant duré des heures, non-seulement n'être pas suivi de mort, mais ne donner même lieu à aucun symptôme de foyer tel que l'hémiplégie. Un rétablissement complet survient qui peut durer des années. Ces cas ne sont malheureusement que des exceptions, et, en règle générale, une hémorragie considérable aboutit à la mort ou à l'hémiplégie.

En ce qui concerne le **pronostic des symptômes en particulier,** symptômes de foyer directs ou indirects, il est presque inutile de rien ajouter à ce qui a été dit antérieurement. Les symptômes indirects se dissipent d'ordinaire au bout d'un temps plus ou moins long, et leur existence n'interdit pas l'espoir d'une guérison complète. Les symptômes directs ne sont, au contraire, susceptibles de restitution fonctionnelle qu'à la condition qu'il se développe, dans l'hémisphère sain, une innervation qui se charge des fonctions de l'hémisphère malade : cette innervation se produit, par exemple, dans la paralysie unilatérale de la face et de la langue, et dans la déviation latérale des yeux (lésion du lobule pariétal inférieur, page 170); on peut encore la voir s'établir dans l'aphasie motrice, quand le malade est capable d'apprendre à parler avec son hémisphère droit (lésion de la circonvolution de *Broca)*. Mais dans l'hémiplégie directe, consécutive à une lésion de la capsule interne, jamais cette suppléance n'aura lieu, les symptômes de cette nature sont incurables, le retour des mouvements volontaires est toujours imparfait. Nous verrons cependant bientôt que, grâce aux efforts d'un traitement entendu, on peut leur imprimer une légère amélioration qui est souvent d'un prix inestimable pour le patient.

Traitement. L'affection vasculaire, cause de l'hémorragie cérébrale, se trouve au-dessus de nos ressources thérapeutiques : nous ne possédons aucun moyen de faire disparaître les anévrismes miliaires dont il a été question (page 213) : tout ce que nous pouvons faire, c'est combattre les symptômes qui accompagnent ou qui suivent l'hémorragie. A ce point de vue, nous devons considérer : 1) l'attaque apoplectique elle-même, 2) les altérations anatomiques produites dans le cerveau par l'hémorragie, et 3) les manifestations de foyer, la paralysie ou la parésie de la moitié du corps, et, en général, tous les troubles de motilité ou de sensibilité qui dépendent de l'attaque et qui n'existaient pas avant elle.

· *a)* Le traitement de l'attaque apoplectique diffère suivant qu'il s'agit d'une attaque rapide ou d'une attaque lente. Dans le premier cas, on peut admettre que l'hémorragie est déjà arrêtée lorsqu'on se trouve en présence du malade; dans le second cas, il faut supposer qu'elle dure encore, et dès lors, il faut s'efforcer d'y mettre un terme. On y arrive par la saignée, qui amène une diminution de pression sanguine : on devra y recourir sur le champ chaque fois qu'après ou pendant une hémorragie cérébrale, le patient présente d'énergiques pulsations des carotides, une suractivité cardiaque tumultueuse, une coloration rouge, congestive, de la face. Le résultat est souvent surprenant, le malade qui était dans un profond coma, dont la respiration était stertoreuse, irrégulière, commence, aussitôt après la saignée, à respirer tranquillement, il est visiblement soulagé, se remue, ouvre les yeux et reprend connaissance : en pareil cas, la saignée est le seul moyen indiqué, le seul rationnel qu'aucun autre ne peut remplacer, qui sauve vraiment le malade. Si le pouls est petit, la figure pâle, les tons du cœur faibles, il ne viendra assurément à l'esprit de personne de faire une soustraction sanguine; on s'adressera au contraire aux excitants, en les administrant et les choisissant avec prudence. On pourra essayer les lavements vinaigrés, les sinapismes, les injections d'éther. On évitera avec le plus grand soin de produire des variations de pression sanguine au cerveau : les déplacements du malade dans son lit, les appels répétés afin de le tirer du coma, sont capables de les déterminer. Le médecin défendra donc ces manœuvres et assurera au malade une tranquillité parfaite. Si la face est congestionnée, on couchera le patient en donnant à la tête un certain degré d'élévation et on le laissera dans cette position. Les soustractions sanguines locales, si elles ne sont pas directement nuisibles, n'offrent aucune utilité : lorsqu'il y a indication de soustraire du sang, c'est à la phlébotomie qu'il faut s'adresser : déjà en raison des longueurs de leur application et de la lenteur de leurs effets, les sangsues et les ventouses sont peu recommandables.

Immédiatement après l'attaque, lorsque le malade a repris ses sens, le médecin doit avant tout assurer son repos absolu. L'hémorragie cérébrale, comme toute maladie subite, éveille dans la famille les plus grandes craintes, une confusion extrême. On comprend que l'effroi se change en une joie légitime en voyant revenir à la vie celui que l'on croyait perdu, il n'est donc pas étonnant que chacun désire lui exprimer tout le bonheur qu'il en éprouve. Le médecin doit s'opposer, avec une énergie de fer, à toutes ces explosions de sentiments, empêcher que l'on incommode le malade par des questions, des félicitations, de façon à lui épargner toute émotion. Le médecin devra veiller également à ce qu'il soit convenablement couché, suivant les exigences de l'hygiène et de la thérapeutique, et, dès ce moment, parer au décubitus. On s'assurera en outre de l'émission des excreta, et on couvrira la tête d'une compresse mince refroidie dans l'eau glacée ou d'une légère vessie de glace, n'exerçant aucune pression. Pendant les premiers jours, on se contentera de faire prendre un médicament indifférent, des acides, de la crème de tartre ou du tartrate boracique, et on donnera au patient une nourriture légère, substantielle et non excitante.

b) Le traitement du foyer, c'est-à-dire de cette partie du cerveau où s'est produite l'hémorragie, n'est entrepris qu'après que les phénomènes généraux ont depuis longtemps disparu, d'ordinaire 4 à 6 semaines après l'attaque. Est-il vraiment nécessaire de le différer aussi longtemps et d'éviter tout moyen actif? Le médecin qui, en cela, ne suivrait pas les usages, s'exposerait à de graves reproches si, par hasard, l'hémorragie se répétait. D'un autre côté, il paraît plus que douteux qu'avec nos ressources thérapeutiques nous soyons en état d'exercer une influence quelconque sur le foyer et d'accélérer la résorption de l'épanchement. Quoi qu'il en soit, nous possédons, à cette fin, deux espèces de moyens : en premier lieu, le traitement interne et externe, dont les agents principaux sont l'iodure de potassium et le mercure, ensuite le traitement électrique, c'est-à-dire la galvanisation. Le traitement à l'iodure est fondé sur les vertus résorbantes que l'on prête à ce médicament : les possède-t-il à un degré suffisant? C'est douteux; la fréquence de ses échecs semble même prouver que non. Mais ce qu'il y a de certain, c'est qu'à la longue, il agit défavorablement sur les voies digestives, enlève l'appétit, donne même lieu à des symptômes d'intoxication. Aussi tout médecin non prévenu, ne travaillant pas d'après un plan préconçu, se demandera toujours avant tout où est le moindre mal : renoncer à aider le processus de résorption dans le cerveau et sauvegarder l'appétit de son malade, ou recourir à une action problématique et détériorer l'estomac du patient. Cependant, si l'on est résolu à donner l'iodure de potassium, qu'on use de doses énergiques, 2, 3 à 5 gr. *pro die*, en 1 ou 2 prises, dans du lait chaud ; on aura moins de désagrément de ce mode d'administration que de la solution de 4 à 8 gr. pour 200, 1 cuill. à soupe 3 fois par jour. On pourra recourir aux frictions d'onguent gris sur la moitié de la tête correspondant au foyer, à la condition de parer à l'intoxication possible et de combattre énergiquement la salivation dès qu'elle se montre; les résultats ne sont pas supérieurs à ceux que l'on obtient par l'iodure de potassium.

Pour ce qui concerne le traitement électrique, il faut, en premier lieu, bien se pénétrer de la possibilité d'agir sur le cerveau par le courant galvanique : les phénomènes particuliers qui se manifestent lors de la galvanisation de la tête, le prouvent suffisamment; tels sont le vertige, les éblouissements, et autres manifestations que l'on doit évidemment considérer comme cérébrales. Les expériences de *Löwenfeld* ont démontré que l'électricité agissait en modifiant la circulation cérébrale, mais, à côté de cette action vaso-motrice indiscutable, le courant galvanique possède-t-il des vertus catalytiques et à un degré suffisant pour qu'il soit possible de les utiliser dans le traitement du foyer? On le suppose, on l'espère parce que c'est notre unique ressource, mais personne n'en est sûr. Les électrothérapeutes les plus sérieux, les plus dignes de confiance, à leur tête *Erb* avec sa grande expérience, avouent que les résultats réels sont très rares, que l'on n'obtient rien dans le plus grand nombre des cas *(Erb, Handbuch der Elektrotherapie*, pag. 320, Leipzig, 1882). Néanmoins le médecin peut se voir obligé à recourir à la galvanisation de la tête, et il doit savoir comment s'y prendre. Les électrodes doivent être de grandes dimensions (fig. 81, la grande électrode céphalique de *Erb)*, le pôle cathode sera appliqué sur la nuque et on laissera passer, sans fermetures ni ouvertures, un courant faible pendant 1 ¹/₂ à 2 minutes. On pourra encore donner au courant une direction oblique ou transversale (Pour les détails, on pourra consulter *Erb, Electrotherapie*, p. 325 et suiv.).

c) Le traitement de l'hémiplégie et des troubles moteurs posthémiplégiques exige, si l'on veut en obtenir quelque résultat, autant de patience de la part du malade que du médecin. Si l'on ne peut se résigner à employer pendant des semaines et des mois, les mêmes procédés et les mêmes manipulations, que l'on ne commence pas, ou que l'on ne laisse pas commencer le traitement; ainsi du moins, les illusions seront épargnées. Mais celui qui possède de la constance, de la patience et des moyens suffisants, pourra essayer de se guérir de cette manière. Les cas auxquels un traitement longtemps continué et dirigé d'une façon systématique, a procuré une précieuse amélioration, sont assez nombreux et le seraient évidemment plus encore, si l'on recourait plus souvent à des moyens convenables; ce n'est malheureusement pas toujours le cas.

On ne peut absolument rien attendre des remèdes internes contre l'hémiplégie : les optimistes les mieux doués, qui attribuent toutes les vertus possibles à l'arsenal pharmaceutique, renoncent ici à des tentatives infructueuses. Il en est de même pour les troubles moteurs posthémiplégiques. La vératrine (2 à 3 milligr. par jour, en pilules) a été recommandée contre le

Fig. 81.

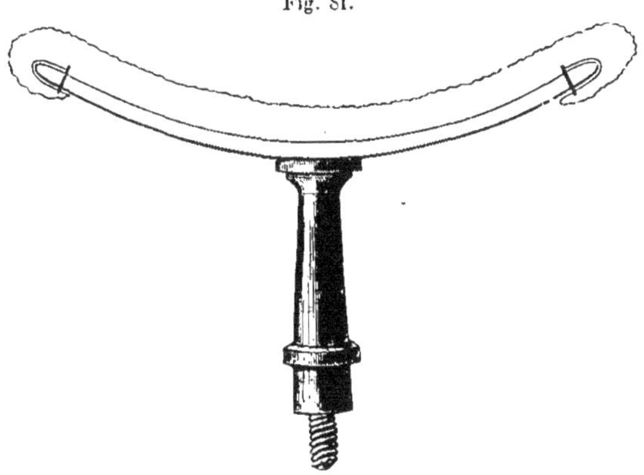

Grande électrode céphalique de Erb (recouvert d'une éponge).

tremblement posthémiplégique, nous n'en parlons que pour constater son inefficacité. Ce n'est guère qu'au traitement électrique seul que l'on puisse s'adresser avec quelque confiance, et, en fait, les résultats qu'il donne ici, sont certainement plus nombreux et plus manifestes que dans le traitement du foyer du cerveau. On ne peut assigner de règles fixes pour le traitement électrique de l'hémiplégie et de ses états consécutifs ; chaque électrothérapeute a ses vues et ses principes qu'il s'est formés lui-même, dans le cours des années, par des observations personnelles. L'un prétend arriver au but avec de très faibles courants, un autre a eu plus de succès avec de forts courants, l'un galvanise, un autre préfère la faradisation. Celui-ci invoque à l'appui de sa méthode des principes qui sont énergiquement combattus par celui-là.

En toutes circonstances, il faut, tout d'abord, avoir égard à son malade et chercher quelle est la fórme de courant électrique qui lui conviendra le mieux. Il est des malades qui ont une véritable idiosyncrasie pour le courant faradique, surtout pour le pinceau faradique; il en est d'autres qui ne supportent pas un courant galvanique d'une certaine intensité; cela les excite, leur ôte le sommeil. Toutes ces considérations doivent entrer en ligne de compte, et le vieil adage : « essayer vaut mieux qu'étudier » trouve ici son application. En général, le courant galvanique à ouvertures et fermetures fréquentes, déterminant dans les muscles de salutaires contractions, convient mieux pour les états paralytiques que pour les états d'excitation, surtout pour les contractures; celles-ci se trouvent mieux de la faradisation locale, toutes choses égales d'ailleurs. On n'oubliera pas que ce sont les muscles le plus gravement-atteints, qui doivent surtout attirer l'attention, les extenseurs par ex., pour les extrémités supérieures. Il sera toujours permis, particulièrement si l'on redoute l'établissement des contractures, d'instituer le traitement avant le délai indiqué plus haut et de commencer 12 à 14 jours après la disparition des phénomènes généraux, et cela sans danger pour le patient.

Si ses moyens le lui permettent, le malade désirera que son médecin l'envoie chaque année dans une ville d'eaux; les cures balnéaires procurent une heureuse diversion à la monotonie du traitement électrique, et jamais, on ne pourra blâmer ceux qui y placent leurs espérances. Celles-ci ne se réalisent malheureusement pas, et les cures à Oeynhausen, Wildbad, Gastein et Ragatz, où, disons-le en passant, la température des bains ne devra jamais dépasser 27° R., ne donnent que très peu de résultats, beaucoup moins que le traitement électrique, ou celui-ci alternant avec le massage. Ce dernier ne peut être confié qu'à des personnes dressées spécialement dans ce but; son emploi réclame la plus grande prudence. Les cures d'eau froide ne nous ont pas donné grand succès, je les préfère cependant aux thermes indifférents; il est vrai qu'il faut y recourir d'une façon raisonnable et les approprier aux conditions personnelles du patient, ce qui n'est malheureusement pas toujours fait. L'hydrothérapie ne peut évidemment pas s'apprendre dans les cliniques, où l'on ne pourra faire à son sujet que quelques remarques en passant; elle nécessite et mérite une étude pratique sur les lieux, c'est-à-dire dans des établissements bien dirigés. Si elle ne jouit pas partout de la faveur qu'elle mérite, c'est qu'elle n'est pas bien comprise partout. A ceux qui veulent en approfondir l'étude, nous recommandons l'excellent ouvrage de *Winternitz*.

Autant la thérapeutique est impuissante contre l'hémorragie cérébrale et ses conséquences, autant les mesures prophylactiques, prises à temps, peuvent donner d'excellents résultats. La prophylaxie est recommandable pour tous les sujets à habitus apoplectique, pour tous ceux qui sont prédisposés aux congestions cérébrales, pour les malades souffrant d'hypertrophie du cœur et, enfin, pour ceux que menace l'hérédité. On combattra la disposition à l'embonpoint, on évitera soigneusement tout ce qui peut déterminer une élévation de pression sanguine. Il faut donc prescrire, en premier lieu, une alimentation modérée, la régularité des selles, les mouvements au grand air, la gymnastique de chambre systématique, un travail actif, à l'aide de l'ergostat du Dr *Gärtner*, de Vienne, par ex. Cette petite machine, que l'on peut installer dans tout appartement, permet de développer une somme de travail considérable que l'on mesure au patient par kilogr.-mètres (v. bibl). Je puis chaudement recommander l'ergostat à cause de maints succès qu'il m'a procurés. Afin d'éviter l'augmentation de la pression sanguine, on défendra l'emploi des spiritueux, du café et autres excitants, enfin tout effort de nature sexuelle ou autre. Malheureusement, les exhortations du médecin ne sont le plus souvent écoutées que lorsqu'il est déjà trop tard : il est exceptionnel que, pour échapper à un danger menaçant, un homme veille sur lui à temps, renonce à une passion ou retranche sa méridienne.

Bibliographie.

Nothnagel in « Handbuch der Krankheiten des Nervensystems », I, Bd. XI, « Handbuch der spec. Pathologie und Therapie » von Ziemssen. Leipzig 1878.

Grasset, Maladies du système nerveux, p. 108. 1886.

Wernicke, loco citato, II, pag. 3 ff.

Maeltzer, Ueber Pseudoapoplexien des Gehirns. Inaug.-Dissert. Breslau 1881.

Friedländer, R. Neurol. Centralbl. II. 11. 1883.

Dignat, P., Progrès méd. XI, 39—41. 1883.

Oppenheim, Neurol. Centralbl. 23. 1885.

Loewenfeld, Studien über Aetiologie und Pathogenese der spontanen Hirnblutungen. Wiesbaden 1886.

Greidenberg, Ueber die posthemiplegischen Bewegungsstörungen. Arch. für Psych. XVII, 1, pag. 131. 1886. (Bibliographie très complète).

Brissaud, Recherches sur la contracture permanente des hémiplégiques. Paris 1880.

Stephan, Les tremblements prae- et posthémiplégiques et leurs rapports avec les affections cérébrales. Revue de Méd. Mars 1887, pag. 204.

Hochhaus, Meningitische Hemiplegie (aus der Fürbringer'schen Abtheilung in Friedrichshain). Berl. klin. Wochenschr. 1. 1887.

Braddon, On the Haemo-dynamics and Treatment of cerebral Haemorrhagie. Lancet, 15. Oct. 1887.

Eppinger, Pathogenesis, Histogenesis und Aetiologie der Aneurysmen. Berlin, Hirschwald. 1887.

Loewenfeld, Zur Lehre von den Miliaraneurysmen des Gehirns. Wiener med. Wochenschr. Nr. 47. 1887.

Brissaud & Marie, De la déviation faciale dans l'hémiplégie hystérique. Progrès méd. Nr. 5, 7. 1887.

Debove, De l'apoplexie hystérique. Bull. de la Société méd. des hôpitaux. 1886.

Achard, De l'apoplexie hystérique. Thèse de Paris. 1887.

Strümpell, Loco citato.

Eichhorst, Loco citato.

Dercum, Journ. of nerv. and ment. diseases. XIV, 11, 12. 1889 (Hemiplegia uraemica).

Möbius, Centralbl. für Nervenheilk. X, 21. 1887. (Hemiplégie avec troubles de l'intelligence après la coqueluche).

Abercrombie, Brit. med. Journ. Jan. 14, pag. 76. 1888. (Hémiplégie mortelle chez un enfant. Autopsie).

Gärtner, Der Ergostat und seine therapeutische Anwendung. Wien 1888.

---

2. Embolie et thrombose des artères du cerveau. Encéphalomalacie.

a. Anatomie pathologique.

Nous avons vu que les artères, qui se distribuent à l'écorce cérébrale, présentent entre elles des anastomoses, tandis que les artères des ganglions de la base sont des artères terminales; or l'embolie acquiert une tout autre gravité, suivant qu'elle atteint l'une ou l'autre de ces deux espèces de vaisseaux : dans le premier cas, l'oblitération vasculaire peut être compensée par le développement de la circulation collatérale, dans le second, le territoire, desservi par le vaisseau oblitéré, est fatalement condamné à la nécrose, il s'y forme un foyer de ramollissement. Il est d'autant moins nécessaire de s'appesantir sur les conséquences de ce fait qu'il s'agit presque toujours de branches principales, et en première ligne de l'artère sylvienne. Nous avons donné à la page 209, les raisons pour lesquelles l'embolie affectait de préférence le côté gauche du cerveau. Quant aux causes, elles sont identiques à celles de l'embolie des autres organes : citons les affections du cœur gauche, endocardite chronique, lésions mitrales, ensuite la faiblesse cardiaque, les anévrismes de l'aorte; il est plus rare que les affections de la petite circulation en soient le point de départ, cela peut arriver notamment dans le cas où des particules de substance purulente d'un poumon atteint de bronchite ulcéreuse, de gangrène, etc., sont déversées par les veines pulmonaires dans la circulation. *Poelchen* a démontré qu'il pou-

.vait se développer du ramollissement cérébral sous l'influence de certains poisons, particulièrement de l'oxyde de carbone : en circulant dans le sang, l'oxyde de carbone, paraît-il, porte atteinte à la nutrition des vaisseaux, détermine la dégénérescence graisseuse et la calcification de leurs parois, avec atrophie consécutive. Il est possible que le phosphore agisse de la même façon.

L'âge joue un rôle encore moins marqué ici que dans l'hémorragie, mais l'influence du s e x e est incontestable, l'embolie cérébrale est de beaucoup plus fréquente chez la femme que chez l'homme; la raison en est peut-être dans la plus grande fréquence du rhumatisme articulaire et des lésions cardiaques consécutives, dans le sexe féminin, surtout dans la jeunesse ; il faut aussi tenir compte de l'état puerpéral.

La t h r o m b o s e d e s a r t è r e s c é r é b r a l e s peut être due à l'athéromasie, qui provoque le rétrécissement de la lumière du vaisseau, le ralentissement de la circulation qui en résulte favorisant alors la coagulation. Elle peut encore dépendre d'une tendance anormale du sang à se coaguler. La première condition se trouve réalisée surtout chez les vieillards, et l'on peut dire que l'athéromasie est aussi souvent la raison du ramollissement cérébral sénile que l'anévrisme miliaire est cause de l'hémorragie cérébrale.

Remarquons encore que la thrombose peut se produire sous l'influence d'une élévation considérable de la pression cérébrale — t h r o m b o s e p a r c o m p r e s s i o n. Elle peut encore se former, de la même façon, lorsque l'espace intracrânien vient à diminuer; cela s'observe, par exemple, au cours de la méningite basilaire; enfin, si les parois artérielles elles-mêmes sont malades, atteintes par la syphilis ou la tuberculose, alors toutes les conditions se trouvent réunies. *Gerhardt* fait remonter l'hémiplégie de la méningite basilaire, à la thrombose cérébrale et aux foyers de ramollissement qui en sont la conséquence.

L'h y p e r i n o s e, ou tendance anormale du sang à se coaguler, s'observe dans l'état puerpéral, la pneumonie, etc.; elle n'est qu'exceptionnellement, on pourrait presque dire jamais, la cause exclusive de la thrombose; elle intervient seulement en favorisant la coagulation : nous ne nous y arrêterons donc pas davantage.

Il nous reste à indiquer le t r a u m a t i s m e comme cause de la thrombose : un coup, une chute sur la tête, peuvent déterminer une affection artérielle qui peut, même longtemps après, donner lieu à la thrombose.

On désigne sous le nom de r a m o l l i s s e m e n t c é r é b r a l, encéphalomalacie, la nécrose que subit fatalement la substance cérébrale privée de sang artériel; d'après ses causes étiologiques spéciales, ce ramollissement est de nature traumatique, embolique ou thrombosique ou athéromasique (sénile). Voici, d'après *Wernicke*, le mécanisme de sa production : le territoire, frappé d'oblitération artérielle, s'affaisse; puis ses espaces lymphatiques se dilatent et se gorgent, par aspiration, du liquide cérébro-spinal; le tissu s'en imprègne, et, à l'état frais, le foyer de ramollissement est considérablement augmenté de volume; ceci amène rapidement la mort des fibres et cellules nerveuses macérées par l'œdème. Au microscope, les fibres nerveuses montrent des renflements variqueux, la myéline se rassemble en gouttelettes, la névroglie, ainsi que le stroma conjonctif, sont le siége d'un gonflement œdémateux. Si les corpuscules rouges du sang sont en très grande quantité, leur matière colorante donne au foyer une teinte jaunâtre, bien marquée surtout au niveau de l'écorce (plaques jaunes de *Charcot*); la substance blanche est d'ordinaire d'une teinte plus pâle. Si la *restitutio ad integrum* ne se produit pas par le développement d'une circulation collatérale — ce qui ne parait pas impossible quand le foyer est récent — après 36 à 48 heures apparaissent les métamorphoses régressives, la dégénérescence graisseuse, du foyer nécrosé. Les corpuscules blancs émigrent à travers les parois des vaisseaux dilatés et se répandent dans les tissus malades; ils se chargent de granulations graisseuses; repris par les lymphatiques et rentrés dans la circulation sanguine, ils constituent les cellules granuleuses. Grâce à leur infiltration par des granulations graisseuses, ces cellules acquièrent un volume supérieur à celui des corpuscules blancs du sang; il est encore possible de les reconnaître dans un foyer de ramollissement datant de plus de deux jours. Une partie d'entre elles disparaît par dégénérescence graisseuse, une autre semble pouvoir se transformer en gouttelettes de myéline, surtout quand le foyer est ancien. Petit à petit, les tissus nécrosés et dissociés sont résorbés, et il se forme un kyste, qu'il est impossible de distinguer du kyste de l'hémorragie cérébrale. Il est plus rare qu'il se produise une cicatrice conjonctive, celle-ci acquiert alors une dureté cartilagineuse, crie sous le couteau : ce sont surtout les foyers de ramollissement à marche chronique dès le début, qui donnent lieu à la formation d'un tissu cicatriciel scléreux ; on peut même parfois les voir passer finalement à l'induration (*Wernicke*).

Lorsque le ramollissement atteint l'écorce cérébrale, il peut en résulter des pertes de substance étendues, occupées par de la sérosité et par la pie-mère épaissie; les circonvolutions, dont les limites sont parfois encore distinctes, montrent une coloration jaunâtre ; elles sont atrophiées et leur consistance est augmentée, scléreuse.

b. *Symptômes, marche, diagnostic et traitement.*

L'embolie cérébrale peut également être précédée de certaines manifestations, que l'on doit considérer comme les p r é - c u r s e u r s de l'attaque proprement dite. Ces manifestations prodromiques ne diffèrent guère de celles de l'apoplexie ; elles consistent principalement en légers accès de vertige, céphalalgie, fourmillements, se montrant de temps à autre dans les membres, etc. C'est la céphalalgie qui occupe le premier plan, elle persiste parfois des semaines entières avec une violence égale, puis disparaît, entraînant, dans certains cas, après elle, un affaiblissement de la mémoire et un commencement de dépression intellectuelle.

L'a t t a q u e proprement dite, qui se produit au moment de l'obstruction complète du vaisseau par l'embole, peut ressembler tellement à une attaque apoplectique, qu'il est parfois absolument impossible de les distinguer. Toutes les variétés que nous avons décrites plus haut, tant dans la nature que dans le degré des troubles de connaissance, peuvent également se rencontrer ici. Dans l'embolie cérébrale, l'attaque s'accompagne souvent de convulsions épileptiformes et, en règle générale, la face est moins congestionnée, la respiration moins embarrassée que dans l'apoplexie ; mais, ces signes ne suffisent pas toujours à différencier les deux affections. On admet que la perte complète de connaissance est plutôt le fait de l'hémorragie que de l'embolie, et que, dans celle-ci, les symptômes de paralysie, quand ils existent, se dissipent plus rapidement. *Gerhardt (Berlin. klin. Woch.* 2 et 9 mai 1887) signale l'aphasie bien caractérisée, comme un signe d'embolie dont il faut tenir compte dans les cas douteux.

L'attaque ne se produit pas, comme dans l'apoplexie, en vertu de l'augmentation de la pression sanguine, mais bien en vertu d'un c h a n g e m e n t n é g a t i f survenant dans cette même pression *(Wernicke)* : « le territoire de l'artère frappée d'embolie, s'affaisse brusquement, le sang qui remplit les capillaires, continuant à couler vers les veines grâce à la *vis à tergo* qu'exerce la contraction des parois vasculaires ; il en résulte subitement un vide dans le tissu, un changement de pression négatif.....» *(Wernicke, loc. cit.* p. 133). Dans l'effort qu'il accomplit pour combler ce vide, le parenchyme cérébral subit un tiraillement plus ou moins accentué, pouvant parfois en amener la destruction; si cette action de l'embolie est peu considérable, l'attaque fera défaut; si elle est étendue, il peut alors se montrer divers effets éloignés, qui retentissent parfois jusque sur l'hémisphère sain. Il n'est pas impossible qu'une attaque grave, avec longue perte de connaissance, se termine favorablement : en effet, la destruction des tissus, qui est de règle dans l'hémorragie, ne se produit pas fatalement ici; l'équilibre se rétablit dans la pression sanguine, et les symptômes disparaissent.

La thrombose cérébrale donne rarement lieu à une attaque, la lenteur du processus s'y oppose; elle n'est guère possible que dans le cas où l'oblitération successive de plusieurs vaisseaux aurait réduit une région assez étendue du cerveau, à ne plus recevoir de sang que par une seule artère demeurée libre; si celle-ci s'entreprend à son tour, la pression baisse et en arrive à un degré incompatible avec la conservation des fonctions *(Wernicke)*.

La nécrose, qui fait suite à l'oblitération vasculaire d'une certaine durée, et qui porte le nom de ramollissement cérébral, encéphalomalacie, se caractérise par un certain nombre de symptômes de foyer; comme dans l'hémorragie, on les divise en symptômes directs et en symptômes indirects. L'hémiplégie, accompagnée souvent d'hémianesthésie, fait partie des symptômes indirects, elle ne diffère en rien de l'hémiplégie consécutive à l'hémorragie. On peut encore voir des monoplégies, de l'hémiopie, de nature indirecte, et sans attaque apoplectique, dans le cas où le foyer de ramollissement est voisin des régions corticales correspondant aux fonctions atteintes.

Si le territoire vasculaire, où siége l'obstacle, communique par anastomoses avec ses voisins et s'il peut s'établir ainsi une sorte de compensation, l'affection donne alors lieu à des symptômes de foyer passagers *(Wernicke)*, dont l'entière disparition n'exige qu'une huitaine de jours au plus : leurs rapports, avec l'attaque, ne diffèrent en rien de ceux des autres manifestations.

La détermination du siége exact du ramollissement, réclame, comme pour l'hémorragie, beaucoup de prudence et de réserve. On recherchera soigneusement les symptômes .de foyer et on s'y attachera particulièrement; on n'oubliera pas qu'un foyer de ramollissement, d'une étendue considérable, peut très bien ne se traduire par aucun symptôme. En parlant de l'hémorragie cérébrale, nous avons constaté que le tronc du cerveau était plus fréquemment atteint que l'écorce : cette prédominance n'existe pas ici, aucune région n'est spécialement exposée; seulement, le développement des hémisphères proprement dits étant supérieur à celui de la souche, l'embolie se rencontrera relativement plus souvent à l'écorce du cerveau *(Wernicke)*. La couche optique et la protubérance sont rarement le siége d'un ramollissement isolé, l'hémorragie y est, au contraire, plus fréquente; le ramollissement atteint beaucoup plus souvent la moelle allongée, que l'hémorragie; il est vrai que celle-ci y étant rapidement mortelle, le diagnostic en est à peu près impossible.

Le **pronostic** de l'embolie est, en général, relativement plus favorable que celui de l'hémorragie; non seulement, une attaque d'une certaine durée n'exclut pas la possibilité d'un rétablissement complet, mais la vie, elle-même, ne paraît pas aussi menacée que dans l'apoplexie : il est rare que l'on ait à constater une action éloignée sur la moelle allongée, se traduisant par l'apparition de l'albumine ou du sucre dans les urines. L'organisme peut supporter, pendant un temps relativement long, la présence d'un foyer de ramollissement, sans qu'il en résulte nécessairement de graves symptômes. On devra néanmoins être préparé à toute éventualité, l'affection peut prendre une tournure défavorable, s'annonçant par une élévation brusque et considérable de la température.

Le **traitement** est forcément restreint : l'embolie, comme telle, et la nécrose, qui y fait suite, échappent complètement à nos moyens thérapeutiques. Le traitement ne peut s'adresser qu'à l'attaque elle-même; il existe, en outre, des moyens prophylactiques destinés à prévenir la production ou la répétition de l'attaque : la prophylaxie est, sans contredit, ce qu'il y a de plus important. *Laborde* préconise, pour éviter le retour des attaques, les émissions sanguines locales répétées, pratiquées à la tête; on y aura recours également pendant l'attaque ; elles ont l'avantage de favoriser la circulation intra-crânienne. Si le sujet est porteur d'une lésion cardiaque, on lui prescrira le repos absolu. L'administration de l'iodure de potassium, à la dose de 2—5 gr. *pro die,* sera indiquée si l'on soupçonne l'existence d'une affection syphilitique.

La substance cérébrale peut être le siége de foyers multiples de ramollissement; le tableau clinique dépendra, naturellement, de la position de ces foyers. Il n'est pas rare que l'on trouve, à l'autopsie, des foyers en nombre dépassant, de beaucoup, toutes les prévisions, ce qui peut être dû à l'exiguité de ces foyers ou à leur siége. On comprend que dans certains cas, par contre, l'affection se traduise par une symptomatologie fort complexe.

Dans ces derniers temps, on a signalé à plusieurs reprises, la présence de ces foyers de ramollissement sur la voie cortico-musculaire et spécialement sur la partie de cette voie qui s'étend du tiers inférieur des circonvolutions centrales, où se trouvent les centres présumés de l'hypoglosse et du facial, et se termine dans la région nucléaire de la moelle allongée (v. fig. 75) : cette partie, on le sait, est regardée comme appartenant au mécanisme de la parole ; ces observations présentent certainement un vif intérêt pratique. Différents cas montraient de ces foyers de ramollissement, situés, tantôt symétriquement dans les ganglions de la base, particulièrement dans les deux noyaux lenticulaires, tantôt d'un seul côté, dans le corps strié droit, par ex. ; leur présence provoque, dans certaines circonstances, un ensemble de symptômes ressemblant, à s'y méprendre, au tableau morbide de la paralysie de *Duchenne*. Remarquons qu'il suffit parfois d'un seul foyer unilatéral, pour donner naissance à cette multiplicité de symptômes *(Lépine, Kirchhoff*, v. bibl.).

Le tableau morbide, que ces foyers provoquent, comporte toujours, parfois exclusivement, des troubles dans l'appareil du langage ; à un premier examen, on pourrait confondre l'affection avec la paralysie bulbaire ; aussi lui a-t-on donné le nom de paralysie pseudo-bulbaire, c'est-à-dire de paralysie glosso-labio-pharyngée cérébrale. Il existe, néanmoins, certaines particularités qui permettront d'éviter la confusion : dans la paralysie bulbaire vraie, les débuts sont lents, insidieux ; dans l'autre, ils sont brusques, s'accompagnent de symptômes apoplectiformes ; dans la paralysie pseudo-bulbaire, il est rare que l'on n'ait pas à constater la coexistence de quelques symptômes cérébraux ; ceux-ci font complètement défaut dans la paralysie de *Duchenne;* citons encore la marche constamment progressive de cette dernière affection, qui contraste avec les longues rémissions de la première, de même qu'une certaine asymétrie de la paralysie, spécialement manifeste à l'orbiculaire des lèvres *(Berger)*. L'état de la langue est plus caractéristique encore : elle ne s'atrophie pas dans la paralysie pseudo-bulbaire, nous savons que cette atrophie est, au contraire, une des particularités remarquables de la vraie paralysie bulbaire ; de plus, l'examen électrique ne décèle rien d'anormal, du côté de cet organe, dans la paralysie cérébrale ; dans la paralysie bulbaire, la réaction de dégénérescence est de règle. Enfin, la paralysie cérébrale semble n'intéresser que médiocrement, sinon pas du tout, les muscles du larynx : dans la grande majorité des cas, tous ces signes suffiront amplement pour le diagnostic.

Le **pronostic**, *quoad vitam*, n'est guère plus favorable
que dans la vraie paralysie bulbaire; nous avons vu qu'il pouvait se présenter d'assez longues rémissions, on pourra donc
faire espérer au malade une amélioration de son état, qui peut
être assez grave à certains moments. La **durée** de l'affection
est parfois beaucoup plus longue qu'on ne l'a jamais observée
dans la paralysie de *Duchenne*.

Le **traitement** est tout aussi impuissant que dans cette
dernière ; l'application convenable du courant constant, la
galvanisation prudente du front et la faradisation des muscles
parésiés, pourront avoir des résultats passagers, sinon durables ;
il sera bon de provoquer fréquemment des mouvements de
déglutition, de la façon décrite page 147.

Bibliographie.

Z i e g l e r , Lehrbuch der allgem. und speciellen pathol. Anatomie. Bd. II.
     Jena 1885.
P o e l c h e n , Zur Aetiologie der Hirnerweichung nach Kohlendunstvergif-
     tung nebst einigen Bemerkungen ˙zur Hirnquetschung. Virchow's
     Arch. Bd. 112, Heft 1. 1888.
W a c h s e n , Zur Pathologie der Encephalomalacie. Diss. inaug. Breslau 1887.
M o e b s , Beitrag zur Pathologie der Gehirnerweichung. Diss. inaug. Breslau
     1887.

Paralysie pseudo-bulbaire.

J e f f r e y , A. Marston, Edinb. med. Journ. VII. 1861.
J o f f r o y , Gaz. de Paris. 41, 42, 44, 46. 1872.
L é p i n e , Revue mensuelle de Méd. et de Chir. 1877.
H a h n , Ueber Pseudobulbärparalyse. Inaug.-Dissert. Breslau 1880.
W e r n i c k e , a. a. O. II, pag. 208 ff. 1881.
K i r c h h o f f , Arch. f. Psych. und Nervenkrankh., pag. 132. 1881.
B e r g e r , O., Paralysis glosso-labio-pharyngea cerebralis (Pseudobulbärpara-
     lyse). Bresl. ärztl. Zeitschr. 3 ff. 1884.

3. Endartérite syphilitique.

Cette affection, qui a été bien décrite pour la première fois
par *Heubner*, en 1874, atteint de préférence les vaisseaux de la
base du cerveau: leurs parois, devenues opaques, présentent des
points épaissis, gris ou blanchâtres par transparence ; finalement, les vaisseaux se transforment en cordons pleins, de couleur gris-blanchâtre. Ces petites nodosités qui, par leur saillie,
rétrécissent la lumière des vaisseaux, peuvent avoir comme
point de départ l'intima, dont les cellules endothéliales proli-
fèrent et se convertissent en tissu conjonctif *(Heubner)*; peut
être proviennent-elles également des *vasa nutritia* de la tunique
moyenne et de l'adventice , constituant ainsi des tumeurs

métastatiques *(Baumgarten)*. La tendance, qu'offre l'affection à la végétation et à l'oblitération vasculaire, lui a valu le nom d'endartérite oblitérante, donné par *C. Friedländer*. Tout en reconnaissant la grande valeur des travaux de *Heubner* et l'exactitude de la plupart de ses conclusions, il faut bien avouer, cependant, que les affections vasculaires qu'il a décrites et qu'il considère comme spécifiques, n'appartiennent pas exclusivement à la syphilis : on les rencontre également dans tout processus inflammatoire chronique aboutissant à la formation d'un tissu de granulations; l'alcoolisme, par exemple, peut les provoquer *(C. Friedländer)*. Il n'en reste pas moins acquis, que les artères cérébrales sont souvent malades au cours de la syphilis. Cette affection vasculaire peut donner lieu aux manifestations cérébrales les plus variées, à de l'hémianopsie, même, comme le prouve le cas si instructif publié par *Treitel* et *Baumgarten (Virchow's Arch.* Tome 111, livraison 2, 1888) : à la suite d'endartérite oblitérante de nature gommeuse, atteignant l'artère du corps calleux du côté droit, il s'était déclaré une hémiopie temporale unilatérale : les nerfs optiques étaient complètement sains. Remarquons aussi, que l'affection vasculaire peut être le point de départ d'une thrombose autochtone; celleci se traduira par une attaque suivie d'hémiplégie, qu'il est impossible de distinguer de l'attaque d'apoplexie. La guérison obtenue, il n'est pas rare de voir les attaques se répéter, c'est même assez fréquent dans la syphilis des artères cérébrales : les patients souffrent d'ordinaire d'accès de céphalalgie, subissent une succession d'attaques consistant en perte de connaissance d'une certaine durée, avec hémiplégie passagère, se rétablissent de nouveau jusqu'au jour où une attaque plus grave vient mettre un terme à leur existence; telle est l'allure habituelle de cette affection, dont le diagnostic ne peut être posé qu'en présence d'antécédents syphilitiques.

Le **diagnostic** offre parfois de réelles difficultés; si le malade présente encore d'autres phénomènes cérébraux, troubles de langage, tremblement intentionnel, diminution de la mémoire, etc., on peut penser à la sclérose multiple, à la paralysie progressive; le traitement spécifique servira alors de pierre de touche.

Le **traitement** comprend l'administration de doses énergiques d'iodure de potassium (4 à 6 gr. par jour, dans du lait chaud, jusqu'à concurrence de 500 gr.), et les frictions mercurielles, 30 à 50 frictions de 2 à 2.5 gr. d'onguent gris. On commencera le traitement le plus tôt possible, ses résultats sont parfois merveilleux.

4. Dilatations des artères du cerveau.

L'anévrisme des artères cérébrales remonte parfois au traumatisme, plus souvent à l'endartérite et, à ce titre, la syphilis mérite encore de fixer notre attention; sur 500 affections cérébrales spécifiques, on compte environ 6 anévrismes *(Heubner)*. N'oublions pas non plus que l'anévrisme peut reconnaître pour cause l'embolie cérébrale.

Les dilatations vasculaires ont été signalées sur la basilaire et l'artère sylvienne, plus rarement sur la vertébrale. *Nothnagel* rapporte trois cas d'anévrisme basilaire *(Diagnostic topographique*, p. 256). Les **symptômes** n'offraient rien de bien caractéristique, si ce n'est peut-être leur extrême variabilité; il n'existait pas toujours de phénomènes protubérantiels. Les anévrismes de la vertébrale, dont *Cruveilhier*, *Lebert*, et d'autres, ont donné la description, occasionnaient, dans certains cas, de la névralgie occipitale; la vertébrale, dilatée par les progrès de l'athéromasie, peut aussi agir sur les parties environnantes, le vague peut subir certaines altérations, qui donneront lieu à des troubles sérieux de respiration *(Oppenheim, Berl. klin. Wochenschr*. 34, 1887).

Les anévrismes de l'ophtalmique, ou ceux de la carotide interne dans le sinus caverneux, provoquent parfois l'apparition de l'exophtalmie pulsatile, qu'il est possible de réduire passagèrement, par pression, dans l'orbite; le patient est fort accablé de ces pulsations qui, du bulbe, se communiquent au front et à la tempe. *Paulicki* signale la présence d'anévrismes multiples siégeant à la basilaire, à la communicante antérieure et à la sylvienne; en pareil cas, on observe fréquemment l'apparition d'attaques épileptiformes et le développement de psychoses.

Le **diagnostic** manque de points d'appui; il est rare qu'on puisse le poser, avec certitude, pendant la vie.

D'après *Gerhardt*, on pourrait parfois percevoir, entre l'apophyse mastoïde et les saillies musculaires de la nuque, un bruissement déterminé par les artères cérébrales, à la condition que le malade suspende la respiration et n'avale pas: ce bruissement peut être systolique, ou continu, d'un côté. Quoi qu'il en soit, il n'est pas fréquent de voir diagnostiquer, pendant la vie, un anévrisme cérébral de volume peu considérable: s'il atteint certaines dimensions, il occasionnera alors des symptômes de foyer caractéristiques et, en tenant compte des données étiologiques, d'un traumatisme, par exemple, le diagnostic deviendra plus facile à poser.

5. Névroses des artères du cerveau : anémie et hyperémie cérébrales.

Les vaisseaux du cerveau et des méninges reçoivent leurs fibres vaso-motrices du sympathique cervical *(Donders* et *Callenfels)* et de nerfs crâniens particuliers. Ces vaso-moteurs peuvent subir certains états d'excitation ou de paralysie d'origine idiopathique ou réflexe : dans ce dernier cas, le point de départ se trouve spécialement dans l'estomac. Bien qu'imparfaitement connus, ces états pathologiques présentent un vif intérêt. L'excitation, aussi bien que la paralysie, sont ordinairement passagères. Normalement, les vaso-moteurs et leurs centres sont dans un état d'excitation tonique modéré; si cette excitation vient à s'accroître, sous une influence quelconque, les plus petites artères éprouvent un véritable spasme, se rétrécissent, et la masse absolue de sang diminue au cerveau : le malade pâlit, est pris de vertiges, perd connaissance et tombe en défaillance : c'est l'anémie nerveuse aiguë du cerveau. Le cœur faiblit, le pouls est misérable, la figure et le corps se couvrent d'une sueur froide. Cette excitation vient-elle à se répéter fréquemment, il va se produire, petit à petit, une certaine prédisposition aux variations légères de pression sanguine, qui ont pour conséquence de faciliter les déplacements du liquide cérébro-spinal : alors, pour un rien, l'état que nous venons de décrire, se reproduit. En dehors des attaques, les sujets se plaignent souvent de céphalalgie sourde, de vertiges, etc.; ils sont d'ordinaire d'une pâleur cireuse. Certaines affections générales, spécialement la chlorose et l'anémie pernicieuse, disposent particulièrement à ces accès de crampes vasculaires, on peut même dire que l'anémie cérébrale n'est, dans la plupart des cas, qu'une manifestation partielle de l'anémie générale; elle se montre également à la suite d'hémorragies hémorroïdales répétées et abondantes.

Le travail professionnel joue certainement un rôle remarquable parmi les causes occasionnelles : citons, en première ligne, l'industrie du plomb, comme favorisant le spasme vasculaire chronique et l'anémie cérébrale consécutive. Les ouvriers souffrent en outre d'une céphalalgie continuelle, dépendant de cette anémie. L'affection, qui a reçu le nom d'encéphalopathie saturnine, avait été décrite déjà par *Tanquerel des Planches,* celui qui avait le mieux étudié les maladies occasionnées par le plomb; plus tard, elle fut l'objet de travaux spéciaux; nous y renvoyons ceux de nos lecteurs que la chose intéresse (v. bibl.). Ajoutons seulement que cette anémie saturnine peut donner lieu à de graves accidents cérébraux, aux convulsions épileptiformes, etc., lorsque l'effet nuisible du métal continue à s'exercer après que l'ouvrier est tombé malade.

Le **traitement** de l'anémie cérébrale aiguë consiste à donner au malade une position convenable; on le couchera la tête aussi basse que possible, au même niveau que les jambes, pour favoriser l'arrivée du sang au cerveau; on donnera, en outre, des excitants, vin, cognac, café; si c'est nécessaire, on aura recours aux injections sous-cutanées d'éther.

Contre l'anémie cérébrale chronique, on pourra s'adresser à la galvanisation du cerveau et du sympathique cervical : le traitement principal sera dirigé naturellement contre l'affection fondamentale qui donne lieu à l'anémie cérébrale; on prescrira l'éloignement de l'agent nuisible, l'ouvrier devra abandonner son état.

Dans la forme opposée, qui résulte de la paralysie des vaso-moteurs, les vaisseaux du cerveau se laissent distendre passivement par le sang et s'engorgent rapidement, comme le prouve l'examen ophtalmoscopique. Dans la plupart des cas, les vaisseaux de la face subissent la même influence, la figure congestionnée est d'un rouge sombre, les temporales et les carotides battent avec force, et le malade se plaint de céphalalgie, de bourdonnements d'oreille, symptômes subjectifs en général à peu près identiques à ceux de la crampe vasculaire, si l'on en excepte toutefois la rougeur du visage : telle est l'hyperémie cérébrale nerveuse aiguë. Elle apparaît assez régulièrement chez certaines personnes, souvent à la suite de l'ingestion de quantités modérées d'alcool, vin ou bière; elle peut encore être provoquée, comme l'anémie d'ailleurs, par les excitations psychiques, un travail intellectuel ou corporel exagéré, des études trop absorbantes, etc. L'abus du tabac doit être incriminé dans certains cas.

Eu égard à la variabilité du cours de cette affection, on a cru devoir lui distinguer différentes formes *(Andral, Eichhorst)*; ainsi, on distingue une forme céphalalgique, où prédomine la céphalalgie, une forme psychique, qui se caractérise par l'agitation et l'insomnie, une forme convulsive, marquée d'attaques épileptiformes, et, enfin, une forme apoplectique qui s'accompagne de la perte de connaissance et qui est parfois suivie d'hémorragie cérébrale. Cependant, nous pensons que ces distinctions sont sans valeur pratique et qu'on peut les abandonner; toutes ces formes se fondent l'une dans l'autre et il est rarement donné de les observer séparément.

Nous avons fréquemment constaté un notable rétrécissement des pupilles ; dans l'anémie, au contraire, celles-ci sont le plus souvent larges, paresseuses. Nous avons vu antérieurement (p. 219) que l'hyperémie cérébrale pouvait, dans certaines circonstances, donner lieu à une hémiplégie que l'on serait facilement porté à mettre sur le compte d'une hémorragie : pseudoapoplexie.

Le **traitement** est passablement ingrat : on peut combattre avantageusement les cas d'hyperémie aiguë en couchant convenablement le malade, le haut du corps élevé, dans une position presque assise, par l'application d'une vessie de glace sur la tête et par une abondante saignée ; mais, malheureusement, les attaques se répètent si fréquemment chez les personnes prédisposées, qu'il ne peut guère être question d'autre traitement qu'une diététique sévère, maintenue pendant des mois et même des années. On ne devra pas négliger les dérivatifs intestinaux usités ; on prescrira en outre le mouvement, la gymnastique longtemps continuée : on défendra au malade les aliments indigestes, les spiritueux. On lui conseillera chaque année un court séjour à Marienbad, suivi d'une longue station dans les montagnes, les promenades à pied, modérées mais quotidiennes. On pourra encore prescrire l'usage des eaux de Carlsbad, mais sous la surveillance d'un médecin. On se montrera très prudent en ce qui concerne les cures d'eau froide : comme les bains de mer, elles ont parfois pour conséquences d'augmenter l'hyperémie. Il en est de même des cures de massage, qui peuvent être ici plus nuisibles que profitables, si elles ne sont pas conduites avec méthode et contrôlées par le médecin.

Bibliographie.

Tanquerel des Planches, Traité des maladies de plomb ou saturnines. Paris. 1839.

Révillout, Gaz. des Hôp. 68—71. 1873.

Berger, O., Berl. klin. Wochenschr. XI, 14, pag. 122, 1874.

Malassez, Gaz. de Paris, 1, 2, 1874.

Brochin, Gaz. des Hôp. 24, 1875.

Lépine, Gaz. de Paris, 47, 1875.

Hirt, Krankheiten der Arbeiter. III. 49, 1875.

Haueisen, Würtemb. Corresp. Bl. LI, 36, 1881.

Ullrich, Zur Encephalopathia saturnina. Allg. Zeitschr. f. Psych. XXXIX, 2, 3, 1882.

Charlier, Contribution à l'étude pathogénique du Saturnisme cérébro-spinal. Thèse de Paris. Nr. 201, 1882, pag. 45 ff.

Schulz, Paul, Ueber Encephalopathia und Arthralgia saturnina. Diss. inaug. Vratislav, 1885.

Corning, New-York med. Record, 13. Nov. 1886.
Langeveld, Hyperémie chronique du cerveau et de la moëlle épinière.
    Progr. méd. Nr. 28, 1887.
Westphal, Ueber Encephalopathia saturnina. Archiv. f. Psych. XIX.
    p. 620.

B. Maladies des veines cérébrales et de leurs sinus.

Le sang, qui revient du cerveau et de ses enveloppes, est ramené au cœur par la veine jugulaire interne; ce vaisseau, comme on le sait, sort du crâne par le trou déchiré postérieur; il se réunit à la veine jugulaire externe pour constituer la veine jugulaire commune, qui prend le nom de veine innominée, après sa jonction avec la sous-clavière. Enfin les veines innominées forment, par leur réunion, la veine cave supérieure.

Les deux feuillets de la dure-mère se séparent à certains endroits pour délimiter des espaces destinés à conduire le sang veineux; ces sortes de canaux, dépourvus de valvules, portent le nom de sinus. Les veines corticales se jettent dans le sinus longitudinal (sinus falciformis major), qui aboutit en arrière au confluent des sinus ou pressoir d'Hérophile; ces veines s'abouchent dans le sinus, suivant une direction opposée à celle du courant sanguin dans ce sinus; le ralentissement du courant sanguin qui est la conséquence de cette disposition, favorise, on le comprend, la coagulation dans les veines de l'écorce et le sinus. Parmi les veines sortant d'entre les circonvolutions, on doit remarquer les veines de Galien, dont la plus importante est la grande veine de Galien, qui ramène le sang des ventricules et se jette dans le sinus droit ou sinus perpendiculaire, lequel aboutit également au confluent des sinus. Le sang de l'oreille interne se déverse dans le sinus caverneux, situé contre la selle turcique; celui qui revient des cellules mastoïdiennes, se rend dans le sinus transverse, qui débouche dans le golfe de la v. jugulaire, en passant par le trou déchiré postérieur.

Les veines cérébrales ne s'anastomosent guère entre elles, les sinus le font au contraire fréquemment. Il existe des communications entre les veines intracrâniennes et celles de l'extérieur; citons, notamment, les anastomoses des veines nasales avec l'extrémité antérieure du sinus longitudinal, celles des veines ophtalmiques avec le sinus caverneux et les v. faciales, et celles qui se font par l'intermédiaire des veines diploïques. Ce fait est important, il permet de comprendre la propagation de certains processus pathologiques, de l'extérieur vers l'intérieur du crâne; il explique également le gonflement des téguments externes dans les affections des sinus.

La thrombose peut atteindre aussi bien les veines que les sinus, mais il n'est pas facile d'en établir la distinction, tant pendant la vie qu'après la mort : à l'autopsie, on prend souvent, pour une thrombose de sinus, le coagulum qui, à la mort du patient, s'est étendu des veines thrombosées.

Si une seule veine est frappée de thrombose, l'affection peut ne présenter aucune gravité; il en est tout autrement si — comme c'est le cas ordinaire — la coagulation s'étend à un ou deux gros vaisseaux. Cette thrombose veineuse s'observe au cours d'affections aiguës épuisantes, surtout des maladies infectieuses; elle peut également reconnaître pour cause le traumatisme, un coup sur la tête, par exemple. La plus grande partie des patients sont des enfants, et même, pendant les grandes chaleurs, de très petits enfants, sans qu'on puisse reconnaître, chez eux, de cause étiologique spéciale. Les symptômes sont les suivants : il se produit des convulsions suivies d'une hémiplégie qui ne dure que quelques semaines, mais les petits malades conservent une grande faiblesse dans le bras; parfois même, il s'y développe de temps à autre, des crampes; le développement des enfants laisse le plus souvent à désirer, car, outre l'atrophie qui, dans certains cas, atteint le bras ou la jambe, quelquefois même toute la moitié du corps, on a vu se présenter des attaques convulsives, qui se répètent pendant de longues années, au point de faire croire à l'épilepsie; elles ont souvent une influence très défavorable sur le développement intellectuel. Dans un assez bon nombre des cas de cette espèce ayant fait l'objet d'autopsie, on a constaté l'existence d'une thrombose du sinus longitudinal et des veines qui s'y abouchent. Chez les adultes, la thrombose des veines corticales est une affection excessivement rare.

La thrombose des sinus peut reconnaître deux ordres de causes : d'abord, les affections générales favorisant spécialement la coagulation du sang; ainsi, chez les enfants, les diarrhées profuses, les maladies infectieuses; chez les vieillards, la cachexie tuberculeuse ou carcinomateuse — en second lieu, la propagation, favorisée par les communications dont il a été question, de processus pathologiques du voisinage, affections des os du crâne, des téguments externes (érysipèle). On établit également une distinction entre la thrombose spéciale, inflammatoire, qui frappe les sinus transverse, pétreux et caverneux, et la thrombose marastique, qui affecte de préférence le sinus longitudinal supérieur. Chez les deux, il se manifeste des symptômes secondaires de stase, bien marqués surtout dans la thrombose du sinus longitudinal; il peut même se produire une hémorragie méningée. On constate souvent, à l'autopsie, chez les enfants, l'existence de ces hémorragies méningées sous forme d'un caillot volumineux couvrant les centres corticaux moteurs où leur présence provoquait une combinaison remarquable de paralysies et de convulsions, avec conservation des mouvements spontanés *(Gowers)*; l'existence de mouvements choréiques vient compléter le tableau des cas, si difficiles à juger et plus encore à diagnostiquer exactement, de chorée congénitale, athétose bilatérale, hémiplégie spastique double. Les petits patients ont l'intelligence arriérée; il y a dans leurs mouvements quelque chose de déréglé; enfin, les contractures qui se montrent de préférence dans les muscles du mollet, en font de malheureux estropiés.

Le **diagnostic** de la thrombose des sinus peut être posé avec un certain degré de certitude, lorsqu'aux symptômes généraux, céphalalgie, somnolence, paralysie dans le domaine des nerfs crâniens, viennent s'ajouter des troubles de circulation propres au sinus thrombosé; citons, entre autres, les phénomènes de stase dans les veines optiques, proéminence du bulbe, œdème des paupières, stase dans la rétine, qui dénoncent l'imperméabilité du sinus caverneux; un gonflement œdémateux derrière l'oreille, indique que c'est le sinus transverse qui est atteint; la thrombose du sinus longitudinal se traduit extérieurement par des phénomènes de stase dans le nez, des épistaxis, par l'engorgement des veines temporales, et, chez les petits enfants, par celui des veines faciales antérieures qui se trouvent entre la grande fontanelle et la tempe *(Gerhardt)*; enfin la douleur et la tuméfaction de la partie correspondante du cou, plaideraient, en certaines circonstances, pour une thrombose jugulaire. Malheureusement, ces signes n'ont rien de constant; ils sont plus faciles à expliquer qu'à reconnaître au lit du malade.

La durée de la thrombose des sinus peut comporter quelques jours, parfois 3 à 4 semaines. Le pronostic est le plus souvent défavorable, et le traitement ne peut être que symptomatique.

II. Processus inflammatoires de la substance cérébrale.

1. Encéphalite purulente, abcès du cerveau.

a) Anatomie pathologique et étiologie.

Au point de vue anatomique, les suppurations circonscrites de la substance cérébrale, ou abcès du cerveau, ne se distinguent en rien des processus analogues dans les autres organes. L'abcès est dit encapsulé ou non encapsulé, suivant qu'il s'est produit, ou non, autour de la masse abcédée, un épaississement scléreux de la substance cérébrale, qui l'empêche de communiquer directement avec celle-ci. Dans le premier cas, la masse purulente épaissie, qui constitue l'abcès, est souvent enveloppée d'une membrane conjonctive; dans le second cas, on peut trouver, à côté d'un pus nauséabond, des parties de tissu nerveux détruit, des cristaux de cholestérine; les parois de l'abcès sont alors représentées par une couche ramollie, infiltrée de pus, dans le voisinage de laquelle on constate, par-ci par-là, des foyers·œdématiés de ramollissement jaune ; les parties ramollies sont abondamment pourvues de riches cellules granuleuses. Les dimensions de l'abcès peuvent varier du volume d'une lentille à celui d'une grosse pomme, à peu près tout un hémisphère est alors occupé par la masse purulente. La compression que subit la substance cérébrale est proportionnelle au volume de l'abcès, par conséquent aussi l'effacement des circonvolutions : la pie-mère est sèche et difficile à enlever. Si le pus s'est fait jour dans un ventricule, on en trouve dans tous et l'épendyme se montre ramolli, œdématié ; s'il atteint la surface du cerveau, il peut occasionner une méningite diffuse purulente *(Wernicke)*.

Étiologie. L'abcès cérébral peut reconnaître pour cause, en première ligne, les blessures de la tête, qu'elles intéressent les os ou seulement les téguments cutanés. Dans ce dernier cas, l'inflammation s'est propagée à travers les os, les substances infectieuses, formées dans la plaie, sont entraînées jusqu'au cerveau. En l'absence de plaie ouverte, de solution de continuité des parties molles, les lésions de la substance cérébrale, fussent-elles même étendues, ne passent jamais à l'abcession ; de même, les fractures du crâne se guérissent d'ordinaire sans suppuration, à la condition de ne permettre d'aucune façon l'arrivée de l'air extérieur aux parties lésées du cerveau.

Les suppurations du voisinage du cerveau peuvent aussi donner lieu à l'abcès cérébral : citons, à ce titre, la parotidite purulente, les processus purulents des fosses nasales, et, avant tout, la carie du rocher, la suppuration de l'oreille moyenne. L'otite moyenne avec otorrhée purulente, peut n'avoir provoqué, pendant de longues années, aucun symptôme cérébral ; mais, un jour, la sécrétion stagne, il y a rétention du pus, et, probablement comme conséquence, la carie des os se déclare ; le rocher peut atteindre ainsi un degré de ramollissement tel, qu'il se laisse entamer au couteau ; dans ce cas, l'abcès cérébral occupe soit le lobe temporal, soit sur un hémisphère du cervelet.

Citons encore, comme pouvant donner lieu à l'abcès du cerveau, les affections suppurées des bronches, la bronchite putride et la bronchiectasie *(Biermer)*, puis, l'endocardite ulcéreuse et la pyémie : l'abcès, dans ces cas, est de nature métastatique. *Strümpell* a eu l'occasion d'observer, au cours de la

17

méningite cérébro-spinale épidémique, quelques cas d'abcès cérébral : vu l'impossibilité où l'on se trouve de leur assigner une cause étiologique, on les considère comme idiopathiques.

b) Symptômes. Diagnostic. Traitement.

Les **symptômes** de l'abcès cérébral se divisent généralement en symptômes généraux et en symptômes de foyer. Cependant l'abcès peut aussi évoluer sans provoquer de phénomènes morbides particuliers, et, au point de vue pratique, cette remarque n'est pas sans importance. Il est arrivé plus d'une fois, à l'autopsie, de trouver un abcès cérébral chez tel sujet qui, pendant la vie, n'avait accusé aucun symptôme de quelque valeur, tout au plus de temps à autre de la céphalalgie. L'autorité des observateurs ne permet aucun doute sur l'exactitude de ces faits; on doit donc supposer que la partie du cerveau, occupée par l'abcès, faisait partie des régions dites indifférentes.

En tête des symptômes généraux, se trouve la céphalalgie : c'est le plus constant en même temps que le plus pénible pour le patient. La douleur céphalique n'est pas toujours circonscrite, elle occupe le plus souvent la tête entière et dure des semaines et des mois, avec une intensité variable; elle devient parfois tellement intolérable que le patient, incapable de tout travail, est obligé de s'aliter. Cependant, lorsque la céphalalgie dure depuis un certain temps, d'habitude le sensorium s'entreprend, une apathie particulière s'empare du malade, son sommeil devient inquiet, interrompu, et son état général est d'autant plus compromis qu'il se déclare bientôt des mouvements fébriles, pendant lesquels peuvent éclater des convulsions s'étendant très souvent à toute une moitié du corps. Il s'y ajoute parfois des accès très pénibles de vertige et des vomissements, qui, en se répétant pendant plusieurs jours, compromettent sérieusement les forces du malade. A l'examen ophtalmoscopique, on trouve d'habitude le fond de l'œil normal; en tous cas, la papille de stase est infiniment plus rare ici que dans les tumeurs cérébrales.

Les symptômes de foyer de l'abcès du cerveau sont presqu'exclusivement des symptômes directs, ce qui s'explique par la nature de leur origine; en effet, ils sont provoqués, soit par la destruction directe de la substance cérébrale, soit par l'œdème et la tendance au ramollissement qui précèdent cette destruction *(Wernicke)*; or, ces deux processus agissent sur place; il convient de rappeler que le ramollissement initial est susceptible de régression. On n'a guère signalé de symptômes de foyer indirects que dans le cas d'abcès du cervelet; ils consistaient alors en paralysies de certains nerfs, de l'abducteur entre autres *(Wernicke)*.

Nous avons exposé antérieurement (p. 188) comment se montraient ces symptômes de foyer, et lesquels d'entre eux étaient pathognomoniques pour les différentes régions du cerveau. Ajoutons seulement que les abcès de la région motrice donnent lieu à une h é m i p l é g i e qui s'établit souvent d'une façon bien caractéristique, pièce par pièce. Dans l'abcès du lobe occipital, se montre un symptôme de foyer direct, l'h é m i o p i e, qui permet de déterminer, avec une probabilité suffisante, le siége exact de la lésion. Il est assez rare que l'on puisse constater avec certitude l'existence du symptôme de foyer caractéristique d'une lésion du lobe pariétal, la s u r d i t é c r o i s é e; en effet, les processus purulents de l'oreille moyenne, dont nous avons fait ressortir la fréquence étiologique pour l'affection qui nous occupe, sont le plus souvent bilatéraux, et il est d'autant plus difficile de se rendre compte du pouvoir auditif du patient, que celui-ci est incapable lui-même de s'apercevoir que son ouïe a baissé d'un côté. Ajoutons, qu'en général, on néglige beaucoup trop de pratiquer cet examen, on n'y attache pas assez d'importance ou on le fait à la légère.

En passant en revue tous les cas publiés — en nombre d'ailleurs très restreint — d'abcès de la protubérance, de la moelle allongée ou du cervelet, on n'en trouve aucun relatant d'une façon bien nette, l'existence d'un symptôme de foyer direct. Quant aux symptômes généraux que l'on a relevés au cours des abcès du cervelet, on doit les mettre sur le compte de la diminution de l'espace intracrânien, due au gonflement de l'abcès.

La **marche** de l'affection peut présenter trois types différents.

1. La maladie prend un caractère impétueux dès le début, que son point de départ soit un traumatisme ou une otite moyenne purulente : une céphalalgie intense, d'abord localisée, s'étendant plus tard à toute la tête, ouvre la scène; elle dure 2 à 4 jours pour être alors suivie de troubles graves de la connaissance, avec brusque élévation de température et attaques convulsives; puis, après 3, 4, parfois 8 jours, sans que le malade revienne à lui, la mort survient au milieu du délire et de l'agitation, tableau le plus complet d'une grave affection.

2. Les symptômes orageux, dont nous venons de parler, perdent, après quelques semaines, leur caractère d'acuité et se dissipent lentement. Le malade semble revenir à la santé; pen-

dant des mois, parfois, il ne ressent aucune attaque, la céphalalgie elle-même est devenue à peu près nulle, du moins par moment. Ce stade de latence complète ou relative, peut avoir une durée fort variable, et celui qui manque d'expérience croirait facilement à une guérison définitive. Malheureusement, il est douteux que celle-ci se soit jamais produite ; à un moment donné, les symptômes initiaux reparaissent et persistent jusqu'à la mort. La maladie a, dans ce cas, duré 3, 6 mois et plus encore ; il est extrêmement rare de voir la période latente se maintenir complètement pendant plusieurs années.

3. Les débuts de l'affection sont insidieux, ont un caractère de chronicité bien marqué ; les patients maigrissent, présentent des symptômes généraux peu accusés, un peu de fièvre, de la céphalalgie ; leur sommeil est agité et, de temps à autre, sans cause apparente, ils sont pris de frisson. Leur aspect a quelque chose de cachectique et leur facies exprime la plus grave souffrance. Ces cas, d'ailleurs très rares, se rencontrent particulièrement chez les phtisiques, et l'abcès cérébral est de nature tuberculeuse. L'affection, alors, ne dure guère plus de 3 à 4 mois.

Le **diagnostic** pourra hésiter, dans certains cas, entre l'abcès cérébral, la méningite purulente, l'hémorragie méningée et la tumeur cérébrale. Si l'abcès affecte cette allure rapide que nous avons décrite en premier lieu et évolue en 8 à 10 jours, il sera souvent impossible de le distinguer de la méningite purulente aiguë. L'erreur est d'autant plus excusable, qu'il peut très bien ne se manifester aucun de ces symptômes de foyer directs qui accompagnent souvent l'abcès. S'il survient des rémissions dans le cours de l'affection, il y aura plus de probabilités en faveur de l'abcès.

L'hémorragie méningée qui, aussi bien que l'abcès, peut être provoquée par le traumatisme, s'en distingue par sa marche : le plus souvent, l'hémorragie méningée donne lieu à des convulsions épileptiformes, déterminées par l'action qu'exerce sur les centres moteurs, le sang épanché entre les os et la dure-mère ; puis suit un coma profond, qui persiste jusqu'à la mort. Au contraire, la stupeur, que l'on observe dans l'abcès cérébral, ne dure en général que quelques heures ; elle est suivie d'une amélioration manifeste et ce n'est que plus tard qu'apparaissent les symptômes alarmants.

La tumeur cérébrale se distingue de l'abcès par l'absence habituelle de symptômes fébriles et l'existence fréquente de la papille de stase ; nous savons que celle-ci est exceptionnelle dans l'abcès. L'allure de l'affection, ses rémissions notables

et souvent prolongées, serviront encore à caractériser l'abcès :
la marche de la tumeur accuse plutôt une progression constante. Le diagnostic de l'abcès s'impose lorsque, après avoir
longtemps traîné et avoir fréquemment offert des variations
dans ses symptômes et sa marche, l'affection se termine brusquement par la mort, au milieu d'un collapsus grave : il est
probable alors que l'abcès s'est ouvert dans un ventricule ou à
la surface. Enfin, l'attention du médecin devra, en
toute première ligne, se porter sur l'éventualité
d'un abcès, s'il y a eu traumatisme, ou si les phénomènes cérébraux ont été précédés d'une otite
purulente.

Il sera possible de déterminer avec certitude le siége
de·l'abcès, si l'on dispose de symptômes de foyer caractéristiques, tels que l'hémiopie et l'aphasie sensorielle. En cas
d'hémiplégie, on pourra, d'après l'ordre dans lequel se sont
établies les différentes monoplégies, se faire une opinion du
point de départ de l'abcès : la paralysie a-t-elle débuté par la
jambe et s'accompagne-t-elle de troubles bien marqués de la
sensibilité, pour gagner seulement plus tard le bras et la région
facio-linguale, on pourra en conclure que l'abcès évolue, dans
l'hémisphère, d'arrière en avant; si les accidents ont suivi un
ordre opposé, le lobe frontal est alors le point de départ du
processus et celui-ci gagne les parties postérieures du cerveau.
En cas de traumatisme, on devra chercher l'abcès dans son
voisinage immédiat, et, en cas d'otite, on devra le supposer
siégeant dans le lobe temporal correspondant ou le cervelet.
L'abcès affecte de préférence la substance blanche tant du cerveau que du cervelet; il est très rare à la souche où, comme
nous l'avons vu, on rencontre plus souvent l'hémorragie et le
ramollissement.

Le **pronostic** de l'abcès cérébral est absolument défavorable *quoad valetudinem;* il est toujours très douteux *quoad
vitam.* D'après ce que nous avons vu, la guérison spontanée est,
pour ainsi dire, impossible, et la guérison par le secours de
l'art est elle-même excessivement rare. Quant à la durée de la
vie, la plus grande réserve s'impose ; on ne doit jamais oublier
qu'au milieu des rémissions les plus favorables en apparence,
il peut se déclarer les symptômes les plus graves, mortels à
courte échéance.

Il ne peut être question de **traitement** proprement dit
que si l'intervention opératoire est possible. Et cette
intervention elle-même — trépanation, incision de la dure-mère
et ouverture de l'abcès au bistouri, — constitue toujours, en

dépit de toutes les précautions antiseptiques, un moyen plein de dangers; on ne s'y décidera jamais que si on est sûr de l'endroit précis. L'opération est indiquée, et sans perte de temps, lorsque l'abcès est accessible au bistouri : cette condition n'est pas réalisée quand l'abcès se trouve situé dans les ganglions de la base, la protubérance, la moelle allongée et le cervelet, et dès lors, toute intervention est condamnée. L'opération n'est malheureusement pas praticable dans la majorité des cas : le siége exact est le plus souvent inconnu; on en est alors réduit à un traitement purement symptomatique, saignées locales, hypnotiques, bromures, etc., dont l'efficacité est au moins douteuse. D'un autre côté, les résultats de l'intervention opératoire ne répondent pas toujours à notre espoir : le pus enlevé, il se montre souvent une grande amélioration, mais elle n'est d'ordinaire que passagère, et la mort survient au bout de 1, 2 à 4 semaines, comme dans l'observation de *Wernicke-Hahn* (v. bibl.).

Bibliographie.

Wernicke & Hahn, Idiopathischer Abscess des Occipitallapens durch Trepanation entleert. Virchow's Arch. Bd. LXXXVII. 1882.
Greenfield, Remarks on a case of cerebral abscess with otitis, successfully treated by operation. Brit. med. Journ. 12. II. 1887.
Fränkel, A, Ueber den tuberculösen Hirnabscess. Deutsche med. Wochenschr. 18. 1887.
Sommerville, Analysis of the urine in two cases of cerebral abscess. Lancet II, 12, 1887 (Augmentation des phosphates).
Link, Traumat. Gehirnabscess. Wien. med. Wochenschr. Nr 50. 1887.
Rossa, New-York med. Record. XXXII, 5. Juli 1887 (Abcès cérébral consécutif à une otite moyenne purulente).
Lacher, Münchener med. Wochenschr. XXXIV, 33. 1887.
Barr, Glasgow med. Journ. XXVIII, 3. Septbr. 1887 (Abcès cérébral à marche très lente, coupée de longues rémissions).
Bergmann, v., Die chirurgische Behandlung von Hirnkrankheiten (Hirnabscess etc.). Arch. f. klin. Chirurgie. Bd. 36. 4. 1887.

2. Encéphalite non purulente et ses états consécutifs (Athétose).

A) Chez l'adulte.

Bien que la pathogénie et la symptomatologie de l'affection qui va nous occuper, ne soient qu'incomplètement connues, il s'agit assurément là d'un processus inflammatoire partie aigu, partie chronique, évoluant dans la substance cérébrale, sans jamais tendre à la purulence. Son développement remonte d'ordinaire à la première enfance ou même déjà à la vie intra-utérine; l'affection ne se montre qu'exceptionnellement à un âge plus avancé, parfois à la suite d'excès alcooliques. Il s'agit, en ce cas, de foyers d'encéphalite circonscrits, susceptibles de régression, évoluant dans l'écorce et la substance blanche sous-jacente. Si ces foyers occupent une certaine étendue, les parties atteintes subissent une atrophie et une rétraction marquées, en même temps qu'une augmentation de consistance qui leur donne presque la résistance du cuir. On n'est pas encore parvenu à se faire une idée exacte de la façon dont les fibres nerveuses de la substance cérébrale diminuent, tandis que les éléments du tissu conjonctif augmentent; on ignore, entre autres, ce qui, dans cette transformation, est primaire ou secondaire. Parfois un foyer de cette espèce provient de troubles de nutrition limités à un territoire vasculaire déterminé; il peut en résulter de véritables pertes de substance *(Kundrat)*, des dépressions à la surface du cerveau : p o r e n c é-p h a l i e, fig. 82. On y trouve souvent un véritable tissu cica-triciel, indice d'un processus antérieur, la s c l é r o s e c é r é-b r a l e d i f f u s e. Macroscopiquement, l'état de la substance

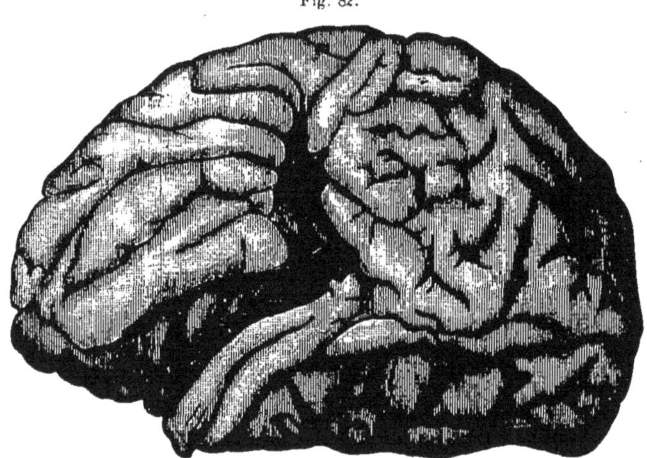

Fig. 82.

Porencéphalie.

cérébrale ressemble à celui que *Cruvelhier* a décrit sous le nom d'i n d u r a t i o n c a r t i l a g i n e u s e; au point de vue microscopique, on y trouve les éléments histologiques caracté-ristiques de la dégénérescence du tissu cérébral, entre autres les cellules araignées et granulo-graisseuses *(Kast)*. On ren-contre parfois une atrophie lobaire que *Marie* et *Jendrassik* (v. bibl.) font remonter à des a l t é r a t i o n s p é r i v a s c u-l a i r e s; dans certains cas, il s'agit manifestement d'un arrêt de développement atteignant spécialement un des hémisphères, arrêt dont les raisons anatomiques sont d'ailleurs incon-nues. Les foyers inflammatoires circonscrits peuvent siéger sur les deux hémisphères, il y a alors sclérose lobaire bilatérale.

La marche clinique des affections qui nous occupent est à peu près inconnue; il n'existe probablement aucun tableau morbide typique, mais seulement une symptomatologie aussi embrouillée que variable, bien en rapport avec la multiplicité de siège des lésions anatomiques; tantôt on a affaire à de la paralysie, tantôt à de l'excitation, dépendant soit d'une action sur l'écorce, soit d'affections vasculaires cérébrales. Parmi le petit nombre de cas, dont le diagnostic a été possible *intra vitam*, on a signalé des attaques épileptiformes, des contractions rhythmiques, choréiques et des troubles de connaissance de durée variable. La difficulté de grouper les symptômes et de leur assigner leur valeur exacte est surtout causée par l'impossibilité de poser le diagnostic au début de l'affection. Les observateurs futurs devront spécialement porter leur attention sur les tout premiers stades de la maladie : si on parvenait à la reconnaître à temps et à en pressentir les particularités anatomiques, on pourrait alors songer sérieusement à lui opposer un traitement efficace; les tentatives non motivées, que l'on fait avec l'iodure de potassium, dans l'espoir d'un résultat quelconque, ne méritent certainement pas ce nom.

B) Chez les enfants.

Paralysie cérébrale infantile, Hémiplégie spastique infantile (Benedict). Polioencéphalite (Strümpell).

a) Anatomie pathologique.

Il est assez étonnant, étant donnée la grande fréquence relative de la paralysie cérébrale infantile, que la pathogénie de cette affection et ses premiers stades, surtout au point de vue anatomique, soient aussi peu connus. Il est vrai que son diagnostic est très difficile à cette époque, peut-être même impossible, et on ne se trouve le plus souvent admis à observer le processus pathologique que lorsqu'il est à sa fin, ou, tout au moins, dans ses derniers stades. Nos connaissances anatomiques se ressentent naturellement de cet état de choses : incapables de nous rien dévoiler concernant la nature intime de l'affection, les recherches de section nous livrent le cerveau, avec les altérations de toute espèce que peut lui avoir imprimée une affection remontant probablement à la vie intra-utérine. Mais la nature de l'affection nous échappe : s'agit-il là d'une thrombose de sinus *(Gowers)*, l'atrophie remonte-t-elle à des accidents inflammatoires comme cela se passe dans la méningo-myélite chronique; la multiplication du tissu conjonctif est-elle primaire, comme le veulent beaucoup d'auteurs, et quel rôle jouent, dans le processus, les affections vasculaires, l'épaississement des parois artérielles (*Hayem* et autres), voilà ce que nous ne savons pas. Une chose, cependant, paraît bien établie; c'est que, contrairement aux assertions de *Strümpell* qui lui a donné pour cette raison le nom de polioencéphalite (analogue à poliomyélite), l'affection n'attaque pas seulement la substance corticale du cerveau, mais atteint également la substance blanche : le cas publié par *Kast* (v. bibl.) en fait preuve; j'y joins une autre observation relevée dans mon service; la rareté des cas de cette nature m'engage à en donner brièvement communication.

Madeleine St., 21 ans, provenant de famille saine, a été atteinte, à l'âge de 2 ans, d'un violent accès de fièvre, avec convulsions qui, au dire de sa mère, se répétèrent pendant 4 jours et 4 nuits. Lorsque l'enfant voulut se relever, on s'aperçut que la moitié gauche du corps était paralysée. Son état s'améliora tellement en l'espace de trois mois, qu'elle fut en état de marcher, bien qu'en boitant. Mais peu à peu, la jambe gauche diminua de volume, se contractura et devint le siége de douleurs générales. Au début, l'extrémité supérieure ne participa guère à cette atrophie, mais les mouvements y étaient à peu près impossibles. Pendant deux années, on n'observa plus de convulsions, puis elles reparurent, et, depuis 4 ans, la malade est atteinte régulièrement au bout de 3 semaines, d'attaques épileptiques, avec morsures de la langue et perte involontaire des urines.

Extrait de l'état de présence du 25 octobre 1885 :

Tête : Percussion douloureuse de la tête dans la région pariétale droite; quelques plaques d'anesthésie dans la région frontale gauche et dans toute l'étendue du cuir chevelu du même côté. Les pupilles réagissent normalement; mouvements du bulbe intacts. Rien de particulier dans le domaine du facial et dans celui de l'hypoglosse. A droite, l'ouïe est manifestement défectueuse; à gauche, surdité complète. Les facultés gustatives sont complètement perdues dans le tiers antérieur de la langue. La luette et les mouvements du voile du palais n'offrent rien d'anormal.

Tronc : La moitié gauche du thorax est insensible aux attouchements et aux piqûres d'épingle; le sens de la température a également baissé.

Extrémités supérieures : Le membre supérieur gauche est plus court que le droit, la main est beaucoup moins développée de ce côté. Les mouvements de l'articulation du poignet, surtout l'extension, ne s'effectuent qu'ave difficulté. La main se trouve fléchie sur l'avant-bras et contracturée, on ne parvient à la redresser que passagèrement et en employant la force. Le pouce est replié dans le creux de la main, les autres doigts sont en légère flexion. Les mouvements sont conservés dans l'articulation de l'épaule ; dans celle du coude, l'extension se fait avec une légère difficulté. La sensibilité est diminuée uniformément pour tous les modes d'excitation. L'état électrique est normal pour les deux espèces de courants, aussi bien pour l'excitation directe que pour l'excitation indirecte. L'extrémité supérieure droite ne présente rien d'anormal quant à son développement, sa taille, sa sensibilité et sa motilité.

Extrémités inférieures : Le membre inférieur gauche est notablement moins développé et plus court que le droit : la sensibilité se comporte comme celle du membre supérieur correspondant; l'excitabilité électrique, les réflexes tendineux et cutanés n'ont subi aucune altération.

Sous l'influence des attaques épileptiques, qui reviennent à présent au bout de 6 à 8 jours, l'intelligence de la malade baisse singulièrement; le poumon gauche est envahi par la tuberculose et la mort arrive, par épuisement général, le 22 mars 1886.

Autopsie, 18 heures après la mort. Extrait du protocole : A l'ouverture du crâne, on trouve la pie-mère très épaissie à certaines places, surtout sur l'hémisphère droit. Le volume total de cet hémisphère n'est pas sensiblement inférieur à celui du gauche, mais les circonvolutions centrales antérieure et postérieure sont le siége d'une atrophie, bien marquée surtout à leur partie inférieure; elles ont perdu à peu près un tiers de leur volume. Le lobule du pli courbe et le pli courbe montrent les mêmes altérations; le lobule pariétal supérieur droit, sans être aussi atrophié, présente cependant une étroitesse bien sensible de ses circonvolutions; les parties avoisinant la circonvolution centrale antérieure, la première et la seconde circonv. frontales, paraissent également atrophiées. Sur la coupe, on peut constater un amincissement remarquable de la couche de substance grise; les ventricules sont notablement élargis. Les coupes frontales de *Pitres* ne décèlent aucune altération macroscopique essentielle, à part l'amincissement dont il a été question, ni dans le centre semi-ovale, ni aux ganglions de la base. L'examen microscopique démontre la présence, non seulement dans l'écorce, mais aussi dans la substance blanche, d'un grand nombre de cellules araignées et de granulations graisseuses.

Cette observation nous décide à conserver, sur la proposition de *Kast*, le vieux nom de paralysie cérébrale infantile, qui ne présume rien des altérations anatomiques, et d'abandonner celui de polioencéphalite, qui repose sur des lésions anatomiques que l'autopsie ne vient pas toujours confirmer; cette appellation avait d'ailleurs été déjà proposée par *Wernicke* pour l'affection de la substance grise centrale des 3e et 4e ventricules.

b) Symptomatologie, diagnostic et traitement.

Si les débuts du processus anatomo-pathologique nous sont inconnus, en revanche les symptômes cliniques ne peuvent rester cachés; la maladie débute brusquement, avec des manifestations tumultueuses qui, certainement, ne passeront pas inaperçues; les enfants sont saisis d'une fièvre violente et, bientôt, après quelques heures parfois, apparaissent les convulsions; localisées d'abord aux extrémités, elles gagnent bientôt toute une moitié du corps et parfois, même, se généralisent; elles durent de 1 à 4 jours, avec de courtes interruptions, et s'accompagnent toujours d'une élévation de la température. Puis ces symptômes rétrogradent, la température diminue, les convulsions deviennent plus rares et finissent par disparaître : mais alors on s'aperçoit que le petit patient a perdu en partie l'usage de ses membres, qu'il est paralysé d'un côté : hémiplégie infantile. Si l'on se livre à un examen minutieux au début d'une telle hémiplégie, on constate que le facial prend une part modérée à la paralysie ; quant aux extrémités, elles se trouvent à peu près dans l'état décrit à la page 224. Le bras est pressé contre le tronc, l'avant-bras est fléchi à angle droit sur le bras, et la main se trouve en flexion et en adduction, les doigts sont fléchis ; la jambe est en flexion légère au genou ; l'articulation du pied est dans l'extension, le gros orteil occupe une position de flexion dorsale bien prononcée. Dans la plupart des cas, la sensibilité ne subit aucune altération marquée. Au bout de quelques mois, la motilité est revenue au point que l'enfant est capable d'exécuter, avec la jambe, des mouvements assez étendus ; le bras reste plus longtemps frappé d'incapacité. Si l'enfant savait marcher à l'époque où la maladie s'est déclarée, il pourra de nouveau le faire au bout d'un certain temps, mais il conserve un certain degré de boîterie.

D'après nos observations, l'affection peut, dans la suite, prendre une tournure variable, suivant que les accès de convulsions du début persistent ou disparaissent. Ce fait est important en vue du pronostic du rétablissement relatif, il décide la question de savoir si le patient, déjà plus ou moins estropié, sera ou non, au point de vue intellectuel, un être complètement perdu pour la société. Quelles sont les conditions de la persistance ou de la disparition des convulsions, dépendent-elles plus de la nature du processus pathologique que de sa localisation, nous l'ignorons absolument.

D'habitude, les attaques de convulsions, même lorsqu'elles doivent reparaître plus tard, cessent pendant des mois, parfois pendant 1, 2 et 4 ans, après les débuts aigus de l'affection ; puis, elles réapparaissent pour un motif quelconque, une frayeur, des mauvais traitements, souvent aussi lors de la seconde dentition ; séparées d'abord par des intervalles qui peuvent comporter des mois entiers, elles se rapprochent peu à peu ; leur durée va elle-même en augmentant ; finalement, elles en arrivent à ressembler, point par point, aux attaques classiques d'épilepsie : le malade hémiplégique ou hémiparétique est devenu épileptique. Les attaques ont une influence fatale sur le développement intellectuel, et ceci est encore plus vrai ici que dans l'épilepsie idiopathique pure ; le malade devient simple d'esprit. L'état de la parole offre un vif intérêt : si le patient savait parler avant sa maladie, le langage parlé ne souffre que si la lésion siége du côté gauche, auquel cas on voit se produire les mêmes troubles que dans l'hémorragie cérébrale gauche. Mais si le patient ne savait pas encore parler, il l'apprendra, à moins que les attaques épileptiformes ne se répètent, et alors, ou bien il sera atteint d'un mutisme complet, ou bien il n'apprendra que quelques mots, insuffisants pour prendre part à une conversation, n'eût-il que de légers troubles intellectuels. Heureusement que l'on n'a pas souvent à constater la persistance ou le retour des convulsions ; le développement intellectuel se fait normalement, et le malade recouvre la parole ou apprend à parler plus ou moins correctement ; le fait s'explique par la suppléance de l'hémisphère sain : l'enfant apprend à parler avec le cerveau droit (v. p. 178 : observations sur l'aphasie des enfants).

Les altérations, dont les membres paralysés deviennent le siége, sont indépendantes des attaques épileptiformes ; elles offrent les mêmes caractères que celles qui ont été décrites précédemment (v. p. 225). Ce qui distingue en première ligne l'affection qui nous occupe, c'est une prédisposition bien marquée à l'apparition des symptômes d'excitation motrice, exagération des réflexes, rigidité et spasme musculaires — h é m i p l é g i e i n f a n t i l e s p a s t i q u e ; cette rigidité est surtout bien remarquable aux muscles de la main et du mollet ; elle conduit, particulièrement à la main, à des c o n t r a c t u r e s qui offrent cette particularité, de cesser pendant le repos et le sommeil, de ne se montrer que lors des mouvements intentionnels, d'affecter tantôt tel groupe musculaire, tantôt tel autre, en sorte que, pendant la marche, par exemple, le pied sera dans la position normale, puis prendra celle de pied varus ou celle de pied varoéquin ; cette particularité se remarque également à la main, les doigts qui semblent figés dans leur contracture de flexion, sont capables, à un moment donné, de déployer une agilité articulaire bien remarquable. *Bénédict,* surtout, a bien mis ce fait en lumière. Nous aurons à revenir bientôt en détail sur les mouvements involontaires qui se développent, au cours de l'affection, dans la main du patient.

Presque dans tous les cas de paralysie cérébrale infantile, il se montre, du côté paralysé, un arrêt de développement ou de croissance, qui frappe les membres avec une intensité variable ; comparées à celles du côté sain, les extrémités peuvent se montrer seulement un peu plus faibles, ou offrir une infériorité très accusée de toutes leurs dimensions. Toute la moitié du corps, y compris le tronc et la tête, participe à cette atrophie, on a donc affaire à une véritable hémiatrophie. Les figures qui suivent, représentent différents types de paralysie cérébrale infantile, puisés dans mes observations.

Fig. 83, 84. Hémiatrophie de toute la moitié gauche. Convulsions, démence.

Fig. 85, 86. Hémiatrophie de toute la moitié gauche du corps. Causes : traumatisme. Pas de convulsions, intelligence normale.

Fig. 87. Atrophie de l'extrémité inférieure gauche (résection de l'articulation du genou). Attaques convulsives, léger degré de démence.

Fig. 83.

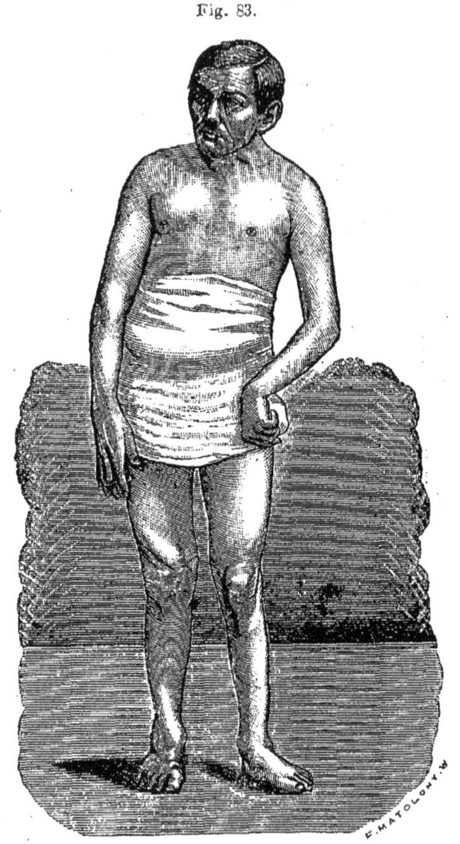

Fig. 88—91. La moitié du corps paralysée est atrophiée, à un degré léger, mais cependant visible. Les trois patients sont atteints d'attaques d'épilepsie et de démence : tous les trois présentent des contractures, soit de l'articulation du poignet (fig. 83—88), soit de celle du pied (fig. 90—91).

Dans les huit cas dont nous venons de parler, c'était l'hémisphère droit qui se trouvait atteint : nous n'oserions pas en con-

clure que cet hémisphère soit le siége préféré de l'affection, pas
plus que nous ne connaissons les raisons de cette prédominance.

Le **diagnostic** de l'affection n'offre aucune difficulté, si
l'on tient compte du stade initial impétueux et de l'hémiplégie
qui y succède. Cependant, il peut surgir certains doutes lors-

Fig. 84.

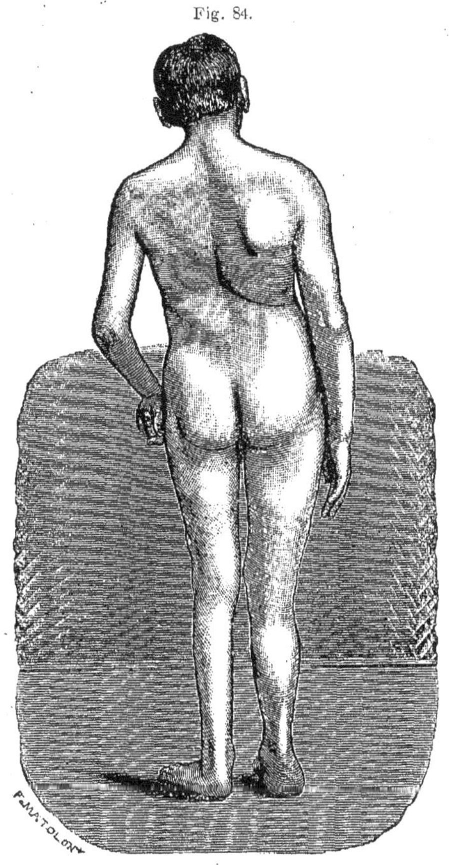

Le patient âgé de 36 ans, fut atteint, dans sa première enfance, de fièvre violente et de convulsions
qui durèrent plusieurs jours, puis disparurent, mais furent suivies d'un arrêt de croissance
du côté gauche. L'extrémité supér. gauche, qui se meut difficilement dans les articulations
de l'épaule et du coude, ne jouit plus d'aucune motilité dans l'articulation du poignet. Les
extrémités sup. et infér. gauches sont respectivement plus courtes de 7 et 3 centim. que les
extrémités droites. Toute la moitié du corps prend part à l'atrophie, comme on peut le voir
au développement inégal des fesses; le contour du bras gauche est inférieur de 4 1/2 centim.
à celui du bras droit, et la jambe gauche, mesurée de la même façon, accuse une infériorité
de 3 centim. sur la jambe droite. A 14 ans, les convulsions se reproduisirent; actuellement,
il est atteint de une ou deux attaques épileptiformes par semaine. Haut degré de démence.

qu'on a affaire à un patient provenant de famille phtisique, ou
lui-même tuberculeux; on pourrait se demander s'il ne s'agit
pas d'un tubercule du cerveau dont le développement

offre, en certains cas, toutes les apparences de la paralysie cérébrale infantile : fièvre violente, convulsions, troubles graves de
la motilité. D'habitude, le diagnostic est facilité par ce fait que
la base du cerveau ainsi que les nerfs crâniens, spécialement
l'oculo-moteur et l'abducteur, sont le plus souvent intéressés en
cas de tuberculose cérébrale ; de plus, la maladie est rapidement
mortelle. Toute confusion avec la paralysie infantile
spinale sera impossible si on se souvient que, dans la para-

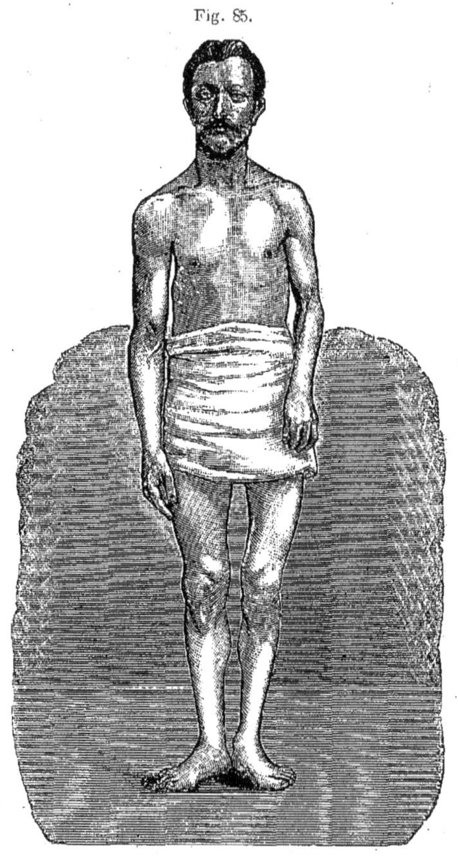

Fig. 85.

lysie cérébrale, les troubles moteurs atteignent toute une moitié
du corps ; la rigidité musculaire, l'exagération des réflexes, les
convulsions, non seulement au début, mais aussi dans la suite,
l'altération de l'intelligence, appartiennent en propre à la paralysie cérébrale. Au contraire, la paralysie spinale ne frappe
qu'une seule extrémité, le bras ou la jambe, ou deux extrémités
symétriques, les deux jambes par exemple ; les réflexes sont

abolis dans les membres paralysés; ces points d'appui suffisent pour assurer le diagnostic différentiel. Quant à l'hémiplégie qui survient à la suite d'hémorragie cérébrale, la rareté de cette affection chez les enfants et l'absence habituelle d'atrophie musculaire, permettront de distinguer.

Fig. 86.

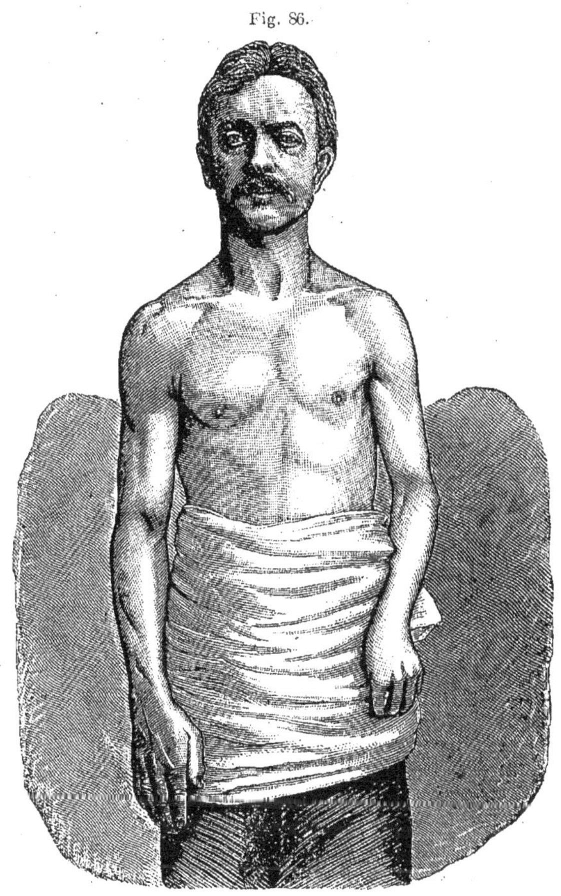

Le patient, âgé de 34 ans, fit, à l'âge de 3 ans, une chute d'un escabeau élevé et se blessa au côté droit de la tête; hémorragie abondante, longue perte de connaissance. Six semaines après le traumatisme, l'atrophie se montra sur la moitié gauche du corps, elle débuta par l'extrémité supérieure, pour gagner ensuite la jambe. A part cette atrophie, à laquelle prend part toute la moitié gauche, y compris le thorax (voyez la position respective des mamelons), sa santé est excellente; jamais d'attaques épileptiques, absence complète de mouvements hémiathétosiques, intelligence intacte.

Le **pronostic** *quoad valetudinem* est absolument défavorable, il est relativement défavorable *quoad vitam*; la guérison complète est impossible et n'a jamais été observée. Si la mort n'arrive pas dans les premiers jours, le patient est condamné à

être estropié pour toute sa vie; dans les cas heureux, il conservera son intelligence intacte, autrement il est voué à la démence,
aux attaques épileptiques, à l'impotence complète. La terminaison la plus favorable consiste dans l'atrophie légère de la
moitié du corps, avec conservation de la santé et de l'intelligence (fig. 85 et 86).

Fig. 87.

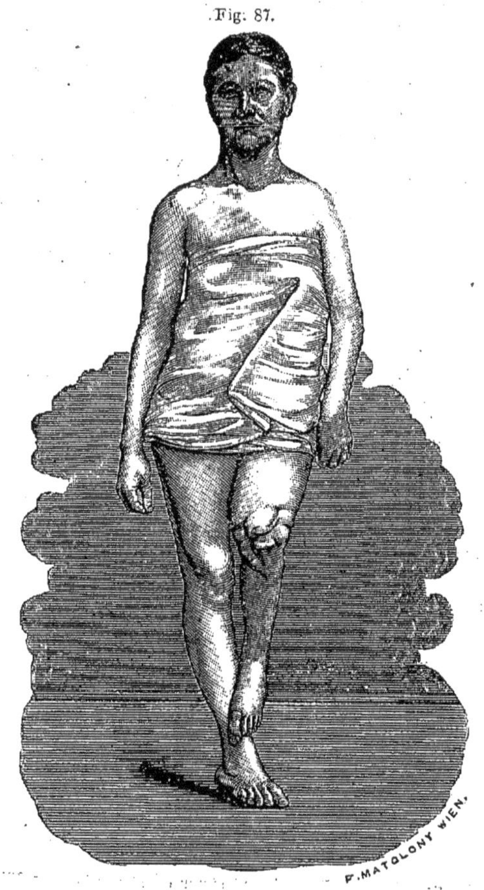

La patiente est âgée de 18 ans; à six mois elle subit une attaque. Jamais elle ne parvint à marcher convenablement, la moitié gauche du corps restant paralysée jusqu'à l'âge de 2 ans. Les mou-vements se rétablirent jusqu'à un certain point, mais les deux membres gauches subirent manifestement un retard de croissance, le bras gauche compte 8 centim. en moins que le droit, et l'extrémité infér. gauche, 25 centim. en moins que la droite. Le raccourcissement de la jambe est encore augmenté par le fait d'une résection du genou pratiquée sur le sujet, pour une raison que nous n'avons jamais pu connaître, à l'âge de 13 ans. La patiente subit environ une attaque épileptiforme par mois, cette attaque dure 3/4 d'heure à 1 heure, elle consiste en convulsions plus ou moins violentes, avec conservation de la connaissance. Aucun signe de démence.

Le **traitement** est, en général, tout-à-fait impuissant
contre les progrès du mal, lorsqu'on s'y prend même à temps:

il est impossible d'empêcher la production des attaques épileptiformes ou les altérations des extrémités malades, symptômes
d'excitation, atrophie, etc. Tout ce que l'on peut faire c'est de
traiter symptomatiquement les attaques par le bromure, et
l'atrophie par le courant constant; les résultats n'en sont pas
fort brillants.

Fig. 88.

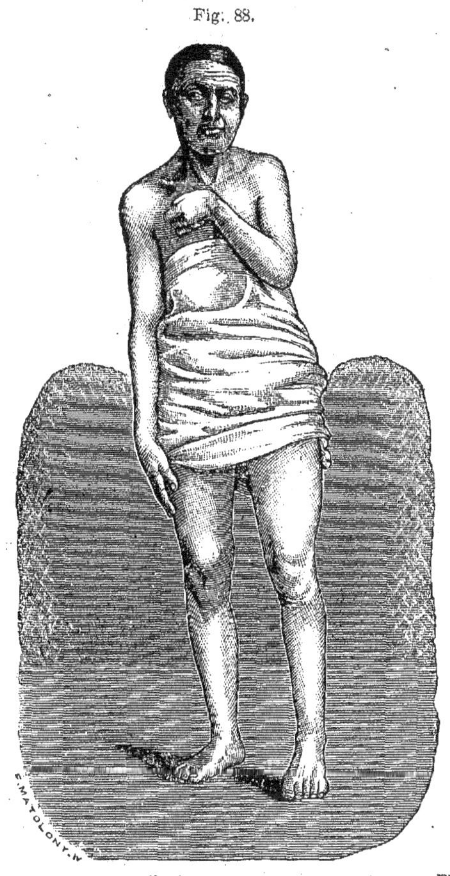

Patiente âgée de 44 ans; le début de l'affection n'est pas exactement connu. Elle a souffert de convulsions, dès sa première jeunesse, jusqu'à l'âge de 10 ans. Aujourd'hui elle est encore
atteinte de tic convulsif dans le domaine du facial gauche. La partie gauche du corps est en
retard de croissance, l'extrémité supérieure gauche est de 2 centim. plus courte que la droite;
l'inférieure, de 3 centim. La circonférence comporte 4 à 5 centim. en moins que du côté droit.
L'articulation scapulo-humérale se trouve contracturée dans l'adduction; le coude, en
flexion, et la main, en extension. Démence à un haut degré.

Etiologie. Rien dont on soit bien sûr : cependant il est
très probable que l'affection appartient aux maladies
infectieuses, comme semble le prouver sa coïncidence avec
certaines infections aiguës, la scarlatine en particulier; on l'a

encore observée après la coqueluche *(Marie,* v. bibl.). L'observation, relatée à la figure 86, prouve que le traumatisme est
capable de jouer un rôle étiologique dans la paralysie cérébrale
infantile, l'enfant avait fait une chute d'un siége élevé et s'était

Fig. 89.

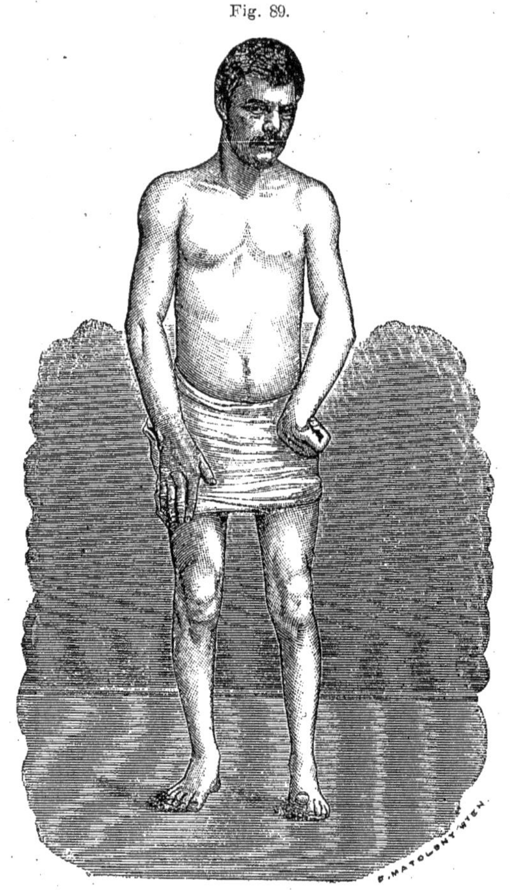

Le patient, âgé de 22 ans, fut atteint de convulsions pendant sa première enfance; après une pause
de 10 ans, ces convulsions reparurent vers l'âge de 14 ans et se répètent, encore aujourd'hui,
fréquemment et avec violence. Dès sa jeunesse, il se montra des graves troubles moteurs de
langage; c'est à peine si, aujourd'hui, le malade parvient à pousser quelques syllabes
inintelligibles, au prix des plus grands efforts, dans lesquels interviennent presque tous les
muscles du corps. L'atrophie des extrémités gauches est très marquée: le pourtour du bras
mesure 3 centim. de moins que celui du côté droit, l'avant-bras 2 centim., la cuisse 4 centim.,
et la jambe 2 centim. Le bras gauche est de 1 centim. plus court que le droit, la jambe gauche
de 1 1/2 centim. La main et les doigts sont en contracture de flexion. Démence à un degré
modéré.

blessé, dans la région pariétale droite, contre un objet tranchant. Lorsque le traumatisme a lieu pendant la vie fœtale ou
directement après la naissance, il peut en résulter un développe-

ment asymétrique du crâne, un retard de croissance du côté
atteint. La syphilis peut également être rendue responsable du
développement de la paralysie cérébrale infantile. Nous ignorons quelles sont les conditions de l'apparition des contractures, pour quelles raisons elles se montrent dans certains
cas et manquent dans d'autres. Il est possible qu'elles dépendent
de l'étendue de la lésion cérébrale et des dégénérescences secondaires de la voie cortico-musculaire.

Nous ne sommes guère plus avancés sur la pathogénie
de ces mouvements particuliers que l'on observe
dans les extrémités malades, au cours de la paralysie
cérébrale infantile. Le patient ne peut absolument pas laisser
ses doigts ou ses orteils malades en repos, les remue sans cesse,
pendant la veille comme pendant le sommeil, jour et nuit. En
examinant ces mouvements plus attentivement, on s'aperçoit
qu'ils s'exécutent assez lentement, avec un certain rhythme et
monotonie; les doigts semblent avoir un but déterminé, s'agitent
comme s'ils voulaient saisir quelque chose; leurs mouvements
dépassent les limites de l'étendue des excursions normales, il y a
a hyperextension; les orteils se relèvent presque à angle droit,
ou se fléchissent au point de se refermer en griffe sur le sol
(fig. 92). Tous ces mouvements supposent une laxité extraordinaire des ligaments articulaires, telle qu'on la trouve dans
la subluxation. La volonté du malade n'exerce à peu près
aucune influence sur ces mouvements : c'est tout au plus s'il
parvient à les diminuer en serrant fortement la main contre le
tronc, ou en saisissant, de la main saine, ses doigts pour les
fixer; l'obstacle levé, les mouvements reprennent avec une
nouvelle énergie.

La musculature de l'avant-bras accuse une augmentation de consistance, souvent même un certain degré d'hypertrophie; le bras accuse une dureté ligneuse, et sa température
dépasse celle du bras sain, de ½ à 1° centigr. Malgré cela, la
force brute est sensiblement diminuée; l'examen au dynamomètre de *Duchenne* donne parfois des résultats surprenants :
on voit ce bras extraordinairement musclé, soulever à peine
5 kilogr., tandis que le bras sain déploie une force 5 à 8 fois
supérieure. La même chose s'observe à la musculature de
la jambe, l'articulation de l'astragale, exceptionnellement
celle du genou, prennent part aux mouvements des orteils.

Ces troubles moteurs ne s'observent qu'aux muscles des
extrémités exclusivement.

C'est *Hammond* qui étudia le premier, à New-York, en
1871, les mouvements dont il vient d'être question; il leur donna

un nom particulier, **athétose** (χ-τιδημι), et en fit une entité
morbide, ce qui, selon nous, n'est pas justifié. L'athétose, ou
mieux, les mouvements athétosiques, ne constituent pas une
maladie spéciale, ils ne sont qu'un symptôme que l'on peut rencontrer dans différentes affections cérébrales de siége anatomique variable. Ce n'est que d'une façon exceptionnelle, on

Fig. 90.

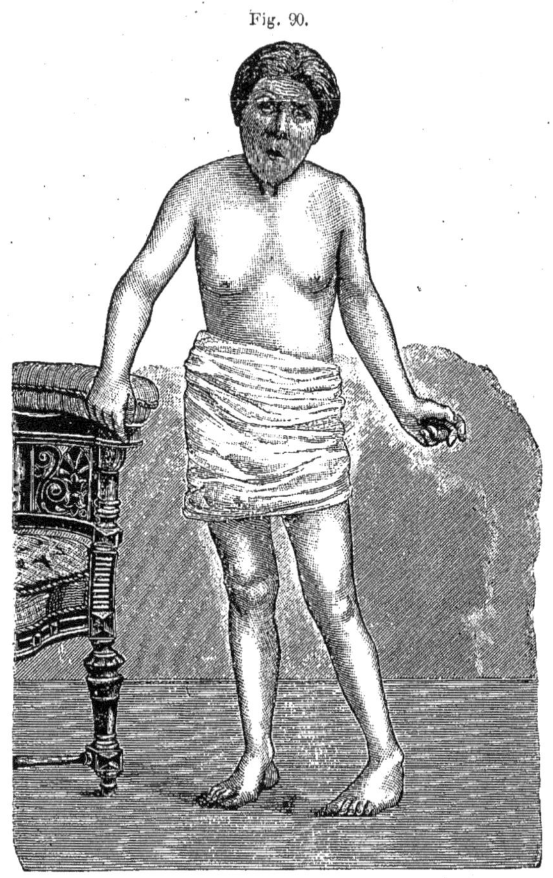

pourrait presque dire jamais, que ces mouvements athétosiques
se rencontrent seuls, sans être accompagnés d'aucun autre
symptôme morbide. Dans l'immense majorité des cas, ces
autres symptômes existent; ils affectent tantôt l'intelligence,
les patients présentent souvent un développement intellectuel
incomplet, ont l'humeur facilement changeante, irritable;
tantôt, ils constituent une variété de troubles physiques, paralysie ou convulsions dans le domaine de certains nerfs, du facial,

par exemple, contractures, etc. Souvent aussi, les patients sont atteints d'attaques épileptiques plus ou moins rapprochées.

Tout en assignant à l'athétose une valeur purement symptomatique, qu'elle soit bilatérale, ce qui est plus rare (v. à la bibl. les cas de *Bourneville* et de *Pilliet*), ou qu'elle soit unilatérale,

Fig. 91.

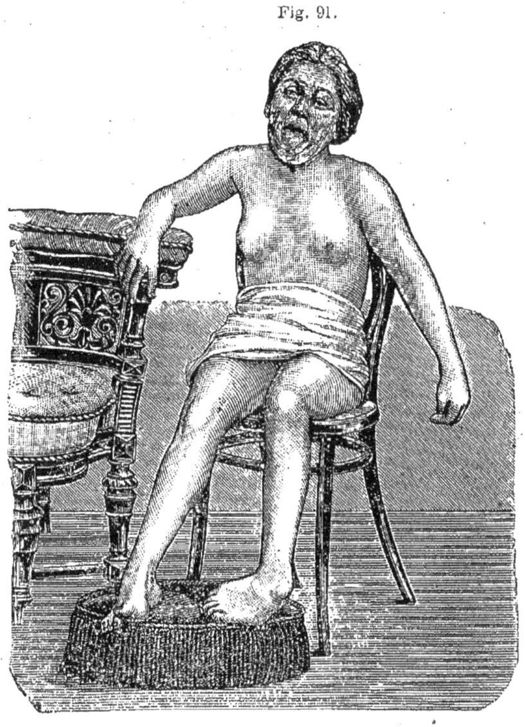

Le début de l'affection de cette patiente, âgée de 18 ans, ne peut être déterminé avec certitude, la mère ne s'en souvient plus et la malade elle-même, inconsciente, a perdu complètement l'usage de la parole. Il est probable que l'affection remonte à la première enfance, qu'elle aura débuté par des convulsions, mais reste à savoir quelle a été leur durée et de quelles manifestations elles ont été suivies. A 5 ans, l'enfant ne savait pas encore marcher, la jambe gauche se remuait avec difficulté et le pied se mettait dans la position du pied varo-équin, position qui persiste encore aujourd'hui. La malade marche sur le bord externe du pied, l'articulation du genou est presque immobile. A gauche, les mouvements s'accomplissent aisément dans l'articul. de l'épaule et dans celle du coude, les doigts et la main sont le siége de mouvements très accentués, il existe en outre un tic convulsif des muscles de la face du même côté. Salivation à un haut degré. La malade ne souffre plus d'attaques épileptiques, seulement elle présente des périodes d'excitation pendant lesquelles elle devient agressive.

hémiathétose, (qui n'intéresse que la moitié du corps), nous reconnaissons cependant volontiers qu'il existe des cas où les mouvements athétosiques occupent le premier plan au point qu'on puisse négliger tous les autres symptômes morbides, ou, tout au moins, qu'on ne soit disposé à leur attribuer aucune importance. Tel est le cas de *Gnauck*, dans lequel cet auteur parle d'athétose primitive, idiopathique, après avoir constaté lui-même qu'il s'était montré en même temps de la parésie faciale et de l'hémianesthésie du côté malade. Il est

Fig. 92.

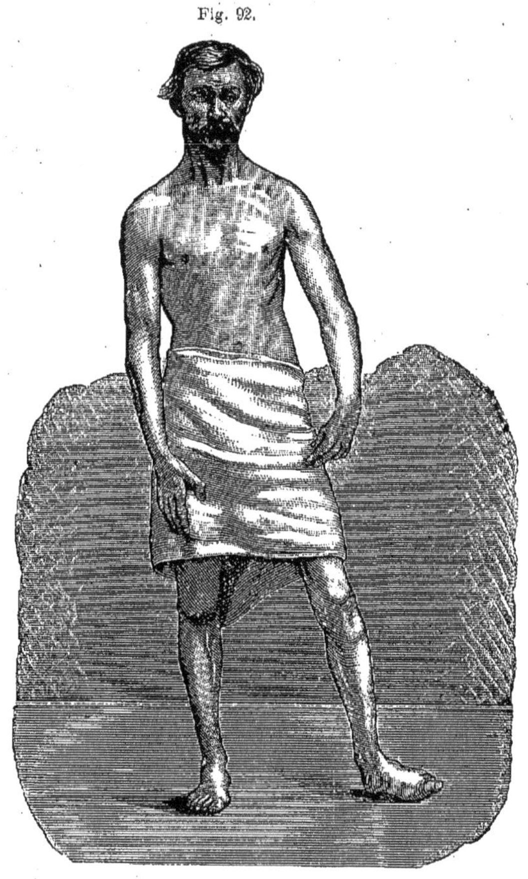

Ce malade, âgé de 29 ans, fut atteint à l'âge de 6 mois, d'une attaque suivie de convulsions, qui rares au début, devinrent peu à peu plus fréquentes, finirent par se montrer à peu près tous les 15 jours et par ressembler à de véritables attaques épileptiques. Dans les premiers temps, déjà, il se montra dans les extrémités gauches, surtout dans le bras, des mouvements involontaires que l'on doit considérer comme mouvements athétosiques. Les doigts étaient étendus à intervalles réguliers, puis ramenés dans le creux de la main; en l'espace d'une minute, il se produisait environ 50 de ces mouvements de tentacule. Les mêmes mouvements, naturellement moins prononcés, se remarquent également au pied gauche, surtout dans l'articulation *talo-tarsienne*. Les convulsions reparurent vers l'âge de 5 ans, mais moins fréquemment, à peu près 3 à 5 fois par an. Le caractère du patient est ombrageux, irritable, et même violent. Intelligence normale.

probable qu'il ne s'agit pas là d'une affection idiopathique, mais bien plutôt d'un accident moteur præhémiplégique (v. p. 217). Il en est ainsi du petit nombre d'observations relatives à l'a t h é -

tose idiopathique. Celle-ci pourrait aussi être congénitale. Les mouvements athétosiques constituent toujours un symptôme cérébral; ils peuvent se présenter au cours de différentes affections, celles de la moelle épinière, par exemple, et particulièrement dans le tabes.

Quant à la nature de la lésion cérébrale qui provoque les mouvements athétosiques, ce que nous en savons fait partie du domaine des conjectures. S'il existe, sans nul doute, des cas où l'autopsie n'a pu révéler aucune lésion cérébrale *(Küssner* et autres), il est certain que les mouvements en question peuvent se présenter dans différentes affections du cerveau et qu'ils n'appartiennent pas exclusivement à une seule d'entre elles.

A ce titre, la paralysie cérébrale infantile mérite certainement d'occuper la première place : l'athétose s'y développe avec une fréquence relativement grande, c'est chez elle que l'on a le mieux l'occasion d'en étudier les particularités. Dans cette affection, l'athétose affecte toujours un seul côté du corps; c'est de l'hémiathétose. Ces mouvements ont encore été signalés en cas de foyers de ramollissement peu étendus, siégeant dans les ganglions de la base, la couche optique *(Lauenstein)*, le corps strié *(Schulz)*, et dans les circonvolutions temporales *(Ewald)*; on n'est cependant pas certain qu'il existe un rapport de cause à effet entre ces lésions et les mouvements athétosiques. L'hémiathétose peut encore succéder aux hémorragies cérébrales avec lésion de la capsule interne, donc chez les anciens hémiplégiques; mais c'est un fait relativement rare, eu égard à la fréquence de l'hémiplégie chez l'adulte; nous avons vu qu'il en était tout autrement dans l'hémiplégie infantile. Ainsi donc les lésions de l'écorce, d'une part, celles de la voie corticomusculaire et des ganglions de la base, d'autre part, peuvent, en certaines circonstances, provoquer l'apparition des mouvements d'athétose; seulement nous n'en saisissons pas le lien causal, si toutefois il existe. Selon nous, c'est la lésion de l'écorce qui est le facteur principal de leur apparition; l'athétose se développera d'autant plus sûrement, que le sujet est plus jeune et que la lésion corticale atteint les régions motrices, les circonvolutions centrales et parties avoisinantes. Elle se montre encore, mais exceptionnellement et sous certaines conditions qui nous échappent, à la suite des lésions d'autres parties du cerveau, particulièrement des ganglions de la base, couche optique et corps strié. Il est invraisemblable qu'il puisse exister une affection cérébrale qui ne se traduise que par ce symptôme exclusivement, et n'entraîne après elle aucune altération ni psychique ni physique : en conséquence, nous ne pouvons considérer l'athétose comme une affection particulière, idiopathique.

Le caractère tout particulier de l'affection ou du symptôme que nous venons de décrire, le fait que les mouvements persistent pendant le sommeil au point de forcer le patient à user d'un moyen mécanique quelconque pour les maitriser, permettront d'éviter toute erreur de **diagnostic.**

Dans le cas où l'athétose se complique de mouvements convulsifs dans le domaine du facial, on pourrait songer à l'existence de la chorée ou de l'hémichorée : l'examen du malade endormi, les résultats négatifs de la thérapeutique, entre autres de l'arsenic longtemps continué, suffiront pour écarter la chorée. Lorsque nous nous occuperons de cette dernière maladie, nous nous étendrons plus longuement sur le diagnostic différentiel.

Il ne peut être question d'une **étiologie** particulière, après ce que nous avons dit plus haut : l'étiologie est celle de la maladie fondamentale qui provoque l'apparition des mouvements.

Le **traitement** se confond également avec celui de l'affection causale; nous ne possédons aucun moyen spécial pour faire disparaître l'athétose. Contre l'affection fondamentale ellemême, nos ressources sont le plus souvent impuissantes; on peut en conclure que le pronostic de l'athétose est le plus souvent fort douteux. *Hammond* prétend avoir obtenu la guérison par l'extension du nerf médian, mais combien de temps cette guérison s'est-elle maintenue? *Gnauck* a vu les mouvements disparaître par l'effet du courant constant et de l'administration simultanée du bromure; il faut croire qu'il ne s'agissait là que de troubles fonctionnels dans la zone motrice, troubles capables de rentrer dans l'ordre. Nos expériences personnelles ne nous permettent pas de donner notre opinion sur les effets et la durée des succès que l'on peut obtenir de l'hyoscine, recommandée par *Erb.*.

Bibliographie.

Cotard, Étude sur l'atrophie partielle du cerveau. Paris 1868.
Hadden, An anomalous case of infantile Hemiplegia. Brit. med. Journ. Febr. 1882.
Wuillamier, De l'épilepsie dans l'hémiplégie spasmodique infantile. Thèse de Paris. 1882.
Jensen, Ein Fall von Entwicklungshemmung in der motorischen Sphäre des Grosshirns. Arch. f. Psych. XIV, 3, 752. 1883.
Hadden, On infantile spasmodic paralysis. Brain, pag. 302. 1883, 1884.
Gaudard, Contribution à l'étude de l'hémiplégie cérébrale infantile. Diss. inaug. Genève 1884.

Strümpell, Ueber die acute Encephalitis der Kinder, Polioencephalitis
    acuta, cerebrale Kinderlähmung. Vortrag, gehalten auf der 57.
    deutschen Naturforscher-Versammlung zu Magdeburg.
Jendrassik et Marie, Contribution à l'étude de l'hémiatrophie cérébrale
    par sclérose lobaire. Arch. de Physiol. I. 1885.
Richardière, Etude sur les scléroses encéphaliques primitives de l'enfance.
    Havre 1885.
Marie, Hémiplégie cérébrale infantile et maladies infectieuses. Progr.
    méd. XIII, 2. Sér., Nr. 36. 1885.
Bernhardt, M., Ueber die spastische Cerebralparalyse im Kindesalter.
    Virchow's Arch. Bd. CII. 1885.
Bernhardt, Jahrbuch f. Kinderheilk. N. F. XXIV, pag. 384. 1886.
Kast, Zur Anatomie der cerebralen Kinderlähmung. Arch. für Psych.
    XVIII, 2. 1887.
Mathieu, Progr. méd. 2, pag. 29. 1888 (Paralysie cérébrale infantile d'ori-
    gine traumatique).
Wallenberg, Veränderungen der nervösen Centralorgane in einem Falle
    von cerebraler Kinderlähmung. Arch. f. Psych. XIX, 2. 1888.

Athétose.

Shaw, St: Bartholom. Hosp. Rep. IX, 130. 1873.
Berger, Article « Athétose » dans Eulenburg's Real-Encyclopädie der ge-
    sammten Heilkunde. II. Auflage.
Oulmont, Etude clinique sur l'Athétose. Paris, Delahaye, 1878.
Leube, Deutsches Arch. f. klin. Med. XXV, 1880.
Bidon, Essai sur l'hémichorée symptomatique des maladies de l'encéphale.
    Revue de méd. 1886.
Bourneville et Pilliet, Deux cas d'athétose double avec imbécillité.
    Arch. de Neurol. XIV, Nr. 42. 1887.
Gerling, Ueber Athetosis. Inaug.-Diss. Kiel 1887.
Rubino, Contribuzione clinica allo studio dell' atetosi e del paramioclono
    molteplice Riforma medica 258. 1887.
(Voir également les traités de Strümpell, Seeligmüller, Eichhorst).

III. Tumeurs cérébrales.

a. Anatomie pathologique et Etiologie.

Les tumeurs cérébrales peuvent ou bien rester nettement
limitées, ou s'étendre petit à petit en envahissant la substance
cérébrale et en s'y substituant dans une certaine mesure. Les
plus fréquentes, le gliome, le carcinome, le sarcome, par
exemple, s'y rencontrent de ces deux façons. Le tableau clinique
est en rapport avec la rapidité de croissance de la tumeur, sa
tendance à l'envahissement; celles-ci dépendent à leur tour de
la nature anatomique du néoplasme. Les formes de tumeurs les
plus importantes et les plus fréquentes, sont les suivantes :

Le gliome, qui est spécial au système nerveux central,
s'observe plus souvent dans le grand cerveau qu'au tronc cérébral ou la moelle épinière. Il provient de la prolifération
des cellules de la névroglie, les fibres nerveuses qu'il

envahit, présentent un gonflement de leur cylindre-axe et meurent. Sa consistance varie : si les cellules du néoplasme sont petites et rares avec des prolongements filiformes disposés en réseau épais, le tissu est ferme, résistant ; si, au contraire, les cellules sont très nombreuses, la consistance est beaucoup moindre. Sur la coupe, la tumeur est grisâtre, gris-rougeâtre ou jaunâtre ; souvent elle présente des taches de diverses couleurs.

Fig. 93.

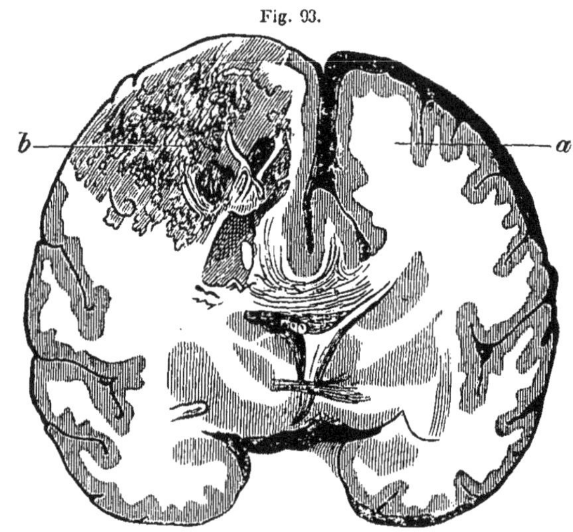

Gliome télangiectasique. (D'après Ziegler).
Coupe frontale du cerveau : a. Centre semiovale droit, b. gliome dans l'hémisphère gauche.

Il arrive fréquemment qu'on rencontre à son intérieur une masse trouble, plus ou moins liquide, déterminée par le ramollissement hémorragique. Le diamètre du gliome varie entre 3 et 8 centim. ; sa périphérie se confond insensiblement avec la substance cérébrale avoisinante, ou bien, s'en distingue nettement. Sa présence détermine une augmentation de volume de la partie du cerveau atteinte, mais celle-ci conserve sa forme normale ; les ventricules sont dilatés (Fig. 93).

Le sarcome est la tumeur qui se rapproche le plus du gliome. Il se présente sous forme de nodosités molles, sa surface de section est gris-blanchâtre, d'aspect médullaire. On le rencontre de préférence à la base du cerveau, rarement à la convexité ; il peut encore se développer aux dépens de la dure-mère, du périoste des os du crâne et de ces os eux-mêmes (ostéo-sarcome). D'après la nature de ses cellules, on distingue le sarcome à cellules rondes, le sarcome fuso-cellulaire, le fibro-sarcome, etc. Son volume varie entre celui d'une noix et celui du poing ; il peut être unique ou multiple.

Le **carcinome** du cerveau est ordinairement secondaire, provient d'un cancer du sein, du poumon ou de la plèvre. Il se développe volontiers dans les ventricules et y forme des tumeurs molles (fig. 94) qui compriment la substance cérébrale avoisinante. L'hydropisie du ventricule est de règle.

Les **tubercules** et les **syphilomes** (gommes) offrent une grande importance clinique. Ces tumeurs ont entre elles une parenté macroscopique et histologique remarquable, mais la présence du bacille tuberculeux suffit pour les distinguer l'une de l'autre. Elles sont nettement circonscrites, souvent

Fig. 94.

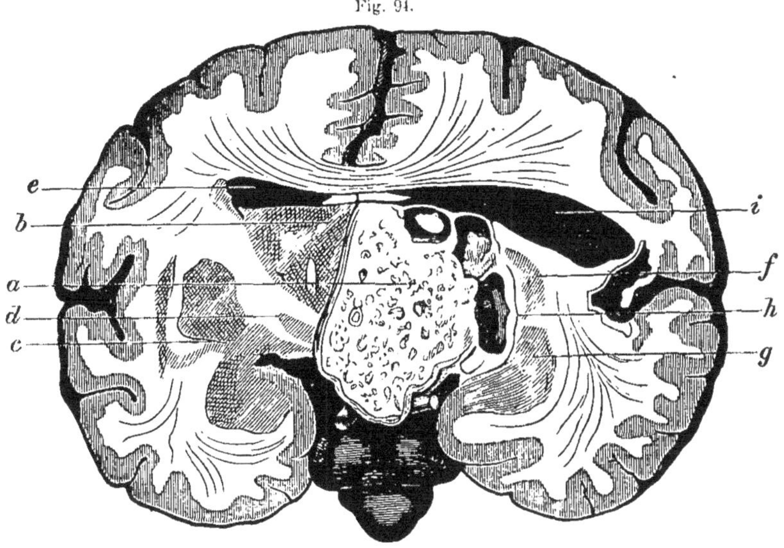

Carcinome papilleux dans le troisième ventricule. (D'après *Ziegler*).

Coupe frontale du cerveau : *a.* Néoplasme avec kystes, *b.* couche optique droite, *c.* noyau lenticul., *d.* caps. int., *e.* noyau caudé, *f.* couche opt. gauche, *g.* noyau lentic., *h.* caps. int., *i.* ventric. latér. élargi.

infiltrées, et sur la coupe, paraissent formées de tissu de granulations d'un jaune caséeux. Les **tubercules solitaires** peuvent atteindre le volume d'une noisette; on peut en trouver plusieurs sur le même cerveau; leur siége de prédilection est la protubérance, le cervelet et l'écorce cérébrale. Les syphilomes ont plus souvent la dure-mère comme point de départ, et de là, croissent dans la substance du cerveau.

Les **psammomes**, qui sortent également de la dure-mère, et sont caractérisés par la présence de concrétions calcaires, les **cholestéatomes** dont la surface de section présente un reflet nacré, les **lipomes**, que l'on rencontre sur le corps calleux, et les **enchondromes**, qui affectent de préférence les os de la base du crâne, sont des tumeurs d'une importance clinique tout-à-fait secondaire ; leurs dimensions relativement faibles ne donnent lieu à aucun symptôme clinique bien marqué. Nous ne nous y arrêterons pas davantage.

A l'autopsie, on rencontre souvent les altérations que détermine l'augmentation de la pression intracrânienne. Les os du crâne eux-mêmes, si l'individu est jeune, peuvent être perforés et traversés. Sur la dure-mère on trouve parfois des solutions de continuité, des signes d'irritation inflammatoire ; cette membrane est rugueuse, veloutée, épaissie. Les circonvolutions de la surface sont aplaties, pressées les unes contre les autres. La pie-mère est sèche et anémiée. Il semble que l'augmentation de la pression donne constamment lieu aux mêmes altérations de forme du cerveau : ainsi, lorsque la compression se développe de l'intérieur d'un hémisphère, et agit de haut en bas, l'insula et l'enveloppe des lobes pariétal et temporal subissent la déformation la plus marquée *(Wernicke)*. Cette déformation n'est pas due uniquement à l'augmentation de volume de la tumeur, mais provient également de l'accumulation de liquide dans les ventricules, de l'hydropisie ventriculaire. On doit admettre que cette hydropisie, qui est presque constante, dépend de l'augmentation de pression ; les troncs veineux sont comprimés et l'œdème se montre ; la rapidité et l'intensité de l'hydropisie ventriculaire sont proportionnelles à la compression exercée sur les troncs veineux sortant de la toile choroïdienne et des plexus vasculaires des ventricules *(Wernicke)*.

On a signalé des traces de compression sur les nerfs crâniens, l'étranglement des bandelettes optiques, de l'oculo-moteur et de l'abducteur, par des vaisseaux voisins engorgés *(Turck)*, l'hydropisie de la gaine optique *(Leber)*. Le voisinage de la tumeur est parfois le siége d'un ramollissement, sur une étendue plus ou moins considérable. Dans d'autres cas, il ne présente rien d'anormal. La forme hémorragique du ramollissement est due à l'irrégularité que déterminent, dans l'arrivée du sang, la compression du cerveau et la stase veineuse. Souvent, il se développe, dans les vaisseaux voisins, une artérite oblitérante avec toutes ses conséquences *(C. Friedländer)*. Les nerfs crâniens qui se trouvent dans le voisinage immédiat des carcinomes ou des syphilomes, peuvent être infiltrés par les éléments du néoplasme *(Wernicke)*.

L'étiologie des tumeurs du cerveau est très-obscure ; on ignore absolument s'il existe certaines influences extérieures capables d'augmenter la prédisposition spéciale du cerveau à l'apparition des néoplasmes. On croit assez généralement que le traumatisme peut avoir cette influence déterminante, mais sans pouvoir se l'expliquer : son rôle ici est assurément beaucoup moins important que dans l'abcès cérébral, il est possible, même, qu'il ne s'agisse que d'une simple coïncidence. L'hérédité n'est certainement pas sans valeur pour l'apparition de quelques-unes des tumeurs du cerveau, surtout le tubercule et le carcinome ; mais son rôle est également très effacé, les néoplasmes malins du cerveau, particulièrement le carcinome, étant la plupart du temps, comme nous l'avons vu, des tumeurs secondaires. Restent encore l'âge et le sexe : pour ce qui est du premier, on admet que le tubercule est propre à la jeunesse, tandis que le carcinome et le sarcome sont réservés à un âge plus avancé. D'autres tumeurs, comme le myxome et souvent aussi le gliome, sont congénitales *(Wirchow)*. Quant au sexe, les auteurs anciens et modernes *(Lebert, Friedreich, Hasse)* sont unanimes à reconnaître que le sexe masculin est le plus exposé, à peu près dans la proportion de 3 hommes pour 2 femmes *(Wernicke)*.

b) Symptômes. Diagnostic. Traitement.

Les symptômes qui se montrent au cours des tumeurs cérébrales sont de différents ordres : les uns sont dus à l'action mécanique exercée par le néoplasme, d'autres à la compression générale ou locale, de la substance cérébrale ; d'autres enfin dépendent d'une action, tantôt destructive, tantôt irritative, inhérente à la nature même de la tumeur : on rencontre surtout cette dernière catégorie de symptômes dans les tumeurs infectieuses. Le tableau morbide est influencé d'une façon plus ou moins caractéristique par l'un ou l'autre des facteurs que nous venons d'énoncer ; sa physionomie change suivant que l'un d'eux prédomine.

Les symptômes de compression cérébrale, lorsqu'ils apparaissent de façon aiguë, sont déterminés d'abord par le déplacement et ensuite par l'augmentation de tension du liquide cérébro-spinal ; quand le processus est chronique, cette augmentation de tension ne se produit pas nécessairement, le liquide se résorbe au fur et à mesure que l'espace subdural diminue et que le cerveau s'atrophie. Lorsque l'espace subdural diminue, la pression intracrânienne augmente et les échanges dans le cerveau et ses enveloppes s'accomplissent plus lentement. La raison dernière de ce ralentissement nous échappe : la simple diminution de tonicité des parois vasculaires suffit-elle pour augmenter la pression du liquide, celle-ci agissant alors sur les capillaires en les comprimant ; ou bien, doit-on expliquer plutôt cet obstacle à la circulation par l'hyperémie fluxionnaire, on ne le sait pas encore. En tout cas, le ralentissement du sang dans la capsule interne, lorsqu'il se répète, amène facilement une augmentation de la transsudation et de la lymphe; dès lors, l'œdème cérébral est imminent. (Voyez *v. Bergmann, Die Lehre von den Kopfverletzungen*. Stuttgart 1880, pag. 316—364).

Les symptômes cliniques de la compression cérébrale, que l'on a souvent l'occasion d'étudier au cours des tumeurs de l'encéphale, se distinguent en symptômes généraux et en symptômes de foyer : les premiers, dont *Leyden, Danz* et *Duret*, ont eu le mérite de nous donner une bonne description, apparaissent d'ordinaire dans un ordre régulier *(Leyden)*, et sont presque toujours les mêmes.

La céphalalgie mérite certainement d'être citée en premier lieu, c'est le symptôme le plus fréquent en même temps que le plus précoce. Le malade ne se plaint guère que d'elle : il éprouve une lourdeur continue dans la tête; au moindre mouvement, la douleur se réveille et atteint parfois un degré d'acuité tel que le patient croit devenir fou. La douleur n'est pas localisée, elle siége à la région frontale, à la région occipitale, vers les tempes ; la plus légère percussion du crâne avec le doigt devient pénible. Il se montre souvent des heures de soulagement, mais jamais le malade ne se trouve complètement bien, la céphalalgie ne le quitte jamais pendant une heure entière, elle ne l'abandonne même pas pendant le sommeil. On ne connaît pas le siége exact de cette douleur qui dépend de la compression générale de la tumeur; la substance cérébrale elle-même, à l'exclusion peut-être de la couche optique et des tubercules quadrijumeaux, ne semble pas pouvoir la produire, on doit plutôt incriminer la dure-mère dont la sensibilité est assurée par le trijumeau, (v. p. 5). Si ce nerf est comprimé par une tumeur de la fosse postérieure du crâne, il ne se produit plus alors cette céphalée vague, indéterminée, dont nous venons de parler, mais il apparaît une douleur plus nette, plus facile à localiser, circonscrite à la nuque et à l'occiput, comme une névralgie du trijumeau ou de l'occipital; mais, en ce cas, on n'a plus affaire à un symptôme général, la céphalalgie est alors un symptôme de foyer. Cette double signification peut acquérir une grande valeur pour le diagnostic de localisation. Il est exceptionnel que ce symptôme fasse complètement défaut, cela ne se rencontre guère que dans les tumeurs à croissance très lente; on a souvent observé qu'il acquérait, au contraire, une violence inaccoutumée dans les anévrismes très voisins de la dure-mère. Parfois il disparaît quand s'affirment les symptômes de foyer ; dans les périodes ultimes de l'affection, quand apparaît la somnolence, il passe à l'arrière-plan, et ne se trahit plus que par les gémissements du malade, qui, à moitié inconscient, saisit entre ses mains sa tête endolorie.

Les convulsions épileptiformes constituent une seconde manifestation générale. Elles s'accompagnent ou non de perte de connaissance et s'étendent, soit seulement à la moitié du corps, soit au corps entier. Sans être aussi constantes que la céphalalgie, elles apparaissent cependant assez régulièrement pour qu'on en tienne compte dans le diagnostic. Ces convulsions peuvent également constituer un symptôme de foyer, c'est le cas notamment pour les tumeurs qui siégent dans l'écorce des régions frontale ou pariétale et qui ont pour effet d'amener localement, partie de la compression, partie de l'irritation. Les deux symptômes, dont nous venons de parler, bien qu'ils soient tous deux des phénomènes d'excitation, ne vont pas toujours de pair ; l'un peut exister sans l'autre, comme ils peuvent aussi se présenter ensemble ; suivant les circonstances, l'un sera un symptôme général, l'autre un symptôme de foyer. On peut admettre que les convulsions épileptiformes se montrent dans 50 % des cas environ.

Les altérations de l'état intellectuel du malade, appartiennent aussi aux manifestations générales ; l'entourage s'en inquiète plus que le patient lui-même. Dans certains cas, il apparaît chez lui, d'abord de temps en temps, plus tard d'une façon permanente, une lenteur de conception extraordinaire, il ne comprend plus les choses les plus élémentaires de la vie de tous les jours ; les traits de son visage s'affaissent, perdent leur expression habituelle ; les mouvements deviennent lents et faibles, il apporte de la négligence dans ses fonctions, et son indifférence pour ce qui se passe autour de lui, peut devenir telle, qu'il ne prend plus la peine de satisfaire décemment ses besoins naturels : il laisse aller sous lui, sans s'en inquiéter. Peu à peu, sa désorientation devient complète ; il ne trouve plus les objets qui lui étaient familiers, puis sa maison lui est étrangère, il ne connaît plus le chemin de son appartement ou de la pièce commune. Il ne sait plus s'acquitter de choses qui, auparavant, lui étaient habituelles, c'est ainsi qu'il devient incapable de lire ou d'écrire ; un problème qu'un enfant de 8 ans pourrait résoudre avec facilité, est au-dessus de ses moyens. Peu à peu il se développe chez lui un état voisin de la démence auquel fait suite un coma profond, annonce d'une mort prochaine. D'autres fois, l'intelligence du malade reste longtemps intacte, sa mémoire seule s'affaiblit visiblement ; l'entourage s'inquiète de le voir oublier ce qu'il a fait ou dit un ou deux jours, parfois même quelques heures auparavant, c'est ainsi qu'il oublie que le médecin le visite quotidiennement et qu'il affirme ne plus l'avoir vu depuis longtemps. Sa bonne humeur ne s'altère cependant pas, malgré ses souffrances physiques, il prend tout du bon côté. Plus tard seulement l'on voit l'intelligence s'entreprendre à son tour : alors le malade devient incapable de remplir ses fonctions; souvent le médecin n'est appelé qu'à partir de ce moment. En général, on ne remarque aucun trouble spécial du langage : naturellement, la parole n'est plus celle d'autrefois, mais le caractère particulier qu'elle affecte est tout simplement dû à l'insuffisance de la mémoire, les mots ne lui viennent plus, il les confond; la lenteur et l'incertitude de son langage suffisent déjà pour attirer l'attention de ses proches.

On remarque assez souvent, au cours des tumeurs cérébrales, des troubles du sensorium, consécutifs à la compression intracrânienne, et consistant en hébétude, tendance continuelle au sommeil, sopor; avec cela, un pouls considérablement ralenti, 45—55 pulsations à la minute, irrégulier, tel enfin qu'on le trouve dans l'apoplexie. A ce ralentissement du pouls, succède une accélération qui répond à la paralysie du vague; celle-ci a succédé elle-même à l'excitation de ce nerf.

La respiration subit également certaines altérations en rapport avec l'état du cœur : pendant le coma, elle est profonde, lente, souvent bruyante; la pression continuant à s'élever, elle devient irrégulière, superficielle; il se produit de longues pauses suivies d'inspirations profondes, et la mort arrive au milieu d'une de celles-ci.

Le malade souffre fréquemment de légers vertiges, s'accompagnant volontiers de vomissements, qui offrent ceci de particulier qu'ils se produisent le matin surtout, déterminés par la moindre cause, un simple changement de position du corps parfois; avec cela, les voies digestives souvent en très bon état : le malade rend ainsi, presque sans efforts, une quantité de liquide assez considérable, claire comme de l'eau; ce vomissement cérébral est suivi d'un soulagement complet. Dans un certain nombre de cas, ce vomissement est le précurseur d'attaques apoplectiformes ressemblant à des syncopes et pouvant s'accompagner d'une perte de connaissance de plusieurs heures. Ces attaques doivent être rapportées à une augmentation brusque de la pression intracrânienne, provoquée soit par une hémorragie à l'intérieur de la tumeur elle-même, soit à l'apparition rapide d'un épanchement hydrocéphalique *(Wernicke)*.

La papille de stase (papillitis, *Leber)* est extrêmement fréquente dans les tumeurs du cerveau : nous avons déjà signalé ce fait antérieurement (v. p. 32) ; ajoutons seulement que ce symptôme peut exister en l'absence de la céphalalgie : l'augmentation de la pression intracrânienne, tout en donnant naissance à la papillite, n'amène pas nécessairement d'irritation sensible de la dure-mère, et lorsque la céphalalgie ne s'accompagne pas de la papille de stase, c'est qu'elle est provoquée, non point par la pression intracrânienne, mais par une excitation quelconque de la dure-mère. Il est bon de rappeler que la papille de stase peut exister sans que l'acuité visuelle diminue ; dans les cas douteux, il sera donc prudent d'examiner le fond de l'œil alors même que le malade n'accuse aucun trouble de la vision. Il arrive aussi que cet examen décèle une altération profonde des deux yeux, bien que le malade ne se plaigne d'affaiblissement de la vue que d'un côté seulement.

La cécité précoce qui se montre parfois, en même temps que la papille de stase, au cours de certaines tumeurs cérébrales, est un symptôme de foyer ; elle indique que le cervelet est le siége de la tumeur. Ces tumeurs du cervelet s'accompagnent ordinairement d'hydrocéphalie interne très prononcée, surtout du 3e ventricule dont le plancher bombe fortement sous la pression du liquide, et vient comprimer le chiasma qui se trouve sous lui *(Türck)*. L'amaurose précoce peut encore être provoquée par des tumeurs siégeant dans la région des tubercules quadrijumeaux, et surtout par celles de la glande pinéale ; enfin par les néoplasmes de la base, qui peuvent agir de deux façons, soit en comprimant le chiasma et l'origine des bandelettes, comme c'est le cas pour les tumeurs de l'hypophyse, soit en éloignant le cerveau de la base du crâne et en tendant ainsi les artères du corps calleux, ce qui peut avoir pour effet l'étranglement des nerfs optiques *(Türck)*.

Les symptômes de foyer, que provoquent les tumeurs cérébrales, ne sont pas constants, ils peuvent même faire complètement défaut, absolument comme dans l'abcès cérébral, et les symptômes généraux, qui existent seuls alors, ne permettent aucun diagnostic *intra vitam*. L'absence des symptômes généraux eux-mêmes est exceptionnelle, on ne la comprend que dans le cas de néoplasmes très petits, occupant un endroit indifférent de la substance cérébrale. Il n'est pas inutile de faire remarquer qu'il existe un certain nombre de symptômes que l'on

serait porté à interpréter comme manifestations de foyer et qui
en réalité sont dus à la compression générale exercée par la
tumeur : citons en première ligne, l'hémiplégie ; au cours
des tumeurs cérébrales, on voit s'établir ainsi de ces hémiplégies
bien nettes, persistantes, sans aucune tendance à l'amélioration,
c'èst-à-dire avec toutes les apparences d'un symptôme de foyer
direct : à la section, on découvre la tumeur à un endroit tout-à-
fait indifférent, dans la substance blanche du lobe frontal, par
exemple ; j'ai fait publier un cas de cette nature, dans une dissertation inaugurale : il s'agissait d'un homme de 50 ans, atteint
d'insuffisance mitrale ; il fut frappé d'hémiplégie grave du
côté droit, qui persista, sans modifications, pendant de longs
mois ; il présentait en même temps des troubles de langage, et
jamais on n'observa chez lui la papille de stase. On conclut
à une embolie de l'artère sylvienne gauche : *post mortem*, on
trouva, dans la substance du lobe frontal gauche, à sa partie
moyenne, un sarcome à cellules rondes, de la grosseur d'une
noix *(Steinberg, Beitrag zur Localisation der Hirntumoren.*
Diss. inaug. Breslau 1886). Il est exceptionnellement rare de
rencontrer une telle hémiplégie autrement que croisée, c'est-à-
dire occupant le même côté que la tumeur ; dans notre cas, elle
était croisée.

Lorsque les symptômes de foyer apparaissent de bonne
heure, on doit penser à une tumeur de la base amenant la dégénérescence graisseuse et l'atrophie grise des nerfs qu'elle
atteint ; ces nerfs offrent cependant une résistance assez marquée. Outre l'optique (papille de stase unilatérale) et l'oculo-
moteur (ptosis), le trijumeau, le facial, l'abducteur
et l'hypoglosse, sont assez souvent intéressés ; le trijumeau ne souffre guère que dans sa portion sensible : les
troubles de sensibilité à la face, le tic douloureux, plus tard,
l'anesthésie du trijumeau, se rencontrent bien plus fréquemment que dans la paralysie des muscles masticateurs. Le
facial, au contraire, est ordinairement affecté dans toutes ses
branches, ce qui est la caractéristique de la paralysie périphérique (v. p. 87) ainsi que l'apparition de la réaction de dégénération dans les muscles paralysés. Il en est de même pour
l'hypoglosse, dont la lésion provoque ici, outre la déviation de
la langue, l'atrophie des muscles correspondants et, consécutivement, des troubles de la déglutition, de la mastication et de
la prononciation : cette paralysie de l'hypoglosse est d'ailleurs
beaucoup plus rare que celle du facial. On rencontre aussi des
combinaisons de ces différentes lésions : *a)* dans les tumeurs de
la fosse crânienne antérieure, où elles se font souvent entre

l'olfactif, l'oculo-moteur et la première branche du trijumeau ; *b)* dans les tumeurs de l'hypophyse, entre le chiasma, l'oculo-moteur, la première branche du trijumeau, et l'abducteur ; *c)* dans les tumeurs de la fosse moyenne, entre l'oculo-moteur, le pathétique et le chiasma, lorsque la tumeur se trouve au-dessus de la dure-mère, entre ces mêmes nerfs de l'œil et le trijumeau, lorsqu'elle est subdurale ; *d)* enfin, dans les tumeurs de la fosse postérieure, entre le facial, le trijumeau, l'acoustique, le glosso-pharyngien, le vague, l'accessoire et l'oculo-moteur externe.

Le **diagnostic** a ici trois objectifs : existe-t-il réellement une tumeur cérébrale ; quel est son siége ; quelle est sa nature ? La réponse à la première question est loin d'être toujours facile, surtout si l'on ne dispose que de symptômes généraux ou que de symptômes de foyer. Comme nous l'avons vu, le principal symptôme général est la céphalalgie ; dans certains cas, elle existe seule, pendant des années, sans aucun signe qui puisse faire soupçonner une tumeur du cerveau ; il est donc assez naturel qu'on pose alors le diagnostic de c é p h a l a l g i e h a b i-t u e l l e commune, ou d'h é m i c r â n i e : dans ces deux affec-tions, la douleur céphalique peut atteindre une acuité extrême, devenir intolérable, seulement — et c'est l'unique circonstance qui puisse aider le diagnostic différentiel — dans l'hémicrânie et affections similaires, la douleur présente des rémissions, des accalmies complètes, tandis que chez les individus atteints de tumeur cérébrale, jamais la douleur ne cesse complètement. Il est d'autres cas, par contre, où le diagnostic se laisse poser *ex juvantibus :* lorsqu'une céphalalgie, aussi violente soit-elle, est favorablement influencée par certains médicaments, salicy-late, bromure, caféine, on peut être convaincu qu'il n'existe aucune lésion anatomique sérieuse du cerveau ; mais lorsque cette douleur résiste à tous les moyens thérapeutiques, on devra rechercher minutieusement s'il n'existe pas quelque symptôme de foyer, tel que la papille de stase d'un côté, qui puisse trahir éventuellement l'existence d'une tumeur. Qu'on n'oublie jamais que les cas de migraine pure, qui ne se laissent influencer par aucune espèce de traitement, sont, pour ainsi dire, des excep-tions.

Il peut se faire aussi — bien que cela soit plus rare — que les convulsions constituent l'unique symptôme appréciable ; on comprend que, si rien ne fait soupçonner une tumeur, et si ces convulsions se répètent pendant des mois, à intervalles assez modérés, on soit tenté d'admettre une é p i l e p s i e i d i o p a-t h i q u e. Ici encore, la thérapeutique devra nous éclairer : les fortes doses de bromure ont généralement pour effet de diminuer le nombre et l'intensité des attaques d'épilepsie, parfois leur influence est frappante — ce même médicament restera sans résultat si les convulsions dépendent d'une lésion anatomique du cerveau.

Certains patients n'accusent que des vertiges et des vomissements, les troubles du sensorium, la céphalalgie, les convulsions faisant complètement défaut. En pareil cas, le diagnostic restera douteux ; le vertige peut être dû à tant de causes, le vomissement se rencontre dans un si grand nombre d'affections, qu'il est réellement impossible de diagnostiquer une tumeur d'après ces seuls signes ; on ne peut même conclure nécessairement, de leur présence, à une affection cérébrale ; on peut les trouver réunis dans la maladie de Ménière, dans les affections nerveuses de l'estomac ou les maladies de la moelle épinière, le tabes, par exemple : dans certaines circonstances, les crises gastriques des tabétiques revêtent tout-à-fait les apparences des accès de vomissements de la tumeur cérébrale.

Au nombre des affections cérébrales que l'on pourrait confondre avec la tumeur, il faut citer l'abcès et la méningite. L'abcès se distingue avant tout par l'existence presque constante de mouvements fébriles bien apparents ; dans l'occurrence, la papille de stase donnera de précieux renseignements. Si l'on y ajoute les rémissions, l'état général qui se maintient souvent excellent pendant des années, si enfin, on prend comme règle de n'admettre d'abcès cérébral qu'en présence de données étiologiques suffisantes, d'une affection purulente de l'oreille moyenne ou d'un traumatisme, par exemple, alors le diagnostic ne sera la plupart du temps pas difficile. Dans la méningite, c'est la fièvre qui domine, et bien que la papille de stase s'y rencontre beaucoup plus souvent que dans l'abcès, le délire précoce, l'agitation du malade constituent toujours des symptômes importants, précieux pour le diagnostic.

Le ramollissement cérébral chronique, dépendant d'une maladie des vaisseaux, et la sclérose lobaire du cerveau, se distinguent de la tumeur par l'absence de symptômes graves, leur marche d'ordinaire plus lente, l'apparition multiple des foyers de sclérose et l'absence de la papille de stase.

On pourrait enfin confondre la tumeur cérébrale avec la paralysie progressive (démence paralytique) et avec l'alcoolisme chronique ; pour que cette confusion soit possible, il faut, naturellement, qu'il se produise des attaques apoplectiformes, que la céphalalgie manque ou à peu près, et que l'état intellectuel soit particulièrement affecté, les troubles de langage, qu'amène la perte de la mémoire, dominant au contraire toute la scène. Le cours de l'affection dissipera bientôt les doutes : dans la paralysie, les idées de grandeur se font rarement attendre longtemps ; la désorientation complète, l'excitation violente, sont également propres à cette affection, tandis que dans la tumeur il se développe bien plutôt de la stupeur et de la somnolence. L'alcoolisme chronique se caractérise par le tremblement, l'apparition de maladies de l'estomac et du foie : avant tout, on tiendra compte des antécédents.

Le siége de la tumeur ne peut être déterminé que si l'on dispose de symptômes de foyer de quelque valeur. Nous savons déjà que ces symptômes manquent souvent, particulièrement, semble-t-il, lorsqu'il s'agit de tumeurs molles occupant les ventricules ou le lobe frontal ; on n'a alors que des phénomènes de compression générale. Il est certain qu'une bonne partie des ganglions de la base, les noyaux caudé et lenticulaire et la partie antérieure de la couche. optique, de même que le corps calleux, la voûte à trois piliers, les plexus choroïdes et le cervelet — le vermis excepté — peuvent devenir le siége d'une tumeur sans qu'il se montre nécessairement de symptômes de foyers. Au contraire, les tumeurs situées dans la région motrice, le lobe temporal et le lobe occipital, le pulvinar (couche optique), le pédoncule cérébral, la protubérance, la moelle allongée et le vermis du cervelet, provoquent souvent ces phénomènes de foyer si caractéristiques dont nous avons déjà donné la description. Rappelons encore que la destruction du pulvinar, ainsi que celle du lobe occipital, peuvent donner lieu à l'hémiopie ; que la paralysie précoce de l'oculo-moteur rend hautement probable la localisation de la tumeur dans le pédoncule cérébral, et qu'enfin, l'existence des symptômes généraux graves, de convulsions toniques sans perte de connaissance, le caractère titubant de la marche, permettent de supposer que le cervelet est atteint, et que le néoplasme en détruit particulièrement le vermis. En l'absence de symptômes généraux, les tumeurs de la moelle allongée peuvent emprunter le tableau clinique de la paralysie bulbaire : les vertiges y sont assez fréquents ; quant aux autres symptômes, ils sont variables et incertains ; souvent ils manquent complètement. La paralysie des abducteurs parle en faveur d'une tumeur de la fosse crânienne postérieure, nous avons vu antérieurement quels étaient les nerfs ordinairement intéressés dans ce cas.

S'il existe de l'amaurose, on examinera avec soin la réaction des pupilles à la lumière ; si elles réagissent, le nerf et les bandelettes optiques sont intacts, et il ne peut être question que d'une lésion des voies optiques centrales ; leur réaction est-elle perdue ou considérablement affaiblie, on pourra conclure à une lésion du nerf ou des bandelettes. La réaction peut être normale malgré l'existence de la papille de stase, que l'on doit interpréter comme un fait accidentel venant s'ajouter à l'affection centrale. L'amaurose pourrait être interprétée comme hémiopie double ; l'examen de la r é a c t i o n h é m i o p i q u e de la p u p i l l e pourra nous renseigner à cet égard (v. p. 36).

La présence de symptômes de foyer ne suffit pas toujours pour rendre possible le diagnostic de localisation, surtout si les symptômes généraux acquièrent un développement et une gravité extraordinaires. Nous savons déjà que l'hémiplégie ne constitue pas toujours un symptôme de foyer, sa présence n'a donc aucune valeur pour le diagnostic topographique ; ajoutons enfin qu'il peut se produire divers e f f e t s é l o i g n é s, rendant illusoire toute tentative de localisation (v. *Jastrowitz*, bibl.).

La n a t u r e de la t u m e u r est, en certains cas, impossible à déterminer pendant la vie ; d'autres fois, au contraire, ce diagnostic ne présente aucune difficulté. A cet égard, la marche de l'affection offre souvent moins de points d'appui que les anamnestiques, l'existence d'affections antérieures, par exemple. On devra encore tenir compte de cette circonstance que certaines espèces de tumeurs ont, au cerveau, leurs endroits d'élection ; l'âge du patient, enfin, pourra fournir quelques renseignements.

Si le patient a des antécédents syphilitiques, on devra penser qu'il s'agit de gommes ; s'il est issu de tuberculeux ou de carcinomateux, il y aura de fortes présomptions en faveur d'un tubercule cérébral ou d'un carcinome secondaire. On pourra conclure, avec beaucoup de vraisemblance, au développement d'un tubercule solitaire ou d'une tuberculose multiple, lorsque, chez les enfants, il se montre des symptômes cérébraux chroniques, céphalalgie, convulsions, éveillant la pensée d'une tumeur. Alors même qu'il y aurait des signes d'une lésion des surfaces cérébrales, on devrait encore soupçonner la présence de tubercules ou de gommes, dont la préférence, pour cet endroit, est connue. Le siége de prédilection des sarcomes est la base, celui du gliome est la substance blanche, le centre semi-ovale.

Le **pronostic** des tumeurs cérébrales est généralement défavorable ; on peut, avec une quasi certitude, prédire que la mort surviendra un ou deux ans après l'apparition des premiers symptômes graves. On ne connaît pas de guérison spontanée, et la régression, sous l'influence du traitement, ne se montre que très rarement, et seulement en cas de tubercules ou de gommes : il ne peut d'ailleurs exister de doutes sur la possibilité de ces régressions et sur la moindre gravité de ces deux espèces de tumeurs. En général, la marche de l'affection est constamment progressive, en dépit de toute intervention thérapeutique ; les souffrances du patient se maintiennent toujours à un haut degré et ne deviennent un peu plus supportables que le jour où le sensorium s'entreprend davantage. La mort arrive parfois subitement, mais, d'ordinaire, le malade succombe à l'épuisement complet, après un marasme de longue durée.

Le **traitement** est impuissant dans l'immense majorité des cas : exceptionnellement, l'administration systématique de l'iodure de potassium, à la dose de 5 à 8 gr. par jour, dans du lait chaud, continuée pendant 1 $^1/_2$ — 2 mois, est couronnée de succès. Nous ignorons absolument comment agit ce médicament, si c'est par action directe de l'iode sur la tumeur ellemême, ou si on doit plutôt attribuer les résultats heureux de cette médication à l'influence qu'elle excercerait sur les conséquences de la tumeur, ramollissement, œdème, collection liquide dans les ventricules : en tous cas, les effets en sont parfois manifestes, non-seulement dans l'hypothèse de gommes, mais aussi — nous tenons à le faire remarquer — lorsqu'il s'agit de tumeurs malignes d'une autre nature. Outre l'iodure de potassium, l'arsenic, longtemps continué, semble donner, dans certains cas, de bons résultats ; cependant, on manque encore, à son sujet, d'expérience suffisante.

L'intervention opératoire, lorsqu'elle semble indiquée et praticable, est susceptible des mêmes observations que celles que nous avons émises à propos de l'abcès cérébral (p. 262). Si l'on possède des signes certains d'un épanchement ventriculaire, on pourra, dans le but d'abaisser la pression intracrânienne, essayer la trépanation et la ponction du ventricule latéral. La fosse postérieure du crâne est toujours un *noli me tangere (Wernicke)*. La céphalalgie, le vertige et le vomissement seront traités symptomatiquement.

Bibliographie.

Obernier, in Ziemssen's Handbuch der speciellen Pathologie und Therapie. Bd. XI, 1. Abtheilung.

Bernhardt, Beiträge zur Symptomatologie und Diagnostik der Hirngeschwülste. Berlin, Hirschwald, 1881.

Heubner, 3 Fälle von Tuberkelgeschwülsten im Mittel- und Nachhirn. Arch. f Psych. u. Nervenkr. XII. 3. 1881.

Strümpell, Ein Fall von Gehirntumor mit centraler einseitiger Taubheit. Neurol. Centralbl. Nr. 16. 1882.

Andry, J., Les tumeurs des plexus chorioides. Revue de Méd. VI, 11, pag. 897. 1886.
Steinberg, Beitrag zur Localisation der Hirntumoren. Inaug.-Diss. Breslau 1886.
Heusser, Virchow's Archiv. Bd. 110, pag. 9. 1887. (Tumeurs de l'hypophyse).
Taubner, Ibid. Bd. 110, pag. 95 1887. (Du lipome cérébral).
Daly, Brain, XXXVIII, pag. 234. 1887. (Tumeur de la glande pinéale).
Hutchinson, Ibid., pag. 223. 1887. (Néoplasmes dans le corps trié des deux côtés).
Brieger, Berl. kl. Wochenschr. Nr. 47. 1887. (Un cas de sarcome de la pie-mère).
Rossander, Hygiea, XLIX, 8. 1887. (Fungus durae matris).
Birdsall, Philad. med. and surg. Reporter. LVI. 18. April 1887, LVI.
Churton, Brit. med. Journ. 28. May 1887.
Leclerc, Trois cas de tumeurs intracrâniennes. Revue de Méd. 12. 1887.
Sokoleff, Gliom des Centralnervensystems. Deutsches Arch. f. kl. Méd. Bd. 45, Heft 4, 5, pag. 433. 1887.
Jastrowitz, Beiträge zur Localisation im Grosshirn und deren praktische Verwerthung. Berl. kl. Wochenschr. XXIV, 49, 50. 1887.
Suckling, Lancet, II, 14. 1887.
Jackson, Hughlings, Brit. med. Journ., pag. 997. 1887.
Mills, Charles, Journ. of nerv. and ment. diseases. XIV, II, 12, 1887.
Schmidt-Rimpler, Arch. f. Augenheilk. XVIII, 2. 1887. (Gliome dans la protubérance, avec paralysie des muscles de l'œil et papille de stase).
Schweinitz, Philad. med. and surg. Rep. LVII, Oct. 1887. (Une tumeur de la glande pituitaire).
Rousseau, Encéphale. VIII, 1. 1888.

Appendice. Parasites du cerveau.

Parmi les parasites du cerveau, il convient surtout de mentionner les cysticerques et les échinocoques.

Les cysticerques ne sont reconnus la plupart du temps qu'à l'autopsie, soit qu'ils n'aient provoqué aucun symptôme pendant la vie, soit qu'ils aient réalisé un tableau morbide banal.

Leur kyste est rarement unique, on en trouve parfois jusqu'à cent, siégeant en partie dans les méninges, en partie dans la substance cérébrale grise ou blanche : on les a aussi trouvés libres dans les ventricules. Leur nombre peut être tel, que la surface du cerveau en parait comme ensemencée. Leur volume varie entre celui d'une fève et d'une noisette ; rarement, il est plus considérable. Le contenu du kyste est un liquide séreux ; à un endroit un peu plus épais de la paroi se trouvent le cou et la tête ; cette dernière, souvent pigmentée en noir, est reconnaissable à une couronne de crochets et à une petite ventouse. Les alentours du kyste sont entièrement normaux ou offrent des signes de ramollissement inflammatoire, surtout si le cysticerque est mort et altéré. Le kyste pousse quelquefois des diverticules, ce qui donne lieu à une figure ramifiée en grappe, portant le nom de cysticerque racémeux (*Virchow*, *Marchand*). La durée de la vie des parasites est de 3 à 6 ans; après leur mort, ils se changent en une concrétion calcaire entourée d'une membrane conjonctive à l'intérieur de laquelle on peut reconnaître la présence de cholestérine et de graisse.

Les échinocoques se rencontrent le plus souvent sous forme de vésicules isolées, à la surface du cerveau et dans les ventricules; leur contenu, limpide, jaunâtre, entouré de la paroi propre du kyste et d'une capsule conjonctive, peut, à la suite de déchirure, être évacué à l'extérieur par le nez, l'oreille, etc., ce qui donne lieu à une sorte de guérison spontanée.

Il est impossible d'assigner, aux cysticerques du cerveau, un tableau morbide particulier, les symptômes variant avec le siège des vésicules. Dans ces quatre dernières années, j'en ai observé 7 cas dans mon service, un seul avait été diagnostiqué pendant la vie, et encore n'était-ce pas grâce à des symptômes spéciaux,

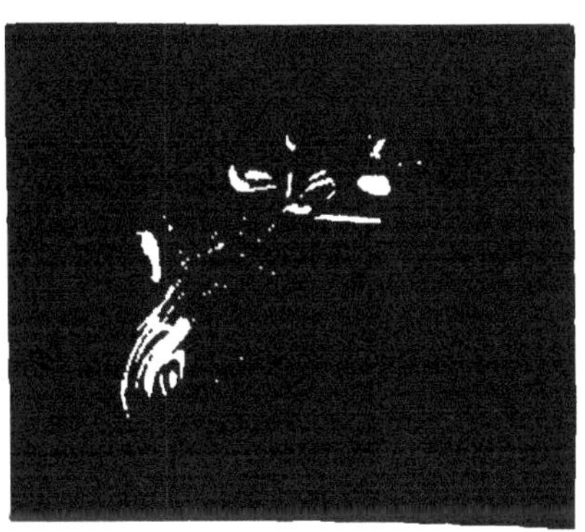

Fig. — Cysticerque du cerveau, d'après Marchand.

mais d'après des renseignements anamnestiques — le patient faisant grande consommation de viande de porc crue. Les 7 patients souffraient d'attaques convulsives épileptiformes avec ou sans perte de connaissance; deux d'entre eux offraient même de temps à autre une désorientation complète en dehors des attaques; il leur arrivait de rester, pendant des heures, sans se reconnaître, dans leur chambre de malade, ne reconnaissant plus leurs voisins, se trouvant, enfin, dans un état que l'on devait considérer comme l'équivalent d'une attaque épileptique, eu égard à sa reproduction fréquente. Jamais, chez aucun d'eux,

on n'observa de troubles moteurs, par contre, ils accusaient tous
de la céphalalgie et des vertiges. Chez l'un, on découvrit 3 vésicules, du volume d'un pois, à l'intérieur des noyaux lenticulaire
et caudé du côté gauche; la capsule avait été complètement
épargnée : il n'avait jamais présenté d'incapacité fonctionnelle
de la moitié droite du corps. Chez le second patient, on trouva
dans la moitié gauche de la protubérance, à peu près vers le
milieu, et tout près de la ligne médiane, un foyer de ramollissement de la grosseur d'un pois à l'intérieur duquel on découvrit
un reste calcifié de cysticerque. Jamais non plus ce patient
n'avait présenté de symptôme de paralysie. Le troisième était
porteur de nombreux cysticerques dans l'écorce cérébrale, on
en trouvait également nageant librement dans les ventricules
dont le liquide était considérablement augmenté. Il est possible
que l'idiotie qui s'était développée chez le patient et que l'on
avait mise sur le compte des attaques épileptiformes, était tout
simplement due à cette hydrocéphalie intense. Je n'ai jamais vu
l'affection revêtir les apparences de la paralysie progressive au
point de faire croire à cette affection; d'après *Wernicke*, le cas
se présenterait souvent (*loc. cit.* III, 373).

L'**étiologie** de ces affections parasitaires est le mieux
connue pour les cysticerques. Les parasites du cerveau ne présentent d'ailleurs rien de particulier à ce sujet; on les rencontre
surtout chez ceux qui s'exposent souvent, chez les bouchers,
par exemple.

Le **traitement** est complètement impuissant, on ne possède aucun moyen de détruire les parasites.

Les échinocoques du cerveau n'offrent non plus aucun
symptôme spécial capable de les faire reconnaître, le plus souvent on croit se trouver en présence d'un néoplasme. Si la
déchirure se produit, la tumeur qui bombe vers l'extérieur,
accuse de la fluctuation et même des pulsations. Si la déchirure
se fait du côté de l'œil, il se produit de l'œdème des paupières et
de l'exophtalmie. *Westphal* rapporte un cas où plus de 90 vésicules avaient été ainsi évacuées à l'extérieur.

D'après le cas publié par *Bollinger* (v. bibl.), l'actinomycose
pourrait également se rencontrer dans le cerveau humain : on
trouva, dans une tumeur située dans le troisième ventricule, un
très grand nombre des grains caractéristiques du champignon
radié.

Bibliographie.

Marchand, Virchow's Arch. Bd. 75. Bresl. ärztl. Zeitschr. 1881.
Zenker, über den Cyst. racem. des Gehirns. Erlangen 1882.
Soltmann, Cysticercus cerebri multiplex bei einem 1 jähr. Kinde. Bresl.
   ärztl. Zeitschr. Nr. 20. 1882.

B r e c k e, Ueber Cysticerken im vierten Ventrikel. Inaug.-Diss. Berlin 1886.
G o l d s c h m i d t, Freier Cysticercus im Gehirn. Deutsches Arch. f. klin.
     Med. XL, 3, 4. 1887.
B o l l i n g e r, Ueber primäre Actinomycosen im Gehirn des Menschen.
     Münch. med. Wochenschr., pag. 789. 1887.
E n g e l, Ein Fall von Cysticercus beim Menschen als Beitrag zur Diagnostik
     des Cysticercus cerebri. Prager med. Wochenschr. XIII, 2. 1888.
G a v o y, Cysticerque du cerveau. Encéphale. VIII, 1. 1888.

IV. Affections congénitales, hydrocéphalie, méningocèle, porencéphalie, absence de certaines parties du cerveau.

Nos connaissances concernant les collections liquides que l'on rencontre au cerveau, et qui sont connues sous le nom général d'h y d r o c é p h a l i e, sont loin d'être complètes ; leur origine est surtout fort obscure. Le liquide est logé entre les méninges ou dans les ventricules : dans le premier cas, on dit qu'il y a h y d r o c é p h a l i e e x t e r n e ; dans le second, h y d r o c é p h a l i e i n t e r n e. La collection peut se produire très rapidement, comme elle peut aussi s'effectuer lentement et petit à petit et alors on a affaire ou à l'h y d r o c é p h a l i e a i g u ë ou à l'h y d r o c é p h a l i e c h r o n i q u e. Les conditions déterminantes de l'hydrocéphalie remontent souvent à la vie intra-utérine ; souvent aussi, elles ne se développent que beaucoup plus tard ; de là, la distinction entre h y d r o c é p h a l i e c o n g é n i t a l e et h y d r o c é p h a l i e a c q u i s e. C'est à peu près ce que nous savons de l'étiologie, aussi les avis sont-ils très partagés sur la nature intime de l'affection ; il nous est impossible de préciser en quelles circonstances l'hydrocéphalie constitue une maladie particulière, idiopathique. Quoi qu'il en soit, dans la majorité des cas, l'affection est congénitale, et c'est à cette hydrocéphalie congénitale que s'attache la plus haute importance pratique.

L'h y d r o c é p h a l i e c o n g é n i t a l e est rarement externe, le plus souvent elle est interne. Elle peut déjà avoir atteint un développement considérable à la naissance de l'enfant, la circonférence du crâne mesure alors parfois 60 à 70 centim., et même plus. Les os du crâne ont en ce cas une minceur remarquable, celle d'une feuille de papier. Les fontanelles et les sutures ont des dimensions exagérées. Les ventricules, considérablement dilatés, ne sont plus revêtus que par une couche de substance cérébrale, épaisse de 1 ½ — 2 centim. Cette dilatation porte principalement sur le ventricule latéral, cependant les 3e et 4e ventricules peuvent aussi y prendre part. Tout le cerveau, et particulièrement la base, porte les marques de l'élévation de la pression intracrânienne; il est aplati, étalé, les commissures sont élargies et le trou de Monro possède des dimensions considérables; les parois des ventricules sont souvent recouvertes de granulations, l'épendyme est enflammé, épaissi à certaines places. Le liquide ventriculaire est séreux et incolore, sa quantité peut s'élever jusqu'à 1 ½ litre; il contient 99 % d'eau, 0.3 % d'albumine, des traces de sels, etc. Son poids spécifique s'élève de 1004 à 1006.

Parmi les **symptômes** de l'hydrocéphalie, le plus frappant est certainement la déformation particulière du crâne; parfois peu prononcée à la naissance, cette déformation peut passer inaperçue pendant les premières semaines et ce n'est qu'au bout de 1 ½ à 2 mois que l'on constate à l'évidence la disproportion qui existe entre le développement de la tête de l'enfant et celui du reste du corps. Le périmètre du crâne, qui comporte chez le nouveau-né 40 centim. environ, pour s'élever, après la première année, à 44 centim., augmente rapidement chez les hydrocéphales, gagne ½ à 1 centim. par semaine et, au bout d'un certain temps, souvent au bout de quelques mois déjà, atteint les dimensions de celui de l'adulte, c'est-à-dire 50 centim. Si la distension se fait régulièrement, le crâne affecte une forme sphérique dont le volume contraste singulièrement avec celui de la face restée petite; si le développement l'emporte dans le sens du diamètre longitudinal, le crâne est alors celui d'un dolichocéphale; son aspect est rendu plus bizarre encore par les veines, très dilatées, qui le recouvrent comme de cordons bleus. La faiblesse d'innervation des muscles de l'œil fait que souvent le bulbe est dirigé vers le bas.

L'aspect d'un enfant atteint d'hydrocéphalie bien développée est si caractéristique, que le **diagnostic** peut être posé à première vue : lorsque l'enfant est debout, la tête vacillante et difforme, le tronc qui, avec ses membres contrefaits, parait n'être qu'un appendice de la tête, l'expression idiote de la face, tout y concourt. Parfois il s'y ajoute encore quelques troubles de motilité, des contractures musculaires, de l'exagération des réflexes. Il est facile de comprendre que l'intelligence ne se développe qu'imparfaitement ou pas du tout; les enfants, pour la plupart, n'apprennent jamais à parler ou ne le font que d'une façon très primitive, ils ne se mêlent pas aux jeux de leurs petits compagnons, restent niais et malpropres et deviennent ainsi une charge, aussi lourde que pénible, pour leurs parents. Cependant, il en est chez qui l'intelligence se développe relativement mieux, surtout si les circonstances s'y prêtent. Leur éducation raisonnée, faite dans un établissement *ad hoc*, donne parfois des résultats remarquables. L'apparition des attaques épileptiformes, auxquelles on doit toujours s'attendre, constitue un très grand obstacle à leur développement.

La **marche** de l'affection peut être aiguë ou chronique, l'issue en est toujours défavorable. Si l'enfant ne meurt pas pendant la naissance ou immédiatement après, il a peu de chances d'atteindre 4 ou 5 ans, rarement plus; exceptionnellement, certains d'entre eux peuvent arriver jusqu'à la puberté — alors le volume de la tête n'augmente plus, diminue même parfois légèrement, ce qui favorise l'ossification du crâne. Lorsque l'enfant succombe dans les premiers temps, la mort survient au milieu des convulsions, ou bien fait suite à l'atrophie générale.

La **thérapeutique** ne peut rien contre l'affection. On peut renoncer, sans scrupules, aux frictions à l'onguent gris sur le crâne, au badigeonnage à la teinture d'iode, de même qu'à l'administration de l'iodure de potassium. Cette médication qui a été employée très souvent, donne des résultats nuls. De bons soins corporels, plus tard, autant que possible, une éducation méthodique et appropriée, un traitement symptomatique des accidents qui peuvent se produire, des convulsions notamment au moyen des bromures, tout cela est plus rationnel que les essais de tout genre, plus ou moins sans but, y compris l'intervention chirurgicale, la ponction du crâne.

Nous avons déjà dit que l'**étiologie** de l'affection nous était inconnue; si nous en reparlons c'est uniquement pour faire remarquer que l'hypothèse qui prête à la syphilis ou à l'alcoolisme des parents un rôle étiologique, est absolument dénuée de base expérimentale.

L'hydrocéphalie idiopathique, qui se montre à un âge plus avancé, peut dépendre d'un processus athéromateux ou d'affections en foyer du cerveau; elle est peu étudiée à cause de sa grande rareté. Certains auteurs prétendent qu'elle est toujours deutéropathique, secondaire.

L'hydrocéphalie secondaire est due tantôt à des troubles circulatoires locaux, tantôt à des troubles généraux de nutrition. Au premier ordre de causes, appartiennent les fluxions au cerveau, telles qu'on les observe chez les alcooliques, la stase veineuse avec altération dans la composition du sang et gêne respiratoire, conditions réalisées chez les cardiaques et les emphysémateux, enfin les troubles circulatoires au cerveau comme il s'en produit, par exemple, à la suite de l'oblitération de l'aqueduc de Sylvius, provoquée par une méningite circonscrite, une tumeur, un abcès *(Seeligmüller)*. Parmi les troubles de nutrition générale, il faut citer certaines formes d'anémie , l'hydropisie généralisée , la phtisie pulmonaire *(Callender)*.

La **marche** peut être excessivement aiguë et la mort survenir au bout de quelques jours; d'autres fois, elle est essentiellement chronique, les symptômes qu'elle provoque alors ne sont pas toujours caractéristiques et le diagnostic est d'autant plus embarrassant que la dilatation du crâne fait le plus souvent défaut. Dans certains cas, les symptômes sont ceux d'une tumeur, dans d'autres, ceux de la paralysie spinale spastique.

L'hydrocéphalie *ex vacuo* doit aussi être rangée parmi les hydrocéphalies secondaires. Elle se développe chez les vieillards, sous l'influence de l'atrophie générale du cerveau, et conduit à un degré plus ou moins prononcé de démence. L'étiologie. et le traitement ne diffèrent en rien de ce qui a été dit pour l'hydrocéphalie congénitale.

La voûte osseuse crânienne présente parfois des lacunes à travers lesquelles le contenu du crâne peut faire hernie en soulevant la dure-mère, le périoste et les téguments : il en résulte une sorte de tumeur arrondie à laquelle on donne le nom de hernie cérébrale ou céphalocèle. On réserve spécialement le nom d'encéphalocèle à celles de ces hernies qui contiennent la substance cérébrale elle-même recouverte de la pie-mère, et celui de méningocèle à celles qui ne sont constituées que par les enveloppes œdématiées du cerveau. On ne sait pas encore si la cause de cette anomalie réside dans un manque de résistance de l'enveloppe membraneuse du crâne et un défaut d'ossification, ou bien si elle est la conséquence d'une soudure de l'enveloppe du cerveau à l'amnios. Cliniquement, elle n'offre aucune importance pratique. Il en est de même de ces pertes de substance connues sous le nom de porencéphalie *(Heschl)*, qui peuvent aussi être congénitales. Il en.a déjà été question antérieurement (p. 263). Certaines circonvolutions peuvent manquer complètement ; à leur place, on ne trouve qu'un large sillon, ou une sorte d'ouverture en forme de pore. Lorsque les ventricules communiquent de la sorte avec l'extérieur, la pie-mère les tapisse et la cavité est remplie par une collection liquide amassée dans le tissu sous-arachnoïdien. Il se peut aussi que les circonvolutions du voisinage soient comme reculées et pressées les unes contre les autres, et qu'au lieu d'une perte de substance, on n'ait affaire qu'à un profond sillon *(Ziegler, Anatom. patholog.)*.

Une anomalie bien remarquable, c'est certainement l'ab-

sence de certaines parties du cerveau, du corps calleux entier, par exemple, de la voûte à 3 piliers, des tubercules
mamillaires, de la commissure grise, etc. On a émis différentes
hypothèses au sujet de l'absence du corps calleux; d'après
Richter (Virchow's Arch. 106. 1886), elle serait due au développement de la base du crâne et de l'ouverture de l'angle que
forment entre eux les deux rochers. Récemment *Kaufmann* a
publié un cas d'absence totale du corps calleux par arrêt de
développement qui devait donc remonter au 3e ou 4e mois : on
dut admettre comme cause un degré élevé d'hydrocéphalie
interne *(Arch. f. Psych. und Nervenkrankheiten*, 1887, XIX,
3, Bd., pag. 769). Ces anomalies sont moins rares qu'on ne
l'admet en général, elles sont congénitales, et remontent, en
première ligne, à des traumatismes occasionnés par l'accouchement, la longueur de celui-ci, l'asphyxie par compression, etc.

Au point de vue clinique, les pertes de substance intéressant, des deux côtés, la région du sillon de Rolando, offrent une
très grande importance, car elles empruntent, dans certaines
circonstances, le tableau morbide de la paralysie spinale spastique, un peu effacé, il est vrai, par la présence des symptômes
cérébraux. On peut alors observer toutes les transitions possibles, depuis les formes pures de paralysie spinale, dans
lesquelles les extrémités inférieures sont seules atteintes, jusqu'à
celles où les bras sont intéressés et où il se montre des symptômes cérébraux. *Schultze (Deutsch. méd. Wochenschr.* 15,
1889) a rencontré la raideur spastique des extrémités inférieures
à titre de « maladie familiale. »

D'autres fois, certaines parties du cerveau sont à peine
développées; c'est le cas pour certaines circonvolutions, la
couche optique, les tubercules quadrijumeaux, le corps strié.
Schröter, entre autres, rapporte un exemple de développement
tout-à-fait incomplet du corps calleux *(Allgem. Zeitung f. Psych.*
1888. XLIV, 4, 5). Le cervelet peut également subir un arrêt de
développement très marqué, atteindre à peine, dans certains
cas, le volume d'une grosse noix. L'origine de ces malforma-
tions est, la plupart du temps, tout aussi obscure que les phénomènes morbides auxquels elles donnent lieu pendant la vie.

II.

Maladies de la moelle épinière.

Les observations que nous avons faites antérieurement
concernant les affections du cerveau, s'appliquent également,
avec certaines restrictions, aux maladies de la moelle épinière ;
cependant l'anatomie de cet organe offre moins de difficultés
que celle du cerveau, elle est d'ailleurs mieux étudiée et mieux
comprise, surtout en ce qui concerne sa structure intime. Mais
la physiologie compte encore bien des points obscurs ou tout au
moins contestés : ce sont autant de lacunes pour la pathologie.
Aussi l'exposé des affections spinales constitue-t-il une réelle
difficulté, si l'on veut y tenir compte des considérations physiologiques et anatomo-pathologiques : nous avons besoin de toute
l'indulgence de ceux qui nous jugeront.

Ainsi que nous l'avons fait pour le cerveau, nous adopte-
rons trois sections : la première comprendra les affections des
enveloppes de la moelle épinière, la seconde, celles des nerfs
spinaux ou périphériques, la troisième enfin, celles de la substance grise et de la substance blanche de la moelle elle-même.

Première Section.

Maladies des enveloppes de la moelle épinière.

Il est rare que les enveloppes de la moelle soient atteintes isolément. Le plus souvent, il s'agit d'inflammations propagées des méninges cérébrales à la pie-mère rachidienne, ou des parties voisines à la dure-mère spinale. La pachyméningite cervicale hypertrophique, que nous décrirons plus tard, est un exemple de maladie isolée des enveloppes de la moelle ; cette affection offre un vif intérêt pratique.

Il nous suffira d'ajouter quelques considérations anatomiques à celles que nous avons déjà exposées à la page 5 ; la dure-mère spinale est moins épaisse que la dure-mère cérébrale ; elle forme un long boyau cylindrique, plus large que la moelle ; le sac dural dépasse l'extrémité inférieure de la moelle ou cône médullaire, et atteint la 2e vertèbre sacrée sous forme d'un prolongement conique. Le cône médullaire se continue dans le *filum terminale*, cordon aplati, descendant, sur la ligne médiane, entre les racines très longues des nerfs lombaires et sacrés : l'ensemble de ces racines constitue la queue de cheval. Le ligament dentelé est formé d'une série de prolongements par lesquels la dure-mère s'unit à la pie-mère. L'arachnoïde s'applique si intimement sur la dure-mère, que l'espace qui les sépare est un espace virtuel ; l'espace subarachnoïdal, compris entre l'arachnoïde et la pie-mère, est d'autant plus développé. Il est divisé, imparfaitement il est vrai, en une moitié antérieure et une moitié postérieure, par le ligament dentelé. La pie-mère rachidienne diffère de la pie-mère cérébrale en ce qu'elle présente deux feuillets distincts de tissu conjonctif, dont l'externe, bien développé chez l'homme, est uni à la face profonde de l'arachnoïde par des trabécules de tissu conjonctif, et dont l'interne repose sur une seule couche de faisceaux fibrillaires circulaires *(Schwalbe)* (v. fig. 96).

PREMIER CHAPITRE.

Inflammation de la dure-mère, Pachyméningite spinale.

Nous avons vu que l'inflammation de là dure-mère cérébrale débutait principalement par la face interne de cette
membrane ; ici, au contraire, le processus inflammatoire peut
attaquer la dure-mère aussi bien par sa face externe que par sa
face interne. Avouons cependant que la distinction clinique de
ces deux formes morbides est le plus souvent impossible.

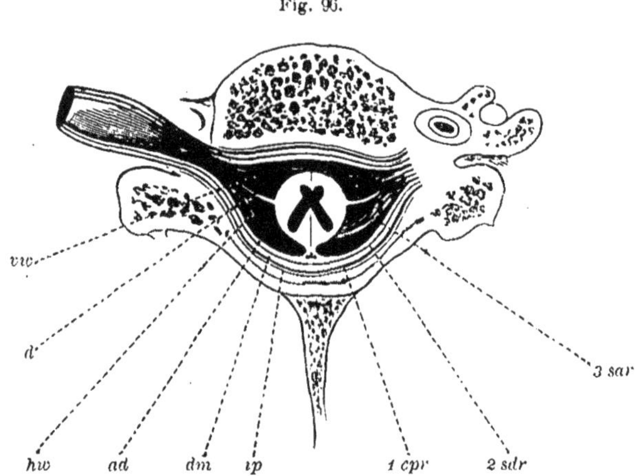

Fig. 96.

Coupe transversale à travers la colonne vertébrale et la moelle épinière (Schématisée).

1 cpr Espace épidural, *2 sdr* Id. subdural et *3 sar* subarachnoïdal, *ip* Périoste interne de la
colonne, *dm* Dure-mère spinale, *ad* Arachnoïde, *hw* Racine postér., *ld* Ligament denté,
vw Racine antérieure. (D'après *Eichhorst*).

La pachyméningite spinale externe, inflammation
de la face externe de la dure-mère, ou la péripachyménin-
gite, inflammation du tissu conjonctif qui unit la dure-mère à
la colonne vertébrale, constituent une maladie rare, probablement toujours secondaire. Les produits inflammatoires, souvent plus abondants à la face postérieure, consistent dans la
tuméfaction et l'infiltration cellulaire de la dure-mère ; on peut
aussi trouver un épais dépôt stratifié, à la surface de cette
membrane (*Eichhorst*). Au point de vue de l'étiologie, on
peut citer la carie ou la tuberculose de la colonne, la pleurésie,
les abcès du psoas, la syphilis, la pyémie puerpérale, les affections purulentes de la cavité péritonéale : exceptionnellement,
la maladie peut être due à une névrite ascendante.

Le tableau clinique de cette affection peut être singulièrement modifié par la participation des racines des nerfs
rachidiens et de la moelle elle-même. Celle-ci peut être comprimée par l'exsudat, on voit alors apparaître les symptômes
de paralysie par compression, sur lesquels nous aurons
à revenir. Lorsque les racines nerveuses sont intéressées, on
observe des accès douloureux s'irradiant, le long de la colonne,
jusque dans les extrémités. La raideur de la nuque, la sensibilité des apophyses épineuses à la pression, manquent rarement,
mais ne peuvent guère être utilisées pour le diagnostic : on les
rencontre également dans l'inflammation de la pie-mère, la
méningite spinale. Le diagnostic certain de l'affection n'est
guère possible que si l'on tient compte des circonstances con-

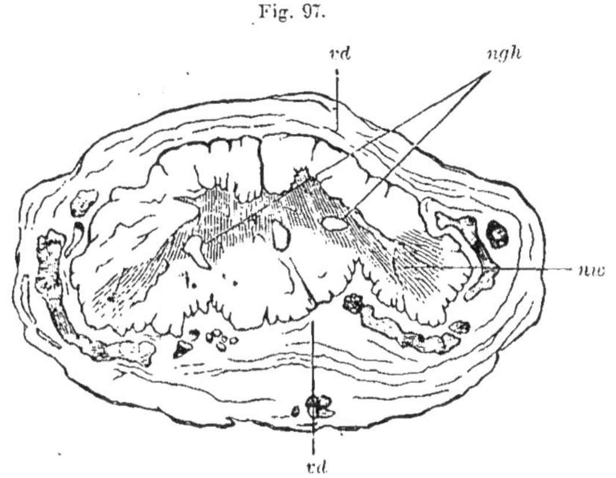

Coupe transversale passant par le milieu du renflement cervical, dans un cas de pachyméningite
spinale hypertrophique.

vd Dure-mère épaissie, *ngh* cavités néoformées dans la substance grise, *nw* racine nerveuse.
(D'après *Charcot*).

comitantes, en premier lieu de l'existence d'affections fondamentales ; il présente toujours beaucoup de difficultés ; en
certains cas, il est même impossible.

L'inflammation de la face interne de la dure-mère se
développe le plus souvent dans la région cervicale. *Charcot*,
qui a décrit le premier les particularités anatomiques et cliniques de cette affection, lui a donné le nom de pachyméningite cervicale hypertrophique. La face interne de la
dure-mère, surtout à sa partie postérieure, est le siége d'un
exsudat inflammatoire avec épaississement circonscrit du tissu
conjonctif (fig. 97), qui comprime et étrangle les racines nerveuses qui le traversent, et parfois toute la moelle épinière elle-

même. Ces exsudats déterminent assez souvent, à l'intérieur de celle-ci, l'apparition de cavités canaliculées (ngh. fig. 97). Si la compression est de longue durée, il se forme une dégénérescence secondaire des voies pyramidales, des nerfs qui proviennent de la région affectée et des muscles correspondants.

Les **symptômes** de l'affection dépendent en grande partie de la participation de la moelle et des racines au processus anatomo-pathologique. On peut établir facilement deux périodes : une période douloureuse et une période paralytique (*Charcot*). Les douleurs varient extraordinairement sous le rapport de leur intensité et de leur étendue ; le plus souvent, elles sont localisées à la nuque, s'exaspèrent par accès et s'irradient alors dans les extrémités supérieures. Elles se compliquent de paresthésie dans les bras, démangeaisons et fourmil-

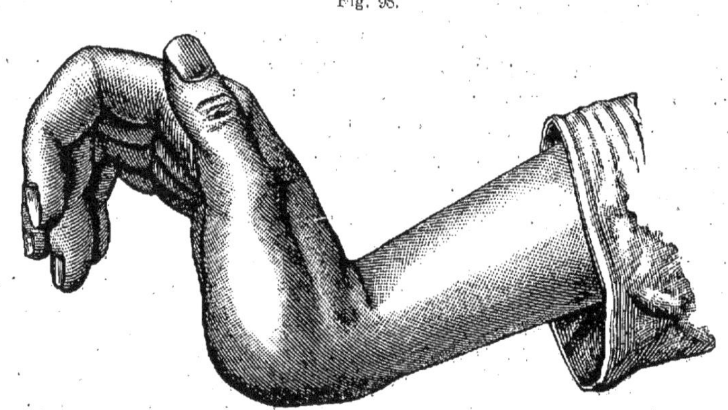

Fig. 98.

Position de la main dans la pachyméningite cerv. hypertr. (Charcot).

lements aux extrémités digitales. Dans la plupart des cas, la force diminue dans les mains ; l'examen au dynamomètre montre que le patient parvient à soulever à peine 12 à 15 kilogr. Les troubles trophiques ne sont pas rares, ils se traduisent par des éruptions vésiculeuses, la sécheresse et la desquammation de l'épiderme. Le patient est fort incommodé par la raideur de la nuque et l'impossibilité d'imprimer le moindre mouvement à la tête ; cette particularité donne à son aspect une raideur bien caractéristique ; il évite anxieusement tout mouvement de la tête, se remue tout d'une pièce, maladroitement et lentement, pour suppléer à l'immobilité du cou. La percussion des apophyses épineuses ou le passage d'une éponge chaude à la surface des téguments, ne parviennent pas toujours à déceler une augmentation de sensibilité à la région cervicale.

Peu à peu, c'est-à-dire au bout de 2-3 mois et plus, le patient s'habitue à ses douleurs, d'autant plus qu'elles diminuent au fur et à mesure des progrès de l'affection. Seulement, il constate bientôt que la motilité de ses extrémités supérieures est gravement compromise. La période paralytique débute ordinairement par de la lourdeur et de la raideur dans l'articulation du coude et dans celle de l'épaule ; le malade se plaint de ne pouvoir lever le bras aussi haut que d'habitude ; les femmes doivent renoncer à se coiffer elles-mêmes, les mouvements du bras en arrière et en haut devenant difficiles et, plus tard, impossibles. La raideur du coude s'accentue également, l'agilité de la main et des doigts baisse aussi visiblement ; ces troubles ne sont pas d'égale intensité aux deux mains ; l'une peut encore fonctionner passablement alors que la motilité de l'autre est entièrement perdue ; parfois cependant, la perte fonctionnelle est symétrique. Un fait remarquable, c'est que tous les muscles de l'avant-bras ne sont pas également affectés ; ceux qui sont innervés par le cubital et le médian le sont pour ainsi dire seuls ; les extenseurs, innervés par le radial, restent plus ou moins épargnés. L'atrophie des muscles se traduit par leur amaigrissement et leur affaiblissement progressifs ; il en résulte une suprématie de l'action des extenseurs restés sains, qui donne à la main, dans les cas les plus prononcés, une position caractéristique qui a reçu le nom de « main en griffe » : la main est en flexion dorsale et les doigts sont fléchis dans les seconde et troisième phalanges (fig. 98). Nous reviendrons encore sur la production de cette position lorsque nous parlerons de la paralysie du cubital. Si la diminution de la motilité accable déjà beaucoup le patient, sa situation est encore singulièrement aggravée par la paresthésie qui s'est développée dans le bout des doigts et vient encore augmenter sa maladresse ; il lui devient impossible de ramasser de petits objets, une épingle, une plume à écrire, ou de s'occuper lui-même de sa toilette ; son incapacité physique fait des progrès continuels, et le met dans l'impossibilité de travailler, ce qui est d'une importance capitale, surtout si le patient appartient à la classe laborieuse. Dans certains cas, cette incapacité professionnelle se sera déjà montrée plus tôt, chez les femmes, par exemple, qui s'adonnent à la couture, au tricot, à la broderie. Enfin, au bout d'un certain temps, il s'établit — pas toujours cependant — une paraplégie complète des membres supérieurs. Aux symptômes pénibles que nous venons d'énumérer, s'ajoutent parfois des accidents paralytiques des extrémités inférieures, des troubles graves du côté de la vessie : toutes ces manifestations sont dues uniquement à la participation de la moelle épinière, qu'on ne peut jamais ni prédire ni exclure avec certitude.

Le **cours** de l'affection est toujours chronique et comporte plusieurs années ; après la période douloureuse, les malades ne sont d'ordinaire plus tourmentés par les douleurs, ils ne souffrent plus que de l'incapacité provoquée par les troubles moteurs ; cette incapacité constitue une charge pénible pour eux et pour l'entourage à qui incombe le soin de les habiller et de les déshabiller, de les nourrir, etc. Il est extrémement rare de voir la guérison ou même une amélioration se produire ; j'ai cependant vu un cas de guérison à la clinique de *Charcot* ; les soins que l'on apportait à sa démonstration, le légitime orgueil qui y présidait, sont la meilleure preuve de la rareté d'un tel succès. *Remak* parle également de la curabilité de l'affection (*Deutsch méd. Wochenschr.* 1887, n° 26), pour moi je n'y compte pas ; bien que je me sois adressé à toutes les méthodes de traitement en usage, je n'ai jamais obtenu de résultat sérieux.

Ces méthodes de **traitement** comprennent un traitement local et un traitement général. Le traitement local consiste dans l'application de dérivatifs puissants : badigeonnage à la teinture d'iode, pommades irritantes, moxas ; les cautérisations cutanées punctiformes ou pointes de feu, à l'aide du thermocautère *Paquelin*, sont préférables aux moxas parce qu'elles sont moins douloureuses. Les résultats obtenus par ces moyens ne peuvent être de longue durée. Quant au traitement général, ses succès ne sont guère plus brillants ; comme aucun médicament n'est indiqué spécialement, on administre le plus souvent l'iodure de potassium, *ut aliquid fiat*, sans en rien obtenir d'autre qu'un dérangement des voies digestives. Si le malade tient absolument à prendre un médicament quelconque, on lui prescrira des substances indifférentes, des acides, des amers, etc. Les bains chauds et autres pratiques hydrothérapiques ne nous ont jamais rien donné. C'est de l'électricité que l'on retire encore le plus de succès, en ce sens qu'elle retarde les progrès de la paralysie ; nous recommandons particulièrement la faradisation cutanée à l'aide du pinceau appliqué sur la nuque et promené sur les extrémités. Si l'on veut faire usage du courant constant, on s'attachera à électriser spécialement les muscles innervés par le cubital et le médian, et à y provoquer des contractions par l'ouverture et la fermeture répétées du courant.

Diagnostic. L'affection pourrait être confondue au début avec la méningite spinale, en second lieu avec la syringomyélie que nous étudierons plus tard ; les tumeurs de la colonne vertébrale peuvent, lorsqu'elles affectent le niveau du renflement cervical, occasionner, à leur stade initial, les mêmes symptômes que la pachyméningite : plus tard, le diagnostic deviendra certainement plus facile. Parmi les affections de la moelle, il en est deux surtout qui pourraient créer quelque difficulté aux commençants, à savoir l'atrophie musculaire progressive et la sclérose latérale amyotrophique. Assurément, la pachyméningite cervicale hypertrophique peut, en certaines circonstances, ressembler à l'atrophie musculaire progressive, mais il y aura toujours moyen de distinguer les deux affections : l'atrophie musculaire ne débute pas par une période douloureuse, on n'y rencontre pas non plus la raideur de la nuque. On exclura plus facilement encore la sclérose latérale amyotrophique, grâce à la participation des extrémités inférieures et l'apparition, ordinairement assez précoce, des troubles de la déglutition indiquant que, dans cette maladie, la moelle allongée est intéressée. En réalité le diagnostic de la pachyméningite cervicale hypertrophique rencontrera bien rarement des difficultés insurmontables si l'on procède à un examen soigneux et si l'on tient compte de la marche de cette affection.

L'étiologie en est peu connue, on a incriminé l'abus de l'alcool, l'humidité des habitations; quant à la syphilis, on n'est pas encore parvenu à lui assigner un rôle spécial. La maladie atteint de préférence la classe laborieuse et les degrés les plus inférieurs de la population, sans qu'il soit possible de déterminer les raisons étiologiques de cette prédilection.

DEUXIÈME CHAPITRE.

Inflammation des méninges rachidiennes. Leptoméningite spinale.

Ici encore l'inflammation idiopathique est rare, qu'elle soit aiguë ou chronique; on l'a cependant observée à la suite d'un traumatisme occasionné, par exemple, par le port de lourds fardeaux, ou bien à la suite d'un refroidissement violent portant particulièrement sur la moelle épinière, tel qu'on pourrait l'observer chez les individus astreints à dormir sur un sol humide, chez les soldats au bivouac, entre autres *(Braun,* v. bibl.). Mais dans l'immense majorité des cas, l'affection est de nature infectieuse et loin d'être spécialement localisée aux méninges rachidiennes, occupe également les méninges cérébrales : c'est le cas pour la méningite cérébro-spinale épidémique (v. p. 12) et pour certaines méningites tuberculeuses. Nous avons vu également que certaines affections pouvaient donner lieu à des méningites secondaires, qu'il nous suffise de rappeler le rhumatisme articulaire; *Krabbel* (*Inaug. Dissert.*, Bonn 1877) rapporte un exemple de coexistence de ces deux affections.

Si l'on considère ses **lésions anatomo-pathologiques,** la méningite spinale aiguë peut être divisée en trois périodes : la première est caractérisée par la rougeur diffuse et la tuméfaction des méninges, surtout de la pie-mère ; la seconde, par la production d'un dépôt purulent ou fibrino-purulent à la surface de cette membrane ; cet exsudat peut varier beaucoup quant à son épaisseur et son extension : dans certains cas, il occupe toute l'étendue de la pie-mère, tout en étant cependant toujours plus prononcé à sa face postérieure ; dans d'autres cas, on ne le trouve qu'à certaines places où il forme des sortes de foyers circonscrits. A la troisième période correspond la résorption de l'exsudat purulent ; en même temps, à certains endroits, la pie-mère subit un épaississement et se couvre de granulations lui donnant un aspect velouté. Les racines nerveuses ne restent pas étrangères au processus inflammatoire, ainsi que l'attestent la dilatation de leurs vaisseaux, l'infiltration du tissu cellulaire interstitiel et, parfois, la dégénérescence de leurs fibres nerveuses. On comprend facilement que la moelle elle-même, grâce aux nombreuses connexions qui existent entre elle et la pie-mère, puisse participer à l'inflammation : son tissu présente çà et là une injection manifeste, il est œdématié et laisse sourdre du liquide quand on le sectionne transversalement : il est certain cependant que l'inflammation ne l'atteint pas toujours.

La forme chronique ne paraît se présenter qu'exceptionnellement à l'état d'affection idiopathique, dans l'alcoolisme chronique, par exemple. On l'observe parfois à la suite des maladies aiguës ou, comme affection secondaire, dans certaines maladies de la moelle ; l'inflammation peut encore être propagée de la colonne vertébrale. Les lésions anatomiques se rapprochent beaucoup de celles que nous avons décrites dans la forme aiguë : épaississement et taches tendineuses du tissu de la membrane, prolifération conjonctive, adhérences à la dure-mère, trouble du liquide cérébro-spinal dont la quantité est augmentée ; parfois aussi une pigmentation anormale, des taches d'un brun-rouge ou noirâtres, dues à d'anciennes hémorragies et à la transformation des matières colorantes du sang *(Eichhorst)*. Grâce aux adhérences inflammatoires qui se sont ajoutées aux prolongements normaux, les connexions entre la pie-mère et la moelle sont devenues plus intimes encore ; on ne peut plus enlever la pie-mère, sans détacher en même temps des particules de la moelle. Les racines nerveuses souffrent aussi visiblement, elles présentent différentes altérations, se montrent aplaties et atrophiées.

Symptômes. Dans la forme aiguë, c'est la douleur qui domine. Le stade initial ne se distingue en rien de celui d'autres affections aiguës — frissons, malaise général, perte d'appétit, insomnie, élévation de température — mais déjà à ce moment, la douleur est bien marquée le long du rachis, elle accable le malade dans toutes les positions, mais s'accentue lors des mouvements, lorsqu'il essaie de se redresser au lit. Le malade accuse, en outre, une raideur inaccoutumée dans les muscles du dos. Une pression exercée au niveau des apophyses épineuses, les chocs, le passage d'une éponge chaude, provoquent aussi des douleurs, mais d'une tout autre nature que celles que le malade éprouve spontanément. Celles-ci sont persistantes; plus tard, elles s'irradient dans les quatre extrémités, lorsque les racines nerveuses s'entreprennent à leur tour. C'est à cette dernière circonstance que l'on doit rapporter l'hyperesthésie de la peau, certaines sensations de constriction, les douleurs en ceinture, les douleurs musculaires, etc. La raideur de la nuque ne s'observe qu'à partir du moment où l'inflammation a gagné la région cervicale. La participation de la moelle épinière elle-même se traduit par différents phénomènes spinaux tels que troubles vésicaux, exagération des réflexes, troubles étendus de la sensibilité. Cet état de choses peut durer plusieurs semaines, les patients ont l'aspect misérable et souffrent continuellement; puis, suivant la tournure que prend la maladie, tout rentre peu à peu dans l'ordre, les souffrances diminuent, ou bien, les manifestations d'excitation sensible font place aux accidents paralytiques. Dans ce dernier cas, lorsque se produit l'altération anatomique des racines nerveuses, dégénérescence, atrophie, il se développe de l'analgésie et de l'anesthésie; d'un autre côté, les muscles subissent de plus en plus la perte de leurs fonctions, en même temps qu'un haut degré d'atrophie; l'examen électrique y provoque la réaction de dégénérescence complète. Il y a danger de mort immédiat : 1) lorsque l'inflammation gagne la moelle allongée — la terminaison fatale ne se fait guère attendre alors que quelques jours, — et 2) lorsqu'il se déclare un décubitus étendu, surtout si l'affection est déjà de longue durée et le malade épuisé. La guérison peut être complète ou incomplète; dans le dernier cas, les lésions anatomiques irréparables qu'a produites la maladie, entraînent à leur suite une faiblesse musculaire définitive, de la paresthésie, une affection de la vessie, etc.

Les symptômes de la forme chronique ne se distinguent pas essentiellement de ceux de la forme aiguë ; les douleurs sont parfois moins prononcées ; leur siège et leur intensité sont assez variables ; souvent elles se montrent avec le plus de violence entre les omoplates, souvent aussi dans le bas du dos, alors le patient ne peut plus se courber. La douleur peut aussi s'irradier en avant, le long du thorax, d'un ou des deux côtés à la fois. Quoique les souffrances du malade ne soient pas en général d'une acuité extrême, il lui est cependant complètement impossible de se livrer à ses occupations : naturellement, il ne peut plus être question de travail si les membres — rarement les quatre à la fois — sont entrepris par l'affection. Les troubles de la sensibilité se rencontrent aussi bien ici que dans la forme aiguë ; la participation de la moelle épinière donne également lieu aux mêmes manifestations d'excitation ou de paralysie. L'affection peut durer des années et aboutir cependant à une guérison relative : jamais je n'ai observé de guérison complète.

Le **diagnostic** exige de l'expérience et de la circonspection. La méningite spinale aiguë pourrait être confondue avec le rhumatisme musculaire et le lumbago ; la forme chronique, avec l'irritation spinale ou les affections de la moelle allongée. Le rhumatisme musculaire ne s'accompagne jamais de sensibilité à la pression des apophyses épineuses ; le passage d'une éponge chaude n'y provoque pas non plus de douleurs : au contraire, dans cette affection, les muscles accusent une sensibilité bien marquée quand on les déplace ou qu'on les pince. Les douleurs du lumbago se distinguent par leur violence extrême, leur fréquent déplacement et leur disparition plus rapide. On ne rencontre l'irritation spinale que chez les anémiques, les hystériques. Enfin, la marche de la méningite spinale diffère essentiellement de celle des affections de la moelle ; de plus, dans celles-ci, la terminaison est toujours mortelle.

Le **traitement** s'inspirera des considérations que nous avons développées à la page 313 ; ici aussi, on aura recours aux moyens locaux, dérivatifs, etc. ; s'ils échouent, on alternera avec des bains tièdes prolongés (27° R.) pendant 1/2 heure à 1 1/2 h. On ne doit pas négliger non plus le t r a i t e m e n t électrique, l'application du pinceau faradique sur les régions douloureuses. Nous recommandons expressément un massage très-doux, exécuté par une main entendue, et longtemps continué. L'administration non motivée de l'iodure de potassium doit être désapprouvée.

TROISIÈME CHAPITRE.

Hémorragie des enveloppes de la moelle. Apoplexie méningée, Pachyméningite interne hémorragique.

Les vaisseaux sanguins qui se distribuent aux enveloppes de la moelle, sont les artères spinales antérieures et postérieures, provenant de la vertébrale qui est elle-même une branche de la sous-clavière. Ces artères s'unissent aux rameaux spinaux, qui pénètrent dans le canal rachidien en traversant les trous intervertébraux, et descendent sur la ligne médiane en suivant respectivement le sillon longitudinal antérieur et le sillon longitudinal postérieur de la moelle épinière. Elles fournissent, sur tout leur parcours, de fréquentes anastomoses transversales. En même temps, elles envoient, dans la profondeur de la moelle, de fines branches horizontales ; d'autres de leurs branches se distribuent à la piemère. Le réseau capillaire de la substance grise est beaucoup plus développé que celui de la substance blanche.

Il est exceptionnel qu'une hémorragie se produise entre les enveloppes de la moelle (hémorragie intraméningée), ou entre la dure-mère et le canal osseux rachidien (hémorragie extraméningée). Cette dernière, encore nommée apoplexie épidurale, est peut-être un peu plus fréquente que l'autre (fig. 96) ; les hémorragies entre la dure-mère et l'arachnoïde (apoplexie subdurale), et celles entre l'arachnoïde et la pie-mère (apoplexie subarachnoïdale) c'est-à-dire dans l'espace occupé par le liquide cérébro-spinal, sont encore beaucoup plus rares. Lorsque l'on trouve, à la section, sur la face interne de la dure-mère, des foyers hémorragiques rétractés, de configurations diverses, contenant des produits de décomposition, des cristaux d'hématoïdine, des détritus organiques, etc., on dit qu'il y a pachyméningite interne hémorragique. Le caillot sanguin peut acquérir un tel volume, qu'il comprime la moelle et les racines nerveuses. Dans d'autres cas, il ne s'agit que d'hémorragies ponctiformes ; on trouve toujours alors les vaisseaux de la dure-mère engorgés. Les guérisons prouvent que le sang épanché est susceptible de résorption jusqu'à un certain point. Elles prouvent également qu'il ne se produit pas fatalement d'altérations irréparables de la moelle et des racines.

Les hémorragies en question peuvent remonter à diverses **causes étiologiques** : les efforts corporels excessifs doivent être incriminés en premier lieu ; l'affection se rencontre principalement chez l'homme, spécialement chez les ouvriers qui portent de lourds fardeaux et que la rudesse de leur travail porte à absorber de grandes quantités d'alcool ; citons, en second lieu, le traumatisme, lésions directes des corps vertébraux ou commotion générale violente, à la suite d'une rencontre de chemins de fer, par exemple. Nous décrirons plus tard une affection très voisine, contractée dans cette dernière circonstance, et qui porte le nom de *railway spine*. Les apoplexies méningées se développent encore, secondairement, au cours des maladies infectieuses, scarlatine, variole, typhus abdominal, etc. : elles sont fréquentes chez les épileptiques, et, d'après *Hasse*, elles coïncident souvent avec l'hypertrophie du cœur.

Les **symptômes** ressemblent particulièrement à ceux de la méningite spinale, avec cette différence que les débuts sont toujours brusques, apoplectiformes : le sujet, jusque-là bien portant, ressent subitement une douleur violente à un certain endroit du dos, douleur qui peut varier sous le rapport de l'intensité et de l'étendue — puis, si l'hémorragie est considérable, en quelques heures il peut survenir une incapacité de mouvements complète, une paraplégie crurale, plus rarement humérale. Les choses ne vont pas si loin dans les cas légers, mais, après que la douleur a disparu lentement, il se développe des troubles de la sensibilité, de la paresthésie et de l'anesthésie, ensuite de légers troubles de la motilité, consistant principalement en une parésie des membres inférieurs, parfois aussi en phénomènes d'excitation motrice, tremblements, secousses musculaires, etc. La conservation de la conscience caractérise l'hémorragie méningée rachidienne pure. Le cours et la durée de l'affection dépendent naturellement du volume de l'épanchement et de sa faculté de résorption, aussi est-il impossible d'en donner une description schématique. Le tableau change d'un cas à l'autre, et il faut avoir eu l'occasion d'en observer attentivement plusieurs pour être en mesure de reconnaître l'affection. Nous avons plus d'une fois fait remarquer que la participation de la moelle elle-même se traduisait par ce cortège symptomatique que l'on désigne sous le nom de « manifestations spinales » : exagération des réflexes, troubles vésicaux, paralysies durables.

Le **diagnostic** ne présente aucune difficulté dans les cas typiques ; on pourra toujours reconnaître l'existence d'une hémorragie méningée spinale, mais il est difficile, parfois même impossible, de pouvoir préciser si cette hémorragie est épidurale ou subdurale. Quant au siège, on parviendra sans peine à le déterminer assez exactement en tenant compte des considérations suivantes : dans les affections de la moelle lombaire, les jambes surtout, la vessie et l'intestin sont en souffrance ; celles de la moelle dorsale donnent lieu à des symptômes d'excitation sensible dans les nerfs intercostaux ; celles de la moelle cervicale provoquent des troubles moteurs et sensibles dans les extrémités supérieures. Si l'hémorragie siège plus haut encore, au niveau de la moelle allongée, les symptômes bulbaires ne se feront pas attendre : on sait qu'ils consistent en troubles de respiration et de déglutition et qu'ils sont rapidement mortels.

Le **pronostic** dépend de l'étendue de l'hémorragie ; les cas à terminaison heureuse ne sont pas exceptionnels. Si les racines nerveuses et la moelle elle-même sont intéressées, le pronostic devient plus sombre.

Le **traitement** consiste, dans les cas récents, à prescrire le repos au lit et l'application d'une vessie de glace à l'endroit présumé de l'hémorragie, dans le but d'en empêcher avant tout la continuation ou le renouvellement. Si l'on constate des signes d'excitation locale, on pratiquera localement une émission sanguine abondante. Le reste du traitement est identique à celui de la méningite aiguë.

Remarque. Les tumeurs des enveloppes de la moelle épinière ne présentent aucune importance pratique par le fait même que leur diagnostic certain est à peu près impossible. Les autopsies nous apprennent qu'il peut se développer, dans ces membranes aussi bien que dans celles du cerveau, des psamomes, des sarcomes, des myxomes, des gommes, des carcinomes, etc., que ces tumeurs sont épidurales, subdurales ou subarachnoïdales — mais les symptômes que l'on observe pendant la vie ne nous permettent ni d'affirmer l'existence d'une tumeur, ni d'en préciser la nature ou le siège. En effet, ces néoplasmes évoluent au début sans provoquer de manifestations, grâce à leur volume insignifiant ; plus tard, quand ils ont atteint un certain développement, ils donnent lieu à des symptômes de compression de la moelle et des racines, qui ne diffèrent en rien de ceux que nous avons vus se développer au cours de la pachyméningite et de la leptoméningite spinales : symptômes d'excitation motrice et sensible, plus tard symptômes de paralysie, variant d'après le siège de la tumeur. Une moitié de la moelle seulement peut être comprimée, alors se réalise le tableau morbide que l'on rencontre dans les lésions unilatérales de la moelle — paralysie et hypéresthésie du côté de la compression, anesthésie du côté sain. *Charcot* (v. bibl.) a publié un cas de cette nature. On peut aussi rencontrer la plus grande variabilité quant au siège et au volume des tumeurs. L'obscurité qui règne encore dans ce chapitre des tumeurs, doit nous engager à rechercher et à décrire avec d'autant plus de soins, les particularités anatomiques que nous révèle l'autopsie dans chaque cas spécial.

Bibliographie.

B r a u n, Bemerkungen über die Meningitis spinalis, besonders nach Feld-
zügen, bei Officieren. Deutsche militärärztl. Zeitschr. 1872. 1. 3. 4.
p. 116.

L e y d e n, Klinik der Rückenmarkskrankheiten. Berlin 1874. 1. p. 443 ff.

C h a r c o t, Leçons sur les maladies du système nerveux. T. II.

B r a u b a c h, Archiv. f. Psych. und Nervenkrankheiten. 1884. XV, 3, 489.
(Lipome des enveloppes de la moelle).

H i r t z, De la pachyméningite cervicale hypertrophique curable. Arch. génér.
Juin 1886, pag. 641.

R a y m o n d, Des différentes formes de lepto-myélites tuberculeuses. Revue
de méd. Mars 1886, VI, 3.

S e n a t o r, Ueber einige Falle von epidemischer Cerebrospinalmeningitis, etc.
Charité-Annalen. 1886. XI, pag. 288.

H e n o c h, Zur Pathologie der Cerebrospinalmeningitis. Ibid. 1886. pag. 525.

W e i c h s e l b a u m, Fortschritte der Med. 1887, V. 19.

E i c h h o r s t, Handbuch der speciellen Pathologie und Therapie. 3. Auflage.
Wien und Leipzig 1887, III, 266 ff.

G o l d s c h m i d t, Centralbl. f. Bacteriologie und Parasitenkunde. 1887. II, 22,
pag. 649 (« Sur le » diplococcus de la méningite »).

M a g u i r e, A case of idiopathic suppuration of the spinal dura mater. Lancet.
7. July 1887, p. 9.

C r a m e r, Ueber multiple Angiosarcome der Pia mater spinalis mit hyaliner
Degeneration. Inaug.-Dissert. Marburg 1889.

Deuxième Section.

Maladies des nerfs rachidiens.

Les nerfs rachidiens, encore nommés nerfs spinaux ou nerfs périphériques, sortent de la moelle épinière par deux racines (une antérieure et une postérieure), lâchement entourées par l'arachnoïde. Les postérieures sont plus volumineuses et aplaties. Ces racines traversent les trous intervertébraux; là, les postérieures se renflent en un ganglion intervertébral, au delà duquel les deux faisceaux radiculaires se réunissent pour constituer les troncs des nerfs rachidiens, très courts : immédiatement après leur sortie des trous de conjugaison, ceux-ci se divisent en deux branches, l'une postérieure, l'autre antérieure. Les branches antérieures, plus développées, forment avec les branches qui se trouvent au-dessus et en dessous d'elles, des anses anastomotiques, dont l'ensemble porte le nom de p l e x u s . Les branches postérieures, plus faibles, se portent en arrière, entre les apophyses transverses de la colonne, pour se perdre dans les muscles et la peau du dos.

Il existe 31 paires de nerfs spinaux : 8 cervicales, 12 dorsales, 5 lombaires, 5 sacrées et 1 coccygienne. Les deux racines interviennent dans la composition des branches antérieures aussi bien que dans celle des branches postérieures. Les branches antérieures sont motrices (*Charles Bell*. 1811); outre les muscles du tronc et des extrémités, elles innervent encore les organes à fibres musculaires lisses et les muscles lisses des vaisseaux; les branches postérieures sont sensibles. On admet, de plus, que les branches antérieures contiennent, outre les fibres motrices, des fibres secrétoires et trophiques, et que les postérieures renferment, à côté de leurs fibres motrices, des filets nerveux réflexes.

Nous rencontrons, chez les nerfs spinaux comme chez les nerfs crâniens, des affections idiopathiques et des affections secondaires, c'est-à-dire subordonnées à l'existence de maladies concomitantes. Les premières sont souvent déterminées soit par le surmenage, soit, ainsi que nous l'avons vu pour les nerfs crâniens, par le traumatisme et le refroidissement; enfin des causes très variées, entre autres les infections et les intoxications, les cachexies, peuvent également intervenir : nous devrons en tenir compte lorsque nous parlerons de chacun de ces nerfs en particulier.

Au point de vue **anatomo-pathologique**, il faut bien reconnaître que, dans beaucoup de cas, l'examen le plus minutieux ne parvient à déceler aucune lésion appréciable : ceci est vrai, non seulement dans beaucoup de névralgies légères, mais aussi dans un grand nombre de névralgies sérieuses et même très graves; les recherches ont porté sur des morceaux de différentes branches du trijumeau, dont la résection avait été faite pour mettre un terme à des souffrances intolérables : très souvent, on trouvait le nerf absolument normal, tant au point de vue macroscopique que microscopique. Par contre, dans d'autres cas, on constatait une inflammation du nerf, une névrite, comme cause de l'affection. Toute névrite se caractérise, à l'état aigu, par la présence d'un exsudat occupant le tissu de soutènement, et de nombreuses cellules rondes dans le tissu interstitiel, ce qui explique le gonflement œdémateux particulier dont le nerf est le siège (névrite purulente). Lorsque l'inflammation dure depuis un certain temps déjà, il se développe des processus dégénératifs qui donnent lieu à la disparition de la gaine de myéline: à l'intérieur de celle-ci se montrent d'abord des cellules granulo-graisseuses; le cylindre-axe résiste d'ordinaire plus longtemps. On trouve alors, dans le nerf, certaines fibres nerveuses complètement atrophiées; la gaine de *Schwann*, légèrement épaissie, semble crispée et ondulée. Le développement progressif du tissu conjonctif se fait inégalement sur l'étendue du nerf qui prend un aspect moniliforme, plus mince que normalement à certaines places, renflé à d'autres (névrite noueuse). Les dépôts pigmentaires qu'on y découvre, sont des traces d'hémorragies antérieures. Alors même que le tissu nerveux aurait subi une destruction étendue par le fait de la prolifération conjonctive, sa régénération est encore possible jusqu'à un certain point : cette faculté régénératrice remarquable mérite d'être prise en considération dans le pronostic.

On distingue une névrite ascendante et une névrite descendante, suivant que l'inflammation affecte une direction centripète ou centrifuge. On a aussi décrit une névrite migratrice. Si l'inflammation se montre en même temps à différents endroits, on dit alors qu'il y a névrite multiple ou névrite disséminée, ou encore, polynévrite *(Leyden, Roth)*. Les recherches de *Scheube* démontrent que le beriberi ou kak-ke, qui sévit épidémiquement au Japon, n'est autre chose qu'une névrite multiple. — Dans certaines formes à marche très lente, les altérations inflammatoires du tissu conjonctif occupent le second plan et sont complètement effacées par l'atrophie dégénérative qui atteint le tissu nerveux. Ces cas portent mal le nom de névrite — je préfère la désignation de *Strümpell* : atrophie nerveuse dégénérative primaire chronique.

Les **symptômes** de la névrite varient naturellement

d'après le siége de la lésion et la fonction du nerf affecté : nous devrons donc les envisager pour chaque nerf en particulier. Nous reviendrons plus tard sur la symptomatologie des névrites multiples primaires.

Les nerfs périphériques peuvent être le siége de néoplasmes qui s'y développent, la plupart du temps, aux dépens du tissu conjonctif; rarement ces tumeurs sont composées de fibres nerveuses de néoformation, elles ont alors le droit de porter le nom de névromes; bien plus souvent, ce sont de simples fibromes. Ceux-ci peuvent être solitaires ou multiples; ils affectent principalement les gros troncs nerveux et leurs subdivisions immédiates, et y forment des épaississements, des renflements moniliformes. Le neuro-fibrome ou névrome cyrsoïde, est une tumeur assez rare, volumineuse, formée de nombreux cordons nerveux réunis en une masse compacte par du tissu conjonctif. Les néoplasmes malins, carcinome et sarcome, se rencontrent également sur les nerfs périphériques. Il va sans dire qu'ici aussi, les symptômes dépendent avant tout du siége de la tumeur (v. *Krause, Ueber maligne Neurome und das Vorkommen von Nervenfasern in denselbem. Volkmann'sche Sammlung Klin. Vorträge.* 293, 294. 1887. *Deutsche Med.-Zeitung.* 1888, Nr. 15.)

Nous allons examiner en premier lieu les maladies des nerfs moteurs et sensibles qui se distribuent aux muscles du tronc et des extrémités et à certains organes internes non innervés par les nerfs crâniens. Nous exposerons ensuite l'état actuel de nos connaissances sur la pathologie des fibres trophiques, vasomotrices et secrétoires. Les affections primaires des muscles innervés par les nerfs spinaux, feront l'objet d'un appendice.

A. Maladies des nerfs moteurs et sensibles.

I. Maladies des nerfs cervicaux.

Les quatre nerfs cervicaux supérieurs sont d'un volume plus faible que les inférieurs. Le premier d'entre eux, le nerf sous-occipital, sort entre l'os occipital et l'atlas. Les branches antérieures de ces nerfs donnent naissance au plexus cervical, situé sur les côtés de la colonne cervicale, d'où sortent, outre les branches musculaires destinées aux muscles scalènes, long du cou, etc., le n. phrénique, — nerf en grande partie moteur, dans la formation duquel interviennent les 4 nerfs cervicaux — le n. sous-cutané du cou, le n. grand-auriculaire, le n. petit occipital, et différentes branches anastomotiques pour le ganglion cervical supérieur et pour le plexus gangliforme du pneumogastrique (v. p. 107) Fig. 99 et 100.

Les quatre nerfs cervicaux inférieurs sont beaucoup plus développés ; leurs branches antérieures se dirigent vers la fosse sus-claviculaire en passant entre le scalène antérieur et le scalène moyen, s'unissent à la branche antérieure du premier nerf dorsal, et forment le plexus brachial ou sous-clavier (fig. 101) auquel on distingue une portion sus-claviculaire, très courte, et une portion s o u s - c l a v i c u l a i r e. Sur son trajet, la portion sus-claviculaire fournit, outre le n. sus-scapulaire, trois branches sous-scapulaires, les n. thoraciques antérieurs et postérieurs et les nerfs de l'angulaire de l'omoplate, du sous-clavier et du rhomboïde. La portion sous-claviculaire, encore désignée sous le nom de p l e x u s a x i l l a i r e, donne naissance aux gros troncs nerveux destinés aux extrémités supérieures, l'axillaire ou circonflexe, le m é d i a n, le c u b i t a l, le r a d i a l et les trois cutanés : l'interne, le moyen et l'externe ; ce dernier, le plus développé, porte encore le nom de n. musculo-cutané ou de perforant de Casserius (v. fig. 102 et 103).

Fig. 99.

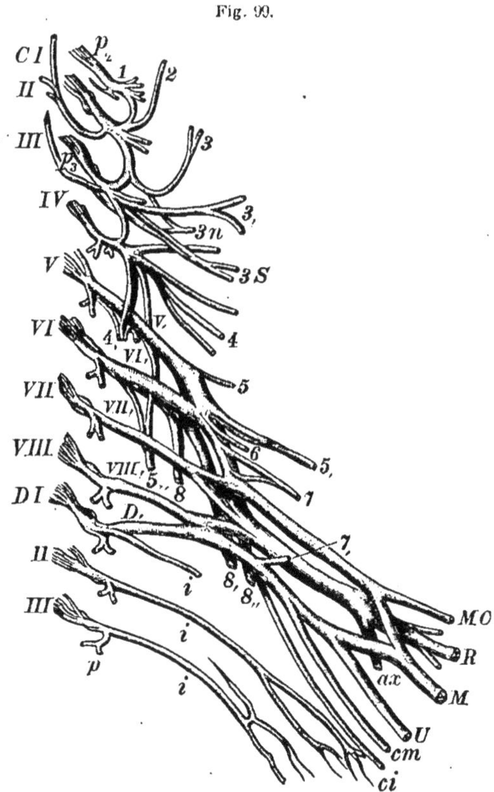

Schéma de la disposition des plexus cervical et brachial. (D'après *Schwalbe*).

CI-VIII Racines des n. cervicaux. *DI-III* Racines des trois premiers n. dorsaux. *pp* Branches postérieures, *p2* du second n. cervical, *p3* du troisième n. cervical. Plex. cervical *1*, Anse cervicale et ses rameaux. *2* N. petit occipital. *3* N. grand auriculaire. *3*, N. cervical superficiel. *3n* Anastomose avec le n. accessoire. *3 S* Cervical descend. inf. *4* N. sus-claviculaires, *4,* N. phrénique. *V, VI, VII, VIII,* les cinq racines du plexus brachial. *5* N. des m. angulaire et rhomboïde. *5,* N. susclavic. *5,,* N. grand thoracique. *6* N. sous-clavier. *7* N. pectoraux. *8 8, 8,,* N. sous-scapulaires. *M C* N. musculo-cutané. *R* N. radial. *M.* N. médian *ax* N. axillaire. *U* Cubital. *c m* N. brachial cutané interne. *ci* N. cutané médian. *i i* N. intercostaux.

Les t r o u b l e s m o t e u r s des nerfs spinaux consistent, comme ceux des nerfs crâniens moteurs — n. oculo-moteur commun, n. oculo-moteur externe, n. facial, etc. — en phénomènes de paralysie ou d'excitation.

Dans le premier cas, le muscle desservi par le nerf affecté, a perdu sa motilité en partie (parésie) ou en totalité (paralysie du nerf); dans le second cas, cette motilité subit une exagération. A ce dernier ordre de troubles appartiennent les

Fig. 100.

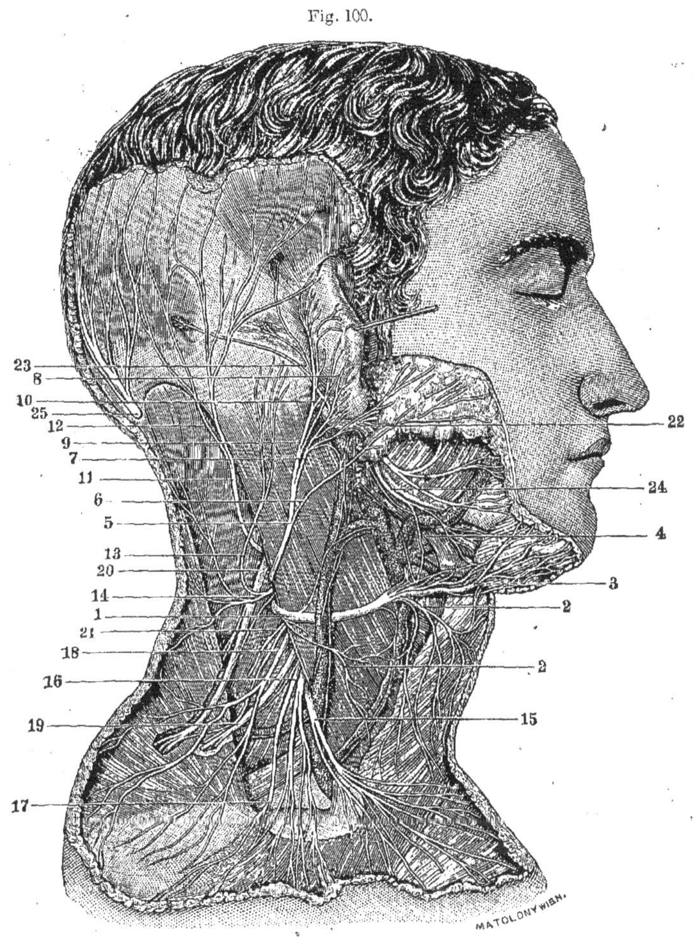

Branches cutanées du plexus cervical. (D'après *Hirschfeld* et *Leveillé*.)

1 Cervical superfic. ; *2* et *3* ses branches ; *4* son anastomose « en anse » avec le facial. 5-9 Branches du grand auriculaire ; *10* son anastomose avec le rameau auricul. post. du facial. *11-14* N. petit occipital et ses branches. *15* N. sus-clavicul.-antérieurs. *16* et *17* N. sus-clav. moyens. *18* N. sus-clav. post. *19* N. du trapèze. *20* N. spinal access. *21* Branche du plexus cervic. destinée au deltoïde. *22* Tronc du facial ; *23* Ram. auric. post. de ce nerf. *24* N. sous-cutané du cou (du facial). 25 N. grand occipital.

convulsions, contractions involontaires, tantôt rapides, tantôt soutenues, se passant dans le domaine d'un ou de plusieurs muscles. La crampe est une contraction musculaire convulsive soutenue. Les affections des nerfs cervicaux donnent plus fréquemment lieu aux phénomènes de paralysie qu'aux phénomènes d'excitation.

Les troubles de sensibilité comprennent également des états de paralysie et des états d'excitation : l'anesthésie appartient aux premiers, l'hyperesthésie aux seconds. L'anesthésie consiste dans la perte ou l'affaiblissement des

Fig. 101.

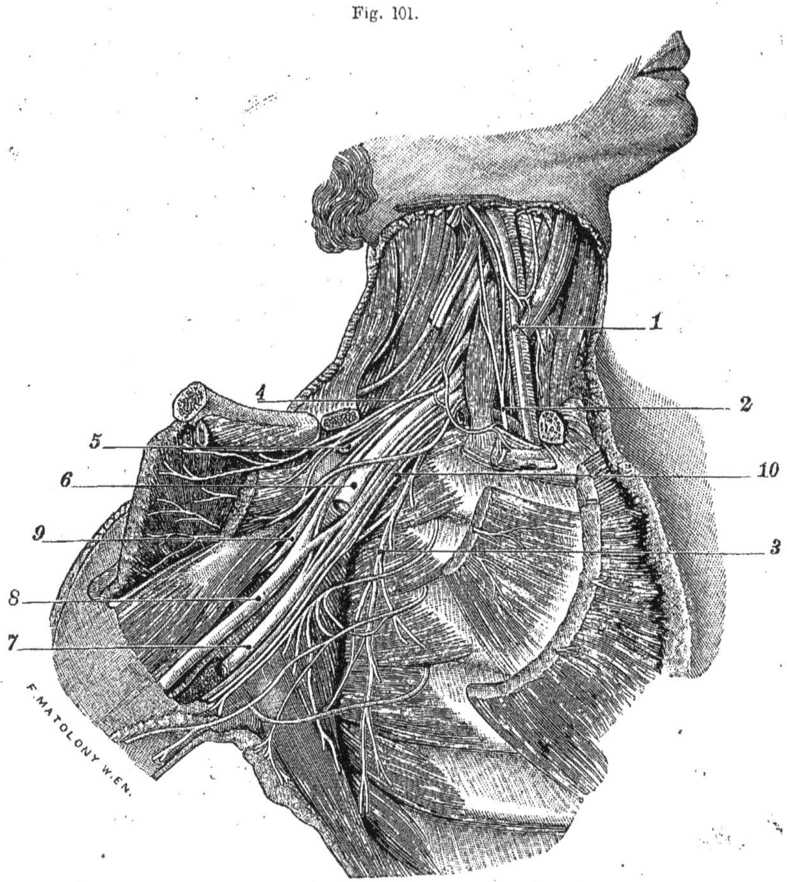

Plexus brachial au creux axillaire. D'après *Hirschfeld* et *Leveillé.*

1 N. vague. *2* N. phrénique. *3* N. grand thoracique. *4* N. thoracique ant. I. *5* N. sus-scapulaire. *6* N. radial. *7* N. cubital. *8* N. médian. *9* N. musculo-cutané. *10* N. brachial cutané interne.

sensations que provoquent normalement les agents extérieurs, excitants mécaniques, chimiques et thermiques ; dans l'hyperesthésie, au contraire, les excitations, même légères, sont ressenties très vivement et même douloureusement. L'hyperesthésie s'accompagne d'ordinaire de phénomènes d'excitation

sensible, c'est à dire de douleurs spontanées, et de paresthésie ; celle-ci consiste en sensations anormales telles que
démangeaisons, fourmillements, engourdissement.

Les maladies qui frappent les fibres sensibles des nerfs
spinaux, se traduisent généralement par des symptômes d'exci-

Fig. 102.   Fig. 103.

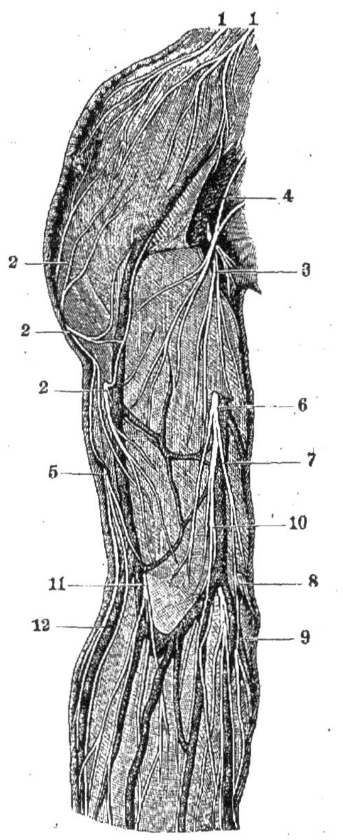

Nerfs cutanés du bras.

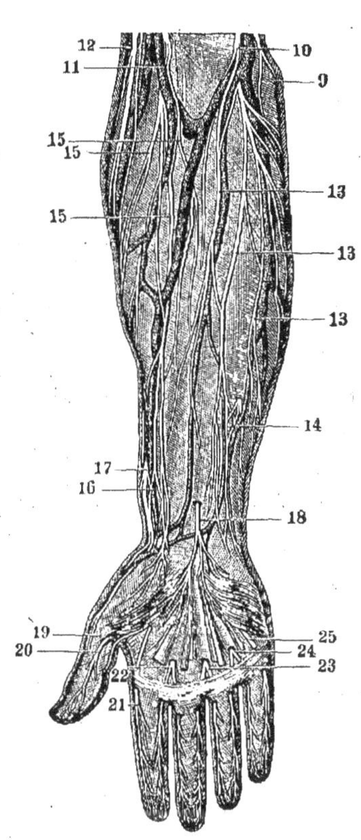

Nerfs cutanés de l'avant-bras et de la paume
do la main.

(D'après *Hirschfeld* et *Léveillé*).

1 N. sus-claviculaire (du plexus cervical).
2 Rameaux cutanés du N. axillaire. *3* et *4*
N. brachial cutané interne. *5* et *12* Branches
cutanées du radial. *6* N. brach. cut. int. traversant le fascia. *7-10* Branches du brach.
cutané int. *12* N. musculo-cutané.

9-11 Comme dans la fig. 102. *12* Branches
cutanées du radial. *13-14* Autres ramifications du brachial cutané interne. *15* et *16*
Branches terminales du n. musculo-cutané.
17 Branche superficielle du radial. *18* Rameau palmaire cutané du médian. *19-23*
Branches digitales du médian. *24* et *25*
Branches digitales du cubital.

tation, dont l'un des plus constants est une douleur plus ou
moins vive : on leur donne le nom de névralgies par excellence. Nous avons rencontré la névralgie dans les nerfs

crâniens et nous avons vu que la névralgie du trijumeau pouvait en être considérée comme le prototype (v. p. 70).

Les douleurs de la névralgie sont le plus souvent d'une acuité extrême ; il est exceptionnel qu'elles se soutiennent d'une façon continue, elles sont plutôt périodiques et occupent assez exactement le trajet et la zone d'épanouissement du nerf·affecté. Leur diagnostic ne présente généralement aucune difficulté sérieuse. L'anesthésie périphérique pure, c'est à dire, exclusivement due aux affections des nerfs spinaux ou de leurs organes terminaux, constitue une rareté pathologique.

PREMIER CHAPITRE.

Lésions du plexus cervical.

Le plexus cervical est bien plus rarement le siége de troubles moteurs que le plexus brachial ; cette immunité relative dépend de ses fonctions anatomiques. Celui de ses nerfs qui est le plus souvent affecté est le nerf phrénique ; mais, ni la paralysie, ni la crampe de ce nerf, ou du diaphragme qu'il innerve, n'ont grande importance pratique, car ces deux affections se rencontrent bien rarement isolées, idiopathiques, le plus souvent on ne les observe qu'à titre d'accident secondaire. Ainsi, la paralysie se montre au cours de l'atrophie musculaire progressive, de l'hystérie et de l'intoxication saturnine — accidentellement aussi à la suite d'un traumatisme ou de la compression mécanique qu'exercent les tumeurs ou abcès de la région cervicale. Parmi les **symptômes** de la paralysie du diaphragme, il en est un surtout qui est facile à reconnaître : l'épigastre, au lieu de bomber en avant comme il le fait normalement pendant l'inspiration, forme plutôt une dépression ; on peut se convaincre, à l'aide de la main, que le diaphragme ne s'abaisse plus. Lorsqu'un seul phrénique est intéressé, le phénomène ne s'observe que d'un côté, l'autre moitié du diaphragme se comporte normalement. Si l'affection n'existe qu'à un faible degré, les symptômes sont presque nuls au repos, mais dès que le patient se met en mouvement, ils se prononcent davantage ; pendant la marche, la dyspnée devient visible, les mouvements respiratoires s'accélèrent. Le diaphragme n'intervenant plus dans la presse abdominale , on comprend qu'il puisse s'établir une constipation opiniâtre.

La crampe du diaphragme est aussi rare que la paralysie, du moins la forme tonique. Celle-ci donne subitement lieu à une dyspnée considérable, le malade tombe rapidement dans un état asphyctique. L'épigastre, immobile ainsi que le diaphragme, proémine fortement en avant; souvent aussi, il est douloureux à la pression. Les parties supérieures du thorax sont seules le siége de mouvements respiratoires faibles et de peu d'étendue. La crampe tonique du diaphragme semble être la cause de la mort dans certains cas de tétanos. On ne la rencontre guère que dans l'hystérie à titre d'affection isolée, indépendante. La forme clonique, au contraire, est très fréquente, elle est connue sous le nom de hoquet. Chacun connaît ces contractions inspiratoires bruyantes, rapides, sortes de secousses convulsives du diaphragme, très variables sous le rapport du nombre et de la violence. Il s'en produit parfois 80 à 100 par minute, et si l'affection dure, elle peut devenir très pénible et même dangereuse, surtout si le repos de la nuit est longtemps compromis. Cette gravité ne se rencontre heureusement que dans le hoquet symptomatique, au cours de l'apoplexie, de la péritonite, du catarrhe chronique de l'estomac, etc. D'ordinaire, le hoquet ne nécessite pas l'intervention médicale, il cède rapidement à certains moyens connus du public, tels que la suspension de la respiration, un effort d'expiration, la glotte étant fermée, etc.

Traitement. Nos moyens thérapeutiques ne peuvent que bien peu de chose contre les affections des fibres motrices du n. phrénique. Pour combattre la paralysie, on a recommandé l'excitation du nerf par l'électricité, et pour combattre la crampe tonique, le chloroforme et la morphine — cette médication ne s'appuye d'ailleurs sur aucun succès.

Pendant son trajet, le n. phrénique émet des fibres sensibles destinées à la plèvre, au péricarde et, en partie aussi, au péritoine: ces différentes fibres peuvent également devenir malades. La névralgie phrénique constitue sans aucun doute une affection rare, ou plutôt, une affection rarement reconnue. On fait volontiers remonter toutes les douleurs siégeant à la base du thorax, au niveau de l'insertion du diaphragme, et s'irradiant dans toutes les directions, à un rhumatisme des muscles thoraciques ou à une névralgie intercostale, et ce n'est que dans les cas exceptionnels où la douleur est bien nettement sentie au scalène antérieur et correspond exactement au trajet du nerf, que l'on pose exactement le diagnostic. On constate parfois les points douloureux de *Valleix* (p. 71) au niveau des apophyses épineuses de la colonne cervicale supérieure, et aux insertions du diaphragme. La respiration n'est réellement compromise que si, aux troubles de la sensibilité, viennent se joindre des troubles moteurs. **L'étiologie** de l'affection est complètement inconnue, on ignore dans quelles conditions la névralgie phrénique peut se montrer idiopathiquement. Elle accompagne assez souvent la maladie de Basedow, l'angine de poitrine, la sclérose des artères coronaires.

La névralgie occipitale ou cervico-occipitale constitue une seconde névralgie dépendant du plexus cervical. Son importance pratique est plus considérable que celle de la névralgie phrénique. Elle atteint non-seulement le n. grand occipital, mais également le n. petit occipital, le grand auriculaire (fig. 100) et le sous-cutané du cou. Toute la région occipitale, la nuque, souvent aussi les oreilles, sont envahies par la douleur; exceptionnellement, celle-ci s'étend en avant jusqu'aux joues, jusqu'au menton. En dehors des accès, le malade se trouve tout à fait bien, mais, pendant l'accès, la douleur peut devenir intolérable, bien qu'elle n'atteigne jamais le degré d'acuité que l'on rencontre dans la névralgie du trijumeau.

Le patient redoute le moindre mouvement de tête, évite anxieusement toute envie de rire, car cet acte, aussi bien que l'éternuement et la mastication, rappelle facilement l'accès.

La raideur de la nuque a quelque chose de bien caractéristique pour cette névralgie. On constate parfois des points douloureux au niveau de l'émergence du grand occipital, à peu près à égale distance de l'apophyse mastoïde et des premières apophyses épineuses cervicales: là où ces points font complètement défaut, on pourrait confondre l'affection avec le torticolis rhumatismal — l'absence des rémissions dans ce dernier, permettra d'assurer le diagnostic. Quoique la névralgie occipitale soit souvent lente à guérir, le pronostic est favorable et la guérison complète n'est pas rare: le pronostic est mauvais, au contraire, s'il existe des lésions anatomiques du nerf, déterminées par une affection de la colonne vertébrale. D'ordinaire, on ne découvre aucune cause particulière, alors d'énergiques irritants cutanés, les saignées locales, l'application du courant galvanique suffiront pour amener l'amélioration ou la guérison. Le plus souvent on peut se passer des injections de morphine. Les agents étiologiques nuisibles, s'il en existe, seront éloignés. J'ai remarqué que le travail professionnel pouvait jouer un rôle dans l'apparition de l'affection : j'ai rencontré fréquemment la névralgie occipitale chez les portefaix des docks de Londres, qui portent de lourds fardeaux sur l'occiput et la nuque (v. *Hirt, Krankheiten der Arb.* IV. 91.)

DEUXIÈME CHAPITRE.

Lésions du plexus brachial.

Ces lésions peuvent siéger soit dans la partie sus-claviculaire, soit dans la partie sous-claviculaire de ce plexus. Les dernières sont, sans contredit, les plus fréquentes et les plus importantes en pratique. Ici aussi, les troubles moteurs l'emportent de loin sur les troubles de la sensibilité; ceux-ci, les névralgies spécialement, sont pour ainsi dire exceptionnels.

Dans sa portion sus-claviculaire, le plexus brachial peut devenir le siége d'une affection très nette en même temps que très intéressante : nous voulons parler de la paralysie du n. grand thoracique postérieur qui tire son origine de la partie postérieure des cinquième et sixième nerfs cervicaux, et innerve le grand dentelé.

La paralysie du grand dentelé se montre assez souvent à titre de maladie professionnelle, en ce sens que certaines professions y prédisposent. La paralysie se développe facilement lorsque le nerf subit des compressions fréquentes, ainsi chez les individus qui portent de lourds fardeaux sur l'épaule — ou bien encore lorsque le grand dentelé est surmené, ce qui s'observe chez les faucheurs de blé, et chez les tailleurs et cordonniers, dans certaine partie de leur travail. En dehors de ces cas, il en existe beaucoup d'autres pour l'explication étiologique desquels on en est réduit à admettre l'influence du refroidissement.

Les **symptômes** sont très manifestes, aussi bien pendant le repos que lors des mouvements du bras. Lorsque le bras est immobile et tombe le long du corps, l'omoplate semble relevée et atteindre la colonne vertébrale par son angle inférieur, son bord interne est oblique en haut et en dehors ; cette position est due à l'action prépondérante des antagonistes du muscle paralysé : le rhomboïde, le deltoïde et le trapèze (fig. 104). Le mouvement d'élévation du bras ne s'effectue plus au-delà de l'horizontale, ce qui est dû simplement au manque d'action du grand dentelé dont l'office, dans ce mouvement, consiste à repousser l'omoplate en avant : dès que l'on compense cette perte en fixant l'omoplate et en la refoulant en avant, l'élévation du bras se fait normalement. Pendant que le malade soulève le bras, l'omoplate se rapproche de la colonne vertébrale; s'il porte le bras en avant, le bord interne de l'omoplate s'éloigne du thorax (omoplate ailée), sa face interne devient accessible à la main (fig. 105). Ce symptôme est très caractéristique; réuni aux autres signes, il constitue un adjuvant précieux pour le diagnostic.

A part une certaine gêne dans l'adduction du bras, rendant le croisement des bras sur la poitrine et autres mouvements de l'espèce, plus difficiles, on ne constate rien de bien particulier, les troubles de sensibilité font complètement défaut si la paralysie du grand dentelé est pure. Comme l'affection se montre

Fig. 104.

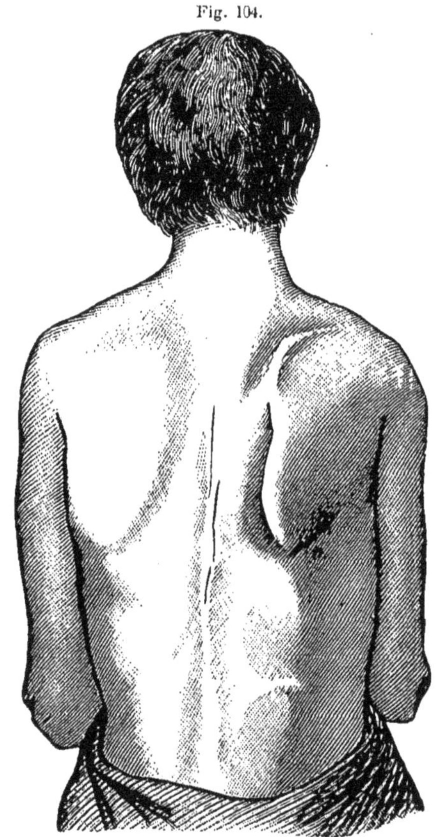

Position de l'omoplate, le bras étant contre le tronc, dans un cas de paralysie du grand dentelé droit, chez un homme de 35 ans. (D'après Eichhorst).

assez souvent au cours de l'atrophie musculaire progressive — parfois même, elle ouvre la scène — il n'est pas étonnant que l'atrophie s'empare des muscles inactifs ; mais dans la paralysie traumatique, l'atrophie n'apparaît qu'au bout de longues années, le muscle reste longtemps intact et conserve son excitabilité électrique normale : la réaction de dégénérescence est une exception — et cependant l'amélioration ne se montre pas.

Le **pronostic,** en effet, est, en général, particulièrement défavorable. Dans les cas les plus heureux, l'affection dure des semaines, des mois, des années même ; souvent elle est incurable. Ceci nous prouve qu'on ne doit pas fonder trop d'espoir sur le **traitement** électrique ; dans les cas graves, cet espoir ne se réaliserait pas.

Fig. 105.

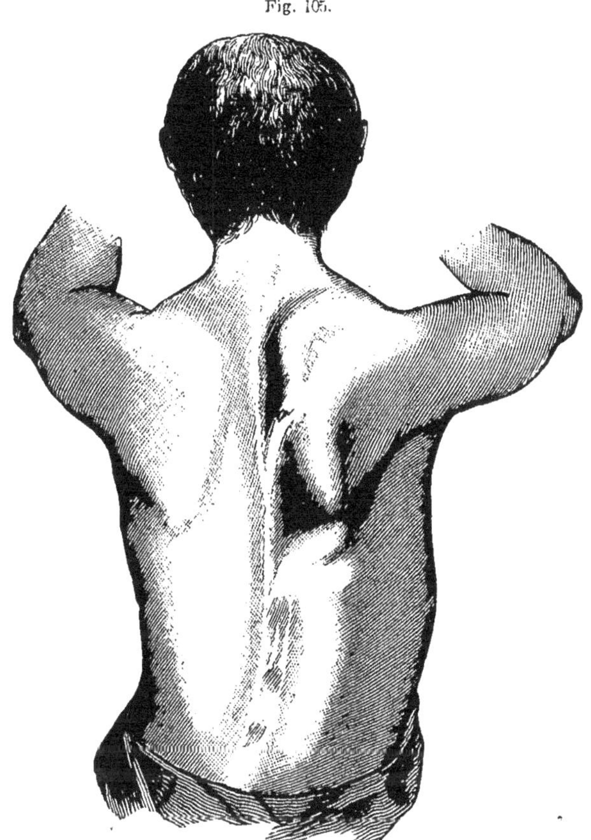

La même, les bras étant levés.

La paralysie du grand pectoral et du petit pectoral (n. thoraciques antérieurs), celle des rhomboïdes et de l'angulaire de l'omoplate (n. du même nom), celle du grand dorsal, du sousscapulaire et du grand rond (n. sous-scapulaires), enfin celle du sus-épineux et du sous-épineux (n. sus-scapulaire), n'offrent, par elles-mêmes, aucune importance pratique : on ne les mentionne que parce qu'on les rencontre dans l'atrophie musculaire progressive. *Hoffman* a décrit un exemple de lésion atteignant

le sus-scapulaire gauche. *Bernhard* en a publié un cas siégeant
à droite (séance de la Société de psychiatrie et des maladies
nerveuses de Berlin, du 11 mars 1889).

La c r a m p e des muscles dont il vient d'être question n'est
en tout cas pas fréquente. La contracture d'un des splénius de
la tête donne à celle-ci une position caractéristique (fig. 106).
Lorsque les muscles profonds du cou sont contracturés des
deux côtés, la tête subit un renversement prononcé en arrière.
La crampe du rhomboïde modifie la position de l'omoplate, etc.

Fig. 106.

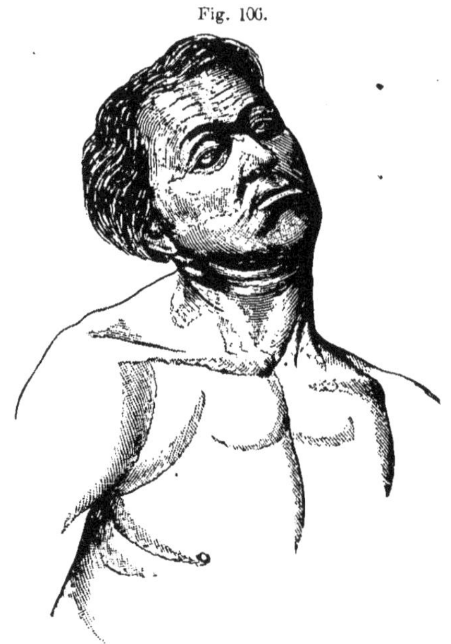

Position de la tête, dans un cas de contracture du m. splénius de la tête, du côté droit.

Parmi les nerfs qui appartiennent à la portion sous-
claviculaire du plexus brachial, aucun n'est aussi fréquemment
intéressé que le nerf radial : né, comme on le sait, de la partie
postérieure ou profonde du plexus brachial, le radial innerve
la peau et les muscles du bras du côté de l'extension.

La p a r a l y s i e r a d i a l e est peut-être la paralysie la plus
facile à reconnaître au premier coup d'œil. Les extenseurs
sont paralysés, le malade se trouve donc dans l'impossibilité
de relever la main, lorsque le bras est étendu ; les mouvements latéraux du bras sont également gênés. La flexion dorsale
est devenue impossible, assurée qu'elle était par le m. second
radial externe et cubital postérieur ; l'adduction et l'abduction

sont plus difficiles — et la main pend, inerte, dans la position de flexion (fig. 107); lorsque le patient la pose sur une table, il lui est impossible de l'en détacher la première.

Si l'on procède à un examen plus approfondi, on constate que la première phalange des doigts, lorsqu'elle est fléchie, ne peut plus s'étendre d'elle-même, c'est-à-dire sans un secours étranger; dès que cette extension passive est effectuée, on voit les dernières phalanges s'étendre d'elles-mêmes sans la moindre difficulté. Le fait de l'impossibilité de l'extension de la première phalange est dû à la paralysie des extenseurs des doigts qui, comme on le sait, sont contenus dans une gaine aponévrotique à la face dorsale de la première phalange; l'extension des dernières phalanges s'explique par l'intégrité des interosseux,

Fig. 107.

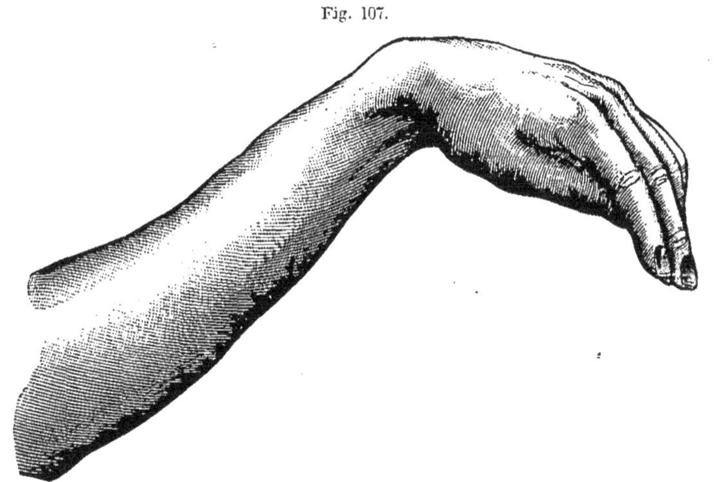

Paralysie radiale.

innervés par le cubital. Le pouce, dont les extenseurs sont paralysés, peut aussi être dans l'impossibilité de s'étendre de lui-même. Il en est de même de son abduction qui est compromise par la paralysie du long abducteur. Il existe, suivant que le bras est étendu ou fléchi, certaines modifications dans les manifestations paralytiques, qu'il nous semble intéressant de rappeler ici : l'avant-bras étant étendu et en pronation, le mouvement de supination est impossible, à cause de la paralysie du court supinateur; il en est tout autrement lorsque l'avant-bras est fléchi : le biceps, intact, effectue alors facilement ce mouvement de supination.

De plus, l'avant-bras se trouvant en supination, sa flexion est assurée par les muscles intacts, surtout par le biceps et le brachial interne ; s'il se trouve dans une position moyenne, c'est-à-dire en demi-pronation, la flexion est impossible, le long supinateur étant paralysé. La saillie de ce muscle, si apparente pendant la flexion de l'avant-bras, fait complètement défaut. Le triceps n'est atteint de paralysie que si la lésion siège très-haut; c'est le cas dans la paralysie par les béquilles. D'ordinaire, la lésion siège à l'endroit où le radial contourne l'humérus, ou plus bas; le triceps est donc épargné. La paralysie par compression donne rarement lieu à des troubles de nutrition d'une certaine importance, tels que l'atrophie prononcée des muscles affectés; ces troubles sont, au contraire, fréquents lorsque la paralysie reconnaît pour origine l'intoxication saturnine.

Les fléchisseurs subissent le contre-coup de la paralysie des extenseurs ; par suite de la position que celle-ci imprime à la main, les insertions des fléchisseurs deviennent trop rapprochées les unes des autres pour que l'action de ces muscles puisse s'exercer avec toute la vigueur normale; le malade ne peut pour ainsi dire plus se servir de sa main, tenir un objet, écrire, dessiner, etc.; dans la plupart des cas, l'ouvrier est obligé d'abandonner son travail pendant toute la durée de l'affection.

Il est rare que des troubles de la sensibilité viennent s'ajouter à la paralysie ; cependant, on observe parfois de la paresthésie, des impressions de froid, d'engourdissement, des fourmillements, etc.; dans certains cas, la sensibilité est assez fortement émoussée pour qu'on puisse parler d'anesthésie en zones; ces différents troubles n'ont cependant aucune valeur au point de vue de la gravité du cas. *Gübler* a décrit, sous le nom de ténosynite hypertrophique, une affection qui se caractérise par de petites nodosités que l'on observe sur les tendons des extenseurs au dos de la main; il est prouvé que ces nodosités sont d'origine purement mécanique.

Le **cours** et la **durée** de la paralysie radiale sont extrémement variables : c'est souvent à tort que l'on croit pouvoir se prononcer dès le début de l'affection : l'épreuve électrique, l'attitude des muscles et des nerfs paralysés vis-à-vis du courant constant et du courant faradique, peuvent seules nous renseigner à cet égard. Nous renvoyons aux règles pronostiques formulées à propos de la paralysie faciale (p. 92), relativement à la gravité et à la durée des cas, les deux paralysies étant identiques à ce point de vue. Qu'on n'oublie pas que le **pronostic** concernant la durée de l'affection, ne peut jamais être posé avant cette épreuve électrique.

L'étiologie de la paralysie radiale présente d'autant plus d'intérêt que, sous ce rapport, nos connaissances sont bien établies. Alors que l'origine de bon nombre d'affections nerveuses nous échappe complètement, qu'on en est réduit à invoquer des facteurs aussi problématiques que le refroidissement, nos connaissances actuelles nous permettent de faire remonter la paralysie radiale à l'un ou l'autre de ces deux ordres de cause : lésions mécaniques ou lésions chimiques. Les causes d'ordre mécanique sont nombreuses; très souvent, le traumatisme s'effectue de la façon suivante: un individu, ivre ou très fatigué, s'endort, la tête lourdement appuyée sur le bras (le bras gauche, le plus souvent); la tête comprime le nerf vers le tiers inférieur de l'humérus, et la lésion se constitue, souvent en très peu de temps; d'autres fois, le bras soutenant la tête du dormeur,

Fig. 108.

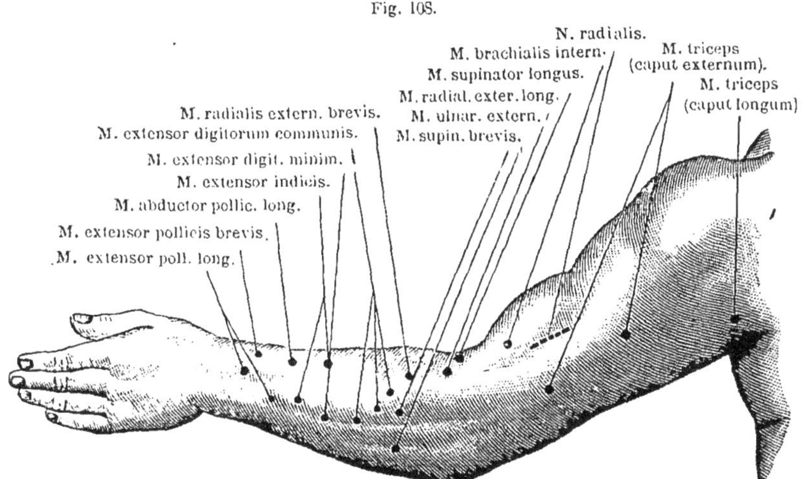

Points moteurs du nerf radial et des muscles innervés par lui.

se trouve comprimé en dehors par le rebord d'une chaise ou par tout autre objet: c'est la **paralysie du sommeil**. Dans d'autres cas, le travail professionnel est la cause du mal, la compression du nerf a lieu par l'action d'une corde, de l'anse d'une cruche — comme dans la paralysie des porteurs d'eau de Rennes. Le maillot trop serré d'un nourrisson, un bandage plâtré trop étroit, enfin, toutes les lésions directes du nerf, section, coup de sabre, plaie par arme à feu, la compression exercée par un cal hypertrophique à la suite d'une fracture de l'humérus, toutes ces causes peuvent intervenir.

A la classe des lésions chimiques appartient l'action de certaines substances toxiques, en première ligne l'action du

plomb. C'est un fait aussi certain que remarquable, sur
lequel nous reviendrons encore au chapitre de l'intoxication
saturnine, que cette action élective sur le domaine musculaire
du radial. La paralysie radiale saturnine n'est pas une maladie
indépendante comme la paralysie par compression : elle n'est
que l'expression d'une intoxication générale.

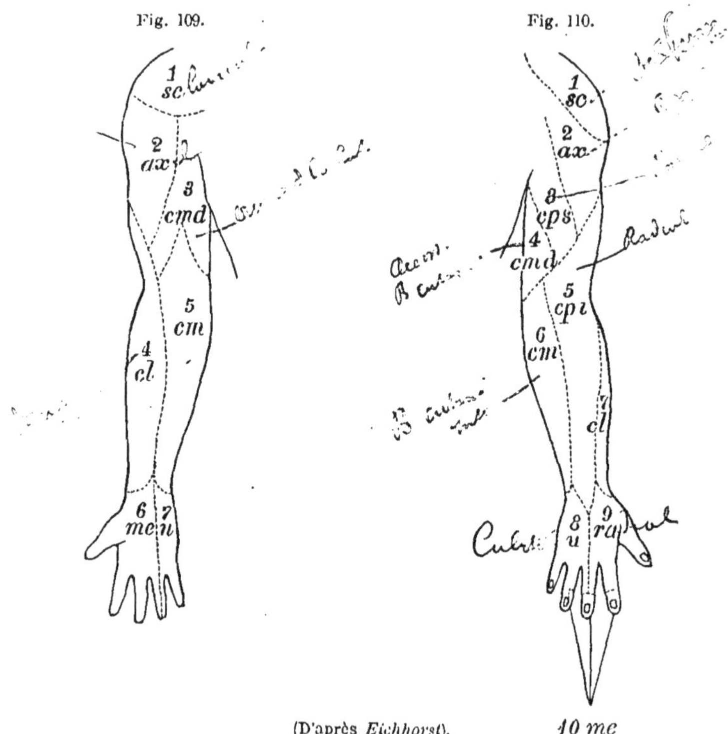

(D'après *Eichhorst*).   *10 me*

Distribution des filets cutanés du radial et autres nerfs fournissant à la peau.

Fig. 109. Face antérieure du membre supérieur. *1 sc* Nerfs sus-claviculaires. *2 ax*
N. axillaire. *3 cmd* N. accessoire du brach.
cutané inter. *4 cl* N. brachial cutané externe. *5 cm* N. brachial cut. int. *6 me* N.
médian. *7 u* N. cubital.

Fig. 110. Face postérieure du membre supérieur. *1 sc* N. sus-claviculaires. *2 ax*
N. axillaire. *3 cps* Branche cutanée post.
et supér. du radial. *4 cmd* N. accessoire
du brach. cut. int. *5 cpi* Branche cutanée
post. et infér. du radial. *6 cm* N. brach.
cut. int. *7 cl* N. brachial cutané externe.
8 u N. cubital. *9 ra* N. radial. *10 me* N.
médian.

D'après l'opinion assez généralement admise aujourd'hui
(*Leyden*, et autres), la paralysie saturnine serait due à une
atrophie dégénérative des fibres motrices périphériques, se
doublant souvent d'une affection de la moelle; une particularité qui la distingue de la paralysie par compression, c'est
l'intégrité du muscle long supinateur et du triceps.

Dans ces derniers temps, on a signalé différents cas de paralysie radiale survenus à la suite d'injections sous-cutanées d'éther pratiquées, dans un but thérapeutique, à l'avant-bras, du côté de l'extension (*Falkenheim, Arnozan, Remak, H. Neumann*, v. bibl.); il est bon de tenir compte de la possibilité de cet accident dans l'emploi de ce moyen médical. (1)

. Le domaine musculaire du radial est rarement le siége de phénomènes d'excitation, de convulsions; les cas observés étaient le plus souvent consécutifs à des efforts manuels excessifs, des exercices gymnastiques exagérés (*Hochhaus, Deutsch. med. Wochenschr*. 1886. 47).

Dans le **traitement,** l'électricité est le principal facteur, on peut dire, le seul recommandable. On cherchera à exciter les muscles à leurs points moteurs (Fig. 108) à l'aide du courant constant; on retirera encore de meilleurs résultats de l'application fréquente du pinceau faradique sur la peau des parties malades. Il va sans dire qu'on devra éloigner la cause, s'il en existe une (compression par des béquilles, par une exostose, etc).

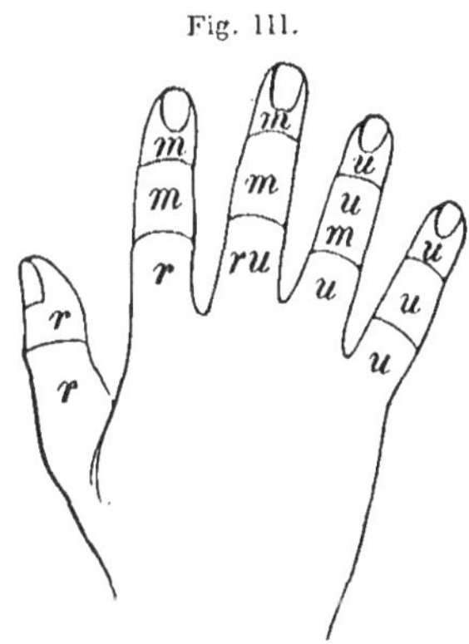

Fig. 111.

Distribution des nerfs à la face dorsale des doigts (Krause).

r N. radial. u N. cubital. m N. médian.

Le médian et le cubital assurent en commun l'innervation des muscles et de la peau de la face antéro-interne de l'avant-bras et de la main. Le médian se distribue à peu près à tous les fléchisseurs de l'avant-bras, tels que le rond pronateur, le carré pronateur, le radial interne, le fléchisseur superficiel des doigts et une partie du fléchisseur profond, ne laissant au cubital que le muscle cubital antérieur; il innerve en outre le court abducteur du pouce, l'opposant, le chef supérieur du court fléchisseur, et les trois premiers m. lombricaux. Les muscles innervés par le cubital sont : le cubital antérieur, les m. de l'éminence hypothénar, le court adducteur du pouce, le chef profond du court fléchisseur du pouce, le 4e m. lombrical et les m. interosseux.

Les troubles de sensibilité dans le domaine du radial seront étudiés en même temps que la névralgie cervico-brachiale. Les figures 109, 110 et 111 sont destinées à mettre en relief la distribution des filets nerveux cutanés aux extrémités supérieures.

Le médian et le cubital ont ceci de commun de n'être que bien rarement le siége d'une affection primitive : le radial

---

(1) Il conviendrait de substituer les injections d'huile camphrée aux injections d'éther (X.F).

s'en distingue à ce point de vue déjà. De plus, alors que chez ce dernier, les fibres motrices sont pour ainsi dire exclusivement affectées, chez le médian et chez le cubital, les deux espèces de fibres peuvent être également intéressées. On aura donc à décrire une paralysie et une névralgie de ces deux nerfs.

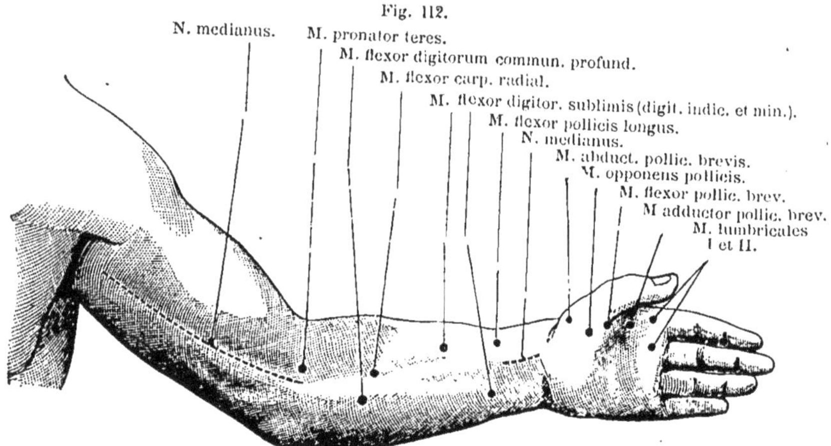

Points moteurs du nerf médian et des muscles qu'il innerve.

Au point de vue de leur **étiologie,** les troubles moteurs, s'ils ne dépendent pas d'une affection générale (atrophie musculaire progressive, etc.), sont, comme ceux du radial, le plus souvent d'origine mécanique. Les névralgies, au contraire,

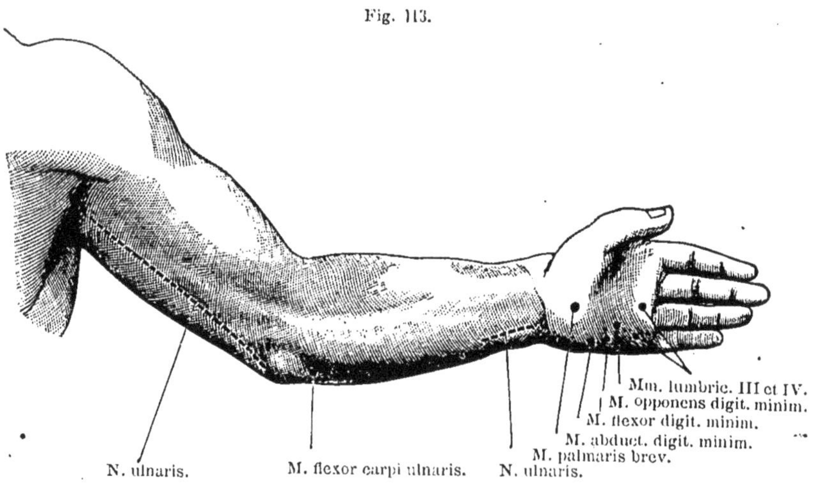

peuvent se montrer dans d'autres conditions, à la suite d'affections aiguës, de refroidissement — souvent aussi leurs causes restent absolument inconnues. *Duchenne* a souvent observé la

paralysie cubitale, à titre de maladie professionnelle, chez des ouvriers astreints à appuyer le coude sur une
surface dure, ou encore, chez ceux dont l'éminence hypothénar est fréquemment exposée à être frappée par les outils
(ébénistes, peintres, cordonniers, etc.).

La paralysie isolée du médian se caractérise par la
suppression des mouvements de pronation de l'avant-bras et de
flexion de la main : cela ressort des fonctions anatomiques du
nerf. Le m. cubital antérieur, innervé par le cubital, permet
encore une très légère flexion de la main, et encore seulement
sur son bord cubital. Les phalanges terminales ne peuvent
plus être fléchies, tandis que les premières phalanges peuvent
parfaitement exécuter ce mouvement qui est assuré par les

Fig. 114.

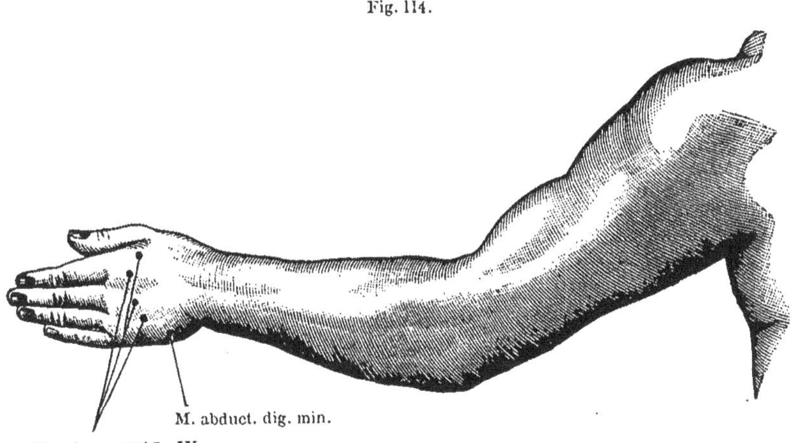

Points moteurs du n. cubital.

interosseux. La partie du fléchisseur profond des doigts
innervée par le cubital, permet au patient de saisir quelques
objets à l'aide des 3e, 4e et 5e doigts. Le pouce est dans l'extension et l'adduction, il se place contre l'indicateur et ne rend plus
aucun service.

Dans la paralysie cubitale, au contraire, le pouce ne
peut se rapprocher de l'indicateur à cause de la paralysie
de l'adducteur ; les phalanges terminales ne peuvent s'étendre,
ni les premières phalanges se fléchir (paralysie des interosseux),
le petit doigt, enfin, est à peu près hors d'usage. Ici, comme
dans la paralysie du médian, la flexion de la main est devenue
impossible, les mouvements latéraux de la main sur son bord
cubital, sont supprimés par suite de la paralysie du m. cubital
antérieur. Un symptôme qui facilite encore le diagnostic de

cette paralysie, est l'impossibilité à peu près complète des mouvements de rapprochement et d'écartement des doigts.

L'atrophie frappe souvent les muscles au cours de ces deux paralysies, surtout au cours de la paralysie cubitale. Les espaces interosseux du dos de la main se marquent alors très visiblement, et si l'atrophie intéresse de préférence les interosseux et les lombricaux, la main prend la forme particulière désignée sous le nom de main en griffe : cédant à l'action des antagonistes sains (extenseur commun des doigts et fléchisseurs des doigts), les premières phalanges se placent en flexion dorsale, tandis que les deuxièmes et troisièmes phalanges se fléchissent complètement en avant (v. fig. 115). J'ai fréquemment observé que, chez les ébénistes, l'atrophie se limite à l'éminence hypothénar; ces ouvriers l'attribuent à l'usage fréquent du rabot.

Les affections des fibres sensibles du médian et du cubital peuvent accompagner la paralysie de ces nerfs ou se montrer isolément. Dans le premier cas, ces troubles consistent d'ordinaire en paresthésie, engourdissement, en anesthésie, souvent même en douleurs spontanées prononcées, surtout au début de la paralysie. Dans le dernier cas, on a affaire à de véritables douleurs névralgiques très vives, spontanées, lancinantes, suivant le trajet du tronc nerveux, et

Fig. 115.

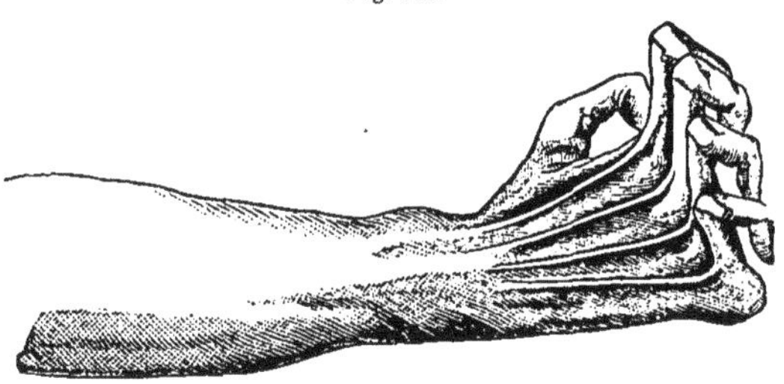

Main en griffe. Face dorsale. (D'après *Duchenne.*)

exaspérées par une pression exercée à son niveau. Ces douleurs sont plus fréquentes dans le domaine du médian que dans celui du cubital, mais constituent néanmoins une rareté pathologique; je les ai observées quelquefois à la suite d'affections aiguës, du typhus spécialement. Leur cours ne se distingue en rien de celui des autres névralgies, il convient de remarquer cependant que l'atrophie des interosseux et la main en griffe peuvent se développer ici, même en l'absence de tout trouble moteur. Signalons enfin la tendance que présente la névralgie cubitale à récidiver, même après de longues années; la raison de ces récidives nous échappe.

Le musculo-cutané et l'axillaire ou circonflexe
(Fig. 116) peuvent aussi devenir malades, soit isolément, soit
en commun avec les autres nerfs du plexus. Le musculo-
cutané, ou brachial cutané externe, innerve les muscles coraco-
brachial, brachial antérieur et biceps ; l'axillaire innerve le
deltoïde.

La paralysie du musculo-cutané n'a guère été observée
isolément qu'à la suite de traumatismes opératoires : elle a pour
conséquence de rendre plus difficile la flexion de l'avant-bras
sur le bras. La paralysie de l'axillaire empêche à peu près
complètement les mouvements d'abduction du bras ; il n'est
pas rare de voir le deltoïde s'atrophier à la suite des affections
de ce nerf, l'épaule s'affaisse alors, et le muscle donne fréquemment la réaction de dégénérescence. — Parfois la paralysie
de l'axillaire se complique de troubles de la sensibilité dans

Fig. 116.

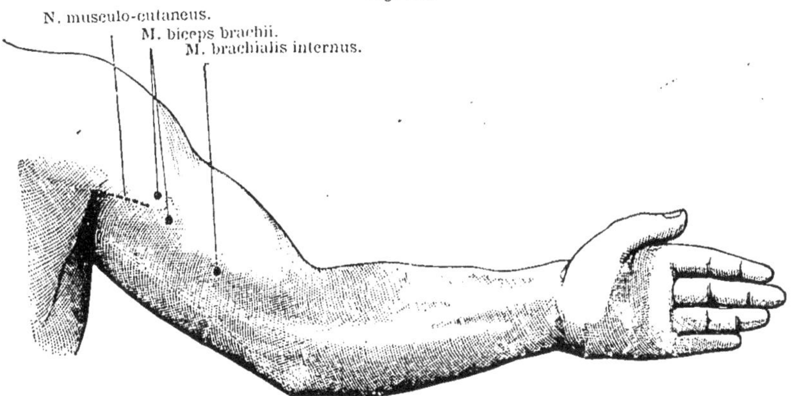

Points moteurs du nerf musculo-cutané et des muscles qu'il innerve.

le domaine de ce nerf *(Heon,* v. bibl.), de douleurs névralgiformes s'exaspérant lors des tentatives de mouvements du
bras : en pareil cas, il sera toujours prudent d'examiner
attentivement l'articulation scapulo-humérale, on
y constatera fréquemment une inflammation chronique qui
aura été le point de départ de la névrite périphérique. D'autres
fois, cependant, l'articulation n'accusera aucune lésion anatomique, et l'on sera tout naturellement conduit à penser à une
névrose articulaire ; on trouvera, à ce sujet, des détails
au chapitre de l'hystérie. Il suffit, dans certains cas, d'une
secousse violente, d'une chute sur l'épaule, ne donnant lieu,
au début, à aucun symptôme, pour voir se développer une
affection de longue durée à laquelle prendront également part
l'articulation et les nerfs du plexus.

Une remarque importante pour le **traitement** de toute affection idiopathique des nerfs du plexus brachial, c'est que, à côté du traitement causal, on doit, aussi vite que possible, recourir à l'application du courant constant : perdre son temps avec d'autres moyens, bains, massage, frictions, est une faute. Les fig. 108 à 116 montrent les points moteurs des différents nerfs et muscles; c'est à leur niveau qu'on devra appliquer l'électrode. On comprend que, pour la tranquillité du malade, on lui impose encore quelques autres pratiques thérapeutiques, des frictions, l'exécution de mouvements systématiques musculaires, etc.

Il peut aussi se présenter des paralysies complexes du membre supérieur, c'est-à-dire frappant à la fois différents nerfs du plexus brachial. De ce nombre sont les paralysies obstétricales infantiles de *Duchenne*, provoquées par les opérations pratiquées pendant la naissance, version avec extraction consécutive par la manœuvre de Prague, etc. *Erb* a également donné une excellente description de cette affection : la paralysie, dont le plexus brachial est le siège, porte ses effets sur le deltoïde, le biceps, le brachial antérieur et le long supinateur ; l'enfant ne peut ni lever le bras, ni fléchir l'avant-bras ; l'extrémité pend donc lourdement, tandis que la main et les doigts ont conservé toute leur motilité. Le siége de la paralysie doit se trouver à un niveau où les fibres de l'axillaire, du musculo-cutané et du radial, sont encore confondues, c'est-à-dire à peu près au point d'émergence du sixième nerf cervical ; l'excitation électrique de ce point, nommé point de *Erb*, ou point sus-claviculaire, provoque la contraction simultanée des quatre muscles précités (Fig. 117). Il s'y joint parfois de la paralysie du sous-épineux, alors le mouvement de rotation du bras en dehors devient impossible.

Cette paralysie complexe, si exactement caractérisée par le nom de paralysie scapulo-humérale combinée que *Erb* lui a donné, constitue une maladie de longue durée, fort préjudiciable à celui qui en est porteur ; à la longue la nutrition des muscles se trouve en souffrance, une atrophie plus ou moins prononcée s'y montre, frappant surtout le deltoïde. L'excitabilité faradique et galvanique des nerfs n'est pas perdue, mais elle est diminuée ; il en est de même de l'excitabilité faradique des muscles ; quant à l'excitabilité galvanique de ceux-ci, elle est modifiée qualitativement et quantitativement : *Erb* a donné à cet état le nom de réaction de dégénérescence partielle ; ajoutons que la réaction de dégénérescence complète peut aussi exister. Le sympathique est parfois intéressé (*Seeligmüller*), comme le prouvent certains symptômes qu'il n'est possible de rapporter qu'à la paralysie de ce nerf : myosis, rétrécissement de la fente palpébrale, rétraction du bulbe du côté paralysé. Comment expliquer cette participation du sympathique ? *Klumpke* l'attribue à la lésion du rameau anastomotique émanant du premier nerf dorsal (v. bibl.), mais rien n'est certain. Enfin, des troubles de sensibilité, déterminés par lésion des fibres sensibles, peuvent venir se joindre aux accidents paralytiques ; le patient souffre alors de douleurs, d'engourdissement et de fourmillements dans le bras.

Fig. 117.

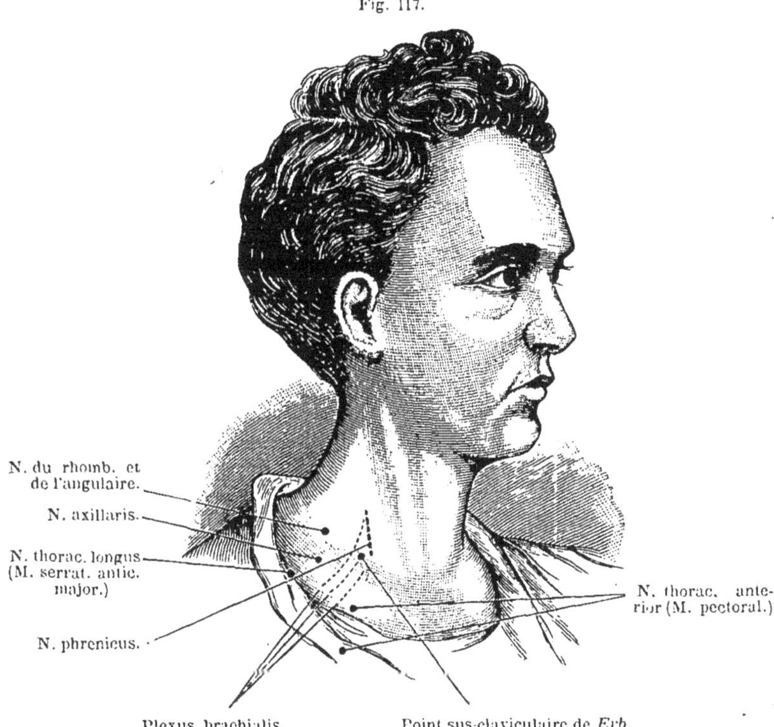

Le **traitement** comprendra avant tout, l'électrisation, l'excitation du point de *Erb* à l'aide du courant galvanique ; le pinceau faradique exerce aussi une action réflexe très favorable.

Certaines professions donnent lieu directement ou indirectement à des troubles particuliers de motilité dans les extrémités supérieures. Ces affections remarquables ne remontent pas, comme on pourrait le croire, à l'influence de causes mécaniques, à un déploiement exagéré de forces musculaires pouvant entraîner à sa suite une lésion du plexus ; elles sont bien plutôt le fait de certaines occupations, d'ouvrages manuels, dans l'exécution desquels la coordination des mouvements entre pour une large part. Le nom de névrose professionnelle de coordination *(Benedikt)* est bien approprié à un certain nombre de ces cas — mais pas à tous; il ne convient qu'à ceux où la coordination des mouvements est spécialement affectée; or, il n'en est pas toujours ainsi. L'écriture est une de ces occupations professionnelles offrant assez fréquemment l'exemple des troubles dont nous parlons : la crampe des écrivains, mogigraphie, graphospasme, est une affection nerveuse qui a souvent fait l'objet d'études spéciales : on est à peine parvenu à donner une description complète des symptômes, la pathogénie et le traitement sont encore à trouver.

Il faut d'abord bien se pénétrer de cette idée qu'il ne s'agit d'une crampe que dans un certain nombre de cas seulement. Voici comment les choses se passent souvent : le patient a remarqué, depuis quelques semaines ou quelques mois, que sa main se fatigue plus vite en écrivant; puis, un jour, il constate qu'il n'est plus en état d'écrire une ligne sans effort réel; dès que sa main tient la plume, elle s'engourdit, les doigts peuvent à peine retenir la plume, et bientôt, après 1/2 à 1 1/2 minute, le bras et la main s'affaissent, comme paralysés, en même temps qu'une douleur plus ou moins vive se fait sentir dans l'avant-bras et le bras, parfois même jusque dans l'épaule : la crampe des écrivains est ici une paralysie des écrivains. Dans d'autres cas, la main se met à trembler dès qu'elle saisit la plume, l'écriture du patient est incertaine, tremblante — cependant, pour tout autre occupation, ce tremblement fait défaut. D'autres fois enfin, on a réellement affaire à une crampe de la musculature de la main et de l'avant-bras, crampe qui apparaît lorsque le patient, tenant la plume entre les doigts, s'apprête à écrire : on voit alors la main et le bras se livrer à des mouvements involontaires ou être subitement frappés de raideur et d'immobilité (crampe clonique et crampe tonique); la plume exécute des mouvements irréguliers et désordonnés, ou bien, elle est pressée convulsivement contre le papier — dans les deux cas, l'écriture est devenue impossible. Les troubles en question se limitent exclusivement aux mouvements de l'écriture, et le patient est en état d'exécuter les travaux manuels les plus délicats, dessiner au crayon, jouer du piano. L'examen électrique ne révèle souvent rien d'anormal dans les muscles qui paraissent si gravement atteints, — *Dubois (Schweiz. Corr.-Bl.* 1887, 5) trouva chez un patient une élévation de l'excitabilité pour les deux courants, bien marquée surtout à l'éminence thénar — la sensibilité est intacte et la douleur n'apparaît que si le malade s'efforce d'écrire : bref, le malade est capable de tout faire, hormis d'écrire.

. On rencontre une affection semblable chez les pianistes : les deux mains peuvent être affectées, la gauche l'est particulièrement souvent chez les femmes. La douleur et la faiblesse deviennent parfois telles qu'ils doivent cesser complètement de jouer, surtout si ces symptômes pénibles persistent même pendant le repos. On les a encore signalées chez les télégraphistes, les cigariers, les filles de ferme employées à traire, plus rarement chez les tailleurs qui manient de lourds ciseaux. Dans tous ces cas, le travail professionnel est, sans contredit, la cause unique de l'affection, seulement, on ne parvient pas à s'expliquer de quelle façon il agit, ni sur quels organes se porte son action. Il est peu probable qu'il s'agisse d'une affection périphérique : le résultat négatif de l'examen électrique des muscles et des nerfs, l'inefficacité de tout moyen thérapeutique, s'élèvent contre cette supposition. Nous ne pouvons admettre davantage l'hypothèse d'une faiblesse primitive de certains muscles avec crampe secondaire de leurs antagonistes *(Zuradelli)*, ou d'une crampe réflexe provoquée par l'irritation des nerfs cutanés sensibles *(Fritz)*, ou enfin, d'un trouble de conductibilité de l'appareil nervo-musculaire qui intervient dans l'acte de l'écriture. Nous croyons bien plutôt que les troubles moteurs des membres supérieurs occasionnés par le travail professionnel sont simplement de nature centrale et ont leur siège dans l'écorce du cerveau : les mouvements qui interviennent dans l'écriture et dans l'action harmonique des muscles du bras, sont sous la dépendance de centres encore inconnus ; à la suite du surmenage, ou sans cause appréciable, autre qu'un nervosisme général, peut-être héréditaire, ces centres subissent un état de paralysie ou d'excitation qui se traduit par des troubles correspondants dans les extrémités. A côté de ces cas, qui reposent sur une maladie fonctionnelle de l'écorce cérébrale, il peut en exister d'autres dans lesquels les troubles moteurs dont il s'agit, reconnaissent pour cause une lésion anatomique réelle soit de l'organe central, soit des nerfs périphériques ; c'est ainsi que l'on peut rencontrer ces troubles de l'écriture et autres semblables, comme reste unique et manifeste d'une ancienne hémiplégie, ou comme expression d'une sclérose disséminée ne frappant qu'un nombre très restreint de faisceaux nerveux de la moelle épinière, ou enfin, ainsi qu'il m'a été donné de le constater à différentes reprises, comme un des symptômes initiaux du tabes. Il résulte de ces considérations, qu'il faut s'assurer, avant tout, dans un cas donné si ces troubles moteurs constituent une entité morbide bien définie, ou bien, s'ils ne sont qu'une manifestation d'une maladie fondamentale.

Le **pronostic** est le plus souvent défavorable, il est rare que l'on parvienne à améliorer, d'une façon définitive, l'état du patient : il est bon d'en tenir compte au début du **traite-ment**. Le mal disparaît souvent complètement lorsque, tout au début, il est possible d'en supprimer la cause pendant des semaines et des mois et de telle sorte que le malade jouisse d'un repos absolu. Lorsque cette condition ne peut être remplie et que le patient continue à se livrer à ses occupations et redouble même, croyant de la sorte, recouvrer la facilité de ses mouvements, le traitement médical est presque fatalement condamné à l'insuccès. On pourra masser — avec un résultat passager — galvaniser, faradiser, essayer de toutes les frictions possibles, s'adresser à l'hydrothérapie et à la gymnastique, tous ces moyens se valent ; on peut en dire autant des injections sous-cutanées de strychnine ou d'atropine ou de l'administration, par voie interne, des différents nervins, fussent-ils continués pendant des mois. A l'aide d'artifices, on parvient parfois à améliorer l'écriture ; l'un d'eux consiste à enfiler le porte-plume dans une pomme de terre ou une boule de bois faite exprès ; le malade peut aussi se servir du bracelet de *Nussbaum*. On pourra toujours conseiller d'écrire de la main gauche — la main droite est ainsi épargnée — mais ce moyen n'est pas non plus efficace, les troubles moteurs se montrent bientôt dans cette extrémité, circonstance qui plaide encore en faveur de la nature centrale de l'affection.

Les fibres sensibles du plexus brachial sont rarement en souffrance dans différents nerfs à la fois : elles diffèrent, à ce point de vue, des fibres motrices dont la lésion simultanée se rencontre, par exemple, dans la paralysie scapulo-humérale. Cependant, cela peut se présenter et l'affection donne lieu alors à des douleurs extrêmement vives, mettant le patient dans l'impossibilité de se servir du membre affecté pour n'importe quel travail manuel.

La névralgie cervico-brachiale peut occuper en même temps toutes les branches sensibles du plexus brachial et provoquer de la sorte des douleurs dans le bras, l'avant-bras et la main. D'autres fois, une seule région est en souffrance, spécialement celle du radial ou du médian.

Les points douloureux que l'on peut constater dans certains cas, correspondent : pour l'axillaire, à la face posté-rieure de l'épaule ; pour le médian, au pli du coude ; pour le radial, au tiers inférieur de l'humérus ; pour le cubital, au condyle interne. Les troubles vaso-moteurs et tro-phiques font souvent défaut, mais il n'est pas rare de constater aux doigts l'altération connue sous le nom de *glossy fingers*, qui imprime à la peau de ceux-ci un aspect luisant, atrophique. Parmi les causes de la névralgie, nous trouvons, au premier rang, le traumatisme et la compression mécanique (tumeurs, anévrismes) ; elle se montre encore, d'une façon réflexe, à la suite de l'amputation des doigts ou de l'avant-bras. Lorsqu'elle est bilatérale, on doit penser à une affection spinale, particulièrement à la pachyméningite spinale hypertrophique.

Le **traitement** ne diffère pas essentiellement de celui des autres névralgies. Outre les narcotiques, on recourra, aussitôt que possible, au traitement électrique : le courant descendant à travers les nerfs malades, et l'application de l'anode sur le plexus affecté, sont recommandables. Le pinceau faradique est d'ordinaire bien supporté et rend des services : cette pratique est cependant en elle-même très désagréable au patient. Exceptionnellement, on se verra obligé d'en venir aux irritations énergiques de la peau : les pointes de feu au thermo-cautère *Paquelin* nous ont souvent donné d'excellents résultats.

On rencontre assez souvent, dans le domaine du plexus brachial, de l'anesthésie ou de la paresthésie, sans qu'il soit toujours possible de dire à quel nerf ces troubles sont imputables ; le bras, l'avant-bras, parfois la main également, en sont le siège ; l'affection reconnaît le plus souvent pour cause des efforts journaliers excessifs (briquetiers), l'action de l'eau chaude et de l'eau froide, souvent aussi de l'eau savonneuse (*anesthésia lavatricum* ; mal des bassins, dans le dévidage des cocons dans les filatures de soie). L'abandon de la profession est la condition *sine qua non* de la guérison.

Bibliographie.

Lésions du plexus cervical.

Peter, M., Die Neuralgia phrenica. Arch. génér. 1871, 6. Sér. XVII, pag. 303.
Erb, Handbuch der Krankheiten des Nervensystems. 2. Aufl. 1876. II, pag. 124, 125.
Stevenson, Fall von permanentem Schluchzen mit tödtlichem Ausgange. Lancet. 1883, I, 24.
Strümpell, Op. citat.
Eichhorst, Op. citat.

Lésions du plexus brachial.

1. Paralysie du grand dentelé.

Berger, O., Die Lähmung des Thoracicus longus. Habilitationsschrift. Breslau 1873.
Bruck, Ein Fall von Serratuslähmung nach acuter Krankheit (Typhus). Inaug.-Dissert. Vratisl. 1873.

Lewinski, Ueber die Lähmung des Serratus anticus major. Virchow's
     Archiv. 1878, LXXIV, 4, pag. 473.
Lewinski, Zur Diagnose der Serratuslähmung Virchow's Archiv. 1881.
     LXXXIV, 1, pag. 71.
Bäumler, Isolirte Lähmung der Serrat. ant. maj. Arch. f. Psych. und
     Nervenkrankheiten. 1882, XIV, 3, pag. 722.
Dixon Mann, Ueber Serratuslähmung. Lancet. Febr. 1884. I, 5, 6.
Hoffmann, Isolirte periphere Lähmung des Nerv. suprascapul. sinister.
     Neurol. Centralbl. 1888, 9. (Douleurs et atrophie dans les muscles
     intéressés).

2. Paralysie radiale (non compris les paralysies d'origine saturnine).

Fischer, Zur Lehre von der Lähmung des N. radialis. Deutsches Arch. f.
     klin. Méd. 1876, XVII, 4, 5, 392.
Onimus, Gaz. hebdom. 1871, 2. Sér., XV, 25.
Whitson, Radialislähmung durch Druck eines Knochensegments. Edinb.
     med. Journ. 1882, XXVII, pag. 724.
Boyer, De la paralysie du nerf radial par compression temporaire. Thèse
     de Paris. 1883.
Joffroy, Du rôle de la compression dans la production de la paralysie
     radiale. Compt. rend. génér. 14 Mai 1884, pag. 284.
Arnozan, Gaz. hebd. 1885, XXXII, 2, 3; E. Remak, Berl. klin.
     Wochenschr. 1885, XXII, 5; H. Neumann, Neurol. Centralbl. 1885,
     IV, 4; Falkenheim, Mittheilungen aus der med. Klinik zu
     Königsberg. 1888. (Paralysies radiales à la suite d'injections sous-
     cutanées d'éther).
Vulpian et Déjerine, Recherches cliniques et expérimentales sur la
     paralysie radiale. Compt. rend. hebd. de la Soc. de Biol. 1886, 15,
     pag. 187.
Scheiber, H., Ein Fall von schwerer complicirter Schlaflähmung am linken
     Arme. Neurol. Centralbl. 1886. V. 15.
Köbner, H., Ein Fall von gleichzeitiger traumatischer (Druck-) Lähmung
     der Nervi radial., uln. und median. sinistr. Deutsche med. Wo-
     chenschr. 1888, 10.
Gluck, Sitzung der Berliner Gesellschaft, f. Psych. u. Nervenkrankheiten
     vom 9 Juli 1888. (Paralysie radiale d'origine traumatique, guérie par
     suture secondaire du nerf).

3. Paralysie du médian et du cubital.

Bernhardt, Ueber den Bereich der Sensibilittas-Störung an Hand und
     Finger bei Lähmung des Medianus, sowie zur Pathologie der Radia-
     lisparalysen. Arch. f. Psych. und Nervenkrankheiten. 1875, V. 2.
Tilden, Trophoneurosen bei Verletzungen des Medianus. New-York med.
     Record. II. Sept 1886, XXX, pag. 30, 4.
Mc. Naught, Ueber Ulnarisneuralgie Brit. med. Journ. 30. April 1887,
     pag. 933.
Poore, Lancet. Sept. 1882, II, 10, 12.
Leudet (de Rouen), Gaz. méd. de Paris. 15 Sept. 1883.
Hess, Julius, Ueber Temperaturen und deren Messung bei Ulnarisläh-
     mungen. Berl. klin. Wochenschr. 1886, XXIII, 30.
Ballet, G., Accidents consécutifs à la compression habituelle du cubital
     chez un ouvrier employé à ouvrager le verre. Revue de Méd. 6. 1885.
Philiotis, De la névrite périphérique du cubital consécutive à la fièvre
     typhoïde. Thèse de Paris. 1885, Nr. 119.

Eulenburg, Ueber Lähmung durch polizeiliche Fesselung (Arrestanten-lähmung) der Hand. Neurol. Centralbl. 1889, 4. (Etranglement du médian à la naissance du rameau cutané palmaire).
Rieder, Medianus-Neuritis. Münchener med. Woch. 12. 1889.

4. Paralysie du musculo-cutané et de l'axillaire.

Heon, De la Nevralgie circonflexe ou axillaire. Thèse de Paris. 1882. Nr. 277.
Fauvel, Des paralysies traumatiques d'origine périphérique. Thèse de Paris. 1885. Nr. 371.
Paradeis, Zur Diagnose und Prognose der Axillarislähmung. Münchn. med. Wochenschr. 1888, 21,22.

5. Paralysies du plexus, paralysie scapulo-brachiale combinée.

Seeligmüller, Zur Pathologie des Sympathicus. Deutsches Arch. f. klin. Med. 1877, XX, pag. 101.
Bernhardt, Beitrag zur Lehre von den Lähmungen im Bereiche des Plexus brachialis. Zeitschr. f. klin. Med. 1882. IV, 3, pag. 415.
Vierordt, Zwei Fälle von der Form der « combinirten Schulterarm-lähmung ». Neurol. Centralbl. 1882, 13.
Morvan, Ueber Lähmung der Arme mit Analgesie und Panaritien. Gaz. hebd. 2 Sér., 1883, XX, 35, 36, 38.
Klumpke, Contribution à l'étude des paralysies radiculaires du plexus brachial. Revue de Méd. Juillet-Sept. 1885.
Martius, Berl. klin. Wochenschr. 1886, Nr. 28.
Nonne, Deutsches Arch. f. klin. Med. 1886, Bd. 40 pag. 62.
Rose, Deutsche Zeitschr. f. Chirurg. 1886, Bd. XXIV, pag. 392.
Vinay, Paralysies radiculaires supérieures du plexus brachial d'origine professionnelle. Lyon méd. 53. 1886.
Rendu, Revue de méd. 1886, pag. 737.
Dufourt, Lyon méd. 1886, Nr. 4.
Bernhardt, Neurol. Centralbl. 1886, 6. pag. 141.
Rose, Deutsche Zeitschr f. Chirurg. 1886, XXIV, 3, 4. (Paralysie radicu-laire, déterminée par un névrome.)
Stadelmann, Neurol. Centralbl. 1887, 17.
Nonne, Deutsche med. Wochenschr. 1887, 46.
Muralt, Einige, Zum Theil chirurgische Lähmungen im Bereiche des Plex. brachialis Schweiz. Correspondenzbl. 1888, XVIII, 15.
Clutton, Lancet. 17. Nov. 1888, pag. 962.
R. Remak, Abschnitt « Radialislähmung » in Eulenburg's Real Encyclo-pädie. 2. Aufl. Wien und Leipzig 1888.
Middeldorpf, Wiener. med. Wochenschr. 1888. 14. (Paralysie par com-pression du radial et du cubital.)

6. Névroses professionnelles de coordination.

Napias, Photographenkrampf. Revue d'Hygiène. November 1879.
Möbius, Berl. klin. Wochenschr. 1880. XVII, 21. (Crampe chez un joueur de cithare).
Dally, Journ. de Thérapeut. 1882, 3, 4.
Robinson, Cases of telegraphists cramp. Brit. med. Journ. Nov. 1882.
Poore, Brain. 1883, pag. 233. (Crampe des scieurs.)
Vigouroux, Progr. méd. 1882, X, 3.

Nussbaum, Bayer. arztl. Intelligenzbl. 1882, XXIX, 39. (Description du
    bracelet contre la crampe des écrivains).
Villemin, Arch. de Méd. et de Pharm. milit. 1883, pag. 91-95.
Poore, A case of hammerman's cramp. Lancet. 21. Aug. 1886, 8. (Crampe
    des cloutiers.)
Lallemand, De la crampe des écrivains et son traitement. Thèse de
    Paris. 1887.
Poore, Ueber Schreibkrampf. The Lancet. 1887. 3322. (Deutsche med. Pr.
    1888, 15.)
Gaborian, Contribution à l'étude des spasmes professionnels. Thèse de
    Paris. 1887.
Poore, On certain conditions of the hand and arm which interfere with
    the performance of professionel acts especially piano-playing. Brit.
    med. Journ. 26. Febr. 1887.
Zenner, Berl. klin. Wochenschr. 1887, 17.
Chambard, Contribution à l'étiologie et à la symptomatologie des impo-
    tences fonctionnelles. Revue de Méd. 1887. VII, 6. pag. 464.
Henschen, Der Schreibkrampf. Upsala iaekare förenings Förhandling. 1888.
Richet, Contribution aux paralysies et aux anesthésies réflexes. Arch.
    de Physiol. norm. et path. 1883, 7.
Turbert, Contribution à l'étude des névralgies du membre supérieur.
    Thèse inaug. Paris 1884.
Coster, Zum Capitel der Arbeitsparesen. Berl. kl. Woch. 1884, pag. 826.
Squire, J. Edward, Some cases of local numbness of the extremities, with
    comparisons between local syncope and « night palsy ». Lancet. Dec.
    1885, II. 23.
Bernhardt, Ueber eine weniger bekannte Neurose der Extremitäten,
    besonders der oberen. Centralbl. f. Nervenkeikunde. 1886. IX, 2.
Remak, Zur Pathologie des Melkerkrampfes. Deutsche med. Wochenschr.
    1889, 13, pag. 158.

II. Maladies des nerfs thoraciques et dorsaux.

Les branches antérieures des 12 n. dorsaux ont reçu le nom
de nerfs intercostaux en raison de leur trajet dans les espaces
intercostaux : ils se distribuent aux m. intercostaux et sur-costaux, petits
dentelés postérieurs grand droit, grand oblique, transverse et petit oblique.
Les branches postérieures se divisent en une branche interne et
une branche externe. — Les premières se dirigent vers les muscles profonds
du dos et fournissent des filets au rhomboïde, au grand dorsal, les dernières
cheminent entre le long dorsal et le sacro-lombaire, abandonnent quelques
filets musculaires et contribuent, ainsi que les premières, à l'innervation de
la peau du dos, jusqu'à la crête iliaque.

Les affections des nerfs dorsaux intéressent aussi bien les
fibres sensibles que les fibres motrices ; il est important de
faire remarquer, au point de vue pratique, que les branches
antérieures ou nerfs intercostaux, sont le plus souvent le siège
de troubles sensibles, tandis que les branches postérieures sont
atteintes presqu'exclusivement dans leur élément moteur.

La névralgie intercostale s'observe relativement souvent chez la femme, vers l'âge moyen; la profession, spécialement les durs labeurs des servantes, des journalières, intervient certainement dans sa production. Je l'ai fréquemment rencontrée également chez les phtisiques, en même temps que la névrite périphérique. Citons encore comme facteurs étiologiques, le traumatisme, les anévrismes de l'aorte et les affections spinales.

La douleur, qui procède également ici par accès, affecte de préférence le côté gauche, et se localise presque exclusivement aux parties antéro-latérales du thorax, très rarement aux parties postérieures; elle suit souvent le trajet des nerfs. Elle atteint parfois un degré intolérable; les mouvements respiratoires, et plus encore, la toux et l'éternuement provoquent les plus vives souffrances. Il existe d'habitude trois points douloureux : un à la colonne, un vers le milieu du trajet du nerf, et un près du sternum : point vertébral, point latéral et point sternal. Un fait assez remarquable c'est, qu'après la disparition de la douleur, on voit parfois survenir une éruption d'herpès zoster ; doit-on mettre cette éruption sur le compte de troubles trophiques, ou bien, n'est-elle pas plutôt due à la propagation, à la peau, du processus inflammatoire des terminaisons nerveuses *(Dubler)*? c'est ce qu'il est encore impossible de décider. Son apparition ne possède aucune valeur **pronostique.** En général, le pronostic *quoad valetudinem completam,* est défavorable. Si l'on est en mesure de couper les accès, il est absolument impossible de les éloigner définitivement, et bon nombre de personnes souffrent pendant toute leur vie de la névralgie intercostale.

Le **diagnostic** n'est pas toujours facile; on est exposé à confondre la névralgie avec le rhumatisme musculaire. Aussi est-il toujours prudent de rechercher l'influence des mouvements sur la douleur afin de s'assurer s'il n'existe entre les deux aucune relation. L'existence d'un traumatisme antérieur doit toujours faire penser à une névrite que l'on devra bien se garder de confondre avec la névralgie : le réflexe abdominal est exagéré dans la névrite ; de plus, la pupille est plus dilatée du côté malade — ce dernier fait, démontré pour la première fois par *Seeligmüller (Deutsche med. Wochenschr. 1887, 45.),* prouve qu'ici aussi le sympathique est parfois intéressé, tout comme dans les affections du plexus brachial.

Dans le **traitement,** la morphine joue le rôle principal ; ses résultats sont bien supérieurs à ceux des injections d'acide osmique (par dose, 1 seringue de la solution à 1 °/₀) qui, malgré tout ce qu'on en a dit, sont souvent infidèles et peuvent provoquer des accidents locaux, de petits abcès, etc., qui rendent la situation du malade encore plus pénible. On peut aussi essayer le pinceau faradique, les moxas ou les pointes de feu au thermocautère *Paquelin*, les vésicatoires aux points douloureux — en général, les résultats ne sont pas brillants.

La mastodynie ou névralgie mammaire, mamelle irritable *(irritable brest)* de *Cooper*, est rangée parmi les névralgies intercostales. C'est une affection très douloureuse, assez rare d'ailleurs, qui se montre chez les femmes après la puberté et coïncide parfois avec la lactation. Nos moyens thérapeutiques échouent le plus souvent, et il n'est pas rare d'entendre les patientes elles-mêmes réclamer l'amputation, pour être délivrées de leurs souffrances intolérables.

L'étiologie en est obscure, le traumatisme ne peut être que bien rarement incriminé ; l'usage d'un corset trop étroit le serait davantage. L'hyperesthésie de la peau est souvent un obstacle à un examen approfondi : il importe cependant de s'assurer si les douleurs ne sont pas provoquées par le début d'une tumeur maligne du sein. La compression et les enveloppements chauds du thorax m'ont parfois procuré quelque succès ; on se verra également obligé de recourir à la morphine (v. *Terrillon, Des névralgies du sein. Progrès méd.* 1886. XIV, 10).

Les troubles moteurs qui atteignent les muscles du dos innervés par les branches postérieures des nerfs dorsaux, consistent le plus souvent en paralysies. Nous sommes bien loin de pouvoir donner une description symptomatique de chacune d'elles en particulier ; nous devons nous contenter de signaler la paralysie des extenseurs du dos, sacro-lombaire et long dorsal, qui frappe ces muscles dans la portion lombaire, thoracique ou cervicale de la colonne vertébrale. Lorsque la paralysie est bilatérale, il se produit, à son niveau, une déviation en arrière de la colonne vertébrale (cyphose) ; en cas contraire, cette déviation se fait latéralement (scoliose).

La paralysie ou la parésie des extenseurs à la région lombaire donne au malade une marche et une attitude caractéristiques : le haut du corps est fortement renversé en arrière, et la partie lombaire de la colonne présente une courbure à convexité antérieure bien prononcée. Le centre de gravité de la partie supérieure du thorax se trouve ainsi plus en arrière que celui du reste du corps : dès que cette disposition est modifiée, par exemple à la suite d'un mouvement en avant un peu étendu du haut du corps, le malade tombe. Sa façon

de se relever a aussi quelque chose de caractéristique (Fig. 118-
121): le patient, arc-bouté d'abord sur les quatre extrémités,
s'efforce de reporter le plus possible le poids du corps sur les
jambes, puis, s'aidant des bras et des épaules, il redresse le tronc
et le reporte en arrière où les muscles abdominaux le retiennent
en équilibre. Cette manière particulière de se relever s'observera le mieux chez les enfants atteints de pseudo-hypertrophie musculaire.

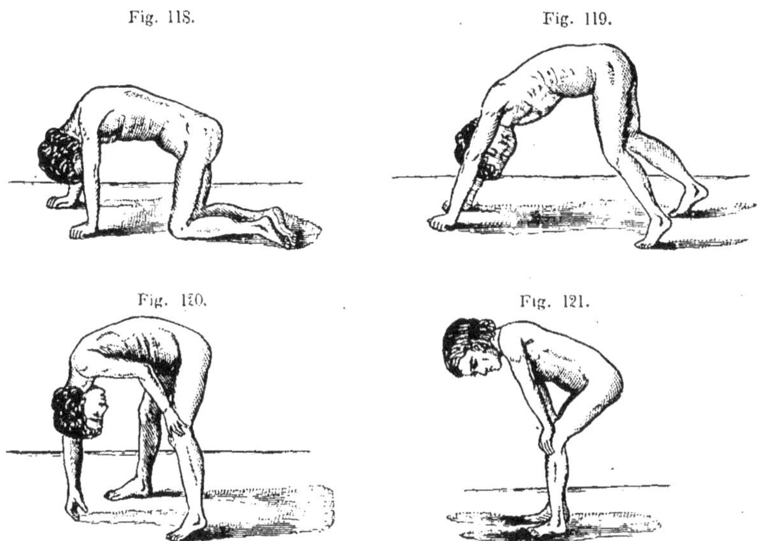

Fig. 118.   Fig. 119.

Fig. 120.   Fig. 121.

Façon de se relever des enfants atteints de paralysie des extenseurs du dos. (D'après *Gowers*).

III. Maladies des nerfs lombaires.

Les branches postérieures des n. lombaires se divisent également en
rameaux externes et en rameaux internes destinés à quelques muscles du
dos et à la peau de la région lombaire et sacrée. Les branches antérieures,
beaucoup plus puissantes, forment le plexus lombaire, situé derrière
le muscle psoas et à son intérieur; chacune d'elles fournit également une
anastomose au ganglion correspondant du sympathique. Ces branches sont
(Fig. 122) : 1. La grande abdomino-scrotale (qui innerve les m. transverse
et petit oblique). 2 La petite abdomino-scrotale (destinée à la peau de la
symphise pubienne et des parties génitales, nerfs du scrotum et des grandes
lèvres). 3 Le nerf génito-crural, qui se divise en un rameau externe ou
crural, et un rameau interne ou génital (destiné, d'une part, au crémaster
et au testicule, d'autre part, à la peau du pli de l'aine). 4 Le fémoro-cutané
externe (ou fémoro-cutané), qui innerve la peau jusqu'au genou. 5 L'oblu-
rateur, dont une branche postérieure innerve l'obturateur externe et le
grand adducteur, et une branche antérieure est destinée à la peau de la
partie interne de la cuisse. 6 Le nerf crural, large de 5 millim., avec ses
branches musculaires pour la partie antérieure de la cuisse et ses branches

cutanées (n. musculo-cutané externe ou perforant, n. musculo-cutané interne
ou branche petite-saphène, et le n. saphène interne (v. fig. 123-126).

Fig. 122.

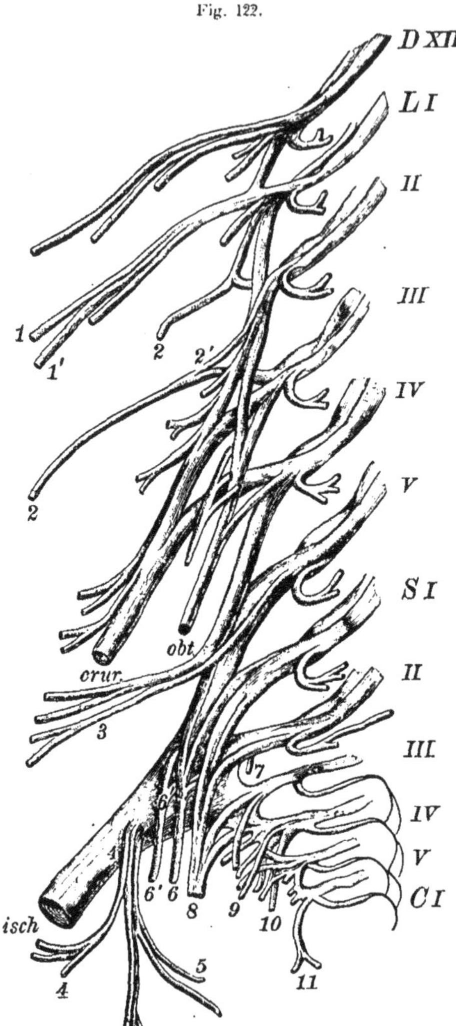

Disposition schématique du plexus lombo-sacré.

D XII Dernier nerf dorsal, *LI—V* Les 5 nerfs lombaires, *SI—V* Les 5 nerfs sacrés. *CI* N. coccygien (*LI—IV* se rendent au plexus lombaire, *LV—SIII* au plexus ischiatique, *SIII* et *IV*,
au plexus hémorroïdal, *SV* et *CI*, au plexus coccygien.) *1* Branche grande abdomino-scrotale.
1' Branche petite abdomino-scrotale. *2* N. génito-crural. *2'* N. fémoro-cutané externe. *crur.*
N. crural. *obt* N. obturateur. *3* Rameau fessier supér. *4* N. fessier infér. ou petit sciatique.
5 N. fémoro-cutané postérieur. *isch* N. grand sciatique. *6, 6'* et *7* Rameaux musculaires.
8 N. honteux interne. *9* Branches viscérales. *10* Branche musculaire. *11* N. ano-coccygien.

Les nerfs dont nous avons à nous occuper ici, sont aussi bien
moteurs que sensibles ; ils peuvent souffrir dans l'une ou l'autre

de ces deux fonctions, mais rarement isolément; les troubles dont ils sont fréquemment le siége, n'ont qu'une valeur symptomatique de maladies centrales et, en particulier, de maladies spinales, du tabes en première ligne. Nous ne pouvons donc en parler ici qu'in cidemment. Citons d'abord, parmi

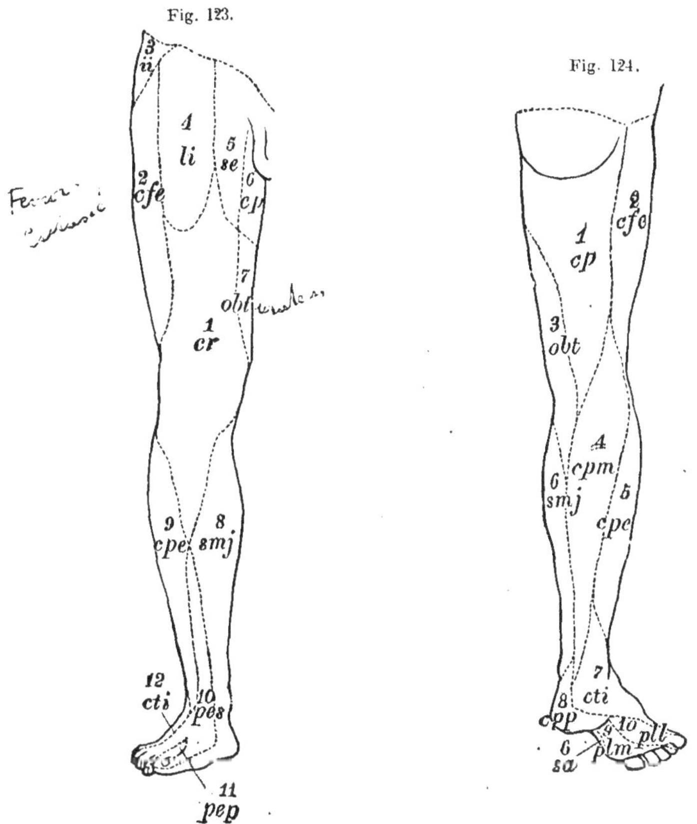

Zones d'épanouissement des différents nerfs cutanés sur les extrémités inférieures. (D'après *Henle*).

Fig. 123. Face antérieure. *1* N. crural. *2* N. fémoro-cutané. *3* Br. grande abdomino-scrotale. *4* N. lombo-inguinal. *5* Rameau externe du génito-crural. *6* N. cutané post. *7* N. obturateur. *8* N. saphène interne (du n. crural). *9*. branche-cutanée péronière. *10* N. péronier superficiel. *11* N. péronier profond. *12* Rameau communicant du tibial.

Fig. 124 Face postérieure. *1* N. cutané postér. *2* N. fémoro-cutané. *3* N. obturateur. *4* N. saphène péronier. *5* branche cutanée péronière. *6* N. saphène interne (du n. crural). *7* N. rameau communicant du tibial. *8* Branche cutanée perforante du tibial. *9* N. plantaire interne (du tibial). *10* N. plantaire externe (du tibial).

les troubles de sensibilité, la névralgie lombo-abdominale qui retentit sur l'articulation coxo-fémorale de la même façon que le fait la névralgie cervico-brachiale sur l'articulation de l'épaule; dans cette névralgie, les douleurs se font sentir dans toute la région lombaire jusqu'au siège. La névralgie spermatique, décrite par *A. Cooper* sous le nom de testicule irritable, possède une importance pratique indiscutable. On peut la considérer comme une subdivision de la névralgie lombo-abdominale ; *Eulenberg* et d'autres encore en font une névralgie du sympathique. Les douleurs spontanées, la sensation de constriction qu'éprouve le patient, sont telles qu'elles peuvent donner lieu à une exaltation psychique passagère ; d'habitude, un testicule seulement est atteint ; l'affection s'observe principalement chez les jeunes gens. Mentionnons ensuite la névralgie crurale et la névralgie obturatrice, dans lesquelles la douleur, très vive, se fait sentir le long du nerf atteint : les points douloureux sont inconstants, leur siège est d'ailleurs variable.

Le **traitement** sera institué conformément aux règles que nous énoncerons à propos du traitement de la névralgie sciatique.

Les troubles moteurs, avons-nous vu, sont rarement isolés, c'est surtout bien vrai ici : on peut dire qu'autant ils sont fréquents à titre de manifestation spinale, autant ils sont rares comme affection d'origine périphérique. Les paralysies du nerf crural, enrayent le fonctionnement du m. psoas-iliaque du triceps fémoral ; les mouvements de flexion de la cuisse sur le bassin et d'extension de la jambe sur la cuisse sont supprimés. La paralysie du n. obturateur rend impossible l'adduction de la cuisse, le malade ne peut croiser les jambes l'une sur l'autre. Les mêmes troubles fonctionnels dans le domaine des nerfs fessiers, du tenseur du fascia lata, du pyramidal rendent plus difficile la rotation de la cuisse en dedans et en dehors ; les mouvements d'abduction sont également compromis. La station debout, la marche, l'ascension d'un escalier surtout, deviennent très pénibles. On trouvera de plus amples détails dans le livre de *Duchenne*, où la physiologie normale et pathologique des muscles en question est traitée d'une manière très approfondie.

IV. Maladies des nerfs sacrés et coccygiens.

Les branches postérieures des nerfs sacrés, peu volumineuses, sortent du bassin en arrière, à travers les trous sacrés postérieurs et, après différentes anastomoses, donnent naissance au plexus sacré postérieur.

Les branches antérieures, beaucoup plus puissantes, gagnent le petit bassin et forment le plexus sacré antérieur ou plexus sacro coccygien, qui comprend trois plexus secondaires :

1. Le plexus ischiatique, développé au-devant du m. pyramidal : il fournit les nerfs fessiers supérieur et inférieur ou petit-sciatique, le fémoro-

cutané postérieur et, de plus, le nerf le plus volumineux du corps, le grand sciatique. Celui-ci se divise en branches péronière (superficielle et profonde), et tibiale postérieure — (dans le creux poplité, celle-ci fournit un rameau collatéral pour le biceps fémoral, ses branches terminales sont les n. plantaires interne et externe).

2. Le plexus honteux situé au bord inférieur du m. pyramidal, d'où naissent les n. hémorrhoïdaux moyen et inférieur, le n. honteux interne et le n. dorsal de la verge.

Fig. 125

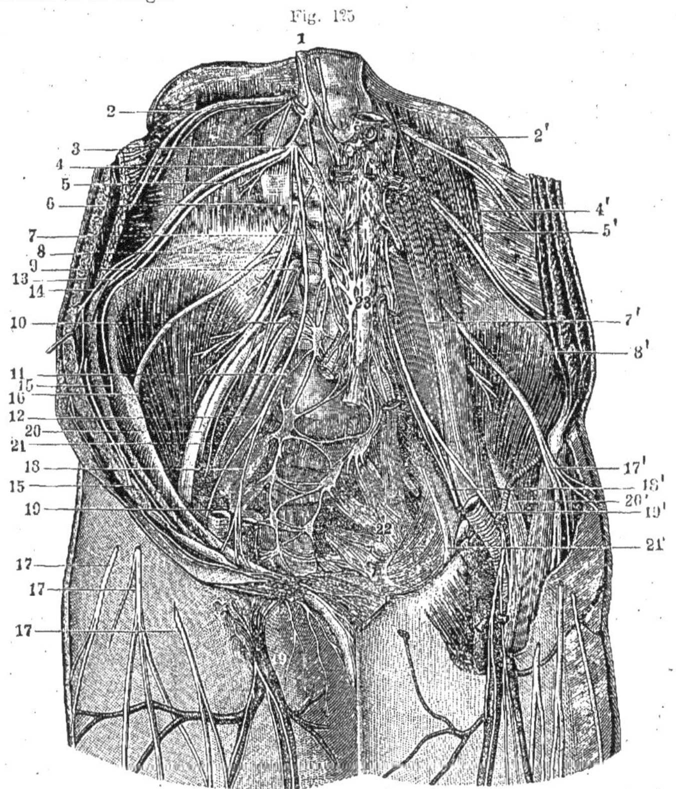

Branches du plexus lombaire. (D'après *Hirschfeld et Leveillé.*)

1 Grand-sympathique. 2 et 2' Branche antérieure du 12ᵉ nerf dorsal. *3* 1ᵉʳ nerf lombaire. *4* et *4'* Branche abdomino-génitale supérieure. *5* et *5'* Br. abdomino-génitale inférieure. *6* 2ᵉ n. lombaire. *7* et *7'* N. génito crural. *8* et *8'* N. fémoro-cutané. *9—11* 3ᵉ—5ᵉ n. lombaire. *12* N. lombo-sacré. *13—15* Branches du nerf abdominal génital supérieur et de l'abdomino-génital inférieur. *16—17* N. fémoro-cutané droit. *17'* Le même à gauche. *18* et *18'* N. spermatique ext. *19* et *19'* Rameau fémoral du génito-crural. *20* et *20'* N. crural. *21* et *21'* N. obturateur. *22* N. grand sciatique gauche. *23* Plexus splanchnique, N. sympathique.

3. Le plexus coccygien, situé au-devant du m. ischio-coccygien, qui fournit 4 ou 5 branches grêles pour le sphincter externe de l'anus, le releveur de l'anus et la peau environnante.

Les affections idiopathiques du plexus sacré affectent de préférence l'élément sensible de ses nerfs : les troubles moteurs sont aussi fréquents, mais dans l'immense majorité des cas, ils constituent un symptôme des maladies de la moelle épinière.

Parmi les affections des fibres sensibles, il en est une qui, par sa fréquence relative et sa résistance à nos moyens médicaux, mérite de fixer notre attention : nous voulons parler de la névralgie sciatique, malum Cotunnii *(Cotugno,* 1764).

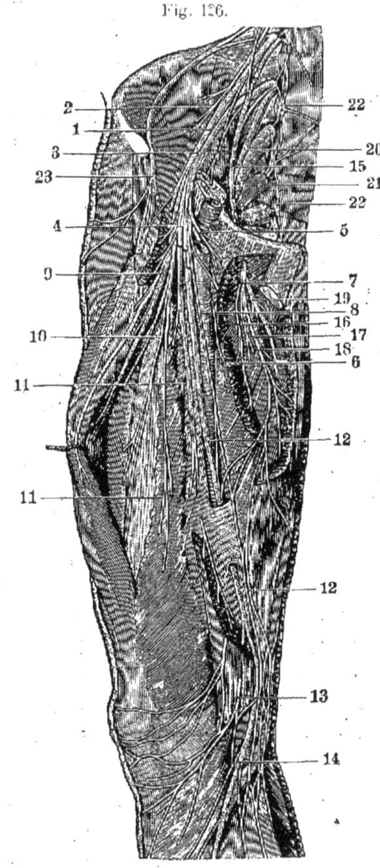

Fig. 126.

Le nerf crural et les branches perforantes moyennes. (D'après *Hirschfeld* et *Léveillé.)*

1 N. crural. *2 – 3.* Branches muscul. *4* Branches terminales antér. coupées transversalement. *5* Branche muscul. *6, 7, 8* Branches perforantes moyennes. *9—11* Branches muscul. *12—14.* N. saphène interne et ses ramifications. *15—19* N. obturateur avec ses divisions. *20* Tronc lombo-sacré. *21* N. sacré. *22* Grand sympathique. *23* N. fémoro-cutané.

Les différentes autopsies que l'on a pu pratiquer, prouvent qu'on se trouve en présence tantôt d'une lésion anatomique du nerf, d'une véritable névrite, tantôt d'une névrose fonctionnelle. Dans le premier cas, les vaisseaux du nerf sont le siège de dilatations variqueuses, le nerf lui-même est tuméfié, sa con-

sistance est modifiée, et, à l'intérieur de sa gaine, on constate la présence d'un exsudat séreux *(Cotugno, Jasset)*. Dans
le dernier cas, l'examen ne décèle rien d'anormal. La névrite
peut être propagée des organes voisins, des gaines tendineuses
de la jambe *(Erb)*, de la colonne vertébrale (spondylite, carcinome) ; elle peut aussi être idiopathique, auquel cas il est
toujours possible de faire remonter l'affection à une cause
mécanique, abstraction faite du refroidissement : blessure,
fracture, compression de longue durée — par une tumeur du
bassin, un anévrisme, une hernie, l'utérus gravide, stase dans
les plexus veineux du bassin, constipation habituelle, etc. etc.
Le travail professionnel peut aussi jouer un rôle dans l'étiologie
de la sciatique lorsqu'il exige de l'ouvrier un surmenage continuel ou l'expose à de fréquents et brusques changements de
température. Le surmenage se rencontre notamment chez les
personnes que leur profession oblige au travail à la machine à
coudre pendant des semaines et des mois, plusieurs heures par
jour — également chez les ouvriers soulevant fréquemment de
lourds fardeaux (débardeurs, forgerons, etc.). Le lumbago des
forgerons, décrit par *Maisonneuve*, peut être rangé ici *(Hirt,
Krankh. der Arbeiter* IV. 90). Quant aux changements de température, on trouve cette condition réalisée chez les puddleurs,
les ouvriers des hauts-fourneaux, etc. ; aussi la sciatique est-
elle fréquente chez eux, elle atteint de préférence la jambe
gauche, sans doute parce que cette jambe est fortement tendue
pendant que l'ouvrier jette le charbon au four *(Chiene* d'Edimbourg, *Hirt)*.

La sciatique s'observe aussi s y m p t o m a t i q u e m e n t au
cours d'affections spinales (myélite et méningite spinales) et
dans certaines maladies générales, dans le tabes principalement
où elle est souvent bilatérale, également dans le diabète; elle
pourrait aussi constituer une des suites du typhus. Il n'est pas
certain que l'infection malarienne puisse lui donner naissance,
mais on l'a observée au cours de la syphilis. Le rôle qu'elle
joue dans les intoxications par l'industrie, surtout dans l'intoxication saturnine, est assez effacé.

Symptômes. La d o u l e u r domine toute la scène ; les
troubles moteurs que l'on observe parfois au cours de l'affection,
ne sont qu'une conséquence de la douleur : tels sont le tremblement, les secousses convulsives, la raideur et la maladresse
dans les mouvements de la jambe, rendant la marche et la
station debout souvent impossibles. La douleur de la sciatique
peut présenter différents caractères : tantôt, c'est une sensation
pénible, continue, d'abord sourde et·bien supportable, puis plus
vive, occupant toute l'extrémité inférieure; le patient cherche

alors à alléger ses souffrances continuelles en changeant souvent de position — tantôt, au contraire, ce sont de véritables accès de douleur, coupés par des intervalles de calme pendant lesquels le malade peut se livrer à ses occupations. Les accès peuvent atteindre un degré d'acuité extrême qu'il n'est guère possible de comparer qu'à celui de la douleur faciale de *Fothergill* et des douleurs fulgurantes du tabes.

La douleur est d'habitude plus prononcée la nuit, pendant le repos au lit : est-ce là une conséquence de la tension provoquée par l'extension de la jambe; le malade, tout entier à ses souffrances, les ressent-il plus vivement? Peut-être, les deux causes interviennent-elles. Pendant le jour, on observe également une exagération des douleurs quand le malade a essayé de marcher ou est resté longtemps debout : alors que le repos lui a procuré plusieurs heures d'un bien-être relatif, quelques mouvements de flexion et d'extension suffisent pour rappeler des souffrances intolérables. Le siège de la douleur est assez variable également; d'habitude, la douleur occupe toute la face postérieure de la cuisse et la région péronière; elle présente parfois des irradiations du côté sain dans le domaine du sciatique et, du côté malade, dans celui du plexus lombaire. Le nerf tibial est le·plus souvent épargné. Les points douloureux font rarement défaut, on peut les constater au lieu d'émergence du nerf hors du bassin, au bord inférieur du m. fessier, au creux poplité, à la tête du péroné, d'autres sont inconstants et variables.

Il arrive assez fréquemment que le patient, dans le but d'alléger ses douleurs, ne prenne guère appui que sur la jambe saine, reporte le tronc de ce côté, le rebord costal se rapprochant ainsi de l'os iliaque. Cette position peut, à la longue, devenir habituelle et avoir pour conséquence une déviation de la colonne, une scoliose véritable à convexité dirigée du côté sain *(Albert, Nicoladoni, Babinski,* v. bibl.). Dans certains cas, j'ai vu cette scoliose persister après la guérison de la sciatique, dans d'autres, elle disparaissait complètement.

Lorsqu'il s'agit d'une névrite réelle, on peut voir se développer certains troubles trophiques, entre autres un degré plus ou moins prononcé d'atrophie musculaire, avec réaction de dégénérescence *(Nonne);* en pareil cas, le réflexe patellaire se montre sensiblement affaibli ; son exagération doit être considérée comme une exception dans la névrite périphérique *(Strümpell* et *Möbius),* je ne l'ai jamais observée dans la sciatique. Si les troubles sont purement fonctionnels, les muscles et les réflexes ne subissent aucune altération, l'affection durât-elle plusieurs années. La **sensibilité** peut être le siège d'autres troubles que la douleur, on peut constater parfois de l'anesthésie légère, de la paresthésie, mais, comparés à la douleur, ces troubles n'ont qu'une valeur symptomatique tout à fait secondaire.

La **durée** et le **cours** de l'affection ne présentent rien de régulier ; on peut dire cependant que les cas passagers, suivis d'une guérison définitive, constituent l'exception : d'habitude, il faut des semaines et des mois, voire même des années, avant de pouvoir améliorer, d'une façon quelque peu notable, l'état du patient. Les rémissions ne sont pas rares, elles peuvent persister pendant plusieurs mois ; l'état général s'améliore alors au point que le malade se pense guéri définitivement ; puis, subitement, sans cause appréciable ou à la suite d'une marche un peu longue, les douleurs reparaissent avec une nouvelle violence — tout le traitement est à recommencer. Le pronostic *quoad valetudinem completam* s'assombrit avec la fréquence de ces récidives (1).

Le **diagnostic** exige beaucoup de prudence : on devra rechercher avant tout, avant d'admettre une affection idiopathique, si l'on ne se trouve pas en présence d'un symptôme provenant d'une maladie fondamentale ; lorsque la sciatique est bilatérale, on devra tenir compte de la possibilité d'une affection spinale ou d'une maladie générale du système nerveux, du tabes spécialement. L'examen des urines au point de vue du sucre, s'impose également. Si l'on parvient à exclure les maladies générales du système nerveux, le diabète, il s'agira d'analyser exactement la nature de la douleur, son apparition, son développement, et ne pas oublier qu'il est d'autres affections que celles du système nerveux qui peuvent se traduire par de violentes douleurs dans les extrémités inférieures : citons d'abord le rhumatisme des muscles lombaires ou lumbago, ensuite les inflammations aiguës ou chroniques *(malum coxæ senile)* de l'articulation coxo-fémorale, la goutte et l'abcès du psoas. L'immobilité de l'extrémité affectée, que l'on rencontre dans tous ces cas aussi bien que dans la sciatique pure, rend le diagnostic plus difficile encore. Souvent, on aura besoin d'un examen très attentif et répété pour arriver à la vérité. Tout en trouvant exagérée cette affirmation de *Hutchinson* que sur 20 cas où l'on avait posé le diagnostic de sciatique, 19 fois le nerf en question était complètement indemne *(Med. Times and Gaz.* 1882, Vol. I, Nr. 1648, pag. 35), il faut bien reconnaître

---

(1) La déviation du rachis dénoterait une sciatique grave, de longue durée (X. F.).

cependant que le diagnostic est souvent en faute, et que maints malades, chez lesquels on avait cru reconnaître l'existence d'une sciatique, accusent plus tard des symptômes qui obligent le médecin à changer d'avis.

Le **traitement** de la sciatique symptomatique diffère naturellement de celui de la sciatique idiopathique. Dans le premier cas, on aura à diriger ses efforts contre la maladie fondamentale, diabète, tabes, syphilis. Le traitement de la sciatique idiopathique devra être avant tout systématique, dirigé d'après un plan bien arrêté, dont on ne se départira sous aucun prétexte: sous ce rapport, il ressemble au traitement de la migraine et de la céphalalgie (v. p. 66). Posons d'abord comme première règle qu'on ne doit jamais recourir aux émissions sanguines, à moins d'indication formelle spéciale. La présence de scybales dures dans l'intestin, peut, avons-nous vu, déterminer, par compression du nerf, les douleurs de la sciatique; il sera facile d'y obvier, et, en pareil cas, une cure à Carlsbad ou à Marienbad aura plus rapidement raison de l'affection que le traitement électrique le plus parfait. Si l'on a quelque raison de supposer une inflammation du nerf, on s'adressera aux irritants cutanés, vésicatoires volants, pointes de feu au thermo-cautère *Paquelin* : les vésicatoires sont recommandables surtout au début de l'affection ; on les applique soit sur le trajet du nerf à la cuisse, soit à la région sacrée; *Cotugno* et *Valleix* déjà, les préconisaient. Les frictions irritantes, les emplâtres, donnent de moins bons résultats, on pourra néanmoins y recourir, par exemple, à l'emplâtre de *Betz* : Empl. oxycroc. 15.0, Arg. nitr. pulv. 1.0, que l'on laisse à demeure jusqu'à ce qu'il tombe de lui-même. Différentes frictions médicamenteuses rendent aussi des services, la vératrine (0.1 pour 10) et surtout les narcotiques : opiacés, belladone, hyoscyamine. On peut aussi recommander les pulvérisations de chlorure de méthyle, mais leur emploi exige beaucoup de prudence, elles occasionnent parfois des phlegmons, de l'érysipèle et même de la gangrène. Les résultats ne répondent pas toujours à notre attente.

Je ne sache pas que les médicaments internes aient jamais donné de succès durable; outre l'antipyrine et l'antifébrine, on a recommandé, de tout temps, l'iodure de potassium, la quinine et les différents nervins : récemment, on préconisait la solanine (10 à 20 centigr. *pro die)*, dont j'ai eu tout aussi peu à me louer que de l'huile de térébenthine à l'intérieur, 10 à 12 capsules de 1 gramme par jour. A mon avis, lorsque la syphilis n'est pas en jeu, les moyens internes sont, non seulement infidèles, mais même nuisibles: pris pendant la longue durée de l'affection, c'est-à-dire, pendant des semaines et des mois, ils ruinent les voies digestives. Je leur préfère les moyens externes, le massage et l'électricité, par exemple, quoiqu'ils aient tous deux l'inconvénient d'être très lents dans leurs effets, et d'une application assez douloureuse, surtout le massage systématique énergique *(Schreiber* et autres). Le pinceau faradique et le courant combiné de *de Walteville*, sont également très douloureux, mais on peut les recommander en toute confiance. Les méthodes d'électrisation, nous l'avons déjà dit — diffèrent suivant les auteurs; chacun [d'eux a sa méthode de prédilection à laquelle il attache le plus de confiance parce qu'elle lui est plus familière.

Si l'on se voit obligé de prescrire des cures balnéaires, on s'en tiendra d'abord aux bains naturels et aux thermes d'eau salée. Citons, parmi les premiers, Gastein, Johannisbad, Teplitz-Schönau et Wildbad; parmi les seconds, Wiesbaden, Nauheim, Rehme et Baden-Baden. Les bains sulfureux — par exemple Landeck, Teplitz-Trencsin et Pistyan (Hongrie), — ont souvent une action bienfaisante incontestable, mais il sera toujours prudent de ne pas inspirer au malade de trop vives espérances sur les résultats des cures balnéaires, ces résultats étant beaucoup trop inconstants. Les bains de mer ne sont pas toujours bien supportés par les personnes souffrant de névralgie; il est en tout cas ordonné de commencer par des bains dans la mer du Nord, on choisira les stations où l'on puisse en même temps prendre des bains de mer chauds, c'est-à-dire des bains salés — Colberg, Misdroy, Zoppot, etc. Dans les cas graves, surtout pendant les accès de douleurs très vives, on pourrait difficilement s'abstenir des injections de morphine : si l'on en use modérément et en temps utile, elles soulagent le patient et ne lui font aucun tort, avantages que les autres médicaments sont loin de posséder, même à un faible degré.

Dans quelques cas exceptionnels, on voit se développer certains états douloureux dans les branches nerveuses issues du grand sciatique; les nerfs plantaires en offrent un des exemples les plus communs; l'hyperesthésie dont ils peuvent devenir le siège, acquiert parfois un tel degré, que le patient est absolument incapable de marcher ou de se tenir debout. *Barbillon* (v. bibl.), qui a fait une étude détaillée de cette hypéresthésie plantaire, n'a pu arriver à déterminer exactement si elle est de nature spinale ou s'il s'agit simplement d'une dermalgie ou d'un trouble de nutrition atteignant les fines ramifications des nerfs. Le fait de la bilatéralité et de la

symétrie habituelles de l'affection, plaide plutôt en faveur de
la première hypothèse ; d'un autre côté, cette circonstance que
les professions qui obligent à rester continuellement debout, y
prédisposent, fait penser à une affection périphérique. On l'a
encore observée à la suite du typhus abdominal. La guérison
s'obtient assez facilement à l'aide de vésicatoires ou des pulvérisations au chlorure de méthyle; on peut aussi recommander
les longs pédiluves dans une solution chaude de sel marin.

Le plexus honteux, qui innerve la vessie, le gros
intestin, le périnée et les parties génitales externes, est fréquemment le siège de névralgies, souvent purement
cutanées ; la peau du pénis, du scrotum, du mont de Vénus,
et de la région anale, devient le siège d'une sensibilité douloureuse très vive. Parfois, le testicule est intéressé, devient
très sensible à la pression, et des douleurs spontanées s'y
montrent par accès (v. pag. 359); en dehors de ceux-ci, la
sensibilité à la pression et l'irritabilité persistent pendant toute
la durée de l'affection.

Oberländer, dans un travail sur les maladies nerveuses de l'appareil génito-urinaire de l'homme
(v. bibl.), remarque que le point de départ de ces affections
se trouvait être souvent un varicocèle, une blennorrhagie
chronique, un hydrocèle, une tuberculose ou un carcinome;
c'est ainsi que ces différentes affections peuvent donner lieu
à la névralgie cutanée dont il vient d'être question, et à une
névralgie particulière du canal de l'urètre, dont les accès
douloureux se développent surtout pendant la miction et le
coït. Un restant de blennorrhagie, souvent combiné à un état
de dyspepsie chronique, provoque parfois de l'hyperesthésie chronique de la muqueuse vésicale, avec
irradiations bien marquées vers l'urètre et les uretères : les
écarts de régime peuvent amener les plus violentes exacerbations. La névralgie de la vessie s'observe chez les
neurasthéniques ; elle est fréquente au stade initial du tabes :
le diagnostic aura donc à distinguer si l'on a affaire à une
cystite, à une affection spinale ou enfin, à une névralgie
idiopathique.

L'anesthésie de la muqueuse vésicale et de la
muqueuse uréthrale ainsi que la perte du sensibilité
musculaire de la vessie, enlèvent au patient l'impression
particulière que l'on éprouve pendant la miction : les yeux
fermés, il ne se rend pas compte qu'il urine. Cet état se rencontre assez souvent chez les tabétiques : il n'est pas rare que
ces malades, après s'être livrés à d'inutiles efforts de miction,

soient avertis, par une sensation de fraîcheur provoquée par l'humidité du linge, que l'acte qu'ils avaient tenté en vain d'accomplir, s'est effectué involontairement. Cette anesthésie ne paraît pas se rencontrer à titre d'affection indépendante; elle serait toujours d'origine centrale.

. Les troubles moteurs dans les muscles présidant à l'évacuation de l'urine et à l'occlusion de la vessie, consistent en un état de paralysie ou en un état d'excitation : le ténesme vésical appartient à l'excitation, la faiblesse ou parésie de la vessie à la paralysie; tous les deux s'observent soit à titre de symptôme dans certaines inflammations chroniques de l'urètre, ou dans différentes affections spinales, soit à titre de maladie indépendante, d'origine purement nerveuse. Le besoin fréquent d'uriner, qui se montre parfois au bout de 3 à 5 minutes, et qu'exagèrent encore les boissons alcooliques, s'accompagne souvent d'un spasme des muscles du bulbe, provoquant, pendant la miction, de vives douleurs spastiques dans le périnée et les cuisses.

Comme **traitement,** on essaiera d'abord toute la série des médicaments réputés antinévralgiques; la cocaïne a été recommandée dans ces derniers temps, mais on n'a eu guère à enregistrer que des insuccès. A l'aide d'un examen minutieux et souvent répété, on parvient parfois à déceler quelque malformation ou anomalie de l'un ou l'autre genre, un prépuce trop long ou adhérent, un rétrécissement mal dilaté ou complètement négligé, une courbure ou une position défectueuses de l'utérus, certains états pathologiques du rectum, etc. Alors, le traitement de l'affection fondamentale est la condition essentielle de la guérison ; sous son influence, la névralgie que l'on doit considérer comme une névrose réflexe, s'améliore et finalement disparaît. L'énurèse nocturne, qu'il n'est pas rare de rencontrer chez les enfants, mérite souvent d'être rangée parmi ces névroses réflexes : d'habitude elle est provoquée par une irritation siégeant dans le canal de l'urètre ou à son orifice, une inflammation, de légères adhérences de la muqueuse dans la partie profonde, un orifice trop étroit; ici encore, le traitement de l'affection fondamentale s'impose : la dilatation de l'urètre postérieur à l'aide d'un instrument spécial, a souvent donné des succès remarquables *(Oberländer, Berlin. klin. Wochenschr.* 1888, 31).

Le plexus coccygien peut également devenir le siège de douleurs névralgiques ; la coccycodynie, que l'on rencontre surtout chez la femme, consiste dans l'apparition de douleurs vives, parfois intolérables, occupant la région coccygienne, douleurs s'exaspérant par accès, pendant la défécation particulièrement. Les causes sont obscures ; on peut cependant admettre qu'elle est souvent d'origine réflexe ; aussi, chez l'homme surtout, le traitement des voies uro-génitales, dirigé soit contre une sensibilité trop grande de la partie prostatique de l'urèthre, soit contre tout autre anomalie, est parfois suivi d'un succès éclatant. Dans certains cas, les douleurs apparaissent pendant le sommeil, sans cause appréciable ; d'autres fois, le traumatisme joue un rôle dans leur production, je les ai souvent observées chez les hystériques et les neurasthéniques. Dans les cas douteux, on a recouru à l'excision du coccyx pour mettre un terme à des souffrances intolérables : cette opération n'est indiquée que si l'on a épuisé tous les autres moyens thérapeutiques, particulièrement l'application du pinceau faradique.

Bibliographie.

Hammond, Neuralgie des Hodens. Neurolog. Contribut. 1881, 1, 3.

Sutton, Cruralneuralgie bei Zahnkünstlern, Lancet. 1882, II, 4.

Engelhardt, Zur Genese der nervösen Symptomencomplexe bei anatomischen Veränderungen in den Sexualorganen. Stuttgart, Enke.

Englisch, Ueber eine besondere Form der Hämorrhagie an den Unterextremitaten (Häemorrhagia neuralgica). Wien. med. Blätter 1885 24—26.

Barbillon, Ueber Hyperaesthésia plantae bilateralis. Progr. méd. 1885, XIII, 19.

Strümpell, und Möbius, Ueber Steigerung der Sehnenreflexe bei Erkrankung peripherer Nerven. Münch. med. Wochenschr. 1886, XXXIII, 14.

S. Laache, Norsk Magaz. f. Lagevidensk. 1886, 4 R., I., 19. (Hyperesth. plantaire).

Oberländer, Zur Kenntniss der nervösen Erkrankungen am Harnapparate des Mannes. Volkmann'sche Sammlung klin. Vortr. 1886, 275.

Adamkiewicz, Ein seltener Fall von Neuralgie im. N. pudendus communis mit glücklichem Ausgange. Bresl. ärztl. Zeitschr. 1886, 8.

Potherat, Neuralgie vésicale. Progrès méd. 1887, 27.

Nonne, Berl. klin. Wochenschr. 1887, 45.

Hughes (St-Louis), Weekly med. Rev. 12 März 1887. (Plantarhyperästhesie, Neuritis N. plantari interni in Folge von Ueberanstrengung).

Peyer, 2 Fälle von Neuralgie des Steissbeins bei Männern. Centralbl. f. klin. Med. 1888, IX, 37.

Bernhardt, Klin. Beitrag zur Lehre von der Innervation der Blase, des Mastdarms und der Geschlechtsfunction. Berl. klin. Wochenschr. 1888, XXV, 32.

v. Swiecicki, Zur operativen Behandlung der Coccygodynie. Wien. Med. Presse. 1888, XXIX, 31.

Gräfe, M. Zeitschr. f. Geburtsh. und Gynäcologie 1888. XV, 2, pag. 344.

Parmi les troubles moteurs, dont le plexus sacré peut devenir le siège, ce sont encore ceux du grand sciatique qui sollicitent le plus vivement notre attention. La lésion peut siéger dans le bassin, ou affecter le nerf immédiatement après sa sortie du bassin, ou enfin, occuper l'une ou l'autre de ses branches. Dans le premier cas, la cause réside soit dans un trau-

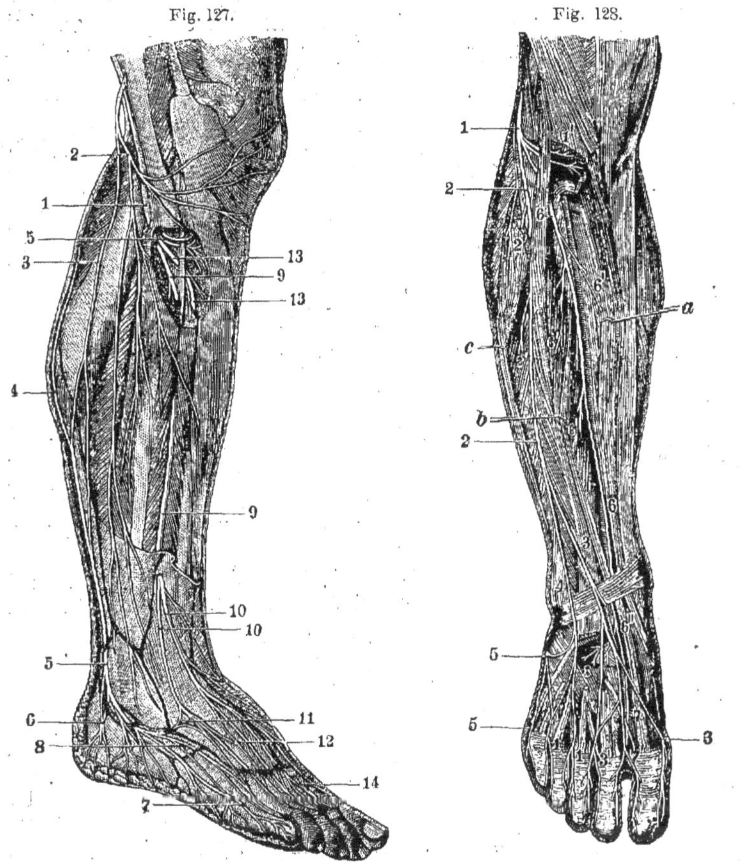

Fig. 127.　　　　　　　Fig. 128.

Nerfs cutanés de la jambe et du pied.　　　*Distribution du sciatique poplité externe.*
(D'après *Hirschfeld* et *Leveillé*.)

1 et *2* N. peroneus et cutan. crur. lat. *3* et *4* Nn. communicantes. *5* N. suralis. *6* Rami calcanei. *7* N. pedis dorsi cutan. lateral. *8* N. digit. commun. quartus. *9—12* N. peron. superfic. *13* N. peron. profundus. *14* Sa branche terminale entre le gros orteil et le deuxième.

a Musc. tibial. ant. *b* Musc. extens. halluc. long. *c* M. peroneus longus. *1* et *1'* N. peron. *2* et *2'* N. peroneus superficial. *3* et *3'* N. pedis dorsi cutan. medial. *4* et *4'* N. pedis dorsi cutan. médius. *5* N. suralis. *5'* N. pedis dorsi cutan. lateral. *6 6' 6''—8* N. peroneus profundus.

matisme, soit dans une compression de longue durée exercée par l'utérus gravide, par exemple, ou par la tête fœtale pendant l'accouchement *(Vinay)*, ou enfin par une tumeur. Les autres lésions ne sont, le plus souvent, que des lésions secondaires.

La paralysie du péronier frappe les muscles de la
face antérieure de la jambe : extenseurs, tibial antérieur, péroniers. Elle se reconnaît assez facilement à la position du pied
qui pend en avant ; les mouvements de flexion dorsale, d'adduction et d'abduction sont supprimés. La marche elle-même
s'en ressent, la pointe du pied frotte le sol, inconvénient auquel

Fig. 129.

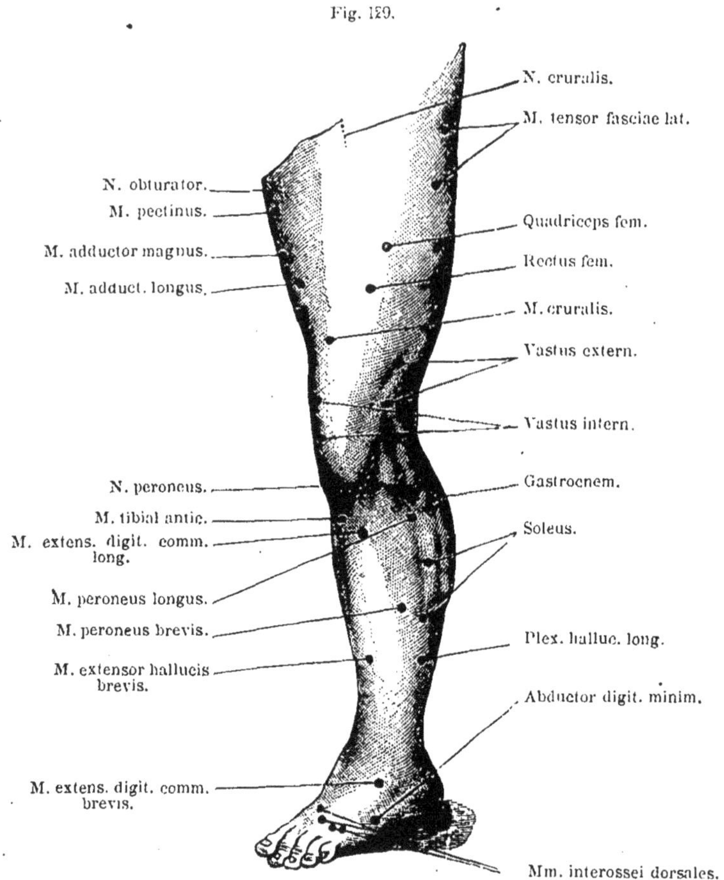

Points moteurs pour les nerfs et les muscles à la face antérieure du membre inférieur.

le patient essaie de remédier en relevant la hanche ; la marche
n'en reste pas moins pénible, le pied se pose maladroitement et
aborde le sol par la pointe ou par son bord externe : cela produit une impression de maladresse qui est bien caractéristique
pour cette paralysie. Plus tard, il se développe une contracture secondaire des muscles du mollet qui a pour conséquence

de fixer la pointe du pied dans la position du pied équin ou
varo-équin. La paralysie du sciatique poplité externe ou paralysie péronière apparaît souvent à la suite de compression du
nerf, chez les ouvriers astreints à travailler à genoux ou
accroupis, chez les asphalteurs, par ex. *(Bernhardt)*.

La paralysie tibiale affecte les muscles innervés par
ce nerf : à savoir, les fléchisseurs et le tibial postérieur, à la face
postérieure de la jambe, l'adducteur et l'abducteur du pouce,

Fig. 130.

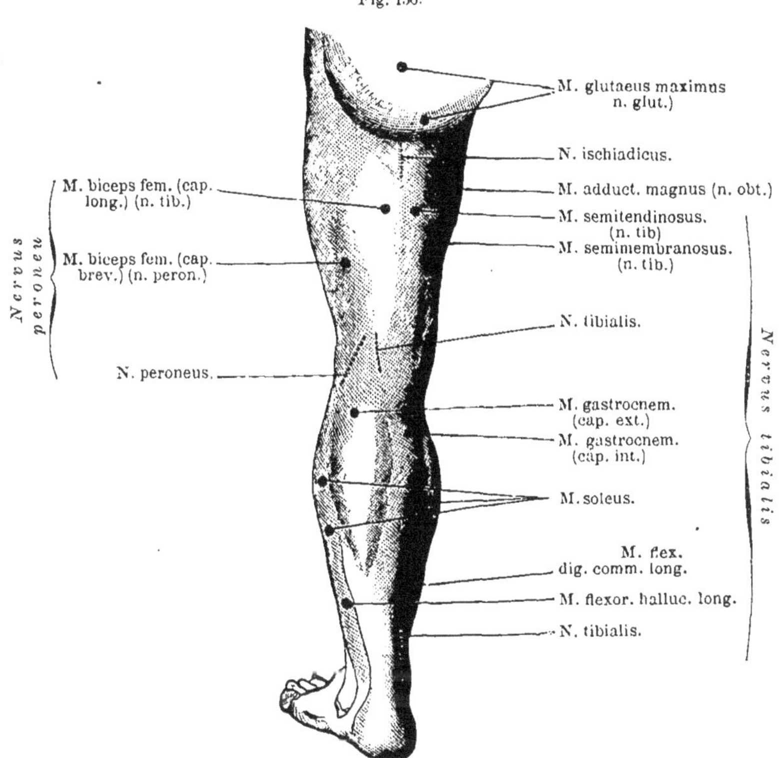

Points moteurs pour le grand sciatique et les muscles auxquels il se distribue.

les interosseux, à la plante du pied. Cette paralysie a donc pour
effet la perte des mouvements de flexion plantaire ou extension
du pied, la flexion et les mouvements de latéralité des orteils ;
elle empêche aussi le malade de se lever sur les orteils.

Lorsque les interosseux sont également intéressés, il se
développe une sorte de griffe analogue à celle que nous avons
décrite pour la main : les orteils se crispent, la première
phalange en flexion dorsale, les deuxième et troisième en

flexion plantaire. Ici aussi il se produit des contractures secondaires du tibial antérieur et du triceps sural, qui conduisent au pied bot paralytique : pied plat, pied équin, pied crochu.

La paralysie du sciatique en entier, dont certaines branches musculaires innervent les fléchisseurs de la jambe (demi-tendineux, biceps fémoral), a pour effet de rendre impossibles la flexion de la jambe sur la cuisse, ainsi que les

Fig. 113.

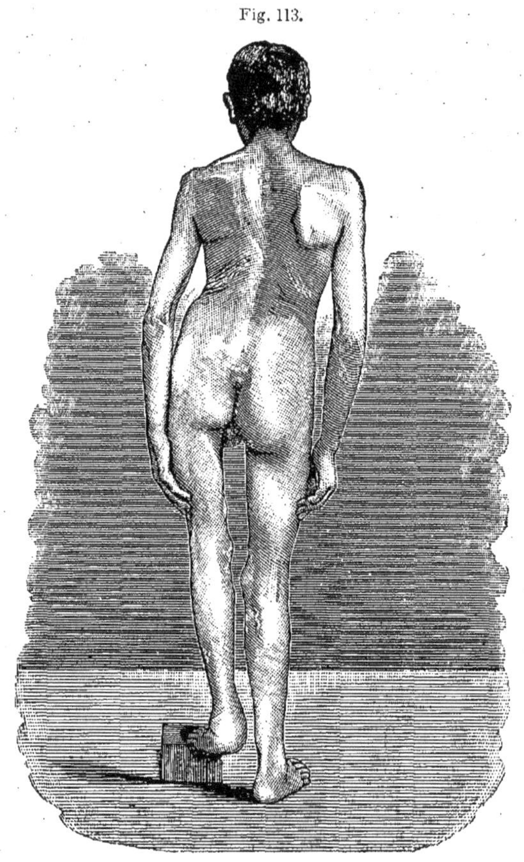

mouvements de rotation de cette dernière (m. obturateur interne). La marche peut cependant encore s'effectuer quand la lésion est unilatérale : le malade fixant fortement l'articulation du genou à l'aide des extenseurs, se sert du membre inférieur comme d'une échasse ou d'une jambe de bois, c'est-à-dire la porte en masse en avant en s'aidant des muscles de la cuisse (v. p. 225 la marche des hémiplégiques). A une époque plus avancée de l'affection, il se développe dans les muscles paralysés, une atrophie très prononcée ; l'affection de la hanche que l'on voit souvent apparaitre au cours de la paralysie du sciatique, ou même précéder et annoncer en quelque sorte cette paralysie, a pour conséquence un raccourcissement plus ou moins accentué du membre inférieur. Les deux cas représentés ici (Fig. 131 et 132), donnent une idée de l'aspect de ces malades. On pourrait difficilement confondre, avec une autre affection, cette paralysie du sciatique qui doit être considérée comme une névrite périphérique dans le sens que nous avons assigné à cet état pathologique (v. p. 323). On rencontre cependant la faiblesse de mouvement du membre inférieur, pouvant aller jusqu'à la paralysie, dans les affections centrales siégeant à l'écorce du cerveau : c'est alors à une monoplégie ou à une monoparésie que l'on a affaire. Mais en ce cas, les douleurs restent au second plan et — chose capitale — il ne se développe ni atrophie, ni raccourcissement. On trouvera à la page 180, la manière de distinguer une paralysie corticale d'une paralysie périphérique. Le **traitement** de la paralysie du grand sciatique est identique à celui des autres paralysies périphériques.

Les observations qui ont été récemment publiées par *Westphal*, sur les paralysies périodiques à répétition des quatre extrémités, sont dépourvues d'importance pratique ; on ne sait d'ailleurs rien de leur nature. Il en est de même de la parésie particulière de la jambe et du pied qui a été décrite par *Zenker (Berlin. klin. Wochenschr.* 8 Octobre 1883) et qui doit être rangée parmi les affections professionnelles : elle consiste dans une perte plus ou moins complète de la motilité et de la sensibilité atteignant les parties inférieures d'une ou des deux extrémités ; on la rencontre chez les personnes qui restent longtemps agenouillées pour pouvoir travailler des mains sur le sol : c'est le cas chez les gens occupés à arracher les pommes de terre.

Les convulsions, aussi bien toniques que cloniques, qui peuvent se montrer dans les muscles innervés par les nerfs du plexus sacré, n'offrent, à cause de leur rareté, qu'un intérêt pratique tout à fait secondaire : elles échappent d'ailleurs complètement à nos ressources thérapeutiques.

Stromeyer a donné le nom de contraction spastique de la hanche à une contraction tonique convulsive des muscles de la hanche ; j'ai moi-même observé chez une hystérique, une convulsion tonique limitée au m. carré des lombes. On trouvera ci-joint, l'aspect que présentait cette malade (Fig. 133 et 134).

La crampe du biceps fémoral provoque l'extension du genou ; on l'observe parfois dans la névralgie de cette articulation. Chacun connait la crampe très douloureuse qui se développe dans les muscles du mollet, à la suite d'efforts ou dans certaines maladies générales graves, dans le choléra, par exemple.

On a souvent l'occasion d'observer, chez les hystériques, les convulsions cloniques dans les muscles des extrémités inférieures. La crampe saltatoire réflexe *(Bamberger, Wien. med. Woch.* 4 mai 1859) est une convulsion qui

Fig. 132.

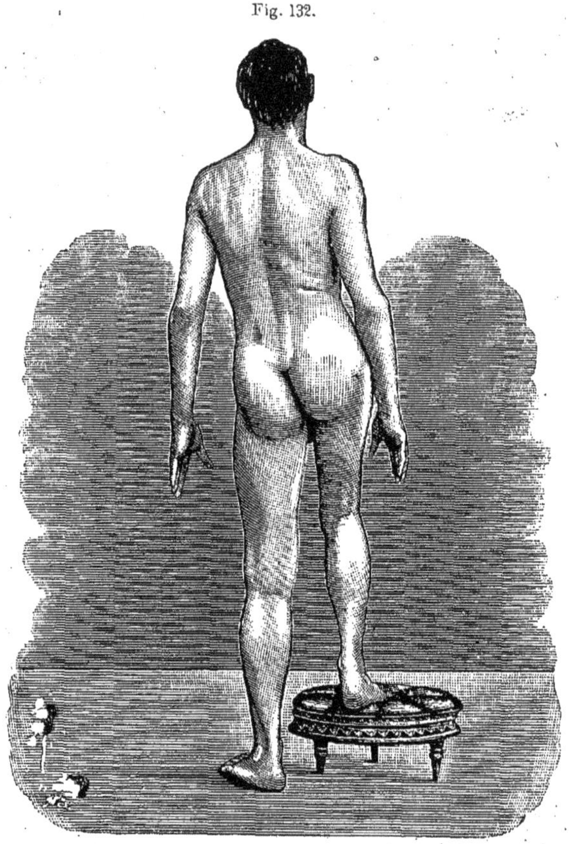

Cas de névrite périphérique du plexus iliaque avec raccourcissement et atrophie de l'extrémité inférieure. (Observation personnelle).

se produit au moment où le malade touche le sol, et imprime à sa marche un caractère bondissant, un sautillement continuel ; mais cette affection ne constitue pas une maladie idiopathique, elle n'est que le symptôme d'une affection centrale, comme le prouve l'exagération à peu près constante des réflexes tendineux.

Le **traitement** sera exposé au chapitre de l'hystérie.

Fig. 133.   Fig. 134.

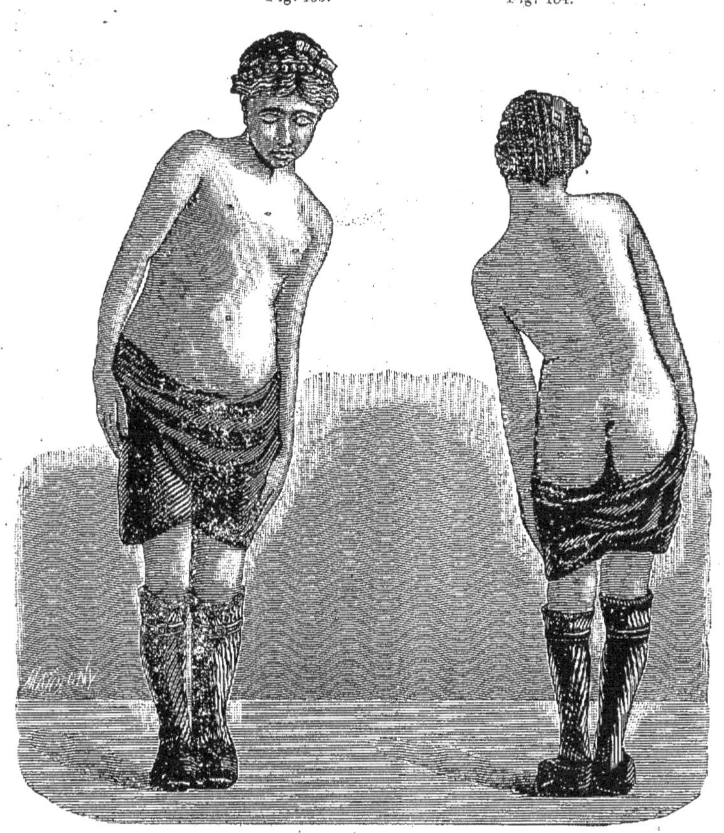

Contracture du m. carré des lombes. (Observation personnelle).

Bibliographie.

Albert, Eine eigenthümliche Art der Totalscoliose. Wien. Med. Presse
    1. März 1886, XXVI.
Nicoladoni, Ueber eine Art des Zusammenhanges zwischen Ischias und
    Scoliose. Ibid. 1886, 26, 27.
Vinay, Paralysie radiculaire du nerf sciatique par compression à cause
    de l'accouchement. Revue de méd. 1887, 7.
Babinsky, Sur une déformation particulière du tronc causée par la
    sciatique. Arch. de Neur. 1888, XV, 43, 1.
Bernhardt, Ueber Peroneuslähmungen. Original-Bericht der Gesellsch.
    f. Psych. u. Nervenkrankheiten zu Berlin am 12. Nov. 1888. Neurol.
    Centralbl. 1888, 23.
Schüdel, Ueber Ischias scoliotica. Arch. f. klin. Chirurgie. 1888, 38, 1.
Weiss, Zur Therapie der Ischias. Centralbl. f. d. gesammte Therapie. 1889,
    VII, 1.

G u t t m a n n , Fall von sogenannten saltatorischen Krämpfen. Berl. klin. Wochenschr. 1867, IV, 13.

F r e y , Ueber saltatorischen Reflexkrampf. Arch. f. Psych. u. Nervenkh. 1875, VI, 1.

K a s t', Ueber saltatorischen Reflexkrampf. Neurol. Centralbl. 1883, II, 14.

K o l l m a n n , Deutsche med. Wochenschr. 1883, IX, 40.

B r i s s a u d , Des scolioses dans les névralgies malignes. Archives de Neurologie. volume XIX. 1890. nº 55.

G u i n o n et P a r m e n t i e r. Sur une complication peu connue de la sciatique (Paralysie amyotrophique dans le domaine du poplité). Arch. de Neurologie. Volume XX, nº 59.

V. Affection simultanée de plusieurs nerfs spinaux. Névrite multiple.

De même que nous l'avons vu pour les nerfs crâniens (v. p. 145), on peut rencontrer également l'inflammation simultanée de différents nerfs spinaux. Depuis quelques années seulement, on est parvenu à reconnaître que ces affections multiples sont souvent primaires et qu'elles sont de nature inflammatoire. Elles provoquent différents phénomènes morbides dont l'interprétation peut être parfois embarrassante et qui les font souvent confondre avec une affection centrale. La connaissance de ces névrites multiples est encore récente *(Duménil, Eisenlohr, Leyden, Strümpell, Vierordt*, etc.), et tout fait présager que dans un avenir prochain, de nouvelles lumières seront faites sur certains points demeurés obscurs.

Les particularités anatomiques de l'affection nous sont déjà connues (v. p. 323); nous aborderons donc immédiatement la description des **symptômes.** L'affection débute avec toutes les apparences d'une maladie infectieuse aiguë : fièvre, abattement général, céphalalgie vague, apathie générale, etc. Bientôt, les douleurs apparaissent, d'abord dans la région sacrée et le dos, plus tard, sur le trajet des gros troncs nerveux; puis, la motilité s'entreprend d'une façon inquiétante, surtout celle des extrémités inférieures, les mouvements ne s'accomplissent qu'avec difficulté et douleurs, les jambes sont lourdes, la fatigue vient vite : les réflexes sont affaiblis ou ont complètement disparu, l'excitabilité a également baissé. Cependant — chose remarquable — la douleur montre bientôt une tendance à diminuer ; quant aux troubles de la sensibilité d'une autre nature, paresthésie, anesthésie, on ne les observe qu'exceptionnellement : l'élément moteur surtout est affecté. Dans certains cas, les troubles moteurs apparaissent subitement, d'une façon apoplectiforme, pour ainsi dire : sans aucun prodrome, le patient est

frappé de douleurs irradiantes, et de paralysies avec troubles
trophiques, atrophie musculaire, réaction de dégénérescence. En général, l'atrophie musculaire ne se fait pas
longtemps attendre et atteint un degré prononcé; dans certains
cas cependant, elle ne se montre qu'à la longue, et assez
insidieusement. Chez un grand nombre de malades, on constate
des symptômes d'ataxie, et celle-ci imprimant son cachet
sur tout le tableau de l'affection, lui prête une certaine ressemblance avec le tabes dorsal — ce qui a valu à la névrite multiple,
ou polyneurite, le nom de pseudo-tabes périphérique.

Le **cours** de l'affection ne se prête guère à une description
générale; il offre certaines particularités et de nombreuses
variations qui sont en rapport avec la pathogénie de chaque
cas. Si la névrite multiple apparaît au cours d'une maladie générale, elle se manifestera tout différemment que si elle se développe d'une façon primaire, sous l'influence d'un agent morbide
déterminé. Parmi les affections qui peuvent donner lieu à la
névrite multiple, il convient de citer la phtisie pulmonaire, le
diabète, le tabes, le rhumatisme articulaire et le rhumatisme
musculaire, de même que la polyarthrite et les affections puer-
pérales. On l'a souvent décrite comme faisant suite au typhus,
à la variole, à la scarlatine et à la diphtérie (forme infectieuse
de *Leyden.)* Comme affection primaire, elle peut être provoquée
par des efforts professionnels — nous en avons communiqué
deux cas occasionnés par le travail à la machine à coudre
(v. bibl.) — ensuite, par certaines intoxications. Cette
cause est sans contredit une des plus fréquentes; les substances
incriminées sont: l'alcool, l'oxyde de carbone, le sulfure de
carbone, le plomb, l'arsenic et le mercure (forme toxique de
Leyden). Leyden admet encore une troisième forme, la forme
atrophique (anémique, cachectique), que l'on voit se développer
à la suite d'un dépérissement profond et lent; *Oppenheim* et
Siemerling ont dernièrement donné la description d'une forme
de ce genre.

Parfois, les troubles de la sensibilité dominent, d'autres fois
ce sont les troubles moteurs; dans la névrite des phtisiques,
les deux se trouvent en proportion assez égale. Dans quelques
cas exceptionnels, telle région nerveuse se trouve particulièrement affectée; ainsi (d'après *Möbius),* dans le puerperium, la
lésion affecte le médian et le cubital, soit aux deux mains, soit
à la main droite seule, probablement parce qu'elle est plus
employée. Dans le tabes, au contraire, aucune région n'est
vouée particulièrement à l'affection; chez les tabétiques, la
névrite se rencontre, non seulement sur les nerfs spinaux

périphériques, mais aussi sur certains nerfs crâniens tels que le vague et ses branches laryngées, les nerfs moteurs de l'œil, etc. *(Oppenheim* et *Siemerling, Pitres* et *Vaillard).*

Les névrites que l'on observe aux cours d'affections articulaires, donnent souvent lieu à une atrophie prononcée des muscles correspondants : c'est ainsi qu'une synovite chronique consécutive à une entorse, l'inflammation chronique de certaines articulations, le rhumatisme articulaire, de fréquents accès de goutte, les fractures qui entraînent à leur suite un arrêt de la circulation, peuvent, en certaines circonstances, déterminer l'apparition d'une atrophie musculaire prononcée. On trouvera sur ce sujet ainsi que sur les atrophies réflexes que nous rencontrerons bientôt, des renseignements plus détaillés à la bibliographie de la page 383. Le cas représenté aux fig. 135 et 136, concerne un jeune homme atteint de panarthrite, chez qui l'atrophie musculaire se développa aux quatre extrémités, spécialement au bras et à la cuisse ; pendant des années, l'articulation de l'épaule et celle de la hanche, avaient été tuméfiées et douloureuses. *Charcot* a démontré que l'atrophie est due à l'inflammation des ramifications terminales des nerfs, mais que dans les affections articulaires, elle peut reconnaître également une origine réflexe *(Charcot, Nouvelles leçons sur les affections du système nerveux).* Dans les affections de la hanche, l'affaissement de la fesse, l'élévation du pli interfessier, la proéminence du grand trochanter du côté malade, frappent au premier coup d'œil ; si les extrémités supérieures et la main surtout, sont intéressées, on voit se développer sous l'influence de l'atrophie musculaire des déformations affectant soit le type de flexion, soit celui d'extension *(Charcot).*

Les symptômes de la névrite alcoolique se présentent de la façon la plus variée ; pour plus de facilité, on peut en distinguer deux formes principales, quoique, en pratique, elles se confondent souvent : dans la première, les troubles moteurs et l'atrophie dominent, dans la seconde, les troubles de sensibilité occupent le premier plan. La première se distingue d'abord par l'apparition de douleurs vives, fulgurantes, déchirantes, occupant surtout les extrémités inférieures ; la marche est visiblement altérée, elle ressemble, à s'y méprendre, à celle du tabétique, à cette différence près que chez celui-ci la force musculaire brute est conservée, tandis que chez l'alcoolique, cette force est diminuée, ce qui s'explique par l'atrophie, presque constante et relativement précoce, qui frappe les muscles et spécialement les extenseurs. Ces troubles dans les mouvements et la marche peuvent atteindre un degré très variable : tel malade est à peu près incapable de se mettre au lit sans un secours étranger, tel autre continue, pendant des mois, à se suffire péniblement. Un symptôme très frappant, c'est la disparition précoce et complète du réflexe patellaire ; il est de nature à faire songer au tabes dorsal ; la confusion est d'autant plus facile et plus excusable que, parfois, l'action de l'alcool se fait également sentir sur les nerfs moteurs de l'œil ; aux symptômes décrits plus haut, vient s'ajouter alors la paralysie de l'oculo-moteur externe : je l'ai souvent constatée dans la névrite alcoolique, et *Suckling*, entre autres, en a donné une description (v. bibl.). L'oculo-moteur commun lui-même peut être atteint, les malades se plaignent alors de diplopie. *Déjerine* a encore signalé une névrose du vague et spécialement de la tachycardie. Si l'on ajoute à tout ceci la présence fréquente du signe de Romberg (vacillement du malade lorsqu'il a les yeux fermés, par suite de l'altération du sens musculaire), les troubles du côté de l'estomac qui sont communs aux deux affections et qui se traduisent, chez l'alcoolique, par le *vomitus matutinus*, provoqué par le catarrhe, et chez le tabétique, par les crises gastriques dues à la lésion du noyau du vague, on ne s'étonnera pas de voir confondre fréquemment la névrite alcoolique avec le tabes.

Il y a cependant moyen d'éviter l'erreur, surtout si on a le loisir d'examiner souvent et longuement son malade ; on devra diriger son attention en particulier sur l'état des pupilles et sur l'absence du signe d'*Argyll-Robertson* et des troubles vésicaux.

On se souviendra que, dans la névrite alcoolique, les troncs nerveux présentent, sur leur trajet, une certaine sensibilité à la pression ; enfin, on devra surveiller particulièrement la marche de l'affection qui est défavorable dans le tabes, tandis que la névrite alcoolique offre souvent une tournure favorable, *sublata causa*. Certains symptômes individuels, analysés exactement, peuvent acquérir une valeur diagnostique précieuse ; ainsi, par exemple, l'examinateur soigneux distinguera facilement les vomissements du matin de l'alcoolique, d'avec les vomissements du tabétique, qui se montrent de temps à autre, spontanément, pour disparaître ensuite pendant plusieurs mois.

La seconde forme de la névrite alcoolique peut évoluer, avons-nous vu, sans présenter de trouble moteur notable ; le malade ne se plaint guère que de ses douleurs ; celles-ci, par leur acuité et leur direction qui est celle des gros troncs nerveux, rappellent parfois les douleurs fulgurantes du tabes ;

on constate, en outre, des zones d'hypéresthésie et d'anesthésie, des fourmillements et de l'engourdissement. Tous ces troubles de sensibilité affectent de préférence les extrémités inférieures. Les troubles vaso-moteurs et trophiques font rarement défaut : c'est ainsi qu'on voit parfois s'établir de l'œdème fugace, des éruptions cutanées, une hyperhydrose localisée ; on peut encore observer la chute des cheveux et des ongles. On

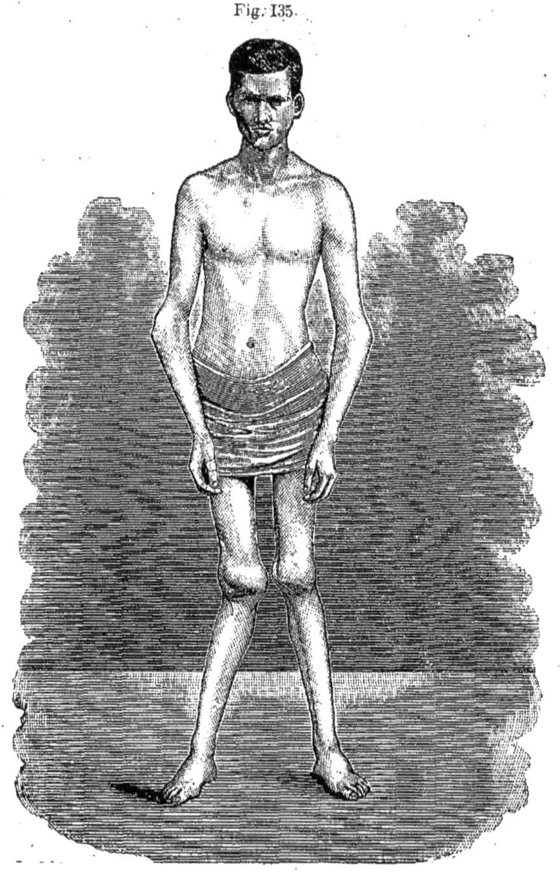

Fig. 135.

n'oubliera jamais d'examiner l'état intellectuel du malade : il s'altère souvent très tôt — *Oppenheim* a vu la névrite alcoolique se déclarer en même temps que le délirium tremens.

Il sera question de la forme toxique de la névrite en tant que maladie professionnelle, lorsque nous nous occuperons des intoxications en général.

Il n'est pas douteux qu'on puisse déterminer artificiellement la production d'une névrite ; cet accident a souvent été observé à la suite d'injections d'éther, aussi n'est-ce pas sans raison que l'on a attiré l'attention sur les dangers de cette pratique thérapeutique ; il convient donc de restreindre leur emploi au strict nécessaire, et d'éviter spécialement les piqûres profondes pouvant intéresser, par exemple, les branches du radial : en

Fig. 136

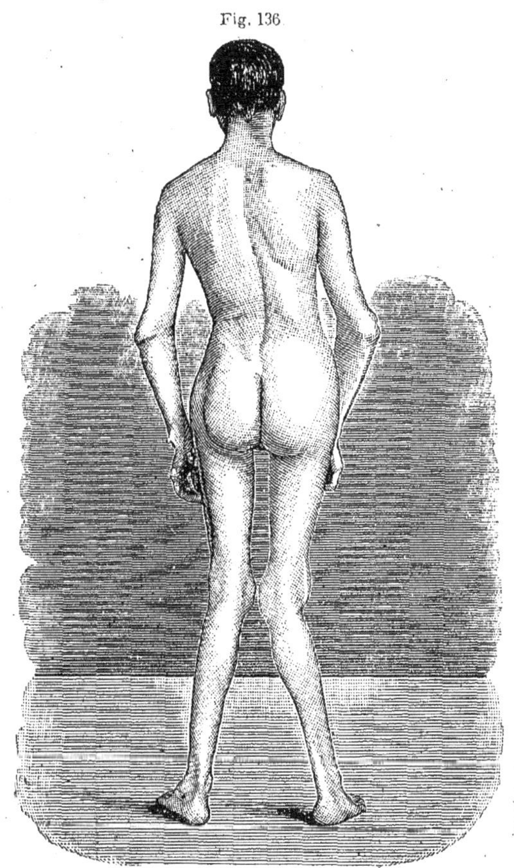

Panarthrite avec névrite multiple secondaire.

effet le plus grand nombre des observations renseignaient la paralysie des extenseurs. On trouvera à ce sujet de plus amples renseignements à la bibliographie.

Bibliographie.

a) Névrite multiple.

Déjerine, Sur l'existence d'altérations des nerfs cutanés chez les ataxiques etc. Compt. rend. de la Soc. de Biol. 1882, pag. 215.

Du même, Note complémentaire sur les altérations des nerfs cutanés dans l'ataxie etc. Ibid. 1882, pag. 215.

Du même, Sur le nervo-tabes périphérique (ataxie locomotrice par névrites périphériques) avec intégrité absolue des racines postérieures, des ganglions spinaux et de la moelle épinière. Gaz. de Paris. 1883, 44.

Strümpell, Zur Kenntniss der multiplen degenerativen Neuritis. Arch. f. Psych. u. Nervenkrankheiten. 1883, XIV, 2.

Hirt, Beitrag zur Pathologie der multiplen Neuritis. Neurol. Centralbl. 1884, 21.

Leval-Piquechef, Des Pseudo-Tabes. Thèse de Paris. 1885.

Boeck, Tidsskr. f. prakt. Med. 1885, V, 18.

Buzzard, On some forms of paralysis dependend upon peripheral neuritis. 28 Nov., 12., 19. Dec. 1885.

Pitres et Vaillard, Arch. de Phys. 1885, V, Ser. 3, pag. 208.

Oppenheim, Multiple Neuritis Deutsch. Arch. f. klin. Med. 1885, Bd. 36, Heft, 5, 6, p. 561.

Buzzard, Paralysis dependend upon peripher. neuritis. Lancet. 28. Nov. 12. Dec. 1885.

Pitres et Vaillard, Névrites périphériques chez les tuberculeux. (Evolution latente soit avec atrophie, soit avec troubles de sensibilité).

Francotte, Névrite multiple. Revue de méd. 1886, Nr. 5.

Oppenheim, Ueber interstitielle Neuritis, ihr Vorkommen bei Nerven und anderen Erkrankungen. Neurol. Centralbl. 1886, Nr. 11, pag. 255 ff.

Massalongo, Le neuriti multiple periferiche primitive e specialmente della forma di polineurite acuta. Gaz. degli ospitali. 1886, Nr. 55, 56, 58—62.

Pitres et Vaillard, Névrites périphériques dans le rhumatisme chronique. Revue de méd. 1887, VIII, 6, pag. 456.

Grimodie, Contribution à l'étude de la pathogénie des névrites périphériques. Thèse de Paris. 1887.

Rosenheim, Zur Kenntniss der acuten infectiösen multiplen Neuritis. Arch. f. Psych. u. Nervenkr. XVIII, 3, pag. 809.

Moebius, Ueber Neuritis puerperalis. Münchener med. Wochenschr. 1887, Nr. f. (Elle affecte tout spécialement le cubital et le médian).

Stadelmann, Neurol. Centralbl. 1887, 17 (Névrite consécutive au typhus, lésions particulières du plexus brachial).

Goldflam, Ueber sogenannte multiple Neuritis. Medycyna 1887, XV, 23—28.

Eisenlohr, Berl. klin. Wochenschr. 1887, 42.

Lallemand, Monographie des névroses professionnelles et leur traitement. Thèse de Paris. April 1887.

Marie, P., La Paralysie de l'Isthme de Panama. Progr. méd. 1887, XV, 9. (Une espèce de Beri-beri).

Oppenheim et Siemerling, Beiträge zur Pathologie der Tabes dorsualis und der peripherischen Nervenerkrankungen. Arch. f. Psych. u. Nervenkr. 1887, XVIII, 1, 2.

Dubois, Ueber apoplectiformes Einsetzen neuritischer Lähmungen. Correspondenzbl. f. Schweiz. Aerzte 1888, 14.

Senator, Ueber acute multiple Myositis bei Neuritis. Deutsche med. Wochenschr. 1888, XIV, 23.

Goldflam, Zeitschr. f. klin. Med. 1888, XIV, 4.

Bury, Peripheral neuritis in acute rheumatism and the relation of muscular atrophy to affections of the joints. From the medical Chronicle. June. 1888.

Déjerine-Klumpke, Des polynévrites en général et des paralysies et
    atrophies saturnines en particulier. Paris 1889.

b) Névrite alcoolique.

Fischer, Ueber eine eigenthümliche Spinalerkrankung b. Trinkern. Arch.
    f. Psych. 1882.

Dreschfeld, Brain. July 1884, pag. 200. (Alcoolisme chron. : ataxie chez
    l'homme, atrophie chez la femme).

Broadbent, On a form of alcoholic spinal paralysis. Med.-chir. transact.
    Vol. 67.

Charcot, Les paralysies alcooliques. Gaz. des Hôp. 1884, Nr. 99.

Kruche, Die Pseudotabes der Alkoholiker. Deutsche Med.-Ztg. 1884, Nr. 72.

Moeli, Statist. u. Klin. über Alkoholismus. Charité-Annal. 1884, IX, pag. 524.

Schulz, Neuritis der Potatoren. Neurol. Centralbl. 1885, Nr. 19, 20.

Hadden, Cases illustrat. the symptoms of chron. Alcohol. Lancet. 3. Oct.
    1885, pag. 610. (Hypéresthésie cutanée, vomissements, absence du
    réflexe patellaire, présence du réflexe plantaire).

Bernhardt, Ueber die multiple Neuritis der Alkoholisten. Zeitschr. f. klin.
    Med. 1886, XI.

Brissaud, Des paralysies toxiques. Thèse d'agrégation de Paris. 1886.

Oettinger, Étude sur les paralysies alcooliques. Thèse de Paris. 1885.

Déjerine, Contribution à l'étude de la névrite alcoolique. Arch. de Phys.
    1887, X, 5 Sér., pag. 248.

Witkowski, Zur Kenntnis der multiplen Alkoholneuritis. Arch. f. Psych.
    u. Nervenkrankheiten, 1887, XVIII, 3, pag. 809.

Bonnet, Arch. de Neurologie. Juillet 1887, pag. 79 ff.

Suckling, Ophthalmoplegia externa due to alcohol. Brit. med. Journ.
    3. March 1888.

Eichhorst, Neuritis fascians alcoholica. Virchow's Archiv. 1888, 112, 2.
    (Fasciare, étrangler — les lamelles du périnèvre des nerfs intramus-
    culaires sont épaissies à certains endroits et étranglent les fibres
    nerveuses).

Siemerling, Kurze Bemerkungen zu der von Eichhorst sogenannten
    Neuritis fascians. Arch. f. Psych. 1888, XIX, 3.

Thomsen, Zur Klinik und pathologischen Anatomie der multiplen « Alko-
    hol-Neuritis. » Arch. f. Psych. Tome XXI, p. 306.

c) Névrite par injection d'éther. (V. pag. 340).

Salvat, Thèse inaug. Bordeaux 1884.

Remak und Mendel, Berl. klin. Wochenschr. 1885, XXII, 5, pag. 76 u. 77.

Hadra, Sitzung der Berl. med. Gesellsch. v. 3. Juni 1885.

Pitres et Vaillard. Des névrites provoquées par les injections d'éther
    au voisinage des troncs nerveux des membres. Gaz. méd. de Paris.
    28. Mai 1887, Nr. 22.

d) Atrophie musculaire consécutive aux affections des os
    et des articulations « Atrophie réflexe » (Charcot).

Bonnet, Traité des maladies des articulations. Paris. 1845, I, pag. 207.

Roux, J., Ann. de la Chirurg. Paris 1845, Tom. XV. (Atrophie du m.
    deltoïde dans une inflammation de l'articulation scapulo-humérale).

Lejeune, Thèse de Paris 1859. (Atrophie musculaire à la suite des fractures).

Bézuel, Thèse de Paris 1864. (Atrophie musculaire à la suite du rhumatisme
    articulaire aigu).

Ollivier, Thèse d'agrégation. Paris 1869. (Atrophie musculaire réflexe à la
    suite d'affections articulaires).

Baeckel, Effets de la coxalgie sur la croissance. Arch. de Phys. 1870—71, pag. 435.

Desnos et Barié, Progr. méd. 1875, pag. 557. (Atrophie musculaire d'origine traumatique).

Paget, James, Clinique chirurg. 1877.

Boquet, Thèse de Paris. 1877.

Debove, Progr. méd. 1880, pag. 1011.

Guichard, Thèse de Bordeaux. 1881.

Charcot, Prog. méd. Juin-Juillet 1882.

Mondan, Recherches expérimentales et cliniques sur les atrophies des membres. Valence 1882.

Deschamps, Contribution à l'étude des atrophies musculaires à distance, appelées encore, « atrophies réflexes ». Thèse de Paris 1883. (L'activité trophique des centres nerveux serait diminuée).

Cornillon, Progr. méd 1883, XI, 21, pag. 405. (Atrophie musculaire après des accès de goutte, faisant croire à une atrophie musculaire progressive).

Strümpell, Münch. med. Wochenschr. 1888, 13. (Atrophie musculaire dans le rhumatisme articulaire aigu).

B. Maladies des fibres nerveuses trophiques et vaso-motrices.

Samuel, dans ses travaux remarquables, fut le premier qui, à l'exemple de *Romberg*, supposa pour la régulation de la nutrition des tissus, l'existence de fibres nerveuses trophiques. A l'heure actuelle, ces fibres ne sont pas encore connues, on ignore s'il existe de véritables centres trophiques, ou bien, si cette activité trophique n'est pas sous la dépendance de centres nerveux connus, particulièrement sous celle des centres moteurs, sensibles et vaso-moteurs. Néanmoins, il n'existe plus de doute sur la réalité de l'influence qu'exerce le système nerveux sur les tissus. Il reste encore à décider si cet influx, qui assure la nutrition normale des tissus, est — ce qui est vraisemblable — différente pour chacun d'eux, si elle agit par une sorte d'inhibition, ou si elle est déterminante.

A côté des troubles trophiques, on rencontre également des troubles vaso-moteurs portant aussi bien sur les constricteurs que sur les dilatateurs; ces derniers sont de moindre importance. Nos connaissances anatomiques concernant les nerfs vaso-moteurs, sont plus complètes que pour les nerfs trophiques ; du moins, nous savons qu'il existe des centres vaso-moteurs dans le cerveau et la moelle allongée. Quant au trajet ultérieur des fibres vaso-motrices — qui, selon toute probabilité, a lieu dans les cordons latéraux de la moelle, et leur sortie, par les racines antérieures — il ne nous est pas encore certainement connu. Il en est de même des centres réflexes de *Goltz* dans la moelle épinière : ils nécessitent encore des recherches ultérieures.

Les **troubles vaso-moteurs**, que l'on peut d'ailleurs observer occasionnellement au cours des maladies aiguës (fièvre typhoïde, etc. *Money-Lancet*, 3 décembre 1887), relèvent soit d'une paralysie, soit d'une excitation des vaso-moteurs. La première donne lieu à la rougeur de la peau et à l'élévation de sa température, c'est un phénomène qui peut se montrer idiopathiquement, ou au cours des névroses fonctionnelles. L'excitation se traduit, au contraire, par la pâleur et la froideur des téguments, accompagnées d'une sensation subjective de froid et de fourmillements. On en trouve un exemple dans l'*anesthesia lavatricum* (v. *Hirt, Krankh. der Arbeiter* 1878, II, Abth. p. 100). Ces accidents ne donnent pas fatalement naissance à des troubles trophiques — lorsque ceux-ci existent réellement, on a toute raison de supposer une altération de nutrition des parois vasculaires *(Thoma.* v. bibl.).

Néanmoins, les troubles vaso-moteurs et trophiques peuvent coexister.

Un fait important au point de vue clinique, c'est que les **troubles trophiques** peuvent se montrer isolément ou constituer un des symptômes d'une affection centrale, aussi bien cérébrale que spinale. En effet, pour qu'il existe un trouble de l'influx trophique, il ne faut pas nécessairement une lésion des cellules ganglionnaires ou des groupes de cellules ganglionnaires qui représentent les centres supposés; il suffit, pour le produire, d'une lésion atteignant les nerfs périphériques sur leur trajet. Certaines affections centrales évoluent parfois d'une façon insidieuse, latente, ne se traduisant guère que par des troubles trophiques que l'on est porté à considérer comme idiopathiques; de ce nombre est le tabes que nous apprendrons à connaître plus tard sous cet aspect particulier. On peut citer encore comme s'accompagnant de troubles trophiques, certaines affections cérébrales dépendant de lésions vasculaires, l'apoplexie avec **décubitus aigu** (v. p. 230), les maladies de l'axe gris de la moelle épinière *(Jarisch)*, la paralysie générale spinale antérieure subaiguë *(Pitres* et *Vaillard, Progrès méd.* 1888, 25), et d'autres encore. Il a déjà été question antérieurement des maladies nerveuses périphériques et des maladies infectieuses chez lesquelles ces troubles peuvent se développer.

Lorsqu'on connaîtra mieux l'existence et le siége des centres et fibres trophiques, on pourra se faire une idée du nombre d'affections, non-seulement des muscles et des nerfs, mais aussi d'autres organes, qui dépendent de troubles trophiques. Jusqu'à présent, ce nombre est limité, et il nous suffira de dire un mot des plus importantes d'entre elles. Au premier rang, on trouve les tropho-névroses de la peau.

Les anomalies de sécrétion peuvent intéresser aussi bien les glandes sébacées que les glandes sudoripares. Chacun sait que de longues irrégularités de la menstruation, la chlorose, l'anémie, les excès provoqués par une excitation sexuelle exagérée, la masturbation, etc., peuvent, surtout chez les individus jeunes, déterminer l'apparition de la séborrhée. La diminution de la sécrétion sébacée s'observe, au contraire, plus rarement, par exemple, dans l'ichtyose et l'atrophie sénile de la peau. L'hyperhydrose et l'anhydrose sont incontestablement aussi d'origine purement nerveuse. L'hyperhydrose se rencontre, soit d'un côté, soit des deux, au cours de certaines affections centrales, par exemple dans les maladies de la moelle allongée *(Traube)*, dans celles de la moelle épinière (apoplexie spinale, myélite) et dans celles du système nerveux central général (tabes, hystérie); elle peut aussi être d'origine réflexe *(Raymond)*. L'anhydrose s'observe dans les paralysies périphériques du facial, la démence paralytique, et au cours de différentes affections cutanées, psoriasis, lichen, ichtyose.

Parmi les affections exsudatives de la peau, on remarque l'érythème noueux, l'urticaire, l'œdème angio-neurotique, qui est probablement très proche parent de l'urticaire *(Quincke)* et qui apparaît subitement sur différentes parties du corps sans que le malade en soit réellement incommodé; citons encore le gonflement particulier de la peau qui s'observe chez certaines personnes à l'époque des menstrues *(E. Börner, Volkmann'sche, Sammlung klin. Vorträge, 1888, XI, N° 312)*, ensuite, différentes formes d'eczéma, le prurigo, l'herpès zoster, etc. : cependant, on n'est pas encore parvenu à établir sûrement leur origine nerveuse. Chacune de ces affections présente encore, quant à sa production, à sa valeur clinique et à son traitement, tant d'énigmes, qu'il est impossible de s'y étendre plus longuement; plusieurs d'entre elles ont déjà été mentionnées au cours de cet ouvrage, par exemple l'herpès zoster dans la paralysie faciale et la névralgie intercostale. Les hémorragies cutanées ne sont pas mieux connues; rappelons seulement les ecchymoses qui se montrent chez les tabétiques à la suite de leurs violents accès douloureux, les hyperpigmentations de la lèpre, les anomalies de cornification (kératose et ichtyose), le naevus que l'on veut faire remonter à une affection intra-utérine des ganglions spinaux, l'atrophie de la peau, stries et taches atrophiques, l'aspect luisant de la peau *(glossy skin, glossy fingers)*, les atrophies de pigmentation (vitiligo), l'atrophie des cheveux, l'atrophie et la déformation des ongles — anomalies que l'on voit se développer, sous les influences les plus variées, dans différentes affections nerveuses.

Sous le nom de *night-palsy*, paralysie nocturne, *Ormerod* et *Bernhardt* ont décrit une angio-neurose fort intéressante, consistant en une sorte d'engourdissement accompagné de la douleur et de la faiblesse, qui se montre la nuit, dans les extrémités supérieures : en réalité, il n'existe ni paralysie ni anesthésie. Les femmes sont surtout sujettes à l'affection, principalement à la période d'involution.

Bibliographie.

Samuel, Die trophischen Nerven. Leipzig 1860.
Lustig, Zur Lehre von den vasomotorischen Neurosen. Inaug.-Diss.
    Breslau 1875.
Alexander, Lancet, 1881, 1, 25, 26.
Stiller, Wiener med. Wochenschr. 1881, 5, 6.
Seeligmüller, Ueber Hydrops articulorum intermittens. Deutsche med.
    Wochenschr. 1880, 5, 6 (interprétée par l'auteur comme névrose vaso-
    motrice).
Schwimmer, Die neuropathischen Dermatosen. Wien u. Leipzig 1883.
Weiss, Prager Zeitschr. f. Heilk. 15. Sept. 1885, VI, 6 (Zoster cerebralis).
Kopp, Die Trophoneurosen der Haut. Wien 1886, Braumüller.
Renault, Note relative des troubles trophiques exceptionnels d'origine
    rhumatismale. Gaz. hebd. 1887, XLIII, 24.
Raymond, Des ephidroses de la face. Arch. de Neurol. 1888, 43, pag. 51.
Thoma, Ueber das Verhalten der Arterien bei Supraorbitalneuralgie.
    Deutsches archiv. f. klin. Med. 1888, Bd. XLIII, Hft. 4, 5.
Séguin, Boston med. and surg. Journ. 1888. Oct. CXIX. 15.

Décrite pour la première fois en 1862 par *Raynaud*, la gangrène symétrique, (sclérodactylie) ou maladie de *Raynaud*, est une affection d'origine nerveuse qui se localise aux doigts et aux orteils. Elle débute de la façon suivante : pendant un certain temps, les doigts paraissent morts, sont pâles, exsangues (doigt mort); plus tard, ils deviennent d'un rouge foncé et sont le siége d'une cuisson intense ; peu à peu, on voit s'y développer, d'abord passagèrement, ensuite d'une façon durable, différents troubles de nutrition ; il s'y forme des phlyctènes qui s'ouvrent et guérissent, mais en laissant après elles, une perte de substance; les ongles tombent sans se reformer, l'épiderme mortifié se détache par plaques et cela des deux côtés, symétriquement, sans qu'on puisse invoquer une des causes habituelles de la gangrène : maladies du cœur ou des vaisseaux, septicémie, traumatisme, etc. La maladie n'atteint d'ailleurs que rarement son entier développement; elle se présente plus souvent sous forme d'asphyxie locale qui en constitue un degré inférieur : les vaisseaux artériels des doigts, plus rarement ceux des orteils, sont le siége d'un spasme (ou d'une paralysie) passager, se traduisant par de la cyanose et un refroidissement bien sensible de l'extrémité affectée. L'affection de *Raynaud* pourrait être confondue avec une névrite périphérique, l'ergotisme, le diabète et la gangrène sénile ; cependant, on pourra le plus souvent assurer le **diagnostic** en tenant compte du cours caractéristique de l'affection, de l'absence de toute cause étiologique spéciale. Quant au **traitement**, on pourra s'adresser aux manuluves chauds prolongés et aux badigeonnages à l'aide d'une solution alcoolique de menthol : ces moyens ont souvent donné d'excellents résultats.

Bibliographie.

Weiss, Ueber sogen. symmetrische Gangrän. Zeitschr. f. Heilk. 1882, III, pag. 233.
Fräntzel, Zeitschr. f. klin. Med. 1883, VI, 3, pag. 277.
Lutz, Bayr. ärztl. intell.-Bl. 1884, XXXI, 24.
Schulz, Deutsch. Arch. f. klin. Med. 1884, XXXV, pag. 183.
Vulpian, Gaz. des Hôp. 1884, 9.
Lauer, Ueber locale Asphyxie und symmetrische Gangrän der Extremitäten. Inaug.-Dissert. Strassburg 1884.
Pitres et Vaillard, Arch. de Phys. Janv. 1885, 3 Sér., V, pag. 103.
Hochenegg, Ueber symmetrische Gangrän und locale Asphyxie. Wiener med. Jahrb. 1885, 4, pag. 569—658.
Shaw, Raynaud's Disease. New-York med. Journ. 18 December 1886.
Powell, Brit. med. Journ. 30 Januar 1886, pag. 203.
Goldschmidt, Gangrène symétrique et Sclérodermie. Revue de méd. Mai 1887, pag. 404.
Wiglesworth, Peripheral neuritis in Raynaud's Disease. Brit. med. Journ. 8. Jan. 1887.
Potain, Gaz. des Hôp. 26 Juillet 1887, LX, 90.
Fox, R. Hingston, Lancet, December 1885, II, 2.
Tannahill, Glasgow med. Journ. December 1888, XXX, 6.
Bramann, Fälle von symmetrischer Gangrän (présenté au Congrès de chirurgie à Berlin 1889). Deutsche Med.-Ztg. 1889, 37, pag. 432.

La scléro dermie offre certainement une parenté bien nette avec la maladie de *Raynaud*. C'est un état pathologique que l'on rencontre assez rarement et qui repose, sans aucun doute, sur l'existence de troubles trophiques dans les téguments. Dans un premier stade, la peau est le siége d'une tuméfaction œdémateuse ; plus tard, elle devient compacte, dure, au point qu'il est impossible de la faire glisser sur les tissus sousjacents, ou d'en soulever un pli. Le siége de prédilection de l'affection est la figure, le cou et les parties voisines du thorax ; toutes ces régions sont ainsi vouées à une immobilité fort gênante ; on y remarque aussi une pigmentation plus marquée que sur le reste du corps ; la face perd sa mimique habituelle,

la bouche et la paupière ne se ferment ni ne s'ouvrent plus
complètement, le patient ne peut tourner la tête, etc. Un symptôme fort désagréable pour le malade, c'est la froideur cadavérique de la peau ; la cyanose survient rapidement lorsque la
température ambiante baisse légèrement. Le troisième et
dernier stade, celui de l'atrophie, s'établit alors petit à petit, la
peau s'amincit, finit par ressembler, pour l'épaisseur, à une
feuille de papier ; elle reste néanmoins adhérente aux tissus
sous-jacents, les plis ne peuvent toujours pas s'y former. L'atrophie musculaire qui accompagne l'affection, est due en partie à
la tropho-névrose, en partie aussi à l'inactivité : elle met le
patient dans l'impossibilité de travailler et de se suffire. Si la
guérison ne se montre pas au second stade, il survient au bout
de plusieurs années, un état de marasme général qui conduit à
la mort. Jusqu'à présent, on ne connaît aucun traitement
réellement efficace ; on ordonnera les bains chauds, des
onctions indifférentes, le courant constant ; à l'intérieur, les
roborants, le fer, l'huile de foie de morue, etc., mais sans trop
compter sur le succès.

A la sclérodermie se rattache intimement une affection
décrite pour la première fois, il y a 15 ans, par les anglais
Gull et *Ord*, sous le nom de myxoedème, puis, par *Charcot*,
sous celui de cachexie pachydermique ; elle a fait tout
récemment en Allemagne, l'objet d'études très soignées.

L'affection débute par une tuméfaction particulière de toute
la face ; la peau, surtout celle des paupières et des joues, paraît
œdématiée, l'occlusion des lèvres ne se fait plus complètement
et la salive s'écoule des angles de la bouche entr'ouverte. Le nez
épaissi, épaté, l'œil à moitié fermé, impriment à la physionomie
quelque chose de commun, de grossier, une expression idiote
(Fig. 137). Les malades, surtout ceux du sexe féminin, finissent
tellement par ressembler l'un à l'autre, qu'on les croirait facilement de la même famille ; la face est pâle, la peau cireuse, la
pression du doigt n'y laisse aucune empreinte. La tuméfaction
du reste du corps a le même caractère que celle de la face, la
peau du cou forme des plis, les mains sont épaissies. La peau
montre çà et là des parties plus dures, les cheveux et les ongles
s'atrophient, les dents se carient, les sécrétions diminuent et
tarissent. L'aménorrhée est fréquente. On ne constate rien
d'anormal au cœur, aux gros vaisseaux et aux poumons, l'urine
est normale, la température un peu au-dessous de la moyenne.
En même temps, il se montre généralement divers troubles de
la sensibilité et de la motilité, une certaine incertitude dans la

marche, de l'apathie générale, une grande lassitude : les facultés psychiques s'altèrent également, cela peut aller jusqu'à un commencement d'imbécillité.

La **pathogénie** de l'affection, de même que son siége anatomique, ne sont pas encore connus. Le gonflement n'a certainement rien de l'œdème ordinaire, il est dû à une sorte de néoformation muqueuse, myxomateuse. La peau est riche en mucine ; le tissu conjonctif, le sang et la salive en contiennent également en proportion considérable. La glande thyroïde

Fig. 137.

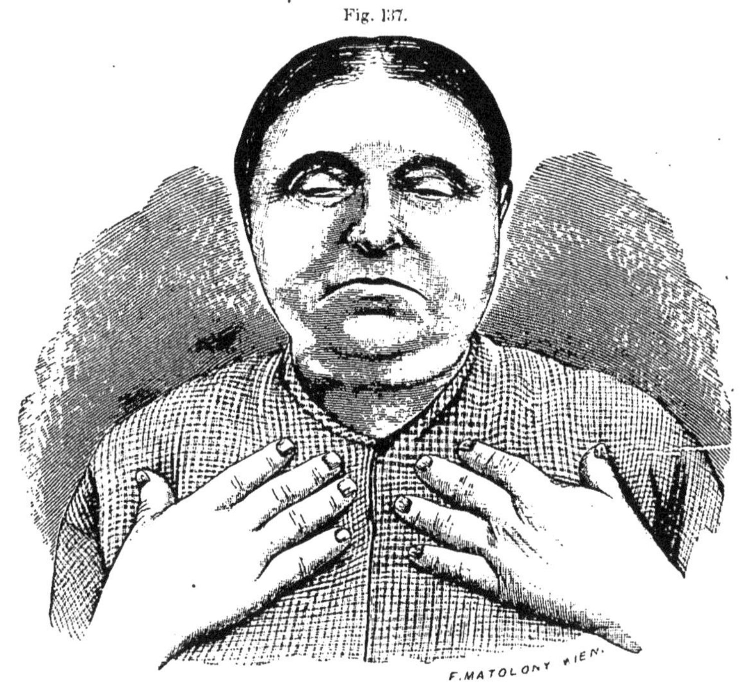

Femme atteinte de myxœdème. (D'après *Charcot*).

jouerait, d'après certains auteurs, un rôle prépondérant dans la genèse de l'affection. Cette opinion s'appuie sur un nombre considérable d'observations dans lesquelles l'ablation du corps thyroïde a provoqué l'apparition du myxœdème ; dans les cas où l'affection ne se montrait pas, on supposait l'existence de glandes thyroïdes accessoires ou la persistance de certaines parties de la glande dont l'ablation aurait été incomplète. On a voulu incriminer certains traumatismes portant sur la trachée, le récurrent ou le sympathique cervical, mais c'est là une opinion dont les expériences faites sur l'homme et le singe *(Horsley)* ont démontré l'inexactitude. Il n'est pas non plus nécessaire que l'énucléation chirurgicale de la glande ait été pratiquée; celle-ci peut dégénérer, son tissu normal être remplacé par un tissu mou, fibreux, et le myxœdème apparaître. Les causes de cette dégénérescence du corps thyroïde ne sont pas bien connues, on l'a parfois vu se montrer chez les ouvriers exposés à l'imprégnation du corps entier par l'humidité, mais ces cas isolés ne suffisent naturellement pas pour que l'on soit en droit d'en tirer aucune conclusion étiologique.

D'ailleurs *Munk*, dans un travail récent, a élevé des doutes sur la relation que l'on suppose exister entre le myxœdème et le corps thyroïde; d'après lui, l'affection pourrait bien n'être la conséquence que de l'opération en elle-même et non de la disparition de la glande; il est loin d'être prouvé, dit cet auteur, que la glande thyroïde possède des fonctions essentielles pour la vie et particulièrement pour le système nerveux central.

Il est peu probable que l'affection puisse être confondue avec une autre; il n'est cependant pas inutile de rappeler *(Lassar)* que certains œdèmes érysipéloïdes permanents peuvent donner à la physionomie une expression ressemblant fort à celle que lui imprime le myxœdème. Ce sont des femmes d'âge moyen qui ont, jusqu'à présent, fourni le plus d'observations de l'affection. De **traitement,** on n'en connaît pas, on n'en a même pas encore cherché.

Bibliographie.

Gall, On a cretinoid state supervening in adult life in women. Transact. of the clin. Soc. 1874, VII, pag. 180.

Ord, On myxoedema. Med.-chir. Transact. 1878, LXI, pag. 57.

Hammond, On myxoedema with special reference to its cerebral and nervous symptoms. Neurol. Contribut. 1886, I, 3, pag. 36.

Charcot, Gaz. des Hôp. 1881, 10.

Saville, Case of Myxoedema in a Male. Brit. med. Journ. 3. December 1887, pag. 1216.

Paton, Glasgow med. Journ. December 1887.

Reverdin, Contribution à l'étude du myxœdème consécutif à l'extirpation totale ou partielle du corps thyroïde. Revue méd. de la Suisse rom. 1887, 5, 6.

Zielewicz, Berl. klin. Wochenschr. 1887, 22.

Munk, Untersuchungen über die Schilddrüse. Sitzungsberichte der königl. preuss. Akad. d. Wissenschaften. 1888.

Probnik, Die Folgen der Exstirpation der Schilddrüse. Archiv. f. experim. Pathol. u. Pharmakol. 1888, XXV, 2.

Conclusions of the Myxoedema Committee. Brit. med. Journ. 2. June 1888, pag. 1162.

Mosler, Ueber Myxödem. Virchow's Archiv. Bd. 114, Heft 3.

Cousot, Idiotie avec cachexie pachydermique. Bull. de la Société mentale de Belgique. 1888. 51.

Manasse, Berl. klin. Wochenschr. 1888, 47.

Nous abordons ici l'étude d'une affection de la face aussi remarquable que rare, qui, d'après nos observations personnelles, doit être rangée parmi les tropho-névroses. Il s'agit d'une atrophie unilatérale ou bilatérale de la face, compliquée souvent de douleurs et de paresthésies, à marche excessivement lente et frappant avec la même intensité, dans la grande majorité des cas, la peau, le tissu cellulaire, les muscles et les os. D'ordinaire, les débuts de l'affection sont les suivants : on voit apparaître, sur la peau du visage, des taches claires, d'abord superficielles puis petit à petit pénétrant plus profondément, amenant en même temps

Fig. 138.

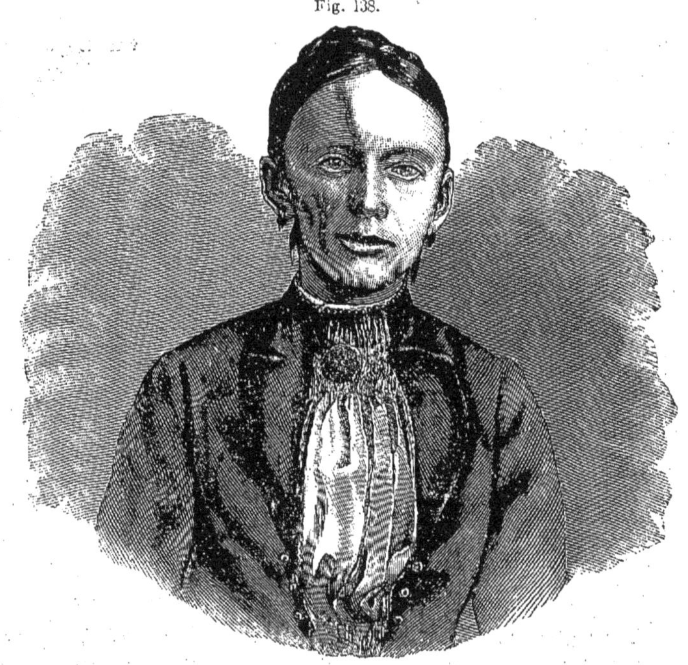

Hémiatrophie de la face. (Observation personnelle).

l'atrophie des coussinets graisseux qui se trouvent en dessous d'elles. C'est le commencement de l'atrophie qui va s'étendre peu à peu, mais d'une façon continue, n'épargnant rien si ce n'est parfois, et pendant un certain temps seulement, la musculature. La moitié de la face qui est affectée se montre plus affaissée, la peau y devient d'un blanc brunâtre, les os s'atrophient, particulièrement la mâchoire supérieure ainsi que les dents; ces dernières tombent, il en est de même des cheveux qui souvent deviennent d'une teinte plus claire ou franchement gris. L'atrophie des os atteint un degré d'autant plus prononcé que l'affection s'est déclarée à un âge moins avancé *(Virchow)*. Lorsque l'atrophie reste circonscrite à un seul côté — h é m i a t r o p h i e de la face — la ligne médiane forme une limite bien nette et le diagnostic n'offre aucune difficulté ; il en est autrement lorsque les deux côtés sont affectés, comme dans le cas d'*Eulenburg* où l'atrophie avait fait suite à une rougeole *(Lehrb. d. Nervenkrankh.* 1878, II, p. 620). Les rides et les sillons qui se forment à la face contribuent beaucoup à défigurer le patient (Fig. 138) ; la moitié correspondante de la langue devient également plus petite et ridée, c'est-à-dire telle que nous l'avons décrite dans l'hémiatrophie de la langue (Fig. 119). Quant aux muscles intéressés, ce ne sont pas seulement ceux qu'innerve le facial, mais également ceux qui dépendent du trijumeau. Il n'est pas rare de voir le processus atrophique s'étendre à l'épaule correspondante et même au bras. La s e n s i b i l i t é d e l a p a r t i e a f f e c t é e d e l a f i g u r e n'est pas altérée.

Les cas peu nombreux observés jusqu'à présent dans les cliniques ont donné lieu exceptionnellement à autopsie. La communication faite à la Société de Berlin, par *Mendel*, n'en est que plus intéressante ; il s'agissait d'une femme, morte de phtisie, qui avait déjà été examinée par *Romberg*, et, plus tard, par *Virchow (Deutsche medic. Ztg*, 1888, 33, p. 407) ; à l'autopsie, on trouva les racines du trijumeau normales ; s e u l e, l a r a c i n e a s c e n d a n t e était le siége d'altérations atrophiques ; il est donc permis de conclure que cette racine contient des fibres trophiques.

D'autres observations semblent également prouver qu'il existe, entre l'atrophie et le trijumeau, des rapports fort intimes *(Ruhemann)* ; néanmoins, pour arriver à déterminer exactement ces rapports, il est nécessaire que d'autres observations d'autopsie viennent confirmer les découvertes de *Mendel*.

L'étiologie de l'affection présente encore de nombreux points obscurs ; l'âge et le sexe sont d'assez peu d'importance, l'atrophie a été observée à tout âge et dans les deux sexes ; elle peut même être congénitale. D'après *Lervin*, la proportion d'un sexe à l'autre, serait de 6 hommes pour 9 femmes. L'hérédité semble n'exercer aucune influence : tous les sujets que nous avons observés appartenaient à des familles bien portantes. Dans un petit nombre de cas, d'autres affections nerveuses, telles que la névralgie du trijumeau, la migraine, l'épilepsie, avaient précédé l'atrophie, mais cela ne peut être considéré comme la règle. D'autres fois, l'affection remontait à un traumatisme ayant porté soit sur la face, soit sur le sympathique du cou *(Seeligmüller)*. Le plus souvent, il n'existait aucune cause appréciable, on ne pouvait même formuler aucune supposition. Le **pronostic** est absolument défavorable *quoad valetudinem;* le traitement est tout à fait impuissant.

Bibliographie.

Eulenburg, Ueber progressive Gesichtsatrophie und Sclerodermïe. Zeitschr. f. klin. Med. 1882, V, 4.
Wolff J., Virchow's Archiv. 1883, XCIV, 3, p. 393.
Putzel, A case of progressive facial hemiatrophia. The med. Rec. 16: April 1887.
Barwise, Lancet. 31 December 1887.
Herz, Archiv. f. Kinderheilkunde. 1887, VIII, pag. 241.
Löwenfeld, Ueber einen Fall halbseitiger Atrophie der Gesichts- und Kaumusculatur. Münchner med. Wochenschr. 1888, XXXV, 23.
Mendel, Ueber Hemiatrophia facialis. Deutsche Med.-Ztg. 1888, 33.
Ruhemann, Deutsche med. Wochenschr. 1889, 3, pag. 55.

L'acromégalie ($\tilde{\alpha}\varkappa\rho\sigma\nu$, extrémité), décrite par *Marie* en 1886, consiste en un développement exagéré, hypertrophique, non congénital, des mains, des pieds et de la tête. Cette anomalie

Fig. 139.

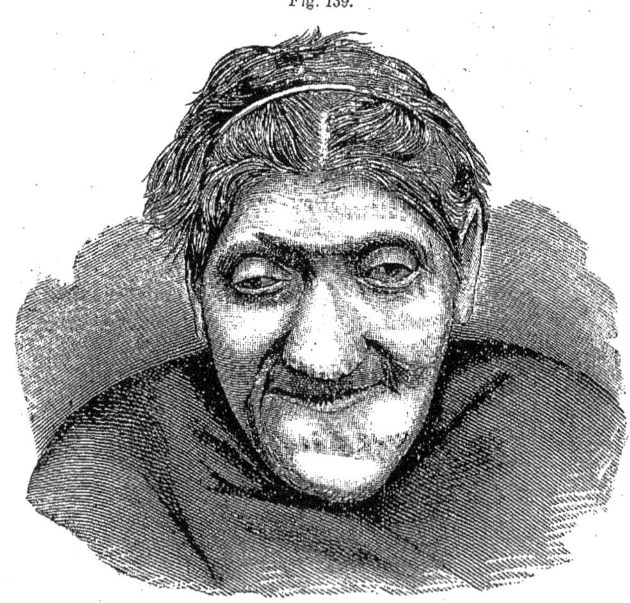

avait déjà été signalée par *Fritsche* et *Klebs.* Le développement des extrémités porte autant sur la longueur que sur la largeur; les os de la face, particulièrement l'ossature des joues et de

la mâchoire inférieure, acquièrent des dimensions exagérées
(v. fig. 139 et 140); en général, le crâne atteint également un
volume supérieur à la normale; il en est de même des oreilles,
du nez, des lèvres et de la langue; au contraire, la musculature
générale est faible. La peau est jaunâtre, pâle; pour le reste elle
ne présente rien de particulier. Dans la plupart des cas observés
jusqu'à présent, le corps thyroïde était atrophié. Malgré leur
aspect gigantesque, les malades sont faibles, sans énergie;
les fonctions génitales cessent tôt et complètement *(Freund*, v.
bibl.).

Fig. 140.

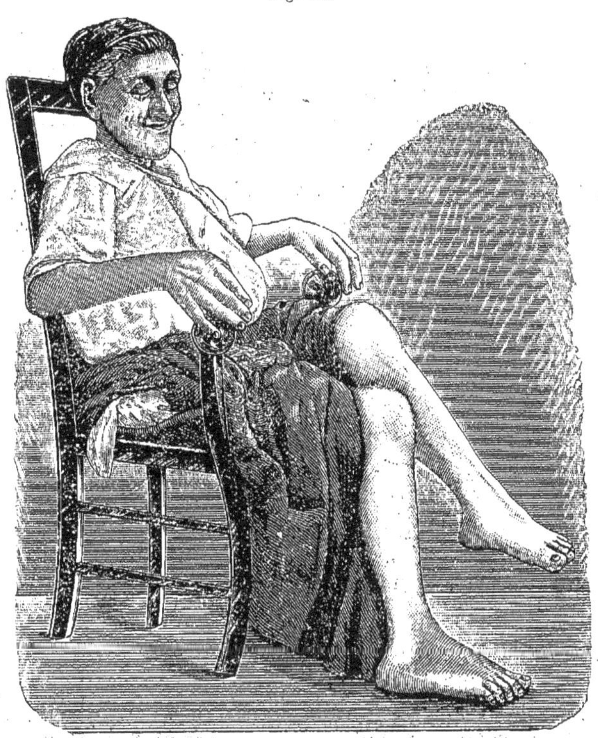

Deux cas d'acromégalie. (D'après **P. Marie**).

L'affection débute dans la jeunesse; on l'a considérée
(Freund) comme une anomalie de développement remontant
probablement déjà à l'époque de la seconde dentition et faisant
des progrès rapides à la puberté; la croissance physiologique
des os de la face et spécialement du maxillaire inférieur et des
extrémités avec leurs ceintures d'attache, subirait une exagération à laquelle le tronc et le crâne ne prennent qu'une part
relative.

Depuis le travail de *Marie*, trois cas seulement ont donné
lieu à autopsie; l'un, communiqué par *Fräntzel* (v. bibl.) montrait une étroitesse remarquable du système aortique avec
atrophie du ventricule droit; la seconde observation est due à
Broca (v. bibl.), elle vise surtout la description des épiphyses
osseuses hypertrophiques; la troisième observation a été publiée
par *Saundby* (v. bibl.).

L'étiologie de l'affection ne nous est pas mieux connue
que son **traitement.** *Goldscheider* (v. bibl.) a démontré que
ce développement gigantesque peut affecter certaines régions
nerveuses, qu'à la main, par exemple, il frappe de préférence la
région desservie par le radial et le médian, celle du cubital étant
le plus souvent épargnée, mais que l'intervention des fibres
trophiques ne peut être directement prouvée.

Bibliographie.

F r i t s c h e u. K l e b s, Beitrag zur Pathologie des Riesenwuchses. Leipzig
    1884.
M a r i e, Sur deux cas d'acromégalie. Revue de Méd. 1886, IV, 4, pag. 297.
F r ä n t z e l, O., Deutsche med. Wochenschr. 1888, 32.
D e r s e l b e, Deutsche Med-Ztg. 1888, 48, pag. 581.
E r b, Deutsches Archiv f. klin. 4 Februar 1888, Bd. 42.
B r o c a, Un squelette d'acromégalie. Archives génér. de Méd. Décembre 1888.
A d l e r, Boston med. and surg. Journ. 21. November 1888, CXIX.
F r e u n d, V. A., Ueber Acromegalie. Volkmann'sche Sammlung klin. Vor-
    träge. 1889, 329, 330 (11. Ser., Heft 29, 30).
V i r c h o w, Ein Fall und ein Skelett von Acromegalie. Berl. klin.Wochenschr.
    1889, 5.
G o l d s c h e i d e r, Archiv f. Anat. u. Physiologie. Physiol. Abtheilung. 1889,
    1, 2.
S a u n d b y, Acromegaly. Brit. med. Jorn. 5. Januar 1889.
M a r i e, P. L'acromégalie. Etude clinique. Paris 1889. Progrès médical 1889.
P. M a r i e. L'acromégalie. Nouvelle iconographie de la Salpétrière. Tomes
    I et II.
S o u z a - L e i t e. L'acromégalie. Maladie de P. Marie. Paris 1890.

Appendice. Maladies des muscles. Myopathies primaires.

L'atrophie musculaire et, plus rarement, l'hypertrophie,
se rencontrent dans les circonstances les plus variées; nous
avons vu l'atrophie succéder aux affections cérébrales (p. 230)
et démontrer par là l'existence de centres trophiques dans
l'écorce du cerveau; elle peut dépendre également des maladies
de la moelle épinière, ainsi qu'on le verra plus tard dans la
syringomyélie et l'atrophie musculaire progressive. Mais les
muscles peuvent aussi présenter des états pathologiques indé-

pendamment de toute affection centrale : c'est de ces myopathies primaires que nous allons nous occuper.

Les **lésions anatomiques** de la dystrophie musculaire progressive *(Erb)*, myopathie progressive primitive *(Charcot)*, consistent soit dans la diminution, l'atrophie du tissu musculaire, soit au contraire, dans l'augmentation de volume des muscles affectés. Mais dans ce dernier cas, on doit distinguer l'hypertrophie musculaire vraie, due à une réelle augmentation de l'élément musculaire, par conséquent une sorte de croissance exagérée du muscle, de la pseudo-hypertrophie musculaire, qui a sa raison d'être dans un développement anormal du tissu graisseux interstitiel.

Parfois l'atrophie et la pseudo-hypertrophie sont réunies chez le même individu; certains muscles sont faibles, amincis, tandis que d'autres paraissent très puissants, grâce au développement du tissu graisseux qui a marché parallèlement à l'atrophie. Au microscope, on constate une profilération du tissu conjonctif interstitiel entre les fibres musculaires devenues plus rares, mais ayant conservé leur striation transversale *(Charcot, F. Schultze, Strümpell)*. D'après *Strümpell*, l'hypertrophie vraie que l'on rencontre à certaines places, doit être considérée comme une hypertrophie de compensation.

Nos connaissances sur l'**étiologie** des myopathies primaires sont encore fort restreintes; si l'on en juge par les observations que l'on possède, l'affection serait propre à la jeunesse, se développerait dans les vingt premières années de la vie; l'influence héréditaire jouerait parfois un rôle, car on en a observé plusieurs cas dans la même famille. *Lesage* (v. bibl.) a signalé son apparition à la suite de différentes affections (fièvre typhoïde, par exemple); il s'agit alors d'une lipomatose secondaire circonscrite à certaines régions du corps, se développant sous l'influence d'altérations vasculaires dues à l'affection primitive.

Les myopathies se localisent assez régulièrement à certaines régions musculaires du corps; on peut admettre ainsi différents types qui se reproduisent avec assez d'exactitude dans la pratique. En général, la moitié supérieure du corps, et spécialement les extrémités supérieures, sont plus souvent et plus fortement affectées que les extrémités inférieures. Il est d'une extrême importance de distinguer si la face participe ou non, à l'affection. Si la face est atteinte, on a affaire à une atrophie musculaire héréditaire — forme juvénile de *Erb* — dans le cas contraire, on se trouve en présence de l'affection décrite spécialement par *Déjerine* et *Landouzy* sous le nom de myopathie atrophique progressive.

L'atrophie musculaire juvénile se développe dans
la première jeunesse, chez les garçons; on l'a cependant parfois
observée aussi chez des jeunes filles; elle intéresse de préférence les pectoraux, le trapèze, le grand dorsal, le grand
dentelé, les rhomboïdes, le sacro-lombaire et le long dorsal;
au contraire, la plupart des muscles de l'avant-bras, le sterno-

Fig. 141.

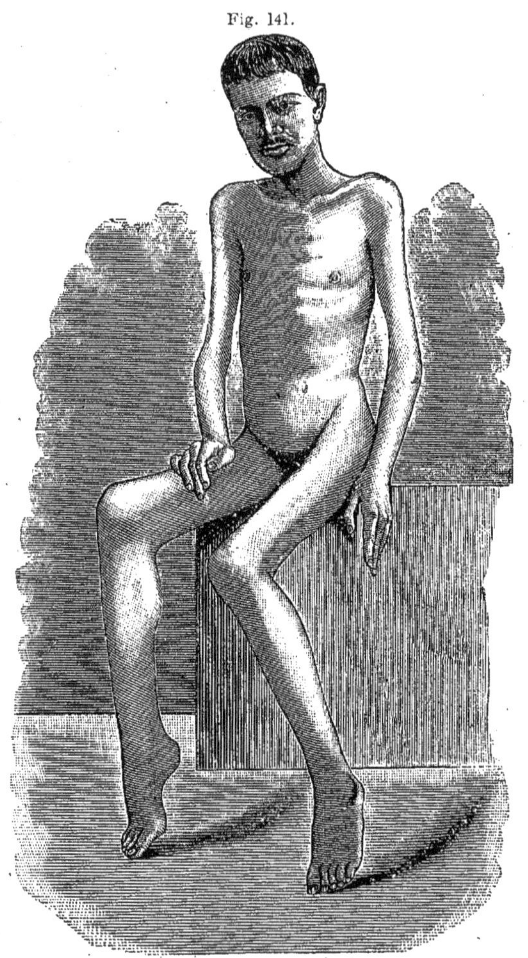

Atrophie musculaire juvénile de Erb. (D'après *Marie* et *Guinon*).

cléido-mastoïdien, l'angulaire de l'omoplate, le coraco-brachial,
les ronds, le deltoïde, le sous-épineux et le sus-épineux, restent
généralement sains. Les petits muscles de la main, qui, dans
l'atrophie musculaire d'origine spinale, sont atteints de bonne
heure et d'une façon si caractéristique, sont épargnés ici

(Fig. 141). Une atrophie musculaire aussi étendue entraîne fatalement des troubles fonctionnels graves : citons, entre autres, l'impossibilité presque complète où se trouve le patient de se servir de ses bras, de se relever lorsqu'il est couché : l'état où se trouve le malheureux enfant est vraiment pitoyable. Si le processus s'étend à la partie inférieure du corps — ce qui, à la longue, n'est malheureusement pas rare, — on voit les fessiers, les péroniers, le triceps et le tibial antérieur s'entreprendre à leur tour ; la marche acquiert un caractère incertain, vacillant ; plus tard, le malade perd l'usage complet de ses jambes. Comme *Bernhardt* l'a fait observer, la participation éventuelle des muscles innervés par les nerfs bulbaires, vient modifier singulièrement le cours et la durée de l'affection.

Les contractions fibrillaires qui sont, pour ainsi dire, de règle dans l'atrophie musculaire progressive, font presque toujours défaut dans l'atrophie juvénile ; l'excitabilité électrique ne subit, non plus, aucune altération, à part, naturellement, un degré d'affaiblissement porportionnel à l'atrophie des faisceaux musculaires.

La **marche** de l'affection est essentiellement chronique, et comme les symptômes bulbaires n'ont guère de tendance à se montrer, la durée peut comporter 20 à 30 ans ; la terminaison fatale ne devient imminente que si l'atrophie atteint le diaphragme, entrainant ainsi des troubles respiratoires nécessairement mortels.

Le **diagnostic** n'offre aucune difficulté ; la localisation du processus, son apparition dans la première jeunesse, la coïncidence de plusieurs cas dans la même famille, la longue durée de l'affection et l'absence des contractions fibrillaires, suffisent amplement pour distinguer l'affection avec l'atrophie spinale.

Le **traitement** consistera principalement à assurer au malade de bons soins corporels et une alimentation appropriée. Dans le but d'arrêter le processus atrophique, on s'est en vain adressé à l'électricité, au massage, à l'hydrothérapie et aux médicaments internes.

La myopathie atrophique progressive, type facio-scapulo-huméral de *Landouzy* et *Déjerine*, déjà décrite par *Duchenne* sous le nom d'atrophie musculaire progressive de l'enfance, débute par les muscles de la face ; il arrive souvent que, avant tout autre symptôme, on soit frappé par la physionomie indifférente, sans expression, du malade, son air endormi, l'absence des plis du front, l'immobilité de la bouche qui l'empêche de fermer les lèvres, de siffler, etc. Il s'y ajoute souvent du lagophtalmus, c'est-à-dire une impossibilité de fermer complètement les yeux, même au prix d'un effort énergique (Fig. 142). Peu à peu, les muscles de l'extrémité supérieure et du tronc s'entreprennent à leur tour, en suivant à peu près le même ordre que dans l'atrophie juvénile. Le cours de la maladie est d'ailleurs le même que dans celle-ci ; on n'y observe pas non plus de secousses fibrillaires, ni de troubles de l'excitabilité dans les muscles affectés. Bien que l'absence de la pseudo-hypertrophie distingue le type qui nous occupe, de l'atrophie juvénile où elle a une tendance à se montrer aux extrémités inférieures, il est cependant hors de doute que les deux affections sont identiques ; pour des raisons qui nous échappent, tantôt on voit le tissu conjonctif interstitiel proliférer de bonne heure, tantôt on ne peut constater qu'une simple atrophie avec augmentation du nombre de noyaux musculaires,

Fig. 142.

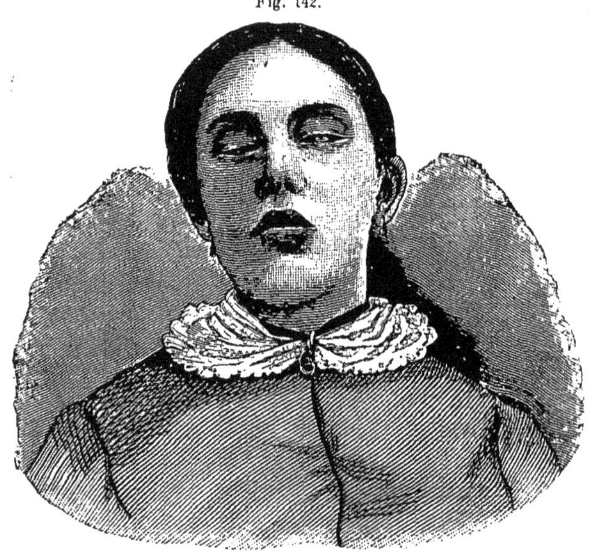

Myopathie atrophique progressive. Occlusion incomplète de l'œil. (D'après *Marie* et *Guinon*).

et çà et là, formation de vacuoles dans les fibres musculaires. Le **diagnostic** de l'atrophie myopathique progressive est extrêmement facilité par la physionomie que donnent au patient l'affaissement des joues, la chute de la lèvre inférieure, l'occlusion incomplète des paupières : avec un peu d'expérience, on peut souvent le poser au premier coup-d'œil. *Marie* et *Guinon* ont insisté sur la possibilité de confondre l'affection avec la lèpre anesthésique, au cours de laquelle on observe également de la parésie des muscles de la face. L'inertie de la musculature faciale, compliquée parfois d'une véritable atrophie, peut constituer une anomalie de nature congénitale; on constate quelquefois, chez les frères ou sœurs d'enfants atteints de myopathie atrophique progressive, une certaine faiblesse dans le développement de ces mêmes muscles de la face sans que l'affection arrive jamais à se caractériser: ce sont là autant de faits fort intéressants que *Strümpell* a signalés, mais qui restent complètement inexpliqués.

Le traitement est le même que celui de l'atrophie juvénile.

La troisième et dernière forme des myopathies en question, est la p s e u d o - h y p e r t r o p h i e; c'est une augmentation du tissu graisseux interstitiel qui, malgré l'atrophie manifeste de ses fibres musculaires, donne à la partie malade un volume exagéré. Décrite déjà par *Griesinger* (1864) et *Duchenne* (1868), cette affection débute d'ordinaire par la musculature du tronc, et à l'inverse des deux formes précédentes, intéresse plus spécialement la partie inférieure du corps, les régions dorsale et lombaire, ainsi que la cuisse. Le malade peut encore se servir normalement de ses bras et de ses mains, alors que depuis longtemps déjà sa marche a subi, par suite de l'atrophie des extenseurs du dos, les troubles que nous avons déjà décrits antérieurement (p. 355). Il se passe souvent des années avant que l'affection envahisse les extrémités supérieures; cet envahissement est alors le même que dans l'atrophie juvénile.

Le **diagnostic** est facilité par l'aspect des patients; le volume extraordinaire du mollet, des cuisses, des fesses, donne à l'individu quelque chose de colossal et semble dénoncer une force surhumaine (Fig. 143). Mais dès qu'on s'est convaincu que ces masses charnues sont molles, flasques, que l'excitabilité électrique a baissé notablement à la suite de la diminution des fibres musculaires, on comprend facilement comment ces malades à l'aspect athlétique sont faibles et comme privés de l'usage de leurs membres.

L'**étiologie** de l'affection se confond avec celle des deux autres formes d'atrophie: ici aussi, les enfants sont seuls atteints, .

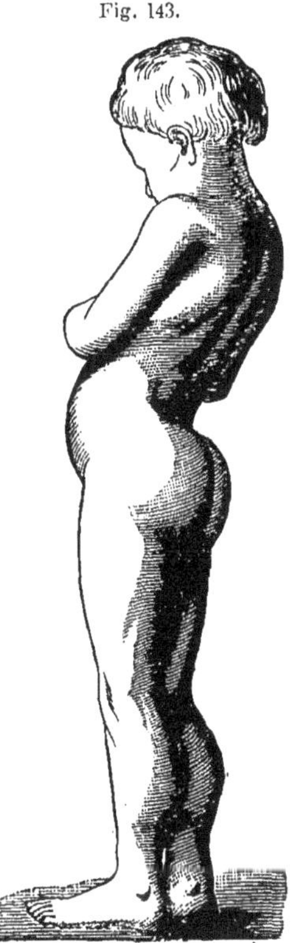

Fig. 143.

Pseudo-hypertrophie de la musculature des jambes avec atrophie de celle du dos. (D'après Duchenne).

le plus souvent entre 4 et 9 ans, ici aussi, l'atrophie frappe fréquemment plusieurs membres de la même famille, démontrant ainsi l'importance de l'hérédité. Enfin, les contractions fibrillaires ne s'observent pas plus dans cette forme que dans les deux précédentes.

La durée et le traitement n'en diffèrent pas non plus.

Fig. 144.

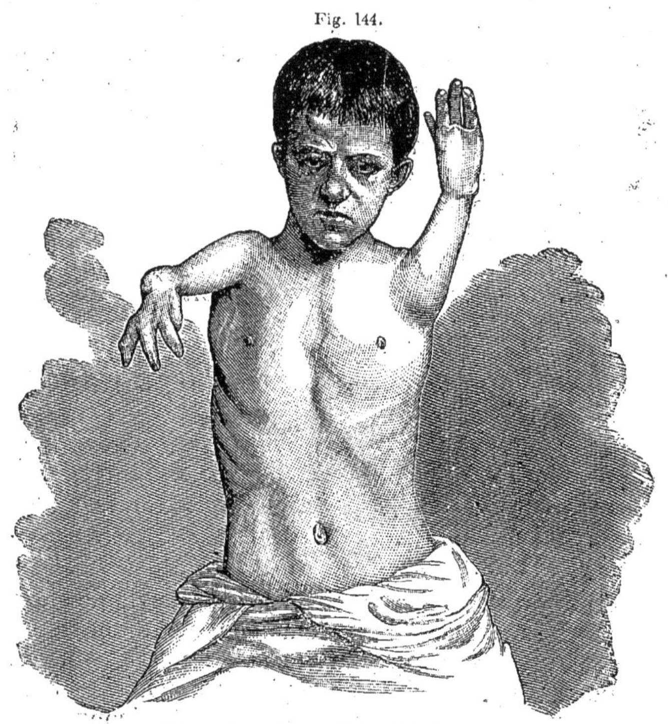

Absence d'avant-bras. Difformités des doigts.
Atrophie des muscles du bras. (Observation personnelle).

L'atrophie congénitale des muscles intéresse surtout les bras et les mains. La fig. 144 représente un cas de malformation de cette espèce; chez un garçon de 13 ans, les avant-bras manquent, certains doigts ont subi un arrêt de croissance, d'autres sont contrefaits.

Je trouve un exemple analogue dans *Wilkin (Lancet.* p. 1265, 14 Déc. 1887), où il existait une atrophie du biceps et du brachial antérieur.

L'absence complète de certains muscles constitue une anomalie fort rare; *Erb* a récemment signalé l'absence des deux trapèzes *(Neurol. Centralbl.* 1. 1889). D'autres observations plus anciennes relataient soit l'absence des pectoraux *(Ziemssen)*, soit celle du biceps huméral *(Macalister)*, soit enfin celle du deltoïde et des jumeaux *(Gruber)*. Ces observations ne présentent aucun intérêt clinique.

On désigne sous le nom de m y a l g i e, ou encore, sous celui de r h u m a t i s m e m u s c u l a i r e, certains troubles de sensibilité, de nature anatomique encore très obscure, dont les muscles peuvent devenir le siége. Au point de vue de l'**étiologie,** on pourra parfois invoquer les efforts musculaires considérables ayant déterminé des tiraillements, peut-être même des déchirures d'un certain nombre de faisceaux musculaires, comme c'est le cas chez les gymnasiarques *(« turnwek »)*; mais d'autres fois, on ne trouvera aucune cause appréciable, et on en est réduit à accuser le refroidissement. Il existe des gens qui souffrent, pendant de longues années, de myalgie·passagère, sans qu'il soit possible de la faire dépendre soit d'une intoxication chronique, de l'alcoolisme, par ex., soit de troubles circulatoires.

Parmi ces myalgies, on range le t o r t i c o l i s r h u m a t i s m a l, qui atteint les muscles du cou, la m y a l g i e l o m - b a i r e ou l u m b a g o, et la m y a l g i e i n t e r c o s t a l e, qui se localise aux muscles intercostaux. Ces affections sont très douloureuses et rendent.le malade incapable de tout travail. Souvent aussi, les muscles de l'épaule sont affectés de myalgies fort tenaces, sans que l'on puisse invoquer la participation des plexus cervical et brachial.

Le **diagnostic** aura à distinguer la myalgie d'avec la névralgie; on se souviendra également que certaines affections centrales peuvent s'accompagner de douleurs musculaires. Les novices pourraient prendre les douleurs lancinantes du tabes pour du rhumatisme musculaire chronique et méconnaitre ainsi l'affection pendant plusieurs années. On évitera enfin de confondre le rhumatisme musculaire avec le rhumatisme articulaire, en tenant compte de l'état général, température, pouls, etc., ainsi que de l'état de l'articulation, lesquels, dans le rhumatisme musculaire, ne subissent d'habitude aucune altération.

Le **traitement** s'inspirera des causes étiologiques et devra tendre à les écarter; dans les cas récents, on pourra s'adresser, indépendamment des·injections de morphine, aux moyens internes, à l'acide salicylique, par ex., mais ne·pas s'y attarder s'ils échouent, leur préférer·alors les moyens locaux, irritations de la peau par des sinapismes, des frictions, massage et·électricité, surtout si l'affection est localisée. En cas contraire, si les douleurs sont erratiques et que la marche de l'affection soit plutôt chronique, on prescrira des cures sudatoires, bains de vapeurs, bains de boue ou d'aiguilles de pin, et l'ingestion de thermes dits indifférents (Gastein, Johannisbad, Teplitz), des bains sulfureux (Pystian, en Hongrie, entre autres). Comme *ultimum refugium*, on peut encore recommander une cure à l'eau froide dirigée avec intelligence (Gräfenberg, Kaltenleutgeben, Nassau, etc.).

Bibliographie.

Landouzy et Déjerine. De la myopathie atrophique progressive. Revue de Méd. Févr., Mars 1885.

Marie et Guinon, Formes cliniques de la myopathie progressive primitive, Ibid. Octobre 1885.

Westphal, Ueber einige Fäll von progressiver Muskelatrophie mit Betheiligung der Gesichtsmuskeln. Charité-Annalen. 1885.

Charcot, Révision nosographique des atrophies musculaires progressives. Progr. Méd. 7. Mars 1885.

Mossdorf, Neurol. Centralbl. 1885. IV, I. (Participation de la musculature de la face dans l'atrophie musculaire juvénile).

Krecke, Münchner med. Wochenschr. 1886, XXXIII, 14—16. (Participation de la face dans l'atrophie musculaire).

Vulpian, Maladies du système nerveux. 1886, Tom. II, pag. 436.

Ladame, Contribution à l'étude de la myopathie atrophique progressive. Revue de Méd. Oct. 1886.

Landouzy, Note sur le facies myopathique et sa valeur dans la sémiotique de l'enfant et de l'adulte. Bull. de la Société méd. des Hôp. Oct. 1886.

Charcot et Marie, Sur une forme particulière d'atrophie musculaire progressive, souvent familiale, débutant par les pieds et les jambes et atteignant plus tard les mains. Revue de Méd. 1886, VI, 2, pag. 97.

Landouzy et Déjerine, Nouvelles recherches sur la myopathie atrophique progressive, etc. Revue de Méd. Décembre 1888.

Lichtheim, Ueber hereditäre progressive Muskelatrophie Schweizer. Corr.-Bl. 1888, XVIII, 19, pag. 603.

Hitzig, Berl. klin. Wochenschr. 1888, 34, 35.

Bernhardt, Ueber eine hereditäre Form der progressiven spinalen, mit Bulbärparalyse complicirten Muskelatrophie. Virchow's Archiv. 1888, Bd. 115, 2.

Lesage, Note sur une forme de myopathie hypertrophique secondaire à la fièvre typhoïde. Revue de Méd. 1888, VIII, 11.

Sach's, Progressive muscular dystrophies. Journal of nerv. and ment. Diseases. Novbr. 1888, XIII, 11.

Stern, Ein Fall von progressiver Muskelatrophie (Juvenile Form, Erb), mit halbseitiger Betheiligung des Gesichtes. Mittheil. aus d. med. Klinik in Königsberg. Leipzig, Vogel, 1888.

Lorenz, A., Die Contracturen des Kniegelenks bei Quadricepslähmungen. Wiener klin. Wochenschr. 1888, I, 37.

Lichtheim, Ueber hereditäre progressive Muskelatrophie. Centralbl. f. Nervenheilk. 1888, XI 20.

Souza, Antonio Veiga de, Zwei Fälle von juveniler Form der Muskelatrophie. Inaug.-Diss. Kiel 1888.

Troisier et Guinon, Deux nouveaux cas de myopathie progressive primitive chez le père et la fille. Revue de Méd. 1889, IX, 1.

Rémond, Une observation d'atrophie musculaire myélopathique à type scapulo-huméral. Progr. méd. 1889, 2.

Sperling, Neurolog. Centralbl. 1889, 3.

Winkler et van der Weyde. Primaire myopathie (type facio-scapulo-huméral) gecombineerd med. ophthelmoplegia progr. superior. Nederl. Weekbl. 1889, I, 3.

Scheuthauer, Histol. Untersuchung eines Falles von Pseudohypertrophie der Muskeln. Archiv f. Psych. n. Nervenkrankh. 1889, XX, 2.

Hoffmann, Ueber progressive neurotische Muskelatrophie Ibid. 1889, XX, 3.

Herringham, Muscular atrophy of the peroneal type affecting many members of a family. Brain. 1889, XI, pag. 230.

Pal, Ueber einen Fall von Muskelhypertrophie mit nervösen Symptomen. Wiener klin. Wochenschr. 1889, II, 10.

Troisième Section.

Maladies de la substance médullaire spinale.

Les maladies de la moelle épinière sont plus rares que celles du cerveau. La raison en est peut-être dans l'immunité relative des vaisseaux de la moelle, peut-être aussi dans la moindre gravité qu'entraînent les affections vasculaires qu'on peut y rencontrer.

Deux questions se posent également au médecin : quel est le siège de la lésion ? Quelle est la nature de la lésion ? La seconde est importante surtout au point de vue du traitement et du pronostic ; l'une et l'autre ont une valeur égale pour arriver à une appréciation exacte de chaque cas ; aussi le diagnostic topographique doit-il, ici aussi, marcher de pair avec le diagnostic anatomique.

I. Lésions de la moelle épinière envisagées au point de vue de leur siége. Diagnostic topographique.

L'intelligence de ce chapitre nécessite quelques remarques d'ordre anatomique.

La moelle épinière, qui fait suite, sans limite bien nette, à la moelle allongée, s'étend depuis le bord supérieur de l'arc de l'atlas jusqu'à la première vertèbre lombaire pour se continuer ensuite dans le cône médullaire, qui est terminé lui-même par une sorte de prolongement filiforme, le *filum terminale*. La queue de cheval est ce tractus de faisceaux nerveux longitudinaux qui accompagnent le *filum terminale* dans les régions lombaire et sacrée de la colonne. Chacune des paires de nerfs spinaux reçoit le nom de la région à hauteur de laquelle elle quitte la colonne vertébrale, bien que sa séparation d'avec la moelle elle-même se soit déjà effectuée plus haut : cependant il importe toujours de savoir à quelle paire correspond exactement telle partie de la moelle ; les trois premières vertèbres cervicales correspondent à l'origine réelle des 3e, 4e et 5e paires cervicales, la 7e vertèbre cervicale, à la première paire dorsale. L'apophyse épineuse de la 5e vertèbre dorsale correspond à la 7e paire dorsale, celle de la 10e, à la 12e paire, et celle de la 11e, à la 1re paire lombaire ; la 2e paire lombaire sort de la moelle entre la 11e et la 12e vertèbre dorsale, les 3e et 4e paires, vis-à-vis de la 12e vertèbre dorsale. Entre celle-ci et la 1re vertèbre lombaire, sort la 5e paire lombaire et la 1re paire sacrée, les autres nerfs sacrés sortent de la moelle au niveau de la 1re vertèbre lombaire.

Le renflement cervical correspond, d'après cela, aux apophyses épineuses des vertèbres cervicales, et le renflement lombaire aux apophyses épineuses des dernières vertèbres dorsales. Tous ces rapports sont mis en relief dans la fig. 145; on y constatera également que les apophyses épineuses, qui seules sont accessibles à nos moyens d'investigation, ne correspondent pas partout à leur corps vertébral.

On peut facilement étudier les rapports de la substance blanche et de la substance grise, en se servant d'une coupe transversale de la moelle épinière. On y voit que la substance blanche entouré l'autre de toute part, et que la moelle est divisée imparfaitement en deux moitiés par deux sillons profonds, l'un antérieur, l'autre postérieur, aboutissant aux commissures blanches, sorte de trabécules destinés à relier, entre elles, les deux moitiés de la moelle. La corne antérieure, formée de substance grise, est variable en étendue et en volume; ainsi, au niveau des renflements lombaire et cervical, elle est plus volumineuse que dans la moelle dorsale (Fig. 147), elle sert de passage aux racines antérieures après que celles-ci ont traversé la substance blanche qui l'entoure. La corne postérieure est beaucoup moins développée et se prolonge à peu près jusqu'à l'entrée des racines postérieures qui la rejoignent à travers la partie externe des cordons postérieurs (zone radiculaire *(Charcot)*. La disposition de la substance blanche et sa division en cordons ou colonnes, sont déterminées : 1. par les deux sillons précités, 2. par la pénétration des racines nerveuses, 3. par la configuration de la substance grise. On distingue ainsi les cordons antéro-latéraux et les cordons postérieurs. Dans les premiers se trouvent: *a)* les voies pyramidales latérales, qui s'entrecroisent (v. p. 186); *b)* les cordons latéraux cérébraux directs; *c)* les voies pyramidales antérieures et le faisceau de Turck, c'est-à-dire le reste, non entrecroisé, du cordon antéro-latéral. Les cordons postérieurs se composent, de dedans

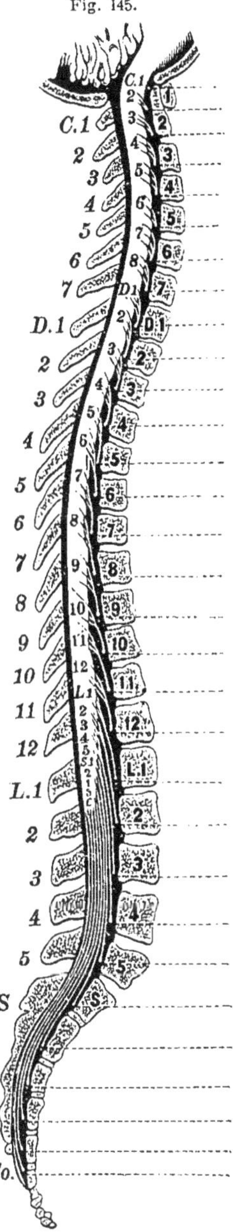

Rapports des nerfs à leur origine avec les corps vertébraux et les apophyses épineuses.
(D'après *Gowers*).

en dehors, du cordon de *Goll* et du faisceau de *Burdach*, encore nommé zone radiculaire. (Fig. 146) (1).

L'importance physiologique de la moelle épinière lui vient d'abord de ses propriétés comme organe de conduction, ensuite des différents centres qu'on y trouve. Les impulsions motrices venues du cerveau (v. p. 185 et 186) suivent la voie des cordons antéro-latéraux et la voie pyramidale latérale, dont l'entrecroisement a lieu, comme on le sait, en grande partie dans la moelle allongée. Les cordons pyramidaux latéraux gagnent les racines antérieures à travers les grosses cellules ganglionnaires des cornes antérieures. La conduction sensible est assurée par les racines postérieures; les impressions sensibles traversent les cordons postéro-externes pour suivre les racines postérieures, gagnent les cornes postérieures, et, après s'être entrecroisées, passent dans le côté opposé de la moelle. Leur trajet ultérieur vers le cerveau n'est pas exactement connu, on ignore, entre autres, quelles voies suivent les différentes sensibilités, par exemple la sensibilité tactile. Quant à la sensibilité douloureuse, la substance grise centrale semble pouvoir jouer vis-à-vis d'elle le rôle d'organe conducteur (voyez les recherches d'*Edinger* sur le prolongement, vers le cerveau, des racines postérieures de la moelle. *Anatom. Anzeiger*, 1889, IV, 4).

---

(1)

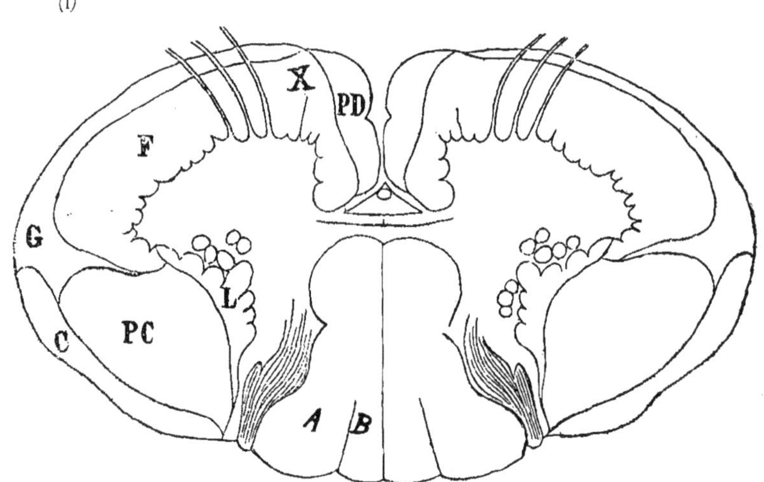

Je crois utile de donner ici, en me servant d'un schéma de Gowers, les différentes dénominations attribuées aux cordons de la substance blanche de la moelle (voir fig. ci-dessus).

I. Les cordons antérieurs comprennent :

1° *PD*, faisceau pyramidal direct — faisceau de Turck — faisceau encéphalique direct ou interne.

2° X Faisceau radiculaire antérieur. — région fondamentale des cordons antérieurs.

II. Les cordons latéraux comprennent :

1° *F*. Région fondamentale des cordons latéraux.

2° *G*. Faisceau de Gowers. — Faisceau antéro-latéral ascendant. — Faisceau périphérique de la région antérieure.

3° *C*. Faisceau cérébelleux direct.

4° *P C*. Faisceau pyramidal. — Faisceau encéphalique croisé ou externe. — Faisceau latéral ou cordon latéral.

5° *L*. Zone limitante de la substance grise. — Faisceau marginal.

III. Les cordons postérieurs comprennent :

1° *A*. Faisceau radiculaire postérieur. — Bandelette externe du cordon postérieur. — Faisceau cunéiforme. — Faisceau de Burdach. — Faisceau fondamental des cordons postérieurs.

2° *B*. Faisceau de la commissure postérieure. — Faisceau médian des cordons postérieurs. — Faisceau grêle. — Cordon de Goll.   (X. F.)

Comme on le sait, les **réflexes** ont leur point de départ dans les terminaisons sensibles des nerfs, sont conduits par ceux-ci vers un centre spinal et reportés de là vers la voie motrice : c'est ce qui constitue l'arc réflexe (Fig. 148). Parmi les mouvements réflexes, on doit distinguer ceux qui sont provoqués par une irritation de la peau — **réflexes cutanés** — et ceux que l'on provoque par la percussion des tendons — **réflexes tendineux**. Au nombre des premiers, on range le **réflexe plantaire**, dont le centre se trouve à la partie inférieure du renflement lombaire, le **réflexe fessier**, le **réflexe crémastérien** et le **réflexe abdominal**, que l'on provoque respectivement par l'excitation de la peau du siège, de la partie interne des cuisses et du ventre. Leur existence chez un malade, parle en faveur de l'intégrité des centres, lesquels sont situés dans la moelle lombaire et dorsale.

L'état du **réflexe tendineux patellaire** offre de précieux renseignements diagnostiques. En percutant le tendon du triceps fémoral, on provoque, chez la plupart des gens bien portants, une contraction réflexe se traduisant par une projection plus ou moins prononcée de la jambe vers le haut.

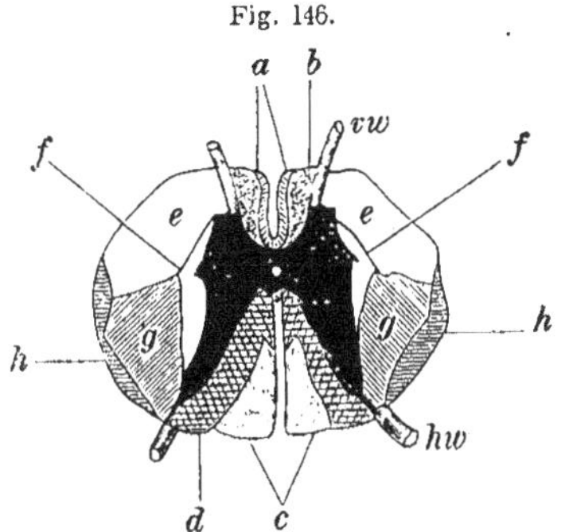

Fig. 146.

Système des voies conductrices de la moelle à hauteur de la 5ᵉ paire dorsale. (D'après *Flechsig.*)

vw Racine antérieure, *hw* racine postérieure, *a* et *g* voies pyramidales, *b* faisceau fondamental du cordon antérieur, *c* cordon de Goll, *d* faisceau de Burdach, *e* et *f* système latéral mixte, *h* cordons cérébelleux.

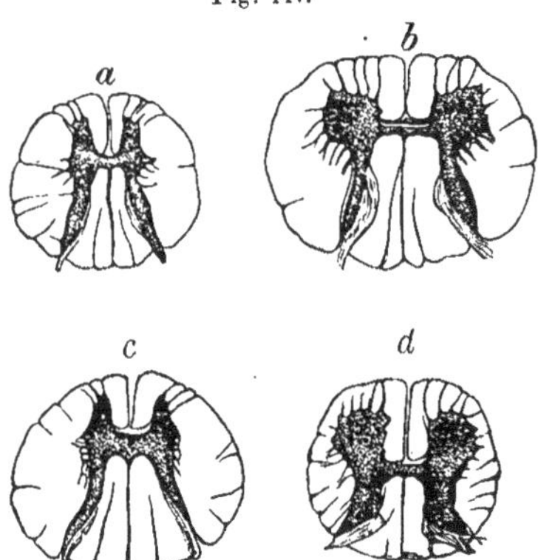

Fig. 147.

Coupe transversale de la moelle à des niveaux différents.

a à hauteur de la 2ᵉ, *b* à hauteur de la 7ᵉ vertèbre cervicale. *c* à hauteur de la 2ᵉ, *d* à hauteur de la 3ᵉ vertèbre lombaire. (D'après *Quain*).

C'est à ce phénomène que *Erb* a donné le nom de *réflexe patellaire*, et que *Westphal*, qui doute de l'action réflexe, a désigné sous celui de **phénomène du genou**.

La manière de provoquer ce phénomène, la façon de percuter le tendon, la position à donner au patient, tout cela est, jusqu'à un certain point, assez indifférent ; on doit seulement veiller à ce que la jambe tombe absolument flasque, et que rien ne soit interposé de façon à gêner la percussion directe du tendon. La manière la plus simple consiste à faire asseoir le malade, les jambes nues, sur le bord d'une table, on cause avec lui de choses indifférentes pour détourner son attention, pendant que l'on percute le tendon rotulien.

Si le réflexe se produit, on peut conclure à l'intégrité de la moelle à hauteur du centre de ce réflexe, c'est-à-dire, d'après *Westphal*, à hauteur du lieu d'émergence du 2ᵉ au 4ᵉ nerf lombaire ou du 1ᵉʳ nerf sacré.

Il peut arriver que le réflexe se produise une première fois et ne s'obtienne plus ensuite, malgré des essais réitérés : en ce cas, on n'est en droit de conclure à la disparition réelle du réflexe patellaire que si l'épreuve de *Jendrassik* reste aussi sans résultat : pendant qu'on percute le tendon, on fait tirer le malade, de toutes ses forces et horizontalement, sur ses deux mains, dont les doigts, recourbés en crochet, s'enlacent réciproquement. *(Jendrassik, Neurol. Centralbl.* 1885, 18). *Jendrassik* avait remarqué antérieurement déjà, que les réflexes tendineux et particulièrement le réflexe patellaire, s'exagéraient notablement lorsqu'on imposait à d'autres muscles du corps, un effort énergique *(Deutsches Arch. f. klin. Med.* XXXIII). Cette manœuvre constitue un aide aussi précieux qu'indispensable lorsqu'il s'agit de constater le signe de *Westphal,* c'est-à-dire, l'absence du phénomène du genou.

A côté du réflexe patellaire, il faut encore citer le r é f l e x e d u t e n d o n d ' A c h i l l e , p h é n o m è n e d u p i e d *(Westphal)* ou encore, c l o n u s d u p i e d , que l'on provoque par la flexion brusque de l'articulation du pied ; il consiste en une succession de contractions cloniques du tendon d'Achille : ce

Fig. 148.

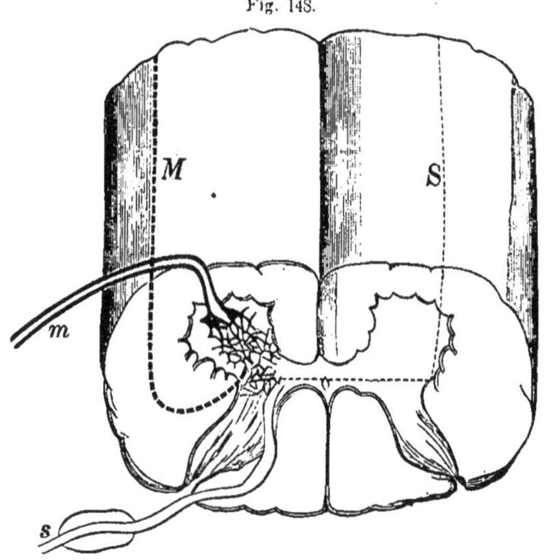

Arc réflexe.

M voie de conduction motrice, *S* voie centripète sensible, *m* racines antérieures motrices, *s* racines postérieures sensibles.

mouvement de trépidation qui se communique à la jambe, lui a valu le nom tout à fait impropre d'é p i l e p s i e s p i n a l e .

Lorsque l'excitabilité réflexe est notablement exagérée, la simple percussion de la partie antérieure de la jambe suffit parfois pour provoquer une contraction des muscles du mollet *(Front-tape* des auteurs anglais).

On n'est pas encore complètement d'accord sur la question de savoir si les réflexes tendineux sont réellement de nature réflexe, ou bien, si ce ne sont pas plutôt des phénomènes *(Westphal)* que l'on doive considérer comme simplement dus à l'excitation mécanique directe déterminée dans le muscle par la percussion. La même incertitude se retrouve à propos d'un phénomène que l'on a désigné, d'après *Westphal,* sous le nom de c o n t r a c t i o n p a r a - d o x a l e et qui consiste à faire passer un muscle de l'état de raccourcissement passif à celui de contraction réelle et d'une certaine durée ; ainsi, en fléchissant fortement le pied du malade sur la jambe, le tibial antérieur reste parfois contracté pendant un certain temps, son tendon forme une saillie qui ne s'efface que peu à peu, en même temps que le pied revient lentement à sa position normale. Ce phénomène ne s'observe guère qu'à ce muscle.

Dans la moelle lombaire se trouvent encore d'autres centres réflexes présidant à la miction, à la défécation, et aux fonctions sexuelles, érection, éjaculation du sperme. Leur mécanisme n'est pas encore suffisamment connu au point de vue physiologique.

Enfin, la moelle épinière contient des centres vaso-moteurs, sur l'importance desquels nous n'avons plus à revenir.

Lorsqu'il s'agit de déterminer le siège d'une lésion de la moelle, il y a deux points à éclaircir : d'abord, la hauteur à laquelle elle se trouve, si c'est dans la moelle cervicale, la moelle dorsale ou la moelle lombaire; ensuite, quelle est la partie de la coupe transversale qui est atteinte, si c'est la substance grise ou la substance blanche, ou bien toutes les deux. L'examen de la sensibilité de la colonne ne permet guère, sauf quelques cas où l'épine dorsale est intéressée, de résoudre la première partie du problème : cet examen se fait soit par la pression des doigts, soit au moyen d'une éponge chaude que l'on passe le long des apophyses épineuses : les parties qui accusent de la sensibilité sont les parties malades. Les douleurs spontanées sont plus rares ; disons-le, d'ailleurs, les affections de la moelle, quel que soit leur siège, ne provoquent presque jamais de douleurs dans la région du dos. Le plus souvent, les douleurs qu'on observe dans cette région sont dues soit à une affection des muscles, soit à une affection des nerfs; elles se caractérisent par le fait qu'elles s'exaspèrent dans la station debout ou lorsqu'on plie le corps en avant; elles sont aussi plus vives le matin, au lever. Elles se montrent parfois subitement, à la suite d'un mouvement un peu brusque, provoquées alors par le tiraillement, ou même par la déchirure de quelques faisceaux musculaires. Un anévrisme de l'aorte comprimant la colonne, un organe abdominal cancéreux et hypertrophié, peuvent aussi donner lieu à des douleurs dorsales, résistant pendant des mois et des années à tous les moyens thérapeutiques (*Johnson, Brit. med. Journ.* 12 février 1881). Dans les affections de la colonne vertébrale, et spécialement dans le cancer de la colonne, les douleurs dorsales jouent, comme on sait, un rôle capital.

Heureusement, pour arriver à déterminer le niveau d'une lésion médullaire, l'on a à sa disposition d'autres signes que la sensibilité à la pression.

Les lésions de la moelle cervicale donnent le plus souvent lieu à des symptômes de paralysie ou d'excitation dans le domaine de la sensibilité ou de la motilité des extrémités supérieures : douleurs, paresthésie, parésie, contractions convulsives, etc., dans les bras, les mains, les doigts ; on peut aussi y voir se développer des troubles trophiques. L'atrophie musculaire et l'absence des réflexes aux extrémités supérieures, sont fréquentes. Les extrémités inférieures ne sont pas intéressées ; on constate l'existence, parfois même l'exagération du réflexe patellaire. Le pouls est souvent très r a l e n t i — dans un cas de *Lebrun*, il ne marquait que 32 pulsations à la minute *(Bull. de l'Académie de méd. de Belgique*, I, 1887, 1) — ralentissement que l'on doit, dans bon nombre de cas, attribuer à un état d'irritation chronique du vague déterminé par compression ou par tout autre facteur.

Les l é s i o n s d e l a m o e l l e d o r s a l e se caractérisent principalement par des troubles de la sensibilité, paresthésie dans la région du dos, névralgie intercostale, douleurs constrictives et térébrantes pouvant s'irradier jusque dans les extrémités inférieures : l'anesthésie s'observe également, mais elle est beaucoup moins constante ; une zone d'anesthésie bien nettement limitée correspond d'ordinaire exactement à l'endroit de la lésion.

Les l é s i o n s d e l a m o e l l e l o m b a i r e retentissent sur les extrémités inférieures, où elles donnent lieu à de la parésie ou à de la paralysie, souvent aussi à des contractions convulsives, à de la raideur ; elles peuvent encore déterminer de la douleur, de l'engourdissement, de l'anesthésie dans les jambes et les pieds ; les réflexes sont abolis. Des troubles se montrent du côté de la vessie et de l'intestin, les premiers, de différentes espèces, rétention d'urine ou ischurie, douleurs, strangurie, etc. Bien entendu, tous ces symptômes cliniques subissent différentes modifications suivant l'étendue en largeur de la lésion : dans certains cas, toute la section transversale de la moelle est atteinte à une hauteur donnée ; dans d'autres, la lésion n'intéresse que certaines parties, parfois un seul système de fibres.

Pour être en mesure de déterminer la partie de la coupe transversale de la moelle qui est intéressée, il est nécessaire d'acquérir une notion plus exacte des symptômes auxquels donnent lieu les affections de chacune de ces parties constituantes : nous allons donc entreprendre la description de ces affections.

I. Lésions de la substance grise. Poliomyélite.

Le nom de p o l i o m y é l i t e (πολιός gris) s'applique à toutes les affections qui se circonscrivent à la substance grise de la moelle ; remarquons, cependant, que ces affections n'intéressent guère que la partie antérieure de cette substance grise, c'est-à-dire les cornes antérieures et spécialement les grandes cellules ganglionnaires qui s'y trouvent. Les lésions n'atteignent que très rarement la partie postérieure, et encore n'est-ce guère que par propagation. En fait d'affections idiopathiques de la substance grise, on ne connaît jusqu'à présent que les lésions des groupes de cellules ganglionnaires dont il vient d'être question. Cliniquement, on distingue de ce chef deux maladies importantes, la poliomyélite antérieure aiguë, ou paralysie spinale infantile, et l'atrophie musculaire progressive.

CHAPITRE PREMIER

I. Poliomyélite antérieure aiguë, Paralysie spinale infantile.

La paralysie spinale infantile, dont la première bonne description remonte à *J. v. Heine*, en 1840, est une des affections de la moelle les mieux connues, aussi bien sous le rapport de son siège anatomique que sous celui de ses manifestations cliniques. Les **lésions anatomiques** consistent, ainsi que *Charcot*, *Prévost* et *Joffroy* l'ont démontré, en une inflammation aiguë des cornes antérieures — le plus souvent d'une seule de ces cornes — aboutissant à l'atrophie ou à la sclérose ; le tissu nerveux primitif est alors métamorphosé en un tissu compact, parcouru par des vaisseaux de calibre relativement grand, et ne montrant plus que çà et là des restes de cellules ganglionnaires en partie calcifiés *(Friedländer)* (Fig. 149). Le siège du processus est le renflement cervical ou le renflement lombaire ; la paralysie atteint, dans le premier cas, les extrémités supérieures, dans le second, les extrémités inférieures. La dégénérescence secondaire, conséquence de l'atrophie des cellules ganglionnaires, s'étend sur les racines antérieures, les nerfs moteurs et les muscles correspondants ; ceux-ci deviennent le siège d'une véritable atrophie dégénérative identique à celle que nous avons vue se produire à la suite des paralysies périphériques (p. 343).

Les **symptômes** sont très caractéristiques. Les débuts ne diffèrent pas de ceux de la paralysie spinale infantile (p. 264). L'enfant est frappé, en pleine santé, d'une fièvre intense, de céphalalgie, de douleurs vagues dans les membres ; la température peut atteindre 40° et plus ; il se montre en même temps de la stupeur et de la somnolence. Bientôt éclatent les convulsions générales, avec perte complète de connaissance ; elles durent ordinairement de un à trois jours, pour cesser ensuite.

L'état général s'améliore, le petit patient commence à s'intéresser à ce qui l'entoure et à parler, déjà l'entourage croit le danger conjuré, mais, en examinant l'enfant, on s'aperçoit que ses mouvements sont gênés, qu'un bras ou une jambe, plus rarement les deux bras ou les deux jambes, sont paralysés. Cette paralysie s'est développée rapidement et a pris dès l'abord une extension considérable mais rarement définitive. Le plus souvent, elle rétrocède en partie pour se circonscrire, d'une façon permanente, cette fois, à une région musculaire déterminée. D'après *Beevor* (v. bibl.) les muscles ainsi paralysés forment parfois un de ces groupes que *Ferrier* vit se contracter, chez le singe, à la suite de l'excitation de quelques racines cervicales. D'ordinaire,

Fig. 149.

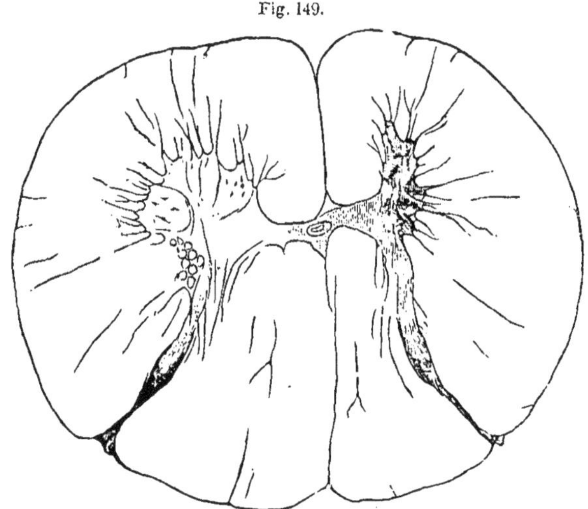

Coupe transversale de la moelle cervicale.
Atrophie et sclérose de la corne antérieure droite. (D'après *Charcot*).

c'est la jambe qui est paralysée, les muscles s'atrophient rapidement, l'excitabilité électrique est altérée qualitativement et quantitativement — réaction de dégénérescence — l'extrémité reste en arrière de croissance, les os peuvent subir un raccourcissement relatif de plusieurs centimètres. L'aspect d'une telle extrémité est bien caractéristique : au début, on peut lui imprimer des mouvements passifs dans toutes les directions, la peau en est pâle, cyanotique, froide au toucher, mais sa sensibilité est intacte. Les réflexes tendineux et cutanés ont disparu, les fonctions vésicales n'ont subi aucune altération. Plus tard on voit se développer des contractures secondaires, dont la plus commune est le pied bot paralytique: la paralysie des péroniers détermine chez leurs antagonistes, les muscles du mollet, une contracture qui tire la pointe du pied vers le bas. Au bras, on peut observer des positions analogues dont la cause doit toujours être cherchée dans la contracture des antagonistes des muscles paralysés.

Le **cours** de l'affection est, en général, tel que nous venons de l'exposer, mais, parfois, la fièvre du début se place à l'arrière-plan et la paralysie se développe sans que l'enfant ait gardé le lit; d'autres fois, les convulsions se produisent, non pendant des jours, mais pendant des semaines et la paralysie ne se montre qu'au bout de plusieurs mois; néanmoins, ce sont là des exceptions qui ne peuvent entrer en ligne de compte pour le diagnostic.

Dans la suite, l'enfant se développe au physique comme au moral, d'une façon complètement normale, à part, naturellement, le membre paralysé : ici, ni altérations psychiques, ni retour des convulsions, accidents que nous avons vus se reproduire presque fatalement au cours de la paralysie cérébrale infantile (p. 267). L'enfant grandit, prospère, mais reste estropié pour toute sa vie, surtout si c'est la jambe qui est intéressée : le développement, malheureusement trop fréquent, des contractures, une luxation paralytique spontanée de la hanche, nécessiteront, pendant de bien longues années encore, l'intervention chirurgicale, des appareils de soutien. Si c'est le bras qui est paralysé, il deviendra difficile au patient de vivre de son travail.

Le **diagnostic** offre rarement des difficultés sérieuses ; les débuts caractéristiques de l'affection, la localisation et la nature particulière de la paralysie, la flaccidité des muscles, la disparition des réflexes, la froideur et la couleur cyanotique de la peau, permettront d'éviter la confusion. Chez un enfant, une paralysie unilatérale, c'est-à-dire intéressant à la fois et un bras et une jambe du même côté, doit toujours faire penser d'abord à une hémiplégie spastique infantile (p. 268) : il est, en effet, extrêmement rare que la paralysie spinale se localise de cette façon. On ne pourrait guère confondre non plus avec la pseudo-paralysie syphilitique, encore connue sous le nom d'affection de *Parrot*, dans laquelle la paralysie se montre immédiatement après la naissance ou dans les premiers jours qui la suivent *(Dreyfouss, Revue de médecine*, août 1885, V.) : la paralysie infantile de *Heine* ne se montre d'ordinaire pas si tôt.

Dès que les symptômes orageux du début se sont dissipés, le **pronostic** de la paralysie spinale infantile est absolument favorable *quoad vitam;* il n'en est malheureusement pas de même quant au rétablissement de l'extrémité paralysée : il est rare qu'il se produise jamais une amélioration de quelque importance. On devra donc enlever aux parents tout espoir d'un complet rétablissement, plutôt que d'occasionner à un père de famille sans fortune des cures répétées chaque année, coûteuses et sans effet.

Nous ne savons rien de l'**étiologie** de l'affection; il est loin d'être prouvé que le refroidissement soit en cause; peut-être s'agit-il d'un agent infectieux, d'un microbe particulier, mais ce n'est là qu'une pure hypothèse, à laquelle la communication faite par *Cordier (Lyon. méd.* 1888, 1, 2) est loin de rien enlever de sa valeur. *Cordier* a en effet signalé une épidémie de l'affection ayant sévi dans une petite localité et y frappant 13 enfants dans l'espace de deux mois : 4 moururent. Tout parlait pour une origine infectieuse, l'apparition de l'affection en été, son début subit, son cours identique dans les différents cas. D'après *Cordier*, l'infection se ferait par les voies aériennes.

Le **traitement** n'est guère plus avancé : tous les efforts tentés en vue de guérir ou même d'améliorer la paralysie, ont échoué. Le traitement électrique au moyen des deux courants, le massage systématique, la gymnastique, les frictions les plus variées, ne donnent que des résultats insignifiants. J'ai cependant obtenu une réelle amélioration, dans quelques cas, par l'application méthodique de la chaleur sous forme de bains de sable chaud, d'enveloppements chauds, etc. Mais il faut ajouter, qu'ici encore, les résultats n'étaient pas proportionnés à la peine et aux soins qu'on s'était donnés. J'ai moins de confiance encore dans les bains, quels qu'ils soient — bains salés, Kreuznach, Reichenhall, Kolberg, — bains ferrugineux, Pyrmont, Flinsberg, Schwalbach, — ou bains carbonatés, Rehme, Soden, — ou, enfin, thermes indifférents, Gastein, Johannisbad, etc. Ces derniers me paraissent les plus rationnels. Naturellement, l'enfant se trouvera bien de ces cures, il en reviendra plus fort, plus brillant, mais la paralysie elle-même, contre laquelle le traitement était spécialement dirigé, n'aura subi aucun changement favorable.

En 1887, diverses communications, malheureusement encore trop rares, sont venues solliciter l'attention : on serait parvenu à augmenter artificiellement la croissance des os; d'après *Helferich*, on arriverait à ce résultat par l'application d'un tube ou d'une bande élastique autour du membre paralysé, atrophié : la stase veineuse que l'on détermine ainsi artificiellement, permettrait une nutrition plus complète des tissus, y compris les os. *Schüller* a communiqué, à la Société de méde-

cine de Berlin, le 28 novembre 1888 (*Deutsch. med. Zeit.* 1888,
99, p. 1182), les résultats favorables obtenus, par ce moyen,
dans différents cas de l'espèce ; il engage à essayer ce traitement
dans les cas qui s'y prêtent. Le traitement chirurgical orthopédique est très important pour prévenir les déformations ; il est
du ressort de la chirurgie.

Bibliographie.

Prévost, Compt. rend. de la Soc. de Biol. 1866, pag. 215.
Charcot et Joffroy, Arch. de Physiol. 1870, V, pag. 135.
Roger et Damaschino, Gaz. méd. 1871, 41, 43.
Charcot, Leçons sur les maladies du système nerveux.
Friedländer, C., Ueber Verkalkung der Ganglienzellen. Virchow's
      Archiv. 1882, 88, 1.
Rockwitz, Deutsche Zeitschr. f. Chir. 1883, XIX, 2, 3.
Sahli, Deutsches Archiv. f. klin. Med. 1883, XXXIII, 3, 4.
Beevor, Med.-chir. transact. 1885, LXVIII, pag. 205.
Philips, Brit. med. Journ. 10. July 1886.
Lorenz, Ueber die Entstehung der Gelenkscontracturen nach spinaler
      Kinderlähmung. Wiener med. Wochenschr. 1887, 27—31.
Karewski, Die der spinalen Kinderlähmung folgenden Gelenkscontrac-
      turen und die paralytische Luxation der Hüfte. Archiv. f. klin. Chir.
      1888, 37, 2, pag. 346.
Cordier, Lyon. méd. 1888, LVII, 1, 2.
Rieder, Herrmann, Poliomylitis ant. acuta. Münchener med. Wochenschr.
      1889, XXXVI, 2.
Raymond, Maladies du système nerveux. Atrophies musculaires et mala-
      dies amyotrophiques. Paris, 1889.
Blocq et Marinesco, Poliomyélites et Polynévrites. Nouvelle icono-
      graphie de la Salpétrière. Troisième année, 1890, p. 137.

L'affection se rencontre aussi chez l'adulte, mais, autant le
processus pathologique et la forme clinique nous sont connus
chez l'enfant, autant il règne, à leur égard, d'obscurité chez
l'adulte. Le matériel d'observations dont on dispose est, en effet,
si restreint, qu'il n'est guère possible qu'exceptionnellement de
déterminer si l'on a réellement affaire à une poliomyélite antérieure, ou si l'on ne se trouve pas plutôt en présence d'une
affection périphérique, d'une névrite multiple. La distinction
clinique entre ces deux affections n'est possible qu'au stade
initial : dans la névrite, ce stade est marqué de différents
troubles de la sensibilité, de douleurs, entre autres, troubles
qui manquent dans la poliomyélite.

Voit-on une affection débuter par des symptômes graves,
fièvre, somnolence, convulsions, délire, etc., puis, au bout d'un
temps relativement court, une ou deux semaines par exemple,
survient-il une paralysie étendue aux quatre extrémités, accompagnée de flaccidité et d'atrophie des muscles, de la disparition

des réflexes, mais avec conservation de la sensibilité et des fonctions vésicales et intestinales, on peut avec grande probabilité, songer à une affection intéressant les cornes antérieures. Cette hypothèse acquiert un degré de certitude plus grand encore, si les muscles affectés répondent à l'un ou l'autre des groupements supposés de cellules ganglionnaires de la moelle : c'est ainsi que l'on voit se constituer certains des types de paralysie dont *E. Remak* a si bien fait ressortir l'importance — type antibrachial, caractérisé par la paralysie des extenseurs à l'exception du long supinateur, type brachial, dans lequel le biceps, le brachial interne, le deltoïde et le supinateur, sont affectés. Malheureusement, il faut bien avouer que ces cas typiques constituent l'exception et que, même pour les médecins les plus expérimentés, le diagnostic est le plus souvent très douteux.

L'incertitude ne peut naturellement que s'accroître lorsque la paralysie, au lieu de s'établir rapidement et d'acquérir en peu de temps toute son étendue, ne se développe que petit à petit, semblant gagner de proche en proche, avec des alternatives d'amélioration qui n'inspirent que de fausses espérances. En pareil cas, la réaction de dégénérescence complète se montre rarement, on constate le plus souvent la réaction de dégénérescence partielle : c'est la forme moyenne de la poliomyélite chronique *(Erb)*. Pour autoriser le diagnostic, il est nécessaire, naturellement, de s'appuyer sur d'autres symptômes, en particulier sur l'abolition des réflexes, l'état normal de la sensibilité, l'absence de troubles vésicaux ou sexuels, qui sont des conditions *sine qua non*. Nous signalerons plus tard les points essentiels servant à distinguer la poliomyélite du tabes.

En général, on ne fondera pas d'espoir trop vif sur le **traitement.** On devra cependant essayer l'électricité *ut aliquid fiat. Duckworth* recommande, en outre, la belladone, le fer, la quinine, l'huile de foie de morue, qui, paraît-il, lui ont donné de bons résultats.

L'étiologie n'est pas bien connue ; il est très douteux que le traumatisme puisse agir à titre de cause occasionnelle, quoi qu'en dise *Gibbons (med. Times and. Gaz.* 5 septembre 1885) qui prétend avoir vu se développer, chez un enfant de 9 ans, à la suite d'un traumatisme du genou, les symptômes de la poliomyélite antérieure — et l'enfant guérir !

Dans les cas de poliomyélite antérieure qui ont donné lieu à autopsie, on constate parfois, dans toute l'étendue de la moelle, une tuméfaction des cellules ganglionnaires et des cornes antérieures; les racines antérieures sont atrophiées, mais les nerfs périphériques sont intacts *(Oppenheim)*.

Bibliographie.

Lelvir, Progr. méd. 1881, IX, 42, 43.
Erb, Ueber das Vorkommen der chron.-atroph. Spinallähmung beim Kinde. Neurol. Centralbl., 1883, II, 8.
Bernhardt, Virchow's Archiv. 1883, Bd. 92, pag. 369.
Duckworth, Clinical lecture on subacute anterior spinal paralysis (ant. cornual myelitis) in the adult. Lancet. 14. November 1885.
Leclers et Blanc, Paralysie spinale de l'adulte. Lyon méd. 1886, 52.
Buss, Ein seltener Fall von atrophischer Spinallähmung (Poliom. ant. chron. adult.) mit Uebergang in acute Bulbärmyelitis. Berliner klin. Wochenschr. 1887, Nr. 28.
Oppenheim, Ueber Poliomyelitis ant. chron. Deutsche Med.-Ztg. 1887, 95, pag. 1087.
Du même, Archiv f. Psych. u. Nervenkrankheiten. 1888, XIX, 2. pag. 381.

DEUXIÈME CHAPITRE.

2. Atrophie musculaire progressive spinale, atrophie musculaire progressive.

Décrite pour la première fois par *Duchenne* et *Aran* (1849-1850), l'atrophie musculaire progressive fut rangée, par *Cruveilhier*, au nombre des maladies de la moelle; c'est enfin aux travaux de *Lockhart-Clarke* et surtout de *Charcot*, que l'on doit d'être assuré de l'existence d'un type pathologique, dont les lésions anatomiques sont localisées à la substance grise de la moelle épinière et s'accompagnent d'une atrophie musculaire caractéristique.

Ces **lésions anatomiques,** circonscrites, dans la plupart des cas, à la moelle cervicale, consistent, encore une fois, dans l'atrophie et la métamorphose des cornes antérieures en un tissu fibrillaire parsemé de cellules araignées; les grosses cellules ganglionnaires ont disparu complètement ou en partie, celles qui ont résisté sont, en tout cas, très rares et beaucoup moins grandes que normalement. La lésion s'étend également aux racines antérieures et aux fibres correspondantes des nerfs moteurs; les muscles innervés par ceux-ci, présentent encore, au microscope, leur striation transversale, mais leurs fibres sont beaucoup plus minces, certaines d'entre elles montrent aussi les altérations de l'atrophie dite dégénérative, c'est-à-dire une dégénérescence graisseuse et cireuse avec augmentation du nombre de noyaux musculaires 'et prolifération du tissu conjonctif interstitiel. Mais ici subsiste encore un point obscur : c'est le point de départ de l'affection ; doit-on considérer comme primaires les lésions spinales ou celles des extrémités périphériques des nerfs ; les deux suppositions sont-elles réalisées suivant les cas ? C'est ce qui reste encore à déterminer. En se basant sur nos connaissances anatomo-pathologiques de cette affection, on peut en tout cas être certain que, dans la moelle, aucune autre partie que celles dont il vient d'être question, n'est intéressée, et que, en particulier, les cordons latéraux des pyramides restent toujours indemnes.

Les débuts de la maladie sont très caractéristiques dans un grand nombre des cas. Le malade accuse une grande

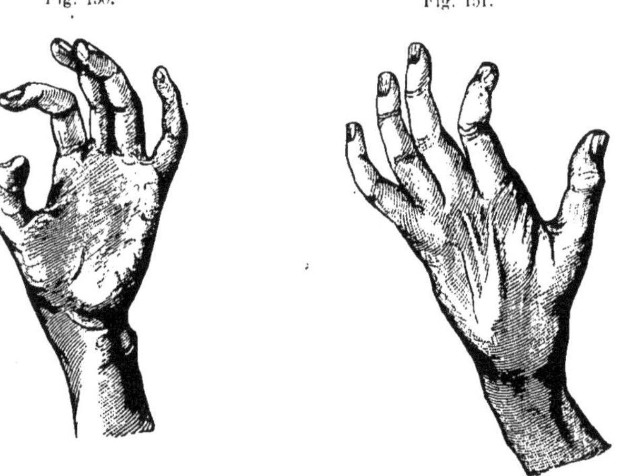

Fig. 150.
Fig. 151.

Main de singe.
Dépression des espaces interosseux au dos de la main.

Atrophie musculaire progressive. (D'après Eichhorst).

faiblesse dans le bras, le droit ordinairement, son travail s'en ressent et il ne peut plus s'y livrer sans qu'il se développe, dans cette extrémité, des douleurs et autres troubles de sensibilité. Ce dernier point est très important au point de vue du diagnostic. Au bout de quelques semaines déjà, un examen attentif permet de constater que les muscles de l'éminence thénar sont affaissés, déprimés, et que le pouce s'est rapproché du deuxième métacarpien, réalisant ainsi assez bien la « main de singe » (Fig. 150). De plus, les espaces interosseux du dos de la main s'accusent davantage, se dépriment, les phalanges terminales des doigts ne s'étendent plus qu'incomplètement (Fig. 151). La paume de la main elle-même, grâce à l'atrophie des lombricaux, se creuse, paraît évidée. L'atrophie des muscles de l'éminence thénar et de l'éminence hypothénar fait des progrès rapides; celle des muscles interosseux imprime peu à peu aux doigts une sorte de griffe et finit par donner à la main cette position connue sous le nom de main en griffe, telle que nous l'avons rencontrée dans la paralysie du cubital (p. 343). Les choses restent à peu près en cet état pendant quelques semaines, ou même pendant quelques mois, puis l'atrophie envahit les muscles de l'avant-bras, ou bien, sautant au-dessus d'eux, elle se jette sur la musculature de l'épaule, où elle frappe particulièrement le deltoïde. Si elle a envahi l'avant-bras, elle atteint de préférence et d'abord les extenseurs. Les muscles du tronc et ceux des jambes ne sont intéressés que sur le tard, parfois même ils ne le sont jamais. L'envahissement du diaphragme et autres muscles inspiratoires vient mettre naturellement, un terme à l'existence, de même que l'extension du processus de la moelle épinière à la moelle allongée donne lieu à l'apparition des symptômes de la paralysie bulbaire progressive qui mettent la vie en danger (p. 150 et suivantes). Si ces complications ne se présentent pas, si les muscles respiratoires sont épargnés, l'affection peut durer bien des années et n'être interrompue que par une maladie intercurrente.

Outre les débuts typiques, le **diagnostic** pourra encore s'appuyer sur les symptômes suivants : 1. L'apparition des contractions fibrillaires dans les muscles affectés, ces contractions sont provoquées parfois par la percussion, mais elles peuvent aussi se montrer spontanément et d'une façon ininterrompue. 2. L'état de l'excitabilité électrique qui est en rapport avec le nombre de fibres musculaires intactes; lorsque celles-ci ont disparu pour la plupart, l'excitabilité pour les deux courants diminue dans la même proportion; elle est complètement éteinte si toutes les fibres sont remplacées par du tissu graisseux ou du tissu conjonctif. Il est exceptionnel de voir l'excitabilité subir des altérations qualitatives, c'est-à-dire montrer la réaction de dégénérescence. 3. La disparition des réflexes tendineux, suffisamment expliquée par l'atrophie des cellules ganglionnaires entrant dans la composition de l'arc réflexe (p. 411); la conservation habituelle du réflexe patellaire est due à l'immunité presque constante de la musculature des extrémités inférieures. Enfin, 4. l'état de la sensibilité qui ne subit d'altération nulle part, ni sous aucune de ses manifestations : sens du toucher, de la pression, de la température, de la douleur. La teinte cyanotique des mains et leur froideur doivent être rapportées à l'absence de contractions musculaires; les troubles trophiques font habituellement défaut, il en est de même des troubles du côté de la vessie et de l'intestin.

Comme on le voit, le **diagnostic** s'impose en quelque sorte : on évitera facilement de confondre avec une myélite, une névrite, une syringomyélie; la nature flasque de la paralysie, l'absence de tout symptôme d'excitation motrice et de troubles de la sensibilité, plaident fortement contre l'existence d'une myélite. On trouvera dans la façon de débuter de l'affection par les petits muscles de la main, un élément de diagnostic plus précieux encore; si ce caractère est bien marqué, toute erreur est impossible.

Quant à l'**étiologie,** elle nous est un peu mieux connue que celle de la paralysie spinale infantile; on a pu démontrer, tout au moins pour un certain nombre de cas, que les efforts musculaires, entre autres le travail à la machine à coudre, pouvaient agir comme cause, ou plutôt, que le début de l'affection était souvent précédé d'un surmenage musculaire auquel on est en droit, dès lors, d'assigner un certain rôle étiologique. Reste à savoir maintenant pourquoi, dans tel cas, la fatigue musculaire conduit à l'atrophie, comme on l'observe par exemple pour le grand dentelé *(Chvostek)*, et pourquoi dans tel autre, elle aboutit à l'hypertrophie, comme pour le biceps des forgerons. Récemment *Bernhardt (Virchow's Arch.* 1889, 115, 2) a signalé le fait que l'affection pouvait être héréditaire.

Il ne peut être question d'un **traitement** réellement efficace dans l'atrophie musculaire progressive : l'affection résiste aux moyens thérapeutiques de toute nature que nous pouvons lui opposer.

Bibliographie.

Chvostek, Oesterr. Zeitschr. f. prakt. Heilk. 1871, XVII, 13—16.
Lockhart Clarke, Med. Chir. Transact. 1873, LVI, pag. 103.
Charcot, *loco citato.*
Pierret et Troisier, Arch. de Physiol. 1875, 2. Sér. II, 2.
Bode, Casuist. Beiträge zur Aetiologie, Symptome und Diagnose der progress. Muskelatrophie. Inaug.-Diss. Halle 1881.
Westphal, Charité-Annalen. 1886. XI, pag. 357 (Atrophie musc. progress. avec participation des muscles de la face).
Schultze, F., Ueber den mit Hypertrophie verbundenen progressiven Muskelschwund und ähnliche Krankheitsformen. Wiesbaden, Bergmann, 1886.
Landouzy et Déjerine, Nouvelles recherches cliniques et anatomopathologiques sur la myopathie atrophique progressive à propos de six observations nouvelles dont une avec autopsie. Revue de Méd. 1886, VI, 12, 977—1027.
Charcot et Marie, Sur une forme particulière d'atrophie musculaire progressive, etc. Ibid. 1886, VI, 2, pag. 97.

Ladame, Contribution à l'étude de la myopathie atrophique progressive.
    Ibid. 1886, VI, 10, pag. 817.
Strümpell, A., Deutsches Arch. f. klin. Med. 1887, Bd. XLII. 1—3 pag. 230.
Bernhardt, Ueber einen Fall von (juveniler) progressiver Muskelatrophie
    mit Betheiligung der Gesichtsmusculatur. Berliner klin. Wochenschr. 1887. Nr. 41.
Spillmann et Haushalter, Observation de myopathie progressive
    primitive à type facio-scapulo-humérale. Revue de Méd. 1888. VI.
Sachs, Progressive muscular dystrophies ; the relation of the primary forms
    to one another and to typical progressive muscular atrophy. Journ.
    of nerv. and ment. Dis. 1888, XIII, 11.

II. Lésions de la substance blanche. Leucomyélite.

Nous avons vu que la poliomyélite, ou l'ensemble des maladies de la substance grise, s'en prenait presque exclusivement à une seule partie de cette substance, particulièrement aux cornes antérieures et à leurs éléments constitutifs ; il en est tout autrement dans les affections de la substance blanche, ou leucomyélites (λευκος, blanc); ici, toutes les parties peuvent être atteintes, soit isolément, soit en commun. Il est d'une extrême importance de savoir distinguer les symptômes cliniques auxquels donnent lieu les lésions des différents cordons blancs ou systèmes *(Flechsig)* — affections systématiques.

Ces affections de la substance blanche se montrent, soit à titre d'affections primaires — et alors il est souvent impossible de leur assigner aucune cause étiologique — soit à titre d'affections secondaires venant s'ajouter à différentes maladies du cerveau (v. p. 225 et 226) ou de la moelle elle-même (inflammations traumatiques, paralysies par compression). Nous aurons à les examiner séparément.

A. Lésions primaires des cordons blancs.

Au point de vue **anatomo-pathologique**, la dégénérescence primaire des cordons blancs se caractérise par la disparition des fibres nerveuses et le développement simultané de la névroglie. Au début, la gaine de myéline est détruite, le cylindre-axe, plus résistant, ne disparaît que plus tard ; en même temps, les gaines lymphatiques des vaisseaux se gorgent de corpuscules granulo-graisseux dont le rôle consiste à éloigner de la région atteinte les parties mortifiées *(Ziegler)*. La névroglie hyperplasiée se rétracte ensuite et étrangle les tubes nerveux devenus vides. L'ensemble de ce processus qui comprend encore l'épaississement des parois vasculaires, est connu sous le nom de sclérose ou dégénérescence grise.

Jusqu'à présent, la sclérose isolée semble ne pouvoir atteindre que les cordons antéro-latéraux, dont la communauté anatomique a été démontrée à la p. 408, jamais les cordons postérieurs. Dans les premiers, c'est le cordon latéral des pyramides qui est le plus souvent affecté ; la lésion ne s'étend d'ailleurs pas fatalement à tout ce tractus, une partie de ses fibres seulement peut en être le siège *(Westphal)* ; cependant, les cas observés jusqu'à présent s'accompagnaient, la plupart du temps, d'autres altérations anatomiques ; on ne connaît qu'un seul exemple de sclérose pure des cordons latéraux : c'est celui publié par *Dreschfeld*, en 1881.

La sclérose primitive des cordons latéraux, paralysie spinale spastique ou tabes dorsal spasmodique, a été décrite pour la première fois vers la même époque par *Erb* et *Charcot* (1875). Ces deux auteurs caractérisent l'affection en la désignant comme une paralysie motrice s'accompagnant d'une exagération prononcée des réflexes tendineux. En fait, on ne constate, chez les malades de l'espèce, d'autre trouble que la perte plus ou moins complète de l'usage des membres inférieurs. La marche est devenue impossible, les pieds semblent tenir au sol, et le patient n'avance qu'en les traînant, le bord interne ne s'éloignant pas de terre. Les muscles sont fermes, durs ; les jambes, rigides dans l'articulation du genou, ne se plient qu'avec peine. Lorsque l'on fait asseoir le patient sur le bord d'une table, les jambes, au lieu de tomber mollement, comme on pourrait s'y attendre, restent étendues et sont le siége d'une trépidation tétanique que déterminent les contractions du triceps fémoral. Le réflexe patellaire est excessivement exagéré, le clonus du pied s'obtient avec la plus grande facilité. Le malade n'accuse guère d'autre trouble subjectif que l'impossibilité de la marche : les fonctions vésicales, intestinales et sexuelles sont intactes : la participation d'une seule de ces fonctions suffirait pour faire exclure la sclérose latérale ; de plus, il ne doit pas exister d'atrophie musculaire pour autoriser le diagnostic. La démarche spastique ou spastico-parétique du patient est très caractéristique ; on peut suivre ses traces, dans le sable du jardin, sous forme de traînées bien nettes ; dans sa chambre, chacun de ses pas est accompagné d'un bruit de frottement ; enfin, on peut encore tirer quelque renseignement de l'état de la semelle de ses chaussures, qui est beaucoup plus usée et plus mince à son bord interne qu'à son bord externe.

L'affection débute, dans la jeunesse ou à l'âge moyen, d'ordinaire par une seule jambe pour s'étendre plus tard à l'autre. En général, la musculature du tronc et celle des bras restent indemnes ; on a cependant vu des cas où le bras s'entreprenait à son tour *(Strümpell)*. La durée de la maladie est pour ainsi dire indéfinie, les années se passent sans que l'état du patient subisse d'aggravation notable, puis une affection intercurrente vient mettre un terme à la vie.

On est moins certain ici que dans l'atrophie musculaire progressive, que les efforts excessifs puissent avoir une influence **étiologique** sur l'apparition du tabes spasmodique. On pourrait y penser cependant, l'affection ayant été observée chez des acrobates *(Donkin)* et des porteurs de pierre *(Munster)*. *Morgan (Lancet.* 19 janvier 1881) signale le séjour prolongé dans l'eau avec refroidissement consécutif, comme capable de provoquer l'affection.

Si les cordons latéraux pyramidaux sont rarement malades isolément, ils le deviennent souvent en commun avec les cordons postérieurs et les cordons cérébelleux — parfois les colonnes de *Clarke* sont comprises dans le processus. On a alors affaire à une affection systématique combinée dont les lésions anatomiques ont été décrites par différents auteurs *(Westphal, Gowers, Strümpell)* et dont les symptômes doivent leur extrême variabilité à la variabilité même des lésions : supposons, par exemple, que les cordons latéraux soient malades jusqu'à leur partie la plus reculée, mais que les cordons postérieurs soient indemnes dans les régions dorsale et lombaire de la moelle, il se montrera de la rigidité musculaire et une exagération des réflexes ; au contraire, si la lésion porte également sur les cordons postérieurs, les symptômes précités manqueront : la lésion du cordon latéral est en quelque sorte paralysée par celle du cordon postérieur *(Westphal)*.

L'affection semble souvent dépendre d'un vice de formation que l'on retrouve parfois répété chez divers membres de la même famille et qui peut se transmettre par hérédité. En pareil cas, l'affection débute déjà dans la première jeunesse, souvent en même temps chez plusieurs des enfants ; elle porte le nom d'ataxie héréditaire de Friedreich, d'après celui qui l'a décrite le premier.

Chez l'enfant, les troubles moteurs débutent dans les pieds, la marche devient maladroite, trébuchante ; s'il existe le moindre obstacle sur son chemin, l'enfant s'y butte et tombe. En même temps, le réflexe patellaire disparaît. Les extrémités supérieures ne sont atteintes que plus tard ; elles ne le sont d'ailleurs pas régulièrement. Les troubles moteurs, en second lieu, se jettent sur la musculature de la langue et des lèvres, et donnent lieu à un embarras de la parole fort caractéristique. Enfin, les troubles en question s'en prennent aux muscles moteurs de l'œil et donnent lieu à un nystagmus réel. Tel est le trio de symptômes qui assure le diagnostic de cette affection d'ailleurs très rare. L'ataxie de *Friedreich* n'a rien de commun avec le tabes dorsal, les troubles vésicaux et les altérations de la sensibilité qui sont inséparables du tabes, font ici complètement défaut. On ne pourrait guère la confondre avec la sclérose multiple, car elle ne présente ni le tremblement, ni le caractère scandé de la parole, que l'on rencontre dans cette dernière affection.

La **durée** de l'ataxie de *Friedreich* est fort longue, la terminaison est toujours défavorable, les muscles s'atrophient par suite de leur inactivité, des contractures se développent dans les membres.

Chez l'adulte, la sclérose combinée des cordons latéraux et postérieurs, se traduit par les mêmes symptômes que chez l'enfant; de plus il s'y ajoute certaines particularités que *Gowers*, surtout, a bien fait ressortir. Cet auteur donne à l'affection lé nom de paraplégie ataxique. Les extrémités inférieures sont le siège de parésie et d'ataxie, la démarche est incertaine, vacillante, et de plus, ici, s'ajoutent une faiblesse des sphincters et une impotence sexuelle plus ou moins prononcée ; la disparition du réflexe patellaire, qui n'a lieu qu'assez tard, est précédée d'une exagération de ce même réflexe, circonstance que l'on ne rencontre pas dans l'ataxie héréditaire ; cette exagération est encore accompagnée de rigidité musculaire, de spasmes et du clonus dorsal. On le voit, en certaines circonstances on pourrait assez facilement confondre avec le tabes, surtout si le réflexe patellaire a complètement disparu, ce qui est d'ailleurs exceptionnel. A ce point de vue, l'**étiologie** pourra être de quelque utilité pour le diagnostic : ici, la syphilis ne joue absolument aucun rôle, tandis que le refroidissement et les excès corporels interviennent pour une large part dans la genèse de l'affection.

Bibliographie.

Paralysie spinale spastique.

Leyden, Archiv f. Psych. und Nervenkrankh, 1878, VIII, 2, pag. 761. (Sur la sclérose de la moelle épinière obtenue expérimentalement).

Möbius, Zur spastischen Spinalparalyse. Schmidt' Jahrb. 1880. Bd. CLXXXVIII, pag. 129.

Donkin, Brit. med. Journ. 9 Dec. 1882. (Paraplégie spastique chez un acrobate).

Westphal, Ueber einen Fall von sog. spastischer Spinalparalyse mit anat.
    Befunde. Archiv. f. Psych. und Nervenkrankh. 1884, XV, I, 224.
Pitres, Un cas de paralysie générale spinale antérieure subaiguë suivi
    d'autopsie. Progr. Méd. 1888, 35.
Knuth, Ueber spastische Spinalparalyse mit Dementia paralytica. Kiel 1888.
Richardson, Case of infantile spastic paralysis. Lancet. November 1888,
    II, 19.

Maladie de Friedreich.

Brousse, De l'ataxie héréditaire. Paris 1882. (Maladie de Friedreich).
Rütimeyer, Virchow's Archiv. 1883. Bd. XCI, 2.
Erlenmeyer, Centralbl. f. Nervenheilk. 1883, VI, 17.
Wälle, Schweizer Corresp.-Bl. 1884, XIV, 2.
Musso, Riv. clin. 1884, XXIII, 10.
Longuet, l'Union. 1884, 72.
Schulze, F., Arch. f. Psych. und Nervenkrankh. 1884, XV, I, pag. 262.
Seguin, New-York med. Record. 1885, XXVII, 29.
Sinkler, Journ. of nerv. and ment. diseases. 1885, XII, 3.
Ormerod, Med.-chir. Transact. 1885, LXVIII, pag. 147.
Judson, S. Bury, Brain. July 1886, IX.
Stintzing, Münchener med. Wochenschr. 1887, Bd. XXXIV, 21.
Rütimeyer, Virchow's Archiv. 1887, CX, 2.
Charcot, Progr. méd. 1887, 23.
Rütimeyer, Ueber hereditäre Ataxie. Virchow's Arch. 1887, 110. 2.
Ormerod, Brain. 1888, XXXIX and XL.
Gilles de la Tourette, Nouv. Iconograph. de la Salpêtr. 1888, 3.
Menzel, Beitragzur kenntniss der hereditären Ataxie und Kleinhirnatro-
    phie. Arch. f. Psych. tome XXII. 1. p. 160.
Blocq et Marinesco, Sur l'anatomie pathologique de la maladie de
    Friedreich. Arch. de Neurol. vol. XIX. 1890. p. 331.

Affections systématiques combinées.

Kahler und Pick, Arch. f. Psych. und Nervenkrankh. 1877, VIII,
    pag. 251.
Prevost, Arch. de Physiol. 1877, 2, Sér. IV, 3, 4, 5. (Sclérose combinée des
    cordons postérieurs et latéraux).
Strümpell, Archiv. f. Psych. und Nervenkrankh. 1880, XI, 1.
Edes, The somewhat frequent occurence of degeneration of the postero-
    lateral columns of the spinal cord in so called spinal concussion.
    Boston med. and surg. Journ. 21. September 1882.
Grasset, Du tabes combiné (ataxo-spasmodique) ou sclérose postéro-latérale
    de la moelle. Arch. de Neurol. 1886, XI, XII.
Gowers, Ataxic paraplegia. Lancet. 1886, II, I, 2.
Babinski et Charrin, Sclérose médullaire systématique combinée.
    Revue de Méd. 1886, III, 11, pag. 962.
Strümpell, Ueber eine bestimmte Form der primären combinirten Sys-
    temerkrankungen des Rückenmarks. Ibid. 1886. XVII, 1.
Erlicki et Rybalkin, Zur Frage über die combin. Systemerkrankungen
    des Rückenmarks. Arch. f. Psych. etc. 1886, XVII, 3.
Dana, Progressive spastic ataxia (combined fascicular sclerosis) and the
    combined sclerosis of the spinal. The med. Record. 2. July 1887.
Adamkiewicz, Wiener med. Wochenschr. 1888, 17.
Kiewlicz, Arch. f. Psych. und Nervenkrankh. 1889, XX, 1. (Myélite trans-
    verse, syringomyélie, sclérose multiple et dégénérations secondaires).

B. Lésions secondaires des cordons blancs.

Une affection anatomique atteignant les centres moteurs du cerveau ou les parties situées entre ces centres et les cellules ganglionnaires motrices de la moelle épinière, c'est-à-dire la voie cortico-musculaire ou voie pyramidale, détermine au cerveau une dégénérescence descendante des fibres motrices du côté correspondant à la lésion. Dans la moelle épinière, la dégénérescence secondaire s'étend sur les cordons latéraux du côté opposé, tandis que le cordon antérieur pyra-

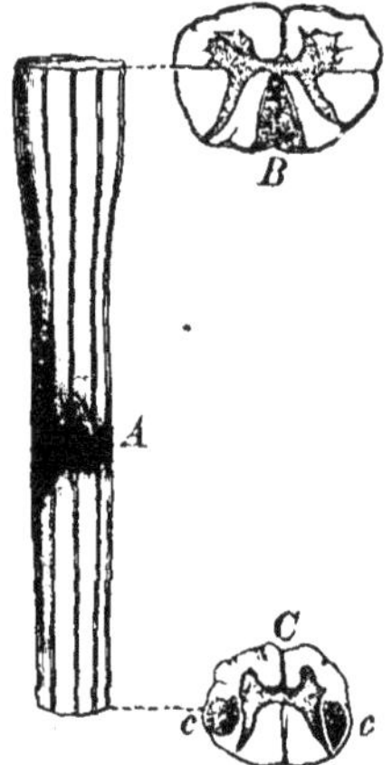

Fig. 152.

Dégénérescence ascendante et descendante dans la moelle épinière.

A Endroit où a eu lieu la lésion primaire et d'où part la dégénérescence. B Dégénérescence ascendante du cordon de Goll. C Dégénérescence descendante de la voie pyramidale. (D'après *Gowers*).

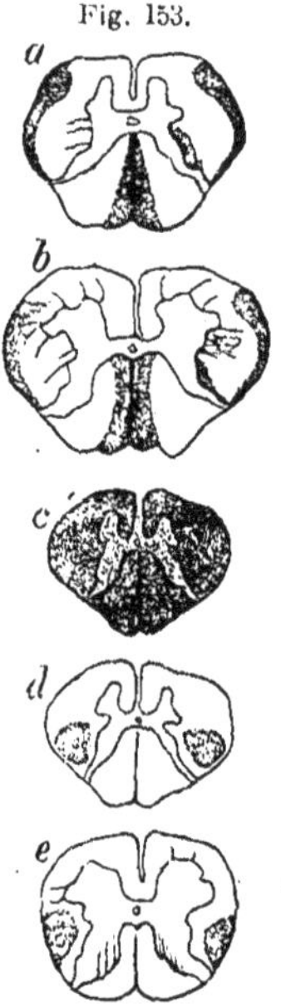

Fig. 153.

Dégénérescence secondaire ascendante et descendante dans une affection transverse siégeant au niveau des parties supérieures de la moelle dorsale.

La dégénérescence s'étend, vers le haut, sur les cordons de Goll et les cordons cérébelleux, vers le bas, sur les cordons latéraux des pyramides. (D'après *Strümpell*).

midal, non entrecroisé, n'en porte que quelques traces. (1) Les causes de la sclérose ne nous sont pas encore exactement connues, de même qu'il est à peu près impossible de donner une description complète de ses symptômes cliniques. On admet

---

(1) Dans certains cas, au moins, la dégénérescence ascendante atteint, en outre, les cordons de Gowers, c'est-à-dire la partie antérieure de la zone périphérique des cordons latéraux. La figure ci-dessus 153, *a, b,* empruntée à Strümpell présente cette dégénérescence ; en effet, le faisceau cérébelleux ne dépasse guère en avant la moitié postérieure de la zone périphérique. Or, dans ces figures, la dégénérescence périphérique arrive à peu près jusqu'aux racines antérieures : c'est qu'elle atteint non seulement le faisceau cérébelleux, mais encore le cordon de Gowers (X. F.).

qu'elle est provoquée par la séparation des parties affectées
d'avec leurs centres trophiques ; quant aux symptômes, on est
généralement porté à considérer la rigidité musculaire qui
s'établit peu à peu, l'exagération des réflexes et les contractures
tardives comme des phénomènes inséparables de la sclérose ;
cependant on trouve souvent, *post mortem*, une dégénérescence étendue des cordons latéraux chez des sujets qui, pendant
la vie, n'ont présenté aucun des symptômes dont il vient
d'être question.

Une affection anatomique intéressant la moelle épinière à
un certain niveau, dans toute l'étendue de sa coupe transversale, détermine également des dégénérescences secondaires ;
seulement, au lieu de s'étendre presque uniquement sur les
cordons latéraux pyramidaux et vers le bas, ces dégénérescences s'étendent également vers le haut, en suivant particulièrement la partie interne des cordons postérieurs *(Goll)* (v. fig.152)
et les cordons cérébelleux *(Flechsig)* qui sont en rapport avec
les colonnes de *Clarke* (Fig. 153). Autant cette dégénérescence
ascendante, qui prouve que les centres trophiques de ces deux
faisceaux sont situés vers la périphérie — dans les colonnes de
Clarke, par ex., — offre d'intérêt au point de vue physiologique, autant il est difficile de lui assigner, jusqu'ici, d'importance clinique spéciale.

III. Lésions des substances grise et blanche.

Ainsi que *Charcot* et *Joffroy* l'ont démontré les premiers,
il existe un complexus symptomatique répondant à la lésion
simultanée des grandes cellules ganglionnaires des cornes antérieures de la moelle, et des voies pyramidales. C'est grâce à la
découverte du trajet des voies de conduction, faite par *Flechsig*,
que l'on est parvenu à s'expliquer les particularités cliniques de
cette affection que les auteurs français désignent, avec *Charcot*,
sous le nom de sclérose latérale amyotrophique (rigoureusement : myo-atrophique). On sait aujourd'hui qu'elle consiste dans l'atrophie dégénérative de la voie cortico-musculaire,
débutant par la moelle lombaire et se continuant, ainsi que
Charcot et *Marie* l'ont tout récemment démontré, jusqu'aux
cellules ganglionnaires motrices des circonvolutions centrales.
Lorsque nous parlions de la paralysie bulbaire progressive
(p. 150), nous faisions cette remarque que les noyaux moteurs
de la moelle allongée pouvaient être le siège d'un processus
pathologique identique à celui que l'on trouve dans les cellules
des cornes antérieures, et que les deux affections qui correspon-

dent à ces deux lésions, sont par là analogues ; cette analogie de lésions se retrouve encore dans l'atrophie musculaire progressive de nature spinale, dans laquelle également les grandes cellules ganglionnaires sont atteintes par le processus dégénératif. L'atrophie, après avoir débuté par les cellules ganglionnaires, s'étend vers la périphérie, sur les racines antérieures et les muscles correspondants.

Par l'étude des lésions anatomiques, on comprend facilement pourquoi les **symptômes cliniques** se passent uniquement dans les sphères motrice et trophique et pourquoi la sensibilité reste intacte. L'affection fait d'abord sentir ses effets dans les bras et les mains, le malade y accuse une faiblesse parétique qui le met bientôt dans l'impossibilité de se livrer à son travail ; l'affaiblissement de la puissance motrice progresse ainsi assez rapidement ; le malade lui-même se l'explique par l'amaigrissement prononcé des muscles de la main, muscles des éminences thénar et hypothénar, muscles intcrosseux.

Les bras s'émacient également, surtout du côté des extenseurs, l'atrophie du deltoïde enlève bientôt à l'épaule la rondeur primitive de ses contours ; l'atrophie s'empare aussi du triceps et de différents autres muscles, imprimant ainsi rapidement à tous les mouvements du patient, une faiblesse et une gaucherie prononcées. En même temps, on peut constater l'exagération des réflexes ; la percussion des os de l'avant-bras provoque de vives contractions musculaires (réflexe périostique).

Le phénomène de la mâchoire inférieure, signalé par *de Watteville*, ne me paraît pas posséder l'importance qu'on lui prête ; je l'ai trouvé chez des personnes bien portantes, comme il peut manquer chez les malades qui nous occupent ; il ne présente donc qu'une valeur diagnostique relative. Pour le provoquer, on abaisse la mâchoire inférieure à l'aide d'un large coupe-papier, et l'on percute celui-ci sur le plat, avec le marteau, aussi près que possible des dents : la mâchoire répond par une contraction rapide des muscles masticateurs.

Au bout d'un temps relativement court, les extrémités supérieures deviennent complètement paralytiques; peu à peu, il s'y développe des contractures, affectant de préférence l'articulation du coude et celle du poignet. Plus tard, les extrémités inférieures s'entreprennent à leur tour et de la même façon, sans atteindre cependant un degré aussi prononcé : d'abord, faiblesse et embarras dans la marche, maladresse dans les mouvements, plus tard, rigidité musculaire, exagération du réflexe patellaire, clonus dorsal, et, finalement, immobilité complète avec contractures dans les articulations de la hanche, du genou et du pied. J'ai eu, dans mon service, une femme de 34 ans qui était réduite à une immobilité complète depuis 2 ans, au point que le moindre mouvement volontaire était devenu impossible soit avec les doigts, les mains, les bras, soit avec les orteils, les pieds ou les jambes. L'extension du processus anatomique aux noyaux moteurs de la moelle allongée, vint mettre une fin à la maladie, la déglutition s'entreprit et bientôt la malade ne put plus avaler aucune nourriture. La terminaison fatale peut encore être amenée par des troubles respiratoires. La durée de l'affection ne dépasse qu'exceptionnellement 2 à 3 années.

Le **diagnostic** présente rarement de difficultés sérieuses. On pourra éviter de confondre la sclérose latérale amyotrophique avec l'atrophie musculaire progressive, si l'on tient compte de la durée de l'affection, de l'état des réflexes, qui, comme on l'a vu, disparaissent complètement dans cette dernière.

L'**étiologie** ne nous est pas mieux connue que le traitement.

Bibliographie.

Charcot et Marie, Arch. de Neurol. 1885, X, 28, 29.
Kojewnikoff, Centralbl. f. Nervenheilk. 1885, VIII, 16.
de Wattewille, Neurol. Centralbl. 1886. V, 3. (Sur le phénomène de la mâchoire inférieure).
Rybalkin, Centralbl. f. Nervenheilk. 1886, IX, 8. (Sur le phénomène de la mâchoire inférieure).
Zacher, Neurol. Centralbl. 1886, V, 23. (Sclérose latérale amyotrophique compliquée de paralysie musculaire progressive).
Marie, Observations de sclérose latér. amyotroph. etc. Arch. de Neurol. 1887, XIII, p. 387.
Musso, Rivista clinica. Juni 1887.
Lennmalm, Upsala läkarefören. Förh. 1887, XXII, 7.
Florand, Contribution à l'étude de la sclérose latérale amyotrophique. Thèse de Paris. 1887. (« Maladie de Charcot »).

Nous allons examiner présentement une affection spinale dont les lésions occupent aussi les deux substances, grise et blanche, parfois dans toute l'étendue de la section de la moelle, parfois seulement sur une partie de celle-ci. Cette affection diffère à divers titres de celles que nous avons envisagées antérieurement : ici, ce n'est plus sur des systèmes isolés que les lésions s'étendent, elles englobent indistinctement une plus ou moins grande partie de l'étendue transversale de l'axe spinal, y constituant des foyers plus ou moins nombreux, et plus ou moins développés, aussi bien en hauteur qu'en largeur. C'est donc d'une affection non systématique, diffuse, qu'il s'agit ici. En réalité, elle consiste en une inflammation de la substance médullaire que, suivant son cours, on désigne sous le nom de myélite aiguë ou chronique, ou de myélite transverse.

A l'autopsie, les lésions anatomiques peuvent être à peine visibles, alors même que, pendant la vie, les paralysies les plus graves se sont manifestées. C'est surtout le cas dans les paralysies par compression de la moelle, telles qu'on en rencontre dans les maladies des vertèbres. On est donc obligé d'admettre alors, qu'une compression modérée suffit pour amener une interruption dans la conduction, tout en respectant l'élément nerveux proprement dit. Là où les lésions sont manifestes, où l'on trouve les fibres nerveuses amincies, atrophiées, le processus débute par la disparition de la gaine de myéline du cylindre-axe intéressé, plus tard, les cellules se ratatinent et perdent leurs prolongements; en même temps que les éléments nerveux subissent cette destruction, la névroglie prolifère, se développe outre mesure, et au milieu du tissu conjonctif ainsi formé, on trouve, en grand nombre, ces cellules conjonctives que *Deiters* a nommées cellules araignées à cause de leurs nombreux prolongements. Dans les interstices du réseau de la névroglie, se trouvent des cellules granulo-graisseuses, qui, après avoir recueilli la graisse provenant des tissus nerveux dégénérés finissent tôt ou tard par être détruites à la façon des corpuscules blancs du sang. Les vaisseaux, dilatés, présentent des altérations de leurs parois, épaississement à certains endroits, dégénérescence hyaline à d'autres. Si le processus évolue avec une rapidité relative, on trouve, à l'autopsie, la moelle ramollie, et d'une coloration gris-rougeâtre; s'il a été lent, au contraire, la moelle, grâce à la prolifération conjonctive, accuse une augmentation de sa consistance : elle est sclérosée.

Au point de vue macroscopique, on n'a, en général, pas grand chose à signaler; si l'on met durcir la moelle dans le liquide de *Müller*, certaines parties se colorent en jaune vif, les autres en vert foncé : les premières, qui sont les parties malades, n'ont pu se colorer en vert par le chrome parce que les gaines de myéline, qui auraient dû fixer le réactif, ont disparu. L'examen microscopique des matériaux frais ou durcis peut seul, d'ailleurs, nous révéler l'existence et la nature des lésions anatomiques.

Suivant la localisation du processus, on distingue une myélite dorsale, qui est la plus fréquente, une myélite lombaire, qui est la plus rare, et une myélite cervicale, qui est relativement fréquente : dans les deux premières, les membres supérieurs ne sont pas intéressés ; dans la myélite cervicale, ils participent également à l'affection.

Les **symptômes** cliniques de la myélite ressemblent complètement à ceux qui ont été décrits dans les affections systématiques ; il nous faudra donc revenir à peu près sur tout ce que nous en avons déjà dit. Ici aussi, nous rencontrons des troubles moteurs, sensibles et trophiques, l'altération des réflexes et des manifestations du côté de la vessie et de l'intestin. Les t r o u b l e s m o t e u r s consistent en phénomènes de paralysie ou d'excitation, les premiers dominant la plupart du temps ; un des principaux symptômes de myélite est une faiblesse parétique des membres inférieurs, se changeant, tôt ou tard, en une paralysie complète. Le plus souvent, les deux jambes sont intéressées en même temps — paraplégie — parfois cependant l'une résiste plus longtemps que l'autre, ce qui est dû simplement à l'inégalité des lésions dans les voies pyramidales. Lorsque la paralysie, au lieu de s'établir sur les membres inférieurs, se montre en premier lieu aux bras, c'est que le processus siége à la moelle cervicale. Les phénomènes d'excitation se réduisent à l'existence de quelques contractions convulsives spontanées ou provoquées par l'excitation légère de la peau ; l'éloignement des couvertures et le changement de température qui en résulte, suffit parfois pour déterminer, dans l'une des extrémités inférieures, une sorte de trépidation qui semble être d'origine réflexe. Il en est de même d'autres phénomènes du même genre.

Les t r o u b l e s d e s e n s i b i l i t é n'acquièrent pas, dans la myélite, la même importance que les troubles moteurs ; ils sont d'ailleurs loin d'être aussi constants que ces derniers ; il se présente même des cas où ils font complètement défaut ou, tout au moins, ces troubles ne deviennent réellement pénibles et marqués, que relativement tard. On a le plus souvent affaire à de la p a r e s t h é s i e, engourdissement, fourmillements, et à une diminution de sensibilité pouvant aller jusqu'à l'anesthésie complète : l'étendue et la localisation de ces divers troubles sont assez variables. Il est exceptionnel d'avoir à constater ici ces d o u l e u r s s p o n t a n é e s, qui, à l'exemple de celles du tabes, sont capables, par leur persistance et leur acuité, d'aggraver la situation du patient ; on peut dire que, dans l'immense majorité des cas, elles manquent ou n'atteignent qu'un degré insignifiant. L'existence de troubles de sensibilité sur le tronc permet, d'après la hauteur à laquelle ils atteignent, de localiser la lésion inflammatoire de la moelle. Si celle-ci siége dans la moelle lombaire, les troubles en question ne dépassent pas l'ombilic, si la lésion est située dans la partie inférieure de la moelle dorsale, tout est normal vers le haut du thorax, à partir du milieu du sternum. Si les troubles de sensibilité affectent le cou et les extrémités supérieures, on peut en conclure que l'inflammation siége dans la moelle cervicale. La prédominance des troubles de sensibilité et de la douleur indiquent toujours que la substance grise des cornes postérieures et les cordons postérieurs sont particulièrement intéressés.

Les troubles trophiques apparaissent lorsque les lésions envahissent les centres trophiques, c'est-à-dire les cellules des cornes antérieures; si l'atrophie dégénérative, avec réaction de dégénérescence, se montre à la jambe, on peut conclure à une lésion intéressant les cornes antérieures dans la moelle lombaire; les mêmes symptômes s'observent-ils aux bras, la lésion siége dans la moelle cervicale. On ne devra jamais négliger l'examen électrique; il peut se présenter, par exemple, que la musculature des jambes paralysées accuse une certaine atrophie, mais qu'il n'existe pas de réaction de dégénérescence : on peut, en ce cas, considérer l'atrophie comme une simple atrophie par inactivité, par absence de contractions musculaires. On peut encore constater parfois d'autres troubles trophiques ou vaso-moteurs, mais leur présence n'a rien de constant : citons les éruptions d'herpès et d'urticaire, un léger œdème, des troubles de la transpiration; ils ne possèdent, en tout cas, aucune valeur ni pour le diagnostic, ni pour le pronostic.

Un symptôme qui mérite encore d'être relevé ici, c'est le décubitus; il manque rarement et joue un rôle aussi important que pénible dans la myélite. Il débute à la région sacrée et s'étend d'autant plus qu'on veille moins à la propreté et à la position du malade : on ne peut d'ailleurs jamais être sûr de l'éviter, même au prix des plus grands soins.

L'état des réflexes cutanés ou tendineux dépend : 1. de l'état de l'arc réflexe dans la moelle épinière; 2. de l'état des fibres, provenant du cerveau, auxquelles on prête une action d'inhibition sur ces réflexes. S'il y a interruption de la conductibilité de ces fibres, l'arc réflexe étant normal, les réflexes correspondants seront exagérés; si c'est l'arc réflexe qui est interrompu, les réflexes sont abolis, quel que soit l'état des fibres d'inhibition. Cela est vrai aussi bien pour les réflexes cutanés que pour les réflexes tendineux : supposons une myélite lombaire, les réflexes cutanés et tendineux sont affaiblis dans les extrémités inférieures, réflexe patellaire, dont l'arc réflexe correspond aux quatre premiers nerfs lombaires, réflexe du tendon d'Achille, dont l'arc répond au premier nerf sacré, réflexes crémastérien et abdominal, qui possèdent leur arc réflexe respectivement à hauteur de l'émergence du 1er nerf lombaire, et du

4ᵉ au 7ᵉ nerf dorsal. Supposons, au contraire, une myélite dorsale ou cervicale, les fibres d'inhibition ne peuvent plus exercer leur influence sur les réflexes tendineux et cutanés des extrémités inférieures, et ceux-ci s'exagèrent.

Les troubles vésicaux qui se montrent au cours de la myélite, en constituent un symptôme des plus sérieux. Jamais ils ne font complètement défaut. Au début, ils se traduisent par une difficulté dans la miction pouvant aller jusqu'à la rétention complète, nécessitant alors l'emploi du cathétérisme. Plus tard, ils consistent plutôt dans l'émission involontaire des urines, soit sous forme d'un écoulement continu, goutte à goutte — incontinence d'urine — soit sous forme d'une évacuation involontaire de la vessie, se répétant de temps en temps : dans les deux cas, le patient ne peut se passer d'un récipient à demeure. La miction s'accompagne parfois d'une sensation de brûlure, très douloureuse, qui porte le nom d'ischurie : elle peut être telle que le patient redoute le moment d'uriner. On comprend facilement que ces diverses circonstances soient éminemment favorables au développement d'une cystite, le long séjour des urines dans la vessie, d'une part, le cathétérisme, d'autre part, y conduisent presque fatalement.

Du côté de l'intestin, on observe soit une constipation opiniâtre, soit plus tard, lorsqu'apparaît la paralysie du sphincter anal, une incontinence des matières fécales, sous l'influence de laquelle le décubitus prend des proportions effrayantes. Les symptômes vésicaux et intestinaux ne peuvent être d'aucune utilité pour le diagnostic de localisation ; ils ne donnent non plus aucun renseignement sur l'étendue du processus dégénératif : jamais ils ne font défaut dans la myélite.

On sait peu de chose concernant l'**étiologie** de la myélite ; il semble que l'on puisse diviser les causes en chimiques et en mécaniques, les premières étant de nature infectieuse ou de nature toxique. La myélite consécutive à une maladie infectieuse est un accident qui s'observe parfois après la variole, plus rarement après la diphtérie ; on la rencontre aussi au cours de la syphilis. Quant aux myélites toxiques, leur existence ne fait plus l'objet d'aucun doute depuis que l'on connaît mieux l'action de l'arsenic, du mercure et du plomb et le complexus symptomatique auquel ces substances peuvent donner lieu : nous y reviendrons plus tard. Parmi les causes mécaniques, c'est la compression qui doit solliciter en premier lieu notre attention : cette compression, exercée sur la moelle par les parties environnantes, reconnaît pour cause soit une méningite spinale, soit une tumeur méningée, soit enfin — et ce sont les causes les plus fréquentes — les affections des vertèbres, la carie chronique, mal de Pott, spondylarthrocace, la spondylite tuberculeuse et le cancer des vertèbres (Fig. 154 et 155); la compression est alors la conséquence ou de la déformation des vertèbres elles-mêmes ou de l'accumulation des foyers caséeux à la face postérieure de celles-ci. Il existe, sans aucun doute, encore d'autres causes de myélite que celles que nous venons d'énumérer : citons encore le refroidissement et les fatigues corporelles; quant aux excès *in venere*, il n'est nullement prouvé qu'ils puissent jouer un rôle dans l'étiologie de l'affection.

Le **cours** de la myélite est en général le suivant : le patient, après avoir trainé pendant des semaines et des mois avec une aggravation continue des troubles fonctionnels dans

Fig. 154.   Fig. 155.

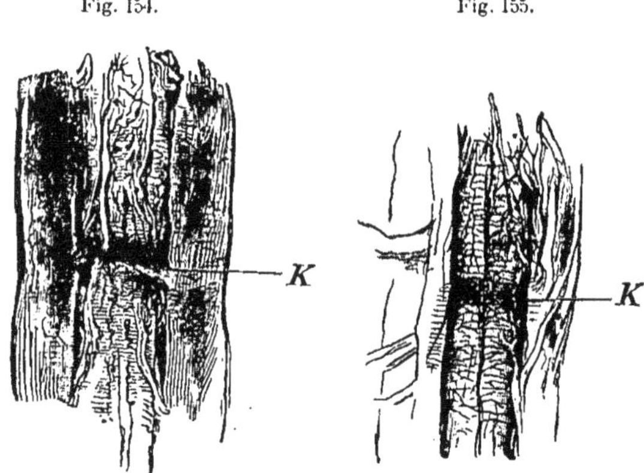

Compression annulaire et rétrécissement de la moelle, en K, à la suite d'un cancer des vertèbres, chez une femme de 34 ans. Grandeur naturelle. Dessiné d'après la préparation fraîche. Pendant la vie, on avait observé une interruption de conductibilité de la moelle. Fig. 154 face antérieure de la moelle, Fig. 155 face postérieure. La dure-mère est incisée et rabattue. (D'après Eichhorst).

les membres inférieurs, finit par être condamné à rester sur une chaise roulante ou sur son lit pendant 1, 2 et même 4 ans : toute cette période est marquée de troubles variables, parmi lesquels les troubles moteurs et vésicaux tiennent la première place. La guérison peut survenir, mais elle est exceptionnelle, le pronostic est plutôt défavorable. La mort est amenée, ou, tout au moins, hâtée par le décubitus qui manque rarement ; elle peut encore être causée par une affection intercurrente ou par la cystite. Le cours de la myélite par compression avec les symptômes de paralysie que nous avons déjà décrits (p. 419), est parfois assez caractéristique pour qu'on puisse lui distinguer

un stade prodromique, un stade d'irritation et un stade de
paralysie. Dans le premier stade, les symptômes principaux
sont représentés par la raideur de la colonne vertébrale, des
douleurs vagues dans la région dorsale et les premiers signes
d'une déformation de la colonne. Le second stade est marqué
par des douleurs névralgiformes très violentes, de l'hypéresthésie et de la paresthésie et une sensation de constriction.
Enfin, dans le troisième stade, la paralysie, l'exagération des
réflexes, les troubles vaso-moteurs et trophiques (éruption
d'herpès, atrophie musculaire, décubitus, etc.), occupent le
premier plan. Cependant, cette distinction n'est possible que
dans la minorité des cas — les troubles du côté de la vessie et
de l'intestin ne font jamais défaut dans la myélite par compression. Quant au pronostic, on n'oubliera pas que les néoforma-
tions inflammatoires des vertèbres sont susceptibles de guérison,
et que l'obstacle à la conductibilité une fois levé, la *restitutio
ad integrum* peut se produire — à condition, naturellement,
que l'élément nerveux ait été épargné.

Le **traitement** de toute myélite nécessite beaucoup de
patience de la part du malade, et de prudence de la part du
médecin ; il se passe souvent bien des semaines et des mois avant
que l'on puisse enregistrer quelque signe de succès ; de plus on
ne sait jamais, d'avance, comment le patient supportera les
moyens auxquels on va recourir : tel d'entre eux sera utile à
l'un, qui nuira visiblement à l'autre. Il est donc important
d'avancer prudemment, systématiquement, sans épuiser dès le
début tout l'arsenal thérapeutique : on ne doit pas oublier que
l'affection est de longue durée, qu'elle comporte souvent plusieurs années, et qu'il faut savoir se réserver quelque ressource
pour l'avenir. Le diagnostic une fois posé avec certitude, on
préparera le malade, tout en l'épargnant, à la durée et à la
gravité des accidents dont son activité aura à souffrir ; on verra
à lui assurer une nourriture fortifiante et on veillera à ce
qu'il jouisse du repos intellectuel et surtout corporel nécessaire ;
ce serait commettre une grande erreur thérapeutique que
d'exiger qu'un malade, vite fatigué et exposé aux souffrances de
toutes natures, se livre à des exercices gymnastiques et autres
mouvements analogues au-dessus de ses forces. Mais le t r a i t e -
m e n t é l e c t r i q u e sera commencé aussi tôt que possible ; on
se servira du courant constant, *loco morbi* — l'anode sur la
région douloureuse de la colonne vertébrale — et du courant
faradique que l'on appliquera aux parties périphériques, surtout
aux jambes. Il est impossible d'énoncer de règle spéciale à cet
égard ; on consultera des traités sérieux — celui de *Erb*, entre
autres — et on recherchera le traitement qui paraît convenir le

mieux au cas présent. On retire souvent certains avantages des
bains tièdes, d'une température de 23 à 25°, d'une durée de 15 à
30', pris, de préférence, dans la matinée, 3 ou 4 fois par semaine :
ils procurent, en tout cas, un bien-être passager ; on n'y fait
ajouter de sel gemme ou de sel marin, ou encore du carbonate
de potassium, que si le malade semble lui-même y tenir, et sans
en attendre aucun résultat spécial. On ne doit pas non plus trop
compter sur le succès que donnent les thermes contenant de
l'acide carbonique, les thermes indifférents, les bains de boue,
etc. Tout malade, même peu fortuné, désire qu'on l'envoie,
en été, chaque année, dans une station balnéaire ; mais comme

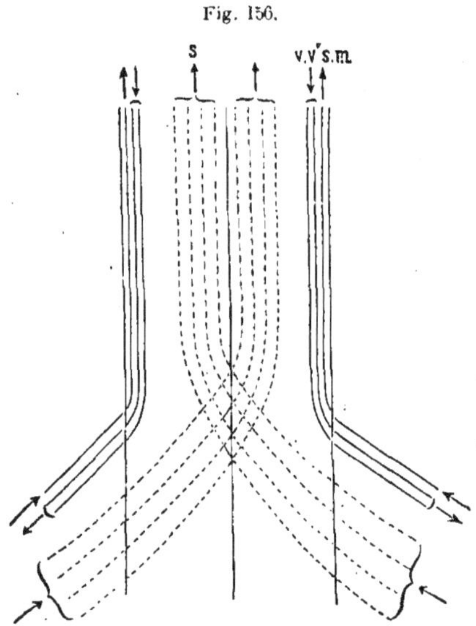

Schéma du trajet des fibres nerveuses dans la moelle.

v Fibres motrices ne s'entrecroisant pas pendant leur trajet dans la moelle. *v'* fibres vaso-motrices
non entrecroisées. *sm* fibres nerveuses destinées aux sens musculaires ne s'entrecroisant pas.
s Nerfs sensibles s'entrecroisant dans la moelle. (D'après *Brown-Sequard*).

la dépense et l'embarras qu'occasionne le séjour dans ces stations, ne répondent nullement aux avantages qu'ils procurent,
le malade finira par comprendre lui-même qu'il lui serait plus
utile de rester chez lui, où il a tout sous la main, ou de se rendre
n'importe où, à la campagne, jouir de l'air pur des bois et des
montagnes, en même temps que de la tranquillité qui lui est si
nécessaire. Car, il faut bien l'avouer, la vie mondaine que l'on
mène aux villes d'eaux n'est pas faite pour les personnes qui
souffrent de myélite. On pourra toujours essayer les cures d'eau
froide, dans un établissement bien dirigé. Tous les médicaments

internes, strychnine, argent, ergotine, iodure de potassium,
etc., échouent complètement. La rétention d'urine et la cystite
seront traitées d'après les principes de la chirurgie.

Quant au traitement de la myélite par compression, il existe
des appareils d'extension de la colonne vertébrale, des appareils
de soutien, etc., dont on devra tenir compte : leur description
fait partie du domaine de l'orthopédie.

On a bien rarement l'occasion d'observer la façon dont se
comporte la moelle à la suite d'une lésion n'intéressant que la
moitié de sa coupe transversale, donc en même temps la substance grise et la substance blanche ; ce n'est guère que dans les
rares cas où un traumatisme chirurgical, ou bien une tumeur,
viennent frapper la moitié de l'organe d'incapacité fonctionnelle,
qu'il est donné d'avoir sous les yeux le complexus symptomatique que cette lésion provoque. On a donné à ce complexus le
nom de paralysie spinale de *Brown-Séquard*. Cette affection, dont les traités théoriques exagèrent la fréquence, consiste, en résumé, en une paralysie motrice située du côté correspondant à la lésion, et en une paralysie sensible siégeant
du côté opposé. Cette localisation s'explique par le trajet des
fibres dans la moelle : les fibres sensibles, comme on le sait,
s'entrecroisent un peu après leur entrée dans la moelle, tandis
que les fibres motrices gagnent les parties supérieures de cet
organe sans s'entrecroiser (Fig. 156). Il en résulte que si la lésion
siége, par exemple, dans la moitié droite de la moelle lombaire,
la jambe droite sera parétique et la jambe gauche, anesthé-
tique ; si l'obstacle siége en haut, dans la moitié droite de la
moelle cervicale, la jambe droite et le bras droit seront paralysés (hémiplégie spinale), tandis que l'autre moitié du corps
sera le siège de l'anesthésie. L'hypéresthésie, pour certaines espèces d'excitants, que l'on voit se développer souvent
du côté de la paralysie, s'explique, d'après *Brown-Séquard*,
par l'absence d'entrecroisement des fibres pour la sensibilité
musculaire ; au-dessus de la zone d'hyperesthésie, se trouve
une zone d'anesthésie due à la destruction des racines postérieures de la moelle. On constate, en outre, du côté paralysé,
de l'exagération des réflexes, comme conséquence de la suppression de l'influence d'inhibition, et, de plus, de la paralysie
des vaso-moteurs se traduisant par l'augmentation de la température. Du côté de l'anesthésie, les réflexes sont normaux ; ici
aussi on peut constater une zone étroite d'hypéresthésie, limi-
tant, en haut, la région anesthésiée.

L'étude des lésions unilatérales de la moelle épinière ne
présente pas grande importance clinique ; nous le répétons, les

symptômes que nous venons de décrire ne s'offrent avec netteté que dans des cas excessivement rares ; le plus souvent, ces symptômes sont à peine marqués et offrent de nombreuses variantes dans lesquelles on a souvent bien difficile à reconnaître l'affection telle qu'on la trouve décrite dans les traités. (*Hoffman, Deutsch. Arch. f. klin. Med.* 1886, 38, 6, rapporte trois cas de cette nature puisés à la clinique de *Erb*).

Bibliographie.

Peabody, New-York med. Record. 5. Febr. 1883, XXIII.
Charpentier, Revue d'Hyg. 3 Mars 1883. V.
Barlow, Lancet. 20. Nov. 1886, II. (Myélite consécutive à la rougeole).
Grasset et Estor, Myélite cervicale. Revue de Méd. 1887, VII, 2.
Schütz, Prager med. Wochenschr. 1887, XII, 38. (Guérison d'une myélite).
Cramer, Arch. f. Psych. u. Nervenkrankh. 1888, XIX, 3, pag. 667.
Kröger, Beiträge zur Pathologie des Rückenmarkes (Guérison d'une paralysie par compression). Dorpat 1888, Inaug.-Dissert.
Gessner, Arch. f. Augenheilk. 1888, XIX, 1. (Myél. aiguë consécutive à une perte de sang).

II. Lésions de la moelle envisagées au point de vue de leur nature pathologique. Diagnostic pathologique.

I. Maladies de la moelle reposant sur des lésions vasculaires.

A. Affections des artères de la moelle, et leurs états consécutifs.

Les artères vertébrales, qui proviennent de la sous-clavière et se réunissent plus tard en une artère unique, l'artère basilaire, fournissent chacune, après leur entrée dans la cavité du crâne, une artère spinale antérieure et une artère spinale postérieure, destinées à la nutrition de la substance de la moelle épinière. Les artères spinales antérieures de chaque côté, se réunissent en un petit tronc descendant qui suit le sillon longitudinal antérieur de la moelle ; les postérieures ne se réunissent pas complètement, mais elles présentent, entre elles, différentes anastomoses. Le trajet des petites artérioles, qui pénètrent à l'intérieur de la moelle, suit le système de cloisonnements de l'organe ; la substance blanche et la substance grise reçoivent leur sang des mêmes sources, mais le réseau capillaire de la substance grise est plus serré que celui de la substance blanche.

Le sang veineux est recueilli par deux veines nommées veines centrales de la moelle épinière ; ces veines s'envoient de nombreuses anastomoses et communiquent avec les veines spinales antérieure et postérieure ; le sang veineux est ainsi reporté dans la veine vertébrale, d'où il passe, soit dans la veine innominée, soit dans la veine sous-clavière. On ne connait encore rien, jusqu'à présent, des maladies des veines de la moelle épinière.

Hémorragie de la moelle, apoplexie de la moelle, Hématomyélie.

Si l'hémorragie spontanée des vaisseaux cérébraux constitue une des causes les plus fréquentes des affections du cerveau, l'hémorragie similaire de la moelle est une rareté pathologique. On se figure difficilement la possibilité d'une extravasation sanguine entre les tissus non altérés de la moelle, dont la cohésion est si intimement assurée par la pie-mère ; de plus, les conditions vasculaires y sont telles, que la pression se trouve notablement diminuée lorsque l'ondée sanguine pénètre dans la moelle ; enfin — et ceci semble la condition la plus essentielle — les anévrismes miliaires, que l'on trouve dans presque tous les cas d'hémorragie cérébrale, ne se rencontrent jamais sur les vaisseaux de la moelle. C'est ainsi que l'on en est arrivé à nier la possibilité des hémorragies spontanées primaires de la moelle et à considérer, comme une condition *sine qua non* de leur production, l'existence d'altérations préalables de la consistance de la substance médullaire. Tout en partageant cette opinion, en ce qui concerne la rareté de cet accident, nous pensons cependant qu'en certaines circonstances, il peut se produire réellement une hémorragie primaire ; nous admettons que cette hémorragie est possible : 1. Lorsque, chez les personnes d'un certain âge, il existe en même temps des hémorragies au cerveau provoquées par des affections des vaisseaux ; 2. à la suite d'efforts musculaires excessifs, tels qu'en nécessitent le port de lourds fardeaux, l'action de couper du bois, etc. ; 3. à la suite de l'arrêt brusque d'hémorragies d'une autre nature, flux menstruel ou hémorroïdal ; 4. à la suite d'une diminution rapide et importante de la pression atmosphérique, condition qui se trouve réalisée, par exemple, chez les ouvriers travaillant, dans l'air comprimé, à la construction des piles de pont, chez les chercheurs d'ambre, etc. *(Hirt)*.

Au point de vue **anatomo-pathologique**, on constate soit une hémorragie capillaire, soit un infiltrat hémorragique, dans lesquels le sang épanché s'infiltre, le long des vaisseaux, entre les fibres nerveuses, soit enfin un véritable foyer hémorragique ; alors le sang, extravasé en plus grande quantité, dilacère la substance nerveuse et s'y creuse une sorte de cavité ; le foyer s'étend, le plus souvent, dans le sens longitudinal. Quant au siége de l'hémorragie, il est extrêmement variable, le foyer peut se produire à n'importe quel niveau, et affecter n'importe quelle partie de la moelle. Les altérations consécutives sont les mêmes que celles que nous avons décrites dans l'hémorragie cérébrale (p. 213).

Les **symptômes** cliniques ne sont pas identiques dans tous les cas : tantôt le patient est frappé, en pleine santé, sans avertissements, d'une paralysie qui lui ôte l'emploi de ses membres ; la connaissance n'est pas altérée ; tantôt au contraire, il existe des prodromes, tiraillements, lancements, fourmillements dans les membres, pouvant se présenter plusieurs heures et même plusieurs jours avant l'attaque proprement dite. L'é t e n d u e et le d e g r é de la paralysie dépendent uniquement du siège de l'hémorragie ; elle peut affecter toute une moitié du corps ou n'occuper que les deux bras ou les deux jambes, comme aussi elle peut s'étendre aux quatre extrémités. Son développement est très rapide ; elle atteint ses limites extrêmes en 24 heures — en cas contraire, on peut exclure l'existence d'un épanchement hémorragique à l'intérieur de la moelle. Les douleurs et la raideur dans la région dorsale, les convulsions cloniques, les manifestations du côté de la vessie, sont autant de symptômes qui ne manquent jamais. On ne peut formuler de règle générale concernant l'état de la sensibilité et celui des réflexes, cependant on voit assez souvent les réflexes être exagérés immédiatement après l'accident. La mort peut suivre celui-ci de quelques heures, cela se comprend, si l'hémorragie siège dans les parties tout à fait supérieures de la moelle ; d'autres fois, le malade traîne pendant un temps plus ou moins long, et la mort est amenée soit par le décubitus, soit par la cystite, etc. Enfin, on peut aussi observer des guérisons relatives, les effets de la lésion disparaissent ou le malade parvient à en surmonter les conséquences. Le d i a g n o s t i c d i f f é r e n t i e l d'avec l'apoplexie méningée a déjà été donné antérieurement.

Le **traitement** consiste dans l'application d'une vessie de glace sur la colonne vertébrale et dans l'administration du seigle ergoté ou de l'ergotine. Les résultats en sont toujours très douteux, et l'alimentation convenable ainsi que les soins de propreté, constituent toujours la chose principale.

2. Embolie et thrombose des artères de la moelle épinière. Myélomalacie.

Les embolies dans la moelle épinière, dont *Panum* a étudié expérimentalement la production, sont extrêmement rares chez l'homme ; ce fait est dû à la petitesse du calibre de ces artères, et à leurs embranchements à angle droit. On ne connaît pas exactement les phénomènes que provoque l'embolie ; peut-être existe-t-il une relation entre l'embolie et les mouvements choréiques, mais c'est là une simple hypothèse. On peut en dire autant des **thromboses artérielles**; on doute fort qu'elles puissent se produire spontanément; cependant, ainsi que *Leyden* l'a fait remarquer *(Traité des maladies de la moelle épinière)*, les affections vasculaires constituent une des altérations pathologiques que l'on rencontre le plus souvent dans la moelle, ce qui plaide beaucoup en faveur de la possibilité de la thrombose; les processus inflammatoires de la moelle épinière, auxquels les artères participent, les altérations séniles qui frappent les parois artérielles de dégénérescence graisseuse et d'épaississement, prédisposent à la thrombose. La suppression de l'apport sanguin dans la moelle a les mêmes conséquences qu'au cerveau (v. p. 243), il peut se produire de la nécrose, du ramollissement, qui prend le nom de myélomalacie.

3. Endartérite syphilitique.

Des observations dignes de foi prouvent que les artères de la moelle peuvent devenir le siège de cette affection qui a été décrite tout récemment par *Heubner*, pour les artères du cerveau (p. 248); mais ce processus pathologique joue ici un rôle très secondaire si on le compare à son importance au cerveau. *Heubner* lui-même, et, plus tard *Knapp*, *Leyden* et autres, ont publié à ce sujet différentes observations tendant à prouver que l'artérite oblitérante peut provoquer soit une myélite, soit une sclérose multiple; *Rumpf*, dans une étude remarquable sur les affections syphilitiques du système nerveux, rapporte, *in extenso*, un cas d'artérite syphilitique de la moelle épinière; on peut y joindre une observation de *Knapp (Neurol. Centralbl.* 1885, 21) et une autre de *Gräff (Arch. f. psych.* 188, XII, 3) (1). Ces apports casuistiques sont très peu nombreux; ils présentent tous ce point commun de la coexistence presque constante de la syphilis de la moelle et de la syphilis cérébrale; presque toujours l'endartérite oblitérante était en jeu. Dernièrement, *Schmaus* a publié deux cas fort intéressants *(Deutsch. Arch. f. klin. Med.* 1889, Bd. 44, Heft 2, 3, pag. 244); dans l'un, il s'agissait d'une affection vasculaire de nature syphilitique; dans l'intima on trouva de l'hyaline et des points d'épaississement fibreux; les parois artérielles étaient le siège d'une infiltration inflammatoire; mais les lésions ne s'arrêtaient pas là : la moelle portait des traces de sclérose, irrégulièrement répartie, sous forme de taches, il s'y ajoutait une sclérose latérale et une dégé-

---

(1) Dans un travail récent *(Archiv f. Psychiatrie* XXII. 1. 2), Siemerling a également étudié les lésions syphilitiques des vaisseaux de la moelle. (X. F.)

nérescence des cordons de *Goll*, dans la moelle cervicale ; on pouvait, semble-t-il, rattacher les altérations du parenchyme médullaire à l'état défectueux de la nutrition consécutif aux altérations vasculaires. Au point de vue clinique, le malade dont il s'agit, avait présenté des troubles de sensibilité, douleur, paresthésie, hyperesthésie en zones, et des troubles moteurs, d'abord de la fatigue, plus tard une paralysie complète des deux jambes ; on renseignait également de l'incontinence des matières fécales et des urines. Dans le second cas, l'autopsie révéla une dégénérescence syphilitique des parois artérielles, en même temps que de la poliomyélite.

Avec nos connaissances actuelles, le **diagnostic** porte la plupart du temps sur une affection diffuse de la moelle, une myélite transverse, une tumeur, etc., la syphilis artérielle ne peut être admise, *intra vitam*, qu'avec une certaine réserve, et seulement lorsque les anamnestiques fournissent des renseignements exacts.

4. Dilatations des artères de la moelle épinière.

Les anévrismes des artères de la moelle ne sont pas bien connus ; à part un cas observé par *Lionville*, que l'on trouve relaté dans *Leyden (loc. cit.*, II, p. 42), on n'en rencontre pas d'autre exemple dans la littérature. Il n'est pas prouvé que la syphilis joue un rôle dans la production des anévrismes ; il n'existe ni symptomatologie, ni traitement.

5. Névroses des artères de la moelle.

Les nerfs vaso-moteurs de la moelle épinière sont passibles des mêmes altérations que ceux du cerveau (p. 251) ; la quantité de sang contenue dans la moelle dépend de l'état de ces fibres vaso-motrices, de leur paralysie ou de leur excitation. S'il est facile de déterminer, sur le cadavre, qu'il y a hyperémie ou anémie de la substance médullaire, et de distinguer l'un de l'autre ces deux états, il est, par contre, très difficile d'apprécier la façon dont les différences du contenu en sang de la moelle, influent sur la santé de l'homme ; il est tout aussi embarrassant d'assigner des symptômes spéciaux, soit à la réplétion considérable de ces vaisseaux, soit à leur ischémie, soit enfin au passage fréquent de l'un à l'autre de ces deux états extrêmes. Nous ne pouvons formuler à ce sujet que des hypothèses. *Spronck*, s'appuyant sur des expériences faites par *Brieger* et *Ehrlich*, a démontré les altérations anatomiques que détermine, dans la moelle, l'anémie artificielle passagère obtenue par la ligature de l'aorte abdominale *(Arch. de physiol. norm. et pathol.* 1er septembre 1888, XX) ; mais ces travaux n'ont jeté aucune lumière sur les manifestations cliniques.

Depuis *Peter-Franck* (1791), on s'accorde à considérer l'engorgement des vaisseaux de la moelle comme provoquant un ensemble de symptômes d'excitation aussi bien dans la sphère sensible que motrice, ensemble qui a reçu le nom d'i r r i t a t i o n s p i n a l e. Il est difficile d'assigner des limites précises à cette conception, et bien que cette dénomination d'irritation spinale prête encore fréquemment aujourd'hui à confusion, il est cependant impossible de la rejeter entièrement comme une entité morbide particulière.

Les malades, des femmes du meilleur monde, pour la plupart, accusent de la fatigue et de la douleur dans le dos ; ces symptômes, qui se montrent de temps à autre, s'exaspèrent quand la malade se redresse. La marche devient pénible, l'allure est hésitante, craintive, comme celle d'un vieillard, le dos est courbé. La malade éprouve, en outre, dans les extrémités inférieures, des douleurs, de la paresthésie, des fourmillements, de l'engourdissement ; les fonctions vésicales sont plus ou moins troublées, il existe souvent un catarrhe utérin ; l'humeur est triste, portée à l'hypochondrie. Si l'on passe à l'examen objectif, on constate que les réflexes sont normaux ou exagérés, que la sensibilité n'est pas intacte, par ci, par là, on trouve des plaques d'anesthésie ; les vertèbres accusent une c e r t a i n e s e n s i b i l i t é à l a p r e s s i o n, plus prononcée à la région dorsale et lombaire qu'à la région cervicale. Le cours de l'affection est essentiellement chronique, la durée en est longue ; il se passe souvent bien des mois et des années, malgré tous les moyens thérapeutiques, avant qu'il ne se montre une amélioration de quelque valeur. Les cas à terminaison défavorable ne sont malheureusement pas rares ; les malades finissent par s'aliter, et après de longues années de parésie et de paralysie, succombent enfin à une maladie intercurrente. C'est en vain que l'on recherche une cause étiologique : on a voulu incriminer les efforts, les excès sexuels, l'abus du tabac, mais, la plupart du temps, aucune de ces causes n'est en jeu, et l'on en est réduit alors à supposer une faiblesse congénitale du système nerveux.

Le **diagnostic** n'est pas toujours facile, et si mainte myélite a été prise pour de l'irritation spinale, maintes fois aussi l'erreur inverse a été commise ; le diagnostic n'est certain que dans le cas — d'ailleurs assez fréquent — où la maladie offre de longues rémissions, capables d'inspirer au malade l'espoir d'un rétablissement définitif ; souvent, le diagnostic est complètement impossible.

Le **traitement** est local et général : localement, on appliquera le plus tôt possible des pointes de feu et on fera passer le courant constant à direction descendante. Le traitement général consistera dans l'administration de bains tièdes et de médicaments toniques : souvent, les résultats sont nuls, et on fera bien d'être prudent dans le pronostic en ce.qui regarde la durée et la terminaison de l'affection.

Si l'on s'en rapporte aux conclusions de la thèse de *Meunier* (Paris, 1886), il pourrait se développer, sous l'influence d'une anémie chronique de la moelle épinière, des paralysies occupant de préférence les extrémités inférieures et pouvant persister pendant des années. Rien n'est certain à cet égard ; dans les exemples cités à l'appui de cette opinion, on aurait pu, tout aussi bien, admettre de l'hystérie.

Russel et *Reynold* ont particulièrement étudié certaines paralysies produites par l'imagination ; il serait bien difficile de les classer ; s'agit-il là d'un trouble fonctionnel de la moelle, ou bien, sous l'influence d'une excitation psychique, peut-il se développer, par auto-suggestion, une affection générale du système nerveux ? C'est ce qu'il nous est impossible de décider.

Au chapitre général des neurasthénies, nous nous occuperons des différents troubles de l'activité sexuelle, entre autres de l'impotence, que l'on rencontre chez l'homme, dans la jeunesse et l'âge moyen, à titre de trouble fonctionnel de la moelle épinière.

II. Processus inflammatoires de la substance de la moelle épinière.

I. Myélite purulente. Abcès de la moelle.

Les processus purulents circonscrits de la moelle sont loin d'égaler, en fréquence, ceux du cerveau ; on peut les considérer comme de grandes exceptions ; quoique l'on soit parvenu *(Leyden)* à provoquer expérimentalement, chez le chien, de ces foyers purulents, l'affection ne se rencontre guère chez l'homme et, jusqu'à présent, il a été impossible d'en constituer une **symptomatologie** particulière. Au point de vue **anatomopathologique**, *Ollivier* et *Jaccoud* ont trouvé des abcès, variant de la grosseur d'une fève à celle d'une noisette, tantôt dans la moelle cervicale, tantôt dans la moelle dorsale ; le pus de ces abcès était blanc-verdâtre. Les symptômes que l'on avait observés étaient, en général, ceux d'un ramollissement aigu.

Ullmann, dans un travail tout récent *(Zeitschr. f. klin. Med.* 1889, XVI, 2, p. 39), analyse, d'une façon très instructive, les différents cas d'abcès de la moelle ; son ouvrage renferme, en outre, une bibliographie très complète sur ce sujet.

2. Myélite non purulente.

Les maladies inflammatoires de la moelle épinière sont excessivement fréquentes ; le plus souvent on a affaire à des processus à marche chronique. Nous savons (p. 432) que la substance blanche et la substance grise peuvent en être également le siége.

A. Forme aiguë.

La lésion anatomique nous est déjà connue (p. 433) : le processus se caractérise par la destruction du tissu nerveux et la prolifération secondaire du tissu conjonctif. Au stade d'acuité, la moelle perd de sa consistance, les parties malades sont ramollies, tuméfiées et infiltrées. Sur une coupe transversale, les limites respectives des deux substances sont indécises, on parvient difficilement à les distinguer ; la coloration varie du rouge (hémorragique), rouge-jaunâtre, roux-brunâtre, au blanc.

L'étendue du ramollissement est variable : tantôt il occupe toute la coupe transversale, tantôt il n'en atteint qu'une partie, et cela sur une hauteur également fort variable. On trouve parfois de ces foyers, non seulement dans la moelle, mais en même temps dans le cerveau ; nous y reviendrons plus tard.

Il existe des cas, exceptionnels, à la vérité, où l'autopsie ne révèle aucune altération anatomique de la moelle épinière, alors que, pendant la vie, il s'était manifesté des symptômes capables de faire supposer l'existence d'une lésion aiguë de cet organe. Les malades, des jeunes hommes jusque là vigoureux, pour la plupart, traversaient d'abord un premier stade, très court, marqué par de la céphalalgie et de la fièvre : puis, en quelques jours, il se développait, chez eux, une paraplégie des membres inférieurs, de nature flasque, à laquelle venait bientôt s'ajouter de la paralysie des deux bras. Les réflexes et l'excitabilité électrique se comportaient différemment dans les quelques cas observés jusqu'à présent. Rien de particulier ne se serait produit, paraît-il, ni du côté de la vessie et de l'intestin, ni dans la sphère de la sensibilité. Le pronostic est très douteux ; la mort survient souvent au milieu de symptômes bulbaires, au bout de 8 à 15 jours ; parfois l'affection traîne en longueur et on observe même des guérisons relatives, incomplètes. C'est à ce tableau morbide que l'on a donné le nom de paralysie de Landry (1859) ou de paralysie ascendante aiguë : on ne sait cependant pas si elle est réellement de nature spinale ou s'il ne s'agit plutôt pas d'une névrite périphérique à marche suraiguë, de nature infectieuse. Il nous paraît oiseux de faire, à son sujet, de nouvelles hypothèses, avant que d'autres recherches anatomiques n'aient jeté quelque jour sur la question (voyez les travaux de *Schultze*, *Bernhardt*, *Schwarz*, etc.).

L'étiologie a été suffisamment exposée à la page 436; plus tard, lorsque nous traiterons des affections générales du système nerveux, nous nous étendrons plus longuement sur l'influence que possèdent certaines substances toxiques dans la production d'états pathologiques de la moelle, particulièrement des paralysies toxiques. Quant à la paralysie, encore énigmatique, de *Landry*, il est possible que les maladies infectieuses, la coqueluche, entre autres, jouent vis-à-vis d'elle un rôle étiologique *(Möbius)*. *Curschmann (Compte-rendu du 5e Congrès de médecine interne,*Wiesbaden, 1886, p. 469) a trouvé les bacilles du typhus dans la moelle épinière d'un malade qui avait succombé à une paralysie ascendante aiguë.

On a encore signalé *(Prahl, Hosp. Tidende* 1876, 2 R., III) son apparition à la suite de travaux accomplis pendant les grandes chaleurs ; mais, dans bien des cas, on ne parvient à lui reconnaître aucune cause occasionnelle.

La symptomatologie, le diagnostic et le traitement de la myélite aiguë ont été exposés à la page 438 et suivantes.

Bibliographie.

Schultze, Berl. klin. Wochenschr. 1883, 39.
Hoffmann, Arch. f. Psych. und Nervenkr. 1884, XV, 1, 140.
Bernhardt, Zeitschr. f. klin. Med. 1886. pag. 391.
Pitres et Vaillard, Arch. de Physiol. norm. et pathol. Févr. 1887, pag. 149.
Lewtas, Lancet. 13. Aug. 1887.
Dixon Mann, Brit. med. Journ. 26. März 1887.
Iwanow, 2 Fälle von acuter aufsteigender Spinalparal. Petersb. med. Wochenschr. 1888, 46.
Schwarz, Zeitschr. f. klin. Med. 1888, XIV, 3, pag. 293.
Lorentzen, Ugeskr. f. Lägev. 1888, 4 R., XVII, 33.
Möller, Ibid. 1888, XVII, 4, 5.
Woodward, Brit. Journ. 1888, Novbr. 3.

B. Forme chronique.

Cette forme, qui se présente bien plus souvent que la forme aiguë, se distingue par l'augmentation du tissu conjonctif qui, faisant suite à la destruction des éléments nerveux, donne aux parties malades cette résistance particulière qui caractérise la sclérose. Nous avons vu antérieurement (p. 429), que la sclérose se produit le plus souvent, dans la substance blanche, sous forme de cordons, et donne lieu à des affections systématiques ; nous avons également donné la description des troubles moteurs, sensibles et trophiques qui en sont la conséquence ; rappelons encore que la myélite se traduit d'une façon presque constante par des troubles vésicaux et intestinaux. Il nous reste, enfin, à attirer l'attention sur l'état des réflexes, qui, en certaines circonstances, sont affaiblis ou supprimés, dans d'autres, au contraire, sont exagérés ; leur importance est capitale, souvent décisive pour le diagnostic.

III. Tumeurs de la moelle épinière.

L'anatomie pathologique des tumeurs de la moelle ne diffère guère de celle des tumeurs cérébrales : le gliome y constitue également le type le plus fréquent des néoplasmes primaires (v. p. 282) ; la moelle cervicale et la moelle dorsale semblent être son siége de prédilection. Le sarcome franc et le glio-sarcome, c'est-à-dire un gliome à prolifération cellulaire énergique, n'ont été rencontrés que très rarement à titre de néoplasmes primaires. Nous devons encore mentionner les angiomes, sortes de petits foyers rougeâtres, sans doute de nature congénitale *(Virchow)* et un cylindrome, trouvé dans la partie la plus inférieure de la moelle *(Ganguillet)*. Le tubercule solitaire et le syphilome sont beaucoup plus rares que dans le cerveau. Le carcinome débute d'ordinaire par les vertèbres et envahit plus tard les enveloppes de la moelle. Grâce à la résistance particulière de la moelle, les troubles consécutifs à la pression sont bien moins prononcés qu'au cerveau p. 286) ; lorsque la tumeur a atteint un certain volume, celui d'une noisette par exemple, alors seulement se montrent certains symptômes auxquels on a donné le nom d'effets éloignés ; ils ne diffèrent pas essentiellement de ceux que l'on observe au cerveau.

L'étiologie des tumeurs de la moelle est entourée d'obscurité ; si l'on a pu parfois incriminer un traumatisme antérieur dans l'apparition du gliome, on ne parvient pas à expliquer les rapports qui peuvent exister entre eux. L'influence de l'âge, du sexe, est la même que pour les néoplasmes du cerveau (p. 286).

Symptômes. De la raideur et des douleurs tenaces dans la région du dos, plus tard divers troubles de sensibilité, paresthésie, anesthésie circonscrite, de la paralysie, lentement mais constamment progressive, s'étendant sur une ou plusieurs extrémités, tels sont les symptômes capables d'éveiller la pensée d'une tumeur de la moelle ou de ses enveloppes : si l'on parvient à exclure les autres affections de l'organe et si, de temps en temps, le malade que l'on observe jouit de quelque rémission à ses maux, cette hypothèse devient de plus en plus vraisemblable. Néanmoins, le diagnostic des tumeurs de la moelle présente toujours de grandes difficultés et, bien souvent, on ne pourra distinguer l'affection d'une myélite, par exemple. Cela est facile à comprendre; la tumeur peut donner lieu à des formes cliniques très variables suivant son siége, son volume et suivant que la substance blanche ou la substance grise sont plus ou moins intéressées. En certaines circonstances, si la tumeur n'affecte qu'une moitié de la moelle, on pourra voir se développer la forme connue sous le nom de paralysie de *Brown-Séquard* (p. 440) ou hémiplégie spinale.

Il est certain que les symptômes de la myélite par compression, ceux du tabes ou ceux de la myélite, peuvent dominer toute la scène. *Roth* (v. bibl.) signale la perte du sens de la température comme très fréquente dans les gliomes de la moelle : ce signe, dit-il, combiné à l'analgésie, à la parésie et à l'atrophie musculaire, permettra d'assurer le diagnostic dans un grand nombre de cas. Le matériel considérable, sur lequel *Roth* s'appuie, donne à sa monographie un intérêt tout particulier. On doit aussi s'attendre à rencontrer des troubles vaso-moteurs et trophiques ; leur interprétation est laissée à la sagacité du médecin. Dans le diagnostic, on ne négligera jamais de tenir compte des variations brusques dans les symptômes spinaux, des rémissions qui se montrent pendant un certain temps, puis sont suivies d'une aggravation rapide. Les tumeurs de la queue de cheval sont caractérisées par une paraplégie douloureuse très prononcée ; les douleurs se montrent dans la région sacrée et s'irradient dans les extrémités inférieures ; celles-ci sont atrophiées et parfois contracturées à un tel degré que les talons touchent le siège.

Le **pronostic** dépend de la nature et du siège de la tumeur ; bien que la terminaison fatale soit de règle, lorsque la tumeur est de bonne nature et son siège relativement indifférent, l'affection peut durer bien des années et comporter des périodes pendant lesquelles l'état du patient est assez supportable et lui inspirent même l'espoir d'une guérison prochaine.

Le **traitement** ne peut aboutir à un résultat de quelque valeur que dans les cas où l'intervention chirurgicale, l'excision de la tumeur, est praticable. *Gowers* et *Horsley* ont publié une observation de guérison obtenue par l'excision d'un myxome qui comprimait la moelle ; on avait dû enlever les apophyses épineuses des 3e, 4e et 5e vertèbres dorsales. Dans un autre cas, *Bruce* et *Mott* (v. bibl.) avaient diagnostiqué, pendant la vie, une tumeur s'étendant depuis le cinquième nerf dorsal gauche jusqu'au milieu de la moelle dorsale ; le malade succomba au milieu des symptômes de myélite par compression ; *post mortem*, on constata du ramollissement avec dégénération ascendante et descendante. Les observateurs regrettèrent de n'avoir pu se résoudre à l'excision.

Tout autre moyen est infructueux. Si l'on soupçonne la syphilis, on devra essayer les frictions mercurielles et l'iodure de potassium.

Appendice. Parasites de la moelle épinière.

On cherche vainement, dans les traités scientifiques, des renseignements sur les parasites de la moelle. Cette lacune est assez justifiée par la rareté de ces affections parasitaires et par le fait qu'elles évoluent parfois sans symptômes. Cependant, les cysticerques méritent une courte mention, car on les rencontre, non seulement au cerveau, mais également dans la moelle. *Leyden*, dans sa clinique des affections de la moelle épinière, ne leur consacre que quelques mots : « Les cysticerques de la moelle sont encore plus rares que ceux du cerveau, et leur importance clinique est aujourd'hui à peu près nulle..... Ils peuvent se développer dans les annexes de la moelle » etc. J'ai pu constater, dans un cas où l'autopsie révéla la présence de 15 à 20 cysticerques dans le sac dural, que l'affection pouvait évoluer avec toutes les apparences du tabes ; on ne peut donc lui méconnaître une certaine importance clinique. Les phénomènes d'excitation spinale, auxquels donne lieu la présence de ces parasites, ne relèvent probablement pas de l'augmentation de la pression intra-spinale, mais sont plutôt d'origine réflexe. Le **diagnostic** n'est possible, *intra vitam*, que d'une façon exceptionnelle, lorsque, par exemple, la profession du patient (boucher, etc.) ou bien, encore, l'habitude de manger de la viande crue, peuvent éveiller les soupçons, et donner quelque vraisemblance au diagnostic ; mais jamais on ne pourra acquérir de certitude complète, même dans les cas les plus favorables.

Les échinocoques du canal sont tout aussi rares.

Jaenicke en relate un cas fort intéressant : un échinocoque, situé dans le tissu sous-pleural, à la hauteur de la 9e à la 12e vertèbre dorsale, s'était fait jour dans le canal vertébral et avait provoqué des symptômes de compression caractéristiques pouvant, dans une certaine mesure, permettre le diagnostic *intra vitam*.

IV. Affections congénitales. Hydrorachis. Spina bifida.

Les collections liquides du canal vertébral ont reçu, par analogie avec l'hydrocéphalie de la cavité crânienne, le nom d'hydrorachis. On distingue un hydrorachis interne et un hydrorachis externe, suivant que le liquide se trouve accumulé à l'intérieur de la moelle ou bien dans les mailles de la pie-mère ou encore entre les enveloppes de la moelle. En cas d'hydrorachis interne, le canal central présente une dilatation uniforme ou moniliforme.

Il n'est pas extrèmement rare, qu'à l'autopsie, on constate, sans que rien l'ait fait soupçonner pendant la vie, une certaine dilatation du canal central qui, au lieu de comporter comme à l'ordinaire 0,5 millim., mesure, à certaines places, 5 à 10 millim. (hydromyélie), ou encore qu'indépendamment du canal central, on trouve d'autres fissures qui, normalement, n'existent pas (syringomyélie). Ces anomalies ne présentent pas grande importance pratique, car, d'un côté, les phénomènes qu'elles provoquent pendant la vie sont tellement inconstants et variables, que leur diagnostic exact est le plus souvent dû au hasard, et d'un autre côté, fût-on même parvenu à les reconnaître, le traitement n'en tirerait aucun profit. Cependant il est nécessaire que nous exposions brièvement l'état actuel de nos connaissances sur l'hydromyélie et la syringomyélie, et que nous en signalions les symptômes les plus fréquents.

L'hydromyélie remonte, dans la plupart des cas, à une anomalie de développement ; plus rarement elle est consécutive à la stase provoquée, par exemple, par une tumeur augmentant la pression dans la fosse postérieure du crâne. Quant à la syringomyélie, elle peut être due à un gliome central dont la désagrégation donne lieu ultérieurement à la formation d'une cavité.

Ces cavités communiquent parfois avec le 4e ventricule et s'étendent depuis la moelle allongée jusqu'au cône terminal, de sorte que sur une coupe transversale, on trouve deux lumières ou plus. L'étendue de ces canaux varie ; on les trouve le plus souvent à la partie inférieure de la moelle cervicale et dans la moelle dorsale ; elles sont d'habitude très proches du canal central, parfois, elles occupent la corne postérieure. Leur largeur varie de 0,5 à 10 millim., leur contenu est tantôt un liquide aqueux, clair, tantôt un liquide visqueux et opalescent. Quant à la façon dont se comporte le canal central vis-à-vis de ces canaux accessoires, il est impossible d'en rien dire de général. Dans certains cas, on le trouve intact dans toute son étendue.

Parmi les **symptômes** cliniques, il en est trois surtout qui sont de nature à faire soupçonner la syringomyélie. Ce sont : 1. l'atrophie musculaire localisée aux extrémités supérieures, soit à une, soit à deux ; 2. l'anesthésie, surtout l'analgésie, étendue, mais non typiquement localisée à un côté ; 3. les troubles trophiques de la peau, des parties profondes — panaris, phlegmons — et des os qui se fracturent fréquemment (*Schultze*, v. bibl.). L'atrophie musculaire s'accompagne toujours d'une paralysie plus ou moins prononcée telle qu'on peut la rencontrer dans les affections de la substance grise des cornes antérieures. Le diagnostic hésite alors parfois entre la sclérose latérale amyotrophique et la névrite périphérique. Les troubles de sensibilité s'expliquent par ce fait que la commissure postérieure, les cordons de *Goll* et les cornes postérieures sont le siége préféré de l'affection. On a signalé, dans un cas, une anesthésie généralisée *(Schüppel. Arch. d. Heilk.*, 1874, XV, p. 44). Il faut bien reconnaître, cependant, que dans un très grand nombre de cas, il n'existe aucun trouble de sensibilité, de sorte que ce symptôme est loin d'être pathognomonique. L'état des réflexes est fort variable ; on peut en dire autant de certains troubles trophiques et vaso-moteurs dont l'existence n'offre rien de constant : on peut rencontrer de l'exanthème, des vésicules, des abcès, un gonflement érysipélateux, etc. *Baumler* (v. bibl.) a réuni et analysé tous les cas publiés jusqu'à présent, y compris deux observations qui lui sont personnelles.

On peut rattacher à l'étude des dilatations du canal central de la moelle, celle de ces tumeurs cystiques congénitales qui, traversant les parois du canal vertébral, viennent soulever les téguments du dos. Lorsque le kyste, dont le volume varie de la grosseur d'une noix à celle du poing, se trouve exactement situé sur la ligne médiane, au niveau du sacrum, on lui donne le nom de myélo-méningocèle sacro-lombaire ou spina bifida. La peau qui recouvre la tumeur est normale, en dessous d'elle on trouve la dure-mère et l'arachnoïde. Le contenu du sac, dont les parois sont lisses ou couvertes de granulations, est un liquide aqueux, clair, identique au liquide cérébro-spinal. La moelle épinière est fixée par une large base à la paroi interne du sac, ou bien, elle entre dans la constitution même des parois, en se partageant en plusieurs cordons. Il est extrêmement rare que le spina bifida se complique d'hydromyélie ; il existe alors de l'atrophie de la substance de la moelle et une communication entre le canal central et la cavité du spina bifida.

L'enfant né avec un spina bifida, porte sur la ligne médiane du dos une tumeur molle, pâteuse, élastique, assez souvent fluctuante, se laissant réduire par compression. La position de l'enfant a une certaine influence sur l'état de réplétion du sac ; dans la position verticale, celui-ci est bien tendu ; si l'enfant est couché, le sac est flasque et mou : ces changements sont dus à la communication qui existe, la plupart du temps, entre la cavité du sac et la cavité crânienne.

Bien que les enfants atteints de spina bifida puissent se développer, au début, d'une façon normale, leur existence est fortement compromise. D'une part, la compression de la moelle, déterminée par les progrès de la tumeur, donne le plus souvent lieu à des troubles moteurs et sensibles auxquels s'ajoutent presque toujours des troubles vésicaux ; d'autre part, la déchirure du sac peut se produire d'un moment à l'autre, favorisée par l'amincissement de la peau de plus en plus distendue : tels sont les dangers de mort permanents auxquels expose le spina bifida. La rupture du sac est presque toujours rapidement mortelle ; l'enfant succombe au milieu des convulsions.

L'**étiologie** est inconnue : peut-être le spina bifida est-il la conséquence d'une malformation ; peut-être *(Virchow)* s'agit-il de la production précoce d'hygromas partiels (hydroméningocèle).

Le **traitement** du spina bifida est du ressort de la chirurgie : on recourt, soit aux ponctions répétées avec injection consécutive d'une solution glycérinée d'iode *(Morton)*, soit à la compression méthodique. Ces traitements nécessitent une grande prudence à cause du danger de la méningite.

Bibliographie.

Syringomyélie.

Wallis, Cas d'atrophie musculaire progressive due à une hydromyélie. Arch. de Neurol. 1885, XIV, 42, pag. 405.

Oppenheim, Charité-Annal. 1885, XI.

Schultze, Virchow's Archiv. 1885, 102, 3, pag. 440.

Bäumler A., Deutsches Arch. f. klin. Med. 1887, XL, 5, 6.

Joffroy et Achard, De la « Myélite cavitaire ». Arch. de Phys. 1887, XIX. 7.

Chiari, Ueber die Pathogenese der sogenannten Syringomyelie. Zeitschr. f. Heilk. 1888, 4, 5.

Roth, De la gliomatose médullaîre. Arch. de Neurol. 1888, 46, 47, 48.

Schultze, Zeitschr. f. klin. Med. 1888, XIII, 6.

Remak E., Oedem der Oberextremitäten auf spinaler Basis. Berl. klin. Wochenschr. 1889, 3. (Syringomyélie).

Bernhardt, Syringomyelie und Scoliose. Centralbl. f. Nervenheilk. 1889, XII, 2.

Lemoine, De la Syringomyélie. Gaz. méd. de Paris. 1889, 12—14.

Rumpf, Ueber einen Fall von Syringyomélie nebst Beiträgen zur Untersuchung der sensibilität. Neurol. Centralbl. 1889, 7.

Masius. Un cas de syringomyélie. Annales de la Société médico-chirurg. de Liége. 1890.

Kronthal, Zur Pathologie der Höhlenbildung im Ruckenmark. Neurolog. Centralbl. 1889, nos 20, 21, 22.

2. Tumeurs, Parasites et Spina bifida.

Jaenicke, Ein Fall von Echinococcus des Wirbelcanales. Bresl. ärztl. Zeitschr. 1879, 21, 7. Novbr.

Dollinger, Die osteoplastiche Operation der Hydrorrhachis. Wiener med. Wochenschr. 1886, XXXVI, 46.

v. Recklinghausen, Virchow's Archiv. 1886, Bd. CV, 2, 3.

Brunner, Ibid. 1887, Bd, CVII, 3.

Bruce and Mott, Case of myxo-fibroma of the fifth dorsal nerve extending on the spinal cord. Brain. July 1887, XXXVIII, pag. 210.

Hirt, Ein Fall von Cysticerken im Rückenmarke. Berl. klin. Wochenschr. 1887, 3.

Recklinghausen, Untersuch. über Spina bifida. Virchow's Archiv. 1887, 105, pag. 243, 275.

Holt, Remarks upon Spina bifida. New-York med. Journ. 5. Nov. 1887.

Bland Sutton, On spina bifida, occulta and its relation to ulcus perforans and pes varus. Lancet. 1 July 1887, II.

Beneke, Fall von unsymmetrischer Diastemato-myelie mit Spina bifida. Leipzig 1888, Festschrift.

Wichmann, Wiener med. Wochenschr. 1888, 24, pag. 837.

III

Maladies générales du système nerveux.

Les maladies générales du système nerveux intéressent, en même temps mais non pas au même degré, le cerveau, la moelle épinière, les nerfs crâniens et rachidiens. A en juger par les symptômes cliniques, dans certaines d'entre elles, c'est le cerveau qui paie la plus large part au processus ; dans d'autres, au contraire, c'est la moelle, et encore, dans ce dernier cas, tantôt c'est la moelle elle-même ou ses faisceaux blancs, tantôt ce sont les nerfs rachidiens ou périphériques dont les symptômes dominent le tableau morbide. Aussi les affections générales du système nerveux comprennent-elles des formes très variées, sur lesquelles il est d'autant plus difficile de formuler des considérations d'ensemble que la participation de l'organisme entier imprime au tableau clinique un cachet spécial.

Cette participation de l'organisme en général est loin d'être la même dans tous les cas : l'expérience prouve qu'il existe des maladies générales du système nerveux, qui, même après des années, ne retentissent d'aucune façon essentielle sur la santé générale du patient ; qu'il en est d'autres, au contraire, — ce sont de loin les plus nombreuses, — qui, tôt ou tard, dégénèrent en maladies générales en altérant plus ou moins profondément les organes de la digestion et de la circulation, le système uropoïétique et parfois même les organes respiratoires. On comprend sans peine que le pronostic et le cours de l'affection s'en ressentent nécessairement ; mais nous pouvons déjà en déduire un enseignement, une règle que le praticien ne devra jamais perdre de vue, c'est que, dans les affections du système nerveux, jamais on ne pourra se contenter de l'examen du cerveau et de la moelle épinière, mais qu'on devra accorder la même attention et la même sollicitude à tous les organes sans exception. A première vue, cette remarque peut paraître vaine, et cependant les faits nous ont prouvé plus d'une fois qu'il n'était pas superflu de nous y appesantir.

La détermination exacte des symptômes nerveux, leur comparaison et leur distinction d'avec ceux des autres organes, leur juste appréciation jouent, sans aucun doute, un rôle important dans le diagnostic des maladies nerveuses : néanmoins, l'anatomie pathologique est toujours, en dernière analyse, la chose capitale. Malheureusement, sous ce rapport, il existe bien des lacunes dans nos connaissances, les lésions anatomiques nous échappent dans un nombre considérable de ces affections générales du système nerveux : il est cependant bien permis de supposer qu'il existe, dans presque toutes, une altération anatomique, soit macroscopique, soit microscopique, de l'élément nerveux. Les lésions anatomiques ne sont guère connues que pour un petit nombre de ces affections, pour le tabes, la démence paralytique, la sclérose multiple et les intoxications chroniques, par exemple, et encore, leur importance n'est-elle pas bien établie. Il arrive souvent, d'ailleurs, que, s'appuyant sur les symptômes cliniques, on suppose des lésions anatomiques que l'autopsie ne vient pas confirmer : c'est ainsi que dans le cas de *Westphal* où l'on croyait à une sclérose multiple, dans celui de *Killian*, qui avait évolué avec tous les signes de la myélite chronique, et dans celui de *Eisenlohr*, où l'on avait conclu à une ophtalmoplégie externe progressive, — j'en pourrais citer bien d'autres encore — le cerveau, la moelle et les nerfs ne montrèrent absolument rien d'anormal à l'autopsie. Par contre, on est exposé à commettre l'erreur opposée ; on a diagnostiqué une hystérie, une épilepsie, une chorée, et l'on compte bien trouver intact, après la mort, l'organe nerveux central : l'autopsie vient démontrer la présence d'altérations profondes, des foyers multiples dans la moelle ou dans l'écorce cérébrale, des foyers de ramollissement frais et anciens, etc. L'observateur le plus consciencieux est sujet à pareilles erreurs, aussi, plus l'on voit de cas et d'autopsies, plus on devient prudent dans le diagnostic et dans l'appréciation des lésions anatomiques.

Malgré l'incertitude où nous nous trouvons à leur égard, les lésions anatomo-pathologiques constituent cependant encore la meilleure base de classification des maladies générales du système nerveux, lorsqu'il s'agit d'en donner un groupement rationnel. Nous diviserons ces maladies en deux sections, la première comporte les névroses fonctionnelles, c'est-à-dire les maladies du système nerveux auxquelles on ne connaît pas encore de lésions anatomiques constantes ; la seconde comprend le groupe des affections dont les lésions anatomiques sont connues.

Première Section.

Maladies générales du système nerveux
sans lésions anatomiques connues.

Névroses fonctionnelles.

Le nombre de ces affections, de beaucoup supérieur à celui des affections à lésions connues, justifie suffisamment leur subdivision en plusieurs groupes secondaires. Cette tentative n'est pas exempte de difficultés, une base de classification passable ne se trouvant qu'avec peine. Il ne faut point songer aux lésions anatomiques ; restent donc l'étiologie et la symptomatologie ; la première ne peut rendre absolument aucun service ; son obscurité complète dans certains cas, son incertitude ou sa variabilité dans d'autres, la rendent impropre à toute classification. Quant à la symptomatologie, elle ne convient guère mieux : il est difficile, sinon impossible, de classer les maladies d'après des symptômes qui présentent une variété si grande ; de plus, dans telle affection, ce sont les manifestations cérébrales qui dominent, dans telle autre, ce sont les spinales, sans compter que bon nombre de symptômes, troubles moteurs ou sensibles, peuvent dépendre aussi bien du cerveau que de la moelle, sans qu'il soit toujours possible d'établir la distinction.

Aussi, en est-on réduit, si l'on ne veut pas abandonner toute classification, à adopter comme base, l'influence qu'exerce la névrose sur l'état général du patient, à l'établir sur la participation variable de l'organisme à l'affection nerveuse. Un petit nombre des maladies générales du système nerveux disparaissent, après une durée plus ou moins longue, sans laisser de trace, ou bien, peuvent durer des années sans altérer visiblement la santé du patient, tout au moins sans provoquer aucun symptôme général grave ; d'autres, au contraire, se caractérisent, non seulement par leur durée exceptionnelle, leur tenacité, leur tendance aux récidives, mais encore par un retentissement pernicieux sur l'organisme en général. Les premières, grâce à leur bénignité, recevront la dénomination de névroses légères, les secondes, celle de névroses graves, sans vouloir nier cependant la possibilité de cas très sérieux parmi les névroses légères, et de cas bénins parmi les névroses graves. Nous avouons, d'ailleurs, que cette classification ne nous satisfait aucunement ; nous l'adoptons passagèrement jusqu'à ce qu'il en surgisse une autre, meilleure.

Premier Groupe. Névroses qui, d'habitude, ne retentissent pas d'une façon sérieuse sur l'organisme en général.

CHAPITRE PREMIER.

Chorée, Danse de Saint-Guy, Ballisme. Scelotyrbe ($\sigma\varkappa\epsilon\lambda o\varsigma$, membre, $\tau v\varrho\beta\omega$, remuer), Melancholia saltans, Maladie de Sydenham.

La chorée consiste dans des mouvements particuliers, désordonnés, involontaires se passant dans les extrémités supérieures et la face, et, à un moindre degré, dans les extrémités inférieures et le tronc. Ces mouvements n'intéressent que les muscles animés par la volonté ; ils se continuent pendant des jours, des semaines et même des mois, et ne cessent que pendant le sommeil. Parfois, ces mouvements restent limités à une moitié du corps, c'est-à-dire à une moitié de la face, au bras et à la jambe du même côté : on parle alors d'hémichorée. L'ancienne distinction de petite chorée et de grande chorée, que l'on retrouve encore dans les vieux manuels, n'a plus raison d'être ; la grande chorée, telle qu'on la décrivait autrefois, est aujourd'hui rangée dans l'hystérie, et par là même, la dénomination de petite chorée disparaît.

Les mouvements choréiques peuvent exister indépendamment de tout autre symptôme morbide et constituer à eux seuls toute la maladie ; d'autres fois, ils ne possèdent qu'une valeur symptomatique et dépendent d'une affection du cerveau ou de la moelle épinière ; cette distinction a une grande importance pratique, et on devra toujours chercher à l'établir au lit du malade. Nous nous occuperons en premier lieu de la chorée idiopathique : inutile de dire qu'elle seule mérite d'être rangée parmi les névroses légères, telles que nous les comprenons. Ce n'est pas chose aisée que de donner une description détaillée des mouvements choréiques, tant ils présentent de variétés sous le rapport du degré et de l'étendue. Dans les cas relativement graves, tout le corps y prend part; la tête est agitée dans tous les sens, inclinée, tournée; le front se plisse puis se distend, les paupières s'ouvrent et se ferment tandis que le globe oculaire roule dans l'orbite; les muscles de la face ne restent pas inactifs; ils prêtent à la physionomie les expressions les plus variées, expressions fugitives comme tous les mouvements, et qui se succèdent sans transition aucune : tantôt c'est la frayeur, l'angoisse, tantôt la joie, suivant les muscles intéressés. Je n'ai jamais vu remuer la pointe du nez, comme *Hasse* prétend l'avoir observé (*loc. cit.* p. 165); par contre, j'ai souvent constaté des mouvements tellement désordonnés de la langue, que la parole, la mastication et la déglutition en devenaient très difficiles; parfois même, il était impossible au malade de sortir la langue. Ces mêmes mouvements, dans les muscles du tronc, provoquent des contorsions involontaires, le patient se soulève, retombe, se penche, se redresse, prend les positions les plus extraordinaires (folie musculaire).

Mais dans la majorité des cas, les mouvements que nous venons de décrire se limitent à la face et aux extrémités; les épaules, les bras, les mains et les doigts sont le siège de mouvements involontaires et brusques, les muscles en action sont traversés par des secousses rapides, brusques; le bras est fléchi, étendu, les doigts s'écartent, se rapprochent, se ferment. Les mêmes mouvements se remarquent aux extrémités inférieures, le plus souvent avec une intensité moindre ; les muscles de la cuisse et du mollet se contractent vivement et se relâchent, les pieds se relèvent alternativement, les orteils se meuvent sans repos. On voit parfois les mouvements s'exécuter dans les différentes articulations, avec la rapidité de l'éclair; le nom de chorée électrique·a été donné très justement à ces cas d'ailleurs assez rares.

On rencontre des formes encore plus légères de l'affection, où le malade peut, à certains moments, conserver une tranquillité complète, l'affection ne se trahissant que par une légère contraction des bras, des doigts ou des muscles de la face. Les mouvements de la chorée idiopathique cessent complètement pendant le sommeil; ce fait est caractéristique; les malades s'endorment souvent un peu plus difficilement, il est vrai, mais leur sommeil est profond et tranquille, libre de tout phénomène d'excitation musculaire.

Les mouvements volontaires se ressentent naturellement de la présence des mouvements choréiques; c'est ainsi qu'au début de l'affection, alors qu'elle n'est pas encore reconnue, on est tenté d'en vouloir au patient des maladresses dont la maladie est seule la cause ; il peut en résulter, pour l'enfant à l'école ou pour les recrues au régiment, des désagréments qu'on aurait pu leur éviter par un examen médical un peu attentif. D'ordinaire, le mouvement intentionnel s'exécute normalement dans sa première phase, puis, les muscles sont pris d'une contraction intempestive qui altère le mouvement primitif ; cela s'observe surtout bien quand le malade s'habille, mange, et avant tout, dans les actes qui exigent une grande coordination, écriture, piano, par exemple.

La maladresse du patient ne fait que l'agiter, il se reprend, et plus ses essais se répètent, plus il tâche de maîtriser ses muscles indisciplinés, et plus sa gaucherie augmente. Certains malades, bien maîtres d'eux-mêmes, savent, il est vrai, même au degré le plus élevé de l'affection, contenir leurs muscles pendant quelques instants, dans un repos absolu, mais ils sont très rares. Les mouvements réflexes et les mouvements passifs s'accomplissent d'une façon tout à fait normale ; il en est de même de l'éternuement, de la toux et des mouvements respira-toires et cardiaques.

La sensibilité ne subit aucune altération ; parfois, la colonne vertébrale accuse un peu de sensibilité à la pression ; les nerfs sensibles ne présentent rien de particulier. Un fait assez remarquable, c'est que le travail musculaire considérable auquel se livre le patient, ne semble provoquer chez lui aucune fatigue.

S'il n'existe pas de complications, la température du corps reste normale, l'urine ne subit aucune modification. Il en est tout autrement de l'état intellectuel du patient, surtout si celui-ci est jeune et si l'affection dure depuis un certain temps déjà ; l'enfant, d'aimable, docile et appliqué qu'il était, devient entêté, grincheux et méchant ; loin d'apprendre facilement et vite comme autrefois, il ne saisit plus que difficilement ce qu'on lui explique, on doit lui répéter les choses les plus simples et, malgré cela, il oublie vite, ne se souvient plus de ce qu'on lui a dit quelques heures auparavant. Si les mouvements choréiques occupent également la langue, ce qui se voit assez souvent, la parole est embarrassée et l'enfant doit renoncer à se rendre à l'école, si on ne l'en a déjà renvoyé pour d'autres raisons. Chez l'adulte, l'influence de l'affection sur l'état intellectuel est rela-tivement beaucoup moindre.

Le **cours général** de la chorée idiopathique, sans com-plications, est d'ordinaire le suivant : les symptômes que nous venons de décrire, se maintiennent pendant quelques semaines avec une intensité variable; il peut s'écouler, depuis les premiers débuts de l'affection jusqu'à sa complète disparition, de 60 à 90 jours (69 jours, *Sée*; 80, *Jürgensen*; 89, *Riecke)*; cette durée, comme nous le verrons plus tard, peut être influencée par le traitement.

La **terminaison** habituelle est la guérison; la récidive n'est cependant pas exceptionnelle, et il sera bon d'en tenir compte dans le pronostic. Il est excessivement rare qu'un enfant meure de la chorée; cela ne se voit guère que chez ceux dont la constitution était déjà fort affaiblie, ou s'il se produit des complications. On pourra donc émettre, en toute confiance, un **pronostic** favorable.

Les complications de la chorée et ses affinités remarquables avec d'autres maladies sont encore, pour la plupart, énigmatiques. Citons, en premier, lieu le rhumatisme articulaire, dont les relations avec la chorée ne sont niées par personne, mais sont diversement interprétées. Les Français *(Sée et Roger)* sont assez unanimes à considérer le rhumatisme comme le précurseur presque habituel de la chorée; les auteurs allemands, au contraire, professent à cet égard les opinions les plus variées; certains d'entre eux *(Lebert, Eichhorst, Strümpell)* n'admettent qu'une fréquence relative de la simultanéité des deux affections; d'autres *(Brieger)* attirent l'attention sur l'alternance de leur apparition *(Berl. klin. Wochenschr.* 1886, XIII, X)*; d'autres encore *(Henoch, Litten)* considèrent le rhumatisme comme la cause étiologique la plus importante et la plus sûre de la chorée ; enfin, *Romberg, von Niemeyer, Prior*, etc., contestent toute relation entre les deux maladies. Quelque inexpliquée que soit cette relation, c'est évidemment se mettre en opposition avec les faits que de vouloir la nier. Notre opinion est qu'il s'agit là d'un agent nuisible commun, d'une infection qui, localisée principalement au cerveau, détermine les mouvements choréiques, et, cantonnée aux articulations, donne lieu au rhumatisme articulaire; il est à peu près certain que ces agents infectieux sont identiques à ceux dont la localisation dans les valvules du cœur et le myocarde provoque l'endocardite et la myocardite; en effet, la chorée se rencontre presque aussi fréquemment combinée à l'insuffisance valvulaire qu'au rhumatisme, sans que nous parvenions à mieux nous l'expliquer.

Étant donné que la chorée, ou plutôt que certaines formes de chorée, sont réellement de nature infectieuse, il n'y a pas lieu de s'étonner que les mouvements choréiques se montrent à la suite de maladies infectieuses telles que la coqueluche, le typhus, la diphtérie, le choléra, et d'autres encore. La possibilité d'un rapport entre la chorée et l'épilepsie n'est, *a priori*, pas facile à démontrer. J'ai cependant eu l'occasion de constater, à deux reprises différentes, l'apparition d'attaques d'épilepsie chez des jeunes gens qui, jusqu'à la puberté, avaient souffert d'une chorée qui paraissait idiopathique. Les morsures de la langue faisaient défaut, il est vrai, mais tous les signes de l'attaque classique, y compris l'aura, existaient chez eux. Plus tard, *Marie (Progrès médical*, 1886, XIV, p. 39) signala l'existence de l'ovarie (hyperesthésie ovarienne) au cours de la chorée ; cette communication fait penser à l'hystérie ; peut-être certaines formes de la danse de Saint-Guy sont-elles de n a t u r e   h y s t é - r i q u e. Enfin, un très petit nombre d'observations très intéressantes signalent des troubles neuro-trophiques chez les choréiques, tels que des plaques complètement glabres sur le cuir chevelu, *(Escherich, Mitth. aus d. med. Klinik zu Würzburg*. 1886, II) l'absence de pigment à certaines places sur les cheveux ou la peau *(Möbius, Schmidt's Iahrb*. 1886, Bd. CCIX, p. 25) : leur origine est encore complètement inexpliquée.

Le **diagnostic** de la chorée ne présente d'ordinaire aucune difficulté ; les malades sont le plus souvent de très jeunes filles, plus ou moins anémiques ; les mouvements se passent surtout dans les extrémités supérieures et la face, sont presque indépendants de la volonté du malade ; leur disparition pendant le sommeil est un signe très important, qui suffit à les distinguer des mouvements athétosiques. Le diagnostic différentiel avec ces derniers, avec les contractions du tic convulsif, le tremblement de la paralysie agitante, les oscillations de la sclérose multiple pendant les mouvements volontaires, enfin, avec certains spasmes musculaires que *Leclerc* et *Royer* (v. bibl.) ont décrits sous le nom de p s e u d o - c h o r é e, ne rencontrera jamais de difficulté sérieuse.

L'anatomie pathologique de la chorée idiopathique est encore fort obscure ; à la section, on a souvent constaté l'existence d'embolies capillaires dans la couche optique et dans le corps strié, mais ces lésions ne sont pas constantes. Les expériences de *Money* sur les cochons d'Inde et les chiens ont bien démontré que la chorée pouvait être provoquée par des embolies capillaires *(Lancet* 1885, I, p. 985), mais il reste encore à démontrer de quelle façon elles agissent. Les raisons qu'invoque *Litten* contre la théorie embolique, à savoir que l'existence de ce processus embolique n'est pas prouvée dans la chorée commune, et que le tableau clinique reste le même, quel que soit le siège des foyers de ramollissement au cerveau, ne peuvent être admises comme concluantes.

Flechsig avait signalé dans la gaine lymphatique des vaisseaux des deux segments antéro-internes du noyau lenticulaire, jamais à une autre place, l'existence de petits corpuscules, dont les uns étaient supérieurs, les autres inférieurs en dimensions aux corpuscules sanguins ; cette communication n'a jamais reçu confirmation, elle n'a pas non plus été attaquée ; ces corpuscules, disposés en grappes, très réfringents, offraient une résistance remarquable, rappelant la calcification, ils ne contenaient cependant pas de chaux ; ils se gonflaient lentement dans les alcalis ; leur nature chimique, encore inconnue, est très voisine de celle de la substance désignée par *v. Recklinghausen* sous le nom d'hyaline. Leur signification est encore inconnue ; *Flechsig* ignore s'ils proviennent des vaisseaux sanguins ou lymphatiques, et si on doit les considérer comme des détritus de cellules ganglionnaires et de fibres nerveuses. Quoiqu'il faille admettre que le point de départ des mouvements choréiques peut se trouver dans le noyau lenticulaire, il n'est guère possible, jusqu'à présent, d'assigner une bien grande valeur aux corpuscules précités, comme cause anatomique de l'affection.

Les différentes lésions que l'on considérait autrefois comme d'une très grande valeur dans la chorée, telles que l'hypérémie du cerveau et de la moelle épinière, les lésions des tubercules quadrijumeaux, l'existence d'un tubercule dans les pédoncules cérébelleux, les processus inflammatoires de la colonne dorsale déterminant une irritation de la moelle, n'offrent plus qu'un intérêt purement historique.

S'il nous est impossible de nous prononcer sur la nature de l'affection, il n'en est pas moins très vraisemblable qu'elle constitue une maladie du système nerveux général dans laquelle le cerveau joue le rôle principal. Reste à savoir si certaines parties du cerveau sont spécialement propres à donner naissance aux mouvements choréiques, si ceux-ci peuvent être déterminés non seulement par l'irritation des centres corticaux moteurs, mais aussi par une lésion des ganglions de la base ; reste aussi à déterminer si cette irritation est de nature infectieuse, microbienne ou mycélienne — on sait que *Naunyn* a trouvé dans la pie-mère des végétations de champignons de l'espèce des cladotrix et des leptotrix. On n'est pas parvenu non plus à savoir si l'affection pouvait être due à certaines altérations du sang, comme celles que l'on trouve dans la diathèse rhumatismale.

Dans l'**étiologie** de la chorée, l'hérédité joue, comme dans toutes les affections du système nerveux général, un rôle prépondérant ; ici, l'hérédité a cependant une double importance ; non seulement, elle constitue une cause prédisposante indirecte en vertu de laquelle un individu issu de névropathes est plus apte qu'un autre à contracter toute espèce d'affection nerveuse, mais il existe une véritable chorée héréditaire directe, qui se transmet de génération en génération et peut ainsi rester, pendant bien des années, une sorte d'attribut commun à un grand nombre de membres de la même famille. Cette chorée héréditaire directe, encore nommée chorée de *Huntington*, ne débute pas dans l'enfance, comme la chorée ordinaire, elle ne se montre le plus souvent qu'entre 30 et 40 ans, atteint les degrés les plus élevés décrits plus haut et provoque souvent des troubles intellectuels très prononcés ; elle est incurable. Il existe des familles de choréiques dans lesquelles l'affection n'épargne jamais une génération entière, quelques membres seuls y échappent. D'autre part, il existe une chorée congénitale *(Rau, Inaug. Diss.*, Berlin 1887) que l'on doit mettre sur le compte d'une affection de la mère, d'une frayeur, pendant la grossesse *(Fox, Richter, Möbius, Oppenheim)*. La grossesse elle-même prédispose à l'affection, comme le prouve cette dénomination déjà fort ancienne de *chorea gravidarum*. L'âge et le sexe comptent également parmi les causes prédisposantes, la maladie frappe de préférence les petites filles : ainsi sur 439 cas, il y avait 322 jeunes filles, donc 73 % ; 340 de ces malades (74 %) étaient âgés de 5 à 15 ans, 411 (91 %) de 5 à 20 ans *(Mackenzie)*. Les personnes âgées n'en souffrent qu'exceptionnellement *(chorea senilis)*, le plus âgé de mes malades comptait 81 ans, celui de *Mackenzie*, 86 ans.

Parmi les causes occasionnelles, deux surtout sont importantes : en premier lieu, les émotions vives, la frayeur, l'angoisse ; ensuite la fréquentation d'autres individus souffrant de l'affection, laquelle provoque une sorte d'impulsion à l'imitation des mouvements et détermine ainsi la chorée par imitation ; celle-ci est d'ailleurs beaucoup moins sérieuse que les autres, comme elle est aussi moins fréquente que la chorée émotive. D'après *Mackenzie*, il y aurait 16 % de chorées par frayeur ; ce chiffre doit être considéré comme relativement élevé. Le temps qui s'écoule entre l'influence nuisible causale et l'apparition de l'affection, varie d'ordinaire entre 5 et 7 jours ; dans certains cas, il ne s'écoule que 24 heures, dans d'autres, les mouvements se montrent immédiatement, — dans 10 % des chorées provoquées par une émotion vive. Les excès corporels ou intellectuels peuvent également donner lieu à l'affection, les derniers surtout — dans la statistique de *Mackenzie*, cette cause figure pour 16 °/₀ des cas.

Traitement. La chorée sans complication guérit, dans le plus grand nombre des cas, sans intervention médicale. Cependant, l'expérience prouve que nous sommes en mesure de diminuer, d'une façon notable, la durée de l'affection. Nous possédons, à cet effet, différents médicaments internes. Il est assez intéressant de rappeler les changements qu'a subis le traitement interne de la chorée depuis un demi-siècle. A l'époque où la moelle épinière était le siège présumé de l'affection, on attachait grande importance à la strychnine que l'on administrait sous forme de sirop, suivant la recommandation de *Trousseau*. Plus tard, lorsqu'on lui reconnut une base rhumatismale, on préconisa surtout le colchique et la quinine. Dans la suite, lorsque prévalut l'opinion d'une excitation génitale comme point de départ de cette névrose, on ordonna le camphre, l'iodure de potassium et les préparations d'acide cyanhydrique. Pendant longtemps, l'autorité de *Sydenham* mit à la mode les saignées, les sangsues et les ventouses sur la tête et le long de la colonne vertébrale. Tous ces moyens sont plus ou moins tombés dans l'oubli, y compris le blanc de zinc qui trouva dans *Hufeland*, un si chaud partisan. Parmi les substances médicamenteuses encore en honneur aujourd'hui, citons en première ligne l'a r s e n i c ; introduite dans la pratique par *Romberg*, cette substance est administrée sous forme de solution de *Fowler*, à la dose de 3 à 5 gouttes, 3 fois par jour, en augmentant progressivement jusqu'à concurrence de 25 à 30 gouttes par jour ; on a soin de faire prendre cette solution très étendue l'eau.

On peut aussi, au lieu de cette solution, prescrire les sources de Roncegno ou de Levico, 1 cuillerée à thé jusqu'à 1 cuillerée à bouche, 3 fois par jour. On doit être très prudent dans l'administration de l'arsenic, les intoxications peuvent se produire, même à dose très faible, comme le prouve une observation que j'ai publiée. Le traitement arsénical doit être continué jusqu'au moment où se montre une notable amélioration des symptômes d'excitation ; on devra le suspendre s'il survient des troubles digestifs. Le plus souvent, il atteint son but en 50 à 60 jours.

A côté de l'arsenic, nous pouvons recommander le s a l i c y-late de physostigmine ou ésérine, qui rend d'excellents services et peut réduire l'affection à une durée de 30 à 40 jours ; *Riess (Berl. klin. Wochenschr.* 1887, 22) administre ce médicament en injections sous-cutanées, à la dose de 1 milligr., 2 fois par jour. L'ésérine peut aussi provoquer des phénomènes d'intoxication *(Lodderstädt, Berl. klin. Woch.,* 1888, 17), son administration a donc besoin d'être surveillée; on devra la suspendre immédiatement et pendant longtemps si l'on remarque certains signes d'intolérance, dégoût, nausées, vomissements. Les résultats que donne l'antipyrine, recommandée par *Legroux* et d'autres, sont incertains et passagers. Notre expérience ne nous permet pas de lui reconnaître des guérisons en 26 à 27 jours, comme celles que signale *Legroux*. Si l'affection résiste à tous les moyens énumérés plus haut, on pourra prescrire, avec prudence, le chloral, la morphine, l'opium, qui ont parfois obtenu la disparition temporaire des mouvements choréiques.

Nous plaçons au second rang un certain nombre d'autres agents thérapeutiques, tels que l'eau froide, l'électricité; maniés avec prudence et d'une façon entendue, ils ne peuvent causer aucun préjudice. A différentes reprises, déjà, nous avons parlé des cures à l'eau froide, rappelons ici qu'une température excessivement basse n'est nullement nécessaire, les demi-bains de 23° R., avec aspersions froides sur le dos (22-19° R.) paraissent amener plus facilement les résultats désirables. Le traitement électrique comprend particulièrement le passage du courant constant par le cerveau et la moelle épinière *(Erb, loco citato,* p. 587).

Il peut arriver qu'aucun des moyens précités n'aboutisse à un résultat de quelque valeur, que les médicaments internes, les cures d'eau, l'électricité échouent à peu près complètement. Dans ces cas, il convient de conseiller le changement d'air; on fait faire un voyage au malade, on le tient éloigné des siens pendant un certain temps; ce moyen réussit souvent chez les individus faibles, facilement irritables, chez qui la moindre émotion retentit sur les symptômes d'excitation en les exagérant. On s'efforcera de leur procurer une vie tranquille, régulière, on défendra la visite des parents, des amis. L'enfant sera éloigné de l'école et on devra lui épargner toute fatigue intellectuelle; il sera traité avec douceur, on lui inspirera doucement le désir de se maîtriser, de réprimer ses mouvements choréiques, en lui promettant, au besoin, de petites récompenses : on obtient souvent beaucoup par ce moyen. Ce n'est guère que dans des cas exceptionnels qu'il est nécessaire de tenir longtemps le malade au lit ; on devra le faire, cependant, si les contractions sont très violentes et exposent l'enfant à se blesser ; les narcotiques mentionnés plus haut sont à conseiller en pareil cas.

La chorée symptomatique, c'est-à-dire la chorée qui se montre, au cours des maladies du cerveau et de la moelle épinière, purement à titre de manifestation morbide, ne nécessite pas ici une description spéciale ; à différents endroits, déjà, nous avons attiré l'attention sur son existence. Le diagnostic différentiel de cette chorée symptomatique avec la névrose fonctionnelle qui vient de nous occuper, rencontrera bien rarement des difficultés réelles.

Bibliographie.

Henoch, Berl. klin. Wochenschr. 1883, 52.

Vassitch, Étude sur les chorées des adultes. Thèse de Paris. 1883.

Ferrand, Chorée respiratoire. Gaz. méd. de Paris. 1884, 41.

Bokai, Jahrb. f. Kinderheilk. 1884, N. F., XXI, pag. 411.

Peiper, Chorea bei Typh. abdom. Deutsche med. Wochenschr. 1885, 8.

Holden, Ch. laryngis. New York med. Jour. 10. Jan. 1885.

Dickinson, On Chorea with reference to its supposed origin in embolism. Lancet. 2 Jan. 1886.

Litten, Beiträge zur Aetiologie der Chorea. Charité-Annal. 1886, XI, pag. 265.

Birnbaum, Ueber die Chorea der Erwachsenen. Inaug.-Dissert. Berlin 1886.

Hawkins, Chorea and Epilepsy. Lancet. 2. Jan. 1886.

Leclerc et Boyer, Revue de Méd. 1887, 2.

School-made Chorea. Lancet. 15. Jan. 1887.

Landois, Deutsche med. Wochenschr. 1887, 31.

Rau, Inaug.-Diss. Berlin 1887.

Mackenzie, Report on Chorea. Brit. med. Journ. 26 Febr. 1887. (Reports of the collective investigation committee of the british med. Association).

Koch P., Zur Lehre von der Ch. minor. Deutsches Arch. f. klin. Med. 1887, XL, 5, 6.

Schwarz, Pester med.-chir. Presse. 1887.

Schweinitz, Untersuchung der Augen in 50 Fällen von Chorea bei Kindern. New York med. Journ. 23. Juni 1888.

Suckling, Brit. med. Journ. 28. April 1888 (Chorée sénile).

Comby, Les relations pathogéniques de la Chorée. Progr. méd. 1888, 16, pag. 300.

Hoffmann, Ueber Ch. chronica progressiva. Virchow's Archiv. 1888, Bd. III, H. 3. Chorée de Huntington.

Schroemann, Deutsche med. Wochenschr. 1888, XIV, 32.

Mendel, Centralbl. f. Nervenheilk. 1888, XI, 15.

Lannois, Ch. héréditaire. Revue de Méd. 1888, 8.

Chauvreau, Les tics coordinés avec émission brusque et involontaire des cris et des mots articulés. Thèse de Bordeaux. 1888.

Herringham, Chronic hereditary chorea. Brain. 1888, XI, pag. 415.

Jakowenko, Zur Frage der Localisation der Chorea. Centralbl. f. Nervenheilk. 1888, XI, 22.

Klippel et Ducellier, Un cas de Chorée héréditaire de l'adulte. Encéphale. 1888, VIII, 6.

Patella, Contribuzione anatomo-patologica e clinica alla studio della corea minore. Padova 1888.

Sinkler, Hereditary chorea. Boston med. and surg. Journ. 15. Oct. 1888, CXIX.

Sturges, The relation of Chorea to rheumatism. Lancet. 1889, I, 3.
Hegge, Ueber den Zusammenhang zwischen Chorea minor mit der Polyar-
    thritis rheum. und der Endocarditis. Wiener med. Blätter. 1888, 41, 42.
Schalde, Chorea of the soft palate. Phil. med. and surg. Rep. 14. Oct. 1888,
    LIX.
Gairdner, Case of nerve disease with choreic movements. Glasg. med.
    Journ. 1889, XXXI, 1.
Charcot, Leçons du mardi à la Salpétrière 1888-1889. Paris 1890 passim.
Huet, De la chorée chronique. Paris 1889.

DEUXIÈME CHAPITRE.

Tétanie, Tétanille, Tétanos intermittent.

La tétanie *(Corvisart)* est une névrose caractérisée par l'apparition de convulsions musculaires toniques, procédant par accès, pendant lesquels la connaissance reste entière. La crampe est souvent circonscrite aux fléchisseurs des doigts et de la main, elle atteint aussi, mais beaucoup plus rarement, les muscles des extrémités inférieures ; elle est toujours bilatérale. Lorsqu'elle se déclare, on voit les doigts se rapprocher en se contractant, et, comme le dit *Trousseau*, « la main prendre la forme que l'accoucheur lui donne pour pénétrer dans le canal vaginal. » Les crampes, très violentes, s'accompagnent souvent d'une légère flexion de l'avant-bras sur le bras, avec abduction de celui-ci ; les muscles acquièrent une dureté ligneuse ; le pouce est reporté dans le creux de la main et pourrait, d'après *Erard*, déterminer aux doigts, des lésions de gangrène par compression ; le fait est cependant exceptionnel. Lorsque les extrémités inférieures prennent part à l'affection, le pied se place en flexion plantaire, le gros orteil arrive à se cacher sous le second et même sous le troisième orteil. Dans la plupart des cas, la sensibilité reste intacte; l'on ne note guère qu'une légère sensibilité à la pression dans les muscles contractés ; la peau, qui les recouvre, est le siège d'une abondante transpiration.

Les attaques, telles que nous venons de les décrire, varient tant sous le rapport du nombre que sous celui de la durée ; *Trousseau* découvrit par hasard, en plaçant une bande pour la saignée, qu'on pouvait les provoquer à volonté, en exerçant une pression assez forte sur les gros troncs nerveux ou artériels des extrémités supérieures ; ainsi, en comprimant le nerf médian ou l'artère brachiale, on détermine une crampe complètement semblable à celle qui se produit dans les accès spontanés de la tétanie ; le signe de *Trousseau*, comme on l'a appelé depuis lors, est regardé comme très important au point de vue du diagnostic.

Les attaques ne se déclarent presque jamais subitement ;
elles sont d'ordinaire précédées de phénomènes prodromiques,
qui durent quelques minutes et qui consistent en tiraillements
douloureux dans les mains et les bras. Ces mêmes prodromes,
auxquels s'ajoutent souvent des fourmillements, une sensation de
froid, etc., peuvent aussi se montrer pendant plusieurs semaines
avant la première attaque. L'attaque elle-même ne comporte
généralement qu'une d u r é e de 5 à 10′ au plus, le plus souvent
de 1 à 2′ ; il est exceptionnel de voir la crampe persister pendant
plusieurs heures. Quant à la f r é q u e n c e des attaques, elle est
également très variable, parfois il ne s'en produit qu'une seule
pendant la vie — comme cela se voit aussi dans l'épilepsie —
parfois on en observe plusieurs dans le cours de la journée ;
parfois, enfin, les attaques sont séparées par un intervalle de
plusieurs semaines, de plusieurs mois et même de plusieurs
années.

La durée entière de l'affection peut comporter jusqu'à 20 et
même 30 ans, mais la t e r m i n a i s o n est le plus souvent favorable, les complications, telles que des affections articulaires,
sont rares et la santé générale ne souffre que modérément de
l'existence de cette névrose. Entre les attaques, le patient
n'accuse aucun trouble subjectif, ne se plaint de rien et ne peut
en aucune façon être distingué de l'individu complètement
sain ; un seul signe objectif indique que tout n'est pas normal
chez lui, c'est l'é l é v a t i o n de l'e x c i t a b i l i t é électrique et même de l'e x c i t a b i l i t é m é c a n i q u e des nerfs,
ainsi que *Erb* l'a démontré pour la première fois ; les courants
faibles provoquent déjà de violentes secousses et rien que le
passage du doigt sur la figure détermine de vives contractions
dans les muscles innervés par le facial. Ce signe n'est pas absolument constant, il peut manquer et, d'un autre côté, on le
rencontre dans d'autres affections que la tétanie, dans les maladies de la moelle, par exemple, et particulièrement dans le
gliome : nonobstant, il est plein de valeur et l'on devra en tenir
compte dans le diagnostic.

Le s i è g e a n a t o m i q u e de la lésion n'est pas encore
connu ; on l'a cherché dans les parties les plus variées du système nerveux, cerveau, cervelet, moelle épinière, nerfs périphériques, même dans le sympathique, auquel on endosse assez
volontiers les affections qu'on ne parvient pas à placer ailleurs :
tous ces organes ont été successivement incriminés dans la
pathogénie de la tétanie, sans qu'aucune des théories émises ait
pu être suffisamment justifiée.

A en juger par les particularités qui accompagnent cette
affection, l'hypothèse d'une origine périphérique semble encore

la moins admissible ; on a vu la tétanie se montrer à la suite d'influences purement psychiques, comme nous l'avons vu pour la chorée et comme nous le verrons plus tard pour l'épilepsie ; ainsi, l'imitation peut en provoquer l'apparition et l'on a signalé, dans certaines écoles, de petites épidémies de tétanie *(Magnan, Gazette de Paris,* 476, 50 ; *Gazette des Hôpitaux,* 1876, 141). La tétanie s'observe aussi chez les femmes qui allaitent, jeunes mères ou nourrices, et cela d'une façon relativement si fréquente que *Trousseau* désignait volontiers la tétanie sous le nom de contractures des nourrices. Elle se présente encore, pour des raisons inexpliquées, à la suite de l'extirpation du goître *(N. Weiss, Falkson,* etc.), de même aussi à la suite des maladies infectieuses aiguës, de la scarlatine et du typhus notamment : tous ces faits et d'autres encore, tels que la fréquence de l'affection chez les individus astreints, par leur travail professionnel, à se servir souvent et vivement de leurs bras, de leurs mains et de leurs doigts (télégraphistes, couturières), *(Mader, Hirt),* tendent à faire admettre l'origine centrale de la tétanie. A notre avis, la tétanie est aussi vraisemblablement d'origine corticale que la crampe des écrivains.

L'extrême rareté de l'affection la rend peu importante en pratique ; le petit nombre de cas que l'on arrive à rencontrer ont, presque tous, une tournure favorable, aussi a-t-on peu de chose à dire du **traitement.** On pourra s'adresser au courant galvanique, anode *loco morbi,* cathode indifférent, pendant 3 à 5′ ; on fera 2 ou 3 séances par semaine, le courant sera de moyenne intensité ; l'électricité agit très efficacement pendant l'attaque, c'est-à-dire symptomatiquement, mais son influence sur le cours de l'affection est aussi nulle que celle des nervins que l'on administre aussi en pareille circonstance. Les bains tièdes nous ont procuré certains avantages, les patients s'en trouvaient bien et s'accordaient à reconnaître que les attaques revenaient plus rarement ; cependant, nous pensons qu'ils ne sont nullement nécessaires ; en résumé, le mieux est encore d'épargner au malade toute espèce de traitement.

Bibliographie.

Schultze Fr., Ueber Tetanie und die mechanische Erregbarkeit der peripheren Nerven stämme. Deutsche med. Wochenschr. 1882, 20, 21.
Mader, Ueber die Beziehung der Beschäftigungskrämpfe zur Tetanie. Wiener med. Blätter. 1883, 16.
Lederer, Jahrb. f. Kinderheilk. 1883, XXII, 4.
Baginsky, Tetanie bei Säuglingen. Archiv f. Kinderheilk. 1886. VII, 5.
Meinert, Archiv. f. Gyn. 1887, XXX, 3.
Schotten, Berl. klin. Wochenschr. 1888, XXV, 14.

Hoffmann (Heidelberg), Zur lehre von der Tetanie. Deutsches Arch. f. klin.
    Med. 1888. XLIII, 1.
Frankl-Hochwart, v., Ueber mechanische und elektrische Erregbarkeit
    der Nerven und Muskeln bei Tetanie. Ibid. 1888, XLIII, 1.

REMARQUE. — On décrit sous le nom de maladie de Thomsen,
une affection qui se caractérise par l'apparition « de convulsions toniques
dans les muscles animés par la volonté ». Le malade veut-il accomplir un
mouvement volontaire, le muscle sollicité est frappé, au milieu de sa contraction, d'une crampe indolore qui contrarie ou paralyse complètement son
action ; il s'y développe une résistance et une fatigue qu'il faut d'abord
vaincre avant de pouvoir exécuter le mouvement projeté ; par exemple, le
malade ne pourra lâcher l'objet qu'il tient en main. La course, la danse, la
gymnastique lui sont impossibles ou à peu près ; s'il appartient à l'armée, sa
prétendue maladresse dans l'exécution des exercices, lui vaudra bon nombre
de désagréments. Parfois la musculature de la langue participe à l'affection,
il se produit alors des troubles de langage. La sensibilité est complètement
intacte, les malades se sentent tout à fait bien aussi longtemps qu'ils restent
sans faire de mouvement. L'examen objectif ne décèle rien d'autre que l'augmentation de l'excitabilité électrique et, en outre, un développement
remarquable de la musculature joint à une vivacité qui
semble en contradiction avec la maladresse et la difficulté des mouvements.
    L'influence héréditaire est ici incontestable ; Thomsen lui-
même, qui décrivit l'affection en 1876, comptait dans sa famille, depuis
5 générations, plus de 20 personnes qui en avaient souffert. Cette névrose est
souvent congénitale, c'est ce qui a déterminé Strümpell à lui donner la dénomination de myotonia congenita. Quant à la nature de l'affection,
on ne peut guère énoncer à son sujet que des hypothèses ; on a bien signalé
que l'excitation galvanique des muscles ne provoquait que des contractions
tardives, se faisant attendre parfois pendant 30 secondes — réaction
myotonique de Erb —, de plus, d'après Erb, les fibres musculaires sont
élargies, les noyaux du sarcolemme plus nombreux que normalement, en
même temps qu'il existe une prolifération du tissu conjonctif interstitiel, mais
ces observations ne suffisent pas pour trancher définitivement la question du
siège de l'affection ; on ne peut cependant exclure qu'elle soit d'origine
musculaire.
    La maladie de Thomsen dure généralement toute la vie ; elle constitue
souvent un obstacle sérieux à l'exercice de la profession ; cependant, le
malade finit par s'habituer à cette lourdeur dans ses mouvements, il en tient
compte et parvient à dissimuler en partie sa maladresse. Les individus
atteints de myotonie sont impropres au service militaire. Jusqu'à présent, il
n'existe aucun traitement de cette affection, d'ailleurs extrêmement rare.

Bibliographie.

Thomsen, Tonische Krämpfe in willkürlich bewegten Muskeln. Archiv f.
    Psych. u. Nervenkrankh. 1876, VI, 3.
Seeligmüller, Deutsches med. Wochenschr. 1876, II.
Bernhardt, Virchow's Archiv. 1879, LXXV.
Peters, Deutsche militärärztl. Zeitg. 1879, VIII.
Strümpell, Berl. klin. Wochenschr. 1881, XVIII, 9.
Ballet et Marie, Arch. de Neurol. 1883 V. 13.
Westphal, Berl. klin. Wochenschr. 1883, XX, Nr. 20.
Weichmann, Ueber Myotonia intermittens congenita. Dissert. Inaug.
    Vratisl. 1883.

Möbius, Schmidt's Jahrb. 1883, Bd. CXCVIII, pag. 236.
Rieder, Deutsche militärärztl. Zeitg. 1884, XIII.
Pitres et Dallidet, Arch. de Neurol. 1885, X.
Eulenburg et Melchert, Berl. klin. Wochenschr. 1885, XXII, 38.
Erb, Die Thomsen'sche Krankheit. Leipzig Vogel, 1886.
Fischer, Neurol. Centralbl. 1886, V. 4.
Eichhorst, Handb. etc. 1887, 3. Aufl., pag. 307.
Strümpell, Lehrb. etc. 1887, 4, Aufl., p. 463.
Buzzard, Lancet. 14. May 1887, I, 20.
Jacoby, Journ. of nerv. and ment. dis. 1887, XIV, 3.
Blumenau, Ueber die elektrische Reaction der Muskeln bei der Thomsen'-
    schen Krankheit. Centralbl. f. Nervenheilk. 1888, XI, 22.
Dana, Thomsen's Disease. Journ. of nerv. and ment. diseas, 4. April 1888,
    N. S. XIII.
Erb, Ueber die Thomsen'sche Krankheit. (Myotonia congenita). Deutsches
    Arch. f. klin Méd. XLV. p. 529.

TROISIÈME CHAPITRE.

Paralysie agitante, Maladie de Parkinson, Shaking palsy, Chorea procursiva.

De toutes les affections dont nous venons de nous occuper, la paralysie agitante n'est pas seulement la plus grave, elle est aussi la plus rare. D'après ma propre statistique, elle compte pour environ 0.43 pour cent dans les maladies du système nerveux — c'est-à-dire un cas sur 229 affections nerveuses. Malgré les nombreuses observations auxquelles elle a donné lieu depuis que *Parkinson* la décrivit pour la première fois il y a 60 ans, malgré une étude plus exacte de ses symptômes, la paralysie agitante n'est pas mieux connue aujourd'hui qu'à cette époque tant sous le rapport de son étiologie et de son siége anatomique que sous celui de son traitement : c'est avouer que nos connaissances sont bien restreintes à son sujet.

Les **symptòmes** de l'affection consistent généralement, au début, dans une sensation de faiblesse dans les extré-mités ; bientôt il s'y montre un tremblement léger et non continu dans les premiers temps. Plus marqué aux extrémités supérieures, surtout au bras droit, ce tremblement s'observe aussi aux jambes, au cou et, exceptionnellement, à la tête. Autrefois, on croyait que la tête n'était jamais atteinte et on donnait cette particularité comme un signe pathognomonique de l'affection ; cette opinion n'est plus soutenable aujourd'hui. Dans des cas fort rares, le tremblement n'intéresse qu'une moitié du corps, l'autre restant immobile.

Le tremblement de la paralysie agitante se distingue par l'égalité et le petit nombre de ses oscillations — 4 $^5/_4$ à 5 $^1/_2$

par seconde *(Cramer)* — ; dans la maladie de *Basedow*, par exemple, le tremblement compte 9—9 ½ oscillations par seconde *(Marie)*. *Marie, Cramer* et d'autres encore, se sont livrés à des recherches variées sur l'amplitude et le caractère du tremblement de la paralysie agitante ; leurs recherches ont principalement porté sur l'écriture ; les oscillations étaient

Fig. 157

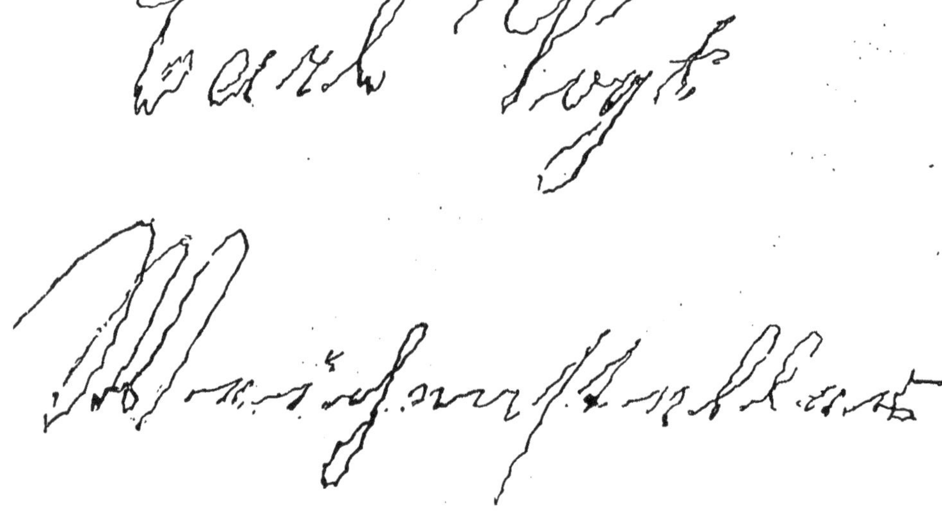

Fig. 185

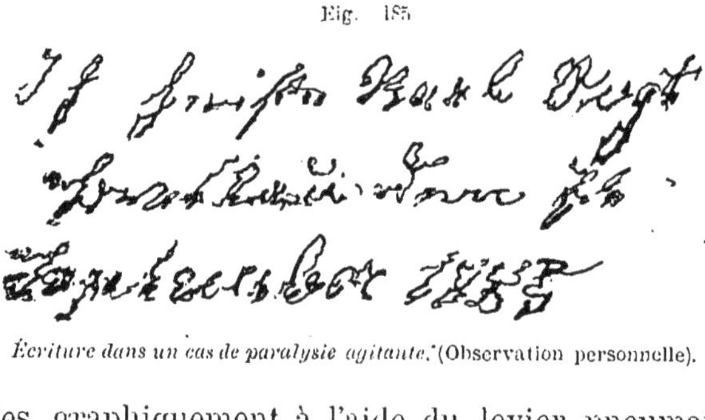

Écriture dans un cas de paralysie agitante. (Observation personnelle).

recueillies graphiquement à l'aide du levier pneumatique de *Marey* ou d'une balle de gomme placée dans la main légèrement fermée du malade *(Marie)*. Les graphiques prouvent que, tout en restant régulières, les oscillations subissent souvent des variations d'intensité dont la raison physiologique nous

échappe. On peut se convaincre que le *tremor* s'accentue lors
des mouvements forcés et peut même se changer en oscillations
tellement étendues que le patient éprouve une très grande
gêne à prendre sa nourriture. Les mouvements ne cessent pas
pendant le repos au lit, ils empêchent le malade de s'endormir
et ne disparaissent même pas pendant le sommeil, symptôme
qui a sa valeur dans le diagnostic différentiel avec la chorée ;
l'intensité du tremblement ne subit guère de modifications
pendant le repos, et je connais des cas où le malade ne dormait
plus que sur un lit en fer, pour ne plus entendre le craquement
désagréable du bois causé par la violence du tremblement.
Cependant, certains malades voient leur situation s'améliorer
au lit, il leur est possible de s'endormir, grâce surtout à diffé-

Fig. 159.

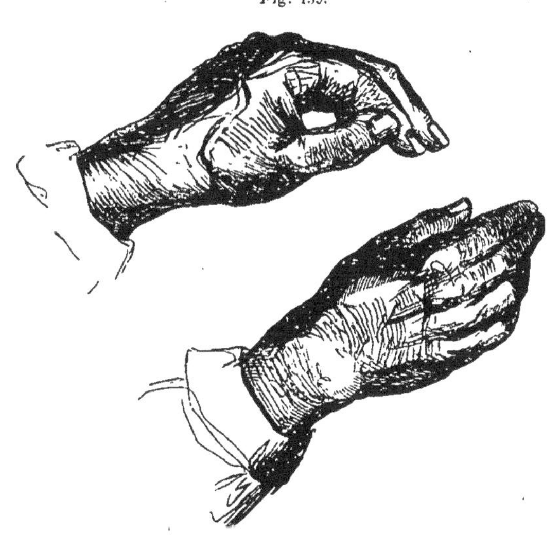

Position des mains et des doigts, disposés comme pour écrire, dans la paralysie agitante.
(D'après *Eichhorst*).

rents moyens mécaniques : *Eichhorst* rapporte qu'un de ses
malades portait presque continuellement un petit morceau de
bois entre les dents et parvenait ainsi à garder le menton
immobile ; un des miens réussissait à procurer un peu de
repos à ses bras et à ses mains, en tournant continuellement
de petits objets entre le pouce et l'index des deux mains, il
s'était fait fabriquer pour cet usage, de petites billes en bois ; il
parvenait ainsi à s'endormir. S'il lui arrivait d'oublier ses billes
chez lui, il s'emparait involontairement des objets qu'il trouvait
à sa portée, des allumettes, de la mie de pain et les roulait
entre les doigts.

Les fig. 157 et 158 montrent les altérations de l'écriture sous l'influence du tremblement. Il se développe petit à petit, probablement comme conséquence du tremblement, une fatigue légère, une certaine diminution de la force musculaire et de la rigidité dans les muscles ; ces nouveaux symptômes ont pour effet de modifier l'attitude du malade et la position de ses extrémités pendant le repos, et l'exécution des mouvements volontaires ; c'est ainsi que la tête offre une certaine résistance aux mouvements passifs, que le tronc incliné et courbé,

Fig. 160.

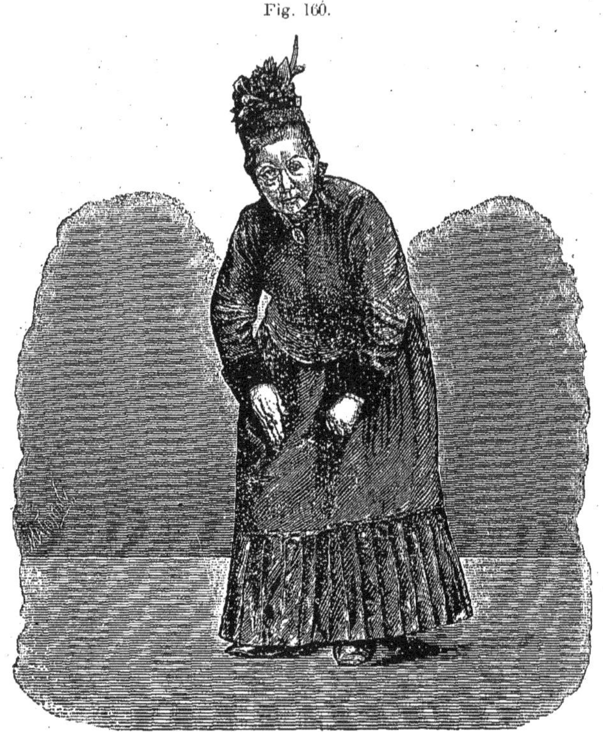

Position du corps dans la paralysie agitante. (Observation personnelle).

semble, à chaque instant, prêt à tomber en avant ; les bras sont fléchis et appliqués contre le corps ; le pouce est rapproché des autres doigts, ceux-ci sont fléchis et disposés comme pour tenir une plume à écrire (Fig. 159) ; les genoux sont pressés et frottent l'un contre l'autre pendant le tremblement, la marche s'en ressent naturellement ; d'ordinaire le genou est légèrement fléchi, mais les orteils ne présentent rien de particulier. L'impression que produit l'attitude du malade est celle d'une personne en proie à une incertitude continuelle, mélangée d'embarras et de timidité ; cependant l'expression très caractéristique de la physionomie dément en partie cette impression : la rigidité des muscles innervés par le facial, donne aux traits du visage une tranquillité majestueuse, parfois pleine de dignité. Le patient semble être à l'abri de toute émotion, son sourire est à peine visible, les parties inférieures de la physionomie sont à peu près rigides, le front seul jouit d'une mobilité relative. La voix prend parfois une intonation particulière, qui rappelle le ton de l'acteur imitant la parole du vieillard (*piping voice* des Anglais).

L'exécution des mouvements volontaires, nous l'avons déjà signalé, rencontre certaines difficultés que l'on doit mettre non seulement sur le compte du tremblement, mais également sur celui de la faiblesse générale dont il a déjà été question. Les inconvénients peuvent en être très sérieux ; le malade ne peut se suffire, se relever au lit ou changer de position sans un secours étranger ; assis, le malade arrive difficilement à se mettre debout, parfois même cela lui est impossible. La marche se modifie également ; sans tenir compte de l'attitude courbée dont nous avons parlé plus haut et qui s'accentue encore pendant la locomotion, le malade éprouve, une fois en mouvement, une tendance invincible à se porter en avant, par suite du déplacement en avant de son centre de gravité ; ses pas, d'abord petits et saccadés, s'accélèrent et s'allongent ; telle est parfois l'intensité de ce mouvement en avant que, si l'on ne retient le malade, il tombe violemment, la tête la première. Ce phénomène morbide, qui a reçu le nom de propulsion, peut parfois être mis en évidence : il suffit de tirer légèrement le malade en avant par l'habit, pendant qu'il marche tranquillement, pour qu'on le voie suivre l'impulsion reçue, aller de plus en plus vite et finir par courir. Rarement, ce mouvement s'effectue en arrière, c'est alors de la rétropulsion : lorsque l'on tire le malade en arrière par un pan de son habit, il recule de plus en plus vite, pour se précipiter de nouveau en avant après un certain temps. Il n'est pas démontré que ce symptôme soit dû à un mouvement d'oscillation, comme le veut *Charcot* : on peut l'expliquer simplement par le déplacement du centre de gravité du corps en avant *(Strümpell)*.

Les muscles n'accusent aucun trouble trophique, — du moins ce n'est pas la règle — on remarque cependant souvent sur les bras et les jambes, des taches symétriques, passagères, d'un rouge de pourpre (purpura des vieillards). L'excitabilité électrique n'éprouve non plus aucune altération. La sensibilité et les réflexes sont intacts, on ne constate aucune anomalie du côté de la vessie et de l'intestin. Bien que l'examen objectif ne parvienne à déceler aucune élévation de la température du corps, les malades se plaignent souvent d'une sensation de chaleur très accusée, ils offrent aussi une tendance fort pénible aux transpirations profuses, surtout au lit ; aussi se couvrent-ils légèrement. Les manifestations cérébrales ou spinales n'appartiennent pas en propre à la paralysie agitante ; lorsqu'il en existe, on doit les considérer comme des complications.

Il se présente des cas, exceptionnels à la vérité, où l'on trouve la faiblesse et la rigidité musculaires avec toutes leurs conséquences, y compris la propulsion, et où, par contre, le tremblement fait complètement défaut *(Amidon, New York med. Record. 1883, XXIV, 21)*.

La nature de la maladie est loin d'être éclaircie ; on ne sait même pas exactement si son siège est au cerveau ou dans les muscles, encore moins, naturellement, quelle est la partie du système nerveux central qui est atteinte. Avant les travaux de *Charcot* et de *Ordenstein*, on confondait souvent les symptômes de la paralysie agitante avec ceux de la sclérose multiple, et l'on assignait, à la première, différentes lésions anatomiques qui ne lui appartienent aucunement. Depuis que l'erreur est reconnue, on n'est pas encore parvenu à donner une base anatomique à la paralysie agitante.

L'étiologie de l'affection est également fort obscure. Naturellement, l'hérédité et les tares névropathiques héréditaires sont incriminées ici comme dans toute affection nerveuse, mais elles sont loin de suffire à elles seules à l'éclosion de la maladie : je n'en citerai d'autre preuve que la rareté même de la paralysie agitante ; il doit y avoir d'autres causes occasionnelles, et l'on se demande pour quelles raisons ces mêmes facteurs qui provoquent si souvent l'apparition d'une chorée, par exemple, déterminent si rarement l'éclosion de la paralysie agitante ; cependant, on a presque toujours affaire aux mêmes causes occasionnelles, spécialement ici aux émotions psychiques, à la frayeur, à l'angoisse ; jamais les médecins français n'ont vu autant de paralysies agitantes qu'à Paris, pendant le siège de 1871, et cette fréquence relative de la maladie rappela, longtemps après, dans les hôpitaux de Paris et spécialement à la Salpétrière, les heures d'angoisse par lesquelles avaient dû passer les assiégés. Dans la pratique privée, on peut parfois désigner une émotion vive comme ayant provoqué l'affection, mais le plus souvent — du moins c'est le cas pour moi — on ne trouve aucune cause à laquelle on puisse la rattacher. Le refroidissement, les efforts, semblent, en certaines circonstances, devoir être incriminés, cependant il n'est possible de rien assurer ; il est certain, au contraire, que des maladies infectieuses, la fièvre intermittente, la coqueluche, le typhus, peuvent entraîner à leur suite la paralysie agitante : quant à la nature des rapports qui existent entre celleci et les affections précitées, on ne la connaît pas. L'âge et le sexe paraissent être sans influence sur l'apparition de cette névrose.

Ce que nous en avons dit précédemment, nous dispensera de longs détails sur le **diagnostic** qui est d'ailleurs rarement embarrassant ; on confondra difficilement la paralysie agitante avec la sclérose multiple et la chorée, pas plus qu'avec l'alcoolisme chronique, si l'on tient compte des symptômes propres, du caractère distinctif du tremblement, de sa persistance pendant le sommeil, si l'on s'en rapporte ensuite au cours général de l'affection. On pourrait peut-être rencontrer plus de difficultés à distinguer la paralysie agitante du tremblement sénile, car celui-ci peut se montrer déjà dans la quarantaine, âge où l'on rencontre assez souvent la paralysie agitante. On sera d'autant plus sur ses gardes que le tremblement offre, dans les deux affections, un nombre assez semblable d'oscillations , 4 à 6 par seconde. L'existence de la faiblesse musculaire, la raideur particulière dont les mouvements sont empreints, l'expression caractéristique de la physionomie, l'attitude, la propulsion, etc., suffisent dans la majorité des cas, pour assurer le diagnostic.

Le **traitement** de la paralysie agitante ne donne que des insuccès ; toutes les méthodes employées, bains, massage *(Berbez,* v. bibl.), galvanisation, médicaments internes ont échoué complètement sans donner même le plus léger résultat. Il est donc indifférent de conseiller l'un ou l'autre de ces moyens ; on pourra les essayer tous à la condition d'avoir toujours devant les yeux le « *nil nocere. »* *Erb* a recommandé dans ces derniers temps le chlorhydrate d'hyoscine, en injections sous-cutanées de 0,2 à 0,4 milligr., ou à l'intérieur à la dose de 2 à 3 milligr. par jour, comme efficace contre le tremblement. Il ne paraît pas encore prouvé que les résultats que procure cette médication soient durables et que les effets éloignés qu'elle provoque parfois n'en contre-indiquent pas l'emploi répété. Mon expérience personnelle ne me permet pas d'en dire grand bien.

Bibliographie.

G r a s h e y, Archiv f. Psych. und Nervenkrankh. 1885, XVI, 3, pag. 857.

R i e s s L., Berl. klin. Wochenschr. 1887, XXIV, 22. (L'auteur recommande
l'emploi de l'ésérine).

M ü l l e r F r., Charité-Annalen. 1887, XII, p. 267. (Participation de la musculature du larynx).

E r b, Ueber Hyoscin. Therap. Monatsh. Juli 1887.

B e r b e z P. et B e r b e z H., Bull. de la Soc. de Thérap. 1887, XVIII, 18.
(Recommandent le massage méthodique).

H e i m a n n, Ueber Paralysis agitans. Berlin, Hirschwald, 1888.

L a c o s t e, Contribution à l'étude de la Maladie de Parkinson. Thèse de
Paris. 1887. (De quelques formes anormales).

H u b e r, Myographische Studien bei Paral. agit. Virchow's Archiv. 1887,
108, 1, pag. 45.

T e i s s i e r, Pathogénie de la paralysie agitante. Lyon méd. 1888, LVIII, 28.

W e b e r, Paralysis agitans, with cases. Journ. of nerv. and ment. Diseas.
7. July 1888, N. S., XIII.

C h a r c o t, Leçons du mardi à la Salpétrière, 1887-1888, passim.

Deuxième groupe. Névroses qui, d'habitude, retentissent plus ou moins gravement sur tout l'organisme.

CHAPITRE PREMIER.

Neurasthénie, Faiblesse nerveuse, Épuisement nerveux.

La neurasthénie (α privatif, το σθενος, force) occupe certainement la première place parmi ces maladies de tous les jours
qui prêtent le plus à confusion tant sous le rapport du diagnostic que sous celui du pronostic, et qui exercent, d'une façon
incroyable, la patience du médecin aussi bien que la persévérance du malade. C'est en vain que l'on en cherche la description dans les anciens traités ; si même elle s'est montrée
autrefois, les exemples en étaient trop clairsemés pour que les
neuropathologues du temps aient eu l'occasion de s'en occuper
d'une façon approfondie. La neurasthénie a, en effet, été enfan-
tée par la vie moderne, par cette hâte d'aujourd'hui d'arriver
le plus vite possible à la richesse ; aussi l'a-t-on découverte et
décrite en premier lieu dans cette partie du monde où l'on tra-
vaille, l'on vit et l'on vieillit au plus vite, où le nervosisme
aussi atteint son plus haut degré : nous avons cité l'Amérique.
Beard, à qui nous sommes redevables de tant de belles observations , de tant d'enseignements thérapeutiques , en fit le

premier la description et lui donna le nom, adopté aujourd'hui par tous, de neurasthénie. Si la maladie était jusque-là restée inconnue, dès ce moment, elle acquit une importance tellement grande, on la signala si souvent, qu'il est permis de croire qu'on dépassa la réalité et que l'on diagnostiqua plus d'une fois la neurasthénie là où existait une affection organique dont les lésions, plus difficiles à reconnaître, furent ainsi méconnues. Dans l'état actuel de nos connaissances, la neurasthénie reste inexpliquée, c'est-à-dire que sa démonstration anatomique est chose impossible ; personne n'a encore pu signaler, chez un malade de cette espèce, l'existence de lésions anatomiques caractéristiques. Les troubles subjectifs que l'on constate chez les neurasthéniques, se rencontrent aussi, pour une bonne part, dans d'autres affections ; on comprend par là que le diagnostic de cette névrose ait été souvent posé sans raisons suffisantes.

Les premiers signes de la maladie se développent insidieusement et passent, pour ainsi dire, inaperçus ; ils affectent tantôt le caractère spinal, tantôt le caractère cérébral, aussi distingue-t-on une neurasthénie spinale et une neurasthénie cérébrale. Lorsque les troubles digestifs sont à l'avant-plan, on parle de neurasthénie gastrique, dans laquelle on peut ranger peut-être certains cas de dyspepsie nerveuse. En général, le malade se plaint d'une légère et rapide fatigue corporelle dans les actes de la vie journalière, occupations professionnelles, travaux du ménage, promenade, exercices gymnastiques, etc. ; il commence à trouver pénibles les choses qu'il accomplissait autrefois sans la moindre difficulté, la route lui paraît longue, il doit se reposer fréquemment, et met plus de temps à la parcourir. Il existe rarement de douleurs spontanées, si ce n'est cependant dans la région sacrée et dans le dos ; mais le malade accuse souvent d'autres troubles de la sensibilité tels que de la paresthésie, des fourmillements dans les membres, de l'engourdissement ; ces sensations, très pénibles pour le malade, l'inquiètent au plus haut point et lui font redouter une maladie de la moelle ; cette appréhension est encore motivée par l'existence de troubles dans les fonctions génitales : la puissance virile baisse, dans la plupart des cas, d'une façon très marquée, le coït devient plus rare, ou bien l'érection ne se fait qu'imparfaitement et l'acte n'aboutit plus à l'éjaculation. Cette faiblesse sexuelle constitue, pour les sujets mariés, une source d'inquiétudes qui priment parfois toutes les autres et les déterminent souvent à consulter le médecin. Plus on voit de neurasthéniques et plus on acquiert la conviction que la sphère sexuelle participe, d'une façon ou de l'autre, à la maladie; aussi cette n e u r a s t h é n i e s e x u e l l e mérite-t-elle de fixer notre attention. Lorsqu'un malade se plaint de troubles dans les fonctions sexuelles, il importe, pour se rendre compte si ces troubles sont dus à une affection organique ou à la neurasthénie, non seulement d'explorer avec soin les organes génitaux, mais aussi d'examiner attentivement les urines; on sait que les urines des neurasthéniques contiennent souvent une très forte proportion d'urates, d'oxalates et de phosphates, et la perte du liquide spermatique pendant la miction et la défécation n'est pas rare chez eux *(Beard* et *Rockwell*, v. bibl.). Il s'agira donc de déterminer avant tout la nature et la forme de la faiblesse sexuelle chez ces malades, voir s'il n'existe aucune cause d'ordre anatomique, telle que l'atrophie des testicules. Parfois, il ne s'agit que d'une diminution de l'instinct sexuel, la puissance virile restant intacte; d'autres fois, l'instinct est augmenté et la puissance diminuée, alors l'éjaculation se fait trop tôt, parfois avant l'introduction du pénis. Dans d'autres cas, l'instinct sexuel et la puissance subissent une égale diminution; ou bien enfin, le coït et l'appétit sexuel sont normaux, mais la liqueur spermatique ne contient pas de spermatozoïdes (a s p e r m a t i s m e).

L'homme se sent toujours très affecté du moindre trouble dans les fonctions sexuelles; alors même que son impuissance ne repose sur aucune cause appréciable et dépend uniquement d'une influence psychique, il l'interprète toujours d'une façon défavorable. Il est vrai que cette « impuissance psychique » est souvent plus difficile à guérir, malgré toutes les assurances du médecin, que l'impuissance qui dépend d'une lésion réelle de l'appareil génital; chaque tentative infructueuse amène une dépression dont l'influence se fera longtemps sentir et deviendra la cause d'un nouvel insuccès, toutes les conditions nécessaires à l'accomplissement régulier de l'acte fussent-elles même présentes *(Fürbringer*, v. bibl.).

Les t r o u b l e s c é r é b r a u x peuvent affecter différentes formes; le patient devient d'abord impressionnable, son humeur change, il voit tout sous les couleurs les plus sombres et doute avant tout de sa guérison; il est impatient, irritable, peu aimable en société, craint de son entourage; son activité diminue, le même travail exige de sa part deux ou trois fois plus de temps qu'autrefois et lui cause mille difficultés; s'il existe des patients dont les capacités et l'activité semblent rester intactes, ils constituent certainement l'exception. Le sommeil est généralement troublé, d'ordinaire le malade soüffre d'une insomnie opiniátre. Bien que la céphalalgie ne soit pas de règle, le malade accuse souvent une tension pénible dans la tête en même temps qu'un léger vertige. Toutes les fonctions se ressentent de l'affection, l'appétit diminue, les selles deviennent rares, l'activité cardiaque s'affaiblit, les pieds et les mains, toujours froids, trahissent l'existence de troubles vaso-moteurs; dans les degrés élevés de l'affection, l'état général du patient est fort misérable, et le médecin doit se livrer à un examen approfondi du malade pour ne pas commettre d'erreur de diagnostic.

Cet examen ne donne aucun résultat, proportionnellement aux troubles subjectifs nombreux que le malade accuse : on ne trouve aucune altération organique, les organes thoraciques et abdominaux paraissent en bon état, les nerfs crâniens ne présentent rien de particulier et le fond de l'œil est normal. L'état des pupilles est variable ; il est assez commun d'observer une légère inégalité pupillaire due surtout à ce qu'une des pupilles est élargie ; les pupilles réagissent bien à la lumière, l'élargissement dont il s'agit affecte toujours le même côté ou bien varie. Ce symptôme se montre d'ordinaire au premier plan tant que l'état général est mauvais, il disparaît au contraire lorsque l'amélioration se montre pour tout de bon. Il n'est pas prouvé *(Pelizaeus)* que l'inégalité pupillaire, même durable, soit un signe de lésion organique *(Beard)* : j'ai vu ce phénomène persister pendant 8 à 10 mois, puis disparaître et le malade guérir.

Les nerfs périphériques ne trahissent non plus, objectivement, aucune anomalie ; il en est de même des réflexes tendineux et cutanés. Il est rare que les vertèbres n'accusent pas une certaine sensibilité à la pression, mais ce signe n'a aucune importance.

Ces particularités une fois constatées, on n'aura pas grande difficulté à poser le **diagnostic**. Au début, on pourrait, il est vrai, songer à une affection organique du cerveau, particulièrement à la paralysie progressive ou à une tumeur, mais le cours de la maladie dissipera bientôt tous les doutes. On devra écarter le tabes, auquel pourraient faire songer les symptômes cérébraux et surtout spinaux, ainsi que le trouble des fonctions sexuelles ; ici, le réflexe patellaire est conservé, il n'existe pas de troubles prononcés de la sensibilité, ni de troubles vésicaux. On ne constate non plus ni anesthésie, ni hyperesthésie, ni aucune faiblesse motrice réelle. On voit parfois, dans la neurasthénie, des contractions fibrillaires comme dans l'atrophie musculaire progressive, mais elles sont rares et leur siége est variable. La neurasthénie se distingue essentiellement de l'hystérie par l'absence de cette variabilité extrême dans les symptômes, par l'absence de névralgies circonscrites, de contractures, de spasmes, etc. Le diagnostic nécessite toujours un examen attentif et répété auquel les malades ne se prêtent d'ailleurs pas aussi facilement que les sujets hystériques.

Lorsque l'hérédité n'est pas en jeu, la neurasthénie reconnaît pour **cause** le surmenage, l'usure excessive du système nerveux. Cette usure peut être amenée de différentes façons : par un excès de travail intellectuel ou d'efforts corporels journaliers, des émotions, des changements d'humeur répétés, par des excès sexuels. La m a s t u r b a t i o n est souvent en cause, surtout si le sujet s'y est livré tôt et l'a pratiquée pendant longtemps, souvent pendant plus longtemps qu'on ne pourrait le croire ; on peut dire qu'il est bien peu de neurasthéniques qui, dans leur jeunesse, ne se soient adonnés à cette habitude pendant un temps plus ou moins long. Citons encore les perversions sexuelles *(Spitzka)*, ensuite les différentes espèces de « masturbations psychiques. » Dans le mariage même, lors de rapprochements sexuels d'ailleurs réguliers, le c o ï t i n t e r -rompu dans la crainte de voir trop s'augmenter la famille, peut donner lieu au développement des symptômes de la neurasthénie. Il est bien peu d'hommes qui puissent supporter impunément, pendant des années, le coït interrompu ; le médecin devra naturellement déployer beaucoup de tact dans son examen, mais il s'efforcera d'éclaircir cette question.

La neurasthénie peut parfois reconnaître pour cause l'a-bus du tabac, l'affection doit être considérée alors comme une véritable intoxication nicotinique et le traitement est tout indiqué. Les personnes dont les occupations non seulement exigent un travail énergique, mais aussi exposent à de violents et brusques mouvements d'humeur (artistes, savants, boursiers, spéculateurs, etc.), également celles qui sont astreintes, par leur profession, en même temps à des fatigues corporelles et intellectuelles, comme par exemple les employés de la poste qui font un service au chemin de fer, sont toutes plus ou moins neurasthéniques. Les pertes sanguines répétées, pour autant qu'elles déterminent un état d'anémie générale, conduisent souvent à la neurasthénie. Le traumatisme lui-même peut engendrer cette névrose ; nous aurons à revenir, dans les « névroses traumatiques, » sur les états neurasthéniques de cette espèce qui, le plus souvent, forment une transition vers l'hystérie. Enfin, on a vu la neurasthénie se développer à la suite de

maladies infectieuses, typhus, choléra, variole : l'affaiblissement et le mauvais état du sang doivent alors en être rendus
responsables.

Le **traitement** de la neurasthénie constitue pour le médecin une charge des plus pénibles. Il ne suffit pas ici de prescrire
telle ou telle recette, puis d'abandonner le malade à lui-même ;
on devra, au contraire, le surveiller continuellement, rechercher sans cesse ce qui peut adoucir sa position, aussi bien dans
le but d'éclairer le diagnostic que pour rassurer le malade, à
qui la sollicitude de son médecin, même si l'examen répété est
désagréable, procure des consolations et un bien-être réel. Il
existe certains neurasthéniques pour qui cet examen répété et
minutieux constitue un traitement excellent, même en l'absence
de toute prescription médicamenteuse ; ils sont convaincus
qu'on s'occupe d'eux, cela les rassure et l'espoir leur revient.
De plus, le traitement psychique direct est de la plus
haute importance, comme nous le verrons aussi dans l'hystérie. On doit parler patiemment au malade, lui démontrer, sans
jamais se lasser, que ses organes sont en parfait état, anatomiquement parlant ; qu'il ne s'agit chez lui que d'une simple
excitation nerveuse, d'une simple faiblesse à surmonter. Ce
traitement psychique demande beaucoup de temps, aussi le
médecin qui ne pourrait remplir cette condition, ne doit-il pas
accepter de traiter les cas graves de neurasthénie.

Lorsque les idées hypochondriaques dominent, et que le
malade se montre rebelle aux exhortations et aux encouragements du médecin, il conviendra de débattre avec la famille,
s'il n'y a pas lieu d'envoyer le patient dans un établissement
spécial. Abstraction faite des heureuses modifications que le
changement d'air et de lieu peut apporter dans son état, le
malade bénéficiera souvent de se trouver pendant un certain
temps dans un autre milieu, où il verra d'autres personnes, où
ses occupations seront changées et où il sera constamment
sous l'œil du médecin. Les instituts, les maisons où l'on n'admet
que les névropathes et d'où les affections mentales sont exclues,
sont, à ce titre, très recommandables. Tout cela dépend naturellement des ressources de la famille, car les pensions où l'on
trouve les soins et la sollicitude nécessaires, sont relativement coûteuses, 2 à 3 mille marks par an, au minimum. Un
séjour de 4 à 6 mois dans un de ces établissements suffit parfois,
dans les cas favorables, pour améliorer, d'une façon notable,
l'état du malade.

L'électricité et l'eau, surtout l'eau froide, sont les
deux agents sur lesquels on compte le plus dans le traitement

de la neurasthénie. L'électricité, on peut le dire, ne donne nulle autre part dans aucune affection nerveuse, d'aussi beaux résultats qu'ici ; appliquée en temps opportun et avec intelligence, elle rend de grands services ; quant à la méthode, nous donnons la préférence à celle qui a été introduite par *Beard* et *Rockwell*, à la faradisation générale, à laquelle se rattache la galvanisation générale. Les résultats sont surtout frappants lorsqu'on se sert du pinceau faradique que *Beard* recommande d'appliquer non seulement dans le dos — endroit où son application devra être faite avec le plus de persévérance — mais encore partout, à l'exception de la tête. Si les sensations que le malade éprouve pendant les 5 à 8 minutes que dure chaque séance, sont désagréables et même douloureuses, l'effet immédiat est excellent, le malade se sent plus fort, et quitte le médecin comme ressuscité. Si je m'en rapporte à mon expérience, la faradisation de *Beard* est supérieure aux bains électriques, dont l'application est plus difficile et dont les effets n'ont pas encore été suffisamment étudiés.

Le traitement à l'eau froide, dont il a déjà été si souvent question dans le cours de cet ouvrage, nécessite ici plus que partout ailleurs, une application prudente : on doit surtout éviter de tomber dans l'exagération. Les malades, affaiblis, facilement excitables et irritables, supportent mal une basse température ; ils deviennent agités, perdent le sommeil et le traitement échoue. Au contraire, si l'on commence prudemment, avec une température moyenne de 20 à 24° R., et si les manipulations se réduisent à de légères frictions, à de courtes ablutions, à de courts bains de siège et demi-bains, en évitant autant que possible les douches, si l'on prend soin, en outre, que le malade se nourrisse convenablement, se donne du mouvement à l'air frais, si possible dans les bois, dans ces conditions, pourvu que ni le malade, ni le médecin ne se découragent trop vite, les résultats pourront être sensibles et durables. Pour être efficaces, ces cures à l'eau froide doivent durer de 8 à 10 semaines ; la période des vacances, 4 semaines environ, qu'on lui consacre trop souvent, est tout-à-fait insuffisante. On pourra parfois remplacer les cures à l'eau froide par des bains de mer choisis avec soin ; pour les malades facilement irritables et sans sommeil, ceux de la mer Baltique sont préférables à ceux de la mer du Nord ; ces derniers conviennent mieux dans les cas d'anémie cérébrale très prononcée.

Un séjour prolongé à l'air pur des montagnes, de préférence à une altitude moyenne et une hauteur barométrique raisonnable, des promenades régulières et pas trop longues, répétées pendant des semaines, donnent souvent plus de résultats que tout le trésor pharmaceutique essayé pendant un long hiver. Les moyens internes, il faut bien le reconnaître, ne peuvent rien contre la neurasthénie : le fer, la quinine, l'arsenic, les stomachiques, tout échoue, et, loin d'améliorer la situation, l'aggravent souvent en dérangeant les voies digestives : alors disparaît la dernière planche de salut (1). Tout ce qu'on peut demander aux substances pharmaceutiques, c'est de pourvoir à la liberté du ventre.

Parmi les symptômes décrits plus haut, il en est deux qui nécessitent un traitement spécial : ce sont l'insomnie et l'impuissance. La première a fait l'objet de remarques antérieures (p. 61) ; le traitement électrique local rend des services dans l'impuissance, à la condition, naturellement, qu'il n'existe aucune affection organique, spermatorrhée, etc. Ce traitement consiste à appliquer l'anode, la grande électrode, sur la moelle lombaire, pendant que l'on promène l'autre électrode, stabile et labile, le long du cordon spermatique, depuis l'anneau inguinal jusqu'au testicule *(Erb)*. On peut y joindre l'application du pinceau faradique sur toute la région génitale. Une autre méthode consiste à introduire une électrode, la cathode, dans le rectum, l'autre étant posée sur le périnée ou le sacrum *(Möbius)*. Enfin on pourra recourir à l'emploi d'une électrode vésicale, en forme de sonde et recouverte d'un enduit isolant, à part le bouton terminal, que l'on introduit dans la vessie jusqu'au niveau de la fosse naviculaire, le pôle anode étant appliqué sur la moelle lombaire ; on provoque alors quelques fermetures à la cathode. Cette méthode, usitée surtout dans le traitement de la paralysie vésicale et de l'incontinence d'urine, nous a également rendu de bons services dans celui de l'impuissance.

Les cures de massage de *Weir-Mitchell* seront examinées au chapitre de l'hystérie.

Bibliographie.

Beard, On Neurasthenia. New-York 1880.
Eisenlohr, Deutsche med. Wochenschr. 1884, X. 21. (Diagnostic différentiel entre le tabes et la neurasthénie).
Beard et Rockwell, Die sexuelle Neurasthenie. Wien 1885.
Möbius, Die Nervosität. Leipzig 1885, 2. Aufl.
Thayer, Neurasthenia. Philad. med. and surg. Report. 1886, LIV, 17, 18.
Berdt Hovell, On some conditions of neurasthenia. London 1886, Churchill.
Averbeck, Die acute Neurasthenie. Deutsche med. Ztg. 1886, VII, 30, 31.

---

(1) Arndt considère l'huile de foie de morue comme un spécifique de la neurasthénie (X. F.).

L a n g s t e i n, H., Die Neurasthenie. Wien 1886.
M i t c h e l l, S. W e i r, Die Behandlung gewisser Formen von Neurasthenie
    und Hysterie. Deutsch von Klemperer. Berlin, Hirschwald, 1886.
U h e r e k, Die functionellen Neurosen beim weiblichen Geschlecht und ihre
    Beziehungen zu den Sexualleiden. Berlin, Neuwied, 1886.
C l a r k, Some observations concerning what is called neurasthenia. Lancet
    1886, 1. Jan. I.
K r a f f t - E b i n g v., Ueber Neurasthenia sexualis beim Mann. Wiener med.
    Presse. 1887, XXVIII, 5, 6.
v. Z i e m s s e n, Die Neurasthenie und ihre Behandlung. Leipzig, Vogel. 1887.
H a n c, Ein seltener Fall sexueller Neurasthenie. Wiener med. Klinik, X, 5.
P i p p i n s k ö l d, On neurastheniens förekomst bland kroppsarbetare. Fins-
    ka läkaresällsk. handl. 1887. XXIX, 11.
B u r k a r t, Berl. klin. Wochenschr. 1887, XXIV, 45. (Préconise la cure de
    Weir-Mitchell).
L ö w e n f e l d, Die moderne Behandlung der Nervenschwäche (la neuras-
    thénie, l'hystérie et. les affections similaires). Wiesbaden 1887.
M a t h i e u, Neurasthénie et Hystérie combinées. Progr. méd. 1888, XVI, 30.
L e m o i n e, Pathogénie et traitement de la neurasthénie. Ann. méd. psych.
    Sept. 1888, 7. S., VIII.
W e b b e r, A study of arterial tension in neurasthenia. Boston med. and.
    surg. Journ. May 1888, CXVIII, 18.
F ü r b r i n g e r, Zur Kenntniss der Impotentia generandi. Deutsche med.
    Wochenschr. 1888. XXV, 28.
W a g n e r, Zur Begriffsbestimmung und Therapie der Neurasthenie. Schwei-
    zer Correspondenzbl. 1888, XVIII, 9.
P e l i z a e u s, Zur Differentialdiagnose der Neurasthenie. Deutsche med.
    Zeitg. 1889, 27, 28.
B e a r d, Die Nervenschwäche. Traduit par Neisser. Leipzig 1889, 3ᵉ édit.
A r n d t, Die Neurasthenie (Nervenschwäche) Ihr Wesen, ihre Bedeutung
    und Behandlung. Vienne, 1885.
B o u v e r e t, La Neurasthénie (épuisement nerveux). Paris, 1890.

DEUXIÈME CHAPITRE.

Hystérie, Hystéralgie.

L'absence de lésions anatomiques du système nerveux
rapproche l'hystérie de la neurasthénie, mais les deux affections diffèrent essentiellement l'une de l'autre par le fait que
l'hystérie, pour se développer, suppose certaines prédispositions individuelles absolument indispensables, dont la raison
nous échappe d'ailleurs. Le système nerveux de l'hystérique,
aussi bien le système nerveux central que le système périphérique, diffère, jusqu'à un certain point, de celui de l'homme
sain ; l'augmentation de la réceptivité et l'hyperesthésie des
organes nerveux centraux qui en est la conséquence, l'exagération de la sensibilité périphérique, la diminution de l'énergie
vis-à-vis des agents externes et internes, l'affaiblissement de la
résistance générale, telles sont, à grands traits, les particularités

caractéristiques de l'hystérie'; on peut y ajouter une variabilité extrême dans les symptômes, une étonnante facilité de transformation du tableau morbide, une diversité de manifestations telle qu'on ne la rencontre dans aucune autre maladie du système nerveux. Il a fallu de longues et laborieuses années d'observations pour parvenir à démêler certaines lois dans l'ordre d'apparition des symptômes ; *Charcot* et ses élèves ont étudié l'hystérie d'une façon qui n'a encore été égalée nulle part ; c'est à lui surtout que nous sommes redevables des observations les plus intéressantes comme aussi des progrès réalisés dans ces 20 dernières années.

Pour la clarté de l'exposition, nous diviserons les **symptômes** de l'hystérie en symptômes cérébraux, en symptômes spinaux et en symptômes mixtes, c'est-à-dire du système nerveux général, et nous les décrirons dans cet ordre.

Les symptômes cérébraux se divisent en symptômes psychiques et en symptômes somatiques. Le patient a l'humeur irritable, anxieuse, souvent très variable ; il passe sans transition de la plus profonde tristesse à la gaité la plus expansive. Chez bon nombre d'hystériques, on rencontre une tendance spéciale à ne parler que d'eux-mêmes et de leurs souffrances ; ils exagèrent celles-ci outre mesure, cherchent à attirer la compassion de leurs parents et de leur médecin ; ils se montrent d'une exigence excessive et se laissent aller à des accès de colère démesurés lorsqu'une chose n'est pas exécutée conformément à leurs désirs. L'hystérique est très impressionnable, on peut même observer passagèrement chez lui, à la suite d'une excitation psychique extraordinaire, des hallucinations des sens ; mais, dans l'hystérie pure, ces hallucinations n'ont qu'une durée assez restreinte et ne nécessitent aucun traitement spécial. Par exception, on peut observer un sommeil hystérique, sorte de léthargie qui s'annonce souvent plusieurs heures à l'avance par des prodromes, et peut se prolonger pendant de longs jours ; *Gilles de la Tourette* a récemment publié une étude très instructive sur l'état des organes circulatoire et digestif pendant la léthargie hystérique ; il donne aussi le moyen de distinguer ce sommeil des différents comas *(Archiv. deneur ol.*, 1888, 43, 44).

Tous les nerfs crâniens, sans exception, peuvent être intéressés dans l'hystérie, soit dans le sens de l'excitation, soit dans le sens de la paralysie. Les nerfs des sens offrent, en premier lieu, des états remarquables d'hyperesthésie et d'anesthésie ; l'odorat et l'ouïe sont le plus fréquemment intéressés ; on y observe, soit de l'affaiblissement pouvant aller jusqu'à la suppression complète des sensations olfactives ou auditives, soit une finesse extrême; ainsi les malades prétendent pouvoir démêler les différentes odeurs qui entrent dans la composition d'un parfum, ou bien encore distinguer la voix de certaines personnes au milieu d'un murmure absolument confus pour d'autres, ou enfin, reconnaître, à une grande distance, certaines personnes rien qu'au bruit de leurs pas. Ces facultés spéciales jouèrent au temps de *Mesmer* déjà, un rôle assez important, et donnèrent lieu à bien des mystifications. Le n e r f o p t i q u e est également souvent le siège de troubles fonctionnels : abstraction faite des cas subits d'amaurose complète unilatérale ou bilatérale que l'on rencontre parfois chez les hystériques et qui ne sont justifiés par aucune lésion appréciable de la papille, il existe, chez eux, d'autres troubles visuels plus fréquents, tels que la diminution de l'acuité visuelle, le rétrécissement du champ visuel, la perte complète ou non du sens chromatique; pour ce qui regarde cette dernière anomalie, la perception du bleu et du jaune est généralement conservée la dernière, celle du vert et du violet disparaît d'ordinaire beaucoup plus tôt. Il est rare que les muscles moteurs de l'œil subissent des altérations fonctionnelles dans le cours de l'hystérie; la paralysie de ces muscles est exceptionnelle, le nystagmus hystérique ne l'est pas moins (v. bibl.). Les n e r f s d u g o û t peuvent également être altérés dans leurs fonctions : le malade perd complètement les sensations gustatives, ou bien, cette perte ne s'étend qu'à certaines substances, les acides, les sels, par exemple; d'autres fois, les sensations sont modifiées; chez tel hystérique, par exemple, toutes les substances ont un goût répugnant, chez tel autre, elles ont une saveur uniforme, acide ou salée. Il semble qu'il puisse également se produire, comme pour l'odorat d'ailleurs, de réelles hallucinations du goût.

Le t r i j u m e a u est intéressé dans un grand nombre de cas ; les douleurs faciales, les douleurs dans la tête, y compris celles qui se circonscrivent à une région peu étendue et sont connues sous le nom de *clavus* ou clou hystérique, jouent un rôle important dans l'hystérie. Le cuir chevelu est particulièrement sensible, la plus légère pression, le contact du peigne y provoquent des souffrances qui portent souvent les malades à renoncer à tout soin de leur chevelure. La céphalalgie peut également être circonscrite à un s e u l c ô t é et évoluer sous les apparences de l'hémicrânie (p. 61).

Le f a c i a l subit également des troubles fonctionnels; le tic convulsif aussi bien que la paralysie, peuvent, comme nous l'avons vu antérieurement, être de nature purement hystérique. Cependant, il est bon de rappeler que le tic convulsif de la face peut se rencontrer chez un hystérique sans qu'il soit nécessairement d'origine hystérique ; cette distinction a plus d'importance pour le pronostic que pour le diagnostic : le tic hystérique comporte un pronostic relativement favorable *(Guinon, Revue de Médecine,* juin, 1887) ; nous savons qu'il en est tout autrement pour le tic convulsif non hystérique (p. 81).

Les névroses du vague, qui se montrent dans le cours de l'hystérie, sont aussi intéressantes que variées ; elles peuvent affecter les organes respiratoires, circulatoires et digestifs (p. 108). Parmi les premiers, non seulement le larynx, mais le poumon lui-même peut être affecté; la contracture des muscles du larynx (spasme glottique hystérique) est un accident hystérique fréquent, le patient croit étouffer, les cordes vocales sont parfois entreprises à ce point que le malade ne peut plus se faire comprendre qu'à voix basse; les sons élevés sont impossibles (aphonie hystérique); l'examen laryngoscopique ne démontre rien de particulier, à part l'existence d'un certain degré d'anesthésie de la muqueuse du pharynx rendant cette exploration plus facile. Les muscles respiratoires peuvent également ment prendre part aux troubles fonctionnels, c'est ainsi qu'on observe parfois une accélération convulsive des mouvements respiratoires qui porte le nombre des inspirations à 80 et même 100 par minute, au lieu de 15 à 16. L'excès contraire se rencontre parfois, le malade ne fait que 8 à 10 inspirations par minute, mais avec une gêne évidente, trahissant une dyspnée réelle, l'inspiration et l'expiration étant souvent sifflantes (asthme hystérique). On observe très fréquemment une toux sèche, bruyante, très fatigante et pénible pour l'entourage, de même que des accès de bâillements, de hoquets, de rires et de pleurs, accès qui peuvent durer des heures.

En même temps que l'aphonie, parfois aussi sans elle, on voit parfois s'établir subitement et inopinément, un mutisme complet, soit que le malade ait réellement perdu l'usage de la parole, soit qu'il s'obstine à garder le silence ; aucun raisonnement, aucune prière, aucune menace ne parvient à lui arracher un seul mot — mutisme hystérique. La durée de cet état est variable ; j'ai observé une hystérique chez laquelle ce mutisme absolu dura depuis le 5 septembre jusqu'au 28 avril de l'année suivante ; elle recommença à parler en apprenant la mort inopinée de sa mère (voyez les travaux de *Natier, Huysmann* et d'autres).

Les organes de la circulation, le cœur spécialement, prennent une part relativement moindre à l'affection ; il existe bien une tachycardie hystérique, mais ce symptôme est rare et ne s'observe jamais à un degré prononcé. Le pouls conserve d'ordinaire son rhythme habituel, même dans les cas graves dont nous donnerons ultérieurement la description ; la sténocardie a fait l'objet de remarques antérieures (v. p. 120).

Le tractus digestif et les muscles qui s'y rapportent, tels que ceux du pharynx, dont l'innervation est assurée, non seulement par le vague, mais en partie aussi par le glossopharyngien (v. p. 146), peuvent devenir le siège d'altérations diverses. C'est ainsi que l'on peut observer, dans ces muscles du pharynx, de l'excitation ou de la paralysie ; dans ce dernier cas, la déglutition est très difficile, parfois même elle est devenue impossible (paralysie hystérique de la déglutition).

Un singulier symptôme, dont la musculature œso-pharyngienne est le siège — elle est innervée par le vague — consiste dans la formation d'une contraction spastique de ces muscles, qui donne au malade la sensation d'une boule qui, montant de l'épigastre ,s'arrêterait dans le pharynx : globe hystérique ; ce phénomène est si commun et si prononcé, qu'il est considéré comme un des signes pathognomoniques de l'hystérie.

La musculature de l'estomac et celle de l'intestin peuvent aussi présenter diverses anomalies ; on admet généralement que la paralysie de l'intestin donne lieu à cette distension de l'intestin et de tout l'abdomen, que l'on observe parfois chez ces malades — météorisme hystérique ; il s'y ajoute souvent de violentes coliques. *Talma (Weekblad van het Nederl. Tijdschr. voor Geneesk.* 1886, p. 9) pense que la tympanite hystérique pourrait, dans certains cas, reconnaître pour cause une crampe du diaphragme ; à l'appui de cette opinion, il cite la disparition de la distension de l'abdomen dans la narcose chloroformique, sans qu'il s'échappe de gaz, et de plus, l'abaissement anormal du diaphragme. L'air accumulé souvent en quantité considérable dans l'intestin, se dégage en partie par la bouche en provoquant un hoquet bruyant, des gargouillements *(singultus, ructus hystericus).*

Les vomissements sont fréquents chez les hystériques ; on les voit parfois se répéter pendant des heures, et finir par affaiblir considérablement le malade ; d'autres fois, ils persistent pendant des mois, mais à un degré modéré et sans nuire d'une façon bien sensible. Ce sont le plus souvent des vomissements aqueux, disproportionnés avec les boissons absorbées ;

chez un malade de mon service, la quantité évacuée de la sorte, en une fois, dépassait de 8 à 10 fois la quantité de matières absorbées.

Dans le domaine de l'a c c e s s o i r e, les accidents se présentent souvent sous la forme d'un t o r t i c o l i s s p a s m o- d i q u e ; l'h y p o g l o s s e n'est intéressé que dans des cas exceptionnels.

Parmi les t r o u b l e s c é r é b r a u x les plus remarquables se présentant au cours de l'hystérie, il convient de citer l'a p o p l e x i e et l'h é m i p l é g i e qui en dépend ; celle-ci, dans un grand nombre de cas, s'accompagne d'h é m i a n e s t h é s i e complète. La paralysie unilatérale peut se développer avec toutes les apparences d'une paralysie d'origine hémorragique (v. p. 232) et il peut être très difficile, dans certains cas (v. p. 233), de distinguer l'hémiplégie cérébrale de l'hémiplégie hysté- rique, surtout s'il n'existe aucun autre symptôme hystérique. Nous avons vu (p. 233) que l'hémiplégie de nature hystérique était caractérisée par l'existence d'une contracture convulsive des muscles de la joue d'un côté ; mais ce symptôme, signalé par *Charcot* et déjà connu par *Brodie* (1880), peut aussi man- quer. Tous les troubles qui accompagnent l'hémiplégie céré- brale, tels que le tremblement, les mouvements associés, et même l'a t r o p h i e des muscles du côté malade, peuvent égale- ment se rencontrer dans l'hémiplégie hystérique ; autrefois, on admettait que l'a t r o p h i e supposait nécessairement une lésion organique du cerveau, de la moelle ou des nerfs ; cette opinion est reconnue fausse aujourd'hui. L'a t r o p h i e h y s t é- r i q u e ne se distingue en rien de celle que l'on observe dans les lésions organiques du cerveau ; elle se développe parfois relativement vite, peut rester alors longtemps stationnaire, pour disparaître avec la même rapidité lors du retour des mou- vements. Les muscles atrophiés sont rarement le siège de con- tractions fibrillaires, on n'y constate non plus qu'exception- nellement la réaction de dégénérescence. On ignore si les grosses cellules ganglionnaires des cornes antérieures sont pour quelque chose dans l'apparition de cette atrophie *(Babinski, Arch. de neurol.*, 1886, XII, 34, 35 ; v. bibl.).

Les m a n i f e s t a t i o n s s p i n a l e s de l'hystérie consistent principalement dans l'existence de paralysies motrices et sen- sibles. Chez l'hystérique, il peut s'établir d'un moment à l'autre, de la paralysie, et la rapidité, la soudaineté de son apparition est précisément un caractère presque pathognomonique de l'affection : heureusement, ces paralysies s'en vont avec la même rapidité, parfois il est vrai après avoir duré des mois et des années. Les troubles moteurs n'affectent, dans l'hystérie, aucune localisation déterminée ; ces troubles peuvent ne siéger que dans une seule extrémité, ou bien intéresser les deux jambes ou les deux bras. Les paralysies sont, le plus souvent, de nature flasque. On constatera parfois que le patient n'a pas perdu en réalité l'usage de ses membres, mais qu'il n'a plus la volonté de s'en servir ; ceci est vrai surtout pour les mouvements coordonnés : ainsi tel malade, qui remue très bien le bras droit, affirme ne plus savoir écrire ; tel autre imprime encore des mouvements de toutes espèces à ses jambes, mais la marche lui est devenue impossible, on le voit s'affaisser et s'il essaie de se relever, il ne parvient plus à se tenir debout — en un mot, le malade ne sait plus vouloir. Les phénomènes d'excitation, telles que les contractures musculaires isolées, sont beaucoup plus rares ; on observe aussi parfois des mouvements involontaires très remarquables ; j'ai donné des soins à une dame qui, pendant des heures, sans qu'elle pût s'en défendre, levait et laissait retomber continuellement les bras ; elle n'en ressentait aucune fatigue.

Friedreich a décrit sous le nom de paramyoclonus multiplex, et *Seeligmüller* sous celui de myoclonie congénitale, des contractions musculaires cloniques se passant en partie à la face, en partie dans les extrémités, sans cependant déterminer de mouvements ou de déplacement du membre intéressé ; ces convulsions, qui sont probablement de nature hystérique, atteignent le plus souvent des muscles symétriques et procèdent par accès. L'affection, d'ailleurs très rare, doit être considérée comme une névrose émotionnelle ; la force brute des muscles et leur excitabilité électrique ne sont nullement modifiées ; il n'existe pas non plus de troubles de la sensibilité ; parfois, on constate des points douloureux à la colonne vertébrale. Le meilleur traitement consiste dans l'application du courant constant, l'anode sur ces points douloureux. Il est d'autant moins nécessaire de recourir à d'autres moyens, que la guérison paraît être la terminaison habituelle de l'affection (v. bibl.).

On rencontre souvent, accompagnant la paralysie d'une extrémité, des contractures articulaires qui, dans un grand nombre de cas, se constituent subitement, et dont la durée peut comporter des mois et des années ; aux extrémités supérieures, ces contractures s'observent, dans l'articulation du coude, de la main et des doigts, à titre de contractures de flexion ; au genou et au pied, on rencontre, au contraire, de l'extension.

Ces contractures hystériques disparaissent dans la narcose chloroformique. Certains muscles peuvent aussi être le siège d'une contracture hystérique ; nous en avons cité un exemple antérieurement (p. 374), il s'agissait d'une contracture du muscle carré des lombes qui se montrait dans la position verticale mais disparaissait dès que la personne était couchée.

Les symptômes de p a r a l y s i e s e n s i b l e les plus importants consistent soit dans la perte, la diminution, soit dans l'exagération de la sensibilité. L'anesthésie peut atteindre un degré tellement élevé, que la peau et les différentes muqueuses, conjonctivale, nasale, linguale, buccale, vaginale, intestinale, sont devenues complètement insensibles ; on peut piquer, pincer, toucher ces surfaces avec un fer rouge, sans que la malade fasse le moindre mouvement ou donne le moindre signe de douleur ; parfois, les tissus profonds eux-mêmes participent à cette anesthésie, on peut alors, avec une fine aiguille, percer un pli de la peau, traverser les muscles jusqu'à l'os, à l'insu du malade à qui on a bandé les yeux. A côté de cette anesthésie générale, on rencontre aussi de l'anesthésie localisée, des plaques d'anesthésie sur le dos, les mains, etc. Nous avons déjà parlé de l'hémianesthésie qui se circonscrit exactement à une moitié du corps, y compris les muqueuses. Ces diverses manifestations sensibles se montrent subitement et disparaissent de même. L'h y p é r e s t h é s i e est moins fréquente ; elle occupe, non pas tout le corps, ni toute une moitié du corps, mais certaines places déterminées, certains organes internes, et, de préférence, certaines articulations. Les endroits circonscrits et déterminés où siège cette hypéresthésie ont reçu, de *Charcot*, le nom de z o n e s h y s t é r o g è n e s ; leur nombre est variable ; on les trouve tantôt au dos, tantôt aux thorax, tantôt sur les extrémités. L'ovaire, chez la femme, le testicule chez l'homme, jouent un grand rôle dans l'hypéresthésie des organes internes. L'hypéresthésie ovarienne, qui a été l'objet, de la part de *Charcot,* d'études si détaillées, présente les rapports les plus étroits avec les grandes attaques d'hystérie dont nous donnerons plus tard la description. *Charcot* a pu démontrer, chez des femmes enceintes, que ce sont réellement les ovaires qui offrent une grande sensibilité à la pression ; la douleur se déplace, en effet, avec les changements qui surviennent pendant la grossesse, dans la position de ces organes. A Paris, les femmes qui offrent ce symptôme sont désignées brièvement sous le nom d'ovariennes.

Les articulations, chez beaucoup d'hystériques, sont le siège de d o u l e u r s n é v r a l g i f o r m e s très rebelles ; vu leur grande fréquence dans cette névrose, on devra toujours tenir compte de la possibilité d'une base hystérique chez les personnes souffrant de névralgies articulaires. *Brodie* leur a consacré une étude très complète; il fait remarquer la difficulté réelle que l'on éprouve à distinguer la névralgie d'une affection anatomique de l'articulation. Les douleurs névralgiformes s'observent principalement à l'articulation du genou et à celle de la hanche; ces douleurs s'exaspèrent par la pression ou lors des mouvements, aussi trouve-t-on généralement le malade au lit ou sur une chaise longue.

Si l'on examine le patient d'un peu plus près, on remarque que la douleur, au lieu d'être circonscrite, s'étend sur de larges surfaces aux extrémités inférieures ; la pression éveille des plaintes, exercée non seulement aux articulations de la hanche et du genou, mais également au-dessous des malléoles ; la malade est surtout très sensible lorsqu'elle voit et suit l'examen ; mais si l'on a soin de la distraire, de détourner son attention, cette sensibilité paraît diminuer notablement. Au cours de l'affection, on peut voir survenir de l'atrophie dans la région fessière, et, de temps à autre, un gonflement passager de l'articulation. Il existe d'ailleurs des cas où la malade garde continuellement le lit uniquement à cause de névralgies articulaires, et où, malgré une inactivité qui se prolonge parfois des années, il ne se montre pas la moindre trace d'atrophie musculaire, ni la moindre altération de l'état général (v. bibl.). Toutes ces douleurs et d'autres encore, que l'on rencontre dans l'hystérie, doivent être rapportées à une excitation anormale qui n'existe que dans l'esprit du malade, ce sont des hallucinations de la douleur *(Strümpell, Holst)*.

Des troubles de sécrétion se rencontrent aussi très fréquemment dans l'hystérie ; les plus importants sont, sans contredit, ceux de la sécrétion urinaire. Les hystériques urinent très peu, et rarement, toujours avec une certaine difficulté ; par contre, à certains moments, ils rendent une quantité d'urine incroyable. Lorsque la diurèse est peu abondante, le liquide présente un poids spécifique plus élevé, il est plus riche en parties solides ; c'est le contraire lorsque la sécrétion urinaire est abondante, l'urine est alors claire comme de l'eau. Ces écarts n'ont aucun rapport avec la quantité de boissons absorbées ; tel malade qui ne boit presque pas, urine copieusement, tel autre qui boit énormément n'urine que quelques gouttes ; l'incertitude et la variabilité qui marquent tous les symptômes de l'hystérie, se retrouvent également ici, comme d'ailleurs dans les autres sécrétions, notamment celle de la sueur et de la salive.

A certains moments, l'hystérique peut présenter, sous forme de paroxysmes, un complexus de manifestations cérébrales et spinales. Ces paroxysmes ne s'accompagnent pas de la perte de connaissance que l'on observe dans les attaques épileptiques, mais comme celles-ci, ils présentent des accidents convulsifs. L'attaque est parfois précédée de prodromes, douleurs vagues, ructus, bâillements, boule hystérique, ischurie, etc. ; ensuite une violence extraordinaire dans les mouvements respiratoires, véritable respiration convulsive, en même temps que des rires, des cris, des pleurs, des aboiements ; alors éclatent des convulsions épileptiformes, pendant lesquelles le corps peut se déplacer en totalité ; ces mouvements cloniques s'exercent avec une force presque indomptable, que l'on ne soupçonnerait pas chez la malade. Tout rentre dans l'ordre au bout d'un temps variable, une demi-heure, une heure ; alors survient un état d'épuisement général qui, d'ordinaire, est de courte durée, et s'accompagne souvent de polyurie. L'existence de ces attaques constitue précisément une des nombreuses causes pour lesquelles l'hystérique est difficile à soigner dans sa famille ; elle présente d'ailleurs un danger : l'expérience prouve que la vue de ces contorsions de la malade, des positions singulières que prend son corps, exerce sur les spectateurs habituels, sur les jeunes filles surtout, une influence nuisible ; ce spectacle a plus d'une fois provoqué chez elles des crises analogues.

La **durée** et le **cours** de l'hystérie sont extrêmement variables ; elle évolue chroniquement et peut durer des années, et même des dizaines d'années ; bien des personnes sont hystériques depuis l'âge de la puberté jusqu'à celui de l'involution et ne jouissent, pour ainsi dire, jamais de la santé. Au début, l'affection ne se trahit que par quelques signes peu marqués, une humeur difficile, portée aux extravagances ; mais bientôt, la malade se plaint de douleurs multiples, inconstantes, rapidement variables sous le rapport du siège et de l'intensité, les organes respiratoires surtout sont le siège de troubles divers tels que dyspnée, toux aboyante, etc. : l'examen physique ne fait rien découvrir. Les troubles graves de la motilité, les contractures, par exemple, ne s'observent pas dans tous les cas, mais il en est bien peu où la sensibilité ne soit pas intéressée de l'une ou l'autre façon ; l'anesthésie et l'analgésie alternent avec l'hyperesthésie, principalement les douleurs névralgiformes dans les articulations ; l'humeur du patient est souvent altérée par une céphalalgie tenace. Chez un grand nombre de malades, lors de la menstruation, la situation devient encore plus difficile, l'excitation s'accroît, les plaintes se multiplient; souvent les paroxysmes, lorsqu'il en existe, se montrent à cette époque, et chez plus d'une malade, la première menstruation est le signal du premier paroxysme, les autres suivent alors à intervalles réguliers. Il faut encore remarquer que, dans beaucoup de cas, les paroxysmes ne se montrent jamais; on voit bien la malade pleurer, rire, crier, etc. sans aucun motif, mais jamais on ne constate de convulsions. Au seuil de la vieillesse, quand la vie sexuelle s'éteint, les symptômes hystériques rentrent peu à peu dans l'ombre, l'humeur redevient tranquille et égale en même temps que les cheveux grisonnent — d'acariâtre, difficile à conduire, égoïste qu'elle était, la femme, en vieillissant, devient aimable et conciliante, l'hystérie et ses symptômes désagréables ont disparu. Il existe malheureusement des exceptions où la maladie persiste encore même au-delà de 70 ans.

Le **pronostic** de l'hystérie peut être facilement déduit de ce qui précède ; il est encore assombri d'une façon malheureusement trop certaine par ce fait d'observation que chez certaines personnes, dont la vie a été marquée pendant de longues années par des accidents hystériques graves, il se déclare plus tard des lésions organiques réelles des organes centraux *(Feldmann, Diss. inaug.*, Leipzig 1887).

On croyait autrefois que l'hystérie, comme son nom l'indique, appartenait exclusivement au s e x e féminin ; elle est sans contredit infiniment plus fréquente chez la femme, mais comme *Charcot* et ses élèves l'ont démontré à l'évidence, on l'observe aussi chez l'h o m m e, chez les j e u n e s g e n s, et cela plus souvent qu'on ne pourrait le supposer *a priori*. C'est *Charcot* également qui signala sa fréquence dans l'armée française ; il est possible qu'en cherchant bien on la trouverait également dans d'autres armées. L'â g e a aussi, dans l'apparition de cette névrose, une importance bien moins grande que celle qu'on lui assignait jadis ; l'hystérie est loin d'être rare chez l'enfant (v. bibl.), la présence de la plupart des manifestations hystériques chez beaucoup de personnes, non encore pubères, prouve également que la puberté et la vie sexuelle ne sont pas tout dans la genèse de l'hystérie.

Le **diagnostic** peut, en certains cas, n'offrir aucune difficulté ; d'autres fois, il est loin d'être aisé. Le débutant lui-même reconnaîtra facilement l'hystérie lorsque les symptômes se succèdent sans règle, où les douleurs disparaissent pour se montrer le lendemain à un autre endroit, et cela sans que l'on puisse rien découvrir objectivement. Mais lorsque l'affection se traduit, par exemple, par une paralysie unilatérale sans qu'il se soit montré antérieurement de symptômes bien caractéristiques, ou bien, lorsqu'on ne constate, chez le patient, qu'une affection de la hanche en apparence très grave, alors il peut être très difficile d'assurer que l'on se trouve en présence d'une hémiplégie ou d'une coxalgie de nature hystérique. Les indications qui suivent permettront, dans le plus grand nombre des cas, de poser un diagnostic différentiel exact.

En ce qui concerne d'abord les manifestations cérébrales et surtout les symptômes que l'on constate dans le domaine de certains nerfs crâniens, nous ne pouvons que répéter ici ce que nous en avons dit déjà lors de la description des affections de ces nerfs et, plus tard, lorsque nous les avons passés en revue dans l'hystérie ; il s'agira de déterminer le plus exactement possible, dans chaque cas particulier, si oui ou non il existe une lésion anatomique ; d'un autre côté, on s'efforcera de rechercher si ces symptômes ne sont pas accompagnés d'autres manifestations dépendant, non des nerfs crâniens, mais de l'hystérie.

Si on ne constate aucun symptôme relevant d'une lésion anatomique et si l'on a soin de répéter minutieusement son examen, on n'éprouvera guère de difficulté à asseoir son diagnostic. Ces considérations s'appliquent principalement aux cas où l'on aura à déterminer si une hémiplégie est de nature corticale ou hystérique, ou bien encore lorsqu'il s'agira de distinguer si les troubles respiratoires en présence desquels on se trouve, s'appuyent sur une lésion du poumon, du larynx ou sur une névrose du vague et du récurrent.

Les troubles moteurs de nature spinale peuvent offrir dans leur diagnostic, les plus grandes difficultés ; l'examen électrique est absolument nécessaire pour permettre d'affirmer qu'une paralysie d'une extrémité est d'origine périphérique et dépend d'une névrite. La réaction de dégénérescence bien nette indique toujours un état inflammatoire prononcé. On devra également tenir compte de l'âge ; les paralysies hystériques se montrent de préférence chez la femme, et cela entre 15 et 30 ans ; de plus, ces paralysies hystériques s'accompagnent presque toujours de troubles de sensibilité qui font d'ordinaire défaut dans l'accident similaire d'ordre anatomique (v. *Lumbroso, Lo Sperimentale*, Firenze, 1887. *Neurol. Centralbl.*, 1888, 7). Nous avons vu antérieurement (p. 496) que la présence de l'atrophie musculaire n'indiquait pas nécessairement une paralysie d'ordre anatomique, qu'on pouvait également l'observer dans l'hystérie *(Brissaud, Arch. de physiol. norm. et pathol.*, avril 1887, p. 339).

Les contractures hystériques se distinguent par leur apparition subite, et aussi par la présence d'autres symptômes hystériques : météorisme, hyperesthésie ovarienne, ischurie ; si ces signes font défaut, on recherchera avec soin si, en réalité, on peut admettre l'existence d'une lésion anatomique, centrale ou périphérique (v. *Blocq*, *Des contractures*, Thèse de Paris, 1888, *Progrès médical*, 1888, 20, p. 397).

L'observation de *Caiger* (*Lancet*, 20 août 1887) prouve que les crampes musculaires hystériques peuvent en imposer pour de la tétanie ; *Pitres* signale la fréquence, dans l'hystérie, de spasmes rhythmiques se passant dans certains groupes musculaires déterminés (*Gaz. méd. de Paris*, 1888, 13).

On rencontre rarement, dans l'hystérie, du tremblement pouvant simuler le tremblement intentionnel qui s'accentue lors des mouvements ; cependant, il est bon de ne pas perdre de vue que la confusion du tremblement hystérique avec la sclérose en plaques, ou l'erreur contraire, est possible. Nous reviendrons sur le diagnostic différentiel lorsque nous parlerons de cette affection.

Les troubles de sensibilité de l'hystérie trahissent assez facilement leur nature ; l'anesthésie, avons-nous vu, peut intéresser non seulement la peau, mais aussi les tissus profonds, le malade ne ressent plus les piqûres d'aiguille, même si l'on perce les chairs jusqu'aux os. D'ordinaire, les différentes qualités de la sensibilité sont troublées ; parfois même, le sens musculaire est annihilé au point que le malade, les yeux fermés, ne peut donner aucun renseignement sur la position de ses membres. On rencontre de l'anesthésie très prononcée lors des paroxysmes hystériques ; une anesthésie qui s'étend à tout le corps y compris les muqueuses, est presque toujours de nature hystérique.

L'hyperesthésie et les douleurs névralgiformes offrent le caractère essentiellement variable que nous avons plus d'une fois signalé dans les manifestations de l'hystérie. Un jour, ce sont les nerfs sensibles du cerveau qui sont le siège de la douleur ; le lendemain, celle-ci occupe les nerfs rachidiens. Les névralgies articulaires, sans cause anatomique appréciable et rebelles à tout moyen thérapeutique, témoignent, avec une grande probabilité, de leur origine hystérique.

Les attaques de l'hystérie pourraient être confondues avec celles de l'épilepsie ; mais, dans l'hystérie, la perte de connaissance n'est jamais aussi complète que dans l'épilepsie et les morsures de la langue sont exceptionnelles ; de plus, les

convulsions s'accompagnent de rires bruyants, de pleurs, etc.,
tandis que chez l'épileptique, à part le cri initial, qui n'est
d'ailleurs pas constant, le stade convulsif est silencieux. On a
voulu également différencier les deux attaques par l'état de la
température du corps qui reste stationnaire dans l'hystérie et
subirait, au contraire, une élévation de 0,7 à 1° dans l'épilepsie : outre que ce signe n'est pas facile à constater, il nécessite
encore confirmation. Enfin, le diagnostic pourra s'inspirer de la
possibilité de rappeler l'attaque hystérique à l'aide d'une pression sur les ovaires ou le testicule, circonstance qui ne s'observe
pas dans l'épilepsie vraie.

La **nature, l'essence** de l'hystérie sont encore plongées
dans la plus complète obscurité ; tous les efforts tentés dans le
but d'expliquer les symptômes de cette névrose n'ont encore
abouti qu'à de pures hypothèses. Tout ce que l'on peut admettre
comme assuré, c'est que l'affection ne repose sur aucune lésion
anatomique importante, sinon la soudaineté avec laquelle les
symptômes se montrent et disparaissent, serait absolument
inexplicable. Vouloir toujours et partout incriminer l'utérus
(υστερία), n'est plus possible aujourd'hui que l'hystérie est
prouvée chez l'homme et chez l'enfant ; les exemples se multiplient d'ailleurs et tôt ou tard, on sera bien obligé d'abandonner
cette dénomination d'hystérie qui n'a déjà plus sa raison d'être.
Nous verrons encore, dans la suite, l'influence que peuvent
avoir les organes sexuels sur l'apparition de l'affection.

Mais comment interpréter cette maladie? Si l'on admet
que toutes les manifestations de l'hystérie ont un caractère
commun, on pourrait peut-être les faire dépendre toutes d'une
augmentation de l'excitabilité du système nerveux général
vis-à-vis des excitations internes et externes. De même qu'il
existe des états pathologiques dans lesquels on observe une
excitabilité plus grande des nerfs et des muscles vis-à-vis du
courant faradique, on peut concevoir l'existence d'un état morbide du système nerveux général, qui se caractérise par une
excitabilité plus grande, donc pathologique, de l'élément nerveux des organes centraux, du cerveau, particulièrement de
son écorce, de la moelle épinière et des nerfs périphériques. Il
est facile de comprendre que les idées jouent un grand rôle
dans la production de cet état, non pas que toutes les souffrances accusées par le malade soient imaginaires, mais l'état
même du malade fait que ses idées se forment et disparaissent
plus facilement et plus rapidement, varient donc avec une
extrême facilité ; tous ces changements soudains et inaccoutu-

més finissent par retentir défavorablement, d'abord sur la vie intellectuelle, le moral, et aussi sur l'état corporel du malade. En réalité, dans la majorité des cas, des troubles psychiques servent de cause occasionnelle à l'affection.

L'étiologie peut, dans une certaine mesure, jeter quelque lumière sur la nature de l'hystérie. Les causes de l'affection, pour autant que nous les connaissions, se divisent en causes directes et en causes indirectes. Parmi les premières, l'h é r é- d i t é avec toutes ses conséquences, prédispositions, qualités individuelles aussi bien corporelles qu'intellectuelles ; il n'est pas étonnant que l'on devienne hystérique lorsqu'on naît avec toutes les conditions requises pour cela, c'est-à-dire un système nerveux général doué de la susceptibilité dont il a été question plus haut. Cette prédisposition congénitale, héritée, trouve plus tard ses conditions de développement dans a) le sexe, b) l'âge, c) l'éducation et d) la nationalité ou la race du patient. Nous avons déjà fait remarquer que le sexe féminin et l'âge où s'établissent les fonctions sexuelles, sont éminemment propres à l'éclosion des accidents hystériques ; cependant, le sexe masculin et tous les âges de la vie peuvent aussi en être atteints. L'hystérie dans l'enfance, telle qu'on l'observe entre 5 et 10 ans, fera l'objet d'une étude spéciale.

L'é d u c a t i o n peut contribuer, de différentes façons, au développement des symptômes hystériques ; elle peut pécher par plusieurs points. Parfois le cerveau est surmené au détriment du développement corporel, ou bien, par une condescendance excessive, on encourage ou tolère chez l'enfant les caprices, l'inconvenance, la dissimulation, on ne corrige pas un manque d'énergie ou de volonté, on a recours, dans le but de punir un enfant en faute — ce sont surtout les domestiques qui usent de ce moyen, — à la menace de l'arrivée d'animaux sauvages, de fantômes, de « l'homme noir » etc. ; l'enfant, élevé de cette façon, dans un état continuel de terreurs imaginaires, redoutera d'entrer seul dans une chambre obscure ou n'y pénétrera qu'avec des battements de cœur. Tous ces moyens d'éducation, et bien d'autres encore, deviennent des causes indirectes de l'hystérie. En ce qui concerne la r a c e, on a remarqué que les slaves (polonais, russes) et les romans (français, italiens), les juifs en particulier, fournissaient un plus fort contingent à l'hystérie que les germains ; les formes les plus graves de l'affection s'observent chez les françaises et les juives polonaises. Cette circonstance peut dépendre beaucoup des qualités nationales ; le tempérament vif, ardent que l'on rencontre relativement beaucoup plus souvent chez les slaves que chez les germains, est particulièrement favorable à l'éclosion des manifestations de l'hystérie.

Parmi les causes indirectes, il faut citer, en première ligne, les maladies des organes sexuels, et cela dans la même mesure pour les deux sexes. Ce n'est pas que ces maladies entrainent nécessairement et indirectement une altération du système nerveux : chez la femme notamment, elles peuvent être en elles-mêmes fort insignifiantes, mais elles agissent plutôt par la voie de l'imagination.

Les actes de la vie sexuelle, le coït, la grossesse, la parturition, jouent dans la vie de la femme — à moins que sa vocation ne soit singulièrement pervertie — un rôle si prépondérant, que la seule pensée d'être mal douée sous ce rapport, de ne pouvoir, à cause d'organes malades, accomplir ces actes, suffit pour déterminer chez elle un trouble sérieux de l'esprit. L'homme attache plus d'importance à la possibilité du coït qu'à la faculté génératrice. L'impuissance psychique ainsi déterminée, peut, à la longue, provoquer à elle seule l'hystérie ; la neurasthénie sexuelle (p. 485) est assez souvent accompagnée de manifestations hystériques bien marquées pour que l'on puisse admettre en pareil cas la coexistence des deux affections.

Le traumatisme, en second lieu, peut être capable d'occasionner les causes directes de l'hystérie ; il ne s'agit pas seulement du traumatisme corporel, mais également du traumatisme moral. Certaines parties du corps semblent douées, sous ce rapport, d'une susceptibilité particulière, en ce sens que l'hystérie peut s'y installer à la suite d'une affection purement anatomique au début ; c'est ainsi qu'une lésion banale de l'articulation de la hanche peut devenir, dans la suite, alors que la lésion primitive est guérie depuis longtemps, le point de départ d'une coxalgie hystérique. Les traumatismes psychiques peuvent agir d'une façon aiguë ou chronique ; parmi les premiers, citons la frayeur, les émotions tristes, rarement la joie, parmi les secondes, les contrariétés, les peines, les blessures répétées de l'amour-propre et de la vanité. Il existe, enfin, des traumatismes qui provoquent un choc corporel en même temps qu'un choc moral — la foudre, l'incendie, le chemin de fer, etc., donnent lieu à des accidents de cette espèce. *Strümpell* et *Oppenheim* ont consacré, dans ces derniers temps, une étude spéciale aux névroses traumatiques, consécutives aux traumatismes complexes du corps et de l'esprit ; l'une de ces névroses est le *raylway-spine,* qui, comme son nom l'indique, est provoquée par les accidents de chemin de fer. Toutes ces affections se rattachent incontestablement à l'hystérie,

alors même qu'aucun autre signe de la forme habituelle de
cette maladie, ne viendrait s'y ajouter (1). On trouve une sorte
de transition des névroses pures vers des affections anatomiquement définies, dans ces formes où il existe, non seulement
des troubles fonctionnels, mais encore des lésions anatomo-
pathologiques, l'atrophie de l'optique par exemple. Le traumatisme psychique surpasse toujours, par l'intensité de ses
manifestations, le traumatisme physique — l'imagination réagit
d'une façon maladive sur les troubles corporels et donne ainsi
naissance à une affection durable *(Oppenheim)*, il se forme, par
une sorte d'auto-suggestion, une paralysie dans le domaine de
la motilité et de la sensibilité ; ce mécanisme est en tout point
comparable aux paralysies que *Charcot* a pu provoquer chez
les hystéro-épileptiques par voie de suggestion.

Les symptômes que l'on observe chez certains individus qui
ont été soumis à l'action de la foudre, rappellent assez souvent
le complexus des névroses traumatiques. On constate parfois
chez eux des paralysies de durée variable, dans le domaine des
nerfs sensoriels, des nerfs sensibles et des nerfs moteurs. J'ai

---

(1) Tous les auteurs ne sont pas d'accord sur la place à assigner dans
la classification nosologique aux accidents nerveux d'origine traumatique ;
tandis que les uns, à la suite de Charcot, les considèrent comme appartenant
à l'hystérie, d'autres, parmi lesquels Oppenheim, les en séparent et les
décrivent sous le nom de *neurasthénie traumatique*, de *névrose traumatique.*

Quoi qu'il en soit, ces accidents débutent le plus souvent par le domaine
psychique. Le malade est inquiet, craintif, en proie à des angoisses continuelles : il peut tomber dans un véritable état de mélancolie hypochon-
driaque. Il ressent des douleurs vagues, surtout le long de la colonne
vertébrale, douleurs qui sont exagérées par les mouvements. Il est privé de
sommeil ; il est sujet à des vertiges, à des défaillances et souvent à du tremblement.

A ces phénomènes généraux, se joignent des troubles locaux de la
motilité et de la sensibilité.

Indépendamment de la gêne des mouvements due à la douleur, on
observe des paralysies, ou plutôt des parésies d'étendue variable suivant la
nature du traumatisme (monoparésie, hémiplégie, paraplégie, etc.). Parfois,
il y a augmentation de la tonicité musculaire, ou même véritable contracture. Les réflexes tendineux sont généralement exagérés.

Les troubles sensibles ont une importance spéciale, ils se distinguent
par les deux caractères suivants : d'abord, leur distribution ne correspond
jamais à la distribution des branches nerveuses ; en second lieu, l'anesthésie
de la peau et des muqueuses s'accompagne ordinairement de troubles
sensoriels, en particulier de rétrécissement concentrique du champ visuel.
En général, les sphincters restent indemnes.

Pour plus amples détails, consulter l'excellente monographie de OPPEN-
HEIM, *Die traumatischen Neurosen.*   (X. F.).

eu l'occasion d'examiner, il y a quelques semaines, dans une période marquée de fréquents orages, un cas de cette espèce ; le sujet, après une perte de connaissance qui avait duré trois quarts d'heure, présentait, du côté où la foudre l'avait approché, une perte complète de la vision et de l'odorat, de la diminution de l'ouïe et une anesthésie complète ; il était, en outre, tourmenté par une insomnie très tenace ; le sommeil revint grâce à des hypnotisations répétées, l'hémianesthésie disparut à la suite de l'application du pinceau faradique et du courant constant, et les troubles sensoriels rentrèrent dans l'ordre au bout de 4 semaines de traitement ; on ne constata chez lui aucun trouble de motilité. On trouvera, dans ·le travail de *Schmitz (Deutsche Med. Zeitg.* 1887, 73, 74), une étude approfondie des lésions anatomo-pathologiques produites par la foudre.

L'affection désignée sous le nom de « *railway-spine*, » présente une richesse et une variabilité de symptômes comparables à celles de l'hystérie ; des troubles moteurs, sorte de parésie de tout le corps, se joignent à des anomalies dans le domaine sensible, à des douleurs, surtout dans la tête, à de la paresthésie, de l'hyperesthésie et de l'anesthésie, pouvant intéresser également les nerfs des sens ; du côté de l'appareil de la vision, on peut constater du rétrécissement du champ visuel, de la faiblesse de la vue, de la photophobie, un trouble du sens chromatique; on a également signalé de l'hyperesthésie de l'acoustique, de l'olfactif et des nerfs du goût. L'anesthésie de la peau s'observe surtout à la région dorsale, où elle occupe des plaques irrégulières, ou bien encore sous forme d'hémianesthésie hystérique nettement limitée; enfin, elle peut occuper la tête, le cou et les parties supérieures du thorax (anesthésie en tête de poupée); souvent on peut remarquer qu'à chaque examen, les résultats varient, que les troubles sensibles paraissent pouvoir se déplacer et varier sous le rapport de l'étendue. Les réflexes cutanés et tendineux se comportent d'une façon variable, absolument comme dans l'hystérie ; la miction est parfois normale, parfois troublée. Lors de la marche, ou de tout autre mouvement corporel, le patient redoute surtout d'imprimer la moindre secousse à la colonne vertébrale ; il fixe le tronc et se porte en avant tout d'une pièce, le dos raide ; s'il doit changer de position, il ne le fait qu'en se soutenant sur les mains. Bien qu'il puisse n'exister aucun trouble psychique, il faut avouer que c'est là l'exception ; d'ordinaire, l'humeur est altérée, le patient est singulièrement excitable, anxieux, porté aux idées hypochondriaques, parfois même au suicide ; on constate souvent chez lui de ces frayeurs particulières telle que l'agoraphobie, peur des espaces.

Dans toute névrose traumatique, il existe, sinon une complète simulation, du moins une exagération plus ou moins grande des symptômes, et l'on devra en tenir compte dans son examen. En tous cas, on devra faire preuve ici d'une extrême prudence ; on ne doit jamais considérer, *a priori*, les souffrances du patient comme imaginaires ou mensongères. Les dédommagements, auxquels le malade peut avoir légalement droit en cas d'accident, font un devoir au médecin de se livrer à un examen aussi exact que possible, libre de tout préjugé. Pour arriver à ce desideratum, on ne doit pas se contenter d'un premier examen, on doit observer attentivement chaque cas et ne pas se presser de juger.

Remarquons, en passant, que la p r o f e s s i o n peut être pour quelque chose dans l'éclosion des manifestations hystériques ; on a surtout incriminé les manipulations de certains poisons, particulièrement du mercure et du sulfure de carbone ; c'est ainsi que les auteurs français parlent d'une hystérie mercurielle et sulfo-carbonée. Nous-y reviendrons dans la suite.

Le **traitement** de l'hystérie est toujours long ; il constitue, dans certains cas, la tâche la plus pénible et la plus ingrate que le médecin ait à remplir. Pour l'entreprendre, il faut nécessairement posséder toute la confiance de son malade — pour autant que cela soit possible chez un hystérique. Cette confiance est indispensable, car le traitement principal de l'affection consiste, non pas dans l'administration exclusive des substances réputées anti-hystériques, asa fœtida, valériane, castoreum, nervins, mais bien dans l' i n f l u e n c e p s y c h i q u e qui doit tendre à diminuer l'hypersensibilité du malade vis-à-vis des excitations internes et externes, à remonter son énergie et à retremper sa volonté. Ceci est assurément plus facile à dire qu'à faire, et l'on constatera plus d'une fois que, malgré les longues exhortations qu'on lui a prodiguées pendant des heures, le malade n'a en rien modifié sa façon d'être ; son irritabilité, ses caprices, ses fréquents changements d'humeur, tout son état, en un mot, est resté le même : on ne devra pas s'en étonner ni non plus se décourager, mais lutter encore et toujours pour atteindre son but.

Si les résultats sont absolument nuls et si l'on acquiert la certitude que la famille, au lieu de seconder le médecin, entrave plutôt ses efforts — le fait n'est malheureusement que trop fréquent — on fera bien de proposer d' é l o i g n e r le m a l a d e, de conseiller un séjour dans un é t a b l i s s e m e n t s p é c i a l. Les

Français attachent une grande importance à cet isolement ; d'après eux, les résultats favorables datent surtout du jour où on peut l'obtenir ; en Allemagne, on ne se décide pas aussi facilement à ce moyen, qu'on ne le fait, par exemple, à Paris où, dans la ville même ou dans les faubourgs, il existe différents établissements fort bien dirigés qui ne reçoivent que les hystériques ; chez nous, on cherche plus souvent à faire le traitement dans la famille. Naturellement, cela dépend du degré de l'affection ; si l'on a affaire à de l'hystéro-épilepsie avec grandes attaques, on devra se résoudre rapidement à envoyer, si possible, le malade dans un établissement.

Le traitement corporel comprend un traitement général qui a pour but de modifier favorablement la nutrition, l'état du sang et la résistance du malade, et un traitement symptomatique, dirigé contre les symptômes particuliers de la maladie. Dans le but d'améliorer la nutrition, *Weir Mitchell* et *Playfair* recommandèrent les premiers de donner au malade une nourriture riche et abondante, de lui prescrire, en même temps, un séjour fréquent et prolongé au lit (« engraissement ») ; le patient devait, d'après cette méthode, consommer une quantité considérable de lait, de viande, de pain, etc. ; au fur à mesure que le malade augmentait en poids, les symptômes et les accès hystériques allaient en s'affaiblissant. Dans ces derniers temps, *Binswanger (Allgem. Zeitschr. f. Psych.* 1883, XL, 4) dit avoir obtenu de bons résultats de cette méthode, et les perfectionnements qu'y ont apportés *Leyden (Berlin. klin. Woch.* 1886, XXIII, 16) et *Burkart* (ibid. 1886, 16) encouragent certainement à faire de nouvelles recherches dans cette voie — cependant, je dois avouer que les résultats que m'a procurés ce moyen n'ont pas toujours été fort brillants ; les cas ne sont pas rares où ces quantités énormes d'aliments ne sont pas supportées et provoquent du catarrhe d'estomac ou autres désagréments. Au contraire, lorsque l'assimilation des ingesta se fait, les effets bienfaisants se produisent.

Quoi qu'il en soit, la nutrition devra toujours être particulièrement soignée, et l'augmentation en poids du corps sera interprétée comme un signe favorable. Pour y arriver, le repos corporel absolu n'est pas une condition indispensable ; au contraire, un exercice musculaire réglé, systématique, semble y conduire plus facilement. La gymnastique de chambre, exécutée d'après des principes déterminés *(Schreber, Angerstein* et *Eckler)*, réalise parfaitement ces conditions ; elle offre, en outre, l'avantage de combattre l'insomnie.

Dans certains cas, qu'il n'est possible de déterminer qu'après un examen attentif du malade, la faradisation générale de *Beard* et *Rockwell* rend d'excellents services ; elle s'exécute de la façon suivante : le malade, presque complètement déshabillé, est assis sur un tabouret, les pieds nus posés sur une électrode en plateau, humectée et reliée à la cathode ; l'anode, qui consiste en une large électrode recouverte d'une éponge, est promenée successivement sur tout le corps. Cette dernière électrode peut encore être remplacée par une électrode sèche, en forme de pinceau mou ; cette pratique est parfois très douloureuse, surtout si l'on se sert de courants assez forts, mais ses avantages sont incontestables, spécialement dans les douleurs névralgiformes articulaires de l'hystérie.

Nous manquons encore d'expérience au sujet de l'efficacité de l'électricité statique ; il est d'ailleurs difficile d'apprécier cet agent thérapeutique à sa juste valeur ; on l'emploie rarement seul et l'on doit, par conséquent, faire la part des autres moyens auxquels on recourt en même temps. Il nous est impossible de décider jusqu'à présent, si l'effet de l'électricité statique diffère essentiellement du courant constant et faradique et quelles sont les indications spéciales de chacun d'eux. Ajoutons que les difficultés d'application et le prix élevé des appareils ne sont pas faits pour amener sa prompte vulgarisation.

Il est rare que dans le cours du traitement d'une hystérie grave, on ne se voie pas obligé de recourir au massage. Outre l'avantage d'apporter ainsi un changement toujours désiré par le malade, ce moyen peut rendre des services incontestables. Nous ne pouvons nous y arrêter davantage ; on trouvera, dans les traités spéciaux de *Schreber*, *Reibmayr*, *Zabludowski*, etc., tous les renseignements désirables à ce sujet.

L'emploi de l'eau froide sous forme de cures à l'eau froide, est indiqué dans tous les cas où l'on vise à fortifier l'organisme contre les agents nuisibles extérieurs tels que la température, etc. ; on ne pourrait trop conseiller d'être prudent dans l'emploi des basses températures ; l'eau qui sert aux frictions ou aux demi-bains doit avoir, pour le moins, une température de 21° à 22° R. Les douches glacées, de 10°, 6° et même 5° R., auxquelles les français s'adressent de préférence, exigent des conditions spéciales ; l'eau doit agir sur le corps sous une pression très élevée et la durée de la douche doit être si courte (10 à 15″) que le malade ne doit pas s'apercevoir que l'eau est froide. J'ai souvent assisté à l'application de ce moyen dans quelques établissements hydrothérapiques renommés de Paris, et j'ai pu constater qu'elle était suivie immédiatement des meilleurs effets. Le procédé donne, de l'avis de

Charcot lui-même, des résultats durables tellement remarquables, qu'à Paris on considère les douches d'eau froide comme indispensables dans le traitement de l'hystérie. Il est à désirer que l'on puisse trouver, dans nos établissements hydrothérapiques, des installations de ce genre ; la douche simple, en pluie, ne peut naturellement suffire, la pression élevée, dont il a été question, étant absolument nécessaire.

Le traitement symptomatique s'adresse spécialement aux symptômes pénibles, aux paroxysmes, dont la gravité peut être telle que le séjour de l'hystérique dans sa famille devient complètement impossible. On parvient parfois à mitiger l'attaque à l'aide d'une pression régulière exercée, pendant un temps assez long, au niveau des ovaires ; la chloroformisation légère est encore plus certaine. Nous ne possédons aucun moyen sûr pour prévenir le retour des attaques, cependant, on peut recourir, avec une certaine confiance, aux bains frais prolongés, accompagnés d'aspersions plus froides, et longtemps continués. Si ce moyen ne donne aucun résultat, et si le patient accuse, avant le début des attaques, des douleurs dans la région ovarienne, et si la pression, exercée à ce niveau, a pour effet de rappeler plus souvent l'attaque, on devra se demander si l'ablation des ovaires (castration) n'est pas indiquée. On devra tenir compte des conséquences fatales de cette opération, de la stérilité entre autres, et ne pas perdre de vue que la castration ne donne pas toujours les résultats espérés ; cependant, on ne peut nier qu'elle n'ait rendu des services incontestables *(Hegar, Schröder)*. La question importante, c'est de pouvoir décider si, oui ou non, les ovaires sont réellement malades ; nous avons vu plus haut que l'apparition des douleurs ovariennes avant ou immédiatement après l'attaque, pouvait renseigner à cet égard. On ne se résoudra à la cautérisation profonde du clitoris, proposée par *Friedreich*, que dans les cas extrêmement urgents. On devra toujours se livrer à un examen minutieux des organes sexuels et, s'il y a lieu, recourir sans tarder à de petites opérations telles que l'incision du canal cervical, le redressement des flexions ou courbures anormales de l'utérus ; on aura souvent à traiter le vaginisme.

Les troubles moteurs et sensibles sont passibles du traitement indiqué plus haut. Si l'on soupçonne la simulation ou simplement de l'exagération, on s'adressera de préférence aux moyens douloureux, bains froids, pinceau faradique, moxas, pointes de feu. Le tact personnel du médecin, son expérience de chaque cas particulier, suffiront pour le guider et décider son choix parmi tous ces détails du traitement de l'hystérie.

Quant aux **médicaments internes**, nous ne pouvons que répéter ici ce que nous en avons dit à la page 69 ; en général, on doit se défier des hypnotiques, de la morphine principalement, dont on ne peut continuer l'emploi dans une affection d'aussi longue durée, sans faire de son malade un morphinomane.

Bibliographie.

I. Générale.

Hasse, Krankheiten des Nervensystems. In Virchow's Handbuch der speciellen Pathologie und Therapie. Erlangen 1869.
Briquet, Traité clinique et thérapeutique de l'Hystérie. Paris 1859.
Charcot, Leçons cliniques sur les maladies du système nerveux.
Freud, Beiträge zur Casuistik der Hysterie. Wien med. Wochenschr. 1886, 49, 50.
Möbius, Ueber den Begriff der Hysterie. Centralbl. f. Nervenheilk. 1888, XI, 3.
Thermes, Traité élémentaire d'Hygiène et de Thérapie de l'Hystérie. Paris 1889.
Charcot, Leçons du Mardi à la Salpêtrière. Paris 1889. (Policlinique 1887-88).

II. Spéciale.

a) Symptômes.

Parinaud, Ann. d'Oculiste. XCVI, 1885, 1, 2. (Anesthésie de la rétine).
Bock, Hysterische Stummheit. Deutsche Med. Ztg. 1886, VII, 103, 104.
Cartaz, Du mutisme hystérique. Prog. méd. 1886, 2. S., III, 7, 9.
Brissaud et Marie, Progr. méd. 1886, XV, 5, 7. (Déviation faciale dans l'hémipl. hyst.).
Charcot, Prog. méd. 1886, XIV, 46. (Mutisme hystérique chez un homme).
Guinon, Revue de Méd. 1887, VII, 6. (Tic convulsif).
Huet, Hysterische Facialisparese. Nederl. Weekbl. 1887, II, 22.
Borel, Ann. d'Oculist. 1887, XCVIII, 5, 6. (Affection hystér. des muscles de l'œil).
Schlesinger, Wien. med. Bl. 1888, XI, 3. (Névrose stomacale).
Natier, Contribution à l'étude du mutisme hystérique. Revue mens. de Laryngol. etc. 1888, IX, 5. Mai.
Huysman, Mutismus hystericus. Nederl. Tijdschr. voor Genesk-Fest. Donders' Jubelf. 1888, pag. 394.
Savill, Lancet, II, 7. Aug. 1888. (Aphonie hystérique chez une femme de 71 ans).
Borel, Ann. d'Oculiste. 1887, XCIII, 5, 6. (Affection hystér. des muscles de l'œil).
Peck, New-York med. Rec. 1888, XXXIII, March. (Coma hystérique).
Robinson, Hysterical Dysphonia. Philad. med. and. surg. Rep. Nov. 1888, LIX.

Babinski, Arch. de Neurol. Juillet 1886, XII. (Atrophie dans les paralysies hystériques).

Chauffard, Gaz. hebd. 2. Sér. 1886, XXIII, 21. (Atrophie de l'extrémité supérieure gauche, monoplégie hyst. à la suite de trauma chez un jeune homme).
Massalongo, L'atrofia muscolare nelle paralisi isteriche. Napoli, Detken, 1886.
Debove, De l'apoplexie hystérique. Arch. gén. de méd. 1886, Nr. 34.
Voisin, Arch. de Neurol. 1886. XII, pag. 202. (Monoplégie hystérique du bras droit, datant de six mois, cédant immédiatement à la suggestion).
Oserezkowski, Zur Diagnose der hyster. Hemiplegie. Centralbl. f. Nervenheilk. 1887, X, 6.
Martinencq, Cas d'apoplexie hyst. avec autopsie. Ann. méd.-psych. 7 mars 1887.
Brissaud, Arch. de Phys. norm. et pathol. 1887, 3, (Hémiplégie hystérique avec atrophie).
Achard, De l'apoplexie hystérique. Arch. gén. de méd. Janv. 1887.
Moravsik, Centralbl. f. Nervenheilk. 1888, XI, 20. (Symptômes hystér. dans la syphilis du cerveau).
Sonques, Hémiplégie hystérique (chez un saturnin). Gaz. de Paris, 1889, 2.

Kershaw, Lancet. 1887, II, 9. (Spasmes hystériques rappelant la tétanie).
Pitres, Gaz. de Paris. 1889, 17—26. (Spasmes rhythmiques).
Thijssen, Spasme glosso-labial hystérique. Nederl. Weekbl. 1888, I, 24.
Foster, New-York med. Rec. July 1888, XXXIV. (Spasme de l'œsophage chez un enfant).
Duret, Déformation de la région lombaire de nature neuro-musculaire (Kypho-scoliose hystérique). Nouv. Iconogr. de la Salpét. 1888, 5.
Audry, Du pseudo-mal de Pott hystérique. Lyon méd. 1888. LVI, pag. 235.
Hirt, Bresl. ärztl. Zeitschr. 1888, X, 4.
Dutil, Contribution à l'étude clinique des tremblements hystériques. Nouvelle iconographie de la Salpétrière, 3e année, 1890, pag. 27.

Paramyoclonus multiplex.

Friedreich, Virchow's Archiv. 1881, Bd. 86, pag. 421.
Loewenfeld, Bayer. ärztl. Intell.-Blatt. 1883, XXIX, 15.
Marie, P. Progrès méd. 1886, XIV, 8, 12.
Seeligmüller, Deutsche med. Wochenschr. 1886, XII, 24.
Francotte, Observations neuropathologiques. Liège 1887.
Homén, Finska läkarcaällok. Handl. 1887, XXIX, 1.
Bechterew, Arch. f. Psych. und Nervenkrankh. 1887, XIX, 1.
Vanlair, Des myoclonies rhythmiques. Revue de Méd. 1889. 1. 2.
Kowalewski, Archivio italiano per le mal. nerv. 1887, XXIV, pag. 288.
Venturi, Giornale di Neurop. 1887, V, Fasc. 2.
Starr, Allen, Param. mult. with a report of a case. Journ. of nerv. and ment. diseases. (Les convulsions apparurent pour la première fois immédiatement après que le sujet eut soulevé des objets lourds).
Rybalkin, Analyse. Petersb. med. Wochenschr. 1887, 44, pag. 366.
Marina, Ueber Param. mult. und idiopathische Muskelkrämpfe. Arch. f. Psych. und Nervenkr. 1888, XIX, 3, pag. 684.
Ziehen, Ueber Myoclonus und Myoclonie. Ibid. 1888, XIX, 2, pag. 465.
Zezas, Zur Differentialdiagnose der Gelenkneurosen. Chir. Centralbl. 1886, XIII, 16.
Pitres, De l'analgésie chez les hystériques à l'état de veille et dans le sommeil hypnotique. Journ. de méd. de Bordeaux, 1886, 50.

Müller, Mitth. d. Vereines d. Aerztein Steiermark, 1886, XXII, (Troubles remarquables de la sensibilité).

Lichtwitz, Les anesthésies hystériques des muqueuses et des organes des sens et les zones hystérogènes des muqueuses. Paris 1887.

Falcone, Deutsche med. Wochenschr. 1886, XII, 41. (Chute spontanée des ongles).

Ward, Philad. med. and. surg. Rep. 1887, LVII, 5. (Hémoptysies hystériques).

b) **Etiologie et particularités de l'hystérie.**

(Hystérie chez l'homme et l'enfant. Hystérie traumatique. Railway-spine).

Debove, Gaz. des Hôp. 1886, 20. (Hyst. chez l'homme).

Tuczek, Berl. klin. Wochenschr. 1886, XXIII, 31.—33.

Freud, Wiener med. Blätter. 1886, IX. (Hystérie chez l'homme).

Dreschfeld, Med. Chronicle. 1886, V, 3. (Hystérie chez l'homme, consécutive au traumatisme).

Duponchel, L'hystérie dans l'armée. Revue de Méd. 6. Juni 1886, VI.

Janssen, Nederl. Weekbl. 1887, II, 13. (Hystérie chez le soldat).

Riesenfeld, Hysterie bei Kindern. Inaug.-Diss. Kiel. 1887.

Dubois, Schweizer Correspondenzbl. 1887, XVII, 13. (Hystér. chez l'homme et l'enfant).

Coustan, Arch. de méd. et de pharm. mil. 1887, X, 5. (Hyst. chez l'homme).

Handford, Brit. med. Journ. Oct. 1887, 22.

Datil, Gaz. de Paris. 1887, 53. (Influence du plomb).

Guinon, Ibid. 1887, 48. (Influence du mercure).

Moricourt, Gaz. des Hôp. 1887, 6. (Hystérie chez l'homme).

Engelsberg, Wiener med. Wochenschr. 1888, XXXVIII, 14. (Hystérie chez un garçon de 13 ans).

Lees David, Lancet. 23. June 1888, I. (Hystérie chez deux jeunes garçons).

Ray, Hysteria in the negro. New-Vork med. Rec. 2. July 1888, XXXIV.

Clark, Journ. of ment. sc. Jan. 1888, XXXIII. (Hystérie chez l'homme).

Guillemin, Ann. méd.-psychol. 7 Mars 1888 (Influence de l'alcool).

—————

Charcot, Progrès méd. 1885, XIII, 18.

Oppenheim, Archiv. f. Psych. und Nervenkrankh. 1885, XVI, 3.

Troisier, Gaz. hebd. 1886, 2 Sér. XXIII, 18. (Paral. hyst. à la suite d'un traumatisme).

Charcot, Wiener med. Wochenschr, 1886, XXXVI, 20, 21. (Coxalgie hystérique à la suite d'un traumatisme chez l'homme).

Derselbe, Progr. méd. 1887, XV, 6. (Paralysie hystéro-traumatique).

Debove et Catrin, Remarques sur l'hystérie traumatique, Gaz. hebd. 1887, 2 Sér., XXIV, 43.

Oppenheim, Berl. ärztl. Correspondenzbl. 1887, 5.

Vibert, Ann. d'Hyg. publ. Déc. 1887, XVIII, 12. (Le railway-spine considéré au point de vue médico-légal).

Lyon, Encéphale. 1888, VIII, 1. (Hystérie à la suite d'un traumatisme grave).

Charcot, Arthralgie hystéro traumatique du genou. Progr. méd. 1888, XVI, 4.

Bernhardt, Deutsche med. Wochenschr. 1888, 13.

Strümpell, Ueber die traumatischen Neurosen. Berl. Klinik. Fischer, 1888, 3. Heft.

Grasset, Hystéro-traumatisme. Leçons recueillies. Montpellier, 1888.

Opfer F., Beitrag zur Lehre von den traumat. Affectionen des Rückenmarks. Inaug.-Diss. Berlin, Schade, 1888.

Oppenheim, Deutsche med. Wochenschr. 1888, 10, p. 194.
Baginsky, Berl. klin. Wochenschr. 1888, 3.
Wolff, Ueber Railway-spine. Deutsche med. Zeitg. 1888, 79, 80.
Oppenheim, Die traumatischen Neurosen. Berlin 1889.
Bernhardt, Von den allgem. u. traumat. Neurosen. Berl. klin. Wochenschr. 1889, 18.
Stepp, Deutsche med. Wochenschr. 1889, 4.
Grasset, Leçons sur l'hystéro-traumatisme. Paris, Lecrosnier, 1889.
Meyer, Moriz, Berl. klin. Wochenschr. 1889, 5.
Auerbach, Die traumatische Hysterie beim Manne. Inaug.-Diss. Strassburg 1889.
Strümpell, Ueber traumatische Hysterie. Münchner med. Wochenschr. 1889, 11.
Berbez, Hystérie et traumatisme. Paris, 1887.
Thyssen, Contribution à l'étude de l'hystérie traumatique. Paris, 1888.

c) Traitement.

Stein, Die allgemeine Elektrisation des menschlichen Körpers. Halle 1883, 2. Aufl.
Widmer, Schweizer Correspondenzbl. 1886, XVI, 9-11. (Guérison obtenue par la castration).
Reibmayr, Die Technik der Massage. Wien 1886, 2. Aufl.
Tait, Lawson, Lancet. 1887, II, 25. (Guérison obtenue par la suppression de pessairs).
Pitres, Progr. méd. 1887, XV, 8. (Electricité statique).
Greffier, De l'électricité statique et de ses applications à la thérapeutique. Paris 1887.
Zabludowski, Zur Indication und Technik der Massage. Berl. klin. Wochenschr. 1887, 36.
Burkart, Berl. klin. Wochenschr. 1888, XXIV, 45—47.
Gittermann, Deutsche med. Zeitg, 1888, IX, 24. (Cure de massage).
Didier, Sur l'électricité faradique dans l'Hystérie. Lyon méd. 1888, LVIII, pag. 356.
Dutton, Lancet. 23. June 1888, I. (Massage, cure de massage, internement).
Bielschowsky, Ueber Influenzelektricität etc. Therapeut. Monatsh. März 1889.

TROISIÈME CHAPITRE.

Epilepsie. Mal caduc. Morbus sacer. Mal comitial.

Pris dans son sens le plus restreint, le terme d'épilepsie sert à désigner une névrose fonctionnelle, dont le siège anatomique reste encore inconnu, et qui se caractérise surtout par l'existence de troubles divers, procédant par attaques ; celles-ci consistent en une perte de connaissance avec ou sans convulsions. Le nom d'épilepsie est encore donné, dans un sens plus large, à certaines affections reposant sur des lésions anatomiques du cerveau, principalement de l'écorce ; les troubles de connaissance sont alors beaucoup moins caractéristiques, mais les convulsions le sont davantage ; parmi ces affections, on range l'épilepsie *jacksonienne*, épilepsie partielle ou épilepsie corticale (v. p. 69). Il est de la plus grande importance, de déterminer exactement à quelle espèce d'épilepsie on a affaire dans un cas donné ; on recherchera si les attaques appartiennent bien à la névrose, et si, en dehors de ces attaques, le malade ne présente rien de particulier — ce qui est caractéristique pour l'épilepsie proprement dite — ou si ces attaques ne doivent pas être considérées comme le symptôme d'une autre maladie. La solution de cette question décide si, oui ou non, la guérison peut être envisagée comme possible. Nous nous occuperons en premier lieu de l'épilepsie génuine.

La façon dont l'épileptique passe sa vie, la possibilité de se livrer à ses occupations, de fréquenter la société et d'y jouer un rôle plus ou moins actif, l'espoir de voir améliorer sa situation, même l'espoir de la guérison, tout cela dépend, en réalité, des attaques dont il souffre, de leur caractère, de leur durée, de leur fréquence et enfin, de la gravité de leurs suites. Aussi, lorsqu'il entreprend le traitement d'un épileptique, le premier soin du médecin consiste-t-il à en étudier l'attaque dans tous ses détails.

Symptômes. Attaque.

Chez certains épileptiques, l'attaque éclate tout-à-fait subitement et inopinément : le malade, chez qui, à ce moment, on ne soupçonnerait aucune affection, tombe tout-à-coup par terre, comme foudroyé. Chez d'autres, au contraire, et ce sont les plus nombreux, l'attaque est immédiatement précédée de l'un ou l'autre phénomène prémonitoire : on dit alors qu'il y a aura (souffle, courant), vieille expression qui date de *Gallien* et est encore usitée aujourd'hui. On peut se convaincre, en étudiant l'aura et l'attaque proprement dite, que bien peu de cas d'épilepsie se ressemblent, que presque tous ont une forme qui leur est propre ; aussi est-il impossible d'en donner une description générale.

On distingue, en premier lieu, une aura psychique et une aura somatique. L'aura psychique consiste généralement dans un changement particulier de l'humeur : ou bien le malade devient extraordinairement apathique, taciturne, ou bien il accuse de l'excitation, arpente anxieusement son appartement, paraît égaré, etc. Le passage de l'aura épileptique au trouble de connaissance particulier nommé délire préépileptique (*Mendel, Eulenberg's Vierteljarsschr*. N. F. 1885, Bd. 42, Heft 2), s'accomplit d'une façon insensible. L'aura psychique peut avoir une durée de plusieurs heures, parfois, cependant, elle ne comporte que quelques secondes ou quelques minutes. Deux épileptiques m'ont appris, qu'immédiatement avant l'attaque, il leur revenait une réminiscence du passé ; un épisode de leur vie leur passait rapidement devant les yeux : c'est là, certainement, une forme peu commune de l'aura psychique. On a encore signalé, chez certains patients, à titre d'aura, une tendance invincible à fuir ; de même que dans l'épilepsie procursive, on voit le malade s'éloigner de sa demeure et courir le plus loin possible ; l'attaque le surprend au milieu de sa course. Il existe des cas, formant la transition entre l'aura psychique et l'aura somatique, où les malades accusent des vertiges, une céphalalgie intense et une certaine obtusion de l'intelligence ; ces symptômes précèdent parfois l'attaque de si près que le patient n'a pas le temps de se garer. L'aura sensorielle, que l'on peut citer ici, se caractérise par des hallucinations des sens : le malade sent, voit, entend ou goûte des choses qui n'existent pas en réalité, ou bien ses sensations sont dépravées. Je connais des cas où, immédiatement avant l'attaque, le malade croit se trouver au milieu d'un océan de lumière, une clarté intense l'environne, des effets lumineux resplendissants frappent son regard ; d'autres, au contraire, se croient plongés dans des ténèbres profondes, une obscurité impénétrable les entoure. On peut citer ici les malades observés par *Heinemann*, *(Virchow's Archiv.* 102, 3, 1885) chez lesquels l'aura consistait en une amaurose bilatérale. L'aura acoustique montre les mêmes variétés que l'aura optique — tel malade croit entendre des accords mélodieux, tel autre pense se trouver au milieu d'un tapage infernal ; je n'ai pas encore eu l'occasion d'observer la perte complète de l'ouïe, une surdité passagère, analogue à l'amaurose dont il a été question plus haut. Il est rare que le patient perçoive des voix distinctes ; on a alors affaire à une hallucination psychique réelle, et cette aura peut être considérée comme une transition vers le délire préépileptique. L'aura gustative ou l'aura olfactive bien caractérisées sont des variétés beaucoup moins communes de l'aura sensorielle.

L'aura somatique peut être motrice, sensitive ou vaso-motrice. L'aura motrice comporte plus fréquemment des phénomènes d'excitation que des phénomènes de dépression. Ce sont parfois des contractions isolées, débutant par les doigts et les orteils, les bras et les jambes, et s'étendant de la périphérie vers le centre ; d'autres fois, ce sont des contractures de quelques doigts ; il s'y ajoute, dans certains cas, des secousses dans la nuque et la tête, des contractions rapides des muscles de la face, du strabisme ; ces dernières manifestations peuvent, d'ailleurs, constituer à elles seules toute l'aura. La paralysie, une sensation de lourdeur et de fatigue dans les membres, sont des symptômes plus rares. On doit rattacher à l'aura motrice, le spasme de la glotte, l'asthme bronchique, les palpitations, les mouvements respiratoires convulsifs que l'on observe dans certains cas comme prélude de l'attaque.

L'aura sensitive consiste le plus souvent en de la paresthésie se manifestant surtout dans les extrémités, engourdissement dans les doigts, etc., avec des irradiations vers le cœur et la tête ; il s'y joint souvent de l'angoisse et de l'oppression. Les sensations que le malade accuse dans les extrémités sont d'ailleurs extrêmement variables sous le rapport du caractère et de l'intensité ; chez l'un, c'est une sorte de chatouillement qui n'a rien de désagréable, chez un autre, c'est une sensation de piqûre ou de brûlure très douloureuse, à direction centripète, comme nous venons de le dire.

L'aura vaso-motrice se traduit souvent par la froideur et la pâleur des mains, les veines superficielles paraissent exsangues ; le malade accuse une sensation de froid. On a encore signalé un sentiment de refroidissement général accompagné de claquements des dents *(Douly, Lancet,* 20 mars 1886). Dans d'autres cas, il semble se produire, pendant l'aura, une paralysie des vaso-moteurs ; on constate alors de la rougeur, de la transpiration ; la réplétion exagérée des veines cutanées suffit pour avertir certains malades de l'imminence de l'attaque.

Toutes les transitions et combinaisons entre l'aura psychique et l'aura somatique peuvent se rencontrer ; il n'existe, à cet égard, aucune règle fixe.

Dans l'état actuel de nos connaissances, il est impossible de déterminer si l'aura est de nature centrale ou périphérique ; certains faits plaident pour l'une ou l'autre de ces deux suppositions *(Olliver, Lancet,* 21 avril, 1888). L'observation de *Hughling Jackson (Brit. med. journ.* 23 février 1888) prouve à l'évidence que l'aura peut reposer sur une raison anatomique : il s'agissait d'un malade, âgé de 53 ans, qui, immédiatement avant l'attaque, se plaignait régulièrement d'une odeur répugnante indescriptible ; après la mort, on découvrit une tumeur dans la région temporo-sphénoïdale. Remarquons en passant que ce cas vient à l'appui de l'opinion de *Ferrier* concernant la localisation du sens de l'odorat.

L'attaque proprement dite est caractérisée par une perte de connaissance complète : au moment de la chute, le malade pousse souvent un cri guttural ou une sorte de hurlement bestial. Ce cri ne doit pas être interprété comme l'expression de la frayeur, de l'angoisse ou de la surprise, il a lieu après que la perte de connaissance existe déjà : c'est tout simplement un acte d'origine réflexe ; on l'observe à peu près dans la moitié des cas et peut être remplacé par des larmes, surtout chez l'enfant.

Une contraction tonique de tous les muscles accompagne le cri ; la tête, au moment de la chute, est rejetée en arrière ou de côté, les mâchoires sont pressées l'une contre l'autre, le dos s'arque convulsivement et les doigts se ferment fortement sur le pouce, fléchi et ramené dans l'adduction. La respiration se suspend, les muscles respiratoires participent à la convulsion tonique des autres muscles, la face est cyanosée. Bientôt le corps entier est secoué par un tremblement convulsif, et, dans les muscles de la face aussi bien que dans ceux des extrémités, la raideur tétanique fait place à des contractions qui n'épargnent aucune partie du corps. La tête s'agite violemment et frappe le plancher ou le matelas ; la langue se remue convulsivement dans la bouche, est projetée au dehors et rentrée, les dents y marquent de profondes morsures ; l'œil roule dans l'orbite, les pupilles sont dilatées et ne réagissent plus. Les bras, les jambes et le tronc deviennent le siège d'une succession rapide de contractions violentes et désordonnées ; le réflexe cornéen et les réflexes cutanés ont disparu, les réflexes tendineux, au contraire, peuvent encore être provoqués, à moins que la raideur des extrémités ne s'y oppose. Le pouls est rare, la respiration relativement fréquente ; à chaque expiration, il s'écoule de la bouche une salive souvent écumeuse et mélangée au sang provenant des morsures de la langue ; ce sang se fixe sur les lèvres. La température reste normale ; dans les attaques de longue durée, elle peut cependant s'élever de 1 à 3 degrés Celsius. L'émission involontaire des urines, des matières fécales et du sperme est chose assez commune ; j'ai pu constater, dans un cas seulement, que l'attaque était chaque fois précédée et accompagnée de vomissements. Peu à peu, par suite des contractions musculaires excessives dont il est le siége, le corps se recouvre d'une sueur abondante ; puis, les convulsions perdent de leur énergie, la raideur tétanique des membres se dissipe lentement, la cyanose disparaît, la respiration, bien que toujours laborieuse et bruyante, devient plus régulière, le coma se dissipe et se change insensiblement en un sommeil long et profond, ou bien le malade reprend complètement connaissance ; après quelques minutes déjà, il paraît, dans certains cas, être rentré en pleine possession de lui-même ; jamais il ne se rend compte de ce qui lui est arrivé pendant l'attaque.

On peut retrouver, dans la période qui suit l'attaque, la même diversité et la même variabilité de symptômes qui caractérisent l'aura. Nous pourrons encore diviser ces symptômes postépileptiques en psychiques et en somatiques. Les premiers se font remarquer par leur extrême variété ; on peut rencontrer depuis la démence complète (démence postépileptique) jusqu'à un degré léger d'égarement ; dans le premier cas, le patient doit être considéré comme un dément véritable, irresponsable des actes qu'il pourrait commettre pendant cette période ; dans le second, il est assez comparable à l'ivrogne qui ne peut se rendre compte de ce qui se passe, mais qui répond aux questions réitérées faites à haute voix. Immédiatement après le réveil, il existe assez souvent des troubles de langage que l'on peut interpréter en partie comme de l'aphasie motrice, en partie comme de l'aphasie sensorielle ; ils peuvent persister de quelques minutes à plusieurs heures. J'ai vu également de l'aphasie totale se montrer après l'attaque ; elle durait parfois une demi-heure ; le malade était assez bien en possession de lui-même, comprenait manifestement les questions qu'on lui posait, mais ne pouvait y répondre que par gestes. *Fürstner* parle également d'un bégaiement postépileptique *(Archiv. f. Psych. u. Nervenkrankh.* 1886. XVII, 2).

Parmi les symptômes somatiques qui s'observent immédiatement après l'attaque, il convient de citer, outre l'inégalité pupillaire qui peut acquérir une certaine valeur diagnostique, surtout pour les attaques nocturnes, un rétrécissement concentrique du champ visuel pouvant persister pendant 24 heures ; j'ai pu le constater manifestement dans certains cas. On a encore signalé certains symptômes d'excitation motrice (« mouvements corticaux », *Zacher)* consistant, soit en contractions cloniques typiques, soit en mouvements rappelant ceux de la chorée ou ceux de l'athétose ; ils se continuent parfois pendant plusieurs heures ; dans des cas exceptionnels, les contractions se montraient seulement d'un côté du corps, plus souvent aux extrémités supérieures qu'aux extrémités inférieures *(Lemoine, Deutsche Med. Ztg.* 1888, 20). Parmi les troubles vaso-moteurs, citons de l'érythème circonscrit, parfois symétrique, pouvant se montrer sur différents endroits du corps. On a encore signalé l'augmentation des réflexes tendineux, de l'albuminurie passagère, des vomissements répétés.

L'époque des attaques n'a rien de déterminé ; on peut dire que l'épileptique ne présente pas, dans toute sa vie, un seul instant pendant lequel il soit sûrement à l'abri de l'attaque. Il est impossible d'attribuer au jour ou à la nuit une influence quelconque sur le retour des attaques ; dans des cas parti-culiers, les paroxysmes ne se montrent que la nuit, pendant le sommeil du patient ; cette épilepsie nocturne présente un certain intérêt pratique ; souvent elle reste longtemps ignorée du patient et de l'entourage, surtout si le patient dort seul ; le diagnostic présente alors certaines difficultés et doit s'appuyer sur quelques signes caractéristiques constatés au réveil, tels que les morsures de la langue, une céphalalgie vague, une légère vascularisation des conjonctives, l'inégalité des pupilles. Chez un de mes malades, atteint d'épilepsie noc-turne, il se formait régulièrement sur le front, après chacune des attaques, une tache d'un rouge foncé, large comme la paume de la main, qui persistait pendant 1 à 2 jours. Les attaques nocturnes peuvent se répéter ainsi pendant des années, sans que la vie du patient en soit troublée d'une façon notable ; il est d'ailleurs beaucoup moins exposé que les autres à se blesser lors de la chute ; seulement, on ne peut jamais être sûr qu'à un moment donné, l'attaque ne se produira pas le jour également. L'attaque nocturne s'annonce par une respiration irrégulière, du ronflement, une sorte de grognement, des gémissements ; les convulsions peuvent faire complètement défaut, mais il se développe dans tout le corps une raideur tétanique à laquelle succède un relâchement des muscles ; le malade reste plongé dans son sommeil et n'a nullement connaissance de ce qui s'est passé.

Certains facteurs peuvent influencer défavora-blement les attaques en les rendant plus fréquentes et plus violentes, aussi l'épileptique devra-t-il les avoir toujours pré-sents à la mémoire ; tels sont les excitations sexuelles, les excès *in baccho*, les émotions vives, un travail intellectuel trop absor-bant, etc.

Une nourriture lourde, indigeste, surtout quand elle est prise le soir, peut aussi compter comme très défavorable. Sous l'influence de ces différents facteurs, les attaques peuvent se rapprocher, se déclarer à une époque où elles ne se seraient certainement pas montrées si l'on s'était gardé de ces causes provocatrices.

L'influence climatérique et l'influence lunaire sur la pro-duction des attaques ne sont nullement prouvées. Il est avéré, au contraire, que les affections intercurrentes, le typhus, la pneumonie, la névralgie faciale, etc., lorsqu'elles se déclarent chez un épileptique, le rendent réfractaire à l'attaque pendant tout le temps de leur évolution.

Il existe aussi des facteurs qui peuvent influencer favorablement les attaques en les espaçant ou même en les empêchant complètement ; c'est ainsi que la ligature étroite d'un membre, d'une main ou d'un doigt, lorsque cette partie est le point de départ de l'aura motrice, parvient en quelque sorte à juguler l'attaque. Parmi les causes qui peuvent retarder les paroxysmes, il convient de citer des épistaxis fréquents ; nous avons été plus d'une fois témoin de ce fait.

A côté des formes classiques de l'attaque épileptique dont nous avons jusqu'à présent donné la description, et qui sont désignées sous le nom de grand mal, il existe des formes larvées, rudimentaires, auxquelles on donne la dénomination de petit mal. Ce petit mal présente également des variétés sans nombre ; tantôt c'est un simple vertige passager, sans perte de connaissance, tantôt ce vertige est remplacé (ou est suivi) par une perte de connaissance de peu de durée, souvent de quelques secondes : c'est alors l'absence épileptique des auteurs français ; cette absence, dont le patient ne se rend aucun compte, se déclare à l'improviste, interrompant le malade au milieu de ses occupations ; on le voit, au milieu de son repas, de sa lecture, pendant qu'il parle, s'arrêter tout à coup, immobile, l'œil fixe, le regard dirigé devant lui ; l'attaque passée, il reprend son travail où il l'avait laissé, comme si rien ne s'était passé, achève la phrase commencée ou porte à la bouche la cuillère que l'attaque avait laissée un instant suspendue. Si l'absence le surprend dans la rue, le patient poursuit machinalement sa route, se trompe de chemin et ne s'oriente à nouveau qu'après que sa connaissance lui est revenue. Dans des cas excessivement rares — on n'en a encore signalé qu'en France — l'absence épileptique est longue, et, pendant sa durée, le patient fait des voyages, compromet sa fortune, conclut des affaires, etc. ; l'accès passé, il ne se souvient de rien, ne remplit aucun de ses engagements, et, parfois, s'attire des désagréments (automatisme comitial ambulatoire, *Charcot*). Bien que le petit mal ne paraisse avoir par lui-même aucune importance sérieuse, il exerce cependant sur l'état général et surtout sur le moral du patient, une influence pernicieuse : cette circonstance devra être prise en considération dans le pronostic.

Il existe des épilepsies dans lesquelles les convulsions caractéristiques de l'attaque font défaut et sont remplacées par de véritables mouvements : course en avant, puis à reculons, course en cercle (mouvement de manège), mouvement de boule pendant lequel le patient se replie sur lui-même, etc. D'autres fois, le malade se sauve de chez lui, court droit devant lui sans savoir où il va ; cette forme de la maladie, décrite par *Bourneville*, *Ladame*, et autres, est désignée sous le nom d'épilepsie procursive ; elle se montre souvent dans la première jeunesse, pour se transformer plus tard en la forme classique ; il est remarquable qu'on la trouve souvent combinée à la folie morale ; jusqu'à présent, l'autopsie n'a révélé d'altérations anatomiques.

L'attaque convulsive peut encore être remplacée par des troubles psychiques passagers, se traduisant soit par de l'excitation soit par de la dépression ; on parle alors d'é q u i v a l e n t s é p i l e p t i q u e s (1) *(Samt)* ; il appartient à la psychiatrie de les juger et de les expliquer. Ils présentent une importance toute spéciale au point de vue médico-légal.

On ne peut établir de règle quant à la f r é q u e n c e d e s p a r o x y s m e s de l'épilepsie ; certaines personnes ne présentent que quelques attaques, 2, 3, 6, 10, pendant toute la durée de leur existence ; d'autres en subissent une chaque semaine, même plus souvent encore. La fréquence des attaques augmente parfois pendant certaines périodes ; d'autres fois, les attaques disparaissent complètement pendant des mois, des années, mais c'est beaucoup plus rare. L'épileptique peut aussi présenter, à certains moments, une sorte d'accumulation des attaques ; celles-ci se répètent à court intervalle, un jour, et moins encore ; à peine le malade est-il revenu à lui de sa première attaque qu'il en éclate une seconde, puis une troisième ; c'est à cet état que l'on donne le nom d'é t a t é p i l e p t i q u e, état de mal ; on observe souvent alors une élévation de la température qui va en augmentant pendant quelques jours et peut atteindre jusque 40° et même 41° centigr. Lorsque le patient ne rentre pas complètement en possession de lui-même pendant les quelques heures qui séparent les paroxysmes, mais qu'il persiste un certain degré d'obtusion et de désorientation de l'intelligence, la mort peut survenir au milieu de l'état épileptique, et l'on fera bien d'avertir les parents de la gravité de la situation. La guérison ne s'observe guère que dans les cas exceptionnels où la température revient à la normale *(Witkowski, Ueber epileptisches Fieber, Berliner klin. Wochenschr*. 1886, XXX, III, 43, 44).

Le **cours général** de l'affection, aussi bien que l'état général du patient entre les attaques et la façon dont celles-ci retentissent sur son activité intellectuelle et physique, tout cela est extrêmement variable.

Le c o u r s g é n é r a l de l'épilepsie est essentiellement chronique ; il comporte, dans la majorité des cas, de longues années, souvent même toute la durée de l'existence ; plus tôt se montrent les premières attaques, et moins on a d'espoir de les

---

(1) Ou encore, d'*épilepsie psychique, d'épilepsie larvée* (X. F.).

voir disparaître entièrement. Dans l'épilepsie tardive, où le mal ne se montre que longtemps après la puberté ou à un âge assez avancé, on voit bien parfois les attaques cesser à un moment donné pour ne plus reparaître, mais cette issue favorable est malheureusement rare ; rien ne peut d'ailleurs la faire prévoir. Lorsque l'épilepsie débute pendant l'enfance, l'époque de la puberté exerce d'ordinaire sur ses manifestations, une influence considérable ; les attaques se rapprochent, deviennent plus graves et souvent l'on peut constater, jusqu'à la ménopause, que chaque menstruation est le signal de nouvelles recrudescences. Il ne m'a pas encore été donné de contrôler d'une façon bien certaine l'influence que peut avoir la grossesse sur la marche générale de l'épilepsie ; dans certains cas, cependant, j'ai cru remarquer qu'immédiatement après la conception, il paraissait se produire une sorte d'accalmie ; mais le fait n'était pas général.

Dans l'intervalle des attaques, l'état des patients diffère suivant le cas. Un assez grand nombre d'épileptiques paraissent supporter parfaitement leurs paroxysmes pendant des années ; leur santé générale semble excellente, l'intelligence se développe bien, ou ne subit aucun dommage, l'humeur est gaie, sociable ; le malade recherche d'autant plus la société que rien, dans son état physique, ne l'engage à s'en retirer et que rien ne trahit chez lui l'affection dont il est porteur ; l'existence de l'épilepsie n'exclut pas le développement complet des dons de l'intelligence, l'histoire contient bon nombre d'épileptiques célèbres : César, Alexandre-le-Grand, Rousseau, Napoléon Ier, etc.

Dans d'autres cas, au contraire, l'état du patient laisse beaucoup à désirer dans l'intervalle des attaques ; le plus souvent, c'est la sphère psychique qui a le plus à souffrir et qui est atteinte en premier lieu ; tantôt c'est l'humeur qui s'altère ; l'épileptique se montre irritable, irrascible, défiant, hargneux, taciturne, d'un commerce difficile ; tantôt ce sont ses facultés intellectuelles qui faiblissent et s'éteignent ; le malade comprend difficilement, devient simple, indifférent, inattentif, néglige son travail et est finalement incapable de continuer sa profession ou d'occuper sa place dans la société. Parfois, on observe des signes de dégénération physique, des altérations de la forme du crâne, du pavillon de l'oreille, de la forme et de l'implantation des dents, etc.

La **terminaison** habituelle de l'épilepsie est facile à déduire de ce qui a été dit antérieurement : le patient reste épileptique jusqu'à la fin de ses jours, les attaques se reproduisent de temps en temps jusqu'au jour où une maladie intercurrente vient mettre un terme à son existence. Les facultés intellectuelles de l'épileptique peuvent, jusqu'au dernier jour, conserver tout leur éclat, mais il n'en est pas toujours ainsi, on se voit parfois obligé de placer le malade dans un établissement. Dans des cas exceptionnels, on observe une guérison complète, c'est à dire une telle diminution des attaques que le patient peut se considérer comme guéri ; cette guérison peut se montrer spontanément, ou bien, être provoquée par une émotion vive, subite, par une frayeur principalement. On devra néanmoins être très prudent dans l'appréciation de ces guérisons ; les attaques peuvent se reproduire à un moment donné, même après une suspension de plusieurs années. La mort survient très rarement au milieu de l'attaque, mais celle-ci peut en être indirectement la cause ; le malade peut se blesser mortellement en tombant, étouffer s'il reste la face contre terre, se noyer, etc. La m o y e n n e d e l a v i e est moins élevée chez les épileptiques que chez le reste des hommes.

S'il nous est possible, dans l'énumération des **causes** de l'épilepsie, de désigner certains facteurs étiologiques capables d'exercer une influence sur l'apparition de l'affection, nous ne pourrions, cependant, émettre aucune hypothèse sur la façon dont l'un ou l'autre de ces facteurs agit dans un cas donné pour provoquer l'attaque et particulièrement la première attaque de la maladie. Cette lacune de nos connaissances dépend, avant tout, de l'absence complète de lésions connues au cerveau.

On distingue d'habitude des causes prédisposantes ou générales, et des causes occasionnelles ou spéciales. Parmi les premières, on trouve, en première ligne, l'h é r é d i t é. Il est aujourd'hui prouvé qu'une tare héréditaire augmente la prédisposition aux maladies nerveuses en général, et certainement à l'épilepsie en particulier ; mais l'hérédité ne suffit pas, par elle-même, pour faire, d'un individu bien portant, un épileptique. D'autres conditions sont nécessaires pour cela, la s y p h i l i s est une de ces conditions : un homme, entaché d'hérédité, et contractant la syphilis, deviendra plus facilement épileptique qu'un autre qui n'a aucune tare héréditaire ; et l'épilepsie qu'il contracte dans ces conditions sera, ou bien une épilepsie idiopathique, c'est à dire sans lésion anatomique visible au cerveau, ou bien une épilepsie deuteropathique. Il est évident que des attaques épileptiformes peuvent se montrer chez un individu présentant la syphilis cérébrale et les altérations caractéristiques des vaisseaux, sans que l'influence héréditaire ait rien à y voir (v. *Barbier, De l'épilepsie syphilitique et de son diagnostic différentiel avec l'épilepsie vulgaire.* Thèse de Paris,

1885). Quelle que soit l'importance étiologique de l'hérédité, elle ne suffit pas, à elle seule, pour produire l'affection. Il est souvent impossible de relever de quelle façon la tare a été acquise ; on a voulu incriminer l'alcoolisme de l'un ou l'autre des ascendants directs, ou l'ébriété du père ou de la mère, ou des deux, au moment où l'enfant a été conçu ; mais si cette circonstance intervenait réellement dans la production de l'affection, le nombre des épileptiques serait bien plus considérable qu'il ne l'est.

L'âge et le sexe n'ont guère d'influence sur la fréquence de l'apparition de l'épilepsie ; s'il est vrai que l'affection se déclare le plus souvent pendant la première moitié de la vie, surtout entre 10 et 20 ans, elle débute cependant assez fréquemment à un âge beaucoup plus avancé, après 40 ou 50 ans, on rapporte même des cas où la première attaque s'est déclarée entre 60 et 70 ans. Quant au sexe, il est incontestable qu'à la période de la puberté, de 12 à 16 ans, bien plus de jeunes filles que de garçons deviennent épileptiques, mais si l'on considère la totalité des cas, on constate une différence à peine sensible ; dans l'enfance particulièrement, de 4 à 7 ans, cette différence n'existe absolument pas.

Parmi les causes occasionnelles, il en est une principale dont l'action est compréhensible dans une certaine mesure ; c'est le traumatisme, surtout celui de la tête ; il peut arriver qu'un individu, bien portant jusqu'alors, devienne épileptique à la suite d'une chute ou d'un coup sur la tête. Nous parlons ici d'épilepsie idiopathique, sans lésion anatomique, et non pas de l'épilepsie qui peut survenir dans les mêmes circonstances, lorsqu'il y a eu lésion de l'écorce, celle-ci agissant alors comme cause directe des attaques ; aussi devra-t-on toujours examiner très attentivement les téguments du crâne et ne pas négliger les cicatrices, même en apparence les plus insignifiantes, car elles peuvent constituer la cause des attaques d'épilepsie ; on ne pourra plus en douter si l'on a affaire à une cicatrice adhérente à l'os et douloureuse à la pression, et si, en la pressant plus fortement, on parvient à provoquer une attaque ; dans ce cas, l'excision, sur laquelle nous aurons à revenir dans la suite, est formellement indiquée.

L'attaque, ainsi provoquée par la douleur, est un acte réflexe ; la forme d'épilepsie qui y correspond a reçu le nom d'épilepsie réflexe. On peut voir se produire ces attaques réflexes en cas de cicatrice douloureuse occupant un tronc nerveux périphérique, surtout à certaines places de prédilection du corps, ou bien encore au cours d'un processus ulcéreux des ongles ou des doigts. J'ai observé un malade chez qui, pour provoquer une attaque, il suffisait d'une pression exercée sur un ongle malade, ou d'un choc involontaire au même endroit. L'enlèvement de tout le segment unguéal amena immédiatement la disparition des attaques, alors que tous les autres moyens avaient échoué. Des polypes de l'oreille (épilepsie auriculaire), les processus inflammatoires du même organe, les parasites de l'intestin, un étranglement herniaire, enfin les affections des organes sexuels chez la femme et chez l'homme, peuvent, en certaines circonstances, être le point de départ d'attaques épileptiques. On doit encore considérer comme attaque réflexe celle qui se montre la nuit, chez un individu jusque là parfaitement sain, à la suite d'un souper plantureux et indigeste.

Tout le monde sait que les influences psychiques peuvent devenir la cause directe d'attaques épileptiques — par quel mécanisme, c'est ce que l'on l'ignore ; citons en première ligne la frayeur ; comment s'expliquer qu'un individu qui, antérieurement, n'avait rien présenté de suspect, devienne subitement épileptique et le reste pendant toute sa vie malgré tous les moyens employés, et cela à la suite d'un moment de frayeur ou d'une situation critique, une attaque de brigands ou la crainte d'être mordu par un chien, par exemple ? Quelles peuvent bien être les altérations qui se produisent en un instant au cerveau, de quelle nature peuvent-elles bien être pour persister pendant dix, vingt ans ? Cette question, que l'on s'est malheureusement souvent posée, se heurte à des difficultés insurmontables. On peut rapprocher de ce que nous venons de dire, l'influence qu'exerce, sur des personnes entièrement saines, la vue répétée des convulsions épileptiques ; cette influence ne peut pas être rattachée à la frayeur, mais bien à un entraînement, un instinct d'imitation. J'ai vu, à la prison de Breslau, dans une salle où un grand nombre de femmes détenues travaillaient ensemble, 13 d'entre elles devenir épileptiques peu de temps après l'arrivée, dans cette même salle, d'une femme qui souffrait depuis des années d'attaques de l'espèce. Disons-le en passant, cette épilepsie par imitation est susceptible d'un pronostic favorable, beaucoup plus favorable que l'épilepsie par frayeur.

Il est hors de doute que certaines substances dont on fait usage à titre d'aliment, de boisson ou de médicament, prises pendant longtemps et en quantité considérable, peuvent provoquer des attaques d'épilepsie ; parmi ces substances, citons au premier rang l'alcool (absinthe, etc.), ensuite certains champignons et différentes racines (poivre de Cayenne et poivre de paprika), enfin tous les narcotiques, la cocaïne entr'autres, comme on l'a démontré tout récemment *(Heimann, Epilepsie des cocaïnomanes, Deutsche med. Wochenschr. 1889, 12).* Nous avons dit plus haut que différentes substances médicamenteuses pouvaient être incriminées en certaines circonstances ; telle est l'antipyrine *(Tuczek, Berlin. klin. Wochenschr. 1889, 17).* Cette remarque n'est pas sans importance pratique, étant donnée l'extension rapide et imprévue qu'a prise ce médicament, la popularité dont il jouit et la tendance que l'on a à l'essayer dans toutes les affections possibles, même les plus hétérogènes.

La **pathogénie** de l'épilepsie est fort obscure ; bien que les recherches de *Kussmaul* et *Tenner* aient démontré que les attaques sont sous la dépendance du cerveau, l'endroit précis en est absolument inconnu. Depuis *Schröder von der Kolk*, on considérait la moelle allongée comme jouant le rôle prépondérant ; la découverte faite par *Nothnagel* d'un centre de convulsions dans la protubérance, semblait devoir confirmer cette théorie médullaire. Celle-ci a cependant été abandonnée dans ces derniers temps, et remplacée par la théorie corticale : le point de départ des convulsions est aujourd'hui cherché dans l'écorce du grand cerveau *(Hitzig, Albertoni, Franck et Pitres, P. Rosenbach)* ; il est démontré, de plus, par les expériences très sérieuses et très significatives de *Unverricht*, que la région motrice n'est pas la seule qui jouisse de propriétés épileptogènes, que celles-ci doivent être étendues également aux régions postérieures de l'écorce dont l'excitation peut amener des convulsions musculaires générales, grâce à une transmission de cette excitation aux centres cortico-moteurs. Les expériences de *Unverricht* sont très probantes pour la théorie corticale : après l'extirpation, chez des animaux rendus épileptiques, d'une partie de l'écorce, les convulsions cessaient dans la région musculaire correspondante *(Deutsches Archiv. f. klin. Med.* 1888, 44, I).

Binswanger, il est vrai, démontra qu'il existe dans le plancher du 4e ventricule, à sa partie latérale, des points excitables dont l'irritation donne lieu à certains états convulsifs, mais les convulsions ainsi provoquées sont d'ordre réflexe ; leurs centres se trouveraient dans la moitié dorsale de la protubérance, où ils joueraient le rôle de station intermédiaire, au même titre que les centres de niveau de la moelle épinière : au sens physiologique du mot, ce ne sont pas des centres de convulsions. D'après cet auteur, on ne parviendrait jamais, ni par l'excitation électrique, ni par l'excitation mécanique de la protubérance, à provoquer des attaques épileptiques réelles *(Arch. f. Psych. u. Nervenkrankh.* 1888, XIX, 3).

Si la théorie corticale parvient à expliquer très facilement les symptômes d'excitation motrice de l'attaque d'épilepsie, elle ne rend nullement compte de l'énurèsé involontaire, de l'hypersécrétion salivaire, de l'accélération des mouvements respiratoires, etc., qui se produisent pendant cette même attaque. Ces symptômes sont peut-être sous la dépendance de certains centres cérébraux ou médullaires dont le siège et les fonctions sont d'ailleurs inconnus ; mais tout cela est encore à démontrer. On peut en dire autant du rôle que *Ziehen* prête aux ganglions sub-corticaux dans la production de l'attaque épilep-tique ; tout ce qu'on sait à ce sujet c'est que, chez le chien, les convulsions cloniques provoquées par l'irritation de la surface cérébrale sont de nature corticale, tandis que les con-vulsions toniques et les mouvements de course sont de nature sous-corticale (XIIIe Congrès de neurologie du sud de l'Alle-magne. *Arch. f. Psych.* 1889, XX, 3, pag. 584).

Nous avons déjà fait remarquer antérieurement qu'il fallait établir une distinction entre l'épilepsie symptomatique et l'épilepsie essentielle dont nous nous sommes occupé jusqu'à présent. L'épilepsie symptomatique ne représente plus une affection bien déterminée, elle constitue un symptôme que l'on peut rencontrer dans toute une série de maladies à lésions anatomiques variables, et dont le symptôme principal consiste dans l'existence d'attaques convulsives avec conservation de la connaissance.

Citons d'abord cette forme de lésion corticale, dont il a déjà été question dans le cours de cet ouvrage, qui est carac-térisée par des accès de convulsions limitées parfois à un bras, parfois à une jambe, souvent à toute une moitié du corps, ce qui a valu à l'affection le nom tout à fait impropre d'épi-lepsie partielle ; on sait qu'elle est encore désignée sous celui d'épilepsie corticale, ou bien, d'après celui qui l'a décrite, sous celui d'épilepsie jacksonienne. Les attaques se distinguent essentiellement de celles de l'épilepsie classique par la conservation de la connaissance : cette circons-tance suffit pour imprimer un caractère tout spécial à cette forme d'épilepsie. On peut y rencontrer cependant une sorte d'aura ; le malade est prévenu de l'arrivée de l'attaque soit par de légères secousses dans les doigts, les tendons, soit par des fourmillements, etc. ; ces signes précurseurs ne se montrent d'ailleurs jamais que dans les extrémités affectées ; de plus, les autres symptômes, le cri, la chute, les morsures de la langue, font défaut ; le patient voit, se rend compte des convulsions dont un de ses membres est affecté et où il ressent en même temps des douleurs extrêmement vives ; on le voit essayer de tenir et de fixer ce membre, et éviter autant que possible de se blesser. L'attaque convulsive terminée, le patient se sent faible, abattu, mais uniquement à cause du travail musculaire excessif qu'il a dû fournir. La céphalalgie et les différents symptômes post-épileptiques manquent également ou, s'ils existent, n'ont aucun rapport avec l'attaque et, dès lors, ne méritent plus ce nom.

Le degré, la durée et la fréquence des attaques de l'épilepsie symptomatique sont sujets à de grandes variations ; parfois, l'attaque se réduit à une contraction plus ou moins violente du membre malade ; d'autres fois, elle consiste en une série de mouvements désordonnés dont l'intensité peut être telle que le lit tremble sous le malade et que celui-ci demande avec angoisse qu'on l'aide et qu'on le tienne ; lorsque les mouvements s'accompagnent de douleurs, celles-ci persistent d'ordinaire après l'attaque, et, jointes à une faiblesse motrice qui occupe les extrémités intéressées, constituent un symptôme très pénible. La durée de l'attaque est également très variable ; j'ai vu des accès complètement terminés après 1/4 à 1 minute ; j'en ai observé d'autres, par contre, chez lesquels les convulsions duraient un quart d'heure, une demi-heure et même une heure entière ; lorsque de telles attaques se représentent souvent, 2, 3 et même 6 fois par jour, comme c'est parfois le cas, la situation du patient est extrêmement pénible, et l'épilepsie partielle cause alors plus de tort au patient que ne le ferait l'épilepsie classique. Dans d'autres cas, les attaques sont tellement rares que le malade a de la peine à se souvenir du temps écoulé entre chacune d'elles. — Le cours de l'épilepsie partielle est essentiellement chronique ; les attaques dont souffre le patient, peuvent constituer, pendant des années, l'unique symptôme de la maladie dont il est atteint ; la terminaison est provoquée soit par les progrès de la lésion cérébrale, soit par une maladie intercurrente. — D'après *Pitres (Revue de médecine*, 1883, VIII), on pourrait également rencontrer, dans l'épilepsie jacksonienne, des équivalents épileptiques, tels que nous en avons décrits dans l'épilepsie idiopathique ; ces équivalents se présentent soit dans la sphère psychique, soit dans la sphère sensible ; *Charcot* a donné le nom à ces derniers, d'épilepsie partielle sensitive *(Leçons du mardi à la Salpétrière,* 1889, pages 20 et 368) ; ils peuvent consister en hallucinations des sens, vision, ouïe, odorat, survenant sous forme d'accès, en l'absence de tout symptôme d'excitation motrice notable.

Une forme particulière d'attaque épileptique, que l'on ne rencontre que dans les maladies de cœur, a été décrite par *Lemoine (De l'épilepsie d'origine cardiaque. Revue de Médecine*, VII, 5 mai 1877) ; mais la nature véritable de ces attaques n'est point démontrée, elles disparaissent par l'usage de la digitale.

Jaksch (Zeitschr. f. klin. Med. 1885, X, 4) a démontré que des attaques épileptiques pouvaient être provoquées par auto-intoxication, par exemple par l'urée et l'acétone. Dans cette épilepsie acétonique, les urines contiennent une forte proportion de cette substance ; elles ne renferment ni sucre, ni albumine. Il n'est pas encore bien établi qu'il existe une relation physiologique entre la présence en quantité considérable de l'acétone dans l'urine et l'apparition des attaques épileptiformes. Nous ne sommes pas plus renseignés sur la façon dont certains poisons tels que le plomb, agissent pour déterminer ces mêmes attaques ; et cependant la fréquence relative de ces accidents épileptiformes chez les ouvriers qui manient cette substance, porte à admettre l'existence d'une épilepsie saturnine *(Hirt, Krankheiten der Arbeiter*, III, 49). Nous ne pouvons entrer ici dans de plus amples détails sur les particularités qui distinguent les attaques épileptiformes sous la dépendance du travail professionnel.

Des attaques épileptiformes symptomatiques peuvent encore se rencontrer dans la méningite et la démence paralytique, ensuite dans le délirium tremens et la sclérose cérébrale, surtout dans la sclérose des cornes d'Ammon. Les tumeurs cérébrales, l'hydrocéphalie et les abcès du cerveau peuvent aussi les provoquer par élévation de la pression intra-crânienne. Ces attaques épileptiformes, ainsi que celles que nous avons mentionnées plus haut, n'ont, très vraisemblablément, rien de commun avec l'épilepsie idiopathique classique.

On peut voir, par tout ce qui précède, que la plus grande prudence s'impose dans le **diagnostic** ; on n'est en droit d'admettre l'existence d'une épilepsie idiopathique que si un examen minutieux et suffisamment répété, a permis d'écarter l'hypothèse d'une lésion cérébrale ou d'anomalies dans les échanges des tissus, anomalies se traduisant par la présence, dans les urines, de substances anormales, telles que le sucre, l'acétone ; on doit toujours s'assurer très exactement de l'état des réflexes cutanés et tendineux — il suffit souvent de l'absence du réflexe abdominal ou crémastérien, de l'exagération du réflexe patellaire d'un côté, pour pouvoir conclure à l'existence d'une affection organique qui aurait été méconnue et confondue peut-être avec l'épilepsie si l'on avait négligé cet examen.

Les états pathologiques que l'on pourrait confondre avec l'attaque d'épilepsie elle-même ou le coma qui y fait suite, ont été suffisamment examinés dans le diagnostic de l'hémorragie cérébrale (p. 231). Ajoutons seulement que l'on serait exposé à confondre l'épilepsie corticale avec les attaques d'urémie, lorsque celles-ci ne se montrent que d'un côté du corps et y restent localisées ; *Chauffard (De l'urémie convulsive à forme de l'épilepsie Jacksonienne. Arch. génér. de Méd.*, Juillet 1887) a attiré l'attention sur la possibilité de cette confusion. Remarquons, en outre, que l'on peut rencontrer, chez les hystériques, des attaques convulsives ressemblant à celles de l'épilepsie jacksonienne ; la présence des stigmates hystériques permettra d'éviter l'erreur. *Mendel* a observé, à différentes reprises, que l'épilepsie jacksonienne pouvait précéder la paralysie progressive ; les foyers, que l'on trouvait à l'autopsie, occupaient invariablement la région psycho-motrice droite ; le trouble paralytique du langage ne se montrait qu'au stade terminal : on sait que ce trouble fait d'ordinaire partie des symptômes précoces de la paralysie progressive. Nous aurons, enfin, à différencier, dans la suite, l'épilepsie d'avec l'éclampsie.

Ce n'est pas chose rare que de rencontrer des simulateurs de l'épilepsie ; nous n'avons pas à entrer ici dans l'énumération des nombreux mobiles qui poussent à simuler cette affection ; qu'il nous suffise de rappeler l'avantage de l'exemption militaire pour l'épileptique ; il n'en faut pas d'autre pour expliquer la fréquence de la simulation. Plus le simulateur aura de ruse, plus complète sera la représentation de l'attaque ; tout y sera, depuis l'écume à la bouche, produite artificiellement à l'aide de savon, jusqu'aux morsures de la langue que le simulateur aura soin de ne pas faire trop profondes ; naturellement, les convulsions ne manqueront pas, et seront suivies d'un simulacre de perte de connaissance souvent prolongée outre mesure. Si le simulateur possède assez de courage, il supportera, sans se trahir par un mouvement de recul réflexe, ni par une contraction appréciable, l'épreuve qui consiste à laisser tomber goutte à goutte de la cire chaude sur la poitrine et les bras du patient. Dans certaines circonstances, il peut être très difficile de découvrir la supercherie, on peut même dire que cela serait impossible s'il n'existait un réflexe sur lequel l'homme n'exerce aucun pouvoir, le réflexe pupillaire pour la lumière vive, qui est aboli chez l'épileptique, mais qui, naturellement, persiste chez le simulateur. Dans les cas douteux, on dirigera spécialement son attention sur ce réflexe, dont l'état éclairera la conscience de l'observateur.

Le **traitement** de l'épilepsie prouve une fois de plus que plus on connaît et l'on préconise de remèdes contre une maladie, moins celle-ci est facile à guérir. Dans le courant de ce siècle, on a recommandé, contre l'épilepsie, une si grande quantité de médicaments qu'on peut dire, sans crainte de se tromper beaucoup, qu'il existe bien peu de substances médicamenteuses qui n'aient eu leur heure de « spécificité certaine ». Les illusions n'ont malheureusement pas été de bien longue durée, et aujourd'hui, nous sommes tout aussi impuissants à guérir l'épilepsie qu'on ne l'était il y a un et même cinq siècles. Seulement, comme on est parvenu à découvrir quelques causes de la maladie, dont l'éloignement est en notre pouvoir, on a pu réaliser quelques progrès dans les cas d'épilepsie réflexe *(vide supra)* : chez ceux-ci, la guérison est possible, on peut même dire certaine, si l'on parvient à éloigner les causes de l'attaque. La recherche de ces causes incombe au médecin, il suffit parfois d'un petit fragment osseux dû à un traumatisme de la tête et dont la présence irrite l'écorce du cerveau ; la trépanation et l'éloignement de ce fragment auront raison des attaques. D'autres fois, ce sont des cicatrices douloureuses qu'il s'agira d'exciser, une souffrance intestinale ou sexuelle à traiter ; chez l'enfant, on explorera les ouvertures naturelles du corps pour voir s'il n'y existe pas de corps étrangers dont l'enlèvement s'impose.

En pareil cas, on peut dire que la guérison est possible et dépend entièrement de la sagacité du médecin ; malheureusement, ces cas favorables constituent une infime minorité, d'autant plus qu'il n'est pas toujours possible de trouver une cause occasionnelle facile à éloigner ; on en est alors réduit à tenter, aujourd'hui comme autrefois, tous les moyens imaginables avec l'espoir qu'un heureux hasard viendra mettre sur la voie.

Parmi les remèdes internes, les prétendus spécifiques ne présentent plus qu'un intérêt purement historique ; un grand nombre de végétaux ont été prisés comme souverains, depuis l'armoise, prise dans de la bière chaude, 20 à 30 gr. par dose, et la valériane, jusqu'à la seille, la gratiola, le sedum, le cardamome et l'hellébore. On a également préconisé l'asa fœtida, le castoreum et le camphre, sans que ces substances aient rendu plus de service que le nitrate d'argent, le sulfure de fer ammoniacal et l'arsenic. Les pilules de *Méglin* eurent longtemps la vogue ; elles contenaient la jusquiame associée au blanc de zinc ; on se jeta sur l'oxyde de zinc, et *Herpin*, entre autres, affirma lui devoir 28 guérisons sur 42 cas d'épilepsie. Une observation désintéressée et attentive eut bientôt fait justice de ces prétendues guérisons, on reconnut qu'elles étaient fausses et l'on se retrouva de nouveau désarmé en face de l'affection. On recourut également aux narcotiques, on fonda de grandes espérances sur l'opium, puis sur l'éther et le chloroforme : l'inhalation de ces derniers procura parfois le raccourcissement d'une attaque, mais ce fut tout. Il est facile de comprendre qu'en de telles conditions, on se soit adressé à toute une série de remèdes secrets ; on peut se rendre compte de l'aberration et de la supercherie qui régnèrent à cette époque, par l'énumération de quelques-uns de ces remèdes ; citons la poudre anti-épileptique de l'établissement des diaconesses de Dresde ; elle était faite des os calcinés de pies qui devaient avoir été tirées pendant les douze nuits qui suivaient la Noël — ou bien encore la poudre anti-épileptique de *Wepler*, formée des fibres du chanvre carbonisées et pulvérisées ! (v. *Richter*, *Das Geheim-mittelunwesen*. Leipzig 1872, p. 15—16).

Le traitement de l'épilepsie ou plutôt le traitement des attaques, entra dans une ère nouvelle le jour où *Locock* (1853) proposa l'emploi du bromure de potassium ; *Legrand du Saulle* donna, à cette médication, une extension considérable. La propriété que possède le bromure de potassium, de diminuer l'excitabilité réflexe et d'abaisser la pression sanguine dans l'écorce du cerveau, fait, de cette substance, le meilleur anti-spasmodique que l'on connaisse aujourd'hui ; aussi joue-t-elle le rôle principal dans le traitement de l'épilepsie. Encore faut-il l'employer à dose convenable et ne pas oublier qu'il peut donner lieu à certains effets éloignés. Les doses petites ou moyennes, usitées jadis (0,50 à 4 gr. par jour) restent le plus souvent inefficaces ; il est nécessaire, si l'on veut arriver à quelque résultat sérieux, de s'adresser à des doses plus fortes et prises, autant que possible, en une fois ; on associe avantageusement les trois bromures (potassium, sodium et ammonium) par parties égales. Pour un adulte, présentant des attaques d'épilepsie prononcées, la dose minima de ces bromures est de 8 grammes par jour, à prendre le soir, d'après *Mendel*, dans du thé de valériane, immédiatement avant de se coucher (bromure de potassium et bromure d'ammonium aa gr. 2,5, bromure de sodium gram. 3) ; pour les enfants et les jeunes gens jusqu'à l'âge de 16 ans, la dose journalière correspond exactement au chiffre représentant la moitié de l'âge. Si les 8 grammes ne se montrent pas suffisamment efficaces, si les attaques persistent, on peut porter la dose à 10 et 12 grammes, et continuer jusqu'à concurrence de 4 à 500 grammes._

Nous avons traité de cette façon des centaines d'épileptiques, tant dans la pratique privée qu'à l'hôpital, et jamais nous n'avons négligé de contrôler les effets du bromure. Ces effets ne se traduisent pas de même chez tous ; chez certaines personnes, il s'établit, dès l'abord, une idiosyncrasie formelle ; le médicament provoque de la répugnance, des nausées, des vomissements et, après diverses tentatives, on doit y renoncer définitivement. Chez d'autres, le médicament exerce l'influence désirée sur les attaques, mais, après quelques semaines de son emploi, le malade accuse une paresse excessive de l'esprit et du corps, de la somnolence, une certaine obtusion de l'intelligence, et l'on se voit obligé de diminuer la dose. Parfois, il se développe, en outre, une éruption boutonneuse à la peau, d'autres fois un acné très pénible, très tenace, occupant à peu près également la face, le tronc et les extrémités ; cet inconvénient est très mal supporté par les malades, surtout par les jeunes filles ; j'ai vu souvent cette espèce de bromisme se développer tout spécialement à la suite de l'administration de petites doses de bromure : de légers laxatifs et l'emploi de l'arsenic (liqueur arsénicale de *Fowler)* en avaient relativement vite raison. Enfin, on rencontre encore çà et là des cas où le bromure échoue complètement, quelles que soient la dose et la forme sous lesquelles on l'administre ; les attaques se produisent aussi fréquentes et aussi graves qu'auparavant ; ici encore, on devra renoncer au médicament, surtout si les accidents d'intoxication signalés plus haut viennent s'ajouter à l'insuccès du traitement. Si l'on veut évaluer, en pour cent, les effets du bromure chez les épileptiques, on peut estimer à 90 % le nombre de cas où le médicament se montre efficace à combattre la fréquence et la violence des attaques ; dans la même proportion, il se développe du bromisme qui oblige à diminuer la dose et même à cesser complètement l'administration du médicament ; enfin, le bromure n'est pas toléré dans 2 à 3 % des cas en question et doit être abandonné immédiatement.

Lorsque les effets favorables se font sentir, on doit continuer l'administration du bromure pendant des mois et des années; on introduit quelque variété dans la prescription en ajoutant la belladone, et l'on fait composer des pilules contenant les deux substances; en faisant prendre chaque soir au malade 2 centigr. de belladone et 2 gr. de bromure en pilules, on arrive, dans certains cas, aux mêmes résultats qu'avec 8 gr. de bromure seul *(Rp.* Extr. bellad. 0,5 ; kali brom., natr. brom., ammonii brom. aa 15, pulv. et succ. liquir. aa. q. s. ut f. pil. Nr. 50. D. S. 1-2 pil. le soir). L'usage de la belladone est encore indiqué dans les cas où les effets du bromure s'affaiblissent peu à peu; on peut alors prescrire les pilules de *Trousseau (Rp.* Extr. bellad., fol. bellad., aa. 1,0; succ. q. s. ut f. pil. Nr. 100. D. S. à prendre, le soir, 1,2, et plus tard, 3,4 jusqu'à 6 pil.).

Stevenson (Medical press and circular. 1888, 24, 10) recommande chaudement le bromure de camphre (camph. brom. 0,6 plusieurs fois par jour). Les résultats que nous avons obtenus avec cette substance ne concordent cependant pas toujours avec les siens ; ils n'ont pas été durables.

A côté du bromure et de la belladone qui, dans l'état actuel de nos connaissances, doivent être considérés comme les agents thérapeutiques les plus dignes de confiance pour le traitement interne de l'épilepsie, il en existe encore d'autres moins importants, recommandés depuis peu, auxquels on pourra s'adresser dans les cas douteux : citons le curare, que *Bourneville* considère comme inefficace, l'antipyrine *(Beaumetz)*, la Tinctur. simulo (fruit du *Capparis coriacea)* introduite par *White.* L'hydrate d'amyle, préconisée par *Wildermuth* (v. bibl.), mérite, au contraire, d'être essayée en cas de bromisme pénible ou bien lorsque les attaques se répètent très souvent. On se sert de la solution aqueuse de l'hydrate d'amyle de *Kahlbaum,* dans les proportions de 1 : 10, et l'on fait boire 20 à 40 gr. de cette solution (2 à 4 gr. du médicament) dans du vin coupé ou de la bière, en ayant soin de rendre le mélange bien intime. On peut aller jusqu'à 5 et 8 gr. par jour.

On a également eu recours à l'intervention chirurgicale, principalement dans le but de modifier, en l'abaissant, la quantité de sang qui arrive au cerveau. La ligature des carotides, pratiquée dans un certain nombre de cas, a procuré deux guérisons *(Hasse, Krankh. des Nervensyst.* p. 297) ; les grandes difficultés de cette opération et la lourde responsabilité qu'assume le médecin, ne permettent d'y recourir que dans les cas les plus rares. Les saignées, les dérivations puissantes sur la peau (onguent d'*Autenrieth* sur la tête rasée; moxas, vésicatoires, sétons) et sur l'intestin procureraient peut-être les mêmes bénéfices.

Dans ces derniers temps, on s'est adressé à la ligature des deux vertébrales *(v. Baracz,* v. bibl.) ; *Ianicke* pratiqua, il y a quelques mois, dans mon service, la ligature de la vertébrale droite, mais sans aucun résultat sur le nombre et la violence des attaques ; le malade refusa de se soumettre à la ligature de l'autre vertébrale. — Le traitement opératoire de l'épilepsie traumatique doit viser à l'éloignement des fragments osseux qui compriment et irritent l'écorce cérébrale ; on ne doit y recourir *(v. Bergmann)* que dans le cas où les convulsions débutent toujours dans les mêmes groupes musculaires, pour s'étendre ensuite d'une façon typique, ou bien encore, lorsqu'il se montre de l'hémiparésie passagère ; on devra écarter avec précaution la partie lésée de l'écorce. L'opération est contre-indiquée lorsque les convulsions éclatent avec la rapidité de l'éclair, sans aura, ou s'il se montre de l'opisthotonos, etc.

Le moyen de combattre l'épilepsie par la trachéotomie, proposé par *Marshall-Hall's*, ne présente plus qu'un intérêt historique ; cet auteur supposait que le spasme de la glotte du début de l'attaque, était la cause unique de l'asphyxie et des convulsions cloniques ; l'opération, pratiquée plusieurs fois dans ce but, n'obtint naturellement aucun succès. On peut en dire autant de la cautérisation de la glotte au nitrate d'argent (*Brown-Séquard*) que l'on a abandonnée avec raison.

Pour en finir avec le traitement chirurgical, il nous reste à mentionner l'application de vésicatoires linéaires autour du membre où le patient accuse une aura motrice ou sensitive ; on ne peut attendre de résultat de ce moyen, proposé par *Buzzard*, qu'à la condition que l'aura débute constamment dans le même membre ; les emplâtres doivent rester longtemps à demeure. Encouragé par les résultats de *Buzzard*, nous avons également employé ce moyen, mais sans succès durable ; dans un cas d'épilepsie partielle, l'application circulaire de l'emplâtre fut suivie d'un phénomène de transfert (*Hirt, Neurol. Centralbl.* 1884, 1).

Il n'est pas étonnant que l'on se soit également adressé au traitement électrique dans le but de combattre l'épilepsie ; malheureusement, les résultats obtenus ne sont pas plus brillants que ceux du traitement interne, en ce sens que ni l'attaque elle-même, ni les « altérations épileptiques dans le cerveau », dont la nature, comme on le sait, est complètement inconnue, n'ont subi aucun changement. Aucune des méthodes employées ne s'est montrée supérieure : certains auteurs préfèrent le courant constant en même temps qu'ils cherchent à atteindre le sympathique par le courant galvanique dirigé transversalement d'une apophyse mastoïde à l'autre ; on a également cherché à agir sur les hémisphères, et particulièrement sur les régions motrices, d'après la méthode de *Erb* (*Erb, Handbuch der Elektrotherapie.* p. 581) ; enfin, *Sighicelli* (*Riv. sperim. di freniatr.* 1888, Vol. 13,3) a recommandé de faire passer le courant à travers les lobes de la glande tyroïde. Le courant faradique et ses différents modes d'application n'ont pas été plus heureux.

Après avoir avoué l'impuissance à peu près complète de la thérapeutique en face de l'épilepsie, nous avons hâte d'ajouter que l'on se tromperait étrangement en concluant que le médecin ne peut être d'aucun secours pour l'épileptique, qu'il ne peut améliorer d'aucune façon sa position ; on doit reconnaître, au contraire, qu'il existe bien peu d'affections nerveuses qui réclament autant les conseils du médecin et exigent, de sa part, une surveillance aussi attentive. On devra, avant tout, surveiller l'état général du patient, veiller à la régularité des selles, favo-.riser l'activité cutanée et musculaire par un traitement hydro-thérapique convenable et la gymnastique de chambre. Le moindre excès sera sévèrement proscrit ; la moindre impru-dence, un repas trop copieux le soir, quelques verres de vin ou de bière pris trop rapidement, un aliment indigeste, un excès *in venere*, peut provoquer une attaque dont les conséquences ne peuvent jamais être calculées d'avance. Le devoir principal du médecin qui soigne un épileptique consiste surtout à prévenir, à faire de la prophylaxie. On instituera, en outre, le traitement au bromure, pour le remplacer, au besoin, par un autre.

Il faut, ensuite, veiller à ce que le malade ne se blesse pas pendant l'attaque, chercher à le préserver des blessures, proscrire les vêtements trop serrants, etc. Il n'existe pas de traitement de l'attaque proprement dite, on fera même bien de ne pas essayer de la couper ; les inhalations de nitrite d'amyle (*O. Berger*), de chloroforme, etc. ne peuvent être essayées qu'avec une extrême prudence ; mieux vaut s'en abstenir com-plètement.

Observation. Au nombre des affections dont il est impossible de donner une définition exacte tant au point de vue clinique qu'au point de vue anatomo-pathologique, se trouve l'é c l a m p s i e ; sous ce nom on désigne volontiers les états les plus hétérogènes, n'offrant absolument aucun rapport entre eux. On parle d'éclampsie g r a v i d a r u m ou p a r t u r i e n t i u m, lorsque, chez une femme enceinte ou en travail, éclatent, sans cause appré-ciable, des convulsions avec perte de connaissance, d'une durée de quelques minutes, mais qui se répètent et, fréquemment, se terminent d'une façon fatale. On donne le nom d'é c l a m p s i e i n f a n t i l e à certains paroxysmes, si fréquents chez l'enfant, consistant en grimacements, grincement de dents, mâchonnement voisin du trismus, convulsions générales avec trouble plus ou moins prononcé de la conscience ; cette même dénomination sert à désigner les attaques que l'on observe au début ou au cours des maladies aiguës, ou bien encore dans certains empoisonnements, particulièrement dans l'intoxi-cation saturnine, attaques qui se caractérisent essentiellement par l'existence de convulsions générales, plus rarement unilatérales, et par une perte de connaissance plus ou moins complète. Ces attaques éclamptiques, on le voit, se distinguent à peine, au point de vue clinique, des attaques épileptiques ; leur nature est aussi peu connue que leur étiologie ; la diminution de secré-tion urinaire chez les femmes enceintes atteintes d'éclampsie, et l'intoxication urémique, que l'on veut en faire dépendre ; l'exagération de l'excitabilité réflexe comme cause principale de l'éclampsie infantile, enfin la théorie de l'auto-intoxication chez ceux dont l'urine renferme de l'acide diacétique, tout cela n'est pas fait pour jeter grande lumière sur ces accidents éclamptiques. On trouvera partout que, chez l'enfant, la dentition, des troubles digestifs, les parasites de l'intestin, jouent un certain rôle dans l'apparition de ces convulsions ; mais il doit exister d'autres conditions dont il faut tenir compte, à savoir l'hérédité, une diathèse générale névropathique, l'état de santé des parents et l'existence du rachitisme. Les c o n v u l s i o n s c h e z l'e n f a n t *(Epilepsia acuta infantilis)* sont loin d'être rares ; il y a, entre elles, peu de différences au point de vue clinique, mais leur origine est extraordinairement complexe. Il importe de déterminer, en premier lieu, si, dans un cas donné, on peut admettre l'existence de lésions anatomiques (de l'écorce cérébrale) ou si celles-ci doivent être exclues. Un examen attentif peut seul faire éviter l'erreur et permettre un diagnostic exact ; on devra toujours tenir compte de la possibilité d'une affection cérébrale (paralysie cérébrale infantile) de l'épilepsie, de la paralysie spinale infantile, de l'imminence d'une maladie aiguë, etc.

Le **pronostic** est toujours sérieux, qu'il s'agisse d'adultes ou d'enfants ; cependant, l'éclampsie qui éclate chez la femme au cours d'une grossesse ou de l'accouchement, est particulièrement grave ; il n'est pas rare que la mort survienne au milieu des convulsions ; on peut admettre qu'elle se produit dans 30 à 50 % des cas ; le danger croit avec la durée du travail et le retard apporté à l'accouchement. Chez les enfants, la mort est souvent due à un spasme de la glotte, plus rarement à l'épuisement ; les guérisons incomplètes ne sont pas rares ; c'est ainsi qu'à la suite des convulsions on peut observer un arrêt de développement intellectuel, de l'amaurose, des troubles de langage, etc.

Le **traitement** de l'éclampsie est encore aujourd'hui l'objet de nombreuses controverses. Dans l'éclampsia gravidarum et parturientium, on a recommandé les aspersions d'eau froide, la malade se trouvant dans un bain chaud *(Scanzoni)*, ensuite l'application de grands vésicatoires à la nuque ; ce traitement doit être entrepris tôt et énergiquement ; les nervins ne sont d'aucune utilité. Les dérivatifs modérés, les saignées prudentes, la régularisation des fonctions des reins et de la peau, sont indiqués dans la plupart des cas, mais il est bien rare que l'on ait le temps de recourir à pareils moyens. Dans les cas pressants, *Veit* (v. bibl.) recommande les doses énergiques de morphine en commençant par 0,03 par dose, et en allant jusqu'à 2 et 3 décigrammes par jour. Certains auteurs, *Henoch*, par exemple, conseillent d'employer, contre l'é c l a m p s i e i n f a n t i l e, les inhalations de chloroforme, qui mettent un terme rapide aux convulsions : ils cherchent avant tout à couper l'accès, quitte à se demander après de quelle nature sont les convulsions. Ce conseil est certainement bon dans un grand nombre de cas, c'est-à-dire lorsqu'aucune lésion cérébrale n'est en jeu ; mais lorsque ces lésions existent ou sont à redouter, les inhalations n'ont pas de raison d'être et peuvent même devenir dangereuses. Il est donc préférable, si un examen rapide n'a pas permis de se faire une opinion de la nature et des causes des convulsions, de faire mettre prudemment l'enfant dans un bain tiède, de prescrire un lavement vinaigré, une friction spiritueuse ; ces moyens ont au moins l'avantage de ne pas nuire et de répondre aux premières indications ; plus tard, s'il y a congestion, on fait appliquer une vessie de glace sur la tête, voire même, en certaines circonstances, des sangsues à la tête ; s'il y a menace de collapsus, on recourt aux lavements vinaigrés, aux vins généreux, aux injections d'éther. On peut, sans crainte, négliger de recourir aux nervins dans le traitement de l'attaque, ils ne seraient d'aucune utilité ; plus tard, le danger passé, on pourra les prescrire. De grands enveloppements de l'enfant sous forme de chaleur humide (enveloppements de *Priessnitz)*, en même temps que l'application d'une vessie de glace sur la tête, nous ont souvent rendu de grands services ; dans d'autres cas, tous ces moyens se montrent infidèles, et le rôle que joue le médecin en face d'un enfant atteint de convulsions, est souvent peu digne d'envie.

Bibliographie.

I. Épilepsie.

a) Épilepsie idiopathique.

Albertoni, Arch. f. experiment. Pathol. u. Pharmak. 1881, XV, 3, 4.

Unverricht, Experiment. u. klin. Unters. über die Epilepsie Habilitationsschrift. Breslau 1883. (Bibliographie générale très complète).

Bourneville, Combarien et Séglas, Recherch. clin. et thérapeut. sur l'épilepsie, l'hystérie, etc. Paris 1886, Tom. I—VI.

Witkowski, Ueber epilept. Fieber u. einige andere die Epilepsie betreff. klin. Fragen. Berl. klin. Wochenschr. 1886, Nr. 43, 44.

Erlenmeyer, Die Principien der Epilepsiebehandlung. Wiesbaden 1886.

Homén, Beitrag zur Lehre von den epileptogenen Zonen. Centralbl. f. Nervenheilk. 1886, Nr. 6.

Völckers, Centralbl. f. Nervenheilk. 22. Nov. 1886.

Jacquet, Annal. de dermat. et syph. 1886, VII, 12. (Sur le bromisme).

Ozérétzkowsky, Ueber die Alteration der Sensibilität bei Epileptischen. Med. Obosrénié. 1886, 9.

Unverricht, Ueber experimentelle Epilepsie. Verhandl. des Congresses für innere Med. Wiesbaden 1887.

Salm, Neurol. Centralbl. 1887, 11.

Corning, New-York. med. Journ. 18. June 1887.

Leidesdorf, Wiener med. Wochenschr. 1887, 5, 6. (Équivalents épileptiques).

Vetter, Deutsches Arch. f. klin. Med. 1887, Bd. XL, Heft 3. 4.

Franck, Leçons sur les fonctions motrices du cerveau et l'épilepsie cérébrale. Paris, Doin, 1887.

v. Bergmann, Die operative Behandlung der traumatischen Epilepsie. Deutsche militärärztl. Ztg. 1887, XVI, 8.

Bournevile et Bricon, De l'épilepsie procursive. Arch. de Neurol. Nov. 1888, XVI.

Marie P., Progr. méd. 1888, XV, 43.

Pepper, Philad. med. and surg. Report. 25. Nov. 1888, LVII.

Jelgersma, Nederl. Weekbl. 1888, I, 1. (Pathogénie).

Haig, Neurol. Centrabl. 1888, VII, 5. (Rapport entre l'épilepsie et la sécrétion urinaire).

Binswanger, Arch. f. Psych. u. Nervenkrankh. 1888, XIX, 3. (Expériences relatives à la pathogénie de l'attaque).

Fournier, Gaz. des Hôp. 1888, LXI, 105. (Epilepsie et syphilis).

Lemoine, Sur la pathogénie de l'épilepsie. Prog. med. 1888, 16.

Keen, Journ. of the Americ. med. Assoc. 1888.

Stevenson, Med. press and circular. 1888, 24, 10.

Sighicelli, Riv. clin. e Ter. Juni 1888.

Ladame, Ueber procursive Epilepsie. Internat. klin. Rundschau, 1889.

v. Baracz, Wiener med. Wochenschr. 1889, 7, 8. (Ligature de l'art. vertébrale).

Féré, Note sur l'état des forces et sur le tremblement chez les épileptiques après les attaques. Nouv. Iconogr. de la Salpétr. 1889, II, 1.

542 Maladies du système nerveux sans lésions anatomiques connues.

S a l z e r, Ueber einen Fall von traumatischer Epilepsie. Wiener klin. Wochenschr. 1889, II, 5, 6.
W i g r e s w o r t h et B i c k e r t o n, On a connection between epilepsy and errors of ocular refraction. Brain 1889, XLIY, pag. 468.
W i l d e r m u t h, Amylenhydrat gegen Epilepsie. Neurol. Centrabl. 1889, 15.
Ch. F é r é, Les épilepsies et les épileptiques. Paris 1890.
C h r i s t i a n, Epilepsie, folie épileptique. Paris, 1890.
M a i r e t, De l'épilepsie procursive. Leçons cliniques. Revue de médecine. 1889.

b) Épilepsie réflexe.

B o u c h e r o n, Deutsche Med. Zeitg. 1887, 97. (Ohrenepilepsie).
S c h l ö s s, Wiener med. Wochenschr. 1888, XXXVII, 48.
D i r m o s e r, Internat. klin. Rundschau. 1888, 33. (Fracture de la clavicule. Attaques pendant 3 ans, guérison 4 mois après l'opération).
L l o y d and D e a v e r, New-York med. Rec. 12 sept. 1888, XXXIV. (Guérison par la trépanation).
B o u c h e r o n, Revue mensuelle de Laryng. etc. 1888, IX, 7. (Epilepsie auriculaire).
N i c o l a i, Deutsche Monatschr. f. Zahnheilk. 1889, VII, 1. (Epilepsie occasionnée par l'éruption difficile de la dent de sagesse).
B r u b a k e r, Journ. of. nerv. and ment. dis. 2. Februar, 1888, XIII.
P i n s, Internat. klin. Rundschau. 1888, 20.

c) Épilepsie jacksonienne.

U n g e r, Wiener med. Blätter. 1886, XI, 40—44. (Épilepsie jacksonienne dans l'enfance).
M e n d e l, Ueber J a c k s o n'sche Epilepsie und Psychose. Allgem. Zeitschr. f. Psych. 1887, 44, 2.
C h a u f f a r d, De l'urémie convulsive à forme de l'épilepsie jacksonienne. Arch. génér. de Méd. juillet 1887. pag. 5 ff.
B o u c h a r d, Les auto-intoxications dans les maladies. Paris 1887.
L l o y d, Boston med. and. surg. Journ. 15. oct. 1888, CXIX. (Guérison par trépanation et incision dans la région motrice).
L ö w e n f e l d, Ueber J a c k s o n'sche Epilepsie. Münchener med. Wochenschr. 1888, XXXV, 48.
P i t r e s, Revue de Méd. 1888, VIII, 8. (Equivalents clin. de l'épilepsie jacksonienne).
J a c k s o o n, Hughlings, Brain. July 1888, XI.
B e r b e z, Gaz. des Hôp. 1888, 50.
L ö w e n f e l d, Beiträge zur Lehre von der jackson'schen Epilepsie und den klinischen Æquivalenten derselben. Archiv. f. Psych. t. XXI, 1890.

II. Eclampsie.

L e w a n d o w s k i, Berl. klin. Wochenschr. 1885, XXII, 37.
B a l l a n t y n e, Sphygmographische Curven bei Puerperaleclampsie. Edinb. med. Journ. Mai 1885, XXX, pag. 1007.
P r o u x, Zur Therapie der Eclampsia infant. Bull. de Thérap. 15 mai 1885, CVIII. (Recommande la belladone et l'hydrate de chloral).
R o s e n s t e i n, L., Die Pathologie und Therapie der Nierenkrankheiten. Berlin 1886, 3. Aufl.
S o l t m a n n, O., Eclampsia infantum. Real-Encyclopädie der gesammten Heilkunde. Wien und Leipzig 1886.
V i r c h o w, R., Ueber Fettembolie u. Eclampsie. Berl. klin. Wochenschr. 1886, XXIII, 30.

Osthoff, Beiträge zur Lehre von der Eclampsie und Urämie. v. Volkmann's klin. Vorträge. 1886, 266.

Stumpf, Münchener med. Wochenschr. 1887, XXXIV, 35, 36.

Pfannenstiel, Centralbl. f. Gynäkol. 1887, XI, 38. (Apoplexie comme terminaison mortelle).

Baginsky, Archiv. f. Kinderheilk. 1887. XI, 1. (Acétonurie dans l'éclampsie).

Veit, Ueber die Behandlung der puerperalen Eclampsie. Volkmann's klin. Vorträge. 1887, Nr. 304.

Hermann Ernest, Transact. of the Obstetrical Society of .London for the year 1887. Vol. XXIX, pag. 539—548. London 1888.

Lantos, Beiträge zur Lehre von der Eclampsie und Albuminurie. Arch. f. Gynäkol. 1888, XXXII, 3, pag. 364.

Feustell, Beitrage zur Pathologie und Therapie der puerperalen Eclampsie. Dissert. inaug. Berlin 1888.

Love, Weekly med. Rev. 1880, XIX, 1. (Ecl. infant.).

QUATRIÈME CHAPITRE.

Hystéro-épilepsie. Grande hystérie. Hypnotisme. Suggestion thérapeutique.

Si nous abordons l'étude de la grande hystérie après celle de l'épilepsie, et non pas immédiatement à la suite de l'hystérie, c'est que les attaques dont nous allons avoir à nous occuper s'imposent à l'observateur comme une sorte de combinaison des attaques hystériques et épileptiques ; il ne faudrait cependant pas en conclure que cette affection présente le moindre rapport physiologique ou pathologique avec l'épilepsie : elle doit être considérée, au contraire, comme représentant un degré élevé, et même le plus haut degré de l'hystérie.

Les grandes attaques ont été étudiées exclusivement par *Charcot* à la Salpétrière. C'est à lui seul et à quelques uns de ses élèves, parmi lesquels on doit citer au premier rang *P. Richer*, que nous devons tout ce que l'on sait sur la façon dont se présentent ces attaques, sur leurs formes, enfin sur les règles et les lois qu'on peut leur reconnaître. Presque tout, on peut même dire tout ce qui a été publié sur l'hystéro-épilepsie, en dehors de la Salpétrière, s'appuie sur les travaux et observations de *Charcot* ; c'est à peine si, çà et là, on y a ajouté quelque détail nouveau.

Les attaques de la grande hystérie peuvent être, jusqu'à un certain point, divisées en plusieurs périodes, généralement en quatre, l'une de ces périodes pouvant l'emporter de beaucoup sur les autres, les effacer, pour ainsi dire, par sa durée et son degré. La première période est la période épileptoïde : le corps est comme frappé d'apoplexie, la respiration s'arrête, le malade laisse échapper ce qu'il a en mains, tombe par terre, en proie à des convulsions générales ou à des contractures qui s'étendent rapidement à tous les muscles volontaires. La seconde période, qui suit de très près la première, est la « période des grands mouvements, » ou « clownisme » : le malade s'agite violemment, se soulève et retombe dans son lit, prend les positions les plus extraordinaires ; appuyé sur la tête, le corps se soulève en arc de cercle ; le tout est accompagné de hurlements, de rugissements sauvages. La période suivante est souvent marquée par des hallucinations qui se traduisent par des poses passionnées, attendrissantes « attitudes passionnelles » ; la physionomie exprime la fureur, la colère, la résignation, l'amour, la cupidité, la curiosité ou la douleur, suivant la nature de ces hallucinations ; il semble que la malade revive une période de sa vie dont les détails lui reviennent avec une fidélité et une vivacité extraordinaires. Les attitudes peuvent varier pendant l'attaque ; cependant, parfois, il ne s'en produit qu'une seule ; l'une des plus connues et des plus remarquables est certainement celle « du crucifié ». Enfin, la quatrième période se montre sous la forme d'un délire général accompagné d'illusions des sens, souvent très obsédantes, telles que la vue d'animaux, etc. Les mouvements automatiques se produisent souvent à cette période ; parfois, on observe de l'anesthésie ou du moins de l'analgésie. Ce délire se rapproche assez bien du délire alcoolique.

La **durée** et la **fréquence** des attaques sont très variables: certaines attaques durent de 1 à 5′ et peuvent se représenter 10 fois, 20 fois et même 100 fois par jour — c'est alors l'«état de mal. » Une pression énergique exercée sur les deux ovaires suffit pour couper l'attaque : ce fait est très important et très caractéristique pour le diagnostic.

On peut rendre les attaques très rares, et même les supprimer pendant un certain temps, à l'aide d'une pression permanente sur les ovaires, assurée par exemple, par une ceinture à pelotes. Dans ce bal renommé, offert chaque année, à la mi-carême, aux hystériques et hystéro-épileptiques de la Salpêtrière — il n'y figure naturellement que des femmes — il arrive parfois que les mouvements de la danse déplacent la ceinture dont plus d'une danseuse est munie ; on voit alors éclater une de ces grandes attaques ; la malade est emportée, grimaçante et convulsée, au milieu de la danse non interrompue.

Le **pronostic** de la grande hystérie est défavorable *quoad valetudinem completam* ; le traitement ne compte que des insuccès ; on peut s'en assurer à la Salpêtrière où certains malades, malgré les soins les plus appropriés et les plus attentifs prodigués pendant plusieurs années, ne bénéficient d'aucune amélioration notable, tant sous le point de vue de la violence que de la durée des attaques. On parvient parfois à améliorer légèrement l'état des malades si on les soigne dès le début et qu'on. les éloigne à temps de leur famille pour les faire entrer au plus tôt dans un établissement spécial ; on peut observer alors que les attaques deviennent plus rares et finissent même par disparaître après un traitement de plusieurs mois.

Le traitement, dans les établissements dont il s'agit, comprend, outre les cures de massage déjà citées (p. 511), l'application des douches glacées d'après la méthode exposée à la page 511. Les grands résultats que *Charcot* obtient dans le traitement de l'hystéro-épilepsie, sont dus à ces trois causes : éloignement du malade de sa famille, douches et cures de massage. L'électricité statique et le magnétisme ont donné des résultats beaucoup inférieurs ; on peut, en général, les négliger lorsqu'il s'agit des grandes attaques. (Pour ce qui regarde la métallothérapie, consulter la bibliographie à la page 556).

La description que l'école de *Charcot* a donnée des grandes attaques hystériques, si rares en Allemagne, est certainement d'une exactitude parfaite ; on peut se convaincre soi-même, chez un grand nombre de malades, de l'existence réelle des différentes phases ou périodes que présente l'attaque, telles qu'elles ont été décrites par cet auteur ; cependant, on doit se montrer très prudent dans l'appréciation des données relatives à l'influence de l'hypnose sur les hystéro-épileptiques et aux « états » que l'on provoque artificiellement à l'aide de ce moyen. A la Salpétrière, on hypnotisait les hystériques de différentes façons : fixité du regard, lumière vive, coup de tam-tam, etc.; certaines malades étaient hypnotisées en quelques secondes, parfois en moins de temps encore, comme ont pu s'en convaincre tous ceux qui ont suivi les expériences de *Charcot*. *Richer*, qui, de concert avec *Charcot*, a présenté les études les plus approfondies sur cette matière et les a publiées, à différentes reprises, dans les *Archives de Neurologie*, 1881-1883, distingue quatre états pouvant se développer, chez l'hystérique, sous l'influence de l'hypnotisme : 1. la catalepsie, 2. l'état de suggestion, 3. la léthargie, et enfin, 4. le somnambulisme.

Dans l'état de catalepsie, qu'il soit provoqué ou non — on le rencontre, mais très rarement, à l'état spontané chez les hystériques — les membres et le corps du patient conservent les positions, les attitudes que l'observateur leur donne, et cela sans que la volonté du sujet intervienne ; ainsi, si l'on fléchit l'avant-bras sur le bras, puis qu'on élève celui-ci, le membre restera fixé dans cette position; les articulations se laissent étendre et fléchir sans que le malade présente la moindre résistance, elles offrent le phénomène de la « flexibilité cireuse »; le patient garde sans difficulté les attitudes les plus extraordinaires, les plus incommodes, à condition qu'on les lui fasse prendre. On n'est pas encore parvenu à s'expliquer cette régularisation si remarquable de la force innervatrice; la catalepsie qui, d'ordinaire, présente en outre différents troubles de conscience, est encore aujourd'hui complètement énigmatique.

Les hallucinations que l'on obtient par la suggestion, sont provoquées à l'aide d'une légère excitation des organes des sens; on a donné à cet état le nom d'automatisme; il est caractérisé par de l'analgésie totale, par l'absence d'occlusion des paupières et par ce fait qu'une attitude quelconque, donnée au malade, se traduit immédiatement, à la face, par l'expression correspondante; et, inversement, si l'on obtient, au moyen de la faradisation des muscles mimiques, une expression quelconque de la face, tristesse, gaieté, fierté, cupidité, frayeur, etc., le corps prend l'attitude en harmonie avec cette expression. — A l'aide d'une occlusion énergique des paupières, on peut faire passer le sujet de la seconde à la troisième période, de l'automatisme à la léthargie. Dans cette dernière, il se développe une telle exagération de l'excitabilité nerveuse et musculaire, qu'il suffit, par exemple, d'une pression légère sur le facial, pour déterminer une contraction de tous les muscles animés par ce nerf, contraction qui persiste après que la pression a cessé d'agir, et qui prend ainsi un caractère tétanique. De plus, la conscience a entièrement disparu, et il y a anesthésie complète; on ne parvient pas à provoquer d'hallucinations chez le sujet. Les réflexes tendineux sont très exagérés. A l'aide d'une friction douce sur le vertex, l'hyperexcitabilité disparaît et la léthargie fait place au somnambulisme hystérique. Dans cet état, le sujet est accessible aux influences extérieures, car ses organes des sens fonctionnent jusqu'à un certain point; les yeux fermés, il répond automatiquement aux questions qu'on lui pose, exécute des ordres, etc. Par des irritations locales, une friction vive, par exemple, on peut provoquer des contractions musculaires; une pression énergique sur les yeux a pour effet de ramener le somnambule dans l'état de léthargie. Dans certains cas, il est possible de provoquer des hallucinations et des illusions, mais ce phénomène n'est pas constant.

Pendant longtemps on crut que les états que l'hypnotisme

provoquait chez les hystériques, appartenaient exclusivement à l'hystérie et pouvaient caractériser cette affection aussi sûrement que le font les symptômes qu'on y observe à l'état de veille ; tous ceux qui furent admis à suivre les expériences de *Charcot* à la Salpétrière, étaient frappés d'étonnement et d'admiration à la vue des phénomènes du « g r a n d h y p n o t i s m e », comme on appelait l'hypnose appliquée aux hystéro-épileptiques.

Dans ces derniers temps, il s'est élevé des doutes sur l'exactitude des faits affirmés par *Charcot ;* l'opinion prévaut aujourd'hui que les quatre stades décrits plus haut, comme distinguant l'hypnose des hystériques, peuvent être provoqués chez tout individu hypnotisé, même non hystérique ; le « grand hypnotisme » spécialement, ne constitue pas une névrose et ne possède par là aucun caractère propre. L'avenir nous apprendra si l'école de la Salpêtrière réussira à maintenir ses affirmations premières, comment elle parviendra à prouver l'existence des différents stades de l'hypnose hystérique en évitant toute source d'erreur possible, comment elle parviendra à prouver que certains symptômes du grand hypnotisme, par. exemple les symptômes de surexcitabilité névro-musculaire, sont des phénomènes physiologiques et non pas des phénomènes volontaires, ce qu'on est maintenant disposé à admettre.

Nous ne voulons qu'exposer ici les preuves et expériences sur lesquelles on s'est appuyé pour s'emparer des données de *Charcot*, et les idées nouvelles qui ont cours aujourd'hui sur l'hypnose, son origine et ses transformations.

Il ne peut entrer dans nos vues de nous étendre sur les pratiques mystiques et l'adresse charlatanesque de l'homme qui, il y a un siècle, émit une théorie sur ce qu'il appelait le fluide magnétique, lequel fluide, émanant du magnétiseur et se répandant partout dans l'espace, était apte à recevoir et à propager toute impulsion motrice : l'intérêt historique et l'impartialité seuls nous obligent à dire que *François Mesmer* (1733) a donné l'impulsion à un mouvement qui, sorti de ses doctrines insensées et après avoir traversé différentes phases, se continue encore aujourd'hui. De même que l'alchimie, le magnétisme est, de nos jours, vaincu et délaissé ; mais l'une et l'autre portèrent leur fruit : la première donna naissance à la chimie, le second, à la suggestion *(Bernheim)*.

C'est *James Braid*, de Manchester (1841), qui démontra que le fluide magnétique était une pure fiction, et que l'hypnose, ainsi que les phénomènes qui s'observent sous son action, sont simplement de nature subjective et entièrement soumis à l'influence du système nerveux ; aussi peut-on opposer le « Braidisme » au « Mesmérisme » au même titre que l'on peut opposer le vrai au faux. *Braid* concentrait l'attention de ceux qu'il voulait endormir en leur faisant fixer un objet brillant ; la fatigue qui en résultait pour le releveur de la paupière supérieure — pensait-il — amenait un sommeil pendant lequel l'imaginative arrivait à une puissance telle que les illusions spontanées ou provoquées par une autre personne, (suggestion) acquéraient, chez le sujet, la force de perceptions réelles. D'après *Braid*, les suggestions, en se répétant, déterminent une sorte d'habitude, et, toutes choses égales, la provocation du sommeil devient plus facile. *Braid* savait également — sans en avoir jamais cherché les raisons physiologiques — qu'il suffisait, chez les hypnotisées, de donner aux muscles des extrémités et de la face une attitude passionnelle, pour provoquer chez elles les sensations, les passions correspondantes. Ce n'est guère que dans ces derniers temps que l'on chercha à s'expliquer ces faits, et encore ce ne fut qu'à la suite d'une impulsion toute fortuite, principalement à l'occasion des représentations qu'un certain *Hansen*, magnétiseur danois, donnait dans les capitales de l'Allemagne ; le public en était tellement impressionné, les savants si stupéfaits, que les physiologistes et les neuropathologues s'emparèrent des faits pour les approfondir et rechercher si ces phénomènes, qui paraissaient aussi surnaturels qu'énigmatiques, n'étaient pas soumis à des lois physiologiques. *Heidenhain*, pour ne citer qu'un seul des éminents physiologistes qui s'occupèrent de la question, émit cette théorie qu'une irritation faible, mais continue des nerfs des sens, a pour effet de suspendre temporairement l'activité des cellules de l'écorce cérébrale ; il en résulte une exaltation des centres réflexes subcorticaux, d'abord parce que l'influence des centres corticaux d'inhibition pour les réflexes est supprimée, et ensuite, parce que chaque excitation arrivant au cerveau, est reportée sur une région nerveuse limitée, ce qui amène fatalement une excitation plus forte de la partie correspondante de la sphère excitomotrice. Cette hypothèse ingénieuse, à laquelle se rallièrent bientôt *von Weinhold* (Chemnitz), *Grützner, Rumpf, Berger, Schneider*, et d'autres encore, mit fin aux recherches ; avec elle s'éteignit l'intérêt que la question avait soulevé parmi les physiologistes.

La pathologie et la médecine pratique, y compris, comme nous le verrons plus tard, la chirurgie et les accouchements, ne devaient bénéficier réellement de cet état de choses que dans ces dernières années, lorsqu'on reprit les observations commencées, il y a plus de 20 ans déjà, par un chercheur de Nancy,

Liébeault. Dans un travail, publié en 1866 « Du sommeil et des états analogues considérés surtout au point de vue de l'action du moral sur le physique », *Liébeault*, s'adjoignant les observations de *Braid*, démontrait que la seule concentration de la pensée sur une même idée, surtout sur l'idée de s'endormir, suffit pour rendre le corps immobile et amener une sorte de sommeil, distinct cependant du sommeil physiologique (« théorie suggestive de l'hypnose »). *Liébeault* prouvait, en premier lieu, que pour produire l'hypnose, il n'était nullement besoin d'une excitation optique, acoustique ou tactile, que la force persuasive de la part du médecin, autrement dit la suggestion, suffisait amplement pour déterminer le sommeil hypnotique; pendant ce sommeil, le sujet reste en rapport avec celui qui l'a endormi — ce qui le distingue du dormeur ordinaire — et celui-ci peut, à volonté, parler à son imaginative, et influencer ses idées et ses actes. Les observations de *Liébeault* passèrent inaperçues pendant une période de 20 années, son ouvrage ne fut pas lu, et l'hypnotisme continua à être regardé comme une curiosité, dont tout médecin sérieux et méthodique dédaignait de s'occuper, sous peine d'être réputé pour un charlatan ou un homme à pratiques suspectes, si pas dangereuses. Le mérite d'avoir repris les travaux de *Liébeault*, on peut dire d'avoir découvert *Liébeault*, mérite encore relevé par des observations toutes originales, revient incontestablement à *Bernheim*, de Nancy, qui publia, en 1884, son premier travail sur l'hypnotisme; grâce à l'excellente traduction de *Freud*, son livre « La suggestion et ses ressources thérapeutiques », fut bientôt mis à la portée du public allemand. On peut dire de lui qu' « il frappa le clou sur la tête »; on doit le considérer, ainsi que l'école de Nancy, comme les fondateurs de l'application méthodique de l'hypnotisme à la thérapeutique; si un jour, la suggestion prend une place officielle parmi nos moyens thérapeutiques, *Bernheim* pourra être proclamé l'auteur moral de ce progrès important. J'ai hâte d'ajouter que ce progrès n'est pas près d'être accompli; l'attitude que gardent encore aujourd'hui nombre de savants et d'observateurs éminents, est compréhensible jusqu'à un certain point : la pratique de l'hypnotisme exige beaucoup de temps et de patience, et tout le monde n'en a pas à sa disposition; mais ces inconvénients ne peuvent pas nuire à cette pratique si elle est réellement efficace, et nous voyons des hommes d'une valeur scientifique et d'une expérience remarquables, tels que *Krafft-Ebing* et *Forel*, ou des médecins d'une autorité incontestable tels que *Wetterstrand*, à Stockholm, *van Renterghem*, à Amsterdam, et d'autres encore, l'appuyer de tout leur pouvoir. On a cessé d'attaquer l'hypnotisme en essayant de le faire passer pour du charlatanisme, mais on veut aujourd'hui le dépeindre comme un instrument thérapeutique dangereux, que la loi devrait proscrire; cette accusation tombera, comme les autres, le jour où la thérapeutique suggestive ne sera plus qu'un instrument méthodique et prudent entre les mains de ceux qui font leur état de l'art de guérir, c'est-à-dire entre les mains des médecins. Personne ne songe à nier que l'hypnotisme ne puisse déterminer, chez ceux qui y sont soumis, certains états pathologiques et offrir des dangers sérieux, mais doit-on pour cela le condamner sans aller plus loin et sans chercher à le mieux connaître? A-t-on abandonné le chloroforme parce que, manié sans précautions, par des maladroits, il a causé maint accident mortel? A-t-on renoncé aux avantages de la morphine parce que, prise immodérément et d'une façon continue, elle produisait une véritable intoxicatio n? Ici comme partout ailleurs, il existe des indications et des contre-indications à formuler, ce qui, dans la grande majorité des cas, se fait sans grande difficulté; l'hypnotisme, comme tout en ce monde, comme la pratique médicale la plus simple, la vaccination, l'hypnotisme nécessite un apprentissage, une étude soigneuse qui, seuls, permettront de le comprendre et d'en retirer des fruits.

La technique de l'hypnotisme est des plus simples : le sujet étant commodément assis dans un fauteuil, on lui ordonne de ne penser à rien autre chose qu'à s'endormir ; on lui « persuade » qu'il commence à se sentir fatigué, qu'il ne peut plus tenir les yeux ouverts, que ceux-ci commencent à se fermer, etc. En outre, on lui fait fixer deux doigts tenus, au début, à hauteur des yeux et que l'on abaisse ensuite peu à peu ; cette manœuvre permet d'obtenir plus facilement l'occlusion des paupières. On suggère ensuite au sujet qu'il remue difficilement les bras, les jambes, que certaines parties de la peau présentent chez lui de l'insensibilité ; on a soin de ne pas parler à haute voix, mais d'une façon monotone, de répéter sans interruption les mêmes suggestions ; tout bruit étranger doit autant que possible être proscrit, sonneries, tic-tac des pendules, portes qui se ferment, etc. ; il faut que toute l'attention du sujet à hypnotiser soit concentrée sur la personne du médecin qui l'endort. Parfois — mais pas toujours — on parvient, comme je l'ai vu faire chez *Forel* et chez *Wetterstrand*, à produire l'hypnose dès la première tentative, et à la rendre assez profonde pour pouvoir essayer d'agir thérapeutiquement ; mais souvent aussi, l'on échoue plus ou moins complètement à diverses reprises. On n'en devra pas moins persister, si toutefois il n'existe aucune contre-indication, en ayant soin seulement

de ne pas prolonger la durée de chaque séance d'essai au-delà
de 2 à 3 minutes. Les conditions extérieures, le milieu
dans lequel le sujet se trouve, exercent une influence incontestable sur l'hypnose ; si l'individu que l'on veut hypnotiser est
introduit dans une chambre où 8 à 12 personnes se trouvent
déjà endormies et reposent étendues sur des fauteuils, il suffira
de le laisser s'asseoir tranquillement dans cette chambre, sans
essayer de l'endormir, pour que, au bout de quelques minutes
ou d'un quart d'heure, sa suggestibilité, c'est-à-dire sa sensibilité à la suggestion, se soit notablement accrue et pour que
l'hypnotisation réussisse plus facilement. Il est bon également
de veiller à certaines conditions intérieures concernant
le sujet ; lorsque celui-ci ne croit pas pouvoir être hypnotisé ou
qu'il résiste de toute la force de sa volonté au sommeil et aux
suggestions, l'hypnotisation se heurte alors à de grandes diffi-
.cultés, et l'on doit s'armer de finesse, user de certains artifices,
pour amener l'hypnose sans, et même contre la volonté du sujet.
Nous ne pouvons évidemment pas nous occuper ici de ces faits
exceptionnels, ni dicter la conduite du médecin dans chaque
cas particulier ; nous nous bornerons à mentionner un moyen
qui nous a souvent permis d'amener sûrement et rapidement
l'hypnose : on place, sur le front du patient, une grande
électrode recourbée (anode), recouverte d'une éponge ; l'autre
électrode est appliquée à la nuque, on ferme le circuit et on fait
passer un courant constant extrémement faible, suffisant pour
déterminer sur la langue, la sensation gustative caractéristique ; puis on interrompt le courant à l'insu du patient, tout
en lui expliquant que le courant électrique, qui passe par le
front, aura pour effet de l'endormir : le courant « suggéré » agit
d'une façon prompte et sûre. — La disposition d'esprit ou
d'humeur du patient peut constituer un second obstacle à
l'hypnose ; c'est un fait affirmé par tous les observateurs que
les personnes dont l'esprit est altéré sont difficiles ou complètement réfractaires à l'hypnotisme, que les hystériques et
hystéro-épileptiques constituent les sujets les moins propres à
l'hypnotisation. C'est pour cette raison que la suggestion n'a
pu rendre, jusqu'aujourd'hui aucun service en psychiatrie. Il
semble prouvé, au contraire, que certaines anomalies de nutrition, une anémie générale, la chlorose, par exemple, rendent
ceux qui en sont atteints plus aptes à l'hypnotisation ; la
confiance absolue dans les pratiques du médecin, l'abandon
complet de toute préoccupation, agissent dans le même sens.
En tenant compte de tous les facteurs possibles, favorables ou
défavorables, on en arrivera à cette conclusion que la grande
majorité des gens sont susceptibles d'être hypnotisés ; on peut

même dire que tous le sont à la condition que le temps et les circonstances permettent de répéter suffisamment les tentatives d'hypnotisation. Pour ce qui concerne la pratique des hôpitaux, on peut adopter provisoirement la manière de voir de *Bernheim* : le médecin qui ne parvient pas à hypnotiser, dans un but thérapeutique, 80 pour cent de ses malades, ne comprend rien à la suggestion.

L'hypnose s'établit d'une façon très différente chez les différents sujets ; les symptômes que l'on observe pendant cette période sont également très variables ; parfois les yeux se ferment subitement et le sommeil se produit immédiatement ; dans d'autres cas, plus fréquents, les paupières s'ouvrent et se ferment un certain nombre de fois, deviennent tremblotantes, et les yeux s'humectent, avant que le sommeil s'établisse ; d'autres fois, les yeux sont fermés pendant que l'on endort le malade, ou bien· les paupières sont animées d'un léger tremblement, parfois aussi, il se produit, à ce moment, des contractions fibrillaires dans les muscles de la face. L'effet hypnotique ne se traduit pas toujours par le sommeil proprement dit, mais plus souvent par un degré plus ou moins prononcé d'assoupissement ; le sommeil profond a reçu le nom de somnambulisme. *Bernheim* explique ces différences en s'appuyant sur l'opinion de *Luys* concernant les fonctions des différentes couches de l'écorce cérébrale ; d'après *Luys*, les couches supérieures seraient préposées au sensorium, les facultés intellectuelles résideraient dans les couches moyennes ; les couches profondes serviraient à la transmission de la volonté. *Bernheim* distingue neuf degrés d'hypnose, caractérisés de la façon suivante : 1° le patient, les yeux fermés, reste tranquillement couché pendant la suggestion, mais dès qu'on le lui ordonne, il peut ouvrir les yeux, et affirme n'avoir pas dormi ; 2° le patient ne peut ouvrir les yeux lorsqu'on lui en donne l'ordre ; 3° le patient présente les phénomènes de catalepsie et d'analgésie par suggestion ; il garde la position qu'on lui donne, mais peut encore changer cette position en telle autre qu'on voudra lui ordonner, et cela de lui-même ; 4° la catalepsie suggérée ne peut plus être surmontée ; on peut provoquer des mouvements de rotation automatique, surtout au bras ; 5° outre la catalepsie, on peut déterminer des contractures que le patient ne peut faire cesser ; 6° le patient obéit automatiquement ; suivant qu'on le lui commande, il se tient immobile, se lève, se met en marche, etc. Dans ce degré, l'intelligence et les sens fonctionnent normalement ; au réveil, le sujet a pleine connaissance de ce qu'il a fait ; au 7ᵉ degré, le souvenir de ce qui s'est passé, manque complètement au réveil ; 8° outre cette amnésie au réveil, on peut provoquer, pendant le sommeil du patient, des hallucinations qui se dissipent après qu'on l'a réveillé ; 9° les hallucinations suggérées persistent après le réveil — « suggestion post-hypnotique » —; à ce degré, tout ce que l'on détermine chez le patient, pendant le sommeil, pourra se produire à l'état de veille, à la condition qu'on lui suggère, pendant qu'il est endormi, que ce qui arrive présentement, se reproduira après le réveil. Toute l'importance de la suggestion thérapeutique réside dans la possibilité d'agir sur le patient, pendant un temps plus ou moins long, après le réveil ; les effets post-hypnotiques, effets que la suggestion peut seule donner dans certains cas, sont assez importants pour assurer à ce moyen une place honorable dans la science. Les 9 degrés que distingue *Bernheim* ne sont pas absolument nécessaires pour arriver à caractériser les différents stades de l'hypnose ; on peut y parvenir en distinguant trois stades *(Forel)*. Le premier est le stade de la somnolence, il correspond au premier degré de *Bernheim*; le second, celui de l'hypotaxie *(Charme)* ou sommeil léger (degrés 2 à 6 de *Bernheim)*; le troisième, enfin, est le sommeil profond ou somnambulisme (degrés 7 à 9 de *Bernheim)*. Il est bon de remarquer, au point de vue pratique, que les hypnotisations répétées augmentent souvent la suggestibilité ; il faut souvent plusieurs hypnotisations heureusement conduites, pour arriver à provoquer le sommeil profond avec amnésie et influence post-hypnotique. Ceci peut être considéré comme la règle, cependant, par exception, certains sujets présentent, dès leur première hypnose, tous les phénomènes du somnambulisme.

Quelles sont, maintenant, les maladies contre lesquelles on peut, avec confiance et espoir de succès, recommander la suggestion comme moyen thérapeutique? Bien entendu, dans toutes les affections caractérisées par un processus inflammatoire, dans les néoplasmes, les infections, là surtout où existent des lésions anatomiques, la suggestion ne peut rien contre la maladie elle-même, et il ne viendra jamais à l'esprit de personne de vouloir combattre la pneumonie, le typhus, une tumeur cérébrale, ou la syphilis au moyen de l'hypnotisme ; cependant, celui-ci peut encore rendre des services lorsqu'il s'agit d'atténuer certains symptômes pénibles qui se montrent au cours de ces affections : insomnie, dyspnée, douleurs de différentes natures — même les douleurs du tabes — il est, en tous cas, permis d'essayer. Mais ce n'est point là l'objectif véritable de la suggestion ; ses effets bienfaisants se font surtout sentir dans les maladies fonctionnelles du système nerveux. Chez celles-ci, la suggestion peut influencer les troubles moteurs aussi bien que les troubles sensibles — les névralgies diverses, y compris celles du tic douloureux et de la migraine, la céphalalgie procédant par accès, les paralysies de la sensibilité, l'anesthésie et la paresthésie (que l'on rencontre dans l'hystérie, par exemple), les états d'excitation motrice et de paralysie, le tic convulsif et la paralysie faciale, la crampe des écrivains, la chorée, le tremblement de la paralysie agitante, etc.

D'après *Forel*, le pouvoir de la suggestion sur certaines fonctions somatiques, sur la menstruation, la digestion, par exemple, peut devenir tel, que l'on serait parvenu, dans certains cas, à faire apparaître les règles au jour et à l'heure déterminés par la suggestion, et à obtenir, de la même façon, des garde-robes régulières et au même instant de la journée. Ces faits, malgré l'authenticité de leur source, me paraissent nécessiter confirmation ; je pense qu'on ne peut arriver à pareil résultat que chez des individus qui ont subi souvent l'hypnotisation, qui ont été soumis, en quelque sorte, à un véritable dressage.

Le traitement de l'alcoolisme par la suggestion a donné, chez *Forel*, des résultats peu ordinaires : des buveurs avérés ont été guéris, non point temporairement, mais d'une façon durable ; une bonne part de ces succès me paraît revenir aux Sociétés de tempérance auxquelles on confie les individus en traitement ou déjà améliorés ; sans cette abstinence systématique, surveillée, il se produirait fatalement des récidives ; l'influence de l'hypnotisme contre l'alcoolisme n'en reste pas moins d'une très grande importance pratique. Quant aux m o r - p h i n o m a n e s , les tentatives faites dans le but de les guérir par la suggestion, n'ont pas été jusqu'aujourd'hui fort encourageantes ; on doit, néanmoins, persévérer dans cette voie, les expériences étant encore trop peu nombreuses. *Wetterstrand* (v. bibl.), conseille de recourir à l'hypnotisme dans l'épilepsie idiopathique, quand le bromure n'est plus supporté ; on obtiendrait, d'après lui, une diminution dans le nombre et la violence des attaques : cette communication mérite d'être prise en considération. Nous voulons, enfin, encore attirer l'attention sur l'anesthésie ou l'analgésie, si facilement obtenues par la suggestion, et qui pourraient rendre de si grands services dans la pratique de la chirurgie et des accouchements. Je me souviens avoir assisté, chez *Forel*, à l'avulsion de deux dents, chez des personnes qui, grâce à l'hypnotisation, ne donnèrent aucun signe de douleur. Peut-être l'accouchement pourrait-il se faire dans les mêmes conditions. L'examen laryngoscopique bénéficierait également beaucoup de l'anesthésie du pharynx obtenue par le même procédé. Nous renonçons à insister davantage sur ces détails, mais nous engageons vivement ceux qui portent un intérêt sincère aux faits de la suggestion, à consulter les travaux de *Bernheim*.

Bibliographie.

1. Hypnotisme. Suggestion thérapeutique. (Travaux parus à partir de 1887).

a) Généralités.

Bérillon, La suggestion et ses applications à la pédagogie. Gaz. des Hôp. 1887, 123.

Binswanger, Deutsche med. Wochenschr. 1887, XIII, 42. (L'hypnotisme tel qu'il est aujourd'hui).

Fontan et Ségard, Eléments de médecine suggestive. Paris, O. Doin, 1887.

Bernheim, De la suggestion et de ses applications à la thérapeutique. Paris 1888. 2ᵉ édit.

Baierlacher, Münchner med. Wochenschr. 1888, XXXV, 30.

Bernheim, La suggestion et ses effets thérapeutiques.

Krafft-Ebing, Eine experimentelle Studie auf dem Gebiete des Hypnotismus. Stuttgart 1888.

Lagrave, C. de, Hypnotisme. Paris 1888.

Maack, Zur Einführung in das Studium des Hypnotismus und thierischen Magnetismus. Berlin und Neuwied 1888.

Meynert, Wien. klin. Wochenschr. Wien 1888, I, 22, 24.

Schrenck-Notzing, v., Ein Beitrag zur therapeut. Verwerthung des Hypnotismus. Leipzig, Vogel 1888.

Seeligmüller, Der moderne Hypnotismus. Deutsche med. Wochenschr. 1888, XIV, 31—34.

Sallis, Ueber hypnot. Suggestionen, deren Wesen, klinische und strafrechtliche Bedeutung. Neuwied 1888.

Corey, Boston med. and surg. Journ. 20. Novbr. 1888, LXIX. (Valeur thérapeutique de l'hypnotisme).

Feldmann, Berl. klin. Wochenschr. 1888, XXV, 44.

Forel, Schweiz. Corresp.-Bl. 1888, XVIII, 23. (Le côté pratique de l'hypnotisme pour le médecin).

Herter, Boston med. and surg. Journ. 20. Novbr. 1888, CXIX.

Mason, Ibid. Novbr. 1888.

Bernheim, Hypnose durch Suggestion. Wien. Med. Presse. Wien. med. Wochenschr. 1888. XXVIII, 26.

Jendrassik, Neurol. Centralbl. 1888, 10, 11.

Meynert, Ueber Hypnotismus. Wien. med. Presse. 1888. XXIX, 24.

Weiss, D., Prager med. Wochenschr. 1888, XIII, 20, 21.

Freud, Wien. med. Bl. 1888, XI, 38, 39.

v. Krafft-Ebing, Ueber Hypnotismus. Deutsche med. Ztg. 1888, 16, pag. 196.

Dessoir, Bibliographie des modernen Hypnotismus. Berlin 1888.

Binswanger, Therapeut. Monatshefte. 1889, III, 1, pag. I.

Moll, Archiv. f. Psych. 1889, XX, 2.

Moll, Der Hypnotismus. Berlin 1889.

Liébeault, Du sommeil provoqué. 2. édit. Paris 1889.

Forel, Der Hypnotismus, seine Bedeutung und seine Handhabung. Stuttgart, Enke, 1889.

Liégois, De la suggestion et du somnambulisme dans leurs rapports avec la jurisprudence et la médecine légale. Paris, Doin, 1889.

Baierlacher, Die Suggestivtherapie und ihre Technik. Stuttgart 1889.

Beaunis, Le somnambulisme provoqué. Paris, 1886.

Cullerre, Magnétisme et hypnotisme. Paris, 1887.

Luys, Leçons cliniques sur les principaux phénomènes de l'hypnotisme dans leurs rapports avec la pathologie médicale. Paris, 1890.

Preyer, W., Der Hypnotismus. Vienne, 1890.

Wetterstrand, Der Hypnotismus und seine Anwendung in der praktischen Medecin. Vienne 1891.

Bernheim, Hypnotisme, suggestion, psychothérapie. Paris, 1891.

b) Questions spéciales. (Différentes maladies traitées ou guéries par l'hypnotisme).

Sollier, Progr. méd. 1887, 42. (Attaques d'hystéro-épilepsie soi-disant guéries).

Mialet, Gaz. des Hôp. 1887, 116. (Guérison de l'hyperemésis gravidarum).

Obersteiner, Klinische Zeit- und Streitfragen. Wien 1887, Nr. 2.

Birdsall, Boston med. and surg. Journ. 20 November 1888. CXIX. (Tremblement).

Frey, Wien. med. Presse. CXIX, 50, 51. (Guérison d'une névralgie du trijumeau).

Frey, Ibid. XXIX, 25. (Guérison de l'insomnie).

Baierlacher, Münchener med. Wochenschr. 1888, XXXV, 39.

Königshöfer, Klin Mon.-Bl. für Augenheilkunde. Januar 1888, XXVI. (Maladie fonctionnelle des yeux).

Häckel, Die Rolle der Suggestion bei gewissen Erscheinungen der Hysterie und des Hypnotismus. Jena 1888.

Forel, Schweiz. Correspond.-Bl. 1888, XVIII, 6.

Nonne, Neurol. Centralbl. 1888, VII, 7, 8.

Ribot, Revue méd. de la Suisse Rom. Mars 1888, VIII, 3. (Hémiplégie hystérique guérie).

Treulich, Prag. med. Wochenschr. 1888, XIII, 12.

Scheinmann, Deutsche med. Wochenschr 1889, 21. (Aphonie hystérique guérie).

Michael, Deutsche med. Ztg. 1889, 63. (Epilepsie améliorée passagèrement, Hystéro-épilepsie, Aphonie hystérique guéries).

2. Métallothérapie.

Burq, Gaz. des Hôp. 1878, 91, 96, 102, 105, 106.

Charcot, Gaz. des Hôp. 1878, 87, 135.

Debove, L'Union. 1879, 54.

Dumontpallier, La Métallothérapie ou le Burquisme. Paris 1880.

Vigouroux, Métallothérapie, Métalloscopie, Aesthésiogènes. Paris 1882.

Babinski, Progr. méd. 1886, XIV, 47.

Deuxième Section.

Maladies générales du système nerveux dont les lésions anatomiques sont connues.

Les lésions anatomiques qui se rencontrent dans les affections que nous allons décrire, intéressent à la fois le système nerveux central et les nerfs périphériques ; mais, tandis que le premier est toujours atteint sans exception, les lésions du système périphérique ne sont pas toujours constantes ; il est souvent bien difficile de distinguer avec certitude si on a affaire à des lésions périphériques secondaires, ou bien si le mal a frappé en même temps l'entièreté du système nerveux. Nous décrirons ces lésions anatomiques au fur et à mesure que nous les rencontrerons dans les différentes affections dont nous allons avoir à nous occuper.

CHAPITRE PREMIER.

Sclérose à foyers multiples. Sclérose disséminée. Sclérose en plaques. Sclérose cérébro-spinale disséminée ou multiple.

Bien que la sclérose multiple ne compte pas parmi les maladies fréquentes du système nerveux, elle doit cependant être bien connue du médecin praticien, car elle se présente sous les aspects les plus variés, rappelant tantôt la maladie elle-même, tantôt l'une ou l'autre affection de la moelle épinière ou du cerveau.

La description typique de la maladie, telle qu'on la trouve dans les livres, est rarement réalisée dans la pratique ; bien souvent, au contraire, un certain nombre des symptômes « classiques » sont très peu accusés, tandis que l'on voit prédominer des manifestations auxquelles la description n'accorde que peu d'importance — en résumé, nous nous trouvons en présence d'une maladie présentant une marche très irrégulière, dont le diagnostic est souvent très difficile. C'est à *Charcot* que nous sommes redevables des progrès les plus importants réalisés dans l'étude de l'anatomie pathologique et des manifestations cliniques de la sclérose multiple.

Symptômes. Dans les cas typiques, le malade ne renseigne, au début, que des symptômes généraux : céphalalgie, vertige, troubles digestifs ; plus tard, il accuse des troubles de sensibilité dans les extrémités supérieures et inférieures, un sentiment de faiblesse et de prompte fatigue : tels peuvent être, pendant des mois, les seuls signes de la maladie ; dans d'autres cas, au contraire, on voit apparaître des accès apoplectiformes répétés, qui attirent suffisamment l'attention sur la gravité de la situation. Ce qui frappe surtout le malade et son entourage, c'est l'existence d'un tremblement des extrémités survenant chaque fois que le patient veut saisir un objet ou exécuter un mouvement quelconque, tremblement qui contrarie plus ou moins le but qu'il s'était proposé ; c'est ainsi que, en portant son verre à ses lèvres, il en renverse le contenu, ou qu'en mangeant, les aliments tombent de sa fourchette, etc. Les mouvements coordonnés, tels que ceux qui sont nécessaires pour toucher du piano, écrire, etc., deviennent difficiles, l'écriture est rendue presque illisible (Fig. 161). Lorsque le tremble-

Fig. 161.

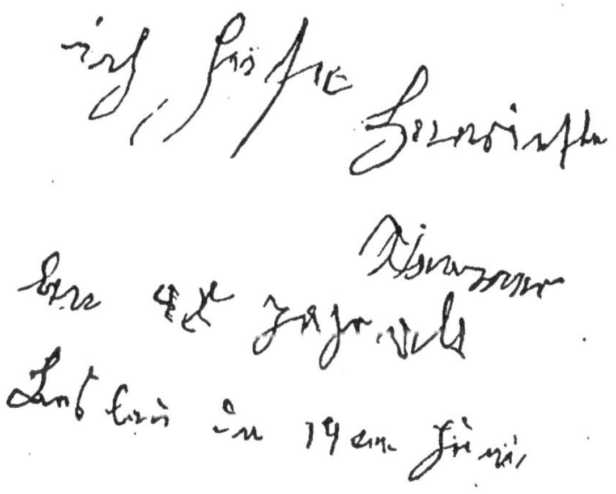

Écriture dans la sclérose en plaques.

ment, au lieu de rester localisé aux extrémités supérieures, entreprend également les extrémités inférieures, le tronc, le cou et la tête, l'état du patient devient extrêmement pénible ; s'il veut faire quelques pas, tout son corps est saisi d'un tremblement de plus en plus fort, puis de violentes secousses qui le forcent à s'asseoir ou à se coucher immédiatement ; c'est là le tremblement intentionnel, signe des plus importants, presque pathognomonique, de la sclérose multiple ; il se montre lors des mouvements volontaires ; pendant le repos, il disparaît. Le patient, couché dans son lit, se tient parfaitement immobile, mais dès qu'on lui adresse la parole, qu'on l'examine, qu'on l'invite à parler, on voit apparaître un tremblement de plus en plus accentué de tout le corps : on peut mettre ce fait en évidence en plaçant un objet quelconque, une épingle, par exemple, sur une table, à une certaine distance du malade, et en l'invitant à la prendre lentement ; on constate alors, qu'au début, le tremblement est nul ou presque nul, mais au fur et à mesure que la main approche de l'objet à saisir, le tremblement se prononce davantage, les mouvements deviennent plus incertains, les secousses finissent même par être tellement violentes, que l'acte projeté ne peut s'effectuer. Exceptionnellement, le tremblement est unilatéral, le malade jouit de la liberté complète de ses mouvements du côté non affecté, tandis que, du côté opposé, les membres ne peuvent guère rendre aucun service.

Les muscles de l'œil prennent part, lors des mouvements intentionnels, au tremblement qui frappe les autres muscles volontaires ; dès que le sujet fixe un objet, il se produit du nystagmus, mais ce phénomène présente cette particularité de ne pas disparaître complètement pendant le repos. Comme symptôme subjectif, nous devons mentionner ici la sensation si pénible de vertige qui n'abandonne le malade que lorsqu'il est tranquillement couché, et qui lui rend tout mouvement, et surtout la marche, très difficile.

Par suite de troubles dans l'innervation de la langue et du larynx, il se produit une altération particulière de la parole ; celle-ci est lente, monotone, scandée ; le malade s'arrête après chaque mot, presque après chaque syllabe ; il lui faut plus de temps qu'à un autre pour exprimer sa pensée : « Oui, mon—sieur—le—docteur—je—me—sens—très—las, très ac—ca—blé. » Cette parole scandée, monotone, surtout si elle se combine au tremblement et au nystagmus, fait une telle impression sur les auditeurs, qu'il est difficile de l'oublier ou de la méconnaître lorsqu'on l'a une fois bien observée.

Il ne nous est pas possible de fournir une explication physiologique du tremblement intentionnel ; surtout comment trouver une raison de sa fréquence extraordinaire dans la sclérose en plaques, dont les lésions anatomiques sont distribuées si irrégulièrement, alors qu'il fait défaut dans la plupart des autres affections cérébrales ? *Charcot* pense que ce phénomène est dû à la longue persistance des cylindres-axes dans les foyers de sclérose ; *Strümpell* admet qu'il faut en chercher la raison dans la disparition de la gaine de myéline qui permettrait aux fibres nerveuses d'agir transversalement l'une sur l'autre en s'irritant réciproquement. Actuellement il est impossible de décider entre ces deux opinions. *Stephan* (v. bibl.) attribue le phénomène à la présence de foyers de sclérose dans les couches optiques ; *Cramer* (v. bibl.) rapproche le tremblement intentionnel de celui qui survient lors des efforts corporels considérables ; toutes ces opinions demandent à être confirmées.

Si l'on est autorisé à considérer les trois symptômes énumérés comme formant la base du diagnostic de la sclérose en plaques, on doit s'attendre, nous l'avons déjà dit, à ne pas les trouver toujours bien accentués ou à les rencontrer combinés à d'autres manifestations qui peuvent, à un moment donné, se montrer au cours de l'affection. Parmi celles-ci, il faut mentionner certains phénomènes spastiques, rigidité musculaire, exagération des réflexes tendineux et cutanés, marche spastique, etc. Ces manifestations, considérées comme accessoires, pourraient très bien, dans leur ensemble, faire croire à l'existence de la paralysie spinale spastique; l'absence de tout trouble de la sensibilité, qui, semble-t-il, est propre à la sclérose en plaques, vient encore rendre ce diagnostic plus vraisemblable. Les paresthésies sont rares au cours de la sclérose multiple, mais, lorsqu'elles existent, elles peuvent faire penser à une myélite et au tabes, surtout s'il s'y ajoute des troubles vésicaux. Ces derniers ne sont d'ailleurs pas aussi rares dans la sclérose en plaques qu'on était tenté de l'admettre anciennement; ce point a été démontré, il y a peu de temps, par *Erb* et *Oppenheim (Deutsche Med. Ztg.* 1889, 32). Lorsqu'il existe des foyers de sclérose au plancher du 4e ventricule, on peut observer de la glycosurie *(Richardière, Revue de Médecine,* Juillet 1887)..

La participation du nerf optique et d'autres nerfs crâniens n'est pas un fait exceptionnel dans la sclérose en plaques, mais elle a beaucoup moins d'importance ici que dans le tabes, par exemple. La diplopie est rare; la névrite et l'atrophie du nerf optique, conduisant à l'amaurose, le sont plus encore. *Uhthoff* a démontré récemment, dans un excellent travail, que cette atrophie du nerf optique n'est pas la même que l'atrophie primaire du tabes, mais une lésion secondaire due à une prolifération active entre les fins éléments conjonctifs. Il est évident que ces lésions provoquent des troubles visuels multiples, mais ceux-ci sont coupés parfois d'améliorations intercurrentes, et leur terminaison est moins fatale que dans le tabes. Ce qui est bien caractéristique pour la sclérose en plaques et pour la marche de cette affection, c'est que ces troubles visuels ne progressent pas d'une façon continue, mais présentent des rémissions qui font espérer au patient et à son entourage une guérison complète. J'ai vu des cas où ces rémissions se soutenaient pendant des années, pendant lesquelles les symptômes s'effaçaient presque complètement et ne pouvaient être reconnus avec certitude que grâce à l'apparition d'exacerbations.

Il se montre souvent aussi des troubles cérébraux; il n'est pas rare de voir s'établir un certain degré de démence, une sorte de faiblesse psychique, qui permet au malade de supporter plus facilement ses maux et ses infirmités. Un des premiers signes de cet affaiblissement est souvent un rire bruyant qui prend les malades par accès et sans motif aucun. Un de mes patients présentait, le plus souvent sans motif appréciable, de ces violents accès de rire qui duraient de 1—3 minutes; je n'ai jamais observé, au cours de la maladie, d'état prononcé de dépression ou d'exaltation. J'ai parlé plus haut du vertige, qui doit être interprété également comme un phénomène cérébral. Les attaques apoplectiformes ne sont pas rares au début de la maladie; il peut aussi se montrer des accès épileptiformes en cas d'atteinte marquée de l'écorce du cerveau.

Dans certains cas, l'affection peut se borner à quelques symptômes fort peu développés, évoluer d'une façon pour ainsi dire latente; le tremblement particulier qui secoue le malade peut seul y faire songer. C'est *Charcot* surtout qui a insisté sur ces cas, il a proposé de les désigner sous la dénomination, déjà employée par *Trousseau*, de « formes frustes ». Ces formes semblent être relativement fréquentes.

Nous donnons ci-dessous, à titre d'exemple de la marche générale de l'affection, une observation relative à un malade de mon service, encore en vie aujourd'hui.

Paul W., âgé de 31 ans, devint malade il y a dix ans, alors qu'il était au service militaire. Au début, il se plaignait de ne plus sentir, de temps à autre, le fusil sur son bras gauche; vers la même année, il accusait souvent une sensation légère de fatigue et du vertige. Il n'avait plus pleine liberté de mouvements des bras et des jambes qui lui semblaient toujours comme endormis; chaque action musculaire exigeait le plus grand effort; les saluts militaires, surtout, ne lui réussissaient pas et lui valurent plus d'une punition. A cela s'ajoutaient de temps à autre des vomissements et, pendant longtemps, de la faiblesse vésicale, une émission involontaire des urines lors des efforts de toux. Un examen, pratiqué à cette époque, aurait établi l'absence du symptôme de *Romberg* et l'exagération du réflexe patellaire.

Quelques mois plus tard, la faiblesse du bras droit et de la jambe droite s'accentua notablement; l'ouïe baissait du même côté et le patient accusa de la diplopie — en 1879, se montrèrent des troubles de la déglutition; la nourriture restait dans l'arrière-gorge, et le malade devait s'aider des doigts pour la faire passer dans l'œsophage. En 1880, le ralentissement de la parole devint manifeste; de temps en temps, le patient se plaignait également de ne plus trouver ses mots. Ces troubles de la parole furent de courte durée, et jusqu'en janvier 1884, le malade ne souffrit que de symptômes assez variables; c'est alors que je le vis pour la première fois. A l'examen pratiqué le 21 janvier, on constatait les signes d'un tabes au début; seule, la persistance du réflexe patellaire faisait tache au tableau; les douleurs fulgurantes, la parésie des jambes, la diplopie, la faiblesse vésicale, les vertiges qui se montraient surtout dans l'obscurité, autorisaient assez le diagnostic de tabes posé à la clinique, sous toute réserve d'ailleurs. Admis à l'hôpital, le malade fut traité sans succès, par le courant galvanique; il quitta notre service pendant l'été 1884. Deux ans plus tard, il fit un séjour de 6 mois dans un des hôpitaux de la ville; bien que je n'aie pu prendre connaissance de son observation, j'appris cependant que, à cette époque, on put révoquer en doute l'existence du tabes, et que l'on fut porté à admettre une paralysie spastique. Sorti à sa demande, il rentra, le 8 janvier 1888, à l'hôpital civil où il se trouve encore aujourd'hui. L'examen, fait le 10 janvier, permit de constater les signes suivants : le patient, dont la nutrition est d'ailleurs satisfaisante, ne présente rien de particulier lorsqu'il est tranquillement couché, mais dès qu'on l'invite à faire quelque mouvement, tout son corps, des pieds à la tête, est saisi d'un tremblement violent qui ne lui permet de se lever qu'avec beaucoup de peine. La marche est impossible, même avec deux cannes, à moins que l'on ne soutienne le malade. Si on lui dit de se reposer, le tremblement cesse petit à petit et, au bout de 5 à 10 minutes, il a complètement disparu. Le malade est incapable de manger seul, la moindre occupation lui est impossible; la force musculaire brute est bien conservée. Dans le domaine des nerfs crâniens, on n'observe que du n y s t a g m u s, surtout bien marqué du côté droit; le facial, l'hypoglosse, etc., paraissent indemnes; la langue n'accuse pas de tremblement; la parole est lente, mais pas nettement scandée ; on ne constate aucun trouble du l a n g a g e, ni moteur, ni sensoriel. Les réflexes tendineux sont exagérés, surtout aux membres inférieurs; les réflexes cutanés sont normaux. Aucun trouble de la sensibilité; les troubles vésicaux présentés autrefois par le malade, ont entièrement disparu. Pas de point douloureux à la pression le long de la colonne vertébrale. En fait de symptômes subjectifs, le malade ne renseigne que des vertiges, assez violents pour lui interdire tout travail, même si le tremblement le lui permettait.

Après cet examen, on posa le diagnostic de sclérose multiple — l'autopsie viendra probablement le confirmer. Ce qui ressort surtout de cette observation, c'est qu'on a cru successivement à la maladie de *Thomsen* (non congénitale), puis à un tabes, avec conservation du réflexe patellaire, puis à une paralysie spinale spastique, avant de pouvoir reconnaître le tableau de la sclérose en plaques.

Le **diagnostic** présente presque toujours de grandes difficultés ; il devra se baser principalement sur le cours général de l'affection et sur les modifications que subissent différents symptômes à certaines périodes. Le diagnostic le plus justifié n'est jamais à l'abri d'une erreur; cela a été très souvent prouvé à l'autopsie; qu'il nous suffise de citer le cas de *Westphal,* déjà rappelé à la page 460, chez lequel, *post mortem*, on ne découvrit aucune lésion alors que, pendant la vie, on avait diagnostiqué une sclérose en plaques. *Frey* (v. bibl.) constata un jour les lésions de la leptoméningite au lieu de celles de la sclérose qu'il pensait trouver — l'énumération d'erreurs de ce genre serait longue si l'on voulait compulser le matériel casuistique. Il ne faut jamais perdre de vue la possibilité de l'hystérie lorsque certains symptômes sont capables de la faire soupçonner chez le patient.

Les **lésions anatomo-pathologiques** de la sclérose multiple sont tout-à-fait caractéristiques. A l'œil nu déjà, on peut constater, disséminés dans la substance nerveuse, les foyers grisâtres de sclérose : on peut en trouver dans le cerveau, dans la substance blanche des hémisphères, sur la paroi des ventricules

Fig. 162.

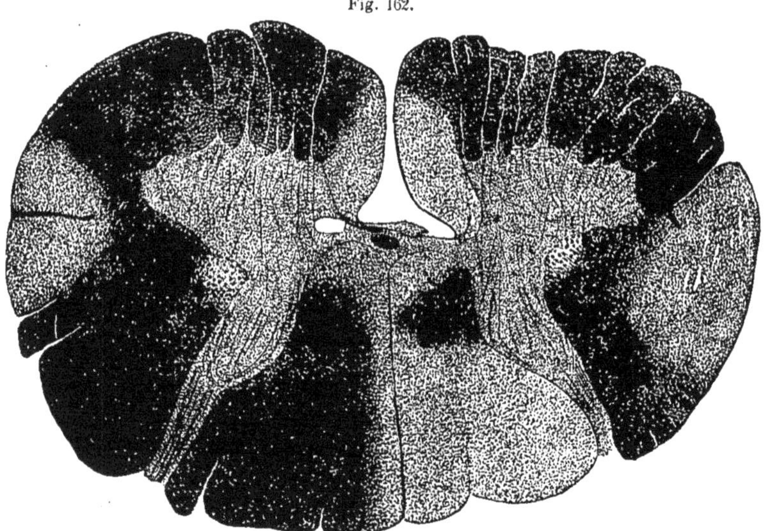

Coupe transversale de la moelle épinière au niveau du renflement cervical dans un cas de sclérose multiple cérébro-spinale. La moelle a été traitée par l'acide osmique. Les parties claires des cordons médullaires sont les parties sclérosées. Grossissement 10. D'après *Bramwell.*

latéraux, à la surface et à l'intérieur du corps calleux et de la protubérance, dans la moelle allongée, au plancher du 4e ventricule, dans la moelle épinière, surtout dans sa substance blanche. Ces foyers s'y trouvent distribués sans la moindre régularité, prédominant tantôt au cerveau, tantôt dans la moelle, tantôt envahissant tout le système nerveux central. S'ils sont superficiels, on les voit reluire à travers la pie-mère, et faire légèrement saillie sur les tissus voisins; leur consistance est plus ferme que celle de la substance nerveuse qui les entoure; sur une coupe, ils prennent une teinte rose claire lorsqu'ils restent exposés à l'air. Au microscope, ils se montrent formés d'un tissu conjonctif fibrillaire réticulé, ne renfermant que peu de fibres nerveuses intactes; après la disparition de la gaine de myéline, les cylindres-axes résistent encore assez longtemps *(Charcot)*. Les dégénérescences secondaires dans la moelle font souvent défaut *(Strümpell)*, mais se présentent pourtant *(Werdnig)*. Les vaisseaux sont le siège d'une prolifération de leurs noyaux ; plus tard, leurs parois s'épaississent et marquent le foyer de points jaunes. On n'est pas encore parvenu à déterminer avec certitude si les vaisseaux sont les premiers atteints et si c'est à eux qu'il faut imputer la formation du foyer de sclérose (Fig. 162). Jusqu'à présent, on n'a pas constaté de lésion des nerfs périphériques dans la sclérose multiple.

Quant à l'**étiologie** de la sclérose en plaques, elle ne nous est pour ainsi dire pas connue; peut-être doit-on attribuer une certaine importance au facteur h é r é d i t é, mais, dans bien des cas, il n'en peut être question. Dans ces derniers temps, *Marie* a remis en honneur l'i n f l u e n c e d e s m a l a d i e s i n f e c-t i e u s e s, typhus, variole, scarlatine, rougeole, coqueluche; plusieurs fois, on a vu la fièvre intermittente précéder l'appari-tion de la sclérose en plaques, mais les cas n'en sont pas assez nombreux pour pouvoir en tirer de conclusion ; quant à la s y p h i l i s, on est disposé à lui accorder, comme pour le tabes, une part importante dans l'apparition de la maladie (voir le cas de *Buss*, à la bibliogr.). Pour ce qui a rapport à l'â g e, on peut dire que la première jeunesse et la vieillesse sont ordinairement indemnes, *Westphal* et d'autres ne signalent la maladie que très exceptionnellement dans l'enfance; *Strümpell* l'a observée chez un enfant de 6 ans. Le sexe paraît sans importance.

Il n'existe aucun **traitement** vraiment efficace de la sclérose multiple, nous ne connaissons aucun moyen capable d'enrayer le développement des foyers; on doit se borner au traitement des symptômes, surtout du tremblement qui est si pénible pour le malade : dans ce but, on emploiera, mais sans trop compter sur le succès, la vératrine ou la physostigmine, 1 à 3 milligr. par jour, en pilules, ou bien encore la solanine, recommandée dernièrement par *Grasset* et *Sarda*, qui l'inti-tulent le médicament du faisceau pyramidal *(Progrès médical,* 1888, 27), à la dose de 2 à 3 centigr. *pro dosi*, 3—5 fois par jour. Pour le reste, le traitement se confond avec celui de la myélite (p. 438).

B i b l i o g r a p h i e (des 5 dernières années).

W e s t p h a l, Arch. f. Psych. u. Nervenkrankheiten. XIV, 1, pag. 87. (Pseudosclérose).

Greiff, Ibid. 1883, XIV, 2, pag. 285.
Marie, P., Progrès méd. 1884, XII, 15, 16, 18. (Sclérose multiple et maladies infectieuses).
Eulenburg, Neurol. Centralbl. 1884, 22.
Hirt, Differentialdiagnose zwischen Hysterie und multipler Sclerose. Bresl. ärztl. Zeitschr. 1885, VII, 11.
Uhthoff, Ueber Neuritis optica bei multipler Sclerose. Berl. klin. Wochenschr. 1885. 16.
Koeppen, Arch. f. Psych. u. Nervenkrankheiten. 1886, XVII, 1, pag. 63. (Recherches anatomo-pathologiques).
Cramer, E., Ueber das Wesen des Zitterns. Aus der Krankenabtheilung des Breslauer Armenhauses. (Prof. Hirt). Inaug.-Dissert. Breslau 1886.
Peltesohn, Centralbl. f. Augenheilk. 1886, pag. 75.
Moncorvo, Sulla etiologia della sclerosi a placche mi bambini e specialmento sulla influenza patogenica della sifilida ereditaria. Napoli 1887.
Gilbert et Lion, Contribution à l'étude de la sclérose en plaques à forme paralytique. De la variété hémiplégique. Arch. de Phys. norm. et pathol. 3. Sér. Juillet 1887, pag. 126.
Unger, Ueber multiple, inselförm. Sclerose im Kindesalter. Leipzig u. Wien 1887, Töplitz u. Deuticke.
Oppenheim, Berl. klin. Wochenschr. 1887, 48.
Stephan, Zur Genese des Intentionstremor. Arch. f. Psych. u. Nervenkrankheiten. 1886, XVIII, 3 und 1887, XIX.
Buss, Berl. klin. Wochenschr. 1887, XXIV, 49. (Sclérose en foyers chez un enfant atteint de syphilis héréditaire).
Hess, Ibid. 1887, XIX, 1, pag. 64.
Kiewlicz, Ibid. 1888, XX, 1, pag. 21.
Bruns, Berl. klin. Wochenschr. 1888, 5.
Gray, Boston med. and surg. Journ. 15. Oct. 1888, CXIX.
Huber, Münch. med. Wochenschr. 1888, XXXV, 34, 35.
Werdnig, Ein Fall von disseminirter Sclerose des Rückenmarkes, verbunden mit secundären Degenerationen. Med. jahrb. Wien 1889, Jahrg. 84, Heft 7, pag. 335.
Uhthoff, Untersuchungen über Augenstörungen bei multipler Herdsclerose. Arch. f. Psych. u. Nervenkrankheiten. 1889, XXI, 1.
Charcot, Sclérose en plaques et hystérie. Gaz. hebd. 1889, 2. Sér. XXVI, 7.
v. Jaksch, Wien. med. Presse. 1889, XXX, 14.

DEUXIÈME CHAPITRE.

Tabes dorsal. Phtisie médullaire. Ataxie locomotrice. Sclérose des cordons postérieurs. Leucomyélite postérieure chronique. Phtisie dorsale.

Cette affection peut, à bon droit, être considérée comme une des plus importantes au point de vue pratique, non seulement parce qu'elle est une des maladies les plus fréquentes du système nerveux, car elle se présente plusieurs fois par an à tout médecin même non spécialiste, mais parce qu'elle s'offre sous des dehors si variés et si nombreux qu'il faut une grande expérience pour être à même de la reconnaître toujours. Tout le monde reconnaît qu'il importe pour la thérapeutique de poser de bonne heure le diagnostic de la maladie, mais tout le monde ne se rend pas compte des difficultés que présente parfois ce diagnostic précoce. Plus on observe de cas de tabes, plus on constate la variété et la multiplicité des symptômes de l'affection, et plus on est convaincu que presque chaque cas offre un intérêt spécial et que, même pour un œil exercé, le diagnostic certain n'est possible qu'après des examens répétés ou une longue observation du malade.

La **symptomatologie** du tabes est si vaste que, pour y mettre un certain ordre, nous décrirons séparément les symptômes cérébraux et les symptômes spinaux.

Les symptômes cérébraux, qui se montrent au cours du tabes, intéressent les nerfs crâniens ou la substance cérébrale elle-même, et, dans celle-ci, peuvent affecter spécialement l'écorce, la substance blanche ou les ganglions de la base.

Parmi les nerfs crâniens, il n'en est peut-être pas qui n'ait payé son tribut à l'affection et dont on n'ait signalé plusieurs fois les lésions ; cependant, tous ne sont pas atteints avec la même fréquence, comme nous le verrons plus tard ; les nerfs de l'œil sont le plus souvent intéressés ; le facial l'est le plus rarement ; puis viennent, par ordre de fréquence, le vague, l'optique, le trijumeau, l'olfactif, le glosso-pharyngien, l'accessoire, l'hypoglosse et l'acoustique. Nous les examinerons dans l'ordre de leur situation anatomique, ordre déjà suivi dans la seconde section de cet ouvrage (p. 26).

Les lésions de l'olfactif n'offrent qu'un intérêt pratique secondaire ; elles sont probablement plus fréquentes qu'on ne le peut constater ; elles consistent soit dans un affaiblissement ou une perte complète de l'odorat, soit dans la perception d'odeurs particulières, le plus souvent répugnantes (v. p. 27). Nous connaissons peu de choses sur la marche de ces troubles de l'olfaction ; on ignore particulièrement s'il faut les rapporter à une lésion anatomique du nerf, ou à une simple perversion de ses fonctions. Souvent l'attention n'est attirée sur leur existence qu'à l'occasion d'un examen du goût, sans qu'on puisse se rendre compte du temps écoulé depuis leur apparition, le patient pouvant très bien ne s'en être pas aperçu ; seuls, les priseurs et les fumeurs remarquent très tôt la perte de leur odorat et viennent, sans tarder, demander aide à leur médecin ; il a été question du traitement de ces altérations de l'odorat à la page 28.

La lésion du nerf optique la plus fréquente dans le tabes, est l'atrophie ou dégénérescence grise ; d'ordinaire, les deux yeux sont intéressés en même temps ou à peu d'intervalle ; il est très rare de voir un des deux yeux ne s'entreprendre qu'un an après l'autre. Les malades se plaignent de distinguer les objets comme à travers un brouillard ; l'acuité visuelle s'affaiblit rapidement au début, puis le processus reste stationnaire, parfois pendant bien des années, et l'amaurose complète ne survient que beaucoup plus tard que ne l'avaient fait supposer les débuts rapides de l'affection. On peut, en outre, constater un rétrécissement concentrique du champ visuel — les parties périphériques de la rétine se paralysant tout d'abord — ainsi qu'un trouble du sens des couleurs, sur lequel nous avons déjà attiré l'attention à la p. 34. Ces différents troubles ne se succèdent pas toujours dans le même ordre, mais, d'ordinaire, le trouble du sens chromatique et le rétrécissement du champ visuel précédent l'affaiblissement de l'acuité visuelle centrale. Par exception, on trouve une acuité visuelle très réduite, un trouble prononcé du sens des couleurs, avec un champ visuel normal.

L'examen à l'ophtalmoscope dénote une coloration pâle, blanc-grisâtre ou blanc-bleuâtre de la papille, qui reconnaît pour cause l'oblitération d'un grand nombre des petits vaisseaux du nerf optique. Si, malgré une amblyopie très accusée, on ne trouve pas de modification appréciable de la papille, il faut songer à une dégénérescence rétrobulbaire du nerf optique.

Au point de vue anatomo-pathologique, la lésion consiste en une atrophie dégénérative atteignant d'abord les gaines de myéline, puis les cylindres-axes ; il est fort peu probable qu'on soit en droit d'incriminer des lésions du sympathique ou bien de la moelle qui agiraient sur l'optique par la voie vaso-motrice ; il s'agit plutôt d'une névrite amenant l'atrophie des fibres nerveuses et des altérations de la substance interfibrillaires (v. p. 323).

Le pronostic est très défavorable, bien que de légères améliorations ou un arrêt momentané dans la marche de l'affection puissent inspirer quelqu'espoir aux malades. La cécité complète s'établit tôt ou tard ; cependant, pendant de longues années, les patients sont encore capables de se diriger à l'aide d'un bâton.

Avec un pronostic aussi sombre, le traitement est naturellement tout-à-fait impuissant ; les injections sous-cutanées de strychnine, faites 2 fois par jour, au voisinage de l'œil, à la dose de 1 milligr., n'ont aucune action curative ; elles ne peuvent même pas s'opposer aux progrès de l'affection ; elles n'ont d'autre avantage que de consoler le patient en lui prouvant qu'on cherche à le soulager.

Dans quelques cas tout-à-fait isolés, on a signalé du la r moiement survenant par accès *(Patrolacci, Thèse de Montpellier*, 1886 ; *Féré, L'Encéphale*, 1887, VII, 4).

Les nerfs moteurs de l'œil, l'oculomoteur, le pathétique et l'abducteur, dont les maladies nous sont déjà connues (v. p. 42), sont souvent intéressés dans le tabes ; la diplopie en est le symptôme le plus fréquent, elle est due à la paralysie des muscles moteurs de l'œil ; elle peut apparaître subitement, disparaître de même après un temps plus ou moins long, pour se montrer de nouveau dans la suite ; elle peut gêner beaucoup le malade dans ses occupations journalières. Il peut se montrer aussi des paralysies isolées de l'abducteur ; leur existence chez un homme sain en apparences, doit toujours faire songer à un tabes au début ; en effet, cette paralysie constitue souvent un des premiers symptômes de la maladie. Lorsque la paralysie est stationnaire, on doit la considérer comme une lésion nucléaire ; nous pouvons en dire autant du ptosis. Dans un grand nombre de cas, la paralysie de l'oculo-moteur doit être également rapportée à une lésion du noyau.

Il est hors de doute que plusieurs des muscles externes de l'œil peuvent être entrepris en même temps au cours du tabes ; l'ophtalmoplégie externe n'est pas rare, et *de Watteville* a insisté spécialement sur la paralysie des mouvements de convergence, au stade inital de la maladie.

Les muscles internes de l'œil ne sont pas plus épargnés ; l'état de la pupille surtout est intéressant à étudier ; il est rare que les pupilles soient normales et égales, qu'elles réagissent comme à l'ordinaire : le rétrécissement des pupilles (myosis), leur inégalité (anisocorie) et l'abolition du réflexe pupillaire vis-à-vis de la lumière, ont déjà fait l'objet d'une description antérieure (p. 48). L'ophtalmoplégie interne de *Hutchinson*, qui comprend la perte du réflexe pupillaire avec paralysie de l'accommodation, est un symptôme beaucoup plus rare. Les irritations un peu douloureuses, telles que l'application du pinceau faradique, ont souvent pour effet, chez les tabétiques, d'amener une dilatation rapide des pupilles, tout comme à l'état sain.

Les lésions du trijumeau ne sont que secondaires dans le tabes ; si l'on fait abstraction du cas de *Westphal* où l'on constata une dégénérescence de la racine ascendante du trijumeau (p. 55), il semble que la paralysie n'ait jamais été observée à titre de lésion purement tabétique, ni dans la portion motrice, ni dans la portion sensible du nerf. Parmi les symptômes d'excitation, on ne peut citer que la céphalalgie provoquée par l'irritation des terminaisons nerveuses dans la dure-mère ; encore faut-il distinguer dans bien des cas, si cette céphalalgie ne doit pas être rapportée à une véritable migraine ; on devra donc toujours s'assurer si, dans les antécédents personnels ou héréditaires du malade, on ne retrouve pas de migraine, et, le cas échéant, si les accès ont été influencés, dans un sens ou dans l'autre, lors des débuts du tabes. Différentes observations prouvent que, en cas de migraine, la céphalalgie peut disparaître peu à peu tandis que les vomissements persistent : la distinction avec les crises gastriques peut alors devenir impossible. Lorsque l'on voit survenir des accès d'hémicrânie chez des sujets syphilitiques, il est toujours bon de rechercher s'il n'existe pas chez eux des symptômes tabétiques, l'absence du réflexe rotulien, par exemple. Dans certains cas, on peut observer de la paresthésie de la face ; le malade se plaint d'une sensation de gonflement de la moitié de la figure et des lèvres — peut-être faut-il les rapporter à une lésion de la racine ascendante du trijumeau.

Les lésions du facial sont tellement rares dans le tabes dorsal, qu'on est en droit de se demander, lorsqu'elles se présentent dans le cours de la maladie, si elles ne constituent pas de simples complications accidentelles ; sur 247 tabétiques, je n'en ai pas rencontré un seul qui accusât un trouble d'innervation des muscles animés par ce nerf.

Il en est de même des lésions de l'acoustique ; sans aucun doute, elles peuvent être d'origine tabétique ou, tout au moins, se montrer au cours de l'ataxie locomotrice, mais le fait est extrêmement rare. On observe alors un affaiblissement ou une perte complète de l'ouïe, s'établissant progressivement ou bien encore brusquement ; dans les deux cas, il y a lésion du nerf ; dans le premier cas, cette lésion consiste dans la dégénérescence grise s'étendant à tout le tronc nerveux, dans le second, on a affaire à une lésion du noyau ; les cas observés sont d'ailleurs encore trop peu nombreux pour qu'il soit possible de donner plus de détails sur les lésions anatomiques du nerf acoustique dans le tabes *(Hermet, L'Union med.* 1884, 86). — Il est impossible, jusqu'à présent, de déterminer en quelles circonstances on voit se constituer, dans le tabes, les symptômes de la maladie de *Ménière* ; je les ai rencontrés chez deux de mes malades, mais passagèrement, et il ne m'a pas été donné de faire plus tard l'examen anatomique de l'oreille interne.

Dans le tabes, on a aussi décrit des troubles de la gustation ; *Erben*, entre autres, en a publié un cas ; la lésion consistait en une dégénérescence du noyau du glosso-pharyngien ; pendant la vie, le malade ne distinguait même plus les substances douces des substances acides ; ces altérations dans le domaine gustatif ne présentent d'ailleurs pas grand intérêt pratique.

Au contraire, les lésions du pneumogastrique acquièrent, dans le tabes, une importance incontestable ; les symptômes qui en dépendent intéressent principalement les systèmes digestif, respiratoire et circulatoire. *Charcot* a donné le nom de crises, à certaines manifestations tabétiques dont la caractéristique est de se montrer subitement et sans règle, et de disparaître de la même façon. Les crises pharyngées comptent parmi les moins fréquentes ; elles consistent en une succession de mouvements de déglutition procédant par accès d'une durée de 10 à 12 minutes, pendant lesquels le patient exécute de 20 à 24 mouvements de déglutition par minute ; il s'y ajoute souvent une respiration bruyante ; ces crises peuvent rappeler assez bien le hoquet hystérique — une pression exercée sur la paroi latérale du larynx aurait, dans certains cas, suffi pour y mettre fin *(Oppenheim)*.

Les crises gastriques *(Charcot)* sont de beaucoup plus communes ; elles consistent en des accès de vomituritions et de vomissements, pendant lesquels le patient, sans effort marqué, rend des masses considérables d'un liquide muqueux, fortement acide ; cette évacuation est suivie d'un grand soulagement. Les vomissements se répètent de la sorte 1 ou 2 fois, ou plus, pendant quelques jours, parfois pendant une ou deux semaines, pour disparaître ensuite complètement pour un temps plus ou moins long. Dans certains cas, le vomissement se rencontre en même temps que des douleurs cardialgiques, mais il n'a aucun rapport avec les aliments ingérés ; il se montre même de préférence le matin, à jeun, et les commençants pourraient facilement le confondre avec le *vomitus potatorum*, surtout si le sujet fait un usage assez régulier de boissons alcooliques — le diagnostic différentiel n'offre pas grande difficulté. Lorsque le vomissement s'accompagne de vertige, d'angoisse, de ralentissement du pouls, on ne peut plus le considérer comme une crise gastrique. Ces accès de vomissement sont de grande importance pour le diagnostic du tabes ; bien souvent, on les met sur le compte d'une affection de l'estomac et on leur oppose toute une série de remèdes, qui restent évidemment sans effet, jusqu'au jour où d'autres symptômes viennent, parfois par hasard, mettre sur la voie du diagnostic. On devra donc toujours rechercher avec soin s'il n'existe pas de signes de tabes chez l'individu qui présente des vomissements ayant les caractères précités, en même temps que de violentes douleurs rhumatismales dans les jambes — on pose alors souvent très facilement le diagnostic du tabes, et l'on s'étonne de s'être attardé jusque là à celui de catarrhe d'estomac et de rhumatisme.

Eckert reconnaît deux formes de crises gastriques, une centrale et une réflexe *(Eckert, Die intestinalen Erscheinungen der Tabes.* Inaug. Diss. Berlin, 1887), mais cette opinion demande à être confirmée. Cet auteur admet, pour la première, outre un état général d'irritation du cerveau, une lésion du noyau du vague ; pour la seconde, une irritation périphérique du nerf, déterminée, par exemple, par les aliments ; c'est dans la dernière forme que le vomissement se produit sans malaise notable, sans que le patient en soit sérieusement incommodé.

Parmi les t r o u b l e s i n t e s t i n a u x, on doit signaler des douleurs fulgurantes très aiguës dans le rectum et l'anus (c r i s e s a n a l e s), un b e s o i n f r é q u e n t d ' a l l e r à s e l l e, qui occasionne des efforts répétés de défécation sans aucun effet ou n'amenant que l'évacuation d'une quantité insignifiante de matières fécales ; en troisième lieu, la d i a r r h é e t a b é t i q u e, dont la raison est d'ailleurs inconnue ; cette diarrhée peut durer un temps plus ou moins long et être suivie d'une constipation opiniâtre. Il est rare que l'on ait à constater de l'incontinence alvine ; l'exploration du rectum permet parfois de constater l'existence de troubles de la sensibilité et spécialement de l'anesthésie de la muqueuse ; on a encore signalé de la paresthésie dans la même région, par exemple, la sensation de corps étrangers dans le rectum.

Sous le nom de c r i s e s l a r y n g é e s, on entend des accès de dyspnée survenant pendant le repos au lit ou lors des mouvements. Parfois ce sont des accès dé suffocation particuliers, accompagnés d'une toux intense et précédés d'inspiration sifflantes, accès qui peuvént durer plusieurs minutes et faire croire au malade qu'il va succomber. Les attaques plus légères, dans lesquelles on voit une inspiration longue et sifflante succéder à plusieurs expirations courtes, sont déjà extrêmement pénibles pour le malade et lui causent une angoisse profonde ; on pourrait parfois les confondre avec la coqueluche. Ces accès sont provoqués par un changement de température, une conversation trop longue, les odeurs fortes, la fumée de tabac, etc. L'examen laryngoscopique ne donne parfois qu'un résultat négatif, parfois il révèle l'existence d'une paralysie de certains muscles laryngés : il est fort probable qu'ici aussi, il y a lieu de distinguer des formes réflexes et des formes centrales.

La paralysie des muscles aryténoïdiens postérieurs ou paralysie des muscles dilatateurs de la glotte (v.
p. 109) compte également parmi les symptômes précoces du
tabes ; elle peut offrir des dangers d'asphyxie, qu'il est impossible de rapporter uniquement à une paralysie des abducteurs
plutôt qu'à un spasme des adducteurs. — On peut considérer
comme une espèce d'ataxie du larynx, l'état décrit par
Gray (Brain janvier 1888), dans lequel la voix saute brusquement et souvent à un registre élevé.

Les accès d'angine de poitrine bien caractérisés sont
rares dans le tabes ; *Vulpian* a cependant eu occasion d'en
observer *(Revue de Méd.* 1885, V, 1).

Les lésions de l'accessoire, dont il a déjà été question antérieurement (p. 134), se rencontrent rarement dans le
tabes. Dans un cas publié par *Martius*, on constatait de la paralysie avec atrophie des parties supérieures des deux trapèzes ;
les sterno-cleido-mastoïdiens, qui reçoivent aussi un filet du
plexus cervical, étaient restés indemnes. On ignore si la lésion
peut intéresser un seul des noyaux de l'accessoire, noyau
accessoire du vague ou noyau spinal ; pas plus qu'on ne sait

Fig. 163.

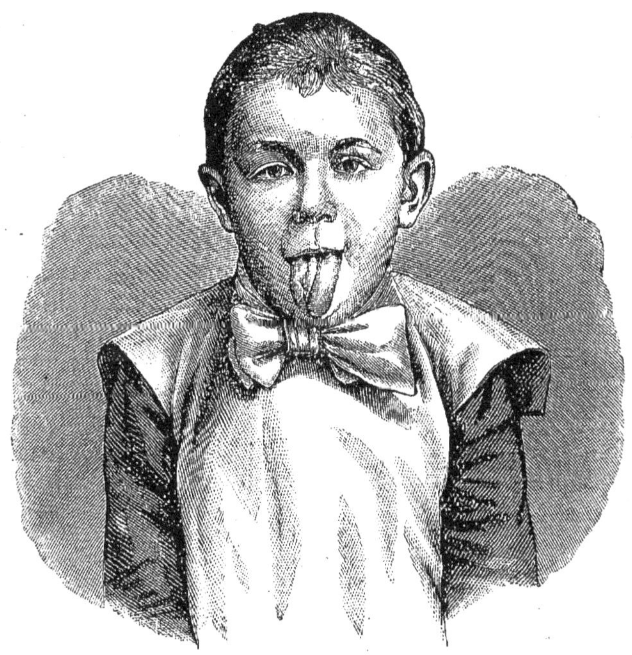

Hémiatrophie de la langue chez un enfant en parfaite santé.
(Observation personnelle).

s'ils peuvent être intéressés tous deux. Enfin on ne connaît pas d'exemple bien avéré d'états d'excitation dans le domaine de l'accessoire, spécialement de torticolis.

Parmi les lésions de l'hypoglosse, il en est une surtout qui mérite d'être mentionnée ici, c'est l'hémiatrophie de la langue, que nous avons décrite à la page 140. *Ballet* lui assignait tant d'importance qu'il affirmait que son existence suffisait à elle seule pour faire conclure au tabes. Nous avons pu observer, en effet, dans certains cas, la coexistence de la lésion de l'hypoglosse et du tabes, mais notre expérience personnelle nous oblige à reconnaître que l'hémiatrophie de la langue, qui est d'ailleurs loin d'être fréquente, se présente bien plus souvent à titre d'affection idiopathique. Aux deux cas déjà cités à la page 142, nous pouvons en ajouter un troisième, dans lequel pas plus que dans les deux autres, il ne peut être question de tabes. Le noyau de l'hypoglosse ne paraît pas très prédisposé aux processus dégénératifs déterminés par le tabes.

Les troubles cérébraux affectent, dans le tabes, les formes les plus variées. Citons d'abord le vertige qui frappe le malade dès qu'il lève les yeux ou qu'il remue rapidement la tête, vertige si intense que le patient doit saisir les objets qui se trouvent à sa portée pour ne pas tomber ; ensuite, la mauvaise humeur, l'inquiétude qui, en certains cas, peuvent être le prélude de véritables psychoses, telles que la paranoia, la mélancolie ou la démence simple ; il est plus commun encore de voir la paralysie progressive évoluer en même temps que le tabes, l'une ou l'autre de ces deux affections pouvant ouvrir la marche. Le processus peut envahir la moelle après le cerveau, ou inversement, et *Westphal* fait remarquer avec raison que, chez les individus affectés, il existe une certaine disposition du système nerveux en vertu de laquelle, suivant la diversité des facteurs encore inconnus qui agissent sur lui, on voit le processus morbide frapper, à la fois ou successivement, tantôt la moelle épinière, tantôt le cerveau, tantôt la partie périphérique des nerfs crâniens.

Il a déjà été question, au chapitre de l'épilepsie, de l'apparition de cette névrose au cours du tabes ; *Schlieper* a publié à ce sujet un travail entrepris sous ma direction *(Inaug.-Dissert.* Breslau, 1884).

Les hémiplégies que l'on observe au cours du tabes, sont pour la plupart indirectes (p. 224) en ce sens qu'elles disparaissent tôt ou tard et ne reconnaissent pour cause ni une déchirure vasculaire au cerveau, ni la destruction d'une partie de la capsule interne. D'ordinaire, le facial n'est que peu entre-

pris et d'une façon passagère ; les extrémités sont seulement
parésiées et reprennent leurs fonctions sans aucun traitement.
J'ai vu plus d'une fois s'établir de semblables hémiparésies, sans
prodromes, avec une certaine obtusion de la conscience, et ces
troubles disparaître après un temps plus ou moins long. *Bernhardt* a vu l'aphasie se joindre à ces symptômes *(Arch. f. Psych.
u. Nervenkrankheiten* 1883, XIV, 1).

Les phénomènes médullaires que l'on rencontre
dans le tabes ont toujours été l'objet d'une description toute
particulière dans l'exposé de la maladie ; guidé que l'on est par
l'idée que la lésion a son siège exclusif dans la moelle épinière,
on leur attribue une importance prépondérante, et l'on considère les autres manifestations comme secondaires. Et, cependant, les cas ne sont pas rares où les symptômes médullaires
restent à l'arrière-plan pendant une grande partie, parfois pendant tout le cours de la maladie, et où les troubles du cerveau,
des nerfs crâniens, et même des nerfs périphériques acquièrent
une importance capitale, si on les compare aux symptômes
médullaires. Des observations, de plus en plus nombreuses,
démontrent que le processus entreprend tout le système nerveux ; on est, d'ailleurs, bien obligé de l'admettre si l'on veut
se rendre un compte exact de la pathologie de l'affection.

On peut imputer, aux lésions médullaires, l'existence de
troubles de la motilité, de la sensibilité et des réflexes.

Les troubles moteurs sont de différentes natures ; ils
consistent dans une diminution de la force brute des muscles
ou dans des troubles de la coordination. La diminution de la
force musculaire est, en somme, un symptôme rare ; le plus
souvent, bien que le malade ne remue que très difficilement les
membres, les muscles ont conservé toute leur puissance ; la
difficulté dans les mouvements est sous la dépendance des
troubles de coordination ; on la désigne généralement sous le
nom d'ataxie.

On entend, par mouvements coordonnés, ceux qui
nécessitent l'action harmonique de plusieurs muscles ; la
marche, l'écriture, l'action de saisir un objet, sont autant de
mouvements coordonnés. Ils ne peuvent résulter d'une innervation grossière et égale pour tous les muscles qui doivent intervenir, mais chacun de ceux-ci doit recevoir en particulier la
dose d'influx nerveux qui lui est nécessaire, et la recevoir
à un moment déterminé, afin que la contraction se fasse en
temps voulu : quand ces différentes conditions sont réalisées, le
mouvement s'effectue normalement ; si l'une d'elles vient à
manquer, le mouvement devient irrégulier, ataxique. Il est

tout à fait caractéristique, si pas pathognomonique, pour le tabes, de voir, au cours de la maladie, exceptionnellement à son début, l'ataxie s'emparer de certains mouvements, en particulier des mouvements des extrémités inférieures, et, en tout premier lieu, de la marche. L'ataxie est plus rare aux membres supérieurs, les mouvements coordonnés nécessaires pour écrire, manger, etc., restent le plus souvent normaux.

La marche des tabétiques est facilement reconnaissable, même pour un œil peu exercé ; tout d'abord, on est frappé de la fixité avec laquelle le malade suit des yeux le moindre mouvement des pieds, il contrôle chaque pas, et cherche avec précaution l'endroit où il posera le pied lorsqu'un accident de terrain, le rebord d'un trottoir, se trouve sur sa route. Si, pour une raison quelconque, ce contrôle des yeux vient à lui manquer, les mouvements des membres inférieurs deviennent immédiatement incertains, maladroits, le malade risque de tomber. Cependant, malgré toute la surveillance dont elle est l'objet, la marche présente certaines difficultés : le malade jette le pied en dehors et le laisse retomber sur les talons (pas du coq) ; cette façon de lever, de projeter la jambe et de laisser retomber le pied, permet de diagnostiquer, à peu près sûrement, le tabétique à distance. C'est un service à lui rendre que d'éviter de le saluer, de ne pas lui parler en rue ; on troublerait par là l'attention qui lui est si indispensable pour donner à sa marche une sûreté relative.

Ce n'est pas seulement dans la marche, mais aussi dans la station debout, que se dénotent l'incertitude et l'insuffisance de l'innervation des différents groupes musculaires. Le malade ne peut garder son immobilité, surtout lorsqu'on lui ferme les yeux ; il vacille et tomberait si on ne le soutenait immédiatement — signe de *Romberg* ; plus la base de sustentation est étroite, plus le malade rapproche les pieds l'un de l'autre, plus ce phénomène devient manifeste ; en même temps, on peut remarquer des contractions irrégulières dans les muscles du mollet.

L'ataxie des membres supérieurs est beaucoup plus rare ; elle empêche le malade d'écrire, de toucher du piano, de se livrer aux ouvrages manuels. Le malade, les yeux fermés, ne parvient plus à décrire des cercles dans l'air avec les bras, à rapprocher les index à une certaine distance, à se toucher rapidement la pointe du nez, etc ; tous les mouvements deviennent plus ou moins irréguliers. Il est exceptionnel de voir les extrémités supérieures s'entreprendre de bonne heure et d'une façon marquée ; lorsque cela existe, il est presque toujours possible d'en trouver une cause déterminante particulière, le travail professionnel, par exemple *(Bernhardt Zeitschr. f. klin. Med.* 1888, XIV, 3, pag. 289). *Remak* a également publié un cas d'ataxie limitée aux extrémités supérieures ; chez le même malade on remarquait de l'éphidrose unilatérale *(Berlin. klin. Wochenschrift.* 1880, 22). Lorsque l'ataxie occupe les quatre extrémités, comme dans le cas de *Fort (Dubl. med. Journ. of med. Scienc.* 3 S., 1886, CLXXIII), le patient devient tout-à-fait impotent.

Il ne faut pas confondre l'ataxie spinale avec l'ataxie cérébrale, encore appelée a t a x i e c o r t i c a l e (p. 181). L'influence que la vue exerce sur la coordination des mouvements, est un point de diagnostic important pour les distinguer l'un de l'autre ; dans l'ataxie spinale, les mouvements deviennent plus réguliers, plus sûrs, quand ils sont contrôlés par la vue ; dans l'ataxie corticale, ce contrôle est sans influence.

On n'est pas encore parvenu à d o n n e r u n e e x p l i c a t i o n p h y s i o l o g i q u e c e r t a i n e d e l'a t a x i e, aussi est-on loin d'être d'accord sur ce sujet. Certains auteurs, *Benedikt, Cyon, Jaccoud,* entre autres, font dépendre l'ataxie d'un trouble de l'activité réflexe dans la moelle épinière ; d'autres, parmi lesquels *Friedreich,* et après lui, *Erb,* pensent qu'elle repose sur une lésion des fibres de la coordination, fibres dont le trajet n'est d'ailleurs pas sûrement connu. *Leyden* invoque, pour l'expliquer, les troubles de la sensibilité : l'interruption de la conductibilité des voies sensibles dans la substance grise produit, d'après lui, une dissociation de l'arc réflexe entre les nerfs qui produisent la sensibilité musculaire et ceux qui assurent la motilité des muscles ; « la régulation involontaire des mouvements, fondée sur l'état de contraction ou de relâchement des muscles » se trouve par là supprimée, et l'ataxie se constitue *(Wernicke).* Malgré les nombreux adversaires de la théorie de « l'a t a x i e s e n s o r i e l l e » — car, il faut bien l'avouer, l'ataxie se rencontre en l'absence de tout trouble de la sensibilité — on y revient cependant toujours, et dernièrement encore, *Goldscheider* s'en est fait le défenseur. Dans un travail très complet *(Zeitschr. f. klin. Med.* 1888, XV, 1, 2), cet auteur donne d'abord un aperçu des recherches récentes sur le s e n s m u s c u l a i r e; il en arrive à décomposer le sens musculaire en quatre facultés distinctes : 1° le sens des mouvements passifs ; 2° celui des mouvements actifs ; 3° la perception du lieu, et 4° le sens de la difficulté et de la résistance. Il émet alors l'opinion, que dans tous les cas d'ataxie où l'examen de la sensibilité a été pratiqué, cet examen avait toujours été incomplet sous l'un ou l'autre rapport ; il cite, comme exemple, les observations de *Friedreich* considérées comme typiques, dans lesquelles on a négligé l'examen du sens du mouvement. D'après lui, en complétant l'examen de la sensibilité, on arrive à conclure que les troubles de la sensibilité constituent la base de l'ataxie.

Etant donné que nous ne connaissons rien de la manière dont se fait la coordination normale des mouvements, et si l'on se représente que cette coordination n'est pas congénitale, mais doit être acquise par l'exercice, sous l'influence continue du contrôle et des corrections qui nous viennent de la périphérie, on peut admettre avec *Strümpell*, que l'ataxie dépend de l'absence ou de l'insuffisance de ces influences régulatrices, en d'autres termes, que cette action régulatrice sur l'appareil moteur n'existe plus en réalité *(Nervenkrankh.* 4ᵉ Aufl. p. 209, 210). On devrait considérer la substance grise et les cellules ganglionnaires qu'elle renferme, comme l'endroit où cette action s'accomplit.

Il est impossible de décider laquelle des théories actuellement en présence sera finalement reconnue comme exacte ; peut-être existe-t-il encore d'autres facteurs, méconnus jusqu'à présent, qui interviennent dans la constitution de l'ataxie.

A une période plus avancée du tabes, la force brute des muscles volontaires, surtout celle des extrémités inférieures, subit une diminution progressive ; il en résulte, d'abord, une fatigue légère pendant la marche, plus tard, une paralysie complète (paraplégie). Le malade s'aperçoit, au début, que la route qu'il parcourait auparavant sans fatigue, exige de sa part plus de temps, qu'il est forcé de s'arrêter pour prendre quelque repos ; les montées deviennent particulièrement pénibles, finalement impossibles. Au fur et à mesure des progrès de l'affection, les mouvements deviennent plus difficiles, le malade traîne péniblement les jambes ; il finit par ne plus pouvoir marcher ou se tenir debout sans un secours étranger et à se voir condamné, pour le restant de sa vie, à la chaise roulante.

Les symptômes d'excitation motrice ne se montrent que rarement ; ils se bornent généralement à des contractions dans les doigts ou les orteils, apparaissant par accès ; on observe parfois dans les membres, des mouvements involontaires ; *Stintzing (Centralbl. f. Nervenkrankh.* 1886, IX, 3) a signalé, chez un de ses malades, des mouvements involontaires de cette espèce qui se montraient lors des efforts de toux et consistaient en mouvements de flexion de la cuisse sur le bassin. *Strümpell (Neurol. Centralbl.* 1887, VI, 1) et *Oppenheim (Sitzung der Charité-Gesellschaft.* 20. Mars. 1884) rapportent des cas de mouvements associés analogues dans les doigts et les orteils. Quant aux mouvements athétosiques et choréiformes dont *Andry (Revue de Méd.* 1887, 1) a donné la description chez des tabétiques, ils sont dus à une lésion concomitante des cordons latéraux et doivent être considérés comme une complication. Parmi les symptômes d'excitation motrice dont l'explication anatomique nous échappe, il convient de citer le t r e m - blement qui s'observe, chez certains tabétiques, tantôt au stade initial, tantôt à une période assez avancée de la maladie. Lorsque ce tremblement intéresse les extrémités supérieures, il détermine des altérations de l'écriture que nous avons cherché à reproduire à la figure 164.

Les t r o u b l e s d e l a s e n s i b i l i t é, dans le tabes, peuvent se diviser en troubles purement subjectifs et en troubles que

Fig. 164

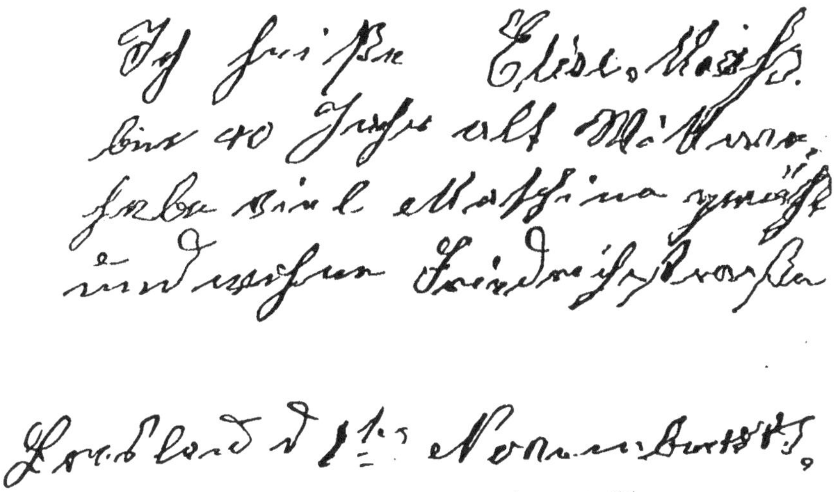

Le tremblement dans le tabes. (Observation personnelle).

l'examen objectif peut rendre manifestes. Ces troubles sont nombreux, et l'on peut dire que chaque malade peut être, à ce sujet, la source d'observations intéressantes. Les uns doivent être rapportés à l'excitation de l'élément sensible, d'autres à sa paralysie; il en existe, en outre, beaucoup d'autres qu'il est impossible de ranger dans l'une ou l'autre de ces deux catégories; on ne les trouve nulle part aussi nombreux que dans le tabes.

Si l'on considère d'abord les t r o u b l e s s u b j e c t i f s de la sensibilité, et spécialement les troubles relevant d'une excitation sensible, on rencontre, en premier lieu, les d o u l e u r s, qui jouent, dans la vie du tabétique, un rôle si important et, pour ainsi dire, continu. Leur nature, leur siège et leur degré sont extrêmement variables. Nous signalerons d'abord, à cause de leur précocité, des douleurs musculaires, se montrant tantôt dans les épaules, tantôt dans les jambes, et rappelant assez bien les douleurs musculaires que l'on ressent généralement après des efforts excessifs (gymnastique, ascensions de montagne, etc.); chez les malades qui nous occupent, elles se présentent sans motif, par accès, et obligent à un repos complet de plusieurs heures; tout mouvement devient pénible, impossible, et ce qui domine, c'est un sentiment de fatigue et de faiblesse extrêmes. *Pitres* a donné à ces douleurs le nom de « crises de courbature musculaire » (*Progrès médical*, 1884, XII, 28); il les considère comme des précurseurs du tabes.

Il ne faut pas confondre ces douleurs musculaires avec les douleurs nerveuses que l'on observe chez les mêmes malades; celles-ci reconnaissent pour cause une irritation des racines postérieures; leur existence, dans le tabes, rend la vie du malheureux patient pénible au dernier point. Elles siègent de préférence dans les extrémités inférieures et se caractérisent par une sensation sourde de perforation ou par l'impression de piqûres d'épingle, se montrant pendant quelques heures pour disparaître ensuite pour un certain temps. Elles siègent assez volontiers dans le dos, et dans la région sacrée, et souvent pendant des années, on les considère comme l'expression du rhumatisme, du lumbago. Aussi longtemps qu'elles existent seules, la position du patient est, malgré tout, encore supportable; mais il est encore d'autres douleurs nerveuses d'un caractère tout différent : ce sont les douleurs fulgurantes et les douleurs lancinantes, douleurs rapides comme l'éclair, courtes, mais terribles parfois, au point de faire désirer la mort; leur influence démoralisante peut être telle, qu'elles font de l'homme le plus courageux un infirme abattu, sans cesse occupé à se lamenter. Elles procèdent par accès pouvant durer de quelques minutes à plusieurs jours, pour disparaître ensuite pendant un temps plus ou moins long, parfois pendant des mois; dans certains cas, ces accès se répètent plus souvent, presque chaque semaine, mais alors ils ne durent en général que quelques instants.

On voit parfois se développer, à la suite de ces accès, des ecchymoses cutanées occupant les parties du corps qui ont été le siège de la douleur, ecchymoses que l'on serait porté à mettre sur le compte d'une chute, d'un coup, si l'on n'en connaissait la provenance. Plus rarement, c'est de l'œdème que l'on observe; ces manifestations disparaissent après quelques jours.

Outre les douleurs dont il vient d'être question, le malade peut encore présenter de l'hypéresthésie de la peau; à certains endroits, au dos par exemple, le plus léger contact d'un corps étranger, de l'eau même, devient gênant, douloureux; cette hypéresthésie peut demeurer stationnaire pendant des mois et n'être nullement influencée par l'apparition des douleurs par accès.

On a l'habitude de ranger parmi les symptômes d'excitation sensible, une certaine sensation de constriction, se montrant par accès, et que le patient compare à l'action constrictive d'un cercle qui lui étreint le thorax et l'empêche de respirer.

Le malade peut aussi accuser certains symptômes de paralysie sensible: il n'est pas rare de l'entendre se plaindre de ne plus sentir, en se lavant, le frottement du drap sur certaines places limitées du corps, ou bien accuser de l'insensibilité à la plante des pieds. Un de mes malades renseignait, de lui-même, une perte de la sensibilité de toute la région périnéale; à l'examen objectif, je constatai de l'anesthésie complète s'étendant jusque sur la face interne des cuisses. Il est certaines anesthésiés particulièrement pénibles pour le patient, celles des muqueuses, par exemple: l'anesthésie du rectum offre l'inconvénient des selles inconscientes, celle du vagin supprime ou affaiblit la sensation voluptueuse lors des rapprochements sexuels.

Parmi les troubles subjectifs, il faut encore citer la perversion des sensations; une des plus communes est la perte de la sensation du sol, le malade croit marcher, non plus sur un sol ferme, mais sur un tapis, sur de la mousse, etc. On peut observer aussi des fourmillements, de l'engourdissement, principalement dans les extrémités inférieures, parfois aussi dans les mains, auquel cas il devient impossible au malade d'écrire ou de se livrer à n'importe quel travail manuel délicat, même en l'absence de tout trouble moteur.

L'examen objectif peut également faire ressortir, chez les tabétiques, l'existence de différentes anomalies dans le domaine de la sensibilité. Cet examen devra toujours être fait avec prudence: le malade, que l'on examine souvent, finit par ne plus apporter l'attention nécessaire aux questions qu'on lui pose, il devient négligent dans ses réponses; de plus, on ne doit pas oublier qu'il peut se produire certaines sensations indépendantes de toute irritation externe: ce sont les sensations spontanées. *Rosenbach (Deutsche med. Wochenschr.* 1889, 13) a montré qu'il pouvait se produire des sensations par accumulation *(Summation)* d'excitations faibles dont les intervalles diffèrent d'après le degré de l'excitation et d'après l'état du malade. Si l'on réfléchit, en outre, que dans l'examen, il est bon de tenir compte de ce que l'on a appelé les sensations complémentaires *(Nachempfindung)*, on voit à combien de sources d'erreurs, on peut être exposé. D'après *Belmont (Gaz. méd.* 1877, 19), les troubles objectifs de la sensibilité auraient, chez les tabétiques, certains endroits d'élection, par exemple, la plante du pied, la région péri-malléolaire, et, en général, toute l'extrémité inférieure. Si cette observation est vraie — *B. Stern* n'a pu la confirmer — il y a là de nouveau matière à erreur pour l'examen objectif. Les méthodes d'examen sont extrémement simples ; les instruments employés dans ce but se réduisent à un appareil d'induction et au compas de *Weber ;* quelques aiguilles, un pinceau et deux tubes renfermant, l'un de l'eau froide, l'autre de l'eau chaude, complètent l'appareil nécessaire dans la grande majorité des cas.

Parmi les phénomènes d'excitation, l'hyperesthésie, déjà mentionnée plus haut, est un symptôme relativement rare, mais facile à déceler. Elle n'est souvent que passagère ; telle place qui, la veille, était extrèmement sensible au moindre attouchement avec le pinceau, se montre, le lendemain, complètement normale. Il n'y a jamais d'hyperesthésie que pour la sensibilité douloureuse ; les autres modes de sensibilité en sont toujours exempts. Un symptôme d'excitation plus rare consiste dans l'existence de sensations répétées vis-à-vis des excitations douloureuses : si l'on pique le malade à l'aide d'une aiguille, il accuse une succession de sensations douloureuses ; ce phénomène a reçu le nom de polyesthésie *(Fischer)*.

Les symptômes paralytiques de la sensibilité jouent assurément, dans l'examen objectif, un rôle autrement important. Citons d'abord les anesthésies qui peuvent affecter la sensibilité sous toutes ses formes, sens de la douleur, du toucher, de la température. Parmi elles, l'analgésie est certainement la plus remarquable ; le patient, qui réagit normalement pour les excitations faibles, ne le fait au contraire presque pas pour les excitations fortes. On peut considérer comme une anomalie d'analgésie l'uniformité de sensations vis-à-vis des agents les plus différents, c'est ainsi que certains tabétiques ne distinguent pas l'application du thermo-cautère d'une simple piqûre d'épingle ou d'un pincement énergique, et qu'ils accusent simplement, à chacune de ces excitations, une sensation de brûlure. Les sensations douloureuses que provoque le courant électrique peuvent également être absentes, et l'on peut traiter bon nombre de tabétiques avec le courant le plus fort, leur appliquer le pinceau faradique aux endroits les plus sensibles du corps, à la face interne des cuisses, au périnée, aux testicules, etc., sans qu'ils trahissent la moindre douleur.

Il faut enfin considérer comme un symptôme paralytique, le ralentissement de conduction de la sensibilité, le retard de la sensation, que l'on constate si souvent dans l'ataxie locomotrice ; les piqûres ne sont ressenties que 1, 2 et même 3 secondes après le moment où on les fait ; si ce retard n'est pas égal pour les différentes qualités de sensations, il peut en résulter une dissociation dans la perception ; le tabétique sentira d'abord qu'on le touche, et ce n'est qu'après qu'il reconnaîtra que cet attouchement est douloureux *(Osthoff, Remak)*.

Les altérations du sens musculaire (v. p. 576), entraînent l'impossibilité pour le patient, d'apprécier la position de ses membres, lorsqu'il a les yeux fermés ; il ne se rend pas compte non plus des changements de position qu'on leur imprime ; il n'estime plus exactement le poids des objets qu'on lui place en mains. Toutes ces particularités doivent être passées en revue dans l'examen du sens musculaire ; on doit aussi déterminer exactement quel est le changement de position minimum à imprimer aux membres pour que le malade s'aperçoive qu'il y a eu mouvement.

Les troubles de la sensibilité réflexe sont plus accentués pour les réflexes tendineux que pour les réflexes cutanés ; le réflexe patellaire est particulièrement affecté ; on sait que son siège anatomique se trouve localisé dans la zone radiculaire postérieure *(Westphal)*, à l'union de la moelle dorsale et du renflement lombaire, et à hauteur de l'émergence des 2e, 3e et 4e nerfs lombaires (v. p. 407) ; cette zone est représentée par la substance parcourue par le faisceau moyen des racines postérieures depuis son entrée dans la moelle jusqu'à la substance gélatineuse de *Rolando*. Lorsque cette partie est dégénérée, le réflexe patellaire est aboli ; en cas contraire, ce réflexe persiste (v. fig. 165, *A* et *B)*. Les rares cas où ce réflexe avait persisté d'un côté, ont confirmé la localisation adoptée par *Westphal :* l'autopsie a démontré que, dans la moitié de la moelle correspondant au réflexe aboli, la dégénérescence avait atteint la zone en question, tandis que, dans l'autre moitié, c'est-à-dire du côté sain, elle l'avait respectée.

L'abolition du réflexe patellaire, ou signe de *Westphal*, est à tel point pathognomonique du tabes, que l'on doit affirmer l'existence de cette maladie là où cette abolition s'observe ; du moins c'est l'opinion qui avait été défendue dans les premiers travaux de *Westphal, Erb*, etc., et, en réalité, on ne peut méconnaître que, dans l'immense majorité des cas de tabes, ce signe se montre à l'une ou l'autre période de l'affection, très souvent même dès le début. Cependant, on en vint à penser que cette règle pouvait bien n'être pas aussi absolue qu'on l'avait cru tout d'abord, on lui trouva des exceptions ; vers la fin de 1870, *Berger et Fournier* publièrent un certain nombre de cas où le réflexe patellaire n'avait jamais été aboli, malgré l'existence avérée du tabes. Les observations se multiplièrent ; *Westphal* lui-même attira l'attention sur la persistance du phénomène du pied dans la sclérose des cordons

Fig. 165.

A.

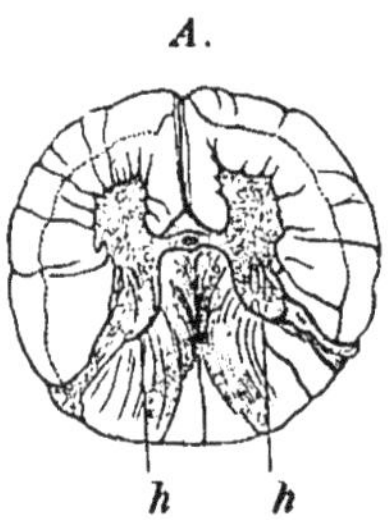

B.

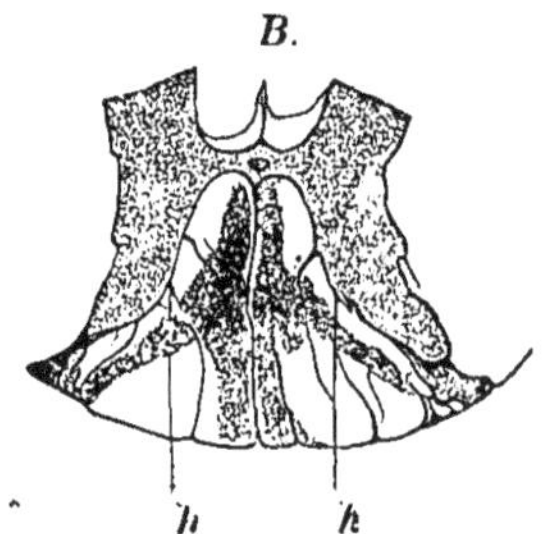

h   h   h   h

Les lignes *h h* délimitent la zone radiculaire. Ici les lésions dégénératives, procédant de dedans en dehors, n'avaient pas dépassé cette ligne-limite : le réflexe rotulien persista pendant toute la vie.

Ici, la dégénération s'étendant de dedans en dehors, empiétait sur la zone radiculaire ; le réflexe patellaire était aboli depuis 5 ans avant la terminaison fatale.

Deux cas de tabes. (D'après *Westphal*).

postérieurs (*Arch. f. Psych. u. Nervenkrankh.* 1886, XVII, 2) ; précisément vers cette époque, je publiai deux observations du même genre (*Berlin. klin. Wochenschr.* 1886, 10). Il faut donc admettre que le réflexe patellaire peut être conservé pendant toute la durée de l'affection — l'anatomie pathologique est là pour expliquer ce fait par l'absence de dégénération de la zone radiculaire. Dans certains cas, des examens répétés et minutieux, secondés au besoin par la manœuvre de *Jendrassik* (v. p 411.) permettront d'assister, pour ainsi dire, à l'affaiblissement lent et progressif du réflexe patellaire ; parfois, on peut observer que cet affaiblissement est plus rapide d'un côté que de l'autre ; c'est ainsi que le réflexe peut avoir complètement disparu à une jambe, et être encore très sensible à l'autre. *Godflam* a fait connaître plusieurs faits de cette espèce (*Neurol. Centralbl.* 1888, 19) ; d'après lui, on pourrait également les expliquer par l'existence d'altérations occupant les fibres elles-mêmes et amenant un trouble de leur conductibilité. Le réflexe patellaire, une fois aboli, ne reparaît plus dans le tabes : c'est une conséquence fatale de la destruction de la partie de la moelle qui correspond à ce réflexe ; cette réapparition s'observe, au contraire, dans certaines névroses traumatiques et peut, dans les cas douteux, fournir un élément pour le diagnostic différentiel. Une exagération du réflexe patellaire, dans le tabès, peut être expliquée par la dégénérescence concomitante des cordons latéraux.

La valeur pathognomonique du signe de *Westphal*, déjà ébranlée par ce que nous venons de voir, est encore amoindrie par d'autres faits non moins douteux ; ainsi, ce signe disparaît en certaines circonstances, dans d'autres affections que le tabes, dans différentes affections cérébrales, par exemple, lorsque la tonicité musculaire nécessaire pour l'existence du réflexe a disparu ; également dans la névrite, la poliomyélite, le diabète, l'alcoolisme chronique et les affections de l'articulation du genou lorsque le tendon malade a perdu de son élasticité. Si l'on ajoute encore qu'il n'est pas toujours possible de le provoquer chez l'homme sain, qu'il peut disparaître, sans cause appréciable, dans la vieillesse ou sous l'influence d'un état d'épuisement nerveux très prononcé avec abaissement du tonus musculaire, on conviendra qu'il y a là suffisamment de raisons pour ne pas s'exagérer son importance comme signe diagnostique du tabes. On a voulu, dans ces derniers temps, introduire une mensuration de l'énergie de ce réflexe ; on peut se dispenser facilement de ce moyen de diagnostic pour les cas de la pratique journalière.

Les centres réflexes pour les fonctions vésicales, intestinales et sexuelles, situés dans la moelle lombaire, sont fatalement éprouvés dans le tabes. Bien que ces réflexes soient en eux-mêmes peu connus, leurs états pathologiques ont été l'objet d'études très suivies ; les troubles vésicaux, spécialement, ont été analysés très en détail et on s'est efforcé d'établir entre eux une distinction ; on peut les diviser le plus simplement en troubles moteurs et en troubles sensibles, se constituant lorsque le processus dégénératif atteint l'un ou l'autre centre spinal ou bien s'étend à tous les deux.

Les troubles moteurs vésicaux participent autant de l'excitation que de la paralysie ; ils peuvent intéresser le sphincter et le détrusor, muscles sur lesquels la volonté n'a que peu de prise. Suivant que l'un ou l'autre de ces troubles l'emporte, les accidents affectent des formes différentes : si c'est la paralysie du détrusor qui domine, il faut au malade des efforts longs et soutenus pour arriver à évacuer l'urine, goutte par goutte ; parfois, même, la miction debout devient impossible, le malade doit s'accroupir ou s'asseoir sur le closet et se livrer à des efforts énergiques de la presse abdominale pour pouvoir émettre quelques gouttes d'urine. La miction peut exiger un temps tellement considérable, que le malade redoute de devoir recourir à un établissement public. Dans certains cas, d'ailleurs exceptionnels, lorsqu'il existe non seulement de la parésie du détrusor, mais en même temps un spasme du sphincter, la miction est complètement supprimée et l'on doit recourir à l'usage de la sonde pour vider la vessie. D'autres fois, lorsqu'il y a parésie du sphincter, le patient est obligé d'uriner très souvent, dès qu'il y a un peu d'urine dans la vessie; à peine une ou deux heures se sont-elles écoulées, qu'il se produit un besoin insurmontable que le patient doit satisfaire s'il ne veut pas s'exposer aux désagréments d'une miction involontaire. Cette circonstance lui fait redouter les longs trajets en chemin de fer, les réunions, le théâtre même; il préfère rester chez lui, où il est sûr de pouvoir satisfaire ses besoins en temps opportun. Cette parésie du sphincter détermine chez le malade de longues insomnies, car elle l'oblige à se relever souvent la nuit; si son sommeil est profond, l'urine s'écoule; lors des efforts de toux ou d'éternuement, il mouille légèrement son linge. Lorsque la faiblesse du sphincter existe à un haut degré, l'urine s'écoule involontairement, goutte à goutte, ou bien la vessie se vide en une fois, subitement : dans les deux cas, le malade doit porter un récipient, sinon, il se développe autour de lui une atmosphère ammoniacale qui trahit à distance son infirmité. Lorsque la rétention se combine à de l'incontinence, il peut arriver que le malade, à la suite d'un effort énergique, produise un jet assez fort, mais celui-ci s'arrête bientôt subitement et ne reprend qu'après un nouvel effort. Il arrive aussi que le malade, après de longs efforts stériles, ait renoncé à uriner, et que tout-à-coup la miction se produise dans son linge. Toutes ces particularités ne peuvent être bien établies qu'après un examen minutieux et répété du patient.

Les troubles de sensibilité de la vessie consistent, chez certains malades, en accès douloureux plus ou moins violents se montrant avant et pendant la miction; le malade redoute l'instant où il devra uriner, car ces douleurs sont extrêmement pénibles; *Charcot* leur a donné le nom de « c r i s e s v é s i c a l e s »; elles siégent dans la région hypogastrique, et s'irradient parfois jusque dans l'urèthre, (crises vésico-uré-thrales). On peut également observer de la strangurie, qui oblige le malade à uriner toutes les demi-heures, pour n'émettre que quelques gouttes. Chez d'autres patients, c'est de la diminution de sensibilité qui se manifeste : la vessie et l'urèthre sont anesthésiés et l'urine s'écoule à l'insu du malade ; ce symptôme est surtout accusé lorsqu'il existe en même temps un certain degré de faiblesse des sphincters ; alors le patient ne s'aperçoit qu'il vient d'uriner, qu'à l'humidité de son linge ; un symptôme relativement rare, c'est l'hématurie survenant à la suite des crises vésicales et consécutive à une hémorragie capillaire dans la vessie ou l'urèthre ; la présence de sang dans leurs urines vient encore ajouter aux angoisses de ces malheureux. Ces hémorragies peuvent être considérées comme l'analogue des ecchymoses cutanées signalées à la suite des violents accès de douleurs lancinantes.

Du côté de l'intestin, le symptôme le plus pénible est une constipation opiniâtre; l'incontinence des matières fécales et l'anesthésie de la muqueuse rectale sont relativement rares ; lorsque l'anesthésie existe, le malade ne se rend pas compte du passage des selles pendant la défécation, et se souille à son insu.

Le centre pour les fonctions sexuelles, également situé dans le renflement lombaire, est troublé non-seulement dans ses rapports réflexes, mais également dans ses rapports avec le cerveau : lorsque ses voies de communication avec les centres psychiques sont interrompues, la fonction ne peut plus s'accomplir ; si c'est la voie vers le centre empêchant qui est interrompue, les réflexes sexuels sont exagérés, et il se développe du priapisme. Les érections violentes et la spermatorrhée constituent des phénomènes assez fréquents aux premiers stades du tabes. *Pitres* a décrit chez la femme, sous le nom de crises clitoridiennes, un état analogue, caractérisé par un éréthisme accompagné de sensations voluptueuses et de sécrétions ; ces crises sont exceptionnelles, du moins en Allemagne. Les tabétiques conservent souvent, pendant plusieurs années, leur puissance génitale ; bien que malades, ils peuvent engendrer un ou plusieurs enfants bien portants ; la puissance génitale ne disparaît que plus tard, et avec elle, les appétits sexuels; la cohabitation n'a plus de charmes pour eux, le coït est plus rare et souvent inachevé. On a également signalé chez certains tabétiques, de la paralysie des nerfs éjaculateurs à côté d'un fonctionnement normal des nerfs érecteurs ; le coït se fait alors dans les conditions habituelles, mais l'émission du sperme n'a lieu que tardivement et petit à petit ; *Bernhardt* avait constaté cette même particularité dans un cas de paralysie des nerfs éjaculateurs de nature purement traumatique (*Deutsch. med. Zeit.* 1888, 48).

Les centres vaso-moteurs et trophiques ne sont que rarement intéressés dans le tabes; il existe bon nombre de cas où les troubles en question font complètement et longtemps défaut. *Ollivier (Gaz. hebdom.* 7 septembre 1883, XXX, 36), *Raymond* et *Arthaud (Revue de méd.* 1884, IV, 5), et d'autres encore, ont signalé une hyperhydrose localisée aux mains et aux pieds. Nous avons également observé dans le tabes une hyperhydrose des mains tellement accentuée que l'on pouvait assister à la formation des gouttelettes, à leur réunion en gouttes plus volumineuses et à leur écoulement continu. Chez un autre malade, la transpiration était limitée à une moitié du corps et se montrait, après chaque repas, sur une moitié de la face, du cou et du tronc ; il serait difficile de décider si le sympathique doit être mis en cause pour expliquer l'apparition de cette anomalie.

Fig. 166.

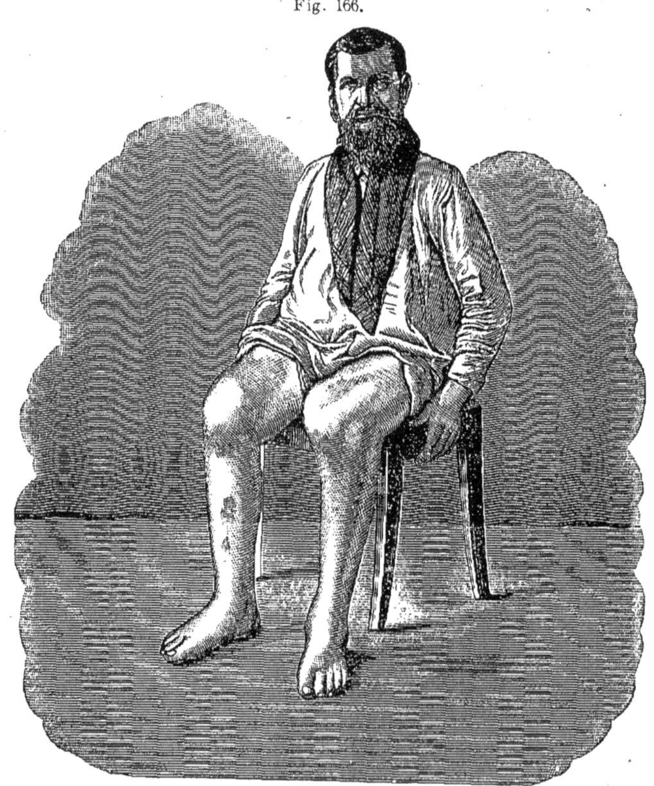

Maladie de Charcot, intéressant l'articulation du genou, chez un tabétique.
(Observation personnelle).

Les altérations qui se montrent du côté des dents et des ongles, dans le cours du tabes, ont une importance pratique plus considérable. Aux ongles des doigts ou des orteils, on peut observer soit la déformation, l'apparition de stries longitudinales, soit la chute spontanée (*Joffroy, L'Union*, 1882, 106, *Bonieux*, thèse de Paris. 1883, N° 75, etc.). Cette chute des ongles est assez fréquente chez les tabétiques ; elle doit être, dans certains cas, rapportée à un arrêt dans la croissance de la matrice de l'organe — d'autres fois, la présence d'une ecchymose sous-unguéale en est la cause déterminante. La chute des ongles des gros orteils est parfois complètement indolore, ne provoque qu'une simple sensation de démangeaison ; l'ongle qui se reforme ensuite est rugueux, irrégulier, et subit bientôt le sort de son prédécesseur.

Les dents peuvent devenir vacillantes, puis tomber sans provoquer de douleurs, sans trace de symptômes inflammatoires ; la dent elle-même est intacte, et sa chute est due à un simple trouble de la nutrition de la mâchoire, à une ostéite raréfiante sous la dépendance d'une affection du noyau du trijumeau (*Vallin* et *Demange*); en quelques mois, le patient peut ainsi perdre toutes ses dents. Il est assez remarquable que la chute des dents coïncide parfois avec les crises laryngées, circonstance qui plaide en faveur de l'opinion de *Bussard* (*Brit. med. Journ*. 1886) qui place le centre pour la nutrition des os dans le voisinage du centre du pneumogastrique.

Le mal perforant du pied, assez fréquent chez les tabétiques, est également sous la dépendance de troubles trophiques ; il débute par l'apparition d'une vésicule, puis par l'abcession et la nécrose des parties sous-jacentes, tendons et os. Son existence, chez ces malades, constitue un accident des plus pénibles.

Les affections osseuses et articulaires de nature trophique sont loin d'être rares dans le tabes ; les os peuvent devenir d'une fragilité extrême, aussi les fractures se produisent-elles, chez ces malades, avec la plus grande facilité ; une des plus fréquentes est la fracture du fémur, et surtout celle du col du fémur chez les vieilles femmes ; elle se fait, pour ainsi dire, sans douleurs, et le malade ne s'en aperçoit qu'à l'impossibilité de se relever. Cette fragilité remarquable s'observe également aux os de la colonne vertébrale, surtout dans la région lombaire ; on voit ainsi s'établir de la spondylolisthèse, sans qu'il soit possible de décider si les cartilages et les parties ligamenteuses ont été atteintes avant les os (*Krœnig, Zeitschr. f. klin. Med*. 1888, XIV, 1, 2).

Une affection articulaire très importante, que l'on ne peut d'ailleurs pas essentiellement distinguer de l'arthrite déformante, c'est l'arthropathie des ataxiques, décrite pour la première fois par *Charcot*, et encore connue sous le nom de *maladie de Charcot.* D'après cet auteur, l'affection débuterait d'un jour à l'autre, sans cause appréciable, par une tuméfaction d'une articulation, du genou, de l'épaule, du coude ou de la hanche, par exemple, et cela sans fièvre et sans douleurs. Après quelques jours, on constate que l'articulation et les bourses muqueuses périarticulaires contiennent une quantité assez considérable de liquide; la ponction exploratrice ramène un liquide transparent, jaune-citrin. Une à deux semaines plus tard, il se produit de la crépitation lors des mouvements passifs, crépitation due à l'altération déjà prononcée des surfaces articulaires; l'articulation tend à prendre peu à peu une mobilité anormale;

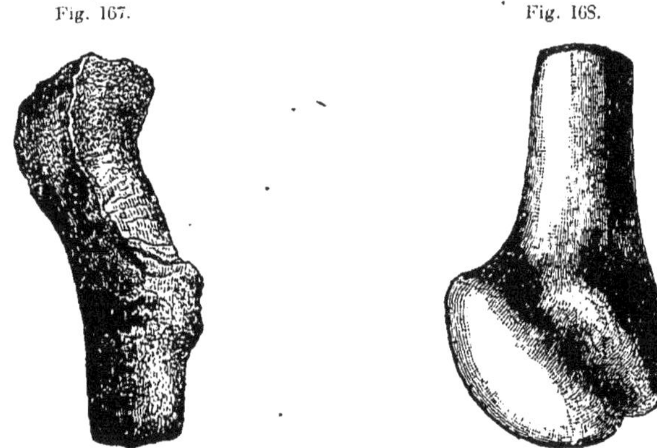

Fig. 167. Fig. 168.

Fig. 167. *Usure de la tête humérale dans le tabes dorsal.* Fig. 168. *Humérus normal.*
(D'après *Charcot*).

souvent même, lorsque les surfaces épiphysaires sont arrivées à un certain degré d'usure, il se produit des luxations spontanées (Fig. 167 et 168).

L'affection peut occuper le tarse; le pied acquiert alors, en un temps relativement court, un volume énorme; les articulations subissent les altérations décrites plus haut; le squelette du tarse peut ainsi présenter les altérations reproduites à la figure 169 (pied tabétique).

L'affection reste encore inexpliquée; *Charcot* voulait la faire dépendre de l'atrophie des cellules ganglionnaires antérieures de la moelle; pour *Virchow*, il s'agirait là d'un trouble de nutrition d'origine nerveuse; *Oppenheim* et *Siemerling* sont portés à admettre une dégénérescence des nerfs périphériques; *Volkmann* est d'avis que l'anesthésie qui se rencontre dans le tabes, crée une prédisposition réelle à ces affections articulaires dont le point de départ serait une altération des surfaces cartilagineuses; enfin, *Rother* distingue des cas d'arthrite déformante pure et d'autres que l'on doit considérer comme fractures primaires intra-articulaires; dans un troisième

Fig. 169.

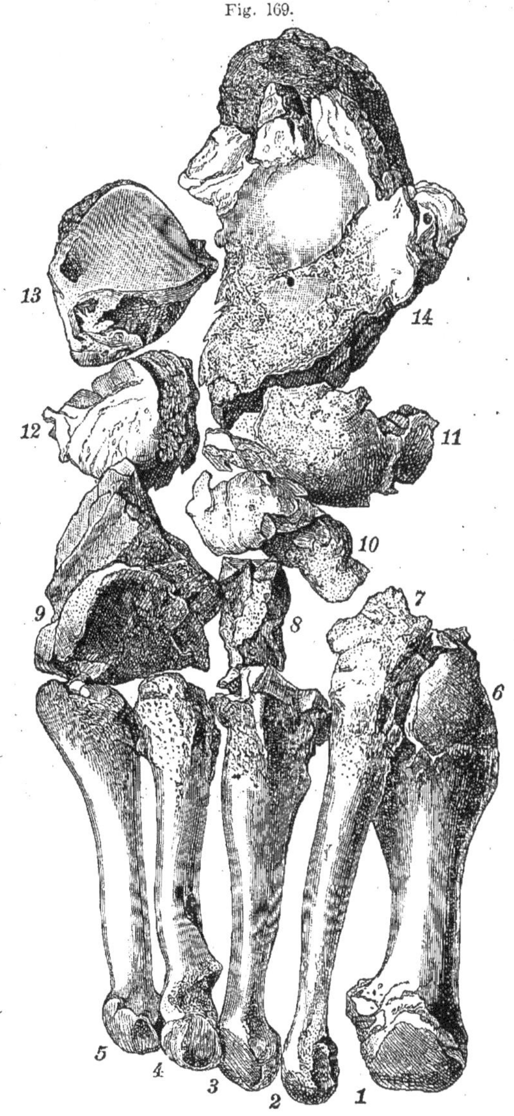

Squelette d'un pied tabétique. (D'après *Charcot*).
(L'original se trouve dans le musée pathologique de *Charcot*, à la Salpêtrière, à Paris).
1—5 Métatarsiens. *6* Premier cunéiforme. *7* Deuxième cunéiforme. *8* Fragment du troisième cunéiforme. *9* Cuboïde. *10—11* Fragments du scaphoïde. *12— 13* Astragale. *14* Calcaneum.

groupe, les altérations sont tellement prononcées qu'il est impossible de distinguer s'il y a eu fracture primaire ou arthrite.

On doit faire remarquer, au point de vue du t r a i t e m e n t, que, dans ces derniers temps, l'arthrectomie a été pratiquée avec succès dans le cas d'affection tabétique du genou (*Wolff*, Séance de la Société de médecine de Berlin, 7 mars 1888. *Deutsch. Med. Zeit.* 1888, 22, p. 268).

On sait, depuis quelques années seulement, que les n e r f s s p i n a u x   p é r i p h é r i q u e s peuvent être intéressés, et même très fortement, dans le cours du tabes. *Turck*, et, plus tard, *Friedreich*, avaient cependant déjà signalé certaines altérations occupant le tronc de différents nerfs mixtes, mais la nature de ces lésions n'a été bien connue qu'à partir d'un travail de *Westphal* (1878), bientôt suivi de beaucoup d'autres (*Déjerine, Pitres* et *Vaillard, Oppenhein* et *Siemerling, Sakaky, Pierret,* etc). De tous ces travaux, il ressort que les nerfs périphériques subissent une dégénérescence parenchymateuse ; le processus débute par la prolifération du périnèvre avec multiplication des noyaux et augmentation du tissu conjonctif, et conduit

Fig. 170.

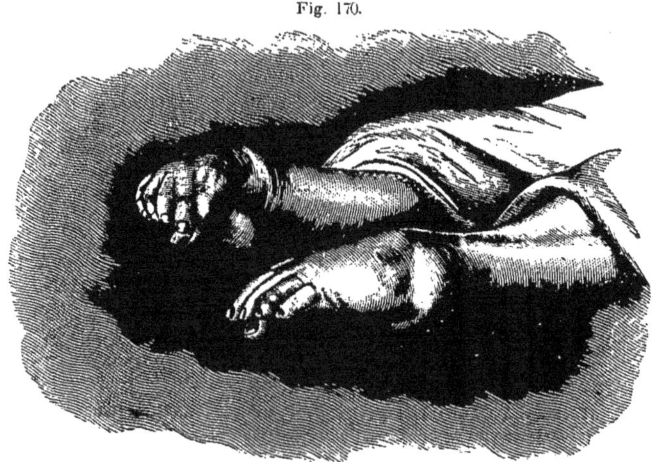

Flexion plantaire des orteils au cours du tabes.
(Observation personnelle).

finalement à l'atrophie de l'élément nerveux. Cette névrite périphérique n'emprunte pas nécessairement un tableau clinique spécial, cependant,   à notre avis, c'est à elle que l'on doit rapporter l'analgésie qui se montre de bonne heure chez les tabétiques et sur laquelle *O. Berger* attira l'attention. Elle peut aussi donner lieu, en certaines circonstances, à des déformations, spécialement dans le cas où elle occupe les nerfs destinés aux muscles de la plante du pied ; ces muscles s'atrophient, de même que ceux du gros orteil situés au bord interne, ceux du petit orteil qui occupent le bord externe du pied, le court fléchisseur commun et les interosseux : l'aponévrose plantaire se rétracte et les orteils se fixent dans la position de flexion plantaire (v. fig. 170).

Lorsque l'atrophie occupe plusieurs gros troncs nerveux, on voit se développer les symptômes particuliers de la névrite (p. 377), dont les principaux sont les douleurs, les troubles moteurs et l'atrophie musculaire. C'est ici qu'il faut ranger les cas de paralysie radiale du tabes (*Strümpell, Berl. klin. Wochenschr.* 1886, XXIII, 37), les affections du médian (*Remak, ibid.* 1887, XXIV, 26), et enfin celles du long péronier *(Joffroy. Gaz. hebdom.* 1883, XXXII, 48). Récemment encore, *Déjerine* signalait chez des tabétiques, une atrophie musculaire très prononcée due à de la névrite périphérique (Névrite motrice périphérique des ataxiques, *Revue de médecine*, 1889, 2). L'observation de *Remak* semble devoir établir que les muscles qui ont le plus de tendance à s'atrophier sont précisément ceux qui sont surmenés pendant le travail ; je puis apporter à l'appui de cette opinion deux observations qui me sont personnelles : la première se rapporte à un ouvrier cigarier dont le travail, consistant à tourner la pointe du cigare, exigeait une somme considérable d'efforts de la part des trois premiers doigts surtout : il se développa, chez lui, de l'atrophie des petits muscles du pouce qu'innerve le médian ; dans l'autre cas, il s'agit d'un dentiste, atteint de tabes, chez qui le surmenage des muscles de la main dans les opérations de plombage et autres manipulations de son état, détermina l'atrophie des muscles de l'éminence hypothénar innervés par le cubital. Ces cas ne sont pas rares, il s'agit seulement de reconnaître à temps que le mal est de nature périphérique.

Les névralgies périphériques sont assez fréquentes dans le tabes ; l'une des plus communes est la névralgie sciatique ; elle se montre de bonne heure et atteint souvent un degré très prononcé ; nous avons vu antérieurement (page 364) que la sciatique double se rencontrait souvent dans le tabes.

Les branches du plexus honteux peuvent également être intéressées ; la névralgie recto-vésicale (*Neftel, Arch. f. Psych. u. Nervenkr.*, 1880, X) en est une manifestation des plus pénibles ; la défécation est suivie d'une sensation atroce de brûlure dans le rectum ; l'humeur du patient s'altère rapidement et à un haut degré ; plus la défécation est différée, plus les selles sont consistantes, et plus la douleur est vive. Il n'est d'ailleurs pas facile de déterminer si l'on a affaire à une affection périphérique ou à l'affection centrale, dont nous avons donné plus haut la description et qui peut présenter des symptômes tout-à-fait identiques.

Tous les symptômes, dans le tabes, n'ont pas la même fréquence ; une grande partie d'entre eux ont aussi une période de la maladie à laquelle leur apparition est plus commune. C'est sur ces deux points que nous voulons attirer l'attention, tout en prévenant que ces considérations n'ont rien d'absolu.

Parmi les symptômes cérébraux les plus fréquents, il convient de citer ceux qui dépendent de l'atteinte des différents nerfs crâniens ; en première ligne, les lésions de l'oculo-moteur qui donnent lieu à de la diplopie passagère et à l'inégalité des pupilles ; viennent ensuite les lésions de l'oculo-moteur externe et, à peu près sur le même rang de fréquence, les lésions du vague, dont les crises gastriques constituent le symptôme le plus commun. Parmi les symptômes spinaux, nous mentionnerons d'abord différents troubles de sensibilité, principalement l'analgésie de la peau (surtout aux membres inférieurs), la paresthésie et les douleurs lancinantes qui occupent particulièrement les jambes ; cependant, l'examen microscopique peut seul déterminer pour chaque cas particulier, si ces différents troubles doivent être rapportés à des lésions des nerfs périphériques ou à une affection irritative des racines postérieures de la moelle épinière. Quoi qu'il en soit, la dégénérescence des nerfs périphériques, dans les régions les plus variées de la peau, constitue une des lésions les plus fréquentes du tabes. L'abolition du réflexe patellaire et l'un ou l'autre des troubles vésicaux que nous avons exposés plus haut, font rarement défaut : joints aux autres symptômes précités, ils constituent la base fondamentale du diagnostic.

D'autres manifestations, encore très fréquentes, mais moins constantes, sont les lésions de l'optique, surtout l'atrophie, les phénomènes d'excitation ou de paralysie dans le domaine du trijumeau et l'ataxie des membres inférieurs.

Moins fréquentes sont les crises laryngées, déterminées par une lésion du vague, les altérations des nerfs gustatifs et les troubles dans le domaine de l'accessoire ; on peut placer sur le même rang les psychoses, l'hémiplégie et l'épilepsie qui s'observent au cours du tabes ; ensuite différents troubles de la sensibilité, les crises intestinales, l'hyperesthésie cutanée, les névralgies des nerfs spinaux et enfin la paraplégie des membres inférieurs. Citons encore, dans le même ordre de fréquence, le tremblement passager, les troubles sexuels, ensuite les troubles trophiques, l'atrophie musculaire, la chute des cheveux et des ongles, le mal perforant du pied, et la maladie articulaire de *Charcot.*

Il est rare, on peut presque dire exceptionnel, de rencontrer, parmi les nerfs crâniens, des lésions de l'hypoglosse, de l'acoustique et du facial, et dans le domaine spinal, des troubles moteurs tels que les mouvements associés et l'ataxie des extrémités supérieures, ou des troubles de sensibilité tels que la polyesthésie, le phénomène de la double sensation, et le ralentissement dans la conduction sensible. La diminution de la force musculaire ne s'observe également que par exception.

Il est plus difficile encore d'établir une règle concernant l'o r d r e dans lequel les symptômes se succèdent dans le cours de la maladie. On peut dire néanmoins, que les troubles du côté de l'oculo-moteur et de l'abducteur, ainsi que la sensation de fatigue légère surtout aux jambes, comptent parmi les premières manifestations de la maladie ; parfois même ils se montrent à une époque où il n'en existe encore aucune autre. Les troubles de la sensibilité, surtout l'analgésie et l'hyperesthésie, sont aussi généralement précoces ; les douleurs lancinantes n'apparaissent d'ordinaire que plus tard. Les crises gastriques font leur apparition à un stade relativement peu avancé de l'affection ; on peut en dire autant des troubles vésicaux ; l'abolition du réflexe patellaire constitue un excellent signe de diagnostic parce qu'il se montre très tôt. En général ce n'est que dans les périodes plus avancées du mal que l'on voit apparaître les troubles graves de la motilité, surtout l'ataxie des extrémités inférieures ; souvent l'affection date de plusieurs années quand ces symptômes se montrent ; la paraplégie des membres inférieurs est la dernière scène de ce drame. Les lésions de l'optique se montrent à des époques trop variables pour qu'il soit possible de formuler de règle à leur sujet ; il en est de même de l'hémiplégie cérébrale de nature tabétique, des attaques épileptiformes, et des troubles psychiques. D'après notre expérience, les troubles trophiques cités plus haut, et en particulier l'atrophie musculaire et l'affection articulaire de *Charcot*, doivent être rangés parmi les accidents tardifs du tabes.

La maladie peut présenter différentes c o m p l i c a t i o n s, mais, disons-le de suite, le tableau symptomatologique du tabes est déjà tellement chargé qu'il n'est guère possible qu'une affection évolue distinctement côte à côte avec lui ; au contraire, on peut très bien admettre l'existence d'une complication dont les symptômes se confondent avec ceux de la maladie : telle est l'hystérie, dont les symptômes ne peuvent être distingués, en certaines circonstances, de ceux du tabes ; telle est la syphilis qui peut offrir des phénomènes cérébraux qu'il est impossible de séparer des accidents tabétiques, telle est enfin la paralysie progressive qui forme parfois, avec l'ataxie locomotrice, une combinaison symptomatique très complexe. Le diabète peut aussi venir compliquer l'ataxie locomotrice, et, dans certains cas, les symptômes tabétiques et diabétiques peuvent se masquer réciproquement au point qu'il devient absolument impossible de déterminer à laquelle de ces deux affections on doit les rapporter ; cependant, si la glycosurie prend des proportions considérables, la distinction devient plus facile ; en effet, ce symptôme n'est pas commun dans le tabes ; la rigidité pupillaire peut être d'un excellent appoint pour le diagnostic : on sait qu'elle manque dans le diabète *(Fischer, Centralbl. f. Nervenheilk. 1886, IX, 18)*.

On ne s'étonnera pas, si l'on considère le tabes comme une maladie générale du système nerveux, de rencontrer, dans la moelle, des lésions autres que les altérations classiques du tabes, par exemple, la sclérose des cordons latéraux des pyramides, signalée par *Eulenburg (Deutsch. med. Wochenschr. 1887, XIII, 35)* ; s'il est vrai que dans l'immense majorité des cas observés jusqu'à présent, les lésions tabétiques de la moelle se circonscrivent aux cordons postérieurs, il ne s'ensuit pas que l'on soit en droit de les considérer comme les seules possibles. Les travaux de *Leyden* ont établi que la présence de l'insuffisance aortique, que certains auteurs français et allemands voulaient considérer comme une complication fréquente du tabes, était purement fortuite *(Centralbl. f. klin. Med. 1887, VIII, 1, Deutsch. Med. Zeit. 1888, 89)*.

Le **cours général** de l'ataxie locomotrice est, en général, le suivant : 8 à 15 ans après avoir contracté la syphilis, le sujet, d'un âge moyen (30 à 45 ans environ), commence à ressentir une légère fatigue lors de la marche et à se plaindre de temps à autre, de douleurs passagères dans les membres inférieurs. Ces douleurs résistent à tous les moyens employés et finissent par troubler et même supprimer complètement le repos de la nuit. Vers la même époque, le malade accuse certains troubles visuels ; il lui arrive surtout de voir par moment les objets en double ; cette diplopie occasionne du vertige, qui, insignifiant au début, va en augmentant de violence et finit par être tellement gênant dans l'obscurité, que le malade ne peut, sans aide, se mouvoir qu'avec peine dans une pièce obscure. En se lavant, le matin, ou bien encore s'il lui arrive de placer la main devant les yeux, le patient chancelle, manque de tomber en avant ou de côté, et ne retrouve son équilibre que lorsque son regard est redevenu libre. Il se plaint, enfin, de devoir uriner plus souvent qu'auparavant, d'y mettre plus de temps et d'y employer plus d'efforts. L'examen objectif démontre l'existence d'une anesthésie étendue, et particulièrement de parties analgésiques aux membres inférieurs ; le réflexe patellaire a disparu. Cet état peut se prolonger pendant des années, sans modifications; l'existence du malade est encore supportable malgré des souffrances qui peuvent devenir extrêmement vives à certains moments, c'est vrai, mais si la maladie ne l'a pas obligé à renoncer à ses occupations journalières, il est rempli d'espoir et de courage.

Il en est tout autrement si l'estomac vient à s'entreprendre ; l'appétit diminue ; de temps à autre, pendant parfois plusieurs semaines consécutives, le malade, à peine levé, vomit, sans effort, des quantités abondantes d'eau et de mucus. Après avoir duré un temps plus ou moins long, ce symptôme pénible disparaît, mais souvent pour revenir dans la suite. Le faciès du patient qui, jusqu'à ce moment, ne présentait rien d'inquiétant, commence à s'altérer, la peau devient jaunâtre, flétrie ; les étrangers ou les personnes qui ne l'ont plus vu depuis longtemps, s'aperçoivent du changement. Un nouveau symptôme vient bientôt s'ajouter aux autres : l'incertitude de la marche qui ne reste possible qu'avec le contrôle des yeux ; les jambes ne répondent plus aux impulsions de la volonté, elles traînent en marchant, aussi, la moindre poussée, un moment d'inattention suffisent-ils pour exposer le malade à une chute. Ces troubles de locomotion, auxquels s'ajoutent, de temps à autre, les crises gastriques, plus rarement les crises laryngées, peuvent persister pendant des années ; si l'ataxie vient à gagner les membres supérieurs, comme cela s'observe dans un petit nombre de cas, le malade devient absolument incapable de gagner sa vie. Peu à peu, les troubles du côté de la vessie gagnent en importance, et il arrive un moment où l'usage d'un urinal est indispensable. Le public lui-même est frappé de l'étroitesse des pupilles ou de leur inégalité.

Au bout d'un certain temps, le caractère primitif de la marche se modifie; au début les jambes traînaient, il est vrai, mais elles rendaient encore des services et permettaient même des marches assez longues ; plus tard, elles se fatiguent au moindre effort, deviennent de plus en plus pesantes et finissent par ne plus se mouvoir qu'avec peine : il arrive un moment où elles refusent de porter le malade, qui se voit, dès lors, condamné à jamais à la chaise roulante. Dans les derniers temps, lorsque l'atrophie de l'optique lui a ravi la lumière, lorsque les douleurs lancinantes ne lui réservent plus que des jours et des nuits pleins de tourments, son existence devient aussi pénible que possible.

La **durée** totale de l'affection peut comporter 10, 15, 20 ans, et même plus — mais elle peut aussi être beaucoup moins longue ; je connais des cas où il ne s'est écoulé que 3 à 5 mois, depuis le début du mal, compté à partir des troubles des mouvements associés des yeux, jusqu'à l'établissement à peu près complet de la paralysie des membres inférieurs. Par contre, la maladie peut avoir une durée de 30 ans et plus ; dans ces cas, il arrive parfois que l'ataxie persiste jusqu'à la fin de l'existence, et que la paralysie ne se montre jamais. Certains tabétiques ont à peine à souffrir, pendant tout le cours de leur maladie d'une légère incapacité de travail ; il semble que, chez eux, les différents symptômes que nous avons exposés, ne parviennent pas à se développer complètement : c'est la f o r m e f r u s t e des Français, dont nous avons rencontré déjà des exemples dans la maladie de *Basedow* et dans la sclérose multiple. Enfin, dans d'autres cas, le tabes débute brusquement, par une attaque apoplectiforme avec troubles de langage, lésions précoces_de l'optique, pour prendre ensuite, pendant de longues années, une allure beaucoup plus lente et ne présenter que de loin en loin un retour des symptômes impétueux du début, de graves crises laryngées, des douleurs névralgiques violentes, etc. — c'est la f o r m e a t y p i q u e d e s a u t e u r s.

On comprend, par ce qui précède, combien il est difficile de formuler de règle sur le cours général du tabes dorsal ; chaque cas a sa physionomie particulière, et il faut souvent une grande expérience pour pouvoir se rendre compte de la nature exacte des symptômes que l'on a devant les yeux.

La même incertitude se présente lorsqu'il s'agit du **pronostic.** Celui-ci peut être influencé par différents facteurs dont le plus important est l'âge de l'affection ; on n'est pas en droit de désespérer de la guérison dans les cas récents, dont les symptômes, à l'exception du signe de *Westphal* et des troubles de sensibilité, ne remontent pas à plus de 3 à 4 mois et chez lesquels l'ataxie n'existe pas encore. Le pronostic devient, au contraire, beaucoup plus défavorable lorsque l'ataxie est constituée et que les symptômes cérébraux et spinaux ont fait leur apparition ; cependant, ici encore, on ne peut exclure la possibilité d'une guérison, possibilité bien faible, il est vrai, puisqu'on l'a estimée à 1 pour cent *(Eulenburg)*. Lorsqu'on parle de guérison, on n'entend pas nécessairement par là la réparation des lésions pathologiques ; le plus souvent, chez les sujets considérés comme guéris depuis de longues années, on trouve encore, à l'autopsie, une dégénérescence diffuse des cordons postérieurs ; mais les symptômes tabétiques avaient disparu. Il faut bien l'avouer, la majorité des cas de tabes où l'on a cru à la guérison, ont été l'objet d'une erreur de diagnostic et confondus avec l'intoxication nicotinique chronique, la névrite périphérique, l'hystérie, la neurasthénie, etc. Le pronostic devient complètement défavorable dans les cas anciens, avec paraplégie des jambes, paralysie vésicale, etc. : tout essai de guérison proprement dite est, non seulement inutile, mais peut tourner au désavantage du patient.

Le pronostic n'est guère modifié, que l'affection soit ou non d'origine syphilitique : on comprend que si l'infection remonte à 10 ou 20 ans, peu importe la cause en jeu ; aussi le tabes syphilitique n'offre-t-il pas un pronostic moins défavorable que le tabes idiopathique, qui ne constitue d'ailleurs que la minorité des cas.

On devra donc être extrêmement réservé, dans son pronostic, sur la durée probable de l'affection : jamais on ne peut prédire avec certitude le nombre d'années qu'un tabétique peut encore avoir à vivre, ni combien d'années la maladie peut encore durer avant que l'existence soit en danger ; la même réserve s'impose lorsqu'il s'agit de déterminer combien de temps le malade conservera ses aptitudes au travail : il peut se faire que pendant de longues années, l'état du malade reste satisfaisant et autorise les plus vives espérances, surtout sous le rapport de ses aptitudes professionnelles ; subitement, le tableau change, l'ataxie, les symptômes cérébraux surviennent et frappent l'homme d'une complète incapacité. Plus l'on a d'expérience, et plus l'on devient prudent dans son pronostic, plus aussi on doute de la possibilité de la guérison, surtout lorsqu'il s'agit de cas anciens.

Le tabes dorsal, on le voit par ce qui précède, peut être, en certains cas, d'un **diagnostic** facile ; d'autres fois, celui-ci doit rester longtemps hésitant, par exemple, lorsque la syphilis cérébrale et spinale, le diabète ou l'hystérie, viennent compliquer le tableau clinique. Il est possible que, pendant longtemps, on prenne une neurasthénie grave pour de l'ataxie, cependant la marche générale de l'affection et les résultats du traitement viendront plus tard dissiper l'erreur. On pourrait aussi, en certaines circonstances, penser à la poliomyélite antérieure chronique, surtout lorsque les troubles de sensibilité et de la miction n'occupent qu'une place très effacée parmi les autres symptômes tabétiques. D'ordinaire, les douleurs lancinantes, les paresthésies, les troubles oculaires, et surtout les troubles vésicaux constituent des éléments précieux pour le diagnostic. Certaines maladies des vertèbres peuvent donner lieu à différents symptômes de nature à faire supposer l'existence du tabes : douleurs lancinantes, abolition du réflexe patellaire, troubles vésicaux ; mais, le plus souvent, on constate une déformation plus ou moins accentuée de la colonne, et les apophyses épineuses accusent de la sensibilité à la pression. Quant à prendre un tabophobe, c'est-à-dire un sujet atteint de tabes imaginaire *(Kowalewsky, Centralbl. f. Nervenheilk. 1885, VIII, 15)* pour un tabétique véritable, cela ne peut guère arriver qu'au médecin qui se contente d'un examen superficiel et qui craint d'établir un traitement, aussi bien psychique que corporel, un peu énergique. Celui-ci une fois institué, on voit bientôt que les soi-disant symptômes tabétiques n'étaient que des idées hypochondriaques, et la guérison ne se fait pas attendre.

Il ne paraît pas inutile de rappeler, au point de vue pratique, qu'un certain nombre des symptômes qui se montrent au cours du tabes, peuvent également se rencontrer dans différentes affections ; ce sont là autant de causes d'erreur pour le diagnostic. Nous en signalerons les plus importantes.

Nous avons vu que les paralysies des muscles des yeux et les troubles pupillaires constituent des symptômes très communs dans le tabes ; une autre affection, où leur présence est également fréquente, c'est la sclérose multiple ; seulement, la diplopie y est rare, de même que le strabisme, tandis que le nystagmus s'y observe souvent ; enfin le réflexe pupillaire vis-à-vis de la lumière est conservé. Le myosis peut exister dans les deux affections, mais, dans la sclérose multiple, la lumière a pour effet de rétrécir davantage les pupilles, tandis que, dans le tabes, celles-ci restent d'ordinaire immobiles vis-à-vis de cet excitant.

Les troubles du côté de l'optique, l'amblyopie, par exemple, peuvent encore se rencontrer dans certaines intoxications (p. 39) ; l'étiologie facilitera, en pareil cas, le diagnostic. L'amblyopie qui se développe au cours de la sclérose multiple ne s'accompagne pas, comme celle du tabes, d'un rétrécissement du champ visuel ; elle n'a pas non plus cette marche continuellement progressive de l'amblyopie tabétique ; elle est coupée de longues rémissions et même de réelles améliorations.

Nous avons fait ressortir, à la page 561, les caractères qui permettent de distinguer' essentiellement l'atrophie de l'optique de la sclérose multiple de celle du tabes. Qu'on n'oublie pas non plus que le processus peut se limiter au seul nerf optique et qu'ainsi l'atrophie de ce nerf n'implique nullement l'existence d'une affection générale du système nerveux. De la même façon, les différentes crises viscérales, dont le tabes est si riche, peuvent se rencontrer à titre de maladie du vague tout à fait isolée : alors le diagnostic devra s'appuyer sur d'autres symptômes encore plus caractéristiques, spécialement sur les signes de *Westphal* et de *Romberg*. Les crises gastriques peuvent d'autant moins autoriser à elles seules le diagnostic de tabes, qu'on peut les rencontrer également chez les neurasthéniques *(Debove, Société des Hôpit.* séance 1888, 28, XII).

Les troubles de motilité, et parmi eux, le plus important, l'ataxie des extrémités inférieures, s'observent également en dehors du tabes, il est vrai sans que l'on puisse en donner d'explication anatomique. C'est le cas, du moins, pour l'ataxie fonctionnelle *(Gallard, Jaccoud)* qui peut se présenter, accompagnée ou non de troubles de sensibilité, en l'absence de tout autre symptôme morbide. On a également vu de l'ataxie se développer, rapidement ou peu à peu, à la suite de la diphtérie *(Berl. klin. Wochenschr.* 1887, 49, p. 930), après des couches répétées et rapprochées et au cours du diabète, sans qu'il soit possible de déterminer si cette ataxie relève d'une atteinte générale grave de l'organisme, d'altérations dans la composition du sang et des défectuosités dans l'innervation qui en sont la conséquence, ou si elle n'est que l'expression d'une névrite périphérique, probablement de nature infectieuse. Un examen sérieux permettra néanmoins toujours de distinguer, à l'occasion, l'ataxie spinale ou tabétique de l'ataxie fonctionnelle ou de l'ataxie infectieuse.

Les douleurs lancinantes peuvent se rencontrer également dans les affections de la colonne vertébrale, le mal de *Pott*, à cause de l'irritation dont les racines postérieures peuvent être le siège, mais le diagnostic pourra toujours s'aider des déformations de la colonne et de la sensibilité de certaines vertèbres à la pression.

Le tabes n'est pas non plus la seule affection où l'on puisse constater l'existence de douleurs suivant le trajet de certains troncs nerveux, douleurs qui peuvent persister pendant des semaines et des mois sans présenter d'exacerbations, et s'accompagner de paresthésies, engourdissement, fourmillements, etc. On les rencontre, entre autres, dans la névrite périphérique de nature alcoolique; si l'abolition du réflexe patellaire vient s'ajouter à ces différents signes, alors se constitue cette forme du pseudo-tabes dont le diagnostic ne peut être souvent posé qu'après des examens soigneux et répétés; l'étiologie et la marche générale de l'affection qui, dans la névrite alcoolique peut prendre une tournure favorable après l'éloignement de l'agent nuisible, devront toujours être prises en considération.

Nous avons exposé antérieurement (p. 584) les circonstances dans lesquelles le signe de *Westphal* pouvait se rencontrer; on ne pourrait trop mettre en garde contre cette tendance qu'ont beaucoup de médecins à penser immédiatement au tabes dès qu'ils constatent l'absence du réflexe patellaire; on ne doit pas non plus négliger une recherche attentive des autres symptômes de cette affection parce que ce réflexe existe.

Considéré au point de vue de ses **lésions anatomopathologiques,** le tabes consiste en un processus dégénératif auquel prend part, au même titre, tout le système nerveux. Si l'on ne parvient pas à démontrer, dans tous les cas, que tous les nerfs sont intéressés, si, dans un grand nombre de sections, la moelle est trouvée gravement atteinte, tandis que le cerveau et ses nerfs paraissent relativement épargnés, c'est simplement dû, en premier lieu, à cette habitude que l'on a prise de considérer l'examen de la moelle comme la chose essentielle et d'y apporter tous ses soins, l'examen du cerveau et des nerfs périphériques étant alors fait beaucoup moins attentivement, et en second lieu, à ce fait qu'une maladie intercurrente vient souvent mettre un terme à la vie du tabétique avant que les lésions n'aient acquis leur entier développement.

Cette dégénérescence qui est, en général, le résultat d'une destruction de l'élément nerveux combinée au développement exagéré du stroma conjonctif, constitue une lésion dont la nature intime nous échappe et qui a son point de départ, soit dans une prédisposition individuelle, une sorte de tare congénitale, soit dans une prédisposition acquise par le fait de l'infection syphilitique. La prédisposition congénitale ne suffit pas à elle seule : pour déterminer l'éclosion de l'affection, certaines causes occasionnelles, dont nous aurons à nous occuper dans la suite, sont encore nécessaires. Par contre, l'altération que la syphilis provoque dans le système nerveux, peut très bien constituer une cause suffisante de l'apparition du tabes. Quant à la façon dont se produit cette altération du système nerveux, il nous est impossible, en ce qui concerne la prédisposition héréditaire, de formuler même une hypothèse, et, en ce qui concerne l'infection syphilitique, nous ne connaissons absolument rien de certain. L'opinion qui nous paraît la plus vraisemblable, c'est que cette altération est une conséquence des lésions vasculaires que la syphilis détermine ; nous sommes moins disposé à admettre que l'infection syphilitique donne lieu secondairement au développement d'un poison, « toxine », qui agirait directement sur le système nerveux : le tabes deviendrait alors une affection post-syphilitique, au même titre que la paralysie du pharynx est une affection post-diphtéritique *(Strümpell)* ; on s'explique encore moins facilement que le poison se localise au système nerveux et puisse donner lieu plus tard à l'éclosion de l'affection *(Rumpf)*. En effet, si cette opinion est juste, on est en droit de se demander comment il est possible que 10, 15 années et même plus, se passent entre le moment de l'infection et les premières manifestations du tabes. Cette longue période s'explique très bien au contraire, si l'on fait dépendre les lésions nerveuses des lésions vasculaires, la diminution de l'apport sanguin pouvant, dans ces conditions, n'avoir de conséquences anatomiques sérieuses qu'au bout d'un temps relativement long.

La dégénérescence débute toujours dans les nerfs périphériques. Tantôt ce sont les ramifications terminales des nerfs cutanés sensibles qui sont atteintes en premier lieu : les travaux remarquables de *Déjérine, Oppenheim* et *Siemerling*, et d'autres encore, ont démontré la participation des nerfs périphériques au processus tabétique, et, en fait, la dégénérescence y est aussi prononcée qu'aux racines postérieures. Chez ces dernières, les lésions atrophiques atteignent leur degré le plus marqué entre le ganglion spinal et la moelle, tandis que la portion périphérique est relativement souvent indemne *(Déjérine. Comptes-rendus de la Soc. de Biol.* 1882, p. 215.)

Le degré des altérations varie avec les différents nerfs cutanés ; ceux des extrémités inférieures sont plus fréquemment affectés que ceux des extrémités supérieures, mais il est impossible, jusqu'à présent du moins, d'assigner de règles fixes à cet égard. Tantôt, et c'est le cas le plus fréquent, les extrémités périphériques de certains nerfs crâniens sont entreprises les premières : l'optique, l'oculo-moteur et l'abducteur, entrepris de cette façon, donnent alors naissance aux symptômes précoces dont nous avons donné la description. En résumé, les premiers symptômes relèvent presque toujours de lésions intéressant les organes terminaux périphériques.

Les lésions de la moelle, qui surviennent à une époque plus avancée, sont plus faciles à constater à l'œil nu. On les considérait autrefois comme les seules, ou, tout au moins, comme seules caractéristiques ; aussi le tabes était-il rangé parmi les maladies de la moelle ; certains auteurs maintiennent encore aujourd'hui cette manière de voir — erronée, à notre avis.

Le tabes est bien plus une maladie générale du système nerveux, dans laquelle les altérations de la moelle ne sont que secondaires mais, en même temps, si caractéristiques et si évidentes, qu'il est assez compréhensible qu'on ait été porté à négliger les autres, moins importantes ; celles-ci, il est vrai, étaient connues depuis longtemps, mais on était loin d'être d'accord sur leur valeur et sur l'époque de leur apparition. Nous n'avons nullement l'intention de discuter ici cette question : notre but est d'exposer ce qui nous paraît le plus vraisemblable en nous fondant sur la majorité des faits observés.

Pour ce qui concerne d'abord la n a t u r e des lésions, il s'agit bien d'une atrophie dégénérative primaire des fibres nerveuses, suivie d'une prolifération secondaire du tissu conjonctif ; on trouve peu de cellules granulo-graisseuses, parce que le processus dégénératif ne s'accomplit que très lentement ; les corpuscules amylacés ne s'observent que dans les cas anciens. La coloration grisâtre des cordons postérieurs est due à la disparition de la gaine de myéline ; ces cordons postérieurs subissent un haut degré d'atrophie ; dans les cas avancés surtout, toute l'étendue de la moelle paraît plus grêle que normalement ; sur une coupe transversale, on peut constater que l'atrophie porte, non seulement sur les cordons postérieurs, mais également sur les cornes postérieures, la substance grise et les racines correspondantes. Mais il est à remarquer que la dégénérescence épargne presque constamment certains segments de la moelle, tandis qu'elle en frappe d'autres régulièrement, pour ainsi dire. Les deux moitiés de la moelle sont toujours atteintes symétriquement ; les lésions sont disposées de la même façon que celles des a f f e c t i o n s s y s t é m a t i q u e s c o m b i n é e s ; elles occupent certains systèmes de fibres ayant entre eux des rapports anatomiques ou pathologiques, tandis qu'elles en respectent d'autres. De plus, les lésions des cordons postérieurs n'ont pas le même développement à tous les niveaux *(Strümpell)* ; elles sont plus prononcées dans la moelle lombaire, par exemple ; là, le segment antérieur est seul épargné, les parties moyennes et postérieures sont dégénérées. Dans la moelle cervicale, on doit distinguer quatre zones de chaque côté de la moelle : deux de ces zones sont dégénérées, ce sont les cordons de *Goll* et une partie des cordons cunéiformes, celle qui a reçu le nom de zone radiculaire et qui est traversée par les fibres venant directement des racines postérieures ; les deux autres sont indemnes : elles sont situées l'une en avant et latéralement, l'autre en arrière et en dehors (champs postéro-externes *Strümpell*) (fig. 171, 172, 173). Cette disposition des lésions, bien qu'elle ne soit pas constante, s'observe certainement très souvent. Nous avons dit plus haut que la substance grise postérieure pouvait prendre part au processus ; c'est à *Lissauer* que revient le mérite d'avoir démontré qu'il y avait lieu de distinguer les altérations des fibres de la colonne de *Clarke*, de celles qui intéressent les fibres radiculaires, fines et grosses, dans la corne postérieure ; il est vrai que cette découverte n'a pu encore être contrôlée physiologiquement.

Les lésions que le tabes détermine dans la m o e l l e a l l o n-g é e e t l e c e r v e a u affectent, d'une part, les noyaux et le trajet périphérique des nerfs crâniens — nous avons examiné antérieurement les différentes altérations qu'on peut y rencontrer, et les symptômes par lesquels elles se traduisent — d'autre part, l'écorce du cerveau, dont la participation ne peut faire l'objet d'aucun doute dans un grand nombre de cas. Nous savons déjà, sans cependant pouvoir nous expliquer ce fait, que les lésions tabétiques se localisent à certains noyaux plutôt qu'à d'autres ; c'est ainsi que les noyaux de l'oculo-moteur, du vague et de l'hypoglosse sont entrepris beaucoup plus souvent et plus gravement que ceux du facial, de l'acoustique et du glosso-pharyngien, par exemple. D'après *Jendrassik (Deutsch. Arch. f. klin. Med.* 1888, XLIII, 6), le cerveau est intéressé le premier dans le tabes, de sorte que les troubles de sensibilité, et l'ataxie doivent être interprétés comme des phénomènes corticaux, la dégénérescence des cordons postérieurs et, dans l'occurrence, celle des cordons latéraux cérébelleux, devant être considérée comme des dégénérescences secondaires. Aussi longtemps que l'examen microscopique de l'écorce cérébrale, dans les cas de tabes au début, ne sera pas venu démontrer l'existence d'altérations constantes, l'opinion de *Jendrassik*, qui n'est en somme qu'une pure hypothèse, ne pourra être ni condamnée ni approuvée — bien qu'elle soit passible de certaines objections, rien n'autorise à la rejeter comme inadmissible.

Enfin, *Basso (Ann. univers. di med. et chir.* Juni 1886) considère le tabes comme une maladie du sympathique, sous l'influence de laquelle il se développe des lésions cérébro-

spinales ; les altérations du système nerveux seraient dues, au
début, à une affection fonctionnelle des vaisseaux ; plus tard,
cette affection vasculaire deviendrait organique : traitée à
temps, elle serait curable.

Dans l'**étiologie** du tabes, il faut distinguer avant tout si
l'affection est, ou non, d'origine syphilitique. Lorsque la
syphilis peut être écartée, on doit tenir compte, en premier
lieu, de l'h é r é d i t é, en tant qu'elle assure les prédispositions
congénitales nécessaires pour le développement de la maladie.
Le tabes n'est certes pas une maladie héréditaire dans le sens

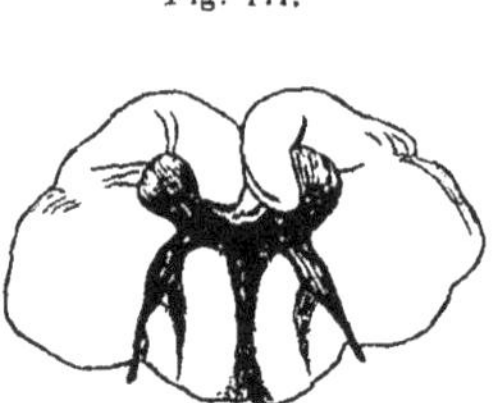

Fig. 171.

Moelle cervicale dans un cas de tabes au début.

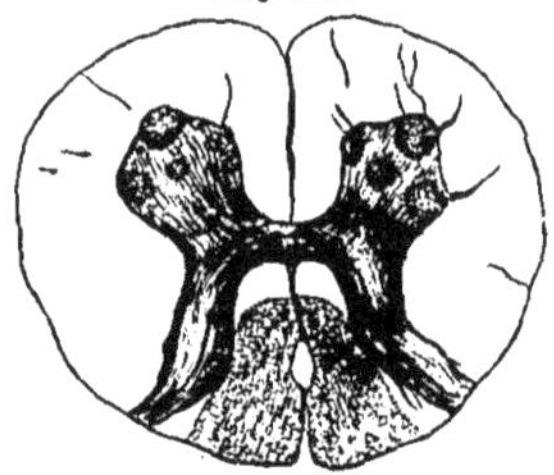

Fig. 172.

Moelle lombaire dans le tabes.

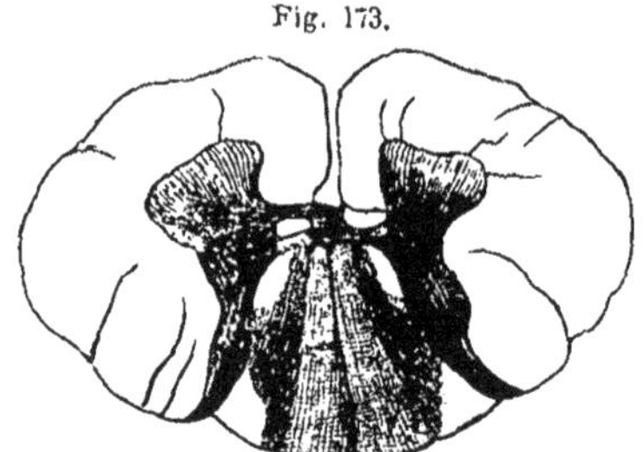

Fig. 173.

Moelle cervicale dans un cas de tabes très avancé.
(D'après *Strümpell*).

habituel du mot ; bien au contraire, l'hérédité directe est ici
chose rare. Mais nous entendons par hérédité toute tare névropathique générale, quelle qu'elle soit ; dans la famille d'un
tabétique, on rencontre fréquemment soit une névrose, soit une
psychose ; chez les ascendants directs ou chez un grand
parent, un oncle, etc., on trouvera, par exemple, un cas de
paralysie progressive, d'épilepsie, de mélancolie, d'hystérie, de
migraine, etc., et cette tare héréditaire suffira pour ouvrir la
voie au processus tabétique, si les causes occasionnelles s'y
prêtent. Les travaux de *Charcot (Arch. génér. de méd.*
septembre 1883), appuyés des statistiques de *Ballet* et *Landouzy*
(Arch. de neurol. 1886, VII, 20) ont jeté sur ces faits une lumière
nouvelle ; par eux, s'est vue confirmée l'opinion de *Trous-*
seau, qui, le premier, considérait le tabes comme une maladie

héréditaire dans le sens spécial que nous lui attribuons. Parmi les auteurs allemands, citons *Möbius*, qui s'est occupé de cette question d'une manière très approfondie (*Allg. Zeitschr. f. Psych.* 1885, XL, 1. 2).

Les causes occasionnelles capables de provoquer le développement du tabes, la prédisposition héréditaire aidant, sont les suivantes : *a)* le refroidissement, le froid humide, tout changement de température, un séjour prolongé dans une habitation humide ; *b)* le traumatisme ; *c)* le travail professionnel, surtout le surmenage, les efforts corporels. L'opinion répandue autrefois que les excès *in venere* pouvaient compter parmi les causes occasionnelles du tabes, doit être considérée comme non fondée.

Il ne me paraît pas douteux que le refroidissement, les changements brusques de température et surtout l'imprégnation forte par l'humidité puissent constituer d'importants facteurs étiologiques ; je puis citer un cas extrêmement probant, relatif à un agent de Société d'assurances contre la grêle ; cet homme, âgé de 58 ans, avait contracté la syphilis, vers l'âge de 39 ans ; jamais, depuis lors, il n'avait présenté le moindre symptôme morbide. Au mois d'août 1885, il fut appelé à expertiser différents dégâts occasionnés par la grêle, et, de ce chef, dut parcourir plusieurs lieues dans les champs, les pieds mouillés et les habits transpercés par l'humidité : trois mois après, les premiers symptômes du tabes faisaient leur apparition, paresthésie et anesthésie des membres inférieurs, abolition du réflexe patellaire, etc. A la Noël de la même année, il était franchement ataxique et dut abandonner sa profession au commencement de 1886 ; pendant l'été 1886, il souffrit de crises intestinales et de violents accès de douleurs lancinantes ; 18 mois après le début de l'affection, la paraplégie des membres inférieurs était complète — le patient succomba en 1887 à la suite d'une pneumonie intercurrente. Pour que le tabes se développe chez l'homme après 50 ans, il doit exister une cause occasionnelle toute spéciale ; ici cette cause avait été probablement le refroidissement : les cas de cette nature seraient probablement moins rares si l'on prenait soin de déterminer exactement chaque fois l'étiologie.

Le traumatisme peut jouer, dans l'apparition de l'affection, un rôle tout aussi indiscutable. Un de mes clients, haut employé de l'Administration, qui, 29 ans auparavant, avait contracté la syphilis, fut un jour précipité, en faisant une ascension, sur la pente d'un glacier et roula, avec une très grande rapidité, sur un espace assez considérable, sans cependant en éprouver ni fracture ni luxation. Ceci se passait pendant l'été de 1884. Quelques mois après, il ressentait les premières atteintes du tabes, et, à l'heure présente, l'affection existe dans son plein développement. Une chute d'une hauteur peut aussi occasionner l'apparition du tabes *(Oppenheim)*. *Straus* rapporte également différents exemples de traumatisme ayant déterminé l'éclosion de la maladie *(Faits pour servir à l'étude des rapports du traumatisme avec le tabes. Arch. de physiol*, novembre 1886). Ces différentes communications semblent prouver : 1° qu'il peut s'écouler plusieurs années entre le traumatisme et les premiers symptômes de l'affection ; 2° que le traumatisme exerce une influence déterminante sur la localisation des symptômes primaires, surtout pour les douleurs lancinantes : ainsi ces douleurs se montreront en premier lieu dans la jambe gauche, où il y a eu fracture antérieurement. On trouve, dans un travail de *Spillmann* et *Parisot (Traumatisme périphérique et tabes. Revue de médecine*, 1888, 3), un tableau indiquant les différents traumatismes à la suite desquels apparut le tabes.

Dans notre ouvrage sur les maladies professionnelles, nous avons fait remarquer que le t r a v a i l p r o f e s s i o n n e l pouvait, en certaines occasions, jouer le rôle de cause occasionnelle du tabes ; le surmenage à la machine à coudre et, en général, tous les travaux corporels pénibles, peuvent, chez les gens prédisposés, devenir la clause de l'éclosion de la maladie : cependant ici, la proportion en pour cent, est relativement faible. L'observation de *Hoffmann* présente un certain intérêt, car elle sert pour ainsi dire de transition entre le traumatisme et le travail professionnel *(Archiv. f. Psych.* etc., 1888, XIX, 2, 439) ; son malade était un ouvrier employé à découper des plaques métalliques, travail qui lui procurait, par jour, de 6 à 10,000 secousses de tout le corps.

Le t a b e s s y p h i l i t i q u e a été étudié de main de maître par *Fournier* et *Erb*. La syphilis, disons-le d'abord, peut servir, à elle seule, de cause prédisposante et de cause occasionnelle au tabes.

On ignore la proportion des syphilitiques qui deviennent plus tard tabétiques, mais on sait exactement que le plus grand nombre des tabétiques (60 % d'après *Erb*, 90 % d'après *Fournier*) sont syphilitiques. La syphilis constitue à elle seule, une cause beaucoup plus fréquente du tabes, que tous les autres facteurs réunis, hérédité et causes occasionnelles. Sur 247 cas de tabes que j'ai pu voir dans ces dernières années, je compte 29 sujets non syphilitiques, et 218 sujets syphilitiques avérés, ce qui correspond à peu près au chiffre de *Fournier*, 90 %.

Minor fait remarquer que dans sa statistique *(Wyestnik psychiatri i nervipatologii* 1888, VI), les russes fournissent un contingent beaucoup plus fort que les israélites, fait qu'il met sur le compte de la rareté relative de la syphilis chez ces derniers. La statistique de *Nägel* renseigne, sur un premier groupe de 1,403 tabétiques, 46 % de syphilitiques, et, sur un second groupe de 1,450, une moyenne de 9,5 % seulement.

L'i n t e r v a l l e qui sépare l'infection spécifique de l'apparition des premiers symptômes du tabes, varie de quelques mois à 1, 2, 5, 15 ans et plus. Il n'existe aucune proportion entre la gravité de l'infection syphilitique et celle du tabes qui y fait suite : une syphilis primaire, légère et rapidement guérie, peut être suivie de symptômes tabétiques particulièrement graves, de même qu'une infection spécifique maligne peut provoquer un tabes tout à fait bénin.

L'influence de l'â g e et du s e x e sur la fréquence de la maladie ne peut être envisagée, bien entendu, que pour les cas où la syphilis n'est pas en cause. Tout bien considéré, cette influence est de peu d'importance ; en effet, si le sexe masculin fournit une plus forte proportion de tabétiques — 7 : 2 femmes, environ — et si l'âge moyen de la vie paraît le plus exposé, c'est qu'en réalité les causes occasionnelles dont il a été question plus haut se trouvent surtout réalisées chez l'homme et à l'âge moyen.

Il est cependant incontestable qu'en certains cas, exceptionnels à la vérité, on ne parvient à découvrir aucune cause étiologique : ni l'hérédité, ni les causes occasionnelles, ni la syphilis. La pathologie reste alors forcément en défaut.

Le **pronostic** du tabes est facile à déduire des considérations qui précèdent. Bien qu'il ne soit pas absolument défavorable *quoad vitam* — l'affection pouvant traîner pendant des années, pendant 10, 20 et même 30 ans — il ne faut pas oublier que les symptômes en sont généralement fort pénibles, que le patient peut, pendant un certain temps, avoir à souffrir horriblement et que, en règle générale, le tabétique doit tôt ou tard renoncer à vivre de son travail. Pour ce qui regarde le pronostic *quoad valet. complet.* il y a lieu de se poser cette question : L e t a b e s e s t - i l g u é r i s s a b l e ? E x i s t e - t - i l s e u l e m e n t u n e p o s s i b i l i t é d e g u é r i s o n ? La réponse est affirmative dans le cas où l'on peut intervenir à temps et par des moyens convenables : en réalité, il est possible de guérir le tabes dans les cas tout à fait récents, lorsque la syphilis est en cause ; plus tard, lorsque la dégénérescence de la moelle est chose accomplie, lorsque les symptômes caractéristiques ont fait leur apparition, le mal est incurable ; nous ne possédons aucun moyen capable d'arrêter les lésions ou de les faire disparaître. Les chances de succès dans les cas récents sont d'autant plus grandes que le patient est plus robuste et plus jeune ; lorsqu'un névropathe vient à contracter le tabes, le pronostic est relativement plus défavorable que dans les cas récents de tabes spécifique. En général, on peut estimer que, sur 250 tabétiques, un seul a la chance de recouvrer complètement la santé.

Lorsqu'on entreprend le **traitement** d'un tabétique, on doit se rendre compte tout d'abord de ce que l'on peut obtenir, et faire connaître au patient ce que l'on pourra pour lui ; exceptionnellement, les circonstances seront assez heureuses pour permettre de poser un pronostic favorable ; le plus souvent, on se verra obligé d'exposer au malade, tout en l'épargnant, la gravité de la situation, ce dont il n'a souvent nulle idée. On se gardera bien de lui faire espérer le rétablissement complet ; on pourra lui promettre d'arriver à soulager certains symptômes et de le maintenir le plus longtemps possible en état de continuer sa profession : ici moins qu'ailleurs, il n'est pas permis de donner au patient, des espérances qui ne se réaliseront jamais.

Le traitement, en lui-même, dépend de la période à laquelle la maladie est arrivée, et de son ancienneté. On ne devra agir qu'avec une extrème prudence à l'égard des cas anciens, en se rappelant qu'une intervention non motivée peut faire plus de tort que de bien au malade : si l'efficacité de nos moyens thérapeutiques est la plupart du temps fort problématique, leur nocibilité en pareil cas, devient souvent manifeste ; des mesures hygiéniques, une diététique bien ordonnée, certaines précautions, les soins de propreté, des injections de morphine dans les cas douloureux, de temps à autre un bain froid, et, avec cela, toujours et toujours des consolations et des encouragements, tel est, abstraction faite de la suspension dont nous nous occuperons plus tard, le seul traitement qui convienne dans les cas anciens, le seul qu'ils puissent supporter. Les cas nouveaux demandent également de la prudence et de l'attention ; étant donnée la longueur du traitement, on doit tenir compte d'une foule de considérations, de la constitution, de l'âge, de la profession, et avant tout, des ressources pécuniaires du patient.

En présence de l'extrême fréquence du tabes syphilitique, on peut se demander si l'on est en droit d'attendre quelque résultat du traitement spécifique ; les succès en sont malheureusement très rares, on ne peut guère en espérer que si les accidents syphilitiques proprement dits n'ont pas encore complètement disparu, ou si l'infection est récente, c'est-à-dire ne remonte pas à plus d'un an. Ces conditions se rencontrent rarement ; d'ordinaire, plusieurs années, 20 ans peut-être, séparent les accidents primaires de l'éclosion du tabes, et pendant cette période, le patient a paru jouir d'une santé parfaite : le traitement spécifique n'a alors plus le moindre objectif. Si, pour une raison quelconque, pour satisfaire le malade, par exemple, on veut l'instituer quand même, on devra recourir aux doses énergiques d'iodure de potassium, 4 à 8 gr. par jour, en y joignant les frictions avec 3 à 6 gr. d'onguent gris : la cure comprendra 2 à 300 gr. d'iodure et autant d'onguent mercuriel.

Parmi les moyens internes, on n'en connaît aucun qui soit capable de modifier favorablement l'élément nerveux atteint par l'affection. On commencera par le nitrate d'argent, que l'on donnera en pilule de 1 centigr., 3 fois par jour, pendant six semaines. On ajoutera alors l'ergotine (arg. nitr. 0,3. Extr. secal. corn. 3,00. Pulv. et Extr. quass. q. s. ut f. pil. Nr. 30), on pourra également administrer 3 de ces pilules par jour. Enfin, on s'adressera au salicylate de physostigmine, chaudement recommandé dans ces derniers temps, en pilules de 1 milligr., 1 à 3 par jour, pendant un mois (v. *Meyer*, Ueber den Einfluss des Physostigmins auf den Patellarreflex. *Berl. klin. Wochenschrift.* 1882, 2). Avec ces remèdes, on est du moins à peu près sûr de ne faire aucun tort au malade. Il arrive souvent que, pendant leur administration, l'état du patient subisse une certaine amélioration, sans toutefois pouvoir assurer que ce mieux est vraiment dû aux médicaments ; nous les recommandons avant tous les autres, même avant la strychnine, que l'on administre sous forme d'injections sous-cutanées, en commençant par 3 à 5 milligr., pour augmenter ensuite jusqu'à injecter 1 centigr. par jour. Pour combattre certains symptômes, les douleurs lancinantes, par exemple, on s'adressera aux moyens que nous avons vus usités contre les névralgies ; il serait difficile de ne point recourir à l'antipyrine et à l'antifébrine, préconisées récemment par *Lépine, Suckling, G. Sée, G. Fischer*, et d'autres, mais on pourra se convaincre sans peine que la morphine est seule en état de calmer les douleurs violentes du tabes et de rendre la vie du malade un peu supportable ; on peut d'ailleurs ici en faire largement usage. On combat symptomatiquement les crises gastriques et laryngées, la céphalalgie, etc., par les moyens déjà décrits antérieurement.

Outre le traitement interne, nous devons signaler, en seconde ligne, le traitement par l'électricité : appliqué assez tôt, dans les cas récents, il donne de bons résultats ; il peut, par lui-même, amener la guérison complète, ou tout au moins, arrêter le processus morbide. D'un autre côté, si l'on n'y prend garde, si l'on confond, par exemple, des cas anciens avec de nouveaux, l'électricité peut être plus nuisible qu'utile — son application peut provoquer des douleurs violentes et avoir pour conséquence de faire perdre au malade, dont l'état était jusque là supportable, toute confiance dans l'intervention du médecin. Le courant électrique rend des services lorsqu'on l'oppose aux troubles de la motilité, surtout contre la faiblesse parétique des membres inférieurs, moins contre l'ataxie ; il combat aussi avantageusement l'anesthésie et la paresthésie des mains et des pieds ; par contre, il se montre inefficace contre les douleurs lancinantes et rhumatismales, ou du moins ne les soulage que momentanément. Les méthodes d'électrisation ne peuvent être exposées en quelques mots ; elles diffèrent d'ailleurs suivant les auteurs ; des uns donnent la préférence au courant constant, les autres au courant faradique ; l'un préconise le courant ascendant le long de la moelle, l'autre, le courant descendant ; certains praticiens emploient l'électrode humide, d'autres se servent d'électrodes sèches, et en particulier du pinceau faradique : chacun, en un mot, s'est formé sa méthode, fondée sur de longues années d'expériences. Pour nous, nous avons retiré de bons résultats de la faradisation générale de *Beard* et *Rockwell* et de l'application du pinceau faradique sur la colonne, conseillée par *Rumpf* et adoptée par beaucoup de médecins : c'est le traitement électrique qui nous a paru le meilleur jusqu'ici. Pour plus de détails, on consultera avec fruit le traité d'électrothérapie de *Erb*. — L'application de ventouses sèches, recommandée par *Lymann (Journ. of. nerv. and mental discas*, juillet 1887, XIV, p. 409) a l'avantage d'améliorer la nutrition des muscles et des os, grâce à la raréfaction de l'air ; elle combat également les troubles de sensibilité ; on pourra y recourir, dans certains cas, lorsque la maladie est peu avancée.

Les cures à l'eau froide se montrent très efficaces dans un grand nombre de cas ; l'eau exerce une influence favorable sur les terminaisons nerveuses ; les douches froides, les enveloppements, les enveloppements humides de *Priessnitz*, les bains froids, etc., activent la circulation cutanée, et agissent, par là, sur la nutrition des plus fines ramifications nerveuses ; aussi n'est-il pas rare de constater une amélioration réelle chez le malade après un séjour dans un établissement hydrothérapique. Dans les cas avancés, lorsque les troubles de la motilité et de la sensibilité ont acquis un degré tel qu'il semblerait impossible de les modifier, une cure à l'eau froide, conduite avec intelligence, peut encore rendre des services en relevant l'état général et le moral du malade.

Par contre, on fera bien de s'abstenir des bains chauds, des bains de vapeurs et des bains sudatoires, dont l'efficacité est au moins douteuse et qui ont souvent l'inconvénient de provoquer l'apparition des douleurs lancinantes. On ne peut malheureusement pas toujours les empêcher ; souvent le malade met ses souffrances sur le compte du rhumatisme, et, de son propre chef, s'administre des bains pendant des mois et des années ; plus d'un tabétique a pris de la sorte des centaines de bains sans en éprouver le moindre soulagement.

En général, les stations balnéaires sont peu favorables aux tabétiques, surtout lorsque la maladie est ancienne et qu'il existe de la paraplégie des membres inférieurs, des troubles graves du côté de la vessie, etc. ; les fatigues du voyage, les privations, l'absence de confort que ces cures balnéaires entraînent, sont loin d'être compensées par les résultats qu'elles procurent, sans compter que les ressources matérielles ne répondent pas toujours aux frais provoqués par le séjour annuel dans ces villes de bains, même dans les conditions les plus modestes. Il ne faut pas oublier que la maladie est longue, que le patient doit abandonner d'un moment à l'autre sa profession et que c'est augmenter encore son malheur que de l'engager à dépenser inutilement un argent dont il aura si besoin plus tard. Chez bien des malades nécessiteux, ce point joue un rôle capital : les jeunes médecins n'y attachent souvent pas assez d'importance. Si cette question matérielle n'entre pas en ligne de compte, on pourra recommander en premier lieu les thermes salés ; dans cette catégorie, ceux de Rehme-Oeynhausen ont acquis, dans ces derniers temps, une certaine renommée dans le traitement du tabes ; d'après mon expérience, ils n'offrent d'autre avantage sur les autres thermes salés, tels que ceux de Nauheim, par exemple, que celui d'avoir des installations parfaites, spécialement appropriées aux tabétiques. On peut également recourir sans inconvénient aux eaux chlorurées sodiques, riches en brome et en iode (Königsdorf-Jastrzemb, Kreusnach, Goczalkowitz, Krankenheil) ; les termes indifférents (Gastein, Teplitz, Johannisbad, Warmbrunn, Pfäffers) et les eaux sulfureuses chaudes (Landeck, Aachen, Trentschin, Pistyan, Baden, près de Vienne, et Baden, en Suisse) exigent beaucoup de prudence

et ne peuvent être employés qu'à une température de 22-26° R.
Parmi les eaux ferrugineuses, il convient de citer, au
premier rang, Cudowa, ensuite Pyrmont, Flinsberg, Schwalbach et St-Moriz (Engadine).

Le massage n'a guère procuré de bons résultats dans le
traitement du tabes ; pratiqué avec prudence, il peut avoir
l'avantage d'activer la nutrition des muscles et de coopérer au
maintien de l'état général, surtout si le patient est jeune et
encore capable de résistance ; mais c'est tout ce qu'on peut en
attendre, l'expérience n'ayant pas prouvé qu'il puisse exercer
une influence durable sur les troubles sensibles ou moteurs. J'ai
même observé plusieurs cas dans lesquels le massage s'est
montré plutôt défavorable pour l'état général, et a provoqué une
recrudescence de certains symptômes, des douleurs lancinantes,
par exemple.

L'élongation des nerfs, proposée, il y a une dizaine
d'années environ, comme un excellent moyen de combattre le
tabes, ne présente déjà plus qu'un intérêt purement historique.
L'élongation était pratiquée surtout sur les nerfs sciatiques ;
après les avoir mis à nu à l'aide d'une incision au niveau des
fessiers, on en pratiquait l'élongation d'après différents procédés. Les résultats étaient souvent surprenants au début ; les
douleurs, les troubles vésicaux, l'anesthésie, disparaissaient ;
aussi l'opération fut-elle maintes fois entreprise. Mais on reconnut bientôt que les résultats n'étaient pas durables : les troubles
se reproduisaient avec la même intensité ; les autopsies démon-
trèrent que l'élongation n'avait pas le moindre effet sur le
processus de la moelle, et que, plus d'une fois, elle avait provoqué de la névrite qui, se propageant jusqu'à la moelle, détermi-
nait une véritable myélite *(Strümpell, Rosenstein)* ; on renonça
dès lors à l'opération, et, aujourd'hui, elle est complètement
délaissée.

Enfin, dans ces derniers temps, on s'est adressé à la suspension ; cette méthode de traitement, publiée il y a 6 ans déjà
par *Motschukowsky* (Wratsch, 1883, 17-12) et vivement appuyée
par *Charcot*, consiste à placer le malade, pendant quelques
minutes, dans la même position que pour l'application d'un
corset plâtré.

Les résultats que cette méthode avait donnés à la Salpêtrière étaient assez encourageants ; on l'expérimenta partout,
en Allemagne, en Angleterre, en Amérique, et, aujourd'hui les
communications que nous possédons à son sujet sont assez
nombreuses pour permettre de se former une opinion sur sa
valeur. Ce sont, tantôt les symptômes cérébraux, tantôt les

symptômes spinaux qui s'amendent ; la méthode n'offre aucun danger : une seule observation relate la mort du patient pendant la suspension faite, d'ailleurs, en l'absence du médecin. *(Gorecki,* Lyon, Med. 1889, 20). *Althaus* (v. bibl.) a cherché à expliquer anatomiquement l'action de la suspension. D'après lui, elle agirait en déchirant les adhérences méningitiques qui

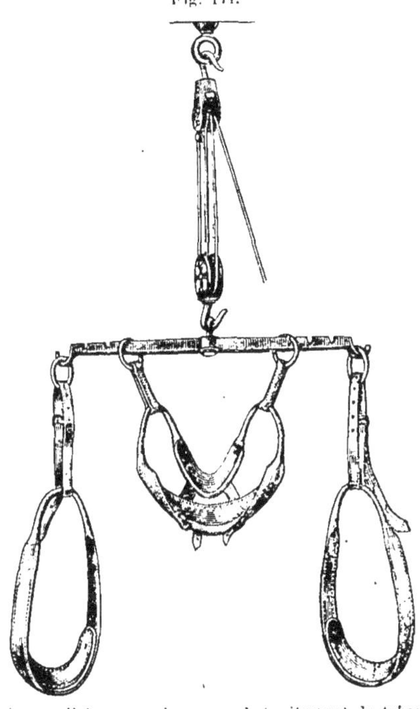

Appareil à suspension pour le traitement du tabes.

entourent les cordons postérieurs ; les fibres nerveuses, surtout les plus superficielles, recouvrent par là une partie de leur conductibilité ; la névroglie, sclérosée, épaissie, est étendue et relâchée, la pression qu'elle exerce sur les tubes nerveux se trouve ainsi amoindrie. La suspension doit être réservée pour les cas anciens en plein développement ; dans les cas récents, elle expose aux phénomènes inflammatoires. L'explication anatomique donnée par *Althaus* n'est pas inadmissible ; cependant il est peu probable qu'on puisse l'invoquer dans les cas où l'amélioration s'est produite momentanément après un nombre limité de séances, 1 à 10, par exemple.

Nous avons appliqué la suspension dans 103 cas de la pratique privée et dans 11 cas de la pratique hospitalière ; parmi les 103 premiers tabétiques, on comptait 82 hommes et 21 femmes ; parmi les autres, 7 hommes et 4 femmes. Le nombre de suspensions chez ces malades a varié de 3 à 87, leur durée de 1' à 5'½, la durée du traitement complet variant entre 3 et 116 jours. Il s'agissait de tabétiques aux différents degrés de la maladie : le cas le plus récent datait de 14 mois ; le plus ancien, de 17 ans.

Chez aucun de ces malades, je n'ai pu constater d'amélioration notable et persistante, pas plus dans l'état général que dans les symptômes propres de l'affection. L'ataxie diminuait, mais momentanément ;

par-ci par-là, j'ai pu obtenir quelque amélioration — mais toujours passagère — des crises douloureuses ou des troubles vésicaux ; mais ces résultats ne duraient pas et le malade se retrouvait bientôt dans le même état qu'auparavant. Le tableau que traçaient de leurs souffrances les malades intelligents et consciencieux, après 30, 50 et 80 suspensions, correspondait assez exactement à leur état au début du traitement. Contrairement à ce qu'en pense *Althaus*, je crois pouvoir affirmer que la suspension n'exerce aucune influence sur les lésions anatomiques, et que l'amélioration passagère que l'on obtient est simplement un phénomène de suggestion : le malade apprend qu'il existe un nouveau mode de traitement pour son affection que l'on dit incurable ; il s'y soumet avec joie et confiance, et par auto-suggestion, il se produit une amélioration dans les troubles fonctionnels, dans l'ataxie, par exemple, diminution qui est manifeste, mais non durable.

J'ai été témoin de quatre accidents désagréables survenus pendant la suspension ; deux malades perdirent connaissance et ne furent ranimés qu'avec peine ; chez deux autres, il se déclara de si violentes crises laryngées que la suspension dut être interrompue immédiatement. Ces accidents font une impression très défavorable sur le patient et compromettent encore davantage des résultats déjà très douteux. Il est absolument indispensable d'examiner minutieusement le patient avant la suspension ; celle-ci est contre indiquée s'il existe une affection cardiaque ou vasculaire. Pendant la suspension, on ne doit pas perdre son malade de vue, ni le laisser seul un instant.

Bien qu'il ne soit pas encore possible de se prononcer définitivement sur la valeur de cette méthode que l'on l'expérimente depuis trop peu de temps, cependant, elle me semble destinée à retomber bientôt dans l'oubli.

Bibliographie.

I. Générale.

Wattewille, de, Brit. med. Journ. 27. Dec. 1884.

Hollis, Brit. med. Journ. 22. Nov. 1884.

Althaus, Maladies de la moelle épinière. Traduit de l'anglais. Paris, 1885 (Ouvrage traitant de la sclérose médullaire et spécialement de l'ataxie locomotrice).

Adamkiewicz, Die Rückenmarksschwindsucht. Wien 1885, Toeplitz u. Deuticke.

Brieger, Berl. klin. Wochenschr. 1885, XXII, 20.

Remak, Ibid. 1885, XXII, 7. (Le tabes dans l'enfance).

Althaus, Brit. med. Journ. Jan. 1885, 10. 31.

Basso, I disturbi funzionali del simpatico nella tabe dorsali. Ann. univ. 1886, Vol. 275, pag. 429.

Oppenheim, Centralbl. f. Nervenheilk. 1886, IX, 11.

White, Hale, Lancet. Dec. 1886, II, 24.

Strümpell, A., Münch, med. Wochenschr. 1886, XXXIII, 31.

Carlyle, Glasgow med. Journ. Oct. 1887, XXVIII.

Tuczek, Centralbl. für klin. Med. 1887, VIII, 16.

Jendrassik, Deutsches Arch. f. klin. Med. 1888, XLIII, 6.

Oppenheim, H., Neue Beiträge zur Pathologie der Tabes dorsal. Arch. f. Psych. u. Nervenkrankh. 1888, XX, 1.

Bernhardt, M., Zeitschr. f. klin. Med. 1888, XIV, 3.

Pitres, Arch. de Neur. 1888, XV, pag. 337.

Martius, Deutsche Med.-Ztg. 1888, IX, 7, pag. 87.

Möbius, Neuere Beobachtungen über die Tabes. Schmidt's Jahrbücher. 1886, pag. 200 ff., der 4. in Bd. 203, 1884, pag. 283 ff.

Berger, E., Die Sehstörungen der Tabes und der Versuch einer einheitlichen Erklärung des Symptomencomplexes. Arch. f. Augenheilk. 1889, XIX, 4.

Kohler, O., Ueber die frühen Symptome der Tabes. Wien. klin. Wochenschr. 1890.

II. Littérature spéciale.

a) Symptômes.

Oppenheim, Berl. klin. Wochenschr. 1885, XXII, 4. (Lésion du vague).

Ross, James, Brain. 1886, XXXIII, pag. 24. (Crises laryngées).

Erben, Wien. med. Bl. 1886, IX, 43. 44. (Tabes dorsal cérébral).

Landgraf, Berl. klin. Wochenschr. 1886, XXIII, 38. (Crises laryngées).

Krauss, E., Berl. klin. Wochenschr. 1886, XXIII, 46. (Paralysie des cordes vocales).

Martius, Berl. klin. Wochenschr. 1887, XXIV, 8. (Paralysie de l'accessoire).

Arnaud, Encéph. 1887, VII, 4. (Troubles de l'intelligence).

Suckling, Brit. med. Journ. 1887, July 16. (Paralysie de l'oculo-moteur).

Bernhardt, M., Zeitschr. f. klin. Med. 1886, XI, 4. (Diagnostic diff. entre l'alcoolisme, la poliomyélite, la paralysie de Landry et le tabes).

Oppenheim, Berl. klin. Wochenschr. 1888, XXV, 53. (Maladies hyst. du système nerveux évoluant sous les apparences du tabes).

Feré, Des troubles urinaires dans les maladies du système nerveux et en particulier dans l'ataxie locomotrice. Archives de Neur. 1884, VII, Nr. 20.

Vierordt, Beitrag. zur Kenntniss der Ataxie. Berl. klin. Wochenschr. 1886, 21.

Brouardel, Gaz. des Hôp. 1887, 1888, LX, LXI. (Sur l'impuissance provoquée par le tabes et autres affections).

Rosenheim, Arch. f. Psych. u. Nervenkr. 1884, XV. 1. (Recherches expérimentales sur les phénomènes tendineux).

Zenner, Ueber das Kniephänomen bei Bewegungsataxie. Journ. of. nerv. and ment. diseas. N. J. April, 1884, IX. 2.

Delprat, Nederl. tijdschr. v. Geneesk. 1886. 51. (Persistance du phénomène du genou jusqu'aux dernières heures de la vie dans 3 cas de tabes).

Westphal, Ueber Fortdauer des Kniephänomens bei Degeneration der Hinterstränge Arch. f. Psych. u. Nervenkrankh. 1886, XVII, 2.

Mitchell, Weir et Moris, Tendon-jerk and muscle-jerk in disease, espec. with ref. to posterior sclerosis of the spinal cord. New-York med. Record. 1886, XXX, 1.

Krauss, E., Beitrag zur Localisation des Patellarreflexes bei Tabes u. s. w. Neurol. Centralbl. 1886, V, 20.

Hirt, Ueber Tabes mit erhaltenen Patellarreflexen. Berl. klin. Wochenschr. 1886, XXIII, 10.

Westphal, 2 Fälle von Tabes mit erhaltenem Kniephänomen. Berl. klin. Wochenschr. 1887, XXIV, 5.

Minor, Zur Frage über die Localisation des Patellarreflexes bei Tabes. Centralbl. f. Nervenheilk. 1887, X, 6.

Westphal, Anatom. Befund bel einseitigem Kniephänomen. Arch. f. Psych. u. Nervenkrankh. 1887, XVIII, 2.

Goldflam, Ueber die Ungleichheit des Kniephänomens bei der Tabes· Neurol. Centralblatt. 1888, VII, 19, 20.

Warren Plympton, Lombard, The variations of the normal knee-jerk and their relation to the activity of the central nervous system. Amer. Journ. of Psychol. 1887, I, 1.

Meyer, Berl. klin. Wochenschr. 1888, 2. (Influence de la physostigmine sur les réflexes tendineux).

Benedict, Qualitative Veränderungen des Kniephänomens. Neurol. Centralbl. 89, 17.

<hr>

Portalier, Thèse de Paris 1884. (Troubles trophiques au stade préataxique du tabes).

Rossolymmo, Arch. f. Psych. u. Nervenkrankh. 1884. XV, 3. (Troubles trophiques de la peau).

Janowsky, Wien. med. Presse. 1885, XXVI, 8. (L'exanthème des tabétiques).

Hoffmann, Berl. klin. Wochenschr. 1885, XXII, 12.

Browne and d'Arcy Power, St. Barthol. Hosp. Rep. 1886, XVIII. (Mal perforant du pied).

Galippe, Gaz. des Höp. 1886, 58. (Maladies des dents).

Krönig, Wirbelerkrankungen der Tabiker. Deutsche Med.-Ztg. 1886, VII, 101.

Hinze, Das Plantargeschwür und sein Verhältniss zur Tabes. Petersb. med. Wochenschrift, N. F. 1886, III, 26—28.

Ménétrier, Ann. de Dermat. 1886, VII, 1. (Mal perforant aux mains).

Mollière, Lyon méd. 1887, LV, pag. 377. (Tabes débutant par des troubles trophiques).

Suckling, Brit. med. Journ. 6. April 1885. (Ulcère perforant, premier signe du tabes).

Marshall J. G., Lancet, Jan. 1885, I, 1.

Joffroy, Gaz. des Höp. 1885, 133. (Pied tabétique).

Richardière, Revue de méd. 2 Févr. 1886, VI. (Arthropathie des doigts).

Anderson, J. Wallace, Brain. 1886, XXXIV, pag. 224. (Arthropathie).

Kosinzow, Med. Observ. 1886, 17.

Löwenfeld, Münchener med. Wochenschr. 1887, XXXIV, 20. (Arthropathie).

Rotter, Arch. f. klin. Chirurgie, 1887, XXXVI, 1. (Die arthropathie der Tabes).

Kramer, Prager med. Wochenschr. 1887, XII, 33. (Pied tabétique).

Kahlden, Virchow's Arch. 1887, CIX, 2. (Artropathie).

Porter, New-York med. Rec. Oct. 1887, XXXII, 18. (Arthropathie).

618 Maladies du système nerveux présentant des lésions anat. connues.

Dana, Boston med. and surg. Journ. 17. Oct. 1887, CXVII. (Arthropathie).
Paolidès, Des arthropathies tabétiques du pied. Neur. Iconogr. de la
    Salpêtr. 1888, 4. 5.
Collier et Pitt, Transact. of the pathol. Soc. 1888, XXXIX, pag. 22.
    (Maladie de Charcot au genou).
Kredel, Die Arthropathien und Spontanfracturen bei Tabes. Volkmann's
    Sammlung klin. Vorträge. 1888, 309, Chir. Nr. 96.

Sakaky, Arch. f. Psych. u. Nervenkrankh. 1884, XV, 2. (Dégénération des
    nerfs périphériques).
Stern, Bolko, Ibid. XVII, 3. (Anomalies des sensations).
Remak, Berl. klin. Wochenschr. 1887, XXIV, 19. (Atrophie névritique
    dans le tabes).
Oppenheim et Siemerling, Arch. f. Psych. u. Nervenkr. 1887,
    XVIII, 2. (Lésions des nerfs périphériques).
Déjérine, Gaz. de Par. 1888, 10, 11, 12.
Déjérine, Revue de méd. 1889, IX, 2, 3, 4.
Déjérine et Sollier, Arch. de méd. expérim. 1889, 1, 2.

Complications.

Oppenheim, Berl. klin. Wochenschr. 1884, XXI, 38. (Hémicranie).
Leichtenstern, Deutsche med. Wochenschr. 1884, X, 52. (Anémie perni-
    cieuse et tabes).
Oppenheim, Berl. klin. Wochenschr. 1885, XXII, 49. (Diabète sucré et tabes).
Reumont, Ibid. 1886, XXIII, 13. (Diabète sucré et tabes).
Grasset, Arch. de Neurol. Juillet 1886, XII. (Tabes combiné, Myélite mixte).
Fischer, Centralbl. f' Nervenheilk. 1886, IX, 18. (Diabète sucré et tabes).
Leyden, Centralbl. f. klin. Med. 1887, VIII, 1. (Affections du cœur dans le
    tabes).
Eulenburg, Deutsche med. Wochenschr. XIII, 35. (Combinaison avec une
    affection systématique de la moelle).
Groedel, Deutsche med. Wochenschr. 1888, XIV, 25. (Affections du cœur
    dans le tabes).
Stransky, Prager med. Wochenschr. 1888, XIII, 25. (Un cas de tabes
    compliqué d'atrophie musculaire).
Eulenburg, Virchow's Archiv. 1885, XCIX, 1.
Berger, O., Bresl. ärztl. Zeitschr. 1885. VII, 1, 3—5.
Wilks, Brit. med. Journ. 6. Febr. 1886.
Buzzard, Brit. med. Journ. 30. Jan. 1886.
Strümpell, Neurol. Centralbl. 1886, V, 19.
Rumpf, Deutsche med. Wochenschr. 1887, 36.
Neumann, Berl. klin. Wochenschr. 1887, XXIV, 43.
Déjérine, Contribution à l'étude de la paralysie radiale chez les tabé-
    tiques (paralysie radiale spontanée). Comptes-rendus de la Société
    de biologie, 1889.

b) Anatomie pathologique.

Lissauer, Neurol. Centralbl. 1885, IV, 11.
Kraus, E., Neurol. Centralbl. 1885, IV, 3.
Adamkiewicz, Die anat. Veränderungen bei Tabes. Congr. internat. de
    Copenhague. III. Psych, u. Neurol. 1886, pag. 9.
Mitchell, S. Weir, Locomotor ataxia confined to the arms; reversal of
    ordinary progress. Journ. of. nerv. and ment. diseas. N. S. 4. April
    1888, XIII.

Déjérine, Contribution à l'étude de l'ataxie locomotrice des membres
    supérieurs. Arch. de Phys. 1888, 4. Sér., I, 3.
Pick, Arch. f. Psych. u. Nervenkr. 1889, XX, 3. (Lésions trouvées dans un
    cas où le phénomène du genou était absent d'un côté).
Flechsig, Ist die Tabes dorsalis eine « système Erkrankung? » Neurol.
    Centralbl. 1890.

c) Etiologie.

Eisenlohr, Deutsche med Wochenschr. 1884, X, 52.
Stephan, Nederl. Weekbl. 1885, 51.
Straus, Faits pour servir à l'étude des rapports du traumatisme avec le
    tabes. Arch. de Phys. 8. Nov. 1886, XVIII.
Minor, Contribution à l'étude du tabes. Arch. de Neurol. 1889, 50, pag. 183;
    51, pag. 362.

d) Traitement.

Rumpf, Allg. Wiener med. Ztg. 1886, 6, 7.
Lehmann, Deutsche med. Wochenschr. 1886, XII, 4. (Guérison d'un tabes).
Schurigin, Wratsch. 1886, 15. (Electricité statique).
Eulenburg, Die Heilbarkeit der Tabes dors. Congr. intern. de Copenhague.
    III, Psych. u. Neurol. 1886, pag. 71.
Rigal, Gaz. des Hôp. 1886, 74. (Cautérisations profondes de la colonne
    vertébrale).
Benedikt, Ueber Prognose und Therapie der Tabes. Wiener med. Presse,
    1887, XXVIII, 33, 34.
Lyman, Journ. of nerv. and ment. dis. 7. July 1887, XIV. (Traitement par
    le scarificateur Jounod).
Stembo, Berl. klin. Wochenschr. 1888, XXV, 44.
Naunyn, Mitth. aus. d. med. Klinik zu Königsberg in. Pr. Leipzig 1888.
    (Injections sous-cutanées de strychnine).
Benedikt, Wiener med. Blätter. 1889, XII, 8. (Elongation des nerfs).

Suspension.

Charcot, De la suspension dans le traitement de l'ataxie locomotrice
    progressive et de quelques autres maladies du système nerveux.
    Progr. méd. 1889, 3.
Weir Mitchell, Med. News. 13. April. 1889.
Chernel, Wiener med. Blätter. 1889, XII, 5.
Dana, New-York med. Rec. 15. April 1889, XXXV.
Gilles de la Tourette, Progr. méd. 1889, XVII, 8. (Technique de la
    suspension).
Morton, New-York, med. Rec, 15. April 1889, XXXV.
Althaus, Lancet. 13. April 1889, pag. 160.
Wattewille, On the treatment by suspension of locomotor ataxy. London
    1888.
v. Openchowski, Deutsche Uebersetzung der Motschukowski'schen
    Originalarbeit. Berl. klin. Wochenschr. 1889, 25.
Ladame, Revue méd. de la Suisse romande, 1889, 6.
Eulenburg und Mendel, Berl. klin. Wochenschr. 1889, 8.
Bernhardt, Neurol. Centralbl. 1889, 11.
Gilles de la Tourette, Archiv. de Neurol. Juillet 1889, XVIII, Nr. 52.
Motschutkowsky, The treatment of certain Diseases of the spinal Cord
    by Means of suspension. Brain, vol. XII. 1890, pag. 326.

TROISIÈME CHAPITRE.

Paralysie progressive. Démence paralytique progressive. Démence et paralysie progressives. Ramollissement cérébral.

Le tabes vient de nous offrir l'exemple d'une affection générale du système nerveux avec prédominance des lésions de la moelle épinière ; dans la paralysie progressive, au contraire, l'altération constante réside au cerveau, tandis que la moelle et les nerfs périphériques ne sont frappés qu'irrégulièrement et à un moindre degré. Ici, les lésions de la moelle sont diffuses, ou bien affectent les cordons postérieurs comme dans le tabes ; quant aux lésions des nerfs spinaux, elles sont à peine connues et nécessitent encore de sérieuses recherches ; comme dans le tabes, il est probable que, les lésions dégénératives des nerfs doivent être considérées comme des lésions primaires.

L'**étiologie** de la paralysie progressive prouve, une fois de plus, les analogies que présente cette affection avec le tabes. Dans les deux maladies, l'h é r é d i t é joue un rôle prépondérant et constitue, à n'en pas douter, une prédisposition congénitale : l'individu provenant d'une famille où règne une affection nerveuse quelconque, est beaucoup plus exposé à la paralysie progressive que s'il était issu d'une famille saine. Cette tare héréditaire ne suffit cependant pas à elle seule, dans la majorité des cas, pour déterminer l'éclosion de la maladie : ici encore, il faut certaines causes occasionnelles. L'expérience prouve que les efforts excessifs du système nerveux, du cerveau particulièrement, favorisent le développement de la paralysie : ce surmenage est plus fréquent qu'on ne serait disposé à le croire au premier abord ; il existe d'abord chez les personnes astreintes à une tension d'esprit continuelle, occupées presque journellement à compter, à calculer, à faire des recherches de toutes espèces ; aussi les teneurs de livres, les comptables, les banquiers, les boursiers, les écrivains, les compositeurs, les acteurs, etc., fournissent-ils le contingent relativement le plus élevé ; ensuite les excitations morales pénibles, un chagrin continuel, des soucis causés par le besoin, des espérances déçues, une ambition inassouvie, la frayeur, peuvent agir dans le même sens. Il est bien rare que l'une ou l'autre de ces causes étiologiques ne puisse être relevée dans l'histoire du paralytique. En seconde ligne, viennent les excès corporels, les marches trop longues, les excès *in venere* ; les excès *in baccho*, l'usage habituel de l'alcool, provoquent plus rarement la démence paralytique, mais peuvent donner lieu à un état ressemblant fort à cette affection (pseudo-paralysie des alcooliques) qui doit être rangé parmi les manifestations de l'alcoolisme chronique et non dans la paralysie. La profession peut certainement être la cause de l'apparition de l'affection : celles qui exigent un effort continuel et simultané de l'intelligence et de l'esprit, de même que le travail dans une température élevée, le maniement de certaines substances toxiques, du plomb, en particulier *(Snell, Vogel,* etc.), exposent sans contredit à contracter l'affection. Signalons enfin ce fait très intéressant qu'un traumatisme de la tête ou du dos peut, comme dans le tabes, provoquer l'apparition de la maladie : on a ainsi une paralysie traumatique, analogue au tabes traumatique. L'insolation peut être considérée comme une sorte de traumatisme et être rangée ici parmi les causes étiologiques *(Bonnet* et *Paris, Ann. méd.-psych.* novembre 1884, 6, S., XII).

A côté de la prédisposition congénitale, il existe une prédisposition acquise, qui se distingue de la première en ce qu'elle suffit à elle seule pour déterminer l'affection, joue donc en même temps le rôle de cause prédisposante et de cause occasionnelle : comme dans le tabes, cette prédisposition c'est encore la syphilis qui la confère. Son rôle est tout aussi important ici que dans le tabes ; l'homme qui a contracté la syphilis est beaucoup plus exposé que l'homme sain à devenir paralytique ; d'après la statistique de *Rieger* (v. bibl.), le danger est 16 à 17 fois plus grand pour le syphilitique. Ces chiffres se rapprochent assez bien de ceux que j'ai obtenus ; dans un premier groupe de 257 paralytiques, je compte 171 syphilitiques, et dans un second groupe de 260 malades, 14 seulement. On peut dire que l'hérédité et les causes occasionnelles, prises ensemble, n'ont pas fourni autant de paralytiques que la syphilis à elle seule. Ici non plus, nous ne parvenons pas à expliquer l'action de cette maladie ; produit-elle d'abord, comme nous penchons à l'admettre, des altérations vasculaires, ou bien s'agit-il d'une substance toxique développée par la syphilis et agissant directement sur les centres nerveux, de sorte que la paralysie soit une affection post-syphilitique au même titre que le tabes (v. p. 602), c'est ce qu'il est impossible de décider jusqu'à présent. Quoi qu'il en soit, le fait est indéniable et tous les travaux parus sur cette question, sont unanimes à le reconnaître.

L'influence du sexe et de l'âge peut être ramenée, en dernière analyse, à l'existence de la syphilis. Les hommes sont atteints de préférence dans la proportion de 35 : 1, et les

meilleures années de la vie offrent le contingent de paralytiques le plus considérable.

Les **symptômes** de la maladie se montrent en partie dans
le domaine psychique, en partie dans le domaine somatique :
l'affection se localisant principalement, comme nous le verrons
plus tard, dans le cerveau et surtout dans la région psycho-
motrice de l'écorce, ceci ne doit pas nous étonner. Les symptômes psychiques offrent une grande variété, surtout au stade
précurseur de la paralysie. Cette variété est comparable à
celle que l'on rencontre dans le tabes, la seule différence essentielle réside dans ce fait que les débuts de la paralysie se
montrent dans le domaine psychique. Le patient devient incapable d'une attention un peu soutenue, la moindre tension
d'esprit le fatigue rapidement ; il oublie vite, et confond facilement des choses qui lui étaient auparavant familières. Peu à
peu, il fait preuve d'une certaine indifférence, de négligence
dans l'accomplissement de ses devoirs, il est peu soigneux,
distrait, commet des fautes d'orthographe en écrivant, et montre
une lenteur et une lourdeur de conception qui étonnent ceux
qui l'ont connu. Ses sentiments affectifs subissent également certains changements ; de sociable et modéré, il devient
d'humeur changeante, capricieuse, facilement irritable ; il
s'emporte pour le moindre motif et se laisse aller à des
violences. Son caractère se modifie essentiellement, sa
volonté faiblit, il perd son énergie et, peu à peu, toute sponta-
néité, toute individualité ; on le voit, influencé et entraîné par
le premier venu, poser, déjà à cette époque, des actes tout-à-
fait déraisonnables. Il se départit, en outre, des règles usuelles
vis-à-vis de la société et de ses semblables, néglige son extérieur, ne soigne plus sa toilette, devient malpropre et déjeté ;
peu à peu son inconvenance se manifeste davantage, il ne connaît plus aucun égard, satisfait ses besoins en pleine rue,
raconte des histoires obscènes devant ses enfants, etc. Dans
quelques cas assez rares, le malade se rend un certain compte
du changement opéré chez lui ; il en parle dans le cercle de sa
famille et fait part de ses appréhensions ; mais, dans la majorité des cas, il n'a pas la moindre idée des inquiétudes qu'il
suscite parmi les siens. Il peut s'écouler des mois, des années
même, avant qu'un changement notable vienne à se produire
dans cette situation ; seulement l'apparition de certains symptômes somatiques imprime un nouveau caractère au
tableau morbide : deux d'entre eux, surtout, déterminent le
malade à s'adresser au médecin, l'insomnie et l'altération de la parole. L'insomnie est d'autant plus extraordi-

naire qu'il arrive souvent au malade de s'endormir pendant le jour, au milieu de son travail, tandis que ses nuits sont sans sommeil. L'altération de la parole se trahit par de la difficulté à prononcer certains mots, du bégaiement, l'omission de certaines syllabes ou leur interversion : peu à peu se constitue de la sorte, l'ensemble de symptômes désigné sous le nom de maladresse syllabaire. De plus, la voix perd son timbre et ses caractères habituels, elle devient dure et monotone. Rien qu'aux mouvements associés des muscles mimiques pendant qu'il parle, au tremblement fibrillaire et aux rapides crispations des lèvres, au tremblement de la langue, le médecin juge vite à quelle espèce de malade il a affaire. Souvent aussi, vers cette époque, l'inégalité des pupilles constitue un signe très important de diagnostic. Les troubles de la motilité consistent dans une altération de l'écriture et de la marche : l'écriture est incertaine, irrégulière ; les caractères en sont plus grands, mal formés, tremblotants, les mots écrits incorrectement, certaines lettres, certaines syllabes, même, sont omises ou leur ordre est interverti ; le papier est souillé d'encre. La marche devient maladroite, embarrassée ; le malade traîne les pieds, penche d'un côté et butte au moindre obstacle.

Cette première période dure quelques mois à quelques années et fait place à un second stade qui se caractérise généralement par de l'hyperexcitabilité psychique, de l'excitation maniaque. Le malade, auparavant tranquille, mécontent, sombre, devient bruyant, remuant, bavard, continuellement en mouvement et l'esprit éveillé ; sans se préoccuper de sa famille ou de son prochain, il a continuellement des idées de grandeur et de magnificence : il est jeune, beau, d'une force colossale, d'une richesse incalculable ; il a étudié toutes les sciences ; il forme des projets insensés, prétend dessécher l'océan, etc. Il est l'empereur de Chine, Napoléon, le Christ, le plus puissant des dieux ; ses idées planent ainsi dans le domaine de l'illusion et de la fantaisie, sans enchaînement, sans logique ; le malheureux est le jouet des idées de grandeur. En même temps, la mémoire s'affaiblit rapidement ; cet affaiblissement porte surtout sur les faits récents ; le malade oublie ce qu'il a fait le jour même ou la veille, ne sait plus quand son médecin l'a vu pour la dernière fois ; au contraire, le souvenir des temps plus reculés est conservé. Le malade finit par ignorer la date et le jour de la semaine auxquels on est arrivé, et même le mois et l'année, et par confondre ou ne plus reconnaître les gens avec qui il est en relation d'affaires. Ses actes se ressentent fatalement des troubles de son intelligence, aussi le voit-on acheter sans but, gaspiller son argent de la façon la plus folle, faire des dettes et même commettre des tromperies qu'on n'éprouve aucune peine à découvrir : si on le surprend en faute, il nie avec la figure la plus calme du monde. Les mauvais traitements qu'il s'attire, les infractions à l'ordre et à la morale publics dont il se rend coupable, provoquent souvent son arrestation.

Beaucoup plus rarement, au stade initial décrit en premier lieu, succède une période de dépression encore plus marquée. Le malade se croit suivi, épié, menacé de mort ; des voix hurlent à ses oreilles et il vit avec l'idée continuelle qu'il va lui arriver quelque chose de terrible ; il crie, se plaint, supplie qu'on l'épargne, etc. Chez d'autres patients, les idées hypochondriaques dominent ; l'un se croit fait de verre, l'autre qu'il ne peut ni manger, ni uriner ; un troisième qu'il n'a pas de tête, etc. Toutes ces idées sont sans suite, sans enchaînement entre elles ; c'est ce qui distingue le paralytique du dément ; ajoutons encore le peu de durée de ce stade.

Petit à petit, le tableau change, l'excitation disparaît, l'incapacité intellectuelle augmente ; le malade passe ses journées sans soucis, sans pensée ; il désapprend à lire et à écrire, oublie son nom, son état, ne sait plus rien de sa famille et ne porte plus aucun intérêt à ce qui se passe autour de lui. C'est le stade de démence : le patient devient malpropre, gâteux ; sa nourriture demande à être surveillée ; peu à peu la vie physique s'éteint complètement — le patient ne vit plus, il ne fait plus que végéter.

Nous avons à examiner présentement les troubles somatiques qui se montrent, au cours de la paralysie progressive, à côté des troubles psychiques ; leur existence relève des lésions de la moelle et peut-être aussi de celles des nerfs périphériques. En faveur de la participation de la moelle, on peut citer la diminution de la sensibilité, aussi bien dans les nerfs cutanés que dans les nerfs sensoriels, — dans l'optique principalement, — la rigidité pupillaire absolue, la diminution de la sensibilité douloureuse, l'excitabilité électrique des muscles augmentée au début, affaiblie plus tard, l'abolition, pas constante il est vrai, des réflexes tendineux, la présence de troubles trophiques, la tendance au décubitus, le mal perforant du pied. Dès le début parfois, le malade subit certaines attaques particulières, avec perte de connaissance, avec ou sans paralysie unilatérale passagère, dans certains cas, avec accidents épileptiformes. Ces attaques, qui affectent de la sorte, soit le caractère apoplectiforme soit le caractère épileptiforme, sont désignées sous le nom d' « attaques paralytiques » par excellence ; elles peuvent être extrêmement fréquentes, se présenter jusqu'à 10 et même 50 fois par jour, laissant alors le malade dans un état comateux à peu près ininterrompu. L'élévation de température qui les accompagne, constitue un signe très important ; parfois, l'urine contient de l'albumine. — Les lésions des nerfs crâniens dans la paralysie progressive sont encore peu étudiées ; l'une des plus importantes est l'atrophie de l'optique, elle s'observe dans 10 % des cas, au moins. Les nerfs moteurs de l'œil participent également souvent à l'affection, le trijumeau et le facial le font plus rarement. Il n'est pas encore prouvé que le noyau du vague puisse être intéressé.

Il n'est guère possible d'assigner une **durée** à l'affection ; elle varie entre quelques mois (forme galopante) et 2, 3, 5 années dont une bonne partie se passe dans un établissement, car, dans bien des cas, les soins que réclame le malade ne peuvent lui être donnés dans sa famille, malgré le plus grand dévouement et les plus grands sacrifices de son entourage. Dans la forme rapide, l'insomnie et l'insuffisance de la nutrition conduisent en peu de temps à un épuisement mortel.

On est loin d'être d'accord sur la question des **lésions anatomo-pathologiques** de la paralysie progressive, non pas au point de vue macroscopique, car la plupart du temps ces lésions sont très apparentes — atrophie du cerveau, surtout des régions antérieures, rétrécissement des circonvolutions, diminution de poids portant principalement sur le lobe frontal et le lobe pariétal — mais au point de vue de la façon dont se produisent ces lésions atrophiques ; quelles sont les altérations microscopiques qui se passent là dans les éléments nerveux de l'écorce cérébrale, lesquelles d'entre elles doivent être considérées comme primaires ? là-dessus, les avis sont très partagés. D'après *Tuczek*, l'atrophie débuterait manifestement dans les minces fibres de substance nerveuse, surtout dans les couches superficielles de l'écorce qui sont parallèles aux fibres de la surface du cerveau, nommées fibres d'association, fibres tangentielles. La face basale de la première circonvolution frontale *(gyrus rectus)* est atteinte généralement la première, puis viennent les autres circonvolutions frontales, l'insula, plus tard encore, le lobe temporal, jamais le lobe occipital. Cette opinion, qui tend à considérer l'atrophie comme primaire, paraît la plus autorisée ; elle a cependant de puissants détracteurs, *Mendel* entre autres ; pour celui-ci, l'atrophie de la substance nerveuse est secondaire et les lésions primaires sont la prolifération du tissu conjonctif, l'épaississement des parois vasculaires, l'apparition des cellules araignées ; il s'agit donc, pour lui, d'une encéphalite interstitielle.

A différentes reprises, on a signalé l'existence d'altérations analogues dans les cellules ganglionnaires de l'écorce *(Binswanger, Mendel, Gudden)* ; parmi les plus communes, il faut citer la présence d'amas de noyaux particuliers coïncidant avec des altérations des vaisseaux, la déformation du corps cellulaire dans les grandes pyramides du lobule paracentral, l'altération des corpuscules nucléaires et du noyau lui-même, la sclérose et l'atrophie des cellules.

Les lésions ne se limitent pas à l'écorce seule, les parties sous-jacentes sont également intéressées ; *Friedmann* a rassemblé et analysé les différentes altérations dont la substance blanche des hémisphères pouvait être le siège. Il reconnaît quatre espèces d'atrophie des fibres à l'intérieur de la substance blanche et admet que cette atrophie se fait de la façon décrite par *Tuczek* pour les fibres de l'écorce. Le processus destructeur n'épargne pas les ganglions centraux, non plus que les voies pyramidales et les cordons postérieurs dans la moelle, contrairement à ce que *Westphal* croyait d'abord ; ces organes subissent une dégénérescence progressive, et, très vraisemblablement, produisent une partie notable des troubles moteurs qui se montrent au cours de l'affection.

L'état de la pie-mère varie ; souvent on la trouve faisant corps sur un assez large espace avec la partie de l'écorce qu'elle recouvre ; lorsqu'on cherche à la détacher, l'écorce y reste adhérente (décortication). Plus rarement, la pie-mère se laisse enlever assez facilement, mais à certaines places, elle est épaissie, plus consistante, et renferme dans ses mailles une quantité très variable de liquide. Peut-être cet état n'est-il qu'un stade plus avancé du premier, les adhérences du début disparaissant dans la suite ; on ne sait rien de positif à cet égard.

L'observation de *Rey* (v. bibl.) prouve qu'on peut très bien ne trouver, à l'autopsie, aucune lésion visible chez des individus ayant présenté, pendant la vie, tous les symptômes caractéristiques de la paralysie progressive ; nous avons rencontré cette même particularité dans la sclérose multiple (v. p. 563).

Le **diagnostic** de la paralysie progressive offre parfois certaines difficultés. Diverses affections peuvent présenter avec elle différentes analogies, tant sous le rapport des symptômes que sous celui de la marche générale de la maladie ; ce sont surtout certaines formes d'alcoolisme chronique, dans lesquelles le sentiment de la personnalité est également altéré, la syphilis cérébrale, les tumeurs du cerveau, la démence sénile, enfin la méningite chronique et la sclérose multiple.

Dans l'alcoolisme, ce qui domine, ce sont les hallucinations ; l'altération de la parole est le plus souvent moins prononcée, les idées délirantes ont d'habitude une certaine suite. Le tremblement, et aussi les antécédents, quand il est possible de les connaître, aident beaucoup au diagnostic. Dans la syphilis cérébrale, les anamnestiques, l'âge du sujet — la jeunesse, le plus souvent — sont d'un puissant secours pour le diagnostic. Les tumeurs du cerveau présentent, il est vrai, ce même caractère constamment progressif des symptômes, mais, la plupart du temps, le stade d'exaltation fait défaut, les idées de grandeur, si caractéristiques dans la paralysie, ne se montrent pas ; par contre, la stupeur et la somnolence s'établissent relativement tôt. La démence sénile se distingue essentiellement par le grand âge du patient et par la tendance du processus à rester longtemps stationnaire. La méningite présente des symptômes fébriles ; de plus, la papille de stase qui se montre fréquemment et le délire précoce préviennent toute confusion. Enfin, la sclérose multiple a pour elle la parole scandée et surtout le tremblement intentionnel ; lorsque ces deux symptômes sont bien nets, l'erreur est impossible, mais il existe bien des formes de sclérose multiple où le diagnostic différentiel avec la paralysie progressive rencontre des difficultés insurmontables. Parmi les points importants sur lesquels on devra surtout porter son attention, il faut citer : la faiblesse de l'intelligence qui, au premier stade déjà, domine tout le tableau de la paralysie progressive ; la marche continuellement progressive de l'affection et les désordres nerveux, tant sensibles que moteurs, qui se traduisent par les troubles du langage, de l'écriture, de la marche, et d'un autre côté, par une altération plus ou moins prononcée de la sensibilité générale et spéciale : toucher, goût, ouïe, odorat. En tenant compte de ces considérations, il sera possible de poser le diagnostic avec certitude, du moins dans la majorité des cas ; cependant, malgré la plus grande expérience, on n'est jamais à l'abri de l'erreur.

On peut juger, par ce qui précède, combien est défavorable le **pronostic** de la paralysie progressive ; le rétablissement est plus problématique encore que pour le tabes ; la terminaison fatale est de règle et survient au bout de quelques années. On a cependant affirmé la possibilité de la guérison *(Wendt, Voisin)*, mais dans les cas où elle a été observée, on ne peut jamais être sûr qu'il ne s'agissait pas plutôt d'une pseudo-paralysie, telle qu'on la rencontre chez les alcooliques, par exemple.

Le **traitement** doit se borner essentiellement à l'éloignement de toute cause d'excitation nuisible, et comme on y arrive le plus sûrement et le plus facilement par l'internement, le premier devoir du médecin, le diagnostic une fois posé avec certitude, est d'engager avec instance la famille à envoyer le malade dans un établissement. C'est le seul moyen de mettre le patient et son entourage à l'abri des accidents et des malheurs de toute espèce auxquels ils sont exposés ; aussi ne doit-on pas tarder à prendre cette résolution, en faisant bien ressortir que l'internement a pour but, non point de guérir le malade, mais de lui procurer des soins, une surveillance et une sécurité qu'il ne pourrait trouver ailleurs.

S'il y a des antécédents syphilitiques, on prescrira une cure de frictions mercurielles, si faibles que soient les chances de succès. On devra alors recourir à des doses élevées, la cure exigera au moins 300 à 400 gr. d'onguent mercuriel, et l'on administrera, pendant longtemps, 2 à 3 gr. d'iodure de potassium par jour. Contre l'exaltation et l'insomnie, on prescrira les hypnotiques, sans trop compter sur le succès : sulfonal, 2 à 3 gr., méthylal, 5 à 8 gr. *per os (Mairet* et *Combemale)*, morphine, 0,015 à 0,03, en injections sous-cutanées, chloral, paraldéhyde et hyoscyamine ; on sera souvent obligé de les essayer les uns après les autres. Quant aux eaux et aux bains, on devra s'en abstenir dès que le diagnostic est certain ; il en est de même de l'électrisation galvanique du cerveau. Tous ces moyens et d'autres du même genre, n'ont d'autre résultat que d'augmenter l'exaltation du malade et de lui attirer maints tourments, sans lui être de la moindre utilité.

Bibliographie.

a) Symptômes.

Christian, Ann. méd.-psych. 1884, 6, Sér., XII, 1. (Difficultés du diagnostic).

Camuset, Ibid. 1884, 6 Sér. XI. (Crises hystériques).

Eckholdt, Allg. Zeitschr. f. Psych. 1884. XLI, 1.

Hitzig, E., Berl. klin. Wochenschr. 1884, XXI, 33. (Température en-dessous de la normale).

Westphal, Deutsche med. Wochenschr. 1884, X, 30 (Complication de lésions spinales et de cécité).

Wagner, Jul., Zur Kenntniss der Rückenmarkserkrankung der Paralytiker. Wiener med. Jahrbuch. 1884, 2, 3.

Thomsen, Charité-Annal. 1886, XI, pag. 339. (Rigidité pupillaire réflexe).

Moeli, Arch. f. Psych. und Nervenkrankh. 1887, XVII, 1. (La rigidité pupillaire dans la paralysie progressive).

Greppin, Ibid. 1887, XVIII, 2.

.Kirn, Ueber Lesestörungen bei paralyt. (und·nicht paralyt.) Geisteskranken. Inaug.- Dissert. München 1887.

Acker, Allg. Zeitschr. f. Psych. 1887, XLIV, 1. (Casuistique).

Bonnet, Arch. de Neurol. 1887, XIV, pag. 79. (Casuistique).

Folsom, Charles, Boston med. and surg. Journ. 9 Sept. 1887, CXVII. (Symptôme précoce).

Strümpell, Neurol. Centralbl. 1888, 5. (Paralysie et tabes chez un enfant à la suite de la syphilis du père).

Jelly, Boston med. and surg. Journ. 2 July, 1888, CXIX. (Durée, 10 ans).

Rottenbiller, Centralbl. f. Nervenheilk. 1889, XII, 1. (Remarques sur la température).

Buchholz, Das Verhalten der Pupillen bei Dementia paralyt. Inaug.-Dissert. Breslau 1889.

Wendt, Allg. Zeitschr. f. Psych. 1889, XLVI, 1. (Guérison).

Voisin, Bull. de Thérapeut. 15 Mai 1889. (Guérison de la paralysie).

Gerlach, Arch. f. Psych. u. Nervenkrankh. 1889. XX. 3. (Altérations de l'excitabilité galvanique).

Ascher, Allg. Zeitschr. f. Psych. 1889. XLVI, 1. (Étiologie et marche de la paralysie).

Godet. Revue méd. de la Suisse. Rom. Avril 1889, IX, 4. (Pseudo-paralysie de nature alcoolique).

Fürstner, Münch. med. Wochenschr. 1886, XXXIII, 22. (Affections spinales).

Pelizaeus, Neurol. Centralbl. 1886. V. 10. (Symptômes rares du début).

Rey, Ann. méd.-psych. 3 mai 1886, 7. Série III. (Ataxie des extrémités supérieures et hémiplégie).

Rosenthal, Centralbl. f. Nervenheilk. 1886, IX, 8. (Aphasie sensorielle).

Gellhorn, Die Hallucinationen bei Dementia paralytica, etc. Inaugural-Dissertation. Marbourg 1890.

Köberlin, Ueber die art und Häufigheit der Erkrankungen des Rückenmarks bei der progressiven paralyse. Allgem. Zeitsch. f. Psychiatrie. Tome 46.

b) Anatomie pathologique.

Tuczek, Beitrag zur pathol. Anatomie und Pathologie der Paralyse. Berlin, Hirschwald, 1884.

Zacher, Arch. f. Psych. und Nervenkrankh. 1884, XV, 2.

Savage, Journ. of ment. Sc. Jan 1888, XXIX. (Pachyméningite et paralysie).

Camuset, Ann. méd.-psych. Novbr. 1884, 6, Sér. XII. (Altération de la dure-mère dans la paralysie).

Mendel, Allg. Zeitschr. f. Psych. 1885, XLI, 4, 5. (Les cellules ganglionnaires de l'écorce dans la paralysie).

Baillarger, Ann. méd.-psych. 1886, XLIV, 1. (Diminution de poids du cerveau).

Binswanger, Allg. Zeitschr. f. Psych. 1886, XLII, 4. (Histologie pathologique).

Tschish, Wojenn. Med. Sh. Jan 1886.

Meynert, Vom Mechanismus der progress. Paralyse. Wien. med. Bl. 1887, X, 17, 18.

Zacher, Das Verhalten der markh. Nervenfasern u. s. w. Arch. f. Psych. u. Nervenkr. 1887, XVIII, 1.

Zacher, Arch. f. Psych. u. Nervenkr. 1888, XIX, 3. (Paralysie avec lésions en foyer de la capsule interne).

Rey, Ann. méd.-psych. Mars 1889, 7. Sér., IX, 2. (Symptômes paralytiques ; p. mort. on ne découvre aucune lésion anatomique).

630 Maladies du système nerveux présentant des lésions anat. connues.

M e n d é l, Die pathologische Anatomie der Dementia paralytica. Neurolog.
    Centralbl. 1890.

 c) E t i o l o g i e e t p a r t i c u l a r i t é s d e l a p a r a l y s i e.

S n e l l, Allg. Zeitschr. f. Psych. 1884, XLI, 3. (Paralysie et intoxication satur-
    nine chronique).
F r ä n k e l, Ibid. XLI, 1. (Paralysie chez la femme).
M a b i l l e, Ann. méd.-psych. 1885, 7. Sér., 1, 3. (Traumatisme).
B o n n e t, Ibid. 1884, 6. Sér. XII. (Insolation).
V o g e l, 2 Fälle allgem. progress. Paralyse nach chron. Bleivergiftung. 1886.
    Bonn. Dissert. inaug.
R i e g e r, Statistiche Unter suchungen über den Zusammenhang zwischen
    Syphilis und progressiver Paralyse. S c h m i d t's Jahrb. 1886. Bd.
    210, pag. 88. (Bibliographie très complète).
P r e u s s, Jul., Inaug.-Dissert. Breslau 1886. (Syphilis et démence paralytique).
B r i e, Paul, Inaug.-Dissert. Breslau 1886. (Syphilis et démence paralytique).
N a s s e, Zeitschr. f. Psych. 1886, XLII, 4.
B a l l, Congr. intern. de Copenhague. III. Psych. u. Nervenkr, pag. 76.
C h r i s t i a n, Arch. de Neurol. 1887, XIV, pag. 205. (Étiologie de l'affection
    chez l'homme).
V e r n e t, La syphilis est-elle une cause de la paralysie générale ? Thèse de
    Nancy 1887.
L e v i n s t e i n, Beitrag zur Aetiologie und Therapie der Dem. paralyt.
    Dissert. inaug. Berlin 1887.
R é g i s, Gaz. de Paris. 1888, 7. Sér., V, 23, 24, 26. (Rapports entre la paralysie
    et la syphilis).
M e s n e t, Bull. de l'Acad. de Méd. 1888, 3. Sér., XX, 46. (Rapports entre la
    syphilis et la paralysie).
S i e m e r l i n g, Statistisches und Klinisches zur Lehre von der progressiven
    Paralyse der Frauen. Charité-Annalen. 1888, XIII, pag 392.
B a l l, De la paralysie générale d'origine traumatique. Encéphal. 1888, VIII, 4.
A r n a u d, Recherches cliniques sur la paralysie générale chez l'homme.
    Thèse de Paris 1888.
P e t e r s e n - B ö r s t e l, Ueber Feldzugsparalysen. Allg. Zeitschr. f. Psych·
    1888, XLIV, 4.
R i t t i, Gaz. hebd. 1888, 2. Sér. XXV, 43, 45, 49.
C u y l i t s, Surmenage et folie paralytique. Bulletin de la Société de médecine
    mentale de Belgique. Septembre 1890.
T h o m s e n, Ueber die praktische Bedeutung der Syphilis-Paralysefrage.
    Allgem. Zeitchr. f. Psych. Tome 46, 1890.

QUATRIÈME CHAPITRE.

Syphilis générale du système nerveux.

A différentes reprises, dans le cours de cet ouvrage, nous
avons eu l'occasion de signaler l'importance étiologique de la
syphilis aussi bien dans les affections cérébrales que dans
celles de la moelle épinière. Plus tard, dans les maladies géné-

rales du système nerveux, nous avons encore rencontré la syphilis et nous avons vu que le tabes et la démence paralytique en étaient l'expression la plus importante ; il nous reste encore à ajouter quelques considérations.

Aucune partie du système nerveux, ni dans le cerveau, ni dans la moelle, n'est à l'abri des accidents syphilitiques ; ceci s'explique facilement par les lésions que la syphilis provoque dans les vaisseaux et par les troubles de nutrition qui en sont la conséquence. On comprend qu'il est de très grande importance de pouvoir reconnaître qu'une affection de l'écorce ou une de ses manifestations, une monoplégie par exemple, est de nature syphilitique. La syphilis peut encore intéresser la couronne rayonnante, les ganglions de la base, la protubérance, la moelle allongée et le cervelet ; quant aux lésions syphilitiques de la base du cerveau, ce sont des accidents relativement communs. Le diagnostic, il est vrai, n'est pas toujours chose facile, surtout quand le malade nie la syphilis et qu'on n'en trouve chez lui aucune trace ; car, en fait, les symptômes restent les mêmes, que l'affection soit ou non d'origine spécifique.

Parmi les différents symptômes auxquels peut donner lieu la s y p h i l i s   c é r é b r a l e, nous citerons seulement la p o l y u r i e et la p o l y d i p s i e, qui, paraît-il, peuvent aussi se montrer primitivement. *Buttersack* en a publié une étude approfondie (v. bibl.). Le diagnostic de syphilis cérébrale peut être singulièrement facilité par l'existence de symptômes en foyers, mais si ces symptômes font complètement défaut, ce diagnostic peut devenir très difficile ; on pourrait avoir affaire à une simple neurasthénie du cerveau.

Pour la m o e l l e é p i n i è r e, la chose devient un peu plus facile, attendu que la syphilis de la moelle s'accompagne presque toujours de syphilis cérébrale ; c'est le cas, par exemple, pour le tabes et la paralysie progressive; aussi est-il très rare de rencontrer une affection systématique simple ou combinée de la moelle d'origine syphilitique ; les cas de sclérose latérale de cette espèce qui ont été publiés sont, à juste titre, considérés comme des raretés pathologiques *(Rinecker*, bibl.). Au point de vue a n a t o m o - p a t h o l o g i q u e, il nous paraît intéressant de signaler que c'est le faisceau radiculaire qui d'ordinaire se montre le plus affecté, et cela sur une grande étendue ; dans un cas de *Siemerling* (v. bibl.), on trouva une excroissance de la pie-mère de nature gommeuse, qui se prolongeait à l'intérieur de la moelle, tout en respectant cependant, à peu près complètement, les systèmes de fibres de cet organe ; aussi les symptômes spinaux avaient-ils été peu accusés.

Il est peu probable que les **nerfs spinaux**, moteurs ou sensibles, puissent être le siège de lésions syphilitiques paticulières ; les manifestations pathologiques auxquelles ils donnent parfois lieu, doivent être mises plutôt sur le compte de la contamination générale. Si l'on a vu, en certains cas, une névrite sciatique ou radiale, par exemple, céder rapidement à un traitement anti-syphilitique et être considérée, pour cette raison, comme étant de nature spécifique, on peut être sûr qu'il a existé antérieurement des signes, peut-être méconnus, d'une participation de la moelle ou du cerveau au processus syphilitique, ou que ces signes ne tarderont pas à se montrer.

Le **diagnostic** de syphilis générale du système nerveux doit s'appuyer, en premier lieu, sur les anamnestiques et les traces des lésions primaires ; si l'on a de tels renseignements à sa disposition, le diagnostic ne présente guère de difficultés ; en cas contraire, on devra se livrer à un examen minutieux et répété des différents organes, peau, muqueuses, etc., pour y chercher des traces de l'infection spécifique ; on parvient souvent de la sorte à suppléer à l'insuffisance des données. En troisième lieu, on ne perdra pas de vue que les symptômes de la syphilis cérébrale se caractérisent par leur variabilité extrême et leur inconstance habituelle — un jour, le malade paraît en danger de mort, le lendemain, les symptômes menaçants ont disparu ; la rapidité avec laquelle les symptômes se succèdent, rappelle ainsi un des caractères de l'hystérie ; certains faits assez bizarres, tels que l'apparition d'attaques apoplectiques chez des sujets jeunes ou d'attaques épileptiques chez des patients âgés, tout cela plaide, dans les cas douteux, pour l'existence de la syphilis du système nerveux ; on pourra encore trouver quelque renseignement du côté des muscles de l'œil ; l'iritis, un léger degré d'ophtalmoplégie, sont souvent des indices précieux. Le **traitement**, enfin, viendra en aide au diagnostic : l'efficacité de la médication anti-syphilitique vient lever tous les doutes ; par contre, son insuccès ne suffit pas pour exclure la syphilis.

Le **pronostic** dépend, avant tout, du temps écoulé entre l'infection primaire et l'apparition des premiers symptômes nerveux ; plus cette période d'incubation est longue, plus le pronostic s'assombrit. D'après mes observations, cette période comporte en général 5 à 9 années, parfois moins, et les cas où l'infection du système nerveux se traduit déjà 1 ou 2 ans après l'infection primaire, constituent l'exception. Jamais je n'ai observé de guérison lorsque les accidents nerveux, cérébraux ou spinaux, éclataient après 20 ou 25 ans seulement. Un second élément de pronostic est fourni par l'intervalle qui sépare l'apparition des symptômes nerveux et l'établissement d'un traitement anti-syphilitique énergique. Malgré l'insuccès fréquent de ce dernier, on devra cependant l'instituer s'il ne s'est pas écoulé plus de 2 à 4 mois depuis le début des accidents nerveux ; si ceux-ci remontent à 6 mois et plus, on peut considérer toute tentative dans cette voie comme désespérée, et le pronostic s'assombrit d'autant. Les symptômes en eux-mêmes n'ont qu'une valeur de troisième ordre dans l'appréciation du pronostic. En général, les symptômes généraux, la céphalalgie, les vertiges, les attaques épileptiformes, sont susceptibles d'un pronostic plus favorable que les symptômes de foyer, la monoplégie et l'hémiplégie, la paralysie des différents nerfs crâniens. Le pronostic est le plus défavorable dans les formes qui s'attaquent avec une violence égale au cerveau et à la moelle épinière — tels sont le tabes et la paralysie progressive.

Le **traitement** devra tenir compte de l'individualité de chaque cas en particulier, de l'âge, de l'état général du patient, etc. ; il ne se prête guère à une description générale. Rappelons encore une fois que le traitement anti-syphilitique, si l'on s'y décide, doit être énergique avant tout : iodure de potassium, de 1 à 6 et 8 gr. par jour, en deux prises dans du lait chaud, continué pendant 6 à 10 semaines ; onguent mercuriel, 3 à 5 gr. par jour, pendant 4 à 6 semaines. On prendra naturellement les précautions habituelles. Les nouvelles méthodes de traitement spécifique méritent d'ailleurs toute notre attention ; principalement les injections sous-cutanées de sels mercuriques, recommandées dans ces derniers temps.

Bibliographie.

Müller, Ein Fall von Hirnsyphilis etc. Inaug.-Dissert. Göttingen 1886.

Rumpf, Die syphilitischen Erkrankungen des Nervensystems. Wiesbaden, Bergmann 1887.

Hood, Lancet. 4. Jan. 1887, I. (Méningite syphilitique).

Kahler, Prag. med. Wochenschr. 1886, XI, 48. (Névrite radiculaire syphilitique).

Courtade, Encéphale. Mars 1887, VII. (Aphasie syphilitique).

Rinecker v., Rückenmark u. Syphilis. Festschr. Leipzig 1882.

Buttersack, Zur Lehre von den syphil. Erkrankungen des Centralnervensystems u. s. w. Arch. f. Psych. u. Nervenkr. 1886, XVII, 3, 603.

Aikmann, Glasgow. med. Journ. 4. Oct. 1887, XXVIII.

Budor, Ann. de Dermatol. et Syph. 3 Mars 1888, VIII, 3. (Paraplégie syphilitique).

Anderson, Glasgow. med. Journ. 4. April 1888, XXIX. (Syphilis de la moelle épinière).

Ziemssen, Syphilis des Nervensystems. Klin. Vortr. IV. 3. Nov. 1888.

Warrer, Brit. med. Journ. Sept. 1888. (2 cas de syphilis cérébrale dans la même famille).

B r u s c h i n i, Sifilide dei centri nervosi. Rivista delle cliniche. 1888, 1.
J ü r g e n s, Berl. klin. Wochenschr. 1888, XXV, 22. (Syphilis de la moelle
        épinière).
O p p e n h e i m. Berl. klin. Wochenschr. 1888, 53.
S i e m e r l i n g, Arch. f. Psych. u. Nervenkr. 1888, XX, 1. (Un cas de syphilis
        congénitale du cerveau et de la moelle).
N a u n y n, Mittheilungen aus der medicinischen Klinik zu Königsberg. Leip-
        zig, Vogel, 1888.
M o r a v s i k, Centralbl. f. Nervenkeilk. 1888, 20. (A propos de symptômes
        hystériques dans la syphilis cérébrale).
R é g n i e r, Rapports de la syphilis cérébrale avec la paralysie générale.
        Revue de Méd. 1889, 7, 8.
N a u n y n, Die Prognose der syphilitischen Erkrankungen des Nerven
        systemes. XIII. Wanderversammlung der südwestdeutschen Neuro-
        logen. Arch. f. Psych. u. Nervenkr. 1889, XX, 2.
F i s c h e r, Boston med. and surg. Journ. 3. Jan. 1889, CXX. (Syphilis céré-
        brale).
G o w e r s, Lancet. Jan. 1889, I, 2.
M a u r i c e, Gaz. des Hôp. 1889, 24, 33, 39. (Syphilis cérébrale).
S i e m e r l i n g, Zur Syphilis des Centralnervensystems. Arch. f. Psych. 1890.
        XXII.

Appendice.

Paralysies toxiques.

Il ne peut entrer dans le cadre de cet ouvrage de donner
in extenso la pathologie des paralysies toxiques dont la description appartient aux traités spéciaux des intoxications indus-
trielles et des affections professionnelles ; nous n'avons d'autre
but que de compléter les chapitres précédents en démontrant
que le maniement habituel de différents poisons peut donner
lieu, en certaines circonstances, à diverses maladies générales
du système nerveux.

Les paralysies par intoxication peuvent ou bien se présenter
à l'état aigu, ou bien se constituer petit à petit. Leurs symptômes et leur cours diffèrent : *a)* suivant la substance qui
les provoque; *b)* suivant la façon dont cette substance est introduite dans l'organisme, soit par la
voie respiratoire ou la voie digestive, soit par la peau intacte
ou dégarnie à certaines places de son épiderme. Il nous est
impossible d'examiner ici les nombreuses façons dont le travail
lui-même, les diverses manipulations du poison, etc., favorisent
son introduction dans l'organisme; cette étude fait l'objet du
troisième volume de notre ouvrage sur les maladies professionnelles.

La substance toxique elle-même peut être organique ou
inorganique; elle peut agir sous l'un ou l'autre état, solide,

liquide ou gazeux. Parmi les poisons inorganiques, certains métaux lourds méritent tout d'abord de fixer notre attention. Chaque année, cent mille individus sont occupés à leur préparation ou à leurs diverses applications, et, malgré tous les règlements que la loi a prudemment imposés, la santé des travailleurs est fréquemment compromise. La paralysie est le trouble moteur qui se produit le plus communément sous leur influence, cependant il est à remarquer que la paralysie est parfois précédée ou accompagnée de certains symptômes d'excitation motrice, consistant le plus souvent en du tremblement, tremor, plus rarement en convulsions. Quelques métaux, le mercure, par exemple, donnent volontiers lieu à des phénomènes d'excitation ; d'autres, l'arsenic, le plomb, etc., les occasionnent beaucoup plus rarement ; par contre, les symptômes paralytiques qu'ils déterminent sont d'autant plus prononcés. Les troubles de la sensibilité sont moins fréquents ; cependant, au cours de certaines intoxications, particulièrement de l'intoxication saturnine, ces troubles forment une partie des plus importantes en même temps que des plus pénibles, des accidents toxiques. De toutes les substances incriminées, le plomb est, sans contredit, celle dont le maniement provoque les affections les plus graves : le cerveau, la moelle et tous les nerfs périphériques sont également exposés à son influence pernicieuse.

La paralysie saturnine présente un grand intérêt pratique ; elle se localise aux extenseurs de l'avant-bras, en respectant les muscles long supinateur et triceps. C'est là la lésion typique, bien que parfois le deltoïde, le biceps et les petits muscles de la main soient également intéressés. *Möbius* a fait ressortir ce fait curieux que ce sont les muscles qui, chez l'ouvrier, ont à déployer la somme de travail la plus considérable, qui sont intéressés le plus gravement ; on peut y joindre cette observation de *Manouvriez* que le bras gauche est particulièrement affecté chez les gauchers. Souvent, cependant, la paralysie est également distribuée aux deux bras. La paralysie saturnine se déclare après un temps extrêmement variable ; exceptionnellement, on la voit s'établir rapidement, après quelques jours de contact avec le poison ; *Hérard* rapporte qu'un ouvrier fut frappé de la paralysie des extenseurs des bras le jour même où il avait rempli un tonneau de céruse ; ce fait est certainement unique. D'ordinaire, ce n'est qu'au bout de quelques semaines de travail que la parésie se manifeste, et assez souvent, elle est précédée d'une ou plusieurs attaques de coliques de plomb. La marche de l'affection est très lente ; si l'ouvrier reste longtemps exposé à l'influence toxique, les

muscles subissent assez rapidement un degré prononcé d'a t r o-
p h i e. L'examen électrique permet de constater, dans la majorité
des cas, la réaction de dégénérescence ; l'excitabilité baisse en
même temps que le nombre de fibres musculaires va en diminuant — dans certains cas, elle est complètement et pour toujours abolie.

Le siège anatomique de la paralysie saturnine se
trouve situé dans les nerfs périphériques, peut-être aussi dans
les muscles ; il s'agit donc d'une paralysie périphérique atrophique, avec dégénérescence du radial et parfois, mais à un
beaucoup moindre degré, du médian et du cubital ; la moelle et
les racines antérieures ne montrent aucune altération visible
(Vierordt). La paralysie pourrait encore s'expliquer par une
altération des cellules ganglionnaires de la moelle consécutive
à l'irritation qui s'exerce à la périphérie ; cette opinion a été
soutenue récemment par *Ssadowski*, dans une thèse inaugurale
(Pétersbourg, 1889) ; d'après lui, sous l'influence de l'irritation
continue des nerfs périphériques, les ganglions correspondants
deviendraient le siège d'une activité exagérée, la nutrition des
cellules serait de la sorte compromise et, peu à peu, il s'y développerait de la dégénérescence atrophique.

A côté de la paralysie saturnine périphérique, il existe une
p a r a l y s i e c e n t r a l e ; elle reconnaît pour cause, soit u n e
l é s i o n d e l a m o e l l e, soit u n e l é s i o n d u c e r v e a u. La
paralysie saturnine d'origine spinale a été bien étudiée par
Remak ; elle est sous la dépendance d'une lésion des cellules
ganglionnaires des cornes antérieures, lésion qui occupe certains groupes de cellules en entier et se traduit par des troubles
dans la musculature correspondante. Au point de vue anatomique, la lésion se caractérise par de petites hémorragies que
l'on rencontre surtout en grand nombre dans le renflement
cervical ; elles occupent la partie moyenne des cornes antérieures, dont les cellules ganglionnaires diminuent de volume,
s'atrophient et montrent çà et là quelques granulations pigmentaires ; souvent leur noyau disparaît *(Oeller*, v. bibl.). Quant aux
p a r a l y s i e s c é r é b r a l e s s a t u r n i n e s, elles affectent le
type hémiplégique ; lorsqu'elles s'établissent brusquement, elles
ressemblent à s'y méprendre aux paralysies cérébrales dont
nous nous sommes occupés antérieurement (v. p. 217). Leur
interprétation est loin d'être facile ; abstraction faite des cas où
l'hémiplégie est subordonnée à l'existence d'une néphrite chronique avec hypertrophie du cœur, on doit admettre que le
poison agit soit en exerçant son influence sur les vaisseaux, soit
en altérant directement certaines parties des centres nerveux.
(Heubel, Malassez, Harnack).

Nous devons aussi renoncer présentement à donner une explication satisfaisante des paralysies sensibles que l'on observe au cours de l'intoxication saturnine : telle est l'hémianesthésie qui accompagne parfois l'hémiplégie. Ce n'est pas l'expliquer que de la qualifier d'hystérique; il n'est nullement prouvé que l'on doive considérer comme de l'hystérie le complexus symptomatique qui se développe dans l'exercice de certaines professions et particulièrement chez les ouvriers qui manient le plomb ; il est très possible que certains symptômes que, faute d'une interprétation convenable, on est tout disposé à mettre sur le compte de l'hystérie, relèvent en réalité d'une lésion anatomique.

L'apparition de l'épilepsie et de l'éclampsie, certains états d'exaltation souvent compliquée d'hallucinations, la céphalalgie habituelle (encéphalopathie saturnine), l'amblyopie et l'amaurose qui souvent lui fait suite, tout parle en faveur d'une maladie générale du système nerveux à un degré qui n'est réalisé dans aucune autre intoxication inorganique.

On a démontré récemment que, très probablement, le zinc n'agissait sur l'organisme que par les quantités plus ou moins notables de plomb y contenues à l'état d'impuretés ; le zinc en lui-même paraît n'avoir aucune influence nuisible sur le système nerveux ; les intoxications par le zinc, décrites antérieurement (*Schlockow, Deuts. med. Woch.* 1879, V. 17, 18) ne sont donc en réalité que des accidents saturnins (*Laffter* [Lipine]). Peut-être sont-ils aussi attribuables au cuivre qui se trouve dans le zinc à titre d'impureté *(Hirt, Krankheiten der Arbeiter*, III, 85).

Bibliographie.

Remak, E., Zur Pathogenese der Bleilähmungen. Arch. f. Psych. u. Nervenkrankh. 1875, VI, 1.
Lancereaux, Gaz. des Hôp. 1875, 67.
Daguet, Ibid. 1876, 82. (Hémianalgésie saturnine).
Gibert, Gaz. de Paris. 1876, 10.
Bernhardt, Arch. f. Psych. u. Nervenkrankh. 1878, VIII, 2.
Déjérine, Gaz. de Paris. 1879, 12.
Monakow, Arch. f. Psych. u. Nervenkrankh. 1880, X, pag. 495.
Junker, Zeitschr. f. klin. Med. 1880, I, pag. 496.
Samson, Étude sur la paralysie saturnine. Thèse de Paris. 1882.
Hérard, Paralysie saturnine par contact. Gaz. des Hôp. 1882, 67.
Geneuil, Bull. de Thérap. Févr. 1882, CII, pag. 117.
Charlier, Contribution à l'étude pathogénique du Saturnisme cérébrospinal. Thèse de Paris. 1882.
Oeller, Zur pathol. Anatom. der Bleilähmung. München 1883.
Duplaix et Lejard, Arch. génér. de Méd. Nov. 1883.

Lépine, Lyon méd. 1883, 11. (Guérison d'une paralysie saturnine).
Weber, De l'amblyopie saturnine. Thèse de Paris. 1885.
Porter, Lancet. 19. Sept. 1885. Encéphalop. saturn. chez deux tailleurs de limes).
Hardy, Gaz. des Hôp. 1885, 24. (Hémianesthésie).
Oppenheim, Arch. f. Psych. 1885, XVI, 2.
Schultze, Arch. f. Psych. u. Nervenkrankh. 1885. XVI, 3.
Suckling, Brit. med. Journ. April 1885. (Atrophie musculaire).
Möbius, Centralbl. f. Nervenheilk. 1886, IX, 1. (Paralysie des tailleurs de limes).
Charcot, Gaz. des Hôp. 1886, 120. (Hémianesthésie saturnine).
Vierordt, Arch. f. Psych. u. Nervenkrankh. 1887, XVIII, 1. (Nature de la paralysie par le plomb).
Putnam, Boston med. and surg. Journ. 25. Dec. 1887, CXVII. (Pseudotabes à la suite de l'intoxication par le plomb).
Bernhardt, Pathologie der Bleilähmungen. Berl. klin. Wochenschr. 1887, XXIV, 41.
Scheiber, Wiener med. Blätter. 1887, X, 2.
Peter, Gaz. des Hôp. 1887, 111. (Saturnisme avec alcoolisme).
Duckworth, A case of saturnine cachexia illustrating paralysis of arms and legs etc. Clin. Soc. Transact. 1887, XX, pag. 266.
Bertrand et Ogier, Ann. d'Hyg. 1. Jan. 1888. 3. Ser., XIX.
Byron Bramwell, Brain. 1888, X, pag. 507. (Symptômes cérébraux consécutifs à l'intoxication saturnine).
Smith, Wood, Glasgow med. Journ. 4. April 1888, XXIX.
Dutil, Gaz. de Paris 1888, 7.
Lindt, jun., Encephal. saturn. mit tödtl. Ausgange. Schweizer Correspondenzbl. 1888, XVIII, 9.
Nonne et Eisenlohr, Deutsche med. Wochenschr. 1888, XIV, 25. (Paralysies fonctionnelles chez un ouvrier employé dans l'industrie du plomb, guéries par l'hypnotisme).
Dutil, Hystérie saturnine. Gaz de Paris. 1888, 93.
Souques, Gaz de Paris. 1889, 2. (Hémiplégie hystérique à la suite d'intoxication saturnine).
Potain, Encephal. saturnine. Gaz. des Hôp. 1889, 27.

Suckling, Notes on multiple peripheral neuritis and its occurence in brassworkers. Brit. med. Journ. Dec. 1888.
Eichhorst, Butrage zur Pathologie der Nerven und Muskeln. Erster Beitrag : Ueber Bleilähmung, Virchow's Archiv. 1890. CXX.

La paralysie arsénicale se déclare 5 à 10 jours après la disparition des symptômes aigus de l'empoisonnement ; parfois, cependant, elle ne se montre que plusieurs semaines après. Elle débute souvent par des douleurs vagues, de la paresthésie dans les extrémités ; les choses peuvent rester en cet état pendant un temps plus ou moins long ; peu à peu, il se développe de la faiblesse dans les membres inférieurs ; la marche, la station debout deviennent difficiles. La marche acquiert un caractère ataxique bien marqué, le malade relève la jambe assez haut pour empêcher la pointe du pied de traîner sur le sol ; la présence du phénomène de *Romberg* ferait croire à un tabes si l'anamnèse n'était pas là. Aux extrémités supérieures, l'affection se traduit par la parésie des extenseurs et des muscles des éminences thénar et hypothénar ; il en résulte, malgré la liberté des mouvements dans l'articulation du coude et du poignet, un trouble fonctionnel notable de la main. Il s'y ajoute rapidement, de même que dans l'intoxication saturnine, un degré très prononcé d'atrophie musculaire, très visible surtout à la jambe ; cette atrophie est toujours moins marquée aux extrémités supérieures, l'excitabilité électrique est complètement abolie. A part un peu d'œdème malléolaire, on n'observe aucun trouble vaso-moteur.

La durée complète de l'affection varie entre plusieurs mois et 3 et même 5 ans. La guérison complète est loin d'être la règle, le plus souvent elle n'est que relative, le malade parvient à recouvrer certains mouvements qui rendent son état plus supportable. On pourrait confondre la paralysie arsénicale avec la syringo-myélie, la névrite multiple et le tabes. L'étiologie, les troubles si particuliers de la motilité qui affectent principalement les extrémités inférieures, l'intégrité des sphincters, l'absence presque constante de symptômes dans le domaine des nerfs crâniens, permettront, dans la majorité des cas, d'établir le diagnostic. — *Strümpell* et *Falkenheim*, et tout récemment encore, *Alexander* ont établi que les lésions de la paralysie arsénicale avaient leur siége dans les nerfs périphériques ; c'est une névrite périphérique, et une névrite toxique, dans le sens de *Leyden*.

La **pathogénie** de l'affection est basée, d'après *Alexander*, sur les observations de *Silbermann (Deutsche med. Wochenschr.* 1888, page 504) ; l'arsenic provoquerait l'altération de nombreux capillaires dans différents organes, notamment dans les poumons, le tube digestif, le foie et les reins ; c'est à une lésion de ce genre dans la circulation du système nerveux, que l'on devrait rapporter les symptômes de l'intoxication arsénicale.

L'arsenic n'exerce pas seulement son action sur les nerfs périphériques, mais aussi sur le système nerveux central ; bien que les recherches de *Scolosuboff* et de *Popow*, ainsi que celles de *Alexander* n'aient pu établir l'existence de lésions dans la moelle épinière à la suite de l'intoxication arsénicale, la chose ne peut être mise en doute. Cette action sur le cerveau n'a pu être démontrée non plus, anatomiquement parlant ; cependant certains faits tendent à prouver qu'elle existe réellement : la céphalalgie, l'affaissement intellectuel, l'apathie, l'insomnie dont souffrent les ouvriers qui manient l'arsenic, bien que devenus plus rares depuis que des mesures prophylactiques sont en vigueur, se présentent cependant encore assez souvent pour prouver que le cerveau est également influencé par le poison. Ajoutons toutefois que cette influence est moins marquée et moins fréquente que dans l'intoxication saturnine.

Bibliographie.

Gerhardt, Sitzungsberichte der physikal-med. Gesellsch. 1882, 7.
Jaeschke, Ueber Lähmungen nach acuter Arsenvergiftung. Inaug.-Diss. Breslau 1882.
Imbert-Gourbeyre, Des suites de l'empoisonnement arsénical. Paris 1882.
Scolosuboff, Paralysie arsénicale. Arch. de Phys. 1884, pag. 323 ff.
Brissaud, Des paralysies toxiques. Thèse d'Agrégation. Gaz. des Hôp. 1886, 40.
Cohn, Arch. f. Kinderheilk. 1886, VII, 6.
Thomsen, Deutsche Med.-Ztg. 1887, VIII, 1.
Dana, Brain. 1887, XXXVI, pag. 456. (Pathologie des paralysies arsénicales).
Everett-Smith, Boston med. and surg. Journ. 20. Nov. 1887, CXVII.
Demuth, Ver. Bl. d. Pfälzer Aerzte. August 1887, III.
Popow, Ueber die Veränderungen im Rückenmarke des Menschen nach acuter Arsenik-vergiftung. Virchow's Arch. 1888, Bd. CXVIII.
Krehl, Ueber Arsenlähmungen. Deutsches Arch. f. klin. Med. 1889, XLIV, 4.
Putnam, Boston med. and surg. Journ. 11. March 1889, LXX, 10.
Falkenheim, Ueber Lähmungen nach acuter Arsenintoxication. Mittheil. aus d. med. Klinik in Königsberg. Leipzig 1888.
Alexander, Klinische und experimentelle Beiträge zur Kenntniss der Lähmungen nach Arsenikvergiftung. Habilitationsschrift. Breslau 1889. (Bibliographie très complète).

Sous l'influence du mercure on peut également voir se développer des paralysies, mais beaucoup plus rarement et beaucoup plus lentement que sous celle du plomb et de l'arsenic. J'ai pu observer à différentes reprises le développement d'un certain degré de parésie dans les extrémités supérieures et inférieures chez des personnes maniant le mercure ; mais ce symptôme passait facilement inaperçu, car il était un peu effacé par une autre manifestation de l'intoxication qui l'accompagnait ou même le précédait : je veux parler du tremblement mercuriel.

Ce tremblement mercuriel est relativement plus fréquent que ne l'est la paralysie typique des extenseurs chez les ouvriers qui manient le plomb. Il débute souvent par la tête et envahit à la longue les extrémités supérieures et, plus tard encore, les extrémités inférieures ; il est d'un degré fort variable, tantôt modéré et rappelant assez bien le tremblement de la paralysie agitante, tantôt d'une violence extrême ; dans certains cas même, on n'a plus affaire à du tremblement, mais à de véritables secousses convulsives qui traversent tout le corps, absolument comme dans une chorée grave. Le tremblement mercuriel cesse

Fig. 175.

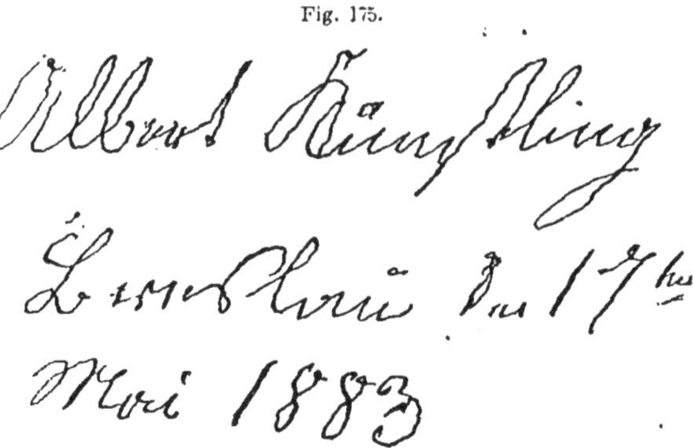

Tremblement mercuriel chez un chapelier.

pendant le sommeil ; il s'exagère pendant les mouvements volontaires et offre une certaine ressemblance avec le tremblement de la sclérose en plaques. Après que ce symptôme a duré

Fig. 176.

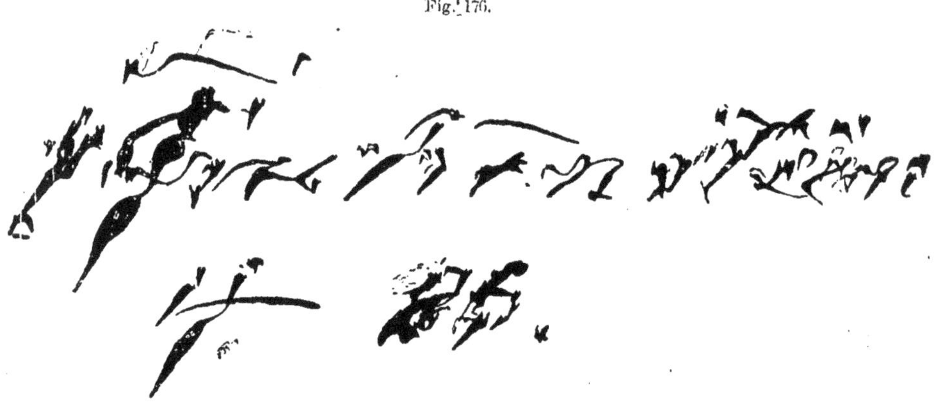

Tremblement survenu chez un individu sous la double influence de l'alcool et du mercure.
(V. Finkenstein 4. 86.)

quelques années, on voit s'y ajouter une faiblesse plus ou moins marquée dans la musculature : ici le tremblement accompagne toujours la paralysie.

Les expériences de *Letulle* ont démontré que l'affection est également de nature périphérique ; elle se caractérise anatomiquement par la dégénérescence de la gaine de myéline, le cylindre-axe étant épargné. Ceci nous fait entrevoir déjà la possibilité de la guérison. L'intoxication mercurielle peut encore présenter d'autres troubles que le tremblement et la parésie musculaire ; c'est ainsi que l'on observe, dans certains cas, de l'anesthésie en plaques, de l'hypéresthésie ; notons encore l'amblyopie, la diminution de l'ouïe et de l'odorat, l'affaiblissement des facultés intellectuelles pouvant aller jusqu'à

Fig. 177.

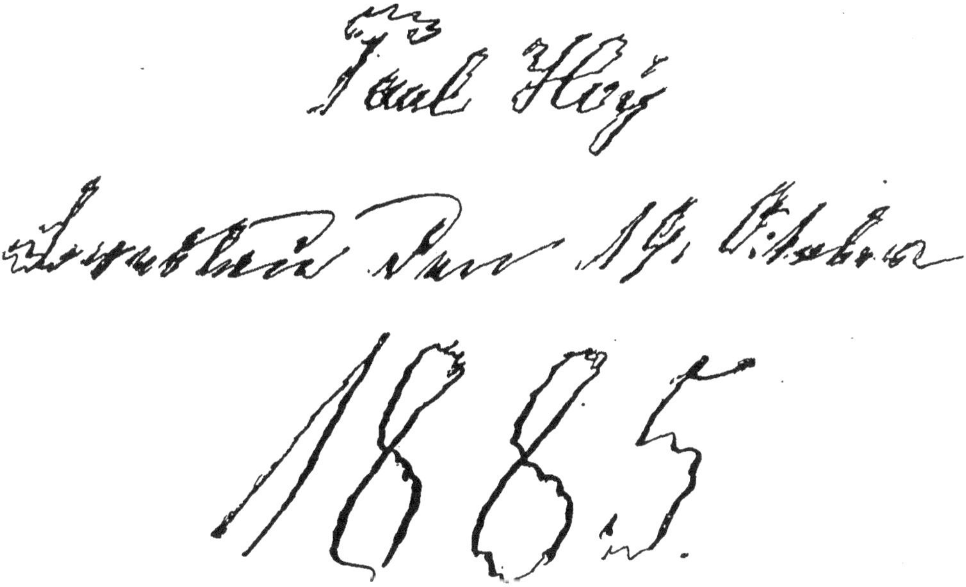

Tremblement alcoolique.

l'imbécillité ; ces différents symptômes semblent devoir prouver que tout le système nerveux se ressent de l'action du poison.

Dans ces derniers temps, on a signalé à différentes reprises (*Letulle, Guinon*) l'existence de symptômes hystériques au cours de l'intoxication mercurielle ; on en a conclu à la possibilité d'une hystérie mercurielle. Cette opinion doit être modifiée de la façon suivante : l'hystérie peut se développer en même temps que les symptômes de l'intoxication par le mercure, de même qu'elle peut se développer au cours de la neurasthénie, du tabes, et de bien d'autres affections nerveuses. Il ne peut être question d'une hystérie toxique, particulière par ses symptômes et son cours : l'hystérie reste de l'hystérie, qu'elle se développe sous l'influence du mercure, de l'alcool, du plomb, etc. — On voit parfois se montrer au cours de l'intoxication mercurielle, des symptômes qui pourraient faire confondre l'affection avec la sclérose en plaques : troubles de la parole, nystagmus ; c'est un point dont *Wising* (v. bib.) a fait ressortir l'importance pratique. Les fig. 175-178 sont destinées à mettre en relief les caractères particuliers du tremblement mercuriel à côté de tremblements d'autre nature ; on s'attachera surtout aux différences qui existent dans les oscillations. Ces différentes observations sont tirées de ma pratique.

Fig. 178.

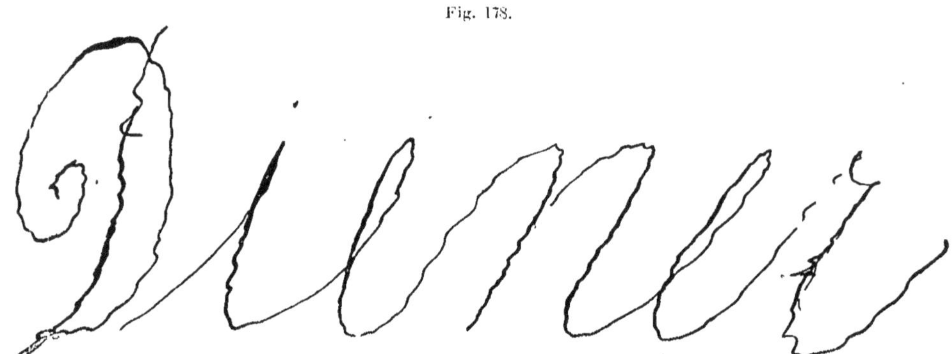

Tremblement sénile.

Bibliographie.

Wising, Nord. Med. ark. 1880, XII, 3, Nr. 17. (Diagnostic différentiel entre le mercurialisme et la sclérose en plaques).

Marie et Londe, Revista de la Sociedad Espagnola de Hygiene. 1884, pag. 249, 385.

Raymond, L'intoxication mercurielle, aux mines d'Almaden. Progr. méd. 1884, 49.

Charpentier, Revue d'Hyg. VII. 2. Févr. 1885. (Troubles cérébraux consécutifs à l'intoxication mercurielle).

Maréchal, Des troubles nerveux dans l'intoxication mercurielle lente. Thèse inaug. de Paris. 1885.

Letulle, Recherches cliniques et expérim. sur les paralysies mercur. Arch. de Phys. 1887, 3. S., IX, 3, 4.

Guinon, Hystérie mercurielle. Gaz. de Paris. 1887, 78.

Letulle, De l'hystérie mercurielle. Gaz. hebd. 1887, XXXIV, 38. 39.

Kaufmann, E., Die Sublimatintoxication. Breslau, Köbner, 1888.

Merget, Action toxique, physiol. et thérapeut. des vapeurs mercurielles. Thèse de Bordeaux. 1888.

Rendu, Hystérie et intoxication mercurielle. Gaz. des Hôp. 1889, 30.

Dans ces derniers temps, on a signalé le développement de paralysies et d'anesthésies sous l'influence du s u l f u r e d e c a r b o n e. Certains auteurs décrivent même, sous le nom d'hystérie du sulfure de carbone, différents troubles nerveux provoqués par l'action délétère des vapeurs de cette substance. Nous ne pourrions que répéter ici ce que nous avons dit à propos de l'hystérie mercurielle.

, Bibliographie.

T a m a s s i a, Riv. sperim. di freniatr. etc. 1881, VII, 3.
S a p e l i o r, E., Étude sur le sulfure de carbone. Paris 1885.
D u j a r d i n - B e a u m e t z, Gaz. des Höp. 1885, 87. (Macht den im Schwefel-
    kohlenstoff nachweisbaren Schwefelwasserstoff für die schädlichen
    Wirkungen verantwortlich).
M e n d e l, Deutsche med. Wochenschr. 1886, XII, 26. (Lähmung nach Schwe-
    felkohlen-stoffvergiftung).
M a r i e, Sulfure de carbone et hystérie. Gaz. hebd. 1888, 2. Sér., XXV, 47.

Il nous reste à dire quelques mots des lésions du système nerveux central qui se développent sous l'influence du s e i g l e e r g o t é. Les symptômes cliniques, ainsi que *Tuczek* l'a si judicieusement fait remarquer, semblent devoir faire admettre que le cerveau et la moelle sont également intéressés ; mais les recherches anatomiques ont prouvé que les lésions étaient surtout localisées à la moelle épinière. Ces lésions, à peu près celles du tabes dorsal, consistent dans la dégénérescence des cordons postérieurs ; aussi est-on porté à considérer l'ergotisme comme un t a b e s e r g o t i n i q u e ; cette dénomination n'est nullement justifiée et ne peut que prêter à confusion : le cours de la maladie n'a rien de progressif et se distingue essentiellement de celui du tabes dorsal.

Bibliographie.

S i e m e n s, Psychosen bei Ergotismus. Arch. f. Psych. und Nervenkrankh.
    1881, XI, pag. 336 ff.
T u c z e k, Ueber die Veränderungen im Centralnervensystem, speciell in den
    Hintersträngen des Rückenmarks. Ibid. 1882. pag. 99.
T u c z e k, Ueber die bleibenden Folgen des Ergotismus für das Centralner-
    vensystem. Ibid. 1887, XVIII, 2.

www.ingramcontent.com/pod-product-compliance
Ingram Content Group UK Ltd.
Pitfield, Milton Keynes, MK11 3LW, UK
UKHW020113130726
13696UKWH00001B/23